熱傷
治療マニュアル
改訂2版

順天堂大学教授 田中 裕［編著］

CURRENT TREATMENT FOR BURN INJURY

中外医学社

■執筆者(執筆順)

樋口 良平	東京都立多摩総合医療センター形成外科部長
岡本　　健	順天堂大学医学部附属浦安病院救急診療科教授
大須賀章倫	Department of Surgery (Immunology), Brigham and Women's Hospital/Harvard Medical School 大阪大学医学部附属病院高度救命救急センター 社会保険中京病院救急科医長
James A. Lederer	Department of Surgery (Immunology), Brigham and Women's Hospital/Harvard Medical School
小倉 裕司	大阪大学医学部附属病院高度救命救急センター講師
須賀　　康	順天堂大学医学部附属浦安病院皮膚科教授
松葉 祥一	順天堂大学医学部附属浦安病院皮膚科
青木 克憲	前浜松医科大学医学部救急災害医学教授
織田　　順	東京医科大学病院救命救急センターセンター長・准教授
鈴木幸一郎	川崎医科大学救急医学教授
堀田 敏弘	川崎医科大学救急医学講師
相馬 一亥	北里大学医学部救命救急医学教授
奈良　　理	手稲渓仁会病院救命救急センター副センター長・救急科部長
浅井 康文	札幌医科大学名誉教授
武山 直志	藤田保健衛生大学医学部救命救急医学教授
遠藤 重厚	岩手医科大学医学部救急医学教授
上山 昌史	社会保険中京病院救急科主任部長
井上 貴昭	順天堂大学医学部附属浦安病院救急診療科先任准教授
猪口 貞樹	東海大学医学部専門診療学系救命救急医学教授
海田 賢彦	杏林大学医学部救急医学
山口 芳裕	杏林大学医学部救急医学教授
黒川　　顕	日本医科大学武蔵小杉病院院長
久志本成樹	東北大学大学院医学系研究科外科病態学講座救急医学分野教授
三島 史朗	東京医科大学救急医学准教授
池側　　均	大阪大学医学部附属病院高度救命救急センター
北澤 康秀	関西医科大学附属枚方病院高度救命救急センターセンター長・病院教授
大島　　拓	千葉大学大学院医学研究院救急集中治療医学
織田 成人	千葉大学大学院医学研究院救急集中治療医学教授
小泉 健雄	杏林大学医学部救急医学講師
原　　義明	日本医科大学千葉北総病院救命救急センター
鳴海 篤志	国立病院機構別府医療センター救急科部長
坂本 博子	医療法人社団すずき病院神経科部長
髙橋 国宏	長崎大学病院外傷センター
田﨑　　修	長崎大学病院救命救急センター教授
池田 弘人	帝京大学医学部救急医学准教授
田熊 清継	川崎市立川崎病院救命救急センター長・救急科部長
佐々木淳一	慶應義塾大学医学部救急医学専任講師
杉木 大輔	獨協医科大学越谷病院救急医療科講師
池上 敬一	獨協医科大学越谷病院救急医療科教授
小野 一郎	札幌医科大学皮膚科学准教授
横尾 和久	愛知医科大学形成外科学教授
齋藤 大蔵	防衛医科大学校防衛医学研究センター外傷研究部門教授
春成 伸之	横浜市立大学附属市民総合医療センター高度救命救急センター准教授
松田 宏樹	大阪府立急性期・総合医療センター高度救命救急センター診療主任

中森　靖	大阪府立急性期・総合医療センター高度救命救急センター副部長
渡辺克益	東京医科大学形成外科学主任教授
鈴木茂彦	京都大学大学院医学研究科形成外科学教授
河合勝也	京都大学大学院医学研究科形成外科学准教授
松崎恭一	川崎市立多摩病院形成外科部長
熊谷憲夫	聖マリアンナ医科大学名誉教授
田中秀治	国士舘大学体育学部スポーツ医科学科教授
島崎修次	国士舘大学体育学部スポーツ医科学科教授
明石優美	日本スキンバンクネットワーク
岡野友貴	日本スキンバンクネットワーク
今野絵美	日本スキンバンクネットワーク
川上重彦	金沢医科大学形成外科学教授
岸邊美幸	金沢医科大学形成外科学講師
吉田哲憲	市立札幌病院形成外科・名誉院長
百束比古	日本医科大学大学院形成再建再生医学教授
中西秀樹	徳島大学大学院ヘルスバイオサイエンス研究部形成外科学分野教授
仲沢弘明	日本大学医学部形成外科学教授
菅又　章	東京医科大学八王子医療センター形成外科学教授
市川光太郎	北九州市立八幡病院院長
今泉敏史	福岡徳洲会病院形成外科医長／長崎労災病院形成外科部長
西村剛三	福岡徳洲会病院副院長・形成外科部長
根本　充	北里大学医学部形成外科学講師
内沼栄樹	北里大学医学部形成外科学教授
松村　一	東京医科大学形成外科学教授
田中克己	長崎大学医学部形成外科学准教授
浅井真太郎	社会保険中京病院形成外科部長
副島一孝	日本大学医学部形成外科学准教授
迎　伸彦	北九州総合病院形成外科部長
柳川洋一	順天堂大学医学部救急・災害医学先任准教授
田中　裕	順天堂大学医学部救急・災害医学教授
四ッ柳高敏	札幌医科大学形成外科学教授
唐澤久美子	放射線医学総合研究所重粒子医科学センター
中山文明	放射線医学総合研究所重粒子医科学センター
立崎英夫	放射線医学総合研究所緊急被ばく医療研究センター
鎌田　正	放射線医学総合研究所重粒子医科学センター
嶋津岳士	大阪大学医学部附属病院高度救命救急センター教授
角　由佳	順天堂大学医学部附属浦安病院救急診療科准教授
池内尚司	防衛医科大学校救急部教授・救命救急センター長
濱田　宏	広島大学大学院医歯薬保健学研究院麻酔蘇生学准教授
渡邊淑子	東京医科大学病院救命救急センター師長
林　康子	順天堂大学大学院医学研究科リハビリテーション医学
長岡正範	順天堂大学大学院医学研究科リハビリテーション医学教授
小早川義貴	国立病院機構災害医療センター臨床研究部
小井土雄一	国立病院機構災害医療センター臨床研究部長

改訂2版の序

　2007年6月に中外医学社から『熱傷治療マニュアル』が刊行されて約6年が経過した．この間に2009年日本熱傷学会が中心となり，「熱傷診療ガイドライン」が出された．これまでわが国には熱傷診療のガイドラインは存在せず，エビデンスに基づいた特に熱傷初期診療の標準化が図られるようになった．熱傷入院患者レジストリーも2011年より開始された．教育面でも同学会が主催したABLS（Advanced Burn Life Support）コースが，初版発刊前年の2006年より開始され，本年で第8回になる．本コースは米国熱傷学会が認定した種々の熱傷プライマリーケアを学ぶためのコースで，受傷後24時間以内に必要に応じて熱傷専門施設へ転送するまでの適切な対応ができることを目標としている．受講対象は医師に限定するものでなく，看護師，救急救命士，その他パラメディカルを含んでいる．今後も受講者が増えていくことで，広く知識が浸透していくものと期待する．昨今救急医療における多職種による「チーム医療」の重要性が指摘されている．熱傷診療もチーム医療が治療の成否を決定するといっても過言ではない．日本熱傷学会認定医・専門医数も300名に達しようとしており，初版刊行当時と比べ大幅に増加している．熱傷診療に関する基礎および臨床における新しい知見や治療法も発表され，初版刊行後の数年間の急速な熱傷診療の変化は目覚ましい．この大きな変化の中で，この度，改訂2版を刊行する運びとなった．

　本書は，熱傷診療を志す若手医師ばかりではなく，現在熱傷診療を専門に携わっておられる先生方や看護師，パラメディカルの方々にも現場に常に置いてもらえるマニュアルとして企画した．初版の編者である順天堂大学教授木所昭夫先生から引き継ぎ本書を編集するにあたり，熱傷治療の各分野で第一人者の先生方にそれぞれ最も得意とする分野を執筆いただけるようお願いした．内容としては，初版の構成やベースの内容を残したまま，新たな知見，エビデンスを取り入れ刷新する方針とした．また，新たに，熱傷診療におけるチーム医療，熱傷診療ガイドライン，広範囲軟部組織感染症，などの項目を追加した．

　熱傷診療の現場において，治療に必要な知識を簡単に再確認することができ，困ったときにも，読めば必ず解決策が出るように工夫していただいた．熱傷診療の現場で，百科事典として，ガイドラインとして，多くの先生方に愛用され，その結果，重症熱傷患者の治療成績が向上することを願っている．

　　2013年4月

　　　　　　　　　　　　　　　　　　　　　　　　　　　　　田中　裕

序

　これまで，我が国で刊行された熱傷治療の専門書としては，1968年福田保先生監修，林周一先生編集により金原出版から刊行された『臨床医のための熱傷』をもって嚆矢とする．以来，1982年杉本侃，大浦武彦両先生の編集で南江堂から刊行された『熱傷』，1985年島崎修次先生編著により中外医学社から刊行された『熱傷ハンドブック』，1994年平山峻，島崎修次両先生の編集で克誠堂出版から刊行された『最新の熱傷臨床―その理論と実際』などがある．

　この度，中外医学社から現在の最新の知見をもとにした熱傷治療の新しいマニュアルを編集してほしいという依頼があった．同社には前出の島崎修次先生の『熱傷ハンドブック』があり，改めて手にとって眺めてみると，20数年前の記述が現在でも通用する箇所も散見するが，大幅に書き換えるべきところもあることに気が付いた．実際に20数年の経過で，熱傷治療の世界にもかなりの変化が起きており，重症熱傷の治療は専門化し，救命そして社会復帰のために，専門的な治療が益々，必要になってきている．

　現在，日本熱傷学会の会員数は1400名で，10年前の1200名に比べて，若干であるが，確実に増加している．1998年から開始された日本熱傷学会認定医は現在244名で，熱傷治療に参画する医師は決して減っていないが，新研修医制度が始まり3年目となり，救急を志す医師が減少している現在，これから熱傷治療を志す医師がどれだけ増えるか，大変危惧している．

　本書は，熱傷治療を志す若手の医師ばかりでなく，現在，熱傷治療に携わる先生方にも裨益するものとして企画した．そのため，本書を監修するにあたり，熱傷治療の各分野での第一人者の先生方にそれぞれ最も得意とする分野を執筆頂ける様お願いした．

　熱傷治療の現場において，治療に必要な知識を簡単に再確認することが出来，困ったときにも，読めば必ず回答が出ているように工夫して頂いた．熱傷治療の現場で，百科事典として，先生方に愛用され，その結果，PBI 120以上の重症熱傷患者の救命率が上昇することを願っている．

　　　2007年4月

　　　　　　　　　　　　　　　　　　　　　　　　　　　　　　　　木所昭夫

目次

1. 熱傷の統計 　　　　　　　　　　　　　　　　　　　　　　　　（樋口良平）　1
 A．東京都熱傷救急連絡協議会における熱傷データ ……………………………… 1
 B．東京都熱傷救急連絡協議会のしくみ …………………………………………… 1
 C．年度別推移 …………………………………………………………………………… 2
 D．搬送手段 …………………………………………………………………………… 2
 E．受傷原因別分類と症例数，死亡率 ……………………………………………… 2
 F．年齢の分布と死亡率 ……………………………………………………………… 3
 G．熱傷重症度と死亡率 ……………………………………………………………… 4
  1．熱傷受傷面積（%TBSA） ……………………………………………………… 4
  2．熱傷指数（BI） ………………………………………………………………… 4
  3．熱傷予後指数（PBI） ………………………………………………………… 4
 H．受傷原因と年齢 …………………………………………………………………… 5
 I．気道熱傷 …………………………………………………………………………… 6

2. 診断，重症度の判定，治療施設の選定　　　　　　　　　　　　（岡本　健）　8
 A．代表的な診断基準 ………………………………………………………………… 8
  1．Burn Index（BI） ……………………………………………………………… 8
  2．Prognostic Burn Index（PBI） ……………………………………………… 9
  3．Abbreviated Burn Severity Index（ABSI） ……………………………… 9
  4．Belgian Outcome in Burn Injury（BOBI） ……………………………… 10
 B．臨床的な状態からみた重症度の判別について ………………………………… 10
  1．初期評価 ………………………………………………………………………… 10
  2．治療施設の選定基準 …………………………………………………………… 11
  3．熱傷面積推定法 ………………………………………………………………… 11
  4．熱傷深度推定法 ………………………………………………………………… 12
 C．気道熱傷の診断法と重症度判定 ………………………………………………… 13
  1．気道熱傷の分類 ………………………………………………………………… 13
  2．気道熱傷の診断と重症度 ……………………………………………………… 14

3. 病態　　　　　　　　　　　　　　　　　　　　　　　　　　　　　　　16
［1］熱傷と全身炎症反応 …………………（大須賀章倫，James A. Lederer，小倉裕司）　16
 A．総論 ………………………………………………………………………………… 16
 B．重症熱傷と自然免疫 ……………………………………………………………… 17
 C．重症熱傷と獲得免疫 ……………………………………………………………… 20
 D．まとめと今後の展望 ……………………………………………………………… 20

[2] 熱の生体に及ぼす影響，局所反応 ……………………………（須賀　康，松葉祥一）23
- A．熱傷害が生体に及ぼす影響 …………………………………………………………… 23
- B．直接反応 ………………………………………………………………………………… 23
- C．間接反応 ………………………………………………………………………………… 24
- D．熱傷害による局所反応 ………………………………………………………………… 26
  1．Ⅰ度熱傷 ……………………………………………………………………………… 27
  2．Ⅱ度熱傷 ……………………………………………………………………………… 27
  3．Ⅲ度熱傷 ……………………………………………………………………………… 28
- E．局所の熱傷害に応じた治療 …………………………………………………………… 28

[3] 体液変動 …………………………………………………………………（青木克憲）30
- A．熱傷創からの体液喪失 ………………………………………………………………… 30
- B．神経内分泌反応による体液再分布 …………………………………………………… 30
- C．熱傷創の体液分布 ……………………………………………………………………… 31
- D．非熱傷部の浮腫 ………………………………………………………………………… 31
  1．毛細血管の濾過定数（Kf） …………………………………………………………… 32
  2．毛細血管静水圧（Pc） ………………………………………………………………… 32
  3．間質の静水圧（Pif） …………………………………………………………………… 32
  4．反射係数（σ） ………………………………………………………………………… 32
  5．血漿の膠質浸透圧（πp） ……………………………………………………………… 33
  6．間質の膠質浸透圧（πif） ……………………………………………………………… 33
- E．細胞内溢水 ……………………………………………………………………………… 33
- F．Abdominal compartment syndrome ………………………………………………… 33
- G．対策 ……………………………………………………………………………………… 34
  1．前負荷の調節 ………………………………………………………………………… 34
  2．コロイド投与 ………………………………………………………………………… 34
  3．血管透過性の制御 …………………………………………………………………… 34
  4．心機能低下対策 ……………………………………………………………………… 35
  5．Tissue dysoxia 対策 ………………………………………………………………… 35

[4] Abdominal compartment syndrome（ACS） ……………………………（織田　順）36
- A．病態生理 ………………………………………………………………………………… 36
  1．熱傷・敗血症に伴う secondary ACS ……………………………………………… 36
  2．体液シフトの大きい重症例で ACS リスクが高い ………………………………… 36
- B．臨床上の問題 …………………………………………………………………………… 37
  1．腹腔内圧が上昇すると尿量や CVP・PCWP などの循環パラメータは指標とならない …………………………………………………………………………… 37
- C．モニタリングと診断・治療 …………………………………………………………… 37
  1．膀胱内圧で近似した IAP モニタリングを行う …………………………………… 37
  2．膀胱内圧 12 mmHg 未満，腹部灌流圧 50〜60 mmHg 以上を目標とする ……… 40

[5] 循環動態　　　　　　　　　　　　　　　　　　　　　　　（鈴木幸一郎, 堀田敏弘）41
A．総論　41
1．熱傷急性期（受傷後 24〜48 時間以内）の病態と循環動態　41
2．受傷後 48〜72 時間前後の循環動態　42
3．急性期以降の循環動態　42
4．熱傷ショックの成因　42
5．熱傷ショックの症状と診断　46
B．治療―対策　46
1．熱傷ショック期の治療　46
2．それ以降の治療　47
C．ピットフォールと対策　48

[6] 呼吸器系　　　　　　　　　　　　　　　　　　　　　　　　　　　（相馬一亥）49
A．急性期　49
1．気道障害　49
2．肺機能検査　50
3．胸壁熱傷による換気障害　51
4．肺血管透過性亢進, 血漿浸透圧低下による肺水腫　52
5．全身性炎症反応による肺障害　52
B．受傷後数日以降の呼吸機能障害　54

[7] 消化器系　　　　　　　　　　　　　　　　　　　　　　　（奈良　理, 浅井康文）57
A．総論　57
B．治療―対策　57
C．ピットフォールと回避法　58

[8] 内分泌代謝　　　　　　　　　　　　　　　　　　　　　　　　　　（武山直志）60
A．総論　60
1．熱傷初期の神経内分泌反応　60
2．代謝亢進と神経内分泌反応　60
3．水分電解質変動と神経内分泌反応　62
4．免疫と神経内分泌反応　63
5．再生因子と幹細胞　63
B．対策　64
1．熱傷早期　64
2．熱傷中期　64
C．ピットフォールと回避法　65

[9] 免疫とサイトカイン　　　　　　　　　　　　　　　　　　　　　　（遠藤重厚）66
A．炎症性サイトカイン　67
1．熱傷早期のサイトカイン値　67
2．全経過中のサイトカイン値　67

3．敗血症群と非敗血症群のサイトカイン値……………………………………………68
　　　4．生存群と死亡群のサイトカイン値……………………………………………………68
　B．抗炎症性サイトカイン………………………………………………………………………68

[10] 血液凝固・線溶系……………………………………………………（上山昌史）71
　A．病態……………………………………………………………………………………………71
　　　1．受傷後に進行する熱傷創内の凝固反応………………………………………………71
　　　2．SIRSによる凝固・線溶系のモデュレーション……………………………………72
　B．治療……………………………………………………………………………………………75
　　　1．DICのとらえ方と治療…………………………………………………………………75
　　　2．補充療法…………………………………………………………………………………75
　　　3．抗凝固療法………………………………………………………………………………77
　　　4．今後の展望………………………………………………………………………………77
　C．ピットフォールと回避法……………………………………………………………………77

4．広範囲熱傷の治療　78

[1] 熱傷治療におけるチーム医療……………………………………（井上貴昭）78
　A．チーム医療とは………………………………………………………………………………78
　B．チーム医療を推進するための基本的な考え方……………………………………………79
　C．熱傷治療におけるチーム医療………………………………………………………………79
　　　1．熱傷診療に必要とされるチーム構成…………………………………………………79
　　　2．熱傷診療におけるチーム医療アプローチの実際……………………………………79

[2] 現場での処置と搬送………………………………………………（猪口貞樹）84
　A．はじめに………………………………………………………………………………………84
　B．広範囲熱傷のプレホスピタルケア…………………………………………………………84
　　　1．安全の確保と原因（熱源など）の除去………………………………………………84
　　　2．一次救命処置（A：気道，B：換気，C：循環の評価・処置）……………………85
　　　3．創の冷却と被覆…………………………………………………………………………85
　　　4．熱傷の重症度評価と搬送………………………………………………………………86
　　　5．血管確保，輸液…………………………………………………………………………87

[3] 熱傷初期診療（ABLS）……………………………………（海田賢彦，山口芳裕）89
　A．Primary survey ………………………………………………………………………………89
　B．Secondary survey ……………………………………………………………………………90
　　　1．病歴の聴取………………………………………………………………………………90
　　　2．正確な体重の把握………………………………………………………………………90
　　　3．全身の身体診察…………………………………………………………………………91
　　　4．熱傷の重症度の判定……………………………………………………………………91
　　　5．初期治療の原則…………………………………………………………………………91
　　　6．検査………………………………………………………………………………………92
　C．Burn center referral criteria（熱傷センターへの転院決定基準）………………………92

[4] モニタリング……………………………………………………（黒川　顯）94
- A．ショック期……………………………………………………………… 94
  - 1．バイタルサイン……………………………………………………… 94
  - 2．体重…………………………………………………………………… 95
  - 3．尿……………………………………………………………………… 95
  - 4．動脈ガス分析，酸塩基平衡，CO-Hb，乳酸…………………… 95
  - 5．パルスオキシメータ………………………………………………… 96
  - 6．中心静脈圧…………………………………………………………… 96
  - 7．血算と血液生化学（ことに電解質，総蛋白，アルブミン）…… 96
  - 8．水分喪失……………………………………………………………… 96
  - 9．Capillary refilling time …………………………………………… 96
- B．Refilling 期…………………………………………………………… 97
- C．感染期（異化亢進期）………………………………………………… 97
  - 1．血算…………………………………………………………………… 97
  - 2．CRP…………………………………………………………………… 97
  - 3．感染巣（創部，血液，喀痰，尿など）の検査…………………… 97
  - 4．栄養に関するモニタリング………………………………………… 97
  - 5．血液凝固・線溶系…………………………………………………… 98
- D．回復期…………………………………………………………………… 98

[5] ショック期の治療 ……………………………………………………… 99
①輸液療法（輸液計画・公式とその実際）…………………（久志本成樹）99
- A．広範囲熱傷における体液変動と熱傷ショック……………………… 99
- B．輸液療法の目標と不十分な輸液と過剰輸液による弊害…………… 100
- C．熱傷ショック期の輸液療法に関するガイドライン………………… 101
  - 1．日本熱傷学会による熱傷診療ガイドラインにおける推奨……… 101
  - 2．アメリカ熱傷学会による Practice guidelines: Burn shock resuscitation における推奨……………………………………………………… 102
  - 3．輸液公式と臨床使用………………………………………………… 102
- D．ショック期輸液におけるコロイドの使用…………………………… 105
- E．輸液公式の適用に際して……………………………………………… 105
- F．ショック期輸液療法の実際…………………………………………… 106
- G．ショック期輸液に対する非反応例…………………………………… 107

②血液製剤………………………………………………………（三島史朗）109
- A．赤血球濃厚液…………………………………………………………… 109
- B．血小板製剤……………………………………………………………… 111
- C．血漿製剤………………………………………………………………… 111
- D．アルブミン製剤（膠質液）…………………………………………… 112

③補助的薬剤投与法……………………………………………（池側　均）116
- A．循環作動薬……………………………………………………………… 116
- B．Antioxidant …………………………………………………………… 117
- C．ハプトグロビン………………………………………………………… 118

[6] ショック離脱後の輸液治療 ………………………………………………（北澤康秀）120
- A．広範囲熱傷初期の水分動態の特徴 …………………………………………… 120
- B．水分出納の評価法 ……………………………………………………………… 120
- C．輸液計画の基本的な考え方 …………………………………………………… 121
- D．維持のための水分投与について ……………………………………………… 122
    1．超早期から経腸栄養を開始している場合 ………………………………… 123
    2．絶食を継続している場合 …………………………………………………… 123
- E．創部から喪失する水分の評価と補充輸液 …………………………………… 123
    1．Ⅱ度熱傷 ……………………………………………………………………… 123
    2．Ⅲ度熱傷 ……………………………………………………………………… 124
- F．アルブミン投与の是非について ……………………………………………… 124
- G．栄養管理上のポイント ………………………………………………………… 125

[7] 合併症対策 ………………………………………………………………………… 127
①急性腎不全 ……………………………………………………（大島　拓，織田成人）127
- A．急性腎不全の診断 ……………………………………………………………… 127
- B．急性腎不全の原因 ……………………………………………………………… 128
    1．ショック期に起こる腎不全の機序 ………………………………………… 128
    2．敗血症期に起こる腎不全の機序 …………………………………………… 128
- C．急性腎不全の治療 ……………………………………………………………… 129
    1．ショック期に起こる腎不全の治療 ………………………………………… 129
    2．敗血症期に起こる腎不全の治療 …………………………………………… 130

②呼吸不全 ……………………………………………………………………（小泉健雄）133
- A．呼吸障害の分類 ………………………………………………………………… 133
- B．症状および徴候 ………………………………………………………………… 133
    1．第Ⅰ期呼吸障害 ……………………………………………………………… 133
    2．第Ⅱ期呼吸障害 ……………………………………………………………… 134
    3．第Ⅲ期呼吸障害 ……………………………………………………………… 134
- C．検査 ……………………………………………………………………………… 135
    1．第Ⅰ期呼吸障害 ……………………………………………………………… 135
    2．第Ⅱ期呼吸障害 ……………………………………………………………… 135
    3．第Ⅲ期呼吸障害 ……………………………………………………………… 135
- D．予防および治療 ………………………………………………………………… 135
    1．第Ⅰ期呼吸障害 ……………………………………………………………… 135
    2．第Ⅱ期呼吸障害 ……………………………………………………………… 136
    3．第Ⅲ期呼吸障害 ……………………………………………………………… 137
- E．人工呼吸管理 …………………………………………………………………… 137
    1．第Ⅰ期呼吸障害 ……………………………………………………………… 137
    2．第Ⅱ期呼吸障害 ……………………………………………………………… 138
    3．第Ⅲ期呼吸障害 ……………………………………………………………… 138
    4．人工呼吸器関連肺炎（VAP）……………………………………………… 138
    5．気管切開の適応 ……………………………………………………………… 138

③消化管合併症 ·· （原　義明） 139
- A．高頻度に出現する消化管合併症 ································· 139
  - 1．急性胃粘膜病変（AGML） ······································ 139
  - 2．Bacterial translocation（BT） ·································· 141
  - 3．栄養障害 ··· 142
  - 4．麻痺性イレウス ··· 143
  - 5．腹部コンパートメント症候群（ACS） ····················· 143
  - 6．肝機能障害 ·· 144
- B．稀に出現する消化管合併症 ·· 144
  - 1．無石胆囊炎 ·· 144
  - 2．上腸間膜動脈症候群（SMAS） ································ 144
  - 3．下部消化管潰瘍 ··· 145

④深部静脈血栓症・肺血栓塞栓症 ·· （鳴海篤志）146
- A．熱傷における静脈血栓塞栓症とそのリスク因子 ··················· 146
- B．診断 ·· 148
  - 1．肺血栓塞栓症の診断 ·· 148
  - 2．深部静脈血栓症の診断 ··· 149
- C．予防 ·· 149
  - 1．理学的予防法 ··· 150
  - 2．薬物的予防法 ··· 150

⑤熱傷患者の精神医学的問題とその対応 ······························· （坂本博子）154
- A．熱傷受傷後の精神医学的問題とその要因 ·························· 154
  - 1．生理期 ·· 154
  - 2．心理期 ·· 154
  - 3．回復期 ·· 155
  - 4．社会期 ·· 155
- B．熱傷患者にみられやすい主な精神症状とその対応 ················ 155
  - 1．せん妄 ·· 155
  - 2．不安 ··· 156
  - 3．抑うつ状態 ·· 157
  - 4．退行 ··· 157
  - 5．幻覚妄想状態 ··· 158
  - 6．疼痛 ··· 158
  - 7．適応障害，心的外傷後ストレス障害（PTSD） ············ 158
- C．熱傷受傷前の精神医学的問題 ·· 159
- D．自殺企図と自傷行為による熱傷 ····································· 160

5．気道熱傷の治療　　　　　　　　　　　　　　（高橋国宏，田﨑　修）162
- A．気道熱傷と呼吸管理 ·· 162
  - 1．上気道の傷害に対して ··· 162
  - 2．下気道の傷害に対して ··· 163
- B．気道熱傷に対する輸液 ··· 164

C．気道熱傷に対する抗生物質の投与 164
　　D．耐性菌と抗菌療法 165

6. 熱傷の栄養対策　　　　　　　　　　　　　　　　　　　　　　（池田弘人）167
　A．ASPEN ガイドラインの概要 167
　　1．ガイドラインの基となる evidence 167
　　2．実施ガイドライン 168
　　3．その後のガイドライン 168
　B．投与法選択の実際 169
　　1．栄養投与法の概論 169
　　2．投与経路の選択 169
　　3．投与量算定法 170
　C．栄養状態監視のための指標 171
　D．特殊栄養素および同化作用物質 171
　　1．代表的な特殊栄養素 173
　　2．代表的な同化作用物質 173

7. 重症熱傷患者救命のための感染症対策・治療　　　　　　　　　（田熊清継）177
　A．ポイント 177
　B．熱傷患者の感染対策の目標 177
　　1．感染予防・高い病原性の細菌感染の抑制 177
　　2．熱傷創・呼吸器・消化管における安定した細菌叢の維持 177
　　3．全身免疫能と局所免疫能の早期回復 178
　C．熱傷感染症の感染経路 178
　　1．Burn wound sepsis（BWS） 179
　　2．Catheter-related infections（CRI），
　　　catheter-related blood stream infections（CRBSI） 179
　　3．呼吸器感染 180
　　4．Bacterial translocation（BT） 180
　D．環境・隔離・操作 180
　　1．標準予防策 180
　　2．滅菌手袋 180
　　3．隔離・個室管理 181
　　4．水治療（hydrotherapy） 181
　E．感染予防を意識した熱傷創の管理 181
　　1．創の清潔管理 181
　　2．ゲーベン®クリーム（スルファジアジン銀） 181
　　3．受傷早期からの植皮手術 182
　F．全身的抗菌化学療法 182
　G．予防的抗菌薬全身投与 182
　　1．予防的抗菌薬全身投与の適応 182
　　2．周術期における予防的抗菌薬全身投与 183

3．予防的全身的投与抗菌薬の選択……………………………………………… 183
　H．引き続き行う治療的抗菌薬投与（経験的投与を含む），周術期の抗菌薬投与 ………… 184
　　　1．適応……………………………………………………………………………… 184
　　　2．抗菌薬の選択方法……………………………………………………………… 184

8. 重症熱傷患者における真菌感染症の診断と治療　　　　　　　　（佐々木淳一）187
　A．真菌感染症の病態・疾患概念…………………………………………………… 187
　B．重症熱傷患者におけるカンジダ感染症………………………………………… 189
　C．真菌感染症の血清学的診断……………………………………………………… 191
　D．真菌感染症における重篤な合併症……………………………………………… 192
　E．抗真菌薬の開始・中止基準……………………………………………………… 192
　F．抗真菌薬の選択…………………………………………………………………… 193
　G．真菌感染症に関連したガイドライン…………………………………………… 194
　　　1．「深在性真菌症の診断・治療ガイドライン2007」の重症熱傷への適応 ………… 194
　　　2．「カンジダ治療の臨床実践ガイドライン：IDSAによる2009年改訂版」の
　　　　 重症熱傷への適応 ………………………………………………………………… 195
　H．抗真菌薬に関連したその他の話題……………………………………………… 196
　　　1．カンジダ感染症に対する抗真菌薬の併用療法……………………………… 196
　　　2．抗真菌薬の投与量における loading dose の意義 …………………………… 196
　　　3．抗真菌薬使用中の breakthrough fungal infection …………………………… 197
　I．真菌感染症を合併した重症熱傷患者の一例…………………………………… 197

9. 疼痛対策　　　　　　　　　　　　　　　　　　　　　　（杉木大輔，池上敬一）201
　A．疼痛対策の現状…………………………………………………………………… 201
　B．疼痛の機序………………………………………………………………………… 201
　　　1．熱傷における疼痛の伝達機構………………………………………………… 202
　　　2．熱傷関連痛……………………………………………………………………… 202
　C．疼痛管理…………………………………………………………………………… 202
　　　1．薬物療法………………………………………………………………………… 202
　　　2．非薬物療法……………………………………………………………………… 204
　D．スコアリング……………………………………………………………………… 205
　　　1．Visual analog scale（VAS）…………………………………………………… 205
　　　2．Numerical rating scale（NRS）………………………………………………… 205
　　　3．Verbal rating scale（VRS）…………………………………………………… 205
　　　4．Face scale ……………………………………………………………………… 205

10. 局所療法　　　　　　　　　　　　　　　　　　　　　　　　　　　　　　207
［1］熱傷直後の創傷管理………………………………………………（小野一郎）207
　A．熱傷とは…………………………………………………………………………… 207
　B．熱傷深達度（皮膚のどの深さまで熱による障害が及んでいるかを示す分類）と
　　 その治療目的………………………………………………………………………… 207
　　　1．I度熱傷………………………………………………………………………… 207

ix

2．Ⅱ度熱傷……………………………………………………………207
　　　3．Ⅲ度熱傷……………………………………………………………207
　C．熱傷創に対する初期治療……………………………………………208
　　　1．冷却……………………………………………………………………208
　　　2．洗浄処置と消毒……………………………………………………208
　　　3．水疱の処置……………………………………………………………208
　　　4．減圧切開（減張切開）……………………………………………209
　D．熱傷創に対する外用療法の実際……………………………………209
　　　1．処置……………………………………………………………………209
　　　2．Ⅰ度熱傷創に対する局所療法……………………………………209
　　　3．Ⅱ度熱傷創に対する局所療法……………………………………210
　　　4．Ⅲ度熱傷創に対する軟膏療法……………………………………213
　E．移植床形成（wound bed preparation）…………………………219

[2] 局所治療方針（重症熱傷） ……………………………（横尾和久）222
　A．保存療法………………………………………………………………222
　　　1．受傷直後の処置………………………………………………………223
　　　2．受傷早期の局所療法………………………………………………223
　　　3．受傷後1週間からの局所療法……………………………………223
　　　4．植皮術後の局所療法………………………………………………223
　B．手術（壊死組織除去術と植皮術）…………………………………224
　　　1．手術を実施するタイミング………………………………………224
　　　2．手術部位の選択（優先順位）……………………………………224
　　　3．術式の選択……………………………………………………………224

[3] 超早期手術と術後管理 …………………………………（齋藤大蔵）228
　A．超早期手術の歴史……………………………………………………228
　B．超早期手術の特徴……………………………………………………228
　　　1．他の時期の手術との比較…………………………………………228
　　　2．侵襲への影響…………………………………………………………229
　　　3．超早期手術の長所と短所…………………………………………229
　C．手術方法に関する諸問題……………………………………………230
　　　1．実施時期………………………………………………………………230
　　　2．適応症例………………………………………………………………230
　　　3．手術範囲と部位………………………………………………………230
　　　4．焼痂切除方法…………………………………………………………231
　　　5．同種皮膚の利用………………………………………………………231
　D．合併症と術後管理……………………………………………………232
　E．超早期手術の今後……………………………………………………232
　　　1．超早期手術治療戦略の見直し……………………………………232
　　　2．薬物併用療法…………………………………………………………233

[4] 植皮術 ……………………………………………………（春成伸之）235
A．周術期管理 ……………………………………………………… 235
1．手術の時期 ……………………………………………… 235
2．呼吸管理 ………………………………………………… 235
3．循環管理 ………………………………………………… 235
4．体温管理 ………………………………………………… 235
5．輸血の準備 ……………………………………………… 236
6．抗菌薬の選択 …………………………………………… 236
B．手術手技 …………………………………………………………… 236
1．デブリードマンの方法 ………………………………… 236
2．移植床の評価と処置 …………………………………… 237
3．採皮部の選択 …………………………………………… 237
4．植皮術の種類 …………………………………………… 238
5．採皮器具 ………………………………………………… 239
6．植皮方法の種類 ………………………………………… 242
7．特殊な植皮術 …………………………………………… 244
8．植皮部位の管理 ………………………………………… 244
9．採皮創の管理 …………………………………………… 245
C．術後管理 …………………………………………………………… 245
D．後療法 ……………………………………………………………… 246

[5] 熱傷手術における局所陰圧閉鎖療法（NPWT）……………（松田宏樹, 中森 靖）247
A．局所陰圧閉鎖療法（NPWT）とは ……………………………… 247
B．「V.A.C. ATS治療システム」の特徴 …………………………… 247
C．熱傷におけるNPWTの位置付け ………………………………… 249
D．熱傷におけるNPWTの実際 ……………………………………… 249

[6] 創傷被覆材 ………………………………………………（渡辺克益）254
A．創傷被覆材の目的 ………………………………………………… 254
1．疼痛の軽減 ……………………………………………… 254
2．皮膚機能の代行 ………………………………………… 254
3．治療の促進 ……………………………………………… 255
B．素材よりみた創傷被覆材の種類と特徴 ………………………… 255
C．熱傷深度と使用被覆材 …………………………………………… 259
1．第Ⅱ度熱傷創 …………………………………………… 259
2．深達性第Ⅱ度熱傷創（DDB）………………………… 259
3．深達性熱傷創（第Ⅲ度・第Ⅳ度熱傷）……………… 260
4．考察 ……………………………………………………… 260
D．症例 ………………………………………………………………… 260

[7] 人工真皮 ……………………………………………（鈴木茂彦, 河合勝也）262
A．人工真皮とは ……………………………………………………… 262

B．人工真皮製品の種類..263
　　C．熱傷治療における人工真皮の応用..............................263
　　　　1．早期切除後の被覆..263
　　　　2．電撃傷など条件の悪い熱傷創への応用..............265
　　　　3．熱傷後瘢痕拘縮治療における応用......................266

[8] 培養表皮 .... （松崎恭一，熊谷憲夫）267
　　A．培養表皮..267
　　B．治療対象..268
　　C．深達性Ⅱ度熱傷の治療..268
　　　　1．手技..268
　　　　2．移植後の経過..268
　　D．広範囲Ⅲ度熱傷の治療..269
　　　　1．手技..271
　　　　2．移植後の経過..271
　　E．熱傷瘢痕の治療..271
　　　　1．手技..271
　　　　2．移植後の経過..272
　　F．培養表皮シートの作成..272
　　　　1．採皮..272
　　　　2．3T3細胞の準備..272
　　　　3．表皮細胞の播種..272
　　　　4．表皮細胞の増殖..272
　　　　5．培養表皮シートの剥離..273
　　　　6．培養表皮の凍結保存..273

[9] スキンバンク................（田中秀治，島崎修次，明石優美，岡野友貴，今野絵美）275
　　A．スキンバンクとは..275
　　B．スキンバンクの法的妥当性..275
　　C．日本におけるスキンバンクの成り立ち......................276
　　D．アログラフト（凍結同種保存皮膚）とその特徴......276
　　E．同種皮膚移植の効果..277
　　F．皮膚の提供（ドネーション）から熱傷施設に皮膚が供給されるまでのプロセス........278
　　　　1．ドナー情報の受信から摘出の対応まで..............279
　　　　2．ドナー候補者の情報収集......................................279
　　　　3．ドナー家族の状況把握..280
　　　　4．スキンバンクドナーの適応..................................280
　　　　5．ドナーの一次評価..280
　　　　6．原疾患，感染症の確認..280
　　　　7．海外渡航歴の確認..281
　　　　8．既往歴の確認..281
　　　　9．検視・司法解剖・行政解剖の可能性の有無......282

10．ドナーの所見……………………………………………………282
G．手術室での組織採取術から保存までの対応プロセス………………282
　　1．ドナーからの皮膚の提供………………………………………282
　　2．採皮手術…………………………………………………………282
H．凍結保存と供給プロセス………………………………………………283
　　1．レシピエント情報の受信………………………………………283
　　2．供給の可否の確認………………………………………………283
　　3．供給………………………………………………………………283
I．同種皮膚移植後の結果，副作用，有害事象の確認と報告義務………285
　　1．シッピングクオリティ調査の検討……………………………285
　　2．Result Report の検討……………………………………………285
　　3．有害事象の報告…………………………………………………285
J．スキンバンクネットワークの構成とクオリティコントロール………285
　　1．スキンバンクネットワークの構成……………………………285
　　2．クオリティコントロールのプログラム作成…………………285
K．スキンバンクの将来展望………………………………………………286

[10] 外来での小範囲熱傷の治療………………………（川上重彦，岸邊美幸）287
A．浅達性Ⅱ度熱傷創………………………………………………………287
B．深達性Ⅱ度熱傷創………………………………………………………290
C．混在創……………………………………………………………………293
D．Ⅲ度熱傷創………………………………………………………………293

[11] 抗菌薬……………………………………………………………（吉田哲憲）296
A．局所抗菌薬………………………………………………………………296
B．局所抗菌薬の抗菌スペクトルと抗菌力………………………………297
　　1．フラジオマイシン（ネオマイシン）（FRM）…………………297
　　2．バシトラシン（BC）……………………………………………297
　　3．テトラサイクリン（TC）………………………………………298
　　4．クロラムフェニコール（CP）…………………………………299
　　5．ポリミキシン B（PL-B）………………………………………299
　　6．ゲンタマイシン（GM）…………………………………………300
　　7．フシジン酸（FA）………………………………………………300
　　8．スルファジアジン銀（AgSD）…………………………………301
C．局所抗菌薬の使い方……………………………………………………301

[12] 熱傷後肥厚性瘢痕予防と治療……………………………………（百束比古）303
A．熱傷後肥厚性瘢痕の概念………………………………………………303
B．熱傷後肥厚性瘢痕の成因………………………………………………303
　　1．熱傷深度…………………………………………………………303
　　2．治癒の遷延・潰瘍化……………………………………………303
　　3．瘢痕拘縮…………………………………………………………303

　　　　4．好発部位・・・303
　　　　5．ケロイド体質・・・304
　　C．熱傷後肥厚性瘢痕の予防・・・304
　　　　1．早期植皮・・・304
　　　　2．感染防御・・・304
　　　　3．瘢痕拘縮の分断・植皮・・・304
　　　　4．圧迫療法・・・304
　　　　5．外用剤塗布療法・・・304
　　　　6．内服療法・・・305
　　D．肥厚性瘢痕の治療・・・305
　　　　1．熱傷後肥厚性瘢痕の保存的治療・・・305
　　　　2．熱傷後肥厚性瘢痕の外科的治療・・・306
　　E．後療法・・・307

[13] 熱傷瘢痕癌・・（中西秀樹）310
　　A．発生機序・・310
　　B．性差・・・310
　　C．発生部位・・・310
　　D．発生頻度・・・310
　　E．熱傷受傷から悪性化までの期間・・・311
　　F．原発巣の進行度・・・311
　　G．転移・・311
　　H．治療・・311
　　　　1．外科的治療・・311
　　　　2．化学療法・・313
　　　　3．放射線療法・・313
　　Ⅰ．予後・・314

[14] Microvision system（Hi-Scope®）による早期熱傷深度判定方法・・・・・・・（仲沢弘明）316
　　A．Hi-Scope®による熱傷深度判定法の実際・・・・・・・・・・・・・・・・・・・・・・・・・・・・・・・・・・・316
　　B．Hi-Scope®によるタイプ別分類と深度判定・・・・・・・・・・・・・・・・・・・・・・・・・・・・・・・・・316
　　　　1．タイプ別分類・・・316
　　　　2．深度判定・・・319
　　C．Hi-Scope®深度判定法による治療方針・・・・・・・・・・・・・・・・・・・・・・・・・・・・・・・・・・・・・319
　　D．代表症例・・320

11．小児熱傷　322

[1] 小児熱傷の管理・・（菅又　章）322
　　A．初期全身管理・・322
　　　　1．熱傷面積の算定・・322
　　　　2．初期輸液法・・323
　　　　3．気管挿管と呼吸管理・・・323

4．初期手術··324
　　　5．栄養管理··327
　　　6．急性期の精神衛生管理··327
　B．局所管理··327
　　　1．深達性Ⅱ度熱傷（DDB）の治療··327
　　　2．特殊部位の局所治療··328

[2] 小児虐待と熱傷···（市川光太郎）332
　A．身体的虐待における熱傷頻度··332
　B．虐待による熱傷痕の特徴···332
　C．主な熱源（成傷器）別の特徴···333
　　　1．タバコ，車のシガレットライター····································333
　　　2．家庭用品··334
　　　3．加熱液体（熱湯など）···334
　　　4．その他···335
　D．実際の虐待症例における熱傷··335
　　　1．けいれん・無呼吸発作症例の4歳男児······························335
　　　2．腕・躯幹の熱傷症例の1歳9カ月女児······························335
　　　3．低温熱傷（寝返りしたら，顔の傍に電気ストーブがあった）の9カ月女児······336
　　　4．不自然な外傷痕が絶えないと保育園からの通報の1歳3カ月男児···············337

12．高齢者熱傷　　　　　　　　　　　　　　　　　　　　　　（今泉敏史，西村剛三）339
　A．当院における熱傷治療の現状··339
　B．当院での高齢者熱傷入院患者の統計·······································340
　C．高齢者の皮膚の特徴··340
　D．高齢者熱傷の特徴··340
　E．受傷初期の輸液管理··341
　F．呼吸管理··341
　G．局所管理（保存的加療）···342
　H．手術··342
　　　1．採皮について···342
　　　2．デブリードマンについて··343
　　　3．植皮について···343
　　　4．術後の固定··344
　　　5．切断について···344
　I．術後の包交と管理··344
　J．リハビリについて··344

13．特殊部位の熱傷　　　　　　　　　　　　　　　　　　　　　　　　　　　348
[1] 顔面・頸部熱傷···（根本　充，内沼栄樹）348
　A．顔面・頸部の解剖学的特徴···348
　B．初期評価と初期治療··348

　　　　1．気道熱傷の確認と気道確保……………………………………………348
　　　　2．熱傷の評価……………………………………………………………349
　　　　3．輸液療法………………………………………………………………349
　　C．治療……………………………………………………………………………349
　　　　1．熱傷に対する治療……………………………………………………349
　　　　2．後遺障害に対する治療………………………………………………352

[2] 手指熱傷 ……………………………………………………………（松村　一）355
　　A．疫学……………………………………………………………………………355
　　B．解剖学的特殊性………………………………………………………………355
　　C．緊急の処置を要する状態……………………………………………………355
　　　　1．減張切開………………………………………………………………355
　　　　2．化学熱傷での対応……………………………………………………355
　　D．手術適応症例と保存的加療例の判断………………………………………356
　　E．保存的療法と早期リハビリテーション……………………………………357
　　F．手術時期………………………………………………………………………358
　　G．手術方法および術後管理……………………………………………………359
　　H．小児の手掌・指腹熱傷………………………………………………………359
　　I．超深達性熱傷と特殊な治療法………………………………………………360

[3] 会陰部・肛門部熱傷 ……………………………………………（田中克己）362
　　A．会陰部・肛門部熱傷の特徴…………………………………………………362
　　B．会陰部・肛門部における熱傷創の治療……………………………………363
　　　　1．肢位と排尿・排便管理………………………………………………363
　　　　2．熱傷創の管理…………………………………………………………366
　　C．瘢痕ならびに瘢痕拘縮に対する治療………………………………………368
　　D．治療上の注意点………………………………………………………………368

[4] 下肢熱傷 …………………………………………………………（浅井真太郎）370
　　A．創部の処置……………………………………………………………………370
　　B．創閉鎖手術……………………………………………………………………371
　　C．再建……………………………………………………………………………373
　　D．リハビリテーション…………………………………………………………374

14．低温熱傷　　　　　　　　　　　　　　　　　　　　　　（副島一孝）376
　　A．概念……………………………………………………………………………376
　　B．疫学……………………………………………………………………………376
　　C．臨床での診断と治療…………………………………………………………377
　　　　1．診断……………………………………………………………………377
　　　　2．治療……………………………………………………………………377
　　D．症例……………………………………………………………………………378

15. 化学熱傷　　　　　　　　　　　　　　　　　　　　　　　（迎　伸彦）381

- A．基礎的知識 381
  - 1．定義 381
  - 2．頻度 381
  - 3．原因 381
  - 4．損傷部位 381
  - 5．影響因子 381
  - 6．注意点 381
- B．化学損傷の特性 382
  - 1．特徴 382
  - 2．全身的影響と毒性 382
- C．化学損傷の病態 382
- D．初期救急治療 382
  - 1．初期救命処置と評価 382
  - 2．受傷機転の聴取と原因物質の特定 382
  - 3．二次被害，損傷の予防 383
  - 4．初期治療の基本原則 383
  - 5．初期治療の実際 383
  - 6．中和剤の使用について 383
  - 7．合併損傷のチェック 383
  - 8．入院基準 383
- E．全身管理 384
  - 1．輸液・循環管理 384
  - 2．呼吸管理 384
- F．局所治療 384
  - 1．局所の評価 384
  - 2．局所治療 385
- G．皮膚以外の化学損傷 385
  - 1．上部消化管の化学損傷 385
  - 2．眼の化学損傷 385
- H．一般的な化学損傷 385
  - 1．一般的な酸による損傷 385
  - 2．アルカリによる損傷 385
- I．特殊な化学損傷 386
  - 1．フッ化水素酸 386
  - 2．フェノール 386
  - 3．灯油類 386
  - 4．リン 387
  - 5．重クロム酸塩 387
  - 6．化学兵器 387

16. 電撃症と雷撃症　　　　　　　　　　　　　　（柳川洋一，田中　裕）388

- A．電撃症 388
    1．疫学 388
    2．基礎知識 388
    3．臨床症状 389
    4．診断 391
    5．治療 391
- B．雷撃症 391
    1．疫学 391
    2．落雷による損傷機序 391
    3．臨床症状 391
    4．治療 392
    5．予防 392

17. 凍傷　　　　　　　　　　　　　　　　　　　　　　　（四ッ柳高敏）393

- A．総論 393
- B．好発部位 393
- C．凍傷の重症度に影響する因子 393
- D．凍傷の病態 394
    1．凍結による直接的細胞障害 394
    2．循環不全に伴う2次的組織障害 394
- E．凍傷の分類 395
- F．診断と検査 395
    1．Pin prick test 395
    2．画像診断法 396
    3．血液生化学的所見 396
- G．凍傷の治療―対策 396
    1．全身管理 396
    2．Rapid rewarming 396
    3．末梢循環の改善 397
    4．鎮痛 400
    5．局所療法 400
    6．手術 402
    7．リハビリ 403
- H．凍傷治療のプロトコール 403

18. 放射線による皮膚障害　　　　　（唐澤久美子，中山文明，立崎英夫，鎌田　正）404

- A．放射線皮膚障害の病態 404
    1．超急性期 405
    2．急性期 405
    3．慢性期 405

B．	被ばく事故による全身被ばくの診断と治療	406
C．	被ばく事故による局所被ばく	406
D．	放射線診断の有害事象	406
E．	放射線治療の有害事象	407
F．	放射線皮膚障害の治療	408
	1．前駆症状	408
	2．Ⅰ度熱傷相当の皮膚障害	408
	3．Ⅱ度熱傷相当の皮膚障害	408
	4．Ⅲ度熱傷相当の皮膚障害	409

19．壊死性筋膜炎　410

［1］四肢・体幹壊死性筋膜炎（Fournier 症候群を含む）　（嶋津岳士）410

A．	名称と分類	410
B．	ガス壊疽	411
	1．ガス壊疽	411
	2．非クロストリジウム性ガス壊疽	412
C．	壊死性筋膜炎	412
	1．壊死性筋膜炎	412
	2．特殊な壊死性筋膜炎	412
D．	診断	413
	1．臨床症状	413
	2．細菌学的検査	413
	3．X 線・CT 検査	413
E．	治療	414
	1．外科的処置	414
	2．抗生物質	414
	3．高気圧酸素療法（HBO）	414
	4．その他	414

［2］頸部壊死性筋膜炎・降下性壊死性縦隔炎　（角　由佳）415

A．	原因	415
B．	起因菌	415
C．	リスクファクター	415
D．	臨床症状	415
E．	深頸部間隙	416
	1．咽頭後間隙	417
	2．旁咽頭間隙	417
	3．頸動脈間隙	417
	4．咀嚼筋間隙	418
	5．顎下間隙	418
	6．内臓間隙	418
F．	診断	418

     1．血液検査……………………………………………………………………… 418
     2．画像診断……………………………………………………………………… 418
     3．グラム染色…………………………………………………………………… 418
     4．組織診………………………………………………………………………… 420
     5．Originの評価………………………………………………………………… 420
  G．合併症…………………………………………………………………………… 420
  H．予後……………………………………………………………………………… 420
  I．治療法…………………………………………………………………………… 420
     1．気道確保……………………………………………………………………… 420
     2．早期ドレナージ，デブリードマン………………………………………… 420
     3．広域抗生剤の投与…………………………………………………………… 424
     4．積極的な輸液療法…………………………………………………………… 424
     5．頻回の画像による評価……………………………………………………… 424
     6．早期からの経管栄養………………………………………………………… 424
     7．補助治療……………………………………………………………………… 424

20. 熱傷のクリニカルパス　　　　　　　　　　　　　　　　　（池内尚司）427

  A．クリニカルパスとは…………………………………………………………… 427
  B．パスのメリット・デメリット………………………………………………… 427
  C．パスの構成……………………………………………………………………… 427
  D．熱傷治療の特徴………………………………………………………………… 428
  E．熱傷用パスの実際……………………………………………………………… 428
  F．電子化によりパスは変貌する………………………………………………… 428

21. 熱傷患者の麻酔　　　　　　　　　　　　　　　　　　　　（濱田　宏）433

  A．術前評価………………………………………………………………………… 433
  B．術中麻酔管理…………………………………………………………………… 434
     1．循環管理―出血量に注意！………………………………………………… 435
     2．呼吸管理―気道の確保に注意！…………………………………………… 435
     3．体温管理―低体温に注意！………………………………………………… 436
     4．麻酔薬の選択………………………………………………………………… 436
  C．術後管理………………………………………………………………………… 436

22. 熱傷看護　　　　　　　　　　　　　　　　　　　　　　　（渡邊淑子）438

  A．熱傷の一般的経過と看護……………………………………………………… 440
  B．熱傷患者への看護師の役割…………………………………………………… 442
     1．循環・呼吸管理への注意による異常の早期発見と対応………………… 442
     2．患部および全身の感染防止と環境整備…………………………………… 442
     3．排便管理……………………………………………………………………… 444
     4．迅速なガーゼ交換や水治のための手順や必要物品の熟知と人員の確保… 445
     5．早期からのリハビリテーションによる拘縮予防………………………… 446
     6．闘病生活の苦痛・創痛による身体的・精神的苦痛の除去……………… 447

7．必要カロリーと摂取カロリーの評価をした栄養管理···448

23. 熱傷後のリハビリテーション　　　　　　　　　　　　　（林　康子，長岡正範）450

　A．リハビリテーションの考え方：医学モデル，障害モデルと国際生活機能分類············450
　B．熱傷がもたらす医学的問題：特に機能障害の原因として···451
　　1．筋萎縮と関節拘縮··452
　　2．瘢痕··452
　　3．異所性仮骨···453
　　4．切断··453
　　5．末梢神経障害··453
　　6．瘙痒感，疼痛··454
　　7．心理学的問題··454
　C．熱傷のもたらす機能障害の影響を評価すること··454
　　1．上肢機能···454
　　2．下肢機能···454
　D．経過に沿った熱傷のリハビリテーション···455
　　1．急性期：全身状態が落ち着くまでの受傷後48〜72時間以内の時期···············455
　　2．亜急性期：積極的な局所治療の時期··456
　　3．回復期：表皮化完成，植皮完成の時期··456
　　4．慢性期：退院前および退院後の時期··456
　E．特殊な問題···456
　　1．気道熱傷の合併に対して···456
　　2．ポジショニング···458
　　3．副子（スプリント）の使用···458
　　4．可動域訓練··459
　　5．早期離床···460
　　6．水治療··460
　　7．コスメテックス···460
　　8．年齢による配慮（小児と高齢者）···460

24. 多数熱傷患者を伴う災害への対応　　　　　　　　（小早川義貴，小井土雄一）462

　A．多数熱傷患者を伴う災害··462
　B．諸外国の対応··463
　C．多数熱傷患者対応の原則··464
　D．多数熱傷患者が発生した場合の状況分類と対応··464
　E．多数熱傷患者のトリアージ···466
　F．多数熱傷患者の治療··466
　G．特に広域災害時（パターン1）の多数熱傷患者対応···466
　H．全国の熱傷患者受け入れキャパシティー···467
　I．熱傷対応の標準化コース：Advanced Burn Life Support···468

索引··469

1 熱傷の統計

A 東京都熱傷救急連絡協議会における熱傷データ

　熱傷の重症度は熱傷受傷面積と熱傷深達度を用いて数値で表現できる．そのため熱傷患者の治療成績における統計的検討は比較的容易であるといえる．

　米国では American Burn Association Patient Registry というシステムがあり，全国の熱傷治療専門施設のデータを集計している[1]．わが国においても日本熱傷学会が2011年から熱傷患者症例登録事業を「熱傷入院患者レジストリー」として開始し，全国の熱傷患者のデータを集計し始めたところである．一方，東京都においては東京都熱傷救急連絡協議会によるデータ集計システムが1983年から存在している[2-4]．

B 東京都熱傷救急連絡協議会のしくみ

　東京都では1981年の新宿バス火災事件発生時に熱傷救急患者の搬送，施設の受け入れに混乱をきたした経験から，患者の入院・搬送を円滑にすることを目的として東京都医師会の協力のもとに東京都熱傷救急連絡協議会が設立された[5]．現在では，当協議会には熱傷ユニットを有する14の熱傷治療専門施設が参加している（表1-1）．伊豆諸島などの島嶼を含む東京都内において救急搬送を必要とする重症熱傷患者の多くは当協議会参加施設に搬送されているが，関東地方の近郊他県，さらに遠隔地の県からもヘリコプター搬送で患者を受け入れることもある．

　われわれの統計には，外来通院患者は含まれず，熱傷ユニットに入院した患者のみを対象として

表1-1　東京都熱傷救急連絡協議会参加14施設

東京女子医科大学形成外科
日本医科大学高度救命救急センター
帝京大学救命救急センター
医療法人社団順江会江東病院外科
杏林大学医学部附属病院救急医学
東京医科大学病院形成外科
慶應義塾大学病院救急部
日本医科大学多摩永山病院救命救急センター
都立広尾病院形成外科
都立墨東病院救命救急センター
都立多摩総合医療センター形成外科
東京大学附属病院救急部・集中治療部
国立病院機構災害医療センター形成外科
日本大学医学部附属板橋病院形成外科

1. 熱傷の統計

いる．以下に述べるデータ提示および検討対象は1984年度から2010年度の27年間に熱傷ユニットに入院した患者のうち，性別，熱傷重症度（熱傷面積および熱傷深度），熱傷ユニット退室時における転帰の記載がある症例8929例とした．

性別では，男性5555例（62.2％），女性3374例（37.8％）であった．退室時の生存軽快例は7630例（85.5％），死亡例は1299例（14.5％）であった．

C 年度別推移（図1-1）

年度によってある程度の増減は認められるが毎年300例前後がわれわれの熱傷ユニットに入院している．27年間の平均は330.7例/年であった．

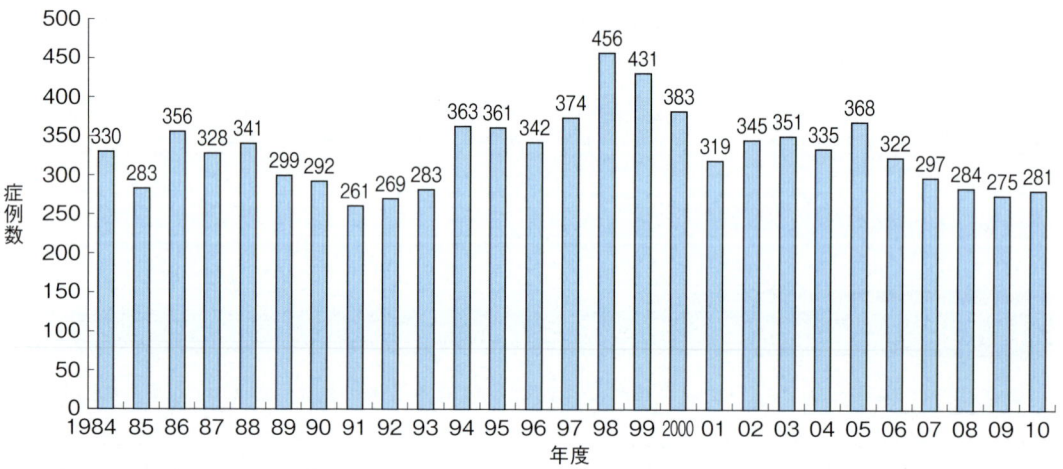

図1-1 年度別入院患者数（1984～2010年度）

D 搬送手段

熱傷ユニット入院患者の86.0％（7678例）が救急車搬送であった．さらにそのうちの94.0％（7215例）が都内からの救急車搬送であった．他県からの搬送は463例（救急車搬送の6.0％）であった．自力で受診し熱傷ユニットに入院となった症例は1034例で全体の11.6％であった．

E 受傷原因別分類と症例数，死亡率（図1-2）

受傷原因の分類において混乱を避けるために東京都熱傷救急連絡協議会では以下のように分類している．熱傷の原因を決定するときには，1度熱傷は無視して受傷原因を決める．そのため火災の際に煙を吸い込んだ場合は，2度以上の熱傷がなければ1度熱傷を合併していても気道熱傷単独として分類し，2度あるいは3度熱傷が少しでも合併している症例は火炎熱傷として分類している．またガス爆発などによる受傷は火炎熱傷とは別に爆発という独立した項目に分類している．また電気作業中などに火花放電で受傷した症例はすべて電撃症の中に含めている．

東京都熱傷救急連絡協議会の統計における受傷原因別症例数では着衣着火などの火炎熱傷が最も

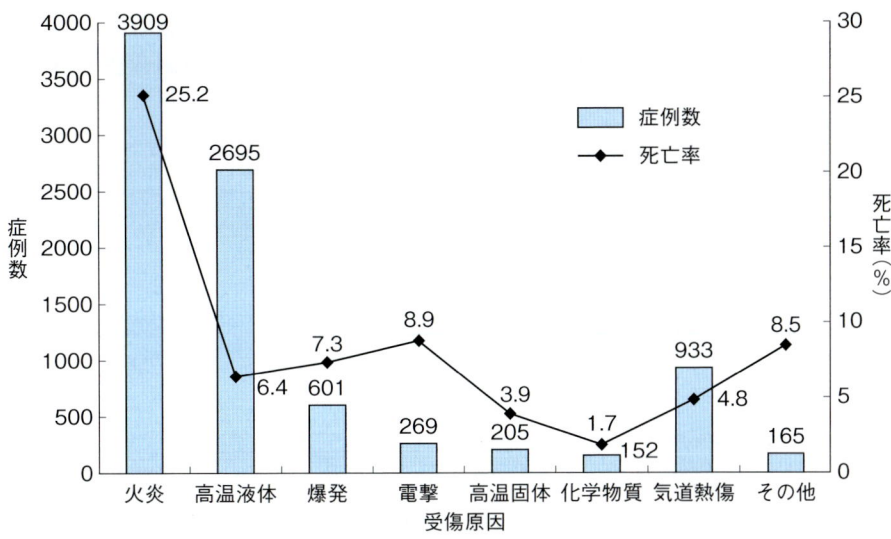

図 1-2 受傷原因別症例数と死亡率（1984〜2010年度）

多く 3909 例で全体の 43.8％を占めていた．風呂，熱湯，飲食物などによる高温液体が原因の症例は 2695 例で 30.2％であった．気道熱傷のみの症例は 933 例で全体の 10.4％であった．爆発による受傷は 601 例（6.7％），電撃症は 269 例（3.0％），高温固体は 205 例（2.3％），化学物質による熱傷は 152 例（1.7％）であった．

原因別死亡率では，火炎熱傷が 25.2％と圧倒的に高率であった．それに対し高温液体における死亡率は 6.7％と比較的低かった．

F 年齢の分布と死亡率（図 1-3）

年齢の分布範囲は 0 歳から 101 歳で，全症例の平均年齢は 42.6 歳であった．入院患者年齢を 10

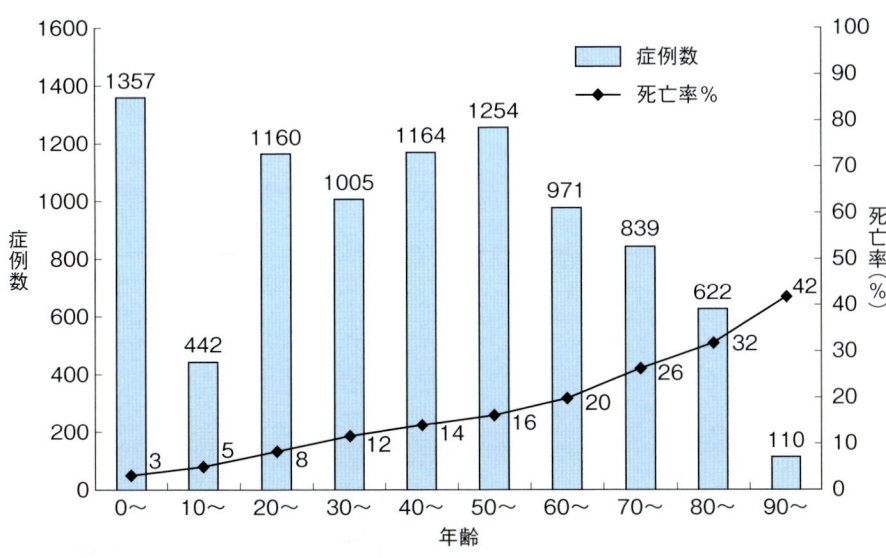

図 1-3 年齢と死亡率（1984〜2010年度）

1. 熱傷の統計

歳ごとに区切った年代別では10歳未満が最も多く1357例（15.2％），次が50歳代で14.1％であった．次いで40歳代と20歳代（13.0％），30歳代（11.3％），最も少なかったのは90歳代で110例（1.2％）であった．

年齢別死亡率は高齢になるにつれて増加していた．10歳未満では3.0％であったが，10歳代で5.0％，40歳代で14.0％，60歳代19.6％，70歳代26.2％，80歳代31.7％，90歳代41.8％であった．

G 熱傷重症度と死亡率

1 熱傷受傷面積（％TBSA）（図1-4）

全症例の平均受傷面積は17.2％であった．受傷面積10％未満が51.7％と半数以上を占めていた．熱傷受傷面積が増加すると症例数は減少していたが，死亡率は増加していた．受傷面積10％未満では死亡率は3.4％であったが，受傷面積20％台になると死亡率は13.7％，受傷面積40％台で死亡率は42.8％に達していた．受傷面積50％台，60％台では半数以上が死亡しており，受傷面積70％台では死亡率は80.3％であった．

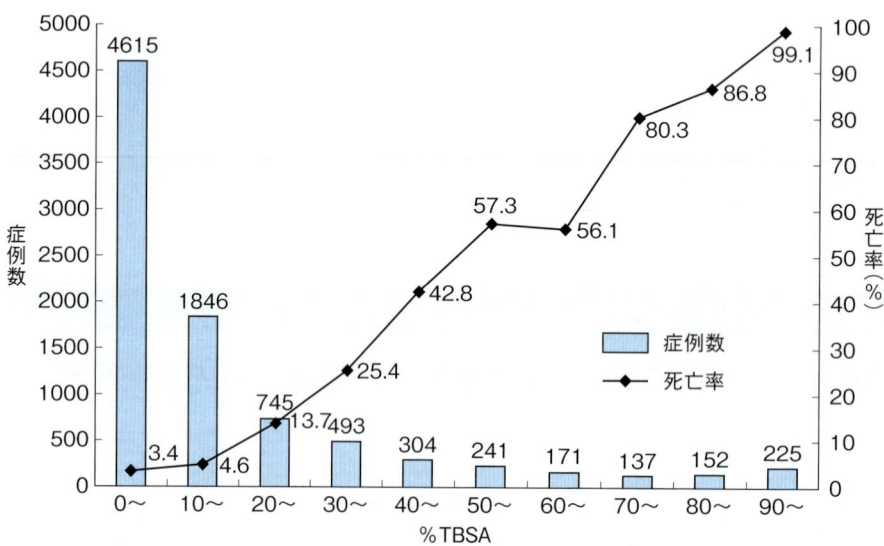

図1-4 ％TBSAと死亡率（1984〜2010年度）

2 熱傷指数（burn index: BI）＝3度熱傷面積＋2度熱傷面積×0.5 （図1-5）

全症例の平均BIは12.8であった．BIが10未満の症例は6059例（67.9％）で全体の約2/3を占めていた．死亡率は受傷面積と同様に重症になるにつれ増加していた．BIが10未満では死亡率は3.4％であったが，BIが20台になると死亡率は27.0％と増加し，BIが30台では死亡率44.1％，40台では61.9％，60台では86.2％であった．

3 熱傷予後指数（prognostic burn index: PBI）＝BI＋年齢 （図1-6）

BIに患者年齢を加えたPBIは簡便に計算でき，熱傷の重症度を臨床的にかなり正確に反映する数値といわれている[5]．PBIを横軸にとった死亡率の曲線はなめらかなS状カーブを描き上昇して

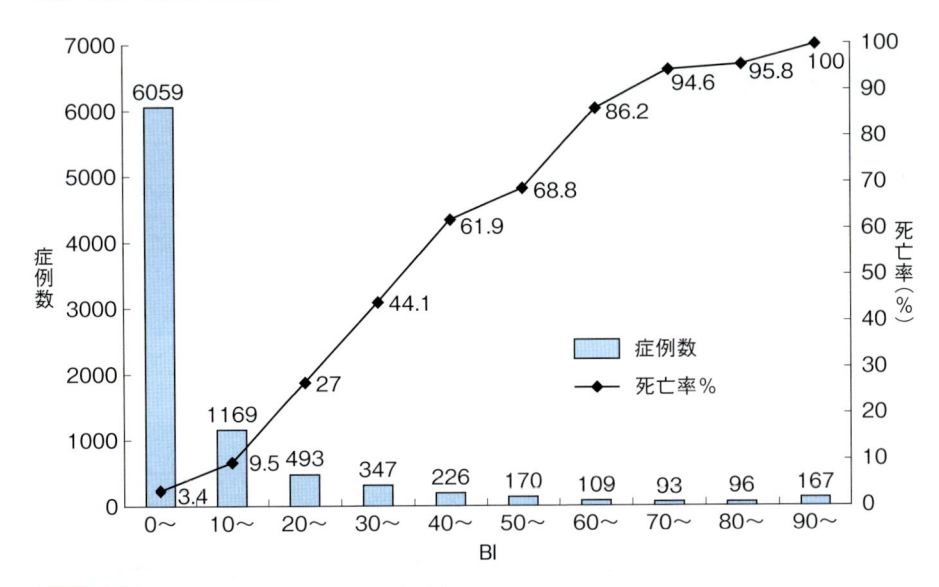

図1-5 BIと死亡率（1984〜2010年度）

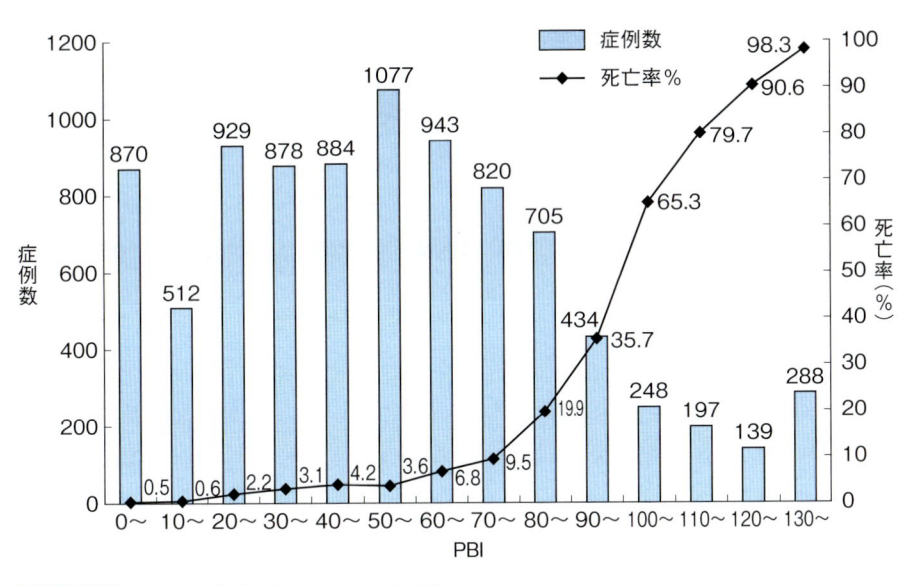

図1-6 PBIと死亡率（1984〜2010年度）

いた．PBIが70台までは死亡率は10%未満であったが，PBIが80台で死亡率19.9%，90台で死亡率35.7%であった．PBIが100台を超えると死亡率は急激に上昇し65.3%となり，PBIが120台以上では死亡率は90%を超えていた．

H 受傷原因と年齢

10歳未満症例では死亡率が低いことを先に述べたが，10歳未満では1357例中1173例（86.4%）が高温液体熱傷であった．40歳以上4960例では高温液体熱傷は1025例（20.7%）であった．10歳

1. 熱傷の統計

表 1-2　気道熱傷合併の死亡率

	気道熱傷	症例数	死亡率	
全症例	なし	5528	7.7%	] p<0.05
	合併	2449	33.8%	] p<0.05
	単独	942	4.9%	
火炎熱傷症例*	なし	1822	11.5%	] p<0.05
	合併	2082	37.1%	

*気道熱傷の有無の記載なし：5例

未満では他の年齢と比べ高温液体による受傷の割合がきわめて高いのが特徴であり，10歳未満の死亡率が低い原因の1つと考えられた．

I　気道熱傷（表1-2）

　全症例を，気道熱傷のない症例，気道熱傷と2度以上の体表の熱傷を合併した症例，気道熱傷単独症例の3群に分けて死亡率を検討すると，気道熱傷と体表熱傷の合併例の死亡率は33.8%と他の群に比べ明らかに高率であった．また火炎熱傷症例のみを気道熱傷合併例と非合併例の2群に分けてみると，その死亡率はそれぞれ37.1%と11.5%で有意差を認めた（$p<0.05$）．
　しかし，気道熱傷が死亡率に与える影響には，年齢と熱傷重症度が深く関与しており単純に判断できない．Kobayashiらは東京都熱傷救急連絡協議会のデータをロジスティック回帰分析で詳細に検討した結果，気道熱傷は生命予後に有意に影響すると述べている．またさらに気道熱傷が生命予後に有意に影響するのは熱傷面積60%未満およびBI 40未満症例であり，熱傷面積が60%以上症例およびBI 40以上症例では気道熱傷が予後に与える影響は有意ではないと述べている[4]．

むすび

　1984年度から2010年度までの東京都熱傷救急連絡協議会熱傷ユニットに入院した熱傷患者8929例の検討を行った．その結果では，10歳未満は高温液体熱傷が多く死亡率は低い．その他の年代は火炎熱傷が多く，年齢に比例して死亡率が上昇する．火炎熱傷は他の受傷原因よりも死亡率が高い．熱傷患者の臨床的な予後の予測には熱傷予後指数が有用であり，熱傷予後指数100が実際の臨床での生死の分岐点と考えられる．気道熱傷合併症例は死亡率が高いが，気道熱傷が予後に与える影響には詳細な統計的検討が必要である．

　以上のデータ集計にご協力いただいた東京都熱傷救急連絡協議会参画14施設（東京女子医科大学形成外科，日本医科大学高度救命救急センター，帝京大学救命救急センター，医療法人社団順江会江東病院外科，杏林大学医学部附属病院救急医学，東京医科大学病院形成外科，慶應義塾大学病院救急部，日本医科大学多摩永山病院救命救急センター，都立広尾病院形成外科，都立墨東病院救命救急センター，都立多摩総合医療センター形成外科，東京大学附属病院救急部・集中治療部，国立病院機構災害医療センター形成外科，日本大学医学部附属板橋病院形成外科）の関係者各位に感謝いたします．

■**文献**
1) Saffle JR, et al. Recent outcomes in the treatment of burn injury in the United States: A report from the American Burn Association Patient Registry. J Burn Care Rehabil. 1995; 16: 219-32.
2) 村松正久, 他. 東京都の11熱傷ユニットに於ける過去10年間の熱傷統計. 熱傷. 1996; 22: 63-9.
3) 樋口良平. 東京都熱傷救急連絡協議会報告からの患者統計分析—1984年度から1998年度までの報告—. 熱傷. 2003; 29: 17-22.
4) Kobayashi K, et al. Epidemiological and outcome characteristics of major burns in Tokyo. Burns. 2005; 31S: S3-11.
5) 平山 峻. 東京都熱傷救急連絡協議会設立とその前後. 熱傷. 2001; 27: 90-4.
6) 田中秀治. 熱傷指数 (BI). 救急医学. 2000; 24: 476.

〈樋口良平〉

2 診断，重症度の判定，治療施設の選定

　近年，救命救急センターや熱傷センターが熱傷専門施設として配備されつつあり，その集中治療や創管理の進歩により重症熱傷例の死亡率は減少傾向にある．したがって，熱傷の重症度を的確に判断し，適切な治療施設を選定することは予後改善に寄与すると考えられる．

　本稿では熱傷予後を規定する因子による重症度評価法と，それらに基づく治療施設の選定法について解説した．特に予後に大きく影響する気道熱傷の病態と診断法については別項に記述した．なお，日本熱傷学会の「熱傷診療ガイドライン（2009年）」[1]が推奨するものには文中に推奨グレード（[A], [B], [C] など）を付記した（表2-1）．

A 代表的な診断基準

　一般に熱傷の重症度判定基準は，生命予後に大きな影響を与える要因（予後推定因子）の組み合わせで構成される．最も基本的な予後推定因子は熱傷面積（全体表面積に対するパーセンテージ：%TBSA）であり [B#]，年齢 [B]，気道熱傷の有無 [B]，Ⅲ度熱傷面積 [B]，自殺企図による受傷 [B]，性別，併存疾患，飲酒などが有力な予後推定因子とされる．近年は種々の炎症性，抗炎症性メディエーター関連の遺伝子多型の関与も推定されている．

1 Burn Index（BI）[B]

　BI ＝ Ⅲ度熱傷面積 ＋ 1/2 × Ⅱ度熱傷面積
　BI 10～15以上：重症

表2-1 熱傷診療ガイドライン（日本熱傷学会，2009年）の推奨グレード
（日本熱傷学会学術委員会．熱傷診療ガイドライン．1版．東京：日本熱傷学会；2009．p.4-19[1]）

グレード	
A	レベルⅠa，Ⅰbの研究による
B	レベルⅡa，Ⅱb，Ⅲの良質な研究による
C	レベルⅣの研究による　直接の根拠となる良質な研究はない

＊エビデンスが乏しくても，臨床的に重要なもの，gold standard として定着しているものには推奨グレードに #を付記する（B#，C#）．
＊エビデンスレベル　Ⅰa：無作為対照化試験のメタアナリシスによる
　　　　　　　　　　Ⅰb：少なくとも1つの無作為対照化試験による
　　　　　　　　　　Ⅱa：少なくとも1つの非無作為対照化試験による
　　　　　　　　　　Ⅱb：少なくとも1つのよくデザインされた準実験的研究による
　　　　　　　　　　Ⅲ：少なくとも1つのよくデザインされた非実験的研究による
　　　　　　　　　　Ⅳ：専門委員会の報告や意見，専門家の臨床経験による

重要な予後推定因子である熱傷面積と熱傷深度を組み合わせた指標であり，簡便ながら死亡率とよく相関する．東京都の過去27年間の熱傷統計によると（1章 熱傷の統計の項参照），BI 10未満では死亡率3.4%だが，20台で27.0%，30台で41.1%と増加し，40台では61.9%と約2/3が死亡し，60台では死亡率86.2%と約9割が死亡していた．ただし，受傷早期の熱傷深度の評価は困難なため，BIには精度上の問題が指摘されている．

2 Prognostic Burn Index（PBI）[2] ［C］

　　PBI＝BI＋年齢

　　PBI 70以上：重症，PBI 100以上：予後不良

　BIに年齢因子を加えたPBIは実用性が高く，特に本邦で広く使われている．前章の統計によると，PBIが70台までは死亡率は10%未満なのに対し，80台で19.9%，90台で35.7%と増加した．PBIが100台を超えると死亡率は急激に上昇して65.3%となり，120台以上では90%を超えた．PBIは高齢者のリスクをよく反映する．ただし，乳幼児の重症化リスクは考慮されないため注意を要する．

3 Abbreviated Burn Severity Index（ABSI）[3]

　ABSIは，熱傷面積，年齢，性別，Ⅲ度熱傷および気道熱傷という5つの代表的な予後推定因子を用いて重症度を6段階に分類したものである（表2-2）．簡便かつ正確に予後を予測できるため，家

表2-2 Abbreviated Burn Severity Index（ABSI）

（Tobiasen J, et al. Ann Emerg Med. 1982; 11: 260-2 より改変）

重症度因子		スコア
性別	女性	1
	男性	0
年齢	0〜20	1
	21〜40	2
	41〜60	3
	61〜80	4
	81〜100	5
気道熱傷	有	1
Ⅲ度熱傷	有	1
熱傷面積（% TBSA）	1〜10	1
	11〜20	2
	21〜30	3
	31〜40	4
	41〜50	5
	51〜60	6
	61〜70	7
	71〜80	8
	81〜90	9
	91〜100	10

合計スコア	生命危険度	予測生存率(%)
2〜3	Very low	＞99
4〜5	Moderate	98
6〜7	Moderately Severe	80〜90
8〜9	Serious	50〜70
10〜11	Severe	20〜40
12〜13	Maximum	＜10

2. 診断，重症度の判定，治療施設の選定

表 2-3 Belgian Outcome in Burn Injury Scale（BOBI）
（Belgian Outcome in Burn Injury Study Group. Br J Surg. 2009; 96: 111-7[4]より改変）

スコア	0	1	2	3	4
年齢	＜50	50～64	65～79	＞80	
% TBSA	＜20	20～39	40～59	60～79	＞80
気道熱傷	無			有	

合計スコア	0	1	2	3	4	5	6	7	8	9	10
予測死亡率（%）	0.1	1.5	5	10	20	30	50	75	85	95	99

族説明などに有用である．

4 Belgian Outcome in Burn Injury（BOBI）[4]

2009年に発表された重症度スコア（表2-3）であり，年齢，熱傷面積および気道熱傷のスコア合計から死亡率を予測する．ABSIより単純で，かつ非常に正確に予後を予測することが確認されており，今後の普及が期待される．

B 臨床的な状態からみた重症度の判別について

1 初期評価

重症熱傷などでは熱傷創部に目を奪われがちだが，他の外傷患者と同様に，まず primary survey における ABCDE アプローチにより生命に関わる生理機能を迅速に評価することが重要である（表2-4）．そして生理学的パラメーターの安定化が確認された後に，より詳細な secondary survey に移行し，病歴を聴取し，頭から足先まで（head to toe）各身体部位の解剖学的損傷を系統的に評価する．熱傷に特異的な secondary survey の評価項目としては，①熱傷面積，②熱傷深度，

表 2-4 熱傷患者の初期評価

1. Primary survey（生理学的評価）
   ・ABCDE アプローチ
   A: 気道の評価（頸椎損傷の合併を疑う場合は頸椎保護に注意）
   B: 呼吸の評価（体幹部の深熱傷による胸郭運動抑制に注意）
   C: 循環の評価（浮腫形成による四肢循環障害に注意）
   D: 意識レベルの評価（意識障害には外傷・中毒・薬物・低酸素・基礎疾患の存在に注意）
   E: 脱衣と体温管理（体温保持に注意）

2. Secondary survey（解剖学的評価）
   ・病歴聴取（AMPLE）
   Allergy: アレルギー歴
   Medication: 服用薬
   Past history & Pregnancy: 既往歴，妊娠
   Last meal: 最終の食事
   Events & Environment: 受傷機転や受傷現場の状況
   ・全身診察（Head-to-toe）
   ・熱傷創の評価

表 2-5　Artz の基準
（Artz CP. Treatment of Burns. Philadelphia: W. B. Saunders; 1969[5]より改変）

重症熱傷：熱傷専門施設での入院治療を要する
・Ⅱ度熱傷　30％以上
・Ⅲ度熱傷　10％以上
・Ⅲ度熱傷　顔面，手，足
・気道熱傷が疑われる
・軟部組織の損傷や骨折の合併
・電撃傷，化学熱傷

中等症熱傷：一般病院での入院治療を要する
・Ⅱ度熱傷　15〜30％
・Ⅲ度熱傷　10％未満（顔面，手，足以外）

軽症熱傷：外来通院可能なもの
・Ⅱ度熱傷　15％未満
・Ⅲ度熱傷　2％未満

表 2-6　ABLS の熱傷専門施設への転送判断基準（American Burn Association. Advanced Burn Life Support Course Provider Manual. Chicago: American Burn Association; 2007[6]）

・Ⅱ度熱傷　10％以上
・顔面，手，足，外・会陰部，主要な関節部の熱傷
・Ⅲ度熱傷（全年齢層）
・電撃傷（雷撃傷を含む）
・化学熱傷
・気道熱傷
・熱傷治療と生命予後に影響する基礎疾患の存在
・骨折など外傷の合併（緊急度の高い重度外傷の場合は外傷専門施設での安定化を優先する）
・小児医療の質が保証されない診療施設に搬入された小児熱傷
・特別な社会的・精神的介入や長期のリハビリを要する場合

③気道熱傷の有無，④体幹や四肢の全周性熱傷の有無，⑤顔面・目・耳・手・会陰部の熱傷の有無，⑥電撃熱傷・化学熱傷の有無，⑦虐待の可能性などがあげられる．

2 治療施設の選定基準

　初期評価により患者の重症度を判定した後，どのレベルの医療施設での治療が適切かを検討する．
　治療施設の選定基準としては，古典的だが Artz の基準[5]（表 2-5）が広く用いられている．また，米国熱傷学会が主催し，近年本邦でも公認コースが開催されている Advanced Burn Life Support（ABLS）[6]コースにおいては，受傷後 24 時間以内に熱傷専門治療施設へ転送することを原則として，その間の標準的な熱傷初期対応法が提唱されており，その転送判断基準（表 2-6）も参考になる．

3 熱傷面積推定法

　熱傷面積の推定法としては，①9 の法則［B#］，②5 の法則［B#］，③Lund and Browder の法則［B#］が一般的である[7]（図 2-1）．成人に対する使用では 9 の法則と 5 の法則の間に大差はないが，頭部が大きく，四肢が短い乳幼児では，5 の法則を使用すべきである．最も正確な面積の測定法は Lund and Browder の法則であるが，複雑であるため，あらかじめ法則を記載した用紙（Burn Sheet）

2. 診断，重症度の判定，治療施設の選定

① 9の法則

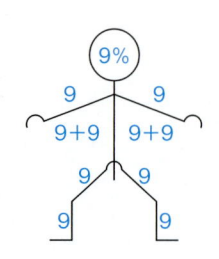

② 5の法則

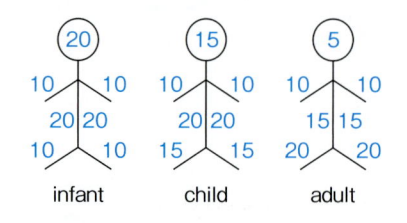

③ Lund and Browderの法則

Area	Age 0	1	5	10	15	Adult
A＝half of head	9½	8½	6½	5½	4½	3½
B＝half of one thigh	2¾	3¼	4	4¼	4½	4¾
C＝half of one lower leg	2½	2½	2¾	3	3¼	3½

図 2-1 **熱傷面積の推定方法**（日本熱傷学会用語委員会．熱傷用語集．東京：日本熱傷学会；1996[8]）より改変）

を用意しておく．

　手掌法は全指腹と手掌の面積を約1%として概算する方法であり，局所的な推定方法として推奨される［B］．

4 熱傷深度推定法

　熱傷創は時間経過とともに局所所見が変化することが多く，しかも熱傷深度は，受傷機転（火炎か熱湯か），損傷部位（局所血流の豊富さや皮膚の厚さ），患者の基礎疾患（糖尿病や循環器疾患など）や服用中の薬剤など様々な要因に影響される．したがって，初療時に熱傷深度を正確に評価することは非常に困難であり，時間をおいた再評価が必要となる．

　a）臨床的評価法

　熱傷創面の肉眼的所見や局所血流の再充満度，あるいは痛み刺激に対する反応や毛が抜けるかどうか（pin prick test）など，観察者の主観的評価に基づく熱傷深度の推定法は，迅速かつ容易に実施可能であり，特に肉眼的観察法[7]は臨床的に最も広く用いられている［C］（表2-7）．ただし，これらの臨床所見はいずれも信頼性が低く，熟練者による観察でもその精度は60～70%程度とされている[8]．

　b）熱傷深度の精度の高い推定法

　熱傷創の早期切除術の適応判断や術式の選択には熱傷深度の正確な評価が必要となるが，肉眼的な観察のみでは困難である．これに対し，レーザードップラー血流計測法やビデオマイクロスコープを併用することで，精度の高い深度推定が可能となる［B］．その他，エビデンスレベルは低いが，蛍光法，超音波法，近赤外反射分光法，光コヒーレンストモグラフィーなども深度推定法として科学的に評価されている［B］．

　①レーザードップラー血流計測法［B］

　本法は単色性，可干渉性というレーザーの性質を利用し，レーザー光を当てられた赤血球の移動

表 2-7 熱傷深度（日本熱傷学会分類[7]）と臨床所見

熱傷深度（略）	障害組織	外見	症状	治癒過程
Ⅰ度 (epidermal burn: EB)	表皮（角質層）	紅斑（血管の拡張・充血）	疼痛，熱感	数日で治癒 瘢痕なし
浅達性Ⅱ度 (superficial dermal burn: SDB)	表皮（有棘層，基底層）	水疱形成（水疱底の真皮が赤色）	強い疼痛，灼熱感	1〜2週間で治癒瘢痕なし
深達性Ⅱ度 (deep dermal burn: DDB)	真皮（乳頭層，乳頭下層）	水疱形成（水疱底の真皮が白色，貧血状）	疼痛，知覚鈍麻	3〜4週間で治癒肥厚性瘢痕あり
Ⅲ度 (deep burn: DB)	真皮全層，皮下組織	壊死，白色レザー様，褐色レザー様，炭化	無痛性	自然治癒なし 植皮しないと瘢痕拘縮あり

速度に応じたドップラー周波数偏移量を検出するものである．皮膚の微小循環動態を監視でき，無侵襲で，即時かつ連続的に測定可能であり，熱傷深度の光学的判定方法として現時点で最も広く使用されている．多くの臨床研究における感度，特異度，正答率は94〜95％であり，精度は良好である[8]．

②ビデオマイクロスコープ［B］

ビデオマイクロスコープにより，創面の血管や血流の状態を観察し，熱傷深度の判定を行う方法で，受傷早期に鑑別困難なⅡ度熱傷の深度判定に有用である．熱傷創面を点で観察するため，数カ所のマッピングが必要であるが，ドップラー血流計測法より安価で，簡便・無侵襲な診断法として本邦で臨床使用されている．

C 気道熱傷の診断法と重症度判定

気道熱傷とは，火災や爆発の際に生じる煙や有毒ガス，高温水蒸気などを吸入することによって惹起される呼吸器系障害の総称である．気道熱傷の合併により呼吸器合併症の発生頻度は10倍以上増加し，死亡率は最大20％増加するといわれており，予後推定因子として重要である．気体の熱容量は非常に小さいため，熱自体による障害は通常上気道（鼻腔・口腔から咽喉頭）までしか発生しない．声門以下の気道損傷の大部分は吸入ガス中の有毒化学物質による化学熱傷であり，英語では"inhalation injury"と称される．

1 気道熱傷の分類

障害部位により病態が異なるため，気道の損傷部位別分類が一般に用いられる（表2-8）．損傷部

表 2-8 気道熱傷の損傷部位別分類と病態

病型		損傷部位	病態	診断法
上気道型		鼻腔，口腔，咽頭，喉頭	浮腫による気道狭窄，気道閉塞による換気障害	喉頭鏡，気管支鏡
下気道型 （肺実質型）	気管・気管支型	声帯〜末梢気管支	気管支粘膜の腫脹・脱落（偽膜），気道分泌の増加や気管支上皮細胞の繊毛運動の障害による無気肺，換気血流比不均等	気管支鏡
	肺胞型	肺胞	肺水腫	胸部X線，胸部CT

位の中心が声門までを「上気道型」，声門から気管支ファイバースコープで観察可能な気管支の場合を「気管・気管支型」，それより末梢の場合を「肺胞型」に分類する．治療上の観点から，後二者を含めて「下気道型（肺実質型）」とし上気道型と区別する場合もある．

煙中の有毒化学物質には，酸素代謝を障害する中毒物質と，気道や肺胞上皮に対する化学的刺激作用で障害を起こす刺激物質に大別される．前者には一酸化炭素（CO），シアンなどがあり，後者にはアルデヒド，アンモニア，塩酸，塩素，二酸化硫黄，二酸化窒素などがある．臨床上は血中COヘモグロビン（CO-Hb）濃度の測定によりCO中毒の診断率が高いが，閉鎖空間での火災では多種類の有毒ガスが吸入されていると考えた方がよい．

2 気道熱傷の診断と重症度

a）気道熱傷の診断

受傷早期に気道熱傷を確実に診断する方法はいまだ確立されていない．受傷機転と臨床所見による診断が基本となる［B#］．①火災による顔面熱傷，②口腔・鼻粘膜の熱傷，また③室内など閉所での受傷の場合は気道熱傷の合併を疑う（Stoneの基準[9]）．臨床所見としては，のどの違和感，嗄声，咳嗽，呼吸困難などの自覚症状や，鼻毛焼失，口腔・咽頭内スス付着，スス混じりの喀痰，呼吸促迫，喘鳴，ラ音聴取などがある．これら受傷早期の臨床所見による診断は胸部X線診断よりも有用であるが，重症度まで判定することは難しい．

検査所見では，受傷早期の胸部単純X線，胸部CT，動脈血液ガス分析に異常を認めないことが多い．CO-oximeterによる血中CO-Hb濃度測定は，上昇があれば気道熱傷を疑う有力な根拠となる．ちなみに，胸部単純X線では受傷後数時間より肺野の斑状陰影や無気肺が出現し，24〜48時間以降に肺水腫や肺炎の所見が認められるようになる．したがって，経時的にX線撮影を行い診断することは，呼吸障害の発見に有用である［B］．

臨床所見から気道熱傷を疑う場合は気管支ファイバースコープで観察する．その肉眼的所見による診断は最も信頼性が高く，重症度の判断，急性肺障害の発生予測，気道確保の必要性などの治療選択まで応用可能であり，多くの専門家が気道熱傷診断のgold standardとしている［B#］．XenonやTechnetiumを用いた肺スキャン検査は気道熱傷による換気血流比不均等の異常を検出し，高い感度を有するが，コストや装置普及の点で一般的ではない．

表2-9 気管支ファイバースコープ所見による気道熱傷の重症度分類

（Endorf FW, et al. J Burn Care Res. 2007; 28: 80-3[10]より改変）

重症度	AIS*	気管支ファイバースコープの観察所見
Grade 0（損傷なし）	2	ススの沈着，粘膜発赤，浮腫，気道分泌，気道閉塞：いずれの所見も認めない
Grade 1（軽症）	3	軽度または斑状の粘膜発赤，近位または遠位の気管支への軽度のススの沈着：いずれか1つ以上
Grade 2（中等症）	4	中等度の粘膜発赤，中等度のススの沈着，気道分泌：いずれか1つ以上
Grade 3（重症）	5	重度の粘膜炎症，多量のススの沈着，多量の気道分泌，気管支閉塞：いずれか1つ以上
Grade 4（最重症）	6	粘膜の脱落，壊死，内腔消失：いずれか1つ以上

*AIS: The Abbreviated Injury Scale

b）気道熱傷の重症度判定

現状では気道熱傷の重症度診断の指標として単独で確定的なものはない［C］が，気管支ファイバースコープの観察所見に基づく重症度判定（表2-9）はAIS（the Abbreviated Injury Scale）でも採用されており，死亡率や呼吸器合併症の発症に相関がある[10]．気管支粘膜組織検査や擦過細胞診による病理学的検査は重症度診断に有用だが，判定に時間を要するためルチーンには推奨されない．その他，気道粘膜の炎症所見や臨床所見やPaO_2/FiO_2比などの呼吸機能など多因子による様々な重症度判定基準が報告されているが，現時点では評価が一定していない．

■文献
1) 日本熱傷学会学術委員会．熱傷診療ガイドライン．1版．東京：日本熱傷学会；2009. p.4-19.
2) Sheppard NN, et al. Prognostic scoring systems in burns: a review. Burns. 2011; 37: 1288-95.
3) Tobiasen J, et al. The abbreviated burn severity index. Ann Emerg Med. 1982; 11: 260-2.
4) Belgian Outcome in Burn Injury Study Group. Development and validation of a model for prediction of mortality in patients with acute burn injury. Br J Surg. 2009; 96: 111-7.
5) Artz CP. Treatment of Burns. Philadelphia: W. B. Saunders; 1969.
6) American Burn Association. Advanced Burn Life Support Course Provider Manual. Chicago: American Burn Association; 2007.
7) 日本熱傷学会用語委員会．熱傷用語集．東京：日本熱傷学会；1996.
8) Kaiser M, et al. Noninvasive assessment of burn wound severity using optical technology: a review of current and future modalities. Burns. 2011; 37: 377-86.
9) Stone HH, et al. Management of the pulmonary burn. Am Surg. 1967; 33: 616-20.
10) Endorf FW, et al. Inhalation injury, pulmonary perturbations, and fluid resuscitation. J Burn Care Res. 2007; 28: 80-3.

〈岡本　健〉

3 病態

[1] 熱傷と全身炎症反応

A 総論

　広範囲熱傷は，複雑な生体反応のトリガーとなり，特に免疫系の恒常性を破綻させ，種々の合併症を引き起こす．熱傷など侵襲時の免疫反応は，種々の病原体から生体を防御するだけでなく，組織傷害の進行や細胞死の制御に深く関与するなど幅広い役割を担う．熱傷急性期における免疫反応は，主に広範に損傷した組織そのものによって活性化され，その後に引き起こされる過剰な炎症反応や持続する組織の破壊から生体を守るために，特異的な免疫応答が引き起こされる．すなわち，熱傷は経過の中で自然免疫から獲得免疫へとダイナミックに免疫系を変動させる．近年，自然免疫系が炎症性の応答であるのに対し，獲得免疫系は抗炎症性の応答として現れることが注目されている[1-4]．

　熱傷後にみられる全身性の炎症反応は全身性炎症反応（SIRS: systemic inflammatory response syndrome）として知られ，広範囲熱傷では長期にわたり持続する[4,5]．SIRS 自体はあらゆる侵襲に対して起こる生体の反応であり，TNFα，IL-6 などの炎症性サイトカインの放出を伴う．SIRS の診断基準は特異的なものではなく[6]，臨床症状を考慮して診断する必要がある．広範囲熱傷急性期のように，感染徴候がなくても炎症反応，組織障害が進行すれば重症 SIRS となり，臓器障害に進展する．一般に SIRS は熱傷の重症度に依存し，ショックや MODS（multiple organ dysfunction syndrome）などの免疫学的な合併症や死亡転機の原因となりうる[7,8]．さらに熱傷後の感染合併は過剰の全身性炎症を引き起こし，臓器障害を起こしやすい．感染に対する二次的な生体反応が増強する現象を Moore らは "two-hit response" と名付けた[1,9]．

　全身性の炎症反応である SIRS が熱傷を契機に惹起されると，同時に全身性の抗炎症反応も惹起される．この抗炎症反応が炎症反応を上回った場合を，代償性抗炎症反応症候群（CARS: compensatory anti-inflammatory response syndrome）とよぶ．CARS は症候群とされているが，その明確な診断基準はなく，概念として捉えられる．CARS とは通常，熱傷，敗血症，重症外傷などの多大な侵襲によってもたらされたすべての免疫抑制状態を指す．SIRS が免疫システムを活性化して過剰炎症を引き起こすのに対し，CARS は炎症反応を抑制し，生体の恒常性を回復させる役割をもつと考えられる．熱傷患者においても，受傷早期から全身性の炎症反応と代償性の抗炎症反応は同時に起きており，SIRS と CARS は炎症反応と抗炎症反応のバランスによって引き起こされると考えられる．広範囲熱傷後，CARS が顕著となれば，生体は免疫抑制を伴い易感染性の状態に傾く．

　本稿では，熱傷後に引き起こされる全身性炎症反応を主に自然免疫と獲得免疫の役割に焦点を当て，最近の知見を中心に紹介する．

B 重症熱傷と自然免疫

　重症熱傷後には IL-1β, IL-6, TNFα などの多くの炎症性サイトカインが放出され, SIRS を形成し, 免疫系のアンバランスとそれに引き続く MODS を引き起こす. マウスの重症熱傷モデルにおいて, 各種血中サイトカインを測定したところ, 受傷後 1 日をピークとして著明な上昇がみられ, その後 7 日目までに通常レベルに戻った. これらの炎症性サイトカインの産生は自然免疫系の応答である[10].

　重症熱傷後に起こる自然免疫系の反応とはいったい何であろうか. まず初めに, 熱傷を契機に自然免疫系の細胞（マクロファージ, 樹状細胞, ナチュラルキラー細胞など）が活性化すると考えられる. これらの細胞の活性化は主にインフラマソームを介して起こることが注目されている. インフラマソームとは, 近年発見されたパターン認識受容体 PRRs（pattern recognition receptors）の一種であり, 細胞内に存在する可溶性レセプターである. 損傷組織から放出される内因性シグナルなどによりインフラマソームが活性化すると, カスパーゼ-1 が放出され, IL-1β を活性型へと変換する（図 3-1）. われわれは, 重症熱傷後にインフラマソームが活性化するかを検証するために, 熱傷マウスのドレナージリンパ節および脾臓における細胞内カスパーゼ-1 を測定した. ドレナージ

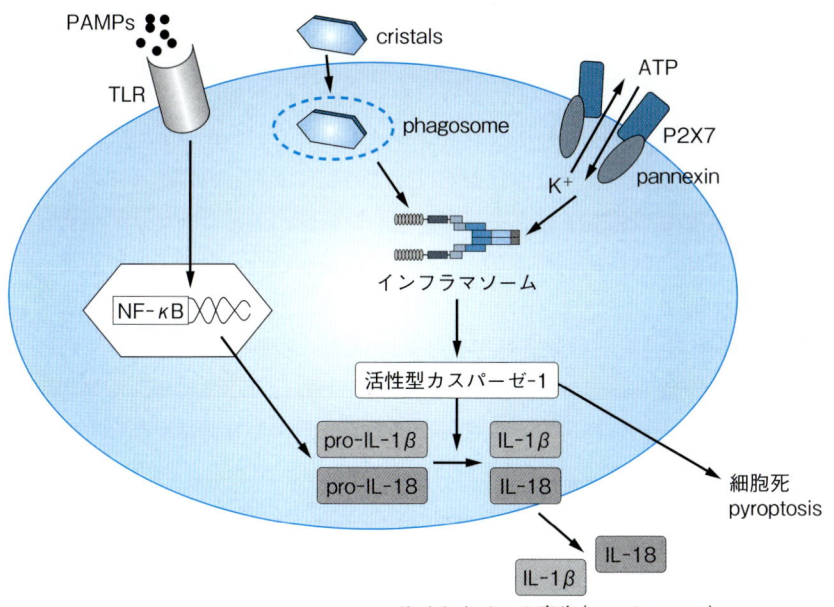

図 3-1　インフラマソームの活性化経路

　インフラマソームが活性化し, IL-1β などのサイトカインを産生するためには少なくとも 2 つのシグナルが必要と考えられている. LPS などを含む外来性の抗原である PAMPs（pathogen associated molecular patterns）は TLRs を刺激し NF-κB を介して pro-IL-1β を産生する. 同時に細胞外 ATP は ATP チャネルである P2X7 と結合し, 膜貫通性チャネルである pannexin を開口して K+ の細胞外流出を促す. K+ の流出がインフラマソームの活性化を引き起こすと考えられている. PAMPs のほかにも尿酸などのクリスタルもインフラマソームの活性化を起こすことが知られている. また, カスパーゼ-1 依存性の細胞死は pyroptosis とよばれる. Apoptosis がカスパーゼ-3 依存性の細胞死で, 細胞形態が縮小して死んでいくのに対して, pyroptosis は細胞が膨張して死亡する.

3. 病態

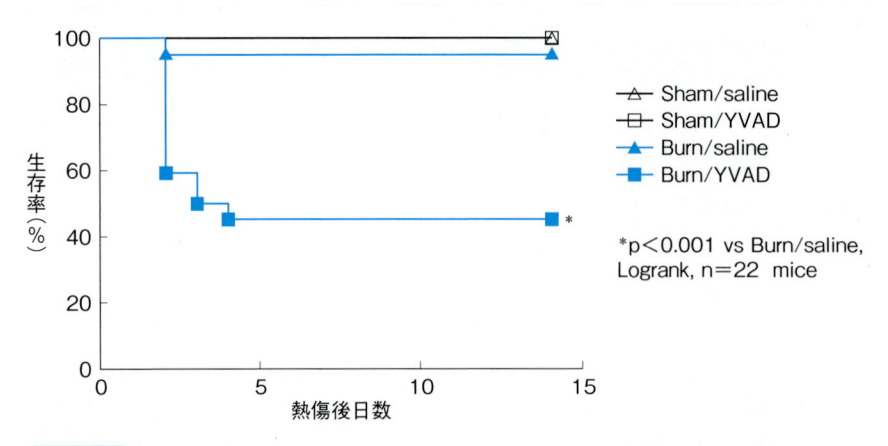

図 3-2 インフラマソームの活性の抑制が熱傷マウスの生存率へ及ぼす影響
（文献 10 より改変）

カスパーゼ-1 の選択的阻害薬である AC-YVAD-CMK 10 mg/kg を受傷 2 時間前に腹腔内投与し，14 日間の生存率を観察した．AC-YVAD-CMK を投与した熱傷マウス群は，非投与の熱傷マウス群と比して有意に死亡率が増加した．

リンパ節は局所的な反応，脾臓は全身性の反応を表していると考えられるからである．その結果，カスパーゼ-1 の分泌は前述の炎症性サイトカインの動きに一致してほとんどすべての免疫細胞から放出されていることがわかった．ドレナージリンパ節においては受傷後 2 時間から 4 時間後にかけてインフラマソームが活性化した後，正常レベルに戻り，脾臓では 4 時間後から 1 日目にインフラマソーム活性のピークがあり，7 日目にはこの活性が正常レベルに戻っていた．また，ドレナージリンパ節・脾臓どちらにおいても自然免疫系は主にマクロファージによって活性化されることが明らかとなった．以上より，重症熱傷受傷後 1 日目をピークとし全身性に主にマクロファージなどの細胞内においてインフラマソームの活性化が起こり，それに伴い炎症性サイトカインが放出されると考えられる．さらにわれわれはインフラマソームの活性化が生体にとってどのような意義をもつか検証するためにカスパーゼ-1 の特異的な阻害剤を投与した後に，熱傷モデルを作成したところ，インフラマソームの活性化を抑えた群において有意に死亡率が上昇した．つまり，インフラマソームの活性化は，生体にとって防御的に作用する不可欠な反応であることも明らかとなった（図3-2)[10]．

次に熱傷後に引き起こされる "two hit response" における自然免疫系の関与を概説する．"Two hit response" の定義は「外傷後，自体では害の少ない第二の炎症性障害に対し，より強い全身炎症反応を引き起こす準備状態が体内で形成されること」[1]である．熱傷マウスに対し敗血症モデルである CLP（cecal ligation and puncture）を受傷後 3 日後，7 日後と時期をずらして施行したところ，熱傷 3 日後では sham マウス（非熱傷マウス）に比して死亡率に差はみられなかったが，熱傷 1 週間後では熱傷マウスの死亡率が有意に高くなった．この原因を解明するために，われわれはトール様受容体（toll like receptor: TLRs）を刺激する実験を行った．TLRs とは自然免疫において抗原を認識するために重要な役割を果たすことが知られている，PRRs の一種である．TLR4 を刺激する lipopolysaccharide（LPS）を用いて "two-hit response" を検証したところ，受傷 7 日目の LPS 刺激では受傷 1 日目の刺激と比して IL-1β，TNFα，IL-6 などの炎症性サイトカインの産生が著明に増加した[11]．次にこれらのサイトカインを産生する免疫細胞を同定するために，細胞内のサイトカインを染色したところ，IL-1β，TNFα，IL-6 すべてのサイトカインがマクロファージ内に最も多

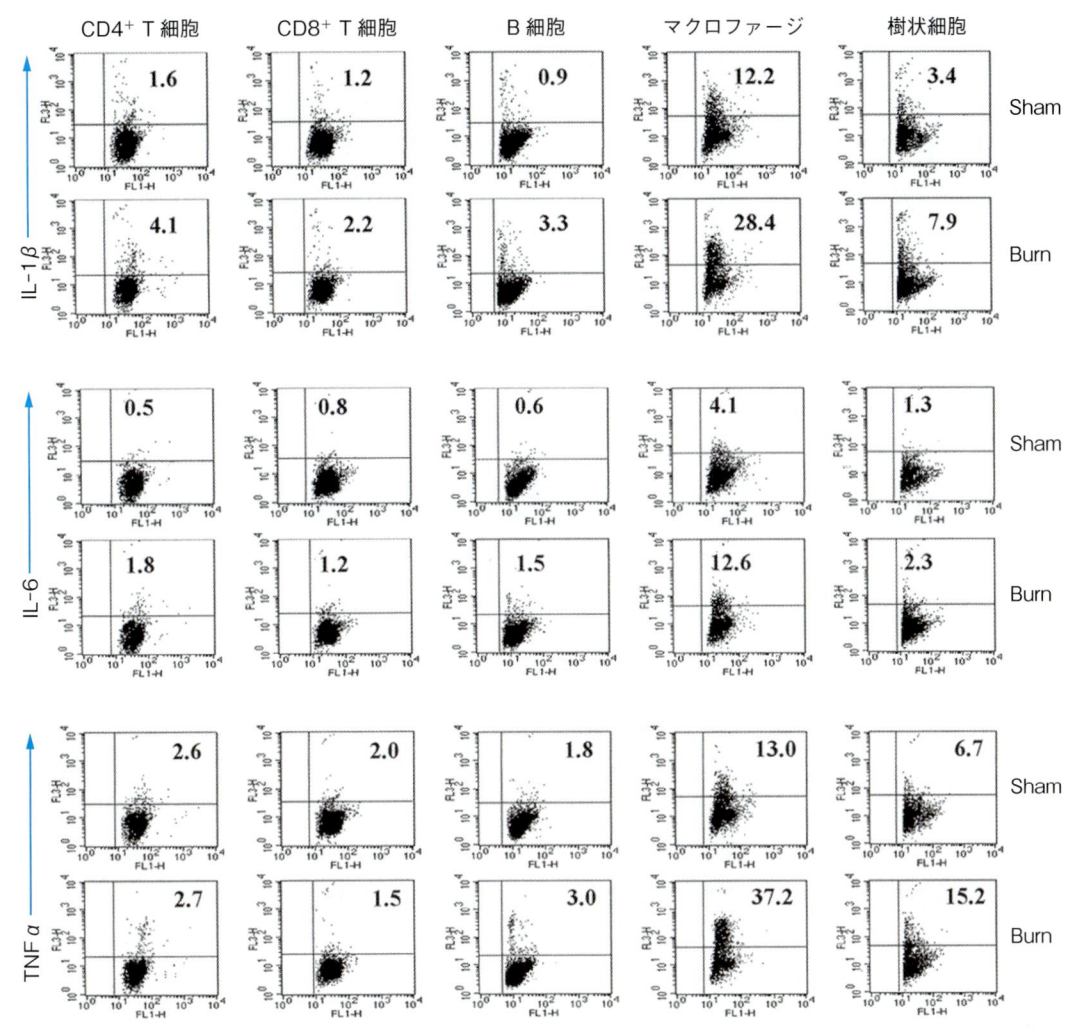

図 3-3 熱傷における自然免疫系と獲得免疫系における TLR 関連サイトカイン産生能（文献 11 より改変）

熱傷または sham マウスの脾臓を受傷後 7 日目に採取し，LPS（10 μg/mL）にて刺激した．CD4⁺T 細胞，CD8⁺T 細胞，B 細胞，マクロファージ，樹状細胞の細胞表面抗原を染色した後，細胞内の IL-1β，IL-6，TNFα を染色した．図は LPS 刺激による，それぞれの細胞内における IL-1β，IL-6，TNFα を，フローサイトメトリーにより分析した結果である．熱傷により，CD8⁺T 細胞を除く免疫系の細胞内において，すべてのサイトカインは上昇しているが，特にマクロファージ内においてこの上昇は顕著である．

く発現していた（図 3-3）[11]．

　それではこの TLR 刺激の活性化が "two-hit response" に及ぼす影響とは何であろうか．熱傷後 1 日目と 7 日目に高濃度 LPS を注射してマウスの生存率をみたところ，受傷 1 日目では大きな変化はみられなかったが，受傷 7 日目では死亡率が著明に増加した[12]．つまり熱傷により引き起こされた TLR 刺激に対する活性化は LPS に対する感受性を高め死亡率を上げる "two-hit response" の形成に寄与すると考えられる．では自然免疫系の熱傷に対する応答は "two-hit response" を形成する点から考えて，生体にとって不利なものなのであろうか．そこで，熱傷後に LPS ではなく生きた大腸菌を腹腔内に注射したところ，大変興味深いことに熱傷マウスの方が熱傷を受けていない sham マウスに比して死亡率が明らかに低かったのである．この抗菌能の増強は受傷後 1 日目には

3. 病態

すでに惹起されており，7日目までにピークに達することが示された[13]．以上をまとめると熱傷は病原菌に対する抗感染性を増強させる一方で，増強された免疫能はより強い炎症反応を引き起こし"two-hit response"を形成することにも寄与してしまう．より臨床に近い敗血症のモデルであるCLPで死亡率が増加する原因は，感染の起因菌が単一でないこと，多量の毒素が産生されうること，さらに感染のみならず組織壊死などの因子が加わるため，抗感染性の増強のみでは生体が抵抗しきれなくなる可能性が考えられる．局所的または比較的軽度の感染ならば外傷後の増強した自然免疫システムによってより効果的にコントロールされるが，制御困難な感染などが加わると，生体に"two-hit response"が引き起こされ，多臓器不全へと進行すると考えられる．

この"two-hit response"に対する主な生体の防御機構が，後述するダメージコントロールシステムとしての獲得免疫系である．

C　重症熱傷と獲得免疫

重症熱傷における獲得免疫の役割を明らかにするため，以下に示す一連の研究を行った．獲得免疫系を発現しないマウスから熱傷7日後に脾臓を摘出し，LPS刺激を与えたところ，ヘルパーT細胞（$CD4^+$T細胞）欠損マウスではより高濃度の炎症性サイトカインが産生されたが，キラーT細胞（$CD8^+$T細胞）欠損マウスにおいてこの現象はみられなかった．またCD4$^+$T細胞欠損マウスにCD4$^+$T細胞の中でも免疫寛容において中心的な役割を果たす$CD4^+CD25^+$T細胞である制御性T細胞（Treg細胞：regulatory T cells）を移植したところ，この現象は抑制された[14]．この結果より，CD4$^+$T細胞，中でもTreg細胞が熱傷後の自然免疫系に重要な影響を与えることが示唆された．

熱傷後のTreg細胞の活性を調べるために熱傷1日，3日，7日後のマウスよりTreg細胞を分離し，T細胞の分裂に及ぼす影響を調べたところ，熱傷3日後および7日後のTreg細胞はコントロールに比して著明にT細胞の分裂を抑制したが，1日後のTreg細胞ではこの抑制効果はみられなかった．また，このTreg細胞の活性化はドレナージリンパ節由来のTreg細胞でのみみられ，脾臓から採取したTreg細胞ではみられなかった[15]．つまりドレナージリンパ節においてのみ，受傷後3日目ごろからT細胞を抑制するTreg細胞の働きが活性化された．

この増強されたTreg細胞の及ぼす影響に関して"two-hit response"モデルを使用したところ，Treg細胞の発現を抑制したマウスでは死亡率が著明に増加した．以上よりTreg細胞が過剰発現した自然免疫系をコントロールするために不可欠であると考えられる．また，われわれはこのTreg細胞の活性化が，熱傷15分後には所属リンパ節において開始していることを示した[16]．

以上の知見より自然免疫系は炎症反応として，主にマクロファージによって担われており，獲得免疫系は抗炎症反応として主にTreg細胞によって担われることが証明された（図3-4）．

D　まとめと今後の展望

熱傷を契機に免疫系が活性化し，炎症性，抗炎症性両方の反応が惹起され，炎症性の反応が前面に現れた場合はSIRS，抗炎症性の反応が前面に現れた場合はCARSの表現系をとる．炎症性の反応は主に自然免疫系のマクロファージによって担われ，抗炎症性の反応は主に獲得免疫系のTreg細胞によって担われている．これらの免疫系の変化は生体にとって防御的に働きうる反面，過剰炎症や免疫抑制を引き起こし，合併症を起こすきっかけにもなる．例えば，"two-hit response"は自

[1] 熱傷と全身炎症反応

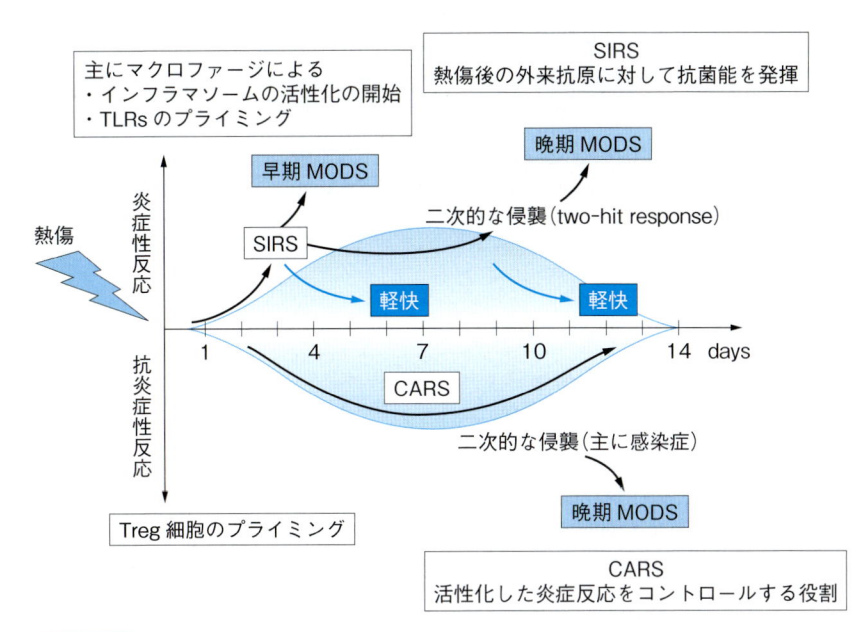

図 3-4 熱傷後の炎症反応および抗炎症反応の経緯

熱傷を受傷直後より主にマクロファージによりインフラマソームが活性化し IL-1β などのサイトカインの分泌が促進されると共に，TLR の反応性が上昇する．同時に抗炎症反応として Treg 細胞内でのシグナル伝達が始まる．この TLR の反応性と Treg 細胞の免疫抑制反応は受傷後約 1 週間でピークを迎える．毒素などの侵襲により炎症反応が優ると"two-hit response"が起こり MODS へとつながり，抗炎症性の反応が過剰になると二次的な感染症により MODS になると考えられる．

然免疫系が過剰に活性化した熱傷後の合併症の 1 つであるが，同時にこの活性化は生体の抗菌作用を増強させる役割ももつ．われわれは，これら免疫系の反応は損傷を受けた組織が放出する何らかの抗原によって特異的に起こっていると考えている．これら内因性の抗原は Alarmin とよばれ，外因性の抗原である PAMPs（pattern associated molecular patterns）と区別され，Alarmin と PAMPs を合わせて DAMPs（damage associated molecular patterns）とよばれている[17]．DAMPs はそのすべてが同定されているわけではなく，今後熱傷に対する特異的な抗原の同定とその制御が期待される．また，熱傷後に破綻した免疫系に対する治療戦略として，サイトカインなどを用いて免疫系を回復させる，免疫修飾という治療戦略もあるが[18-20]，いずれも臨床応用には至っておらず，今後の課題である．

■ 文献
1) Moore FA, et al. Postinjury multiple organ failure: role of extrathoracic injury and sepsis in adult respiratory distress syndrome. New Horiz. 1993; 1: 538-49.
2) Baue AE, et al. Systemic inflammatory response syndrome (SIRS), multiple organ dysfunction syndrome (MODS), multiple organ failure (MOF): are we winning the battle? Shock. 1998; 10: 79-89.
3) Baue AE. MOF, MODS, and SIRS: what is in a name or an acronym? Shock. 2006; 26: 438-49.
4) Bone RC. Sir Isaac Newton, sepsis, SIRS, and CARS. Crit Care Med. 1996; 24: 1125-8.
5) Ogura H, et al. Long-term enhanced expression of heat shock proteins and decelerated apoptosis in polymorphonuclear leukocytes from major burn patients. J Burn Care Rehabil. 2002; 23: 103-9.
6) Levy MM, et al. 2001 SCCM/ESICM/ACCP/ATS/SIS International Sepsis Definitions Conference. Intensive Care Med. 2003; 29: 530-8.
7) Hoover L, et al. Systemic inflammatory response syndrome and nosocomial infection in trauma. J

Trauma. 2006; 61: 310-6; discussion 316-7.
 8) Sauaia A, et al. Early risk factors for postinjury multiple organ failure. World J Surg. 1996; 20: 392-400.
 9) Moore FA, et al. Evolving concepts in the pathogenesis of postinjury multiple organ failure. Surg Clin North Am. 1995; 75: 257-77.
10) Osuka A, et al. A protective role for inflammasome activation following injury. Shock. 2012; 37: 47-55.
11) Paterson HM, et al. Injury primes the innate immune system for enhanced Toll-like receptor reactivity. J Immunol. 2003; 171: 1473-83.
12) Murphy TJ, et al. Linking the "two-hit" response following injury to enhanced TLR4 reactivity. J Leukoc Biol. 2005; 77: 16-23.
13) Maung AA, et al. Injury enhances resistance to *Escherichia coli* infection by boosting innate immune system function. J Immunol. 2008; 180: 2450-8.
14) Murphy TJ, et al. $CD4^+CD25^+$ regulatory T cells control innate immune reactivity after injury. J Immunol. 2005; 174: 2957-63.
15) Ni Choileain N, et al. Enhanced regulatory T cell activity is an element of the host response to injury. J Immunol. 2006; 176: 225-36.
16) Hanschen M, et al. Injury induces early activation of T-cell receptor signaling pathways in $CD4^+$ regulatory T cells. Shock. 2011; 35: 252-7.
17) Bianchi ME. DAMPs, PAMPs and alarmins: all we need to know about danger. J Leukoc Biol. 2007; 81: 1-5.
18) O'Suilleabhain C, et al. Interleukin-12 treatment restores normal resistance to bacterial challenge after burn injury. Surgery. 1996; 120: 290-6.
19) Kelly JL, et al. Anti-interleukin-10 antibody restores burn-induced defects in T-cell function. Surgery. 1997; 122: 146-52.
20) Lyons A, et al. Protective effects of early interleukin 10 antagonism on injury-induced immune dysfunction. Arch Surg. 1999; 134: 1317-23; discussion 1324.

〈大須賀章倫，James A. Lederer，小倉裕司〉

[2] 熱の生体に及ぼす影響，局所反応

A 熱傷害が生体に及ぼす影響

　熱傷とは熱により生じる生体の傷害と定義することができる．熱が生体に対し傷害を及ぼすかどうかは，その温度と影響を与えた時間に主に左右されることが知られている．たとえば44℃の熱では5〜6時間の接触で熱傷を生じる（低温熱傷）のに対し，60℃の熱であれば3〜5秒の接触でも傷害を引き起こす．さらに70℃以上になると瞬時に細胞傷害を起こすといわれている[1,2]（図3-5）．

　熱傷害が生体に及ぼす影響（生体反応）は，直接反応と間接反応の2つに大きく分けることができる[3]．すなわち，直接反応は熱が直接組織に作用し引き起こされるものであるのに対し，間接反応は熱により障害を受けた組織から種々のケミカルメディエーターなどが遊離し，それにより引き起こされる炎症性反応のことをいう．

B 直接反応

　生体に熱が作用するとまず直接作用として表皮，真皮に組織傷害が生じる．表皮細胞ではタンパク質の変性や膜脂質の流動性の変化が生じ，細胞は生物学的活性を失くし，組織は凝固壊死を起こす．形態学的にはその変化はまず核に生じるといわれており，核は腫脹し，傷害が高度になると核

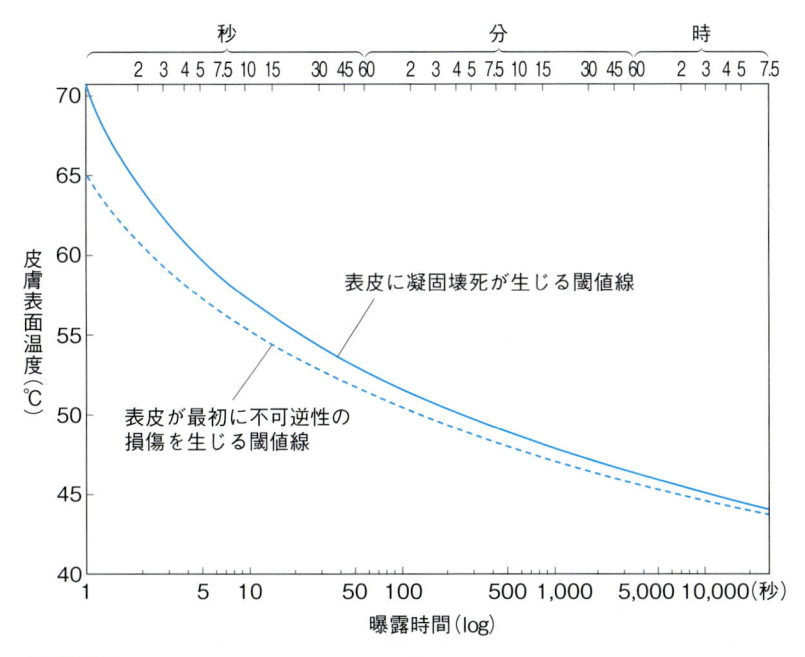

図 3-5　熱傷を生じる温度と時間の関係（Moritz AR, et al. Am J Pathol. 1947; 23: 695-720[1]，岩崎泰政. In: 玉置邦彦，総編集. 最新皮膚科学大系 2. 東京: 中山書店; 2003. p.240-6[2]より改変）

3. 病態

濃縮を起こす．さらに細胞質には顆粒状の変化を認め，やがて凝固を生じる．真皮ではコラーゲンが弾性を失い，ゲル化する[3]．

その結果，典型的なⅡ度熱傷の組織では表皮真皮間が解離して表皮下水疱が形成され，表皮基底層では細胞破壊もみられる．それより外側の表皮では細胞間は拡大しているが細胞間橋の断裂はほとんどない[4]．さらに強度の熱では，表皮内水疱や表皮全層の凝固壊死を伴う表皮下水疱となる[5]．

一方，真皮では血管内に血栓が形成され，毛細血管圧の亢進，局所のうっ血，浮腫を生じる．受傷部位はその血行状態から，① 血管を含め組織が壊死状態である中心部位（zone of coagulation），② ①の周囲で，血液のうっ滞を認める部位（zone of stasis），③ さらにその外側では血管拡張により充血を認める部位（zone of hyperemia）の3つに大きく分けることができる[3,6]．

C 間接反応

熱により障害を受けた組織においては前述のような変化に加え，間接反応として炎症性変化を生

表 3-1 炎症制御物質（Arturson G. Burns. 1996; 22: 255-74[7]）

mediator	origin	actions
bradykinin	kinin system （kininogen）	vasodilatation increased microvascular permeability smooth muscle contraction pain
fibrinopeptides fibrin split products	coagulation system	increased microvascular permeability PMNL and macrophage chemotaxis
C3a	complement C3	mast cell degranulation smooth muscle contraction
C5a	complement C5	mast cell degranulation PMNL activation PMNL and macrophage chemotaxis smooth muscle contraction increased microvascular permeability
substance P	sensory nerve endings	vasodilatation increased microvascular permeability
histamine	mast cells basophils	increased microvascular permeability smooth muscle contraction chemokinesis
5-hydroxytryptamine （5HT＝serotonin）	platelets mast cells	increased microvascular permeability smooth muscle contraction
platelet activating factor（PAF）	polymorphonuclear leukocyte（PMNL） macrophages basophils	increased microvascular permeability smooth muscle contraction PMNL activation
prostaglandin E2（PGE2）	cyclooxygenase pathway	vasodilatation
prostaglandin F2α（PGF2α）	cyclooxygenase pathway	vasoconstriction
leukotriene B4（LTB4）	lipoxygenase pathway	PMNL chemotaxis
leukotriene D4（LTD4）	lipoxygenase pathway	increased microvascular permeability smooth muscle contraction

[2] 熱の生体に及ぼす影響，局所反応

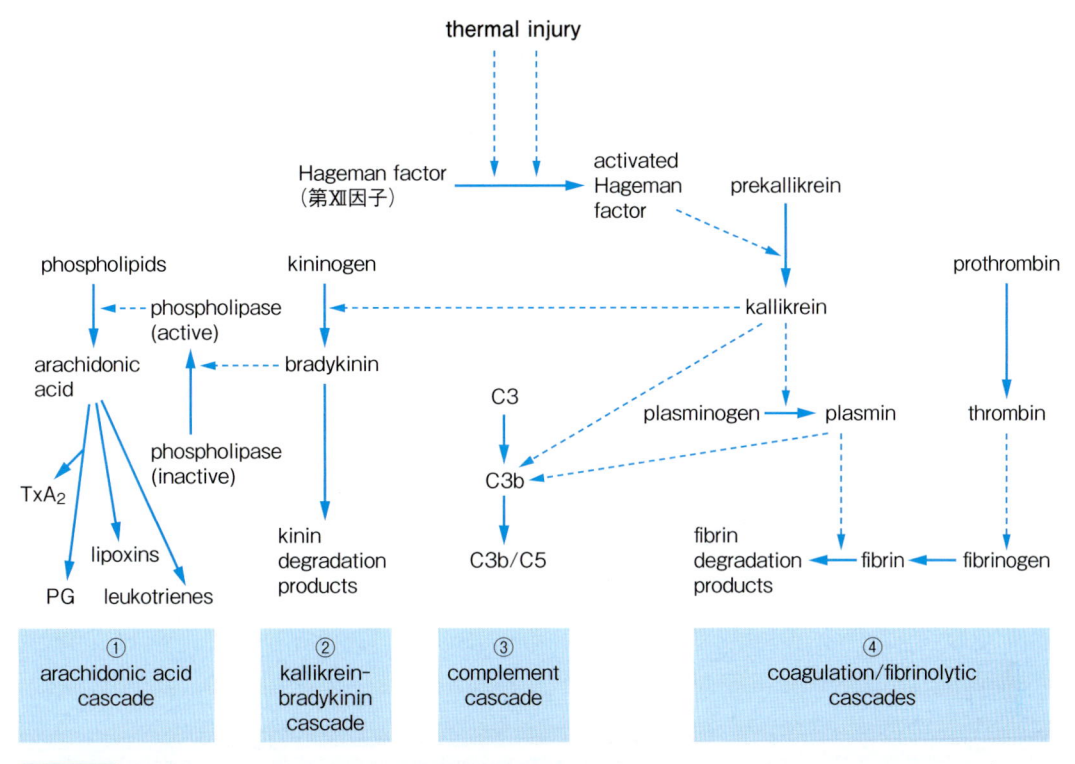

図 3-6 熱傷後の炎症反応における炎症制御物質の相互関係（Arturson G. Burns. 1996; 22: 255-74[7]）

じる．この反応は白血球や肥満細胞，内皮細胞などが関与して生じるものであり，その主たる変化は血管・血行に関する変化である．種々の炎症性物質により，血管透過性の亢進が生じ，滲出性炎症により浮腫が進行する．

　この現象には多くの炎症制御物質が関与しているが（表3-1），とくにHageman factor（第XII因子）の過剰な活性化が引き金になるといわれている（図3-6）[7]．すなわち，活性化されたHageman factorによってプレカリクレインがカリクレインに変換され，そのカリクレインの働きでキニノーゲンからブラジキニンが産生される（図3-6）．ブラジキニンにより局所ではアラキドン酸カスケードが活性化され，血管拡張や毛細血管の透過性亢進が起こり，浮腫の亢進，平滑筋の収縮，知覚神経刺激による痛みなどを引き起こす．

　一方，熱傷後の血管透過性は2相性に亢進する[8]（図3-7）．その早期の透過性亢進（immediate-transient response）は抗ヒスタミン薬により抑制ができることから，肥満細胞から脱顆粒したヒスタミンの関与が示唆されている．しかし，血管内皮細胞を用いた実験系ではヒスタミン自体は血管透過性を抑制する働きがあるため[9]，血管透過性の亢進はxanthine oxidase（XO）の活性化やoxygen radicalの産生など別の間接的な経路が関与していると考えられている[10,11]（図3-8）．

　その他，白血球，血小板などのプロスタグランジン，プロスタサイクリン，トロンボキサン，ロイコトリエンなどの遊離も血管透過性の亢進や血管運動支配の変化に関与している．さらに内皮細胞はプロスタグランジンI_2やnitric oxideを介して血管拡張や抗血小板凝固を調整している．

　近年では，上記のような熱傷を含む侵襲によって誘引された大量の炎症性サイトカインが，全身性の急性炎症反応を生じることを全身性炎症反応症候群（systemic inflammatory response syn-

3. 病態

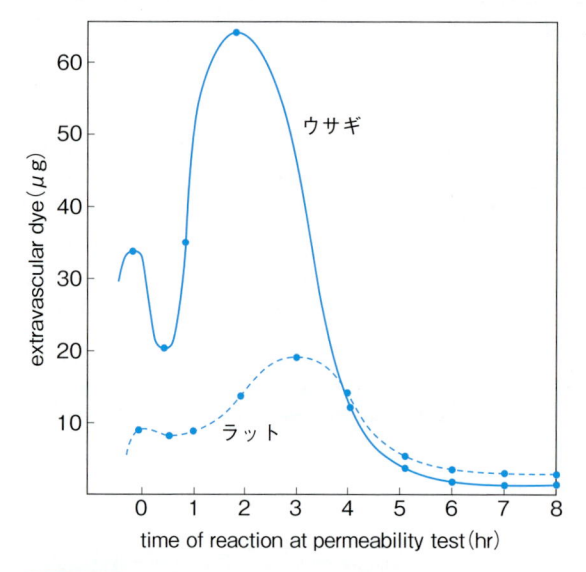

図 3-7 熱傷後の血管からの色素の漏出（Allison F Jr, et al. J Exp Med. 1955; 102: 655-68[8]）

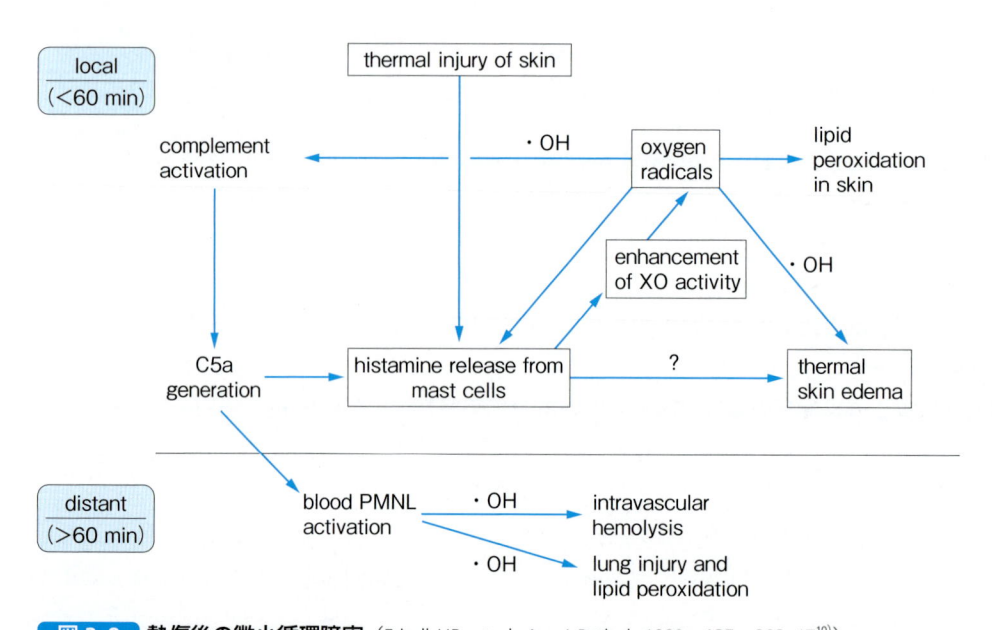

図 3-8 熱傷後の微小循環障害（Friedl HP, et al. Am J Pathol. 1989; 135: 203-17[10]）

PMNL: polymorphonuclear leukocyte

drome: SIRS）とよんでいる[12]．SIRS の段階で集中治療を行い，多臓器不全状態への発展を阻止することが求められる（3-[1] 項参照）．

D 熱傷害による局所反応

　熱による直接反応の結果，局所においては紅斑，水疱，びらん，浮腫などその傷害の程度に応じた反応（皮疹）が引き起こされる（Ⅰ度〜Ⅲ度熱傷，図 3-9，2 章 表 2-7 参照）．

[2] 熱の生体に及ぼす影響，局所反応

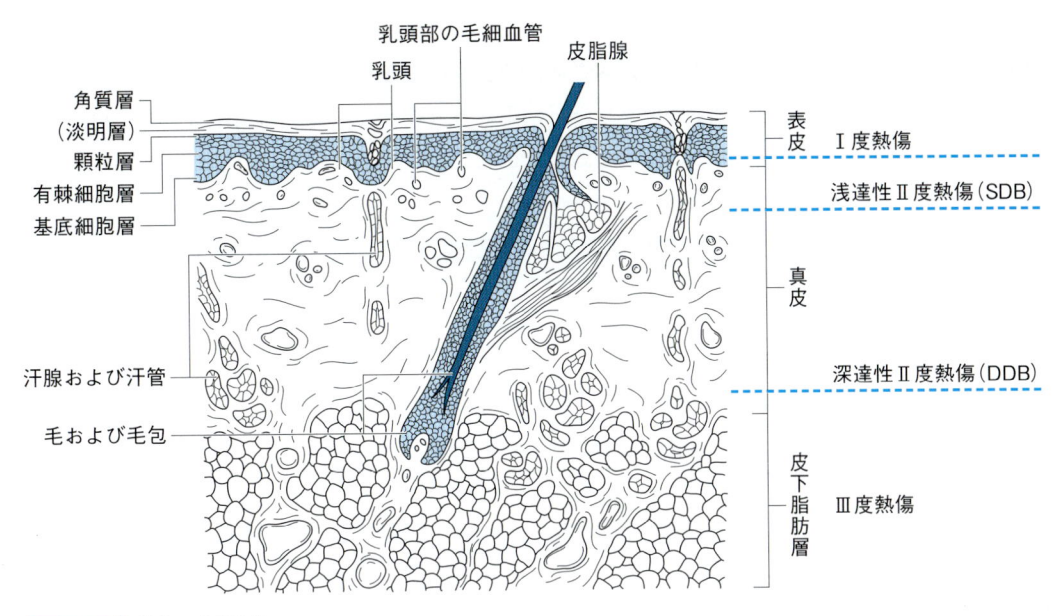

図 3-9 熱傷の深達度

　ただし，同じ熱エネルギー量を与えても，皮膚の厚さによりその傷害の程度が異なることが知られている．たとえば，乳幼児や老人では皮膚が薄く，より強い傷害を受けやすい．また，同一人物でも前頸部や上腕内側の方がより重症の傷害を受けやすい[3]．このため，熱傷の場合，受傷初期の診察で軽症と判断されても，最終的には瘢痕拘縮をきたすほど，重症なこともあるので，慎重な対応が必要である．

1 Ⅰ度熱傷（epidermal burn）

　局所には紅斑，発赤を生じるが，損傷は表皮内にとどまっており，表皮基底層の細胞は障害を受けていない状態で残っている．表皮のターンオーバーが亢進して，そのまま治癒するため瘢痕を残さない．

2 Ⅱ度熱傷（dermal burn）

　まず，はじめに血管透過性の亢進により紅斑が出現し，受傷後10〜30分くらいで水疱が形成される．表皮および真皮の障害であるが，真皮浅層までに留まる浅達性Ⅱ度熱傷（superficial dermal burn：SDB）と真皮深層まで達する深達性Ⅱ度熱傷（deep dermal burn：DDB）の2つに分けられる．

　SDBでは基底層の一部や毛包に表皮細胞が残存しているため，これらの部位から上皮化が生じ10〜15日で瘢痕を残さず治癒できる．一方，DDBでは幹細胞が存在する毛隆起部（バルジ部位）にも傷害を受けており，予備の表皮細胞も下部毛包のみしか残らないため，植皮術を行わない場合は周囲からの上皮化を待つことになる．このため治癒には3〜4週間を必要とし，瘢痕を残して上皮化する．

3 Ⅲ度熱傷（deep burn）

真皮全層が熱エネルギーにより破壊されるため熱傷創面が壊死となり，pin prick test で知覚も消失している．付着している壊死物質が脱落すると潰瘍となり肉芽の増殖，周囲からの上皮化によって治癒する．治癒には長期間を要し，瘢痕を残して上皮化する．

E 局所の熱傷害に応じた治療

まず，初めに取るべき処置は直後からの冷却である．これは皮膚を元の温度に下げるには時間がかかるためであり[3]，熱の深達度に関係なくまず必要である．一般には流水や冷水に浸したガーゼなどで 30 分程度の冷却が必要とされる．冷却は痛みに対しても効果を示す．

紅斑のみ生じるⅠ度熱傷は，特に治療せずとも治癒するが，初期にステロイド剤の外用を行うと回復が早い．

Ⅱ度以上の熱傷の際は感染予防と創傷治療が基本となる．すなわち感染予防として十分量の水で洗浄を行う．消毒薬は細胞障害性があるため，むしろ使用は控えるべきである．

水疱が形成されている場合，これを無理に切除してしまうと表面からは約 20 倍量の水分蒸散がみられるようになり，創面が乾燥し過ぎてしまうため，可能な限り温存する．水疱蓋が被覆剤として働き，創面の清潔と湿潤環境を維持するのに役立つからである．

水疱がすでに破れている場合はその水疱蓋が感染の原因となるので除去し，びらん面を露出させ，創面を乾燥させないように創傷被覆材を使用する．被覆材は浸出液の量，創面の状況，感染の有無などに応じて使い分けることが望ましい（10-[6] 項参照）（表 3-2）．

不用意に乾ガーゼなどを用いると創面を乾燥させ，滲出液で固着したガーゼが，包帯交換のたびに創面に疼痛を引き起こし，上皮を剥がし取るので注意する．また，創傷治癒を促すためにトラフェルミン（フィブラスト®），プロスタグランディン E1 製剤（プロスタンディン軟膏®），ブクラデシンナトリウム軟膏（アクトシン軟膏®），トレチノイントコフェリル軟膏（オルセノン軟膏®）などの潰瘍治療薬を用いると効果的である．

表 3-2 創傷被覆剤の種類と特徴

種類	商品名	特徴
ハイドロコロイド	デュオアクティブ® アブソキュア® テガダームハイドロコロイド® など	創面からの浸出液でやわらかい親水性コロイドゲルを形成．創面を閉鎖して保護し湿潤環境を維持．
ハイドロファイバー	アクアセル® バーシバ®など	自重の 30 倍という高い滲出液吸収性がある．滲出液で融解してゲル状になる．滲出液を吸収し湿潤環境を維持．
ポリウレタンフォーム	ハイドロサイト®	創面に固着せず，浸出液を吸収するが，創は乾かさない．吸水力が強い．
アルギン酸塩	カルトスタット® ソーブサン® アルゴダーム®など	浸出液を吸収してゲル化，強力な止血作用がある．
ハイドロジェル	ニュージェル® ビューゲル® グラニュゲル®など	親水性ポリマー分子が架橋を作り，マトリックス構造中に水分を含んでいる．乾燥した創面に湿潤環境を提供し，壊死組織を軟化，自己融解を促すのに使用．

Ⅲ度熱傷では皮膚全層〜皮下組織まで熱傷害が達しており，保存的な治療での治癒は困難であり，外科的治療が必要である．すでに細胞が死滅している中心部の壊死層は取り除かなければ創傷治癒を誘導できないため，十分なデブリードマンを実施する必要がある．その後，受傷範囲が広い場合には分層植皮術が行われ，採取できる皮膚が限られる場合には網状植皮（mesh graft）やpatch graftが選択されることもある．

DDBやⅢ度熱傷では治癒後に瘢痕が必発である．熱傷が関節部に生じた際には瘢痕拘縮を引き起こすこともあるため，様々な後療法が行われる．すなわち，サポーターなどを用いて行う圧迫療法やシリコンジェルシートの貼付，ヘパリン類似物質（ヒルドイド軟膏®）や副腎皮質ステロイドの外用，さらにはトラニラスト（リザベン®）の内服などが併用されることが多い．

■文献
1) Moritz AR, et al. Studies of thermal injury. The relative importance of time and surface temperature in the causation of cutaneous burns. Am J Pathol. 1947; 23: 695-720.
2) 岩崎泰政. 熱傷の病態. In: 玉置邦彦, 総編集. 最新皮膚科学大系2. 東京: 中山書店; 2003. p.240-6.
3) 行岡哲男, 他. 熱の生体に及ぼす影響, 熱傷の病態. In: 平山 俊, 他, 編. 最新の熱傷臨床—その理論と実際. 東京: 克誠堂出版; 1994. p.23-8.
4) Vistens LM, et al. The burn eschar; A histrigical study. Plast Reconstr Surg. 1971; 48: 56-60.
5) Pearson RW. Response of human epidermis to graded thermal stress. Arch Environ Health. 1965; 11: 498-507.
6) Zawacki BE. Reversal of capillary stasis and prevention of necrosis in burns. Ann Surg. 1974; 180: 98-104.
7) Arturson G. Pathophysiology of the burn wound and pharmacological treatments. Burns. 1996; 22: 255-74.
8) Allison F Jr, et al. Studies on the pathogenesis of acute inflammation. J Exp Med. 1955; 102: 655-68.
9) Takeda T, et al. Histamine decreases the permeability of an endothelial cell monolayer by stimulating cyclic AMP production through the H2-receptor. J Cell Science. 1992; 101: 745-50.
10) Friedl HP, et al. Roles of histamine, complement and xanthine oxidase in thermal injury of skin. Am J Pathol. 1989; 135: 203-17.
11) Santos FX, et al. Roles of mast cells in the pathogenesis of postburn inflammatory response: reactive oxygen species as mast cell stimulators. Burns. 2000; 26: 145-7.
12) American College of Chest Physicians/Society of Critical Care Medicine Consensus Conference: definitions for sepsis and organ failure and guidelines for the use of innovative therapies in sepsis. Crit Care Med. 1992; 20: 864-74.

（須賀　康，松葉祥一）

[3] 体液変動

　循環動態に影響を及ぼす体液変動（fluid shifts）の発生が，burn shock の特徴である．創から体液が失われ，また，毛細血管の透過性亢進により創周囲のみならず非熱傷部に浮腫が形成される．さらに，侵襲に対する神経内分泌反応により体液分布が変動する．受傷後 48 時間以内の死亡は少なくなったが，体液変動に対する適切な輸液管理の重要性は変わらず，最初の 10 日間における創深度の進行，全身感染あるいは臓器障害に影響する．治療の第一歩として，体重値と熱傷範囲に基づく適切な輸液療法を実施し，burn shock を乗り切る必要がある．ここでは，受傷後 48 時間の体液変動について述べる．

A　熱傷創からの体液喪失

　受傷直後から熱傷創周囲の脂肪織の水分量は急激に増加し，血流量が減少する[1]．さらに，皮膚のバリア機能が低下した熱傷創からは，血液を含む大量の細胞外液が失われる．Parkland formula に従った Lehnhardt ら[2]の報告では，ヒトの水疱液中の蛋白およびアルブミン量は，10% TBSA あたり 8 時間で，それぞれ 16.6，12.4 g であり，最もサイズが小さいアルブミンは，24 時間以後も水疱液内へ漏出した．その結果，48 時間の累積喪失量は，それぞれ 99.6，74.3 g に達し，血清中の半量に匹敵した．また，水疱液中のアルブミン分画は 65〜86％を占め，血清のそれを上回った．さらに，水疱液中には，多量の免疫グロブリンが失われていた．このように，創面から大量に体液が喪失されることにより低蛋白血症と低ガンマグロブリン血症が生ずる．

B　神経内分泌反応による体液再分布

　受傷直後，自律神経系の反射弓や各受容器を介して視床下部へ求心性刺激が伝達され，提示された刺激の強度を反映する反応が，視床下部・下垂体・副腎系，レニン-アンジオテンシン-アルドステロン系を介して発現される．このような神経内分泌反応により基礎熱量消費量，蛋白異化，体温保持と並んで，循環系では体液量や動脈圧の維持に向かう血流再分布が生ずる．皮膚・腹部臓器血管の血流は，この中心化機序により減少する．侵襲量に対応して血中カテコラミン値は増加し，α_1・α_2 受容体を介して，血管収縮，組織還流の減少，炎症反応の抑制が進む．

　広範囲熱傷では，さらに，心収縮能の低下が加わる．その原因として，myocardial depressant facor（MDF）の関与が考えられてきたがいまだ同定されていない．また，受傷直後の交感神経活性の増加に応じて心室再分極過程に異常をきたし，不整脈や QT dispersion が起こりやすくなる．

　体液の喪失による循環血液量の減少と心収縮力の低下により，全身末梢血管抵抗が代償的に増加し，皮膚・腹部臓器血管の血流は減少する．しかし，適切な輸液負荷による前負荷（収縮直前の心筋を伸展させる圧）の対処により，心機能の改善が得られる（Frank-Starling 曲線）．尿量は，心拍出量（腎血流量，糸球体濾過量）に加えて，抗利尿ホルモン，アルドステロン，ANP（atrial natriuretic peptide）による Na 再吸収促進により規定されるので，Na 調節が主体となる．

C 熱傷創の体液分布

　熱エネルギーにより凝固壊死層（zone of coagulation）が形成され，その周囲には，まだ壊死に陥っていないが，血小板血栓と血管収縮を伴う血行停止層（zone of stasis）が形成される．さらに，その周囲には，創傷治癒の原動力（炎症機転）となる生存細胞と拡張した血管からなる血管拡張層（zone of hyperemia）が形成される（図3-10）[3]．

　中心化機序による末梢血管抵抗の増加は，組織への酸素供給量（$\dot{D}O_2$）を減少させる．これに対し，酸素の取り込みを調節する細動脈機能が健全である受傷早期は，組織の酸素消費量（$\dot{V}O_2$）を満たすように酸素摂取率が増加する．しかし，受傷早期から前負荷の減少に対処しないと，zone of stasis の血流量が減少する結果，酸素負債が増加し熱傷深度が進行する．一方，受傷直後から熱傷創の組織水分量は激増し，これに，過剰の Na 負荷が加わると，受傷後24時間にわたり，zone of stasis に浮腫が形成され酸素拡散が低下する．このように，大量の Na 負荷による体液調節には，功罪両面の作用がある．Na 負荷の軽減に効果的なメディエータ対策が必要とされる．

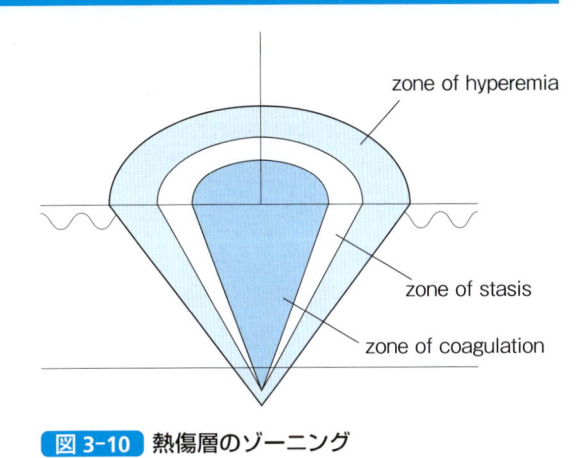

　乳酸値は，組織低酸素による嫌気性代謝の産物と同時に，肝血流の低下による乳酸クリアランスの低下で高値を呈する．乳酸値>2 mmol/L が48時間以内に解消されないケースの合併症頻度は高い．乳酸値の正常化は，zone of stasis の組織血流の改善，酸素負債の解消，組織の酸素摂取率の改善，肝での乳酸代謝の改善，全身の capillary leak の改善を示し，ミクロの体液変動の指標と考えられる[4]．

　熱傷創の治癒環境を考えると，zone of stasis の viability を確保するために zone of hyperemia からのメディエータ作用が必要であり，受傷早期の血管透過性の亢進は創傷治癒の合目的な過程と捉えられる．

　Zone of stasis を最小限に抑える治療実験モデルとして comb burn model が使用されてきた[5]．Zone of stasis の生存細胞数の評価には，血管造影，レーザードップラー血流計，レーザードップラーperfusion scanner，組織学的検査（毛胞などの皮膚付属器の生存），オートラディオグラフィーが用いられている．

図 3-10　熱傷層のゾーニング

D 非熱傷部の浮腫

　1947年，Cope，Mooreらは，Coconut Grove Disaster の経験から，熱傷患者の体液再分布は，血漿と蛋白が熱傷創と同様，非熱傷創へも移行するためと考えた[6]．Burn shock における微小循環の変化，非熱傷創における浮腫の形成などについて多くのデータが蓄積されてきた[7]．Burn shock では，毛細血管の透過性が亢進するため，輸液蘇生により組織灌流が維持される一方，非熱傷部において，12～24時間後に浮腫が発生する．

　浮腫とは，毛細血管から逸脱する体液が，その部分の組織をドレナージするリンパ流量を凌駕す

3. 病態

る時に生ずる．正常状態では，小動脈・毛細血管・細静脈における水圧が体液を血液から間質へ濾過する．間質中の液体は一部，毛細血管の終末毛細血管や細静脈で再吸収され，残りはリンパ管ドレナージにより除去される（図3-11）．

微小循環における体液の移動は，次の Landis-Starling 式で表される．

$$Jv = Kf\,[(Pc - Pif) - \sigma(\pi p - \pi if)]$$

- Jv: 血管から間質への体液移動量
- Kf: 毛細血管の濾過定数（毛細血管面積×毛細血管壁の流体伝導度）
- Pc: 毛細血管静水圧
- Pif: 間質の静水圧
- σ: 浸透圧定数
- πp: 血漿の膠質浸透圧
- πif: 間質の膠質浸透圧
- JL: リンパ管ドレナージ

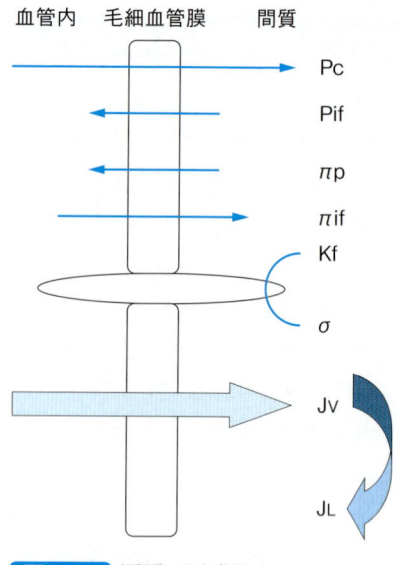

図 3-11 浮腫の形成機序

1 毛細血管の濾過定数（Kf）

Kf 値は，毛細血管面積と毛細血管壁の流体伝導度（蛋白透過性）の積に規定され，これに，メディエータによる局所血管の拡張や新生血管の増生が関与する．Arturson, Mellander は，熱傷後 10 分で生じた浮腫量と Kf 値を測定し，100～250 mmHg の浸透圧活性を持つ大量の分子が，熱傷創から間質へ放出されたと報告した[7]．

2 毛細血管静水圧（Pc）

Pc は血液中の液体と溶質を毛細血管の孔から間質へ押しだそうとする力である．通常 25 mmHg であるが，ショックでは小動脈の収縮のため毛細血管液圧は低下する．しかし，熱傷創の Pc は，種々のメディエータ作用により正常範囲の 2 倍の 45～50 mmHg に増加し，正常化するまでに数時間を要するとされる．非熱傷創では Pc は低下すると考えられる．

3 間質の静水圧（Pif）

生体空間の 1/6 は間質スペースである．間質では，プロテオグリカンフィラメントが膠原線維束間のスペースを埋めているため，液体はゲル化し，遊離液体の移動量は 1% 以下とされる．しかし，浮腫では，遊離液体量が激増する．正常状態の Pif は −2 mmHg とされるが，熱傷創の Pif は，受傷直後一気に −100 mmHg へ低下し，陰圧となって血管内から間質へ液体を吸引する力が発生する．晶質液の間質内への拡散により Pif 値は回復するが，すぐには改善しない．これは，プロテオグリカンフィラメントの変性や β1 インテグリンなどの接着分子の放出が陰圧の形成に関与するためと考えられている．

4 反射係数（σ）

σ=1.0 は，すべての蛋白分子が濾過されず反射された場合，σ=0 は，すべての蛋白分子が反射さ

れず完全透過する場合を表す．皮膚は σ＝0.85～0.95，脳毛細血管は1.0，筋肉では1.0に近似，肝ジヌソイドでは0とされている．熱傷受傷後，熱傷創のみならず非熱傷創も σ 値は低下するとされる．Pitt らは，イヌの実験で熱傷創の σ 値は0.45と報告した[8]．

5 血漿の膠質浸透圧（πp）

正常人の πp は約28 mmHgで，そのうち19 mmHgは溶解している血漿蛋白由来，9 mmHgはDonnan effectによる血漿カチオン由来である．血漿蛋白のうち，80％はアルブミン，20％はグロブリン，フィブリノーゲンが関与し，πp の維持にはアルブミンが重要である．πp は間質から血管内への水分の再吸収に貢献している．熱傷創へ蛋白が漏出するため，非熱傷創では低蛋白体液が血管内へ再吸収される．さらに，晶質液輸液のため πp はいっそう低下し，[$\pi p - \pi if$] は0か，マイナスとなる．受傷早期から膠質液を投与すれば，晶質液単独に比較し πp を正常値に維持できる．しかし，受傷後8～24時間に膠質液を開始することが大多数の方針である．これは，全身の血管透過性が正常化するまで，高価で稀少な膠質液の使用を控えるとする根拠による．

6 間質の膠質浸透圧（πif）

正常値は反射係数を1とすると約8 mmHgである．受傷直後，πif は1～4 mmHgしか増加せず，蘇生による血漿膠質浸透圧の低下により πif はさらに低下する．しかし，浮腫の決定要因として πif は，Pc あるいは Pif ほどではないとされている．

以上から，浮腫の形成には，メディエータ作用による濾過定数および毛細血管静水圧の増加および間質の静水圧および反射係数の減少が関与し，さらに，低蛋白血症による血漿膠質浸透圧の減少および間質の膠質浸透圧の増加が関与する．最終的に体液移動量が，処理能力を凌駕すると浮腫が形成される．熱傷深度の進行に伴い，処理能力が低下する．

気道熱傷では，肺血管抵抗および肺動脈圧の増大とともに，反射係数の減少がみられ，NOの吸入が肺水分量の減少に有効とする報告がある[9]．また，気道熱傷による水分貯留には，ANPの強い関与が指摘されている[10]．

E 細胞内溢水

骨格筋膜の活動電位が減少し，細胞内溢水を生ずることが報告されている．出血性ショックにおいても同様の報告があるが，蘇生により速やかな回復がみられる．しかし，熱傷では回復が遅れることから，循環血漿量の不足だけが細胞内溢水の原因ではない．細胞膜電位のどの程度の異常が蘇生輸液量を規定するか全く不明である．

F Abdominal compartment syndrome

非熱傷部の浮腫により compartment syndrome が発生する．60％以上の広範囲熱傷では，腸管浮腫や腹水の増加に伴う abdominal compartment syndrome（膀胱圧≧30 cmH$_2$O）が，受傷後24時間以内に発生しやすくなると報告されている[11]．発症要因として，大量の輸液量（≧300 mL/kg）だけではなく，腸管の静脈還流の低下，下腹壁のコンプライアンスの低下，加齢，気道熱傷など全身要因が関与し，発症時には減張切開が必要である．

G 対策

1 前負荷の調節

前負荷の目標は肺動脈楔入圧（pulmonary artery wedge pressure：PAWP）= 10 mmHg とするが，PAWP は左室収縮能の低下により上昇するので，心エコーの評価を追加する．大量のリンゲル液が投与される結果，Na が組織間質に貯留し全身浮腫が形成される．Na 投与量が Parkland formula から大きくはずれないように，時間尿量をみながらきめの細かい投与量の調節と，時に利尿薬などを投与する工夫が必要となる．

2 コロイド投与

Na 投与量を減らす方策としてコロイド投与がある．血漿膠質浸透圧は約 30 mmHg（2 mOsm/L）であり血清電解質（約 5000 mmHg≒285±5 mOsm/L）に及ばない．しかし，アルブミン 1 g は血漿 18 mL を保持する効果があり，5 g/dL のアルブミン液は，100 mL の輸血の効果と同等である．受傷直後からのアルブミン投与が肯定された時期があるが，現在の主流である Parkland formula は受傷後 24 時間以内のコロイド投与を奨励していない．

Goodwin らの前向き無作為試験では，乳酸リンゲル群に比較しコロイド投与群は肺水腫の発生率，死亡率いずれも高値を呈した．Gore らはアルブミン投与にかかわらず腎血流量や糸球体濾過量は減少しており，コロイド投与は組織間浮腫の軽減やリンパ流の再開，GFR の改善には有効でないとしている．Aikawa らは全身の血管透過性は受傷 6 時間後に最大となり，以後低下することから，8 時間後からの投与は受傷面積に応じて妥当な場合もあると報告している．このように，コロイド投与のタイミング，投与量，コロイドの質については論争に決着がついていないが，通常，受傷 12 時間後の時点で，血清総蛋白<4.0 g/dL であれば，凝固因子と Na の補充を兼ねてコロイド製剤の投与を開始するのが妥当と考えられる（4 章 5 ②項参照）．

Harms らは，非熱傷創のリンパ流量と蛋白輸送量を解析し，受傷後 12 時間までアルブミンや免疫グロブリンの透過性は亢進するが，肺血管の透過性は増加しないとした．また，非熱傷創のリンパ流量と組織の水分含量の増加は，蘇生初期の低蛋白血症と相関するとした．

3 血管透過性の制御

メディエータストームにより，毛細血管および細静脈の透過性は亢進し，同時に，微小循環床および静水圧の増加により浮腫が形成される．さらに，感染による全身炎症反応の悪化が，臓器不全への悪循環を導く．関与する炎症性メディエータは，ヒスタミン，NO，セロトニン，キニン，血管作動性アミン，活性酸素，可溶性接着分子，血小板および補体の活性化産物，プロスタグランディン，ロイコトリエン，インターロイキン，PAF など多種のものがあげられ，これらのメディエータの薬理学的なモデュレーションが，熱傷後の体液管理に有効となる可能性がある．現在まで，H_1・H_2 受容体拮抗薬，SOD，トロンボキサン A_2 合成阻害薬，イブプロフェン，アプロチニン，セロトニン拮抗薬，PAF 拮抗薬，ビタミン C 大量投与，リンゲル液の構成（乳酸イオン，酢酸イオンあるいは重炭酸イオン），DIC 治療薬，グルタチオン[5]，クロニジン（α_2-receptor agonist）などの有効性が報告されている．ビタミン C は可溶性の抗酸化薬であり，活性酸素の除去，脂質過酸化の停止，ビタミン E の再産生など多彩な作用がある．虚血再灌流に伴う活性酸素障害の軽減策が対策の主体となると考えられる[12]．メディエータモデュレーションには，アシドーシスの補正，保温，血液浄

化法，Ⅲ度創の早期切除なども含まれる．その実施に際して，遺伝子診断によるスクリーニングが将来適用される．

4 心機能低下対策

心収縮能を高める目的で陽性変力作動薬を投与する．α・β作用を持つドパミンがよく使われる．低濃度（＜10 µg/kg/min）であれば，ドパミン受容体を介する血管拡張作用により腎でのα作用が打ち消され利尿が得られる．β作用のみのドブタミンは心筋収縮力を高め，また腹部血管の拡張をもたらす．

Capillary leak が進行するため PAWP＞10 mmHg へ到達するには時間がかかる．むしろ，SVRの改善が早く進む傾向にあるので，十分な鎮静による後負荷軽減療法が取られる．

βブロッカー（プロプラノロール）は，心筋仕事量の軽減に加えて筋蛋白異化の抑制などの効果もあるが，熱傷例での有効性は不明である．

5 Tissue dysoxia 対策

受傷後 24 時間は $\dot{V}O_2$ が $\dot{D}O_2$ に依存する相であり $\dot{D}O_2$ の増加に努める．48 時間以内のマクロの目標値として，尿量＞1 mL/kg/hr，バイタルサイン正常化，乳酸値の正常化，PAWP＞10 mmHg，CI＞4.0 L/min/m^2，DO_2＞800 mL/kg/min，VO_2＞170 mL/kg/min とする．

むすび

Burn shock の治療目標は，減少した循環血液量を回復させることによって，末梢循環不全を最小限にすることである．生体の homeostasis 保持機構は強力かつ複雑であり，画一化した輸液管理は有害になることもある．輸液負荷に対する宿主の体液変動を患者に密着してモニターし，輸液量を経時的に修正していく診療姿勢が求められる．

■文献
1) Papp A, et al. Red blood cell and tissue water content in experimental thermal injury. Burns. 2005; 31: 1003-6.
2) Lehnhardt M, et al. A qualitative and quantitative analysis of protein loss in human burn wounds. Burns. 2005; 31: 159-67.
3) Jackson DM, The diagnosis of the depth of burning. Br J Surg. 1953; 40: 588-96.
4) Kamolz LP, et al. Lactate: early predictor of morbidity and mortality in patients with severe burns. Burns. 2005; 31: 986-90.
5) Zor F, et al. Saving the zone of stasis: Is glutathione effective? Burns. 2005; 31: 972-6.
6) Cope O, et al. The redistribution of body water and fluid therapy of the burned patient. Ann Surg. 1947; 126: 1010-45.
7) Arturson G, et al. Acute changes in capillary filtration and diffusion in experimental burn injury. Acta Physiol Scand. 1964; 62: 457-63.
8) Pitt RM, et al. Analysis of altered capillary pressure and permeability after thermal injury. J Surg Res. 1987; 42: 693-702.
9) Enkhbaatar P, et al. Effect of inhaled nitric oxide on pulmonary vascular hyperpermeability in sheep following smoke inhalation. Burns. 2005; 31: 1013-9.
10) Sakurai H, et al. Atrial natriuretic peptide release associated with smoke inhalation and physiological responses to thermal injury in sheep. Burns. 2005; 31: 737-43.
11) Oda J, et al. Resuscitation fluid volume and abdominal compartment syndrome in patients with major burns. Burns. 2006; 32: 151-4.
12) Tanaka H, et al. Reduction of resuscitation fluid volumes in severely burned patients using ascorbic acid administration. Arch Surg. 2000; 135: 326-31.

〈青木克憲〉

[4] Abdominal compartment syndrome（ACS）

　コンパートメント症候群というとまず，四肢に生じる局所疾患が思い浮かべられる．Intra-abdominal hypertension（IAH）は腹腔内圧（intra-abdominal pressure：IAP）が上昇している状態を指す．World Society of Abdominal Compartment Syndrome（WSACS）のガイドライン[1]では 12 mmHg 以上を IAH として取り扱い，圧によりグレード分類されている（表 3-3）．IAP が 20 mmHg 以上で呼吸不全，循環不全など何らかの全身性の合併症を伴ったものを腹部コンパートメント症候群（ACS）としている．

表 3-3　IAH の重症度分類（http://www.wsacs.org/[1]）

Grade Ⅰ	IAP 12〜15 mmHg
Grade Ⅱ	IAP 16〜20 mmHg
Grade Ⅲ	IAP 21〜25 mmHg
Grade Ⅳ	IAP≧25 mmHg

A　病態生理

　四肢コンパートメント症候群は，圧上昇部より末梢の循環障害が主な病態である．これに対して ACS は腹腔や後腹膜の圧上昇により，胸腔内圧の上昇を介して静脈還流の減少をきたす．腹部臓器の灌流不全のみならず，心拍出量の低下・換気不全，脳圧上昇などに進行しうる病態である点で異なる．うっ血による静脈灌流低下によりさらに浮腫が増強し，より腹腔内圧が上昇する悪循環をきたす．

1　熱傷・敗血症に伴う secondary ACS

　腹腔内圧は通常 0〜5 mmHg であるが，腹腔や後腹膜内容が増加する，あるいは腹壁のコンプライアンスが低下することにより上昇する．たとえば，腹腔内に大量出血をきたした場合，大動脈瘤破裂や重症膵炎など後腹膜の容量増加をきたした場合などである．これらを primary ACS とよぶ．一方，熱傷ショック期や，敗血症の病態など血管透過性が亢進している場合，腹部に外傷や出血がなくとも，腸管浮腫や腹水増加による圧上昇をきたす．このように腹腔内，後腹膜腔に直接の損傷がない場合の圧上昇は secondary ACS と分類される．体幹にⅢ度の熱傷創がある場合，さらに腹壁のコンプライアンス低下が圧上昇を増悪させる．

2　体液シフトの大きい重症例で ACS リスクが高い

　広範囲熱傷では全身の血管透過性亢進と third-space への体液シフトの結果，腸管浮腫や腹水増加が起こると腹腔内圧が上昇する．静脈還流が悪くなることからさらに浮腫が増強する悪循環をきたす．この腹腔内容量増加は，血管透過性亢進が治まるにつれ改善する．したがって熱傷における ACS は，急性期については受傷後 48 時間以内に生じることが多い[2,3]．しかし，その後の経過で敗血症に陥った場合，血管透過性亢進から IAH/ACS をきたすリスクを生じる．この場合，敗血症が

[4] Abdominal compartment syndrome（ACS）

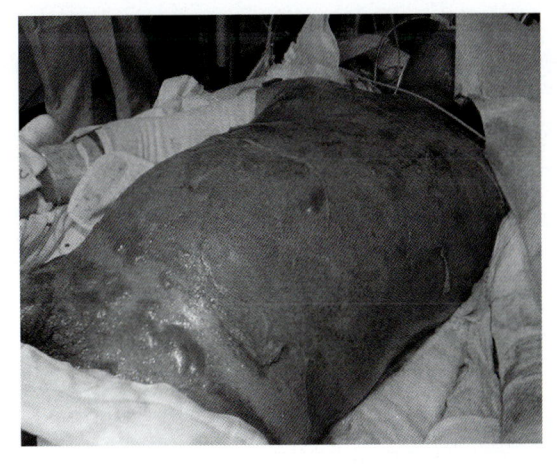

図 3-12 55 歳男性，87％熱傷（うち下肢 41％は III 度，熱湯による）

腹壁のコンプライアンスは保たれていたが，受傷後 20 時間で腹部は全体に緊満し，腹腔内圧は 60 cmH$_2$O まで上昇した．

解決しない限り IAH/ACS は改善せず困難な経過となる．

B 臨床上の問題

　ACS を合併した広範囲熱傷の例を示す（図 3-12）．55 歳の男性で，労災により 87％熱傷（うち下肢 41％は III 度，熱湯による）を受傷した．熱傷ショック期には尿量を指標にした大量輸液を行ったが，受傷 12 時間の時点でもヘマトクリット値は 58％と血液濃縮の状態であった．受傷後 20 時間で 27500 mL の輸液を要した．腹部は全体に緊満し，腹腔内圧は 60 cmH$_2$O を超えた．気道内圧上昇と心拍出量低下を認めた．

1 腹腔内圧が上昇すると尿量や CVP・PCWP などの循環パラメータは指標とならない

　腹腔内圧上昇をきたすと尿量は輸液速度の指標にならず，胸腔内圧上昇のために中心静脈圧（central venous pressure：CVP）や肺動脈楔入圧（pulmonary capillary wedge pressure：PCWP）などの循環の指標の信頼性がなくなる[2]．腎血流量は腹部灌流圧に影響され，循環血液量を反映しないし，上昇した胸腔内圧により CVP，PCWP は高値を示すからである．減圧開腹といっても，熱傷創からの開腹は創管理に難渋することは想像に難くない．また，いったん ACS に陥ると，減圧後には虚血-再灌流障害と考えられる肺障害や多臓器不全を合併する率が高い[4]．したがって，ACS はリスクを減らすことが重要である．早期からの膠質液使用[5]，hypertonic lactated saline（HLS）による蘇生輸液[6]により輸液総量を減じることが有効とされている．しかしそれぞれ，後に呼吸不全をきたす，高齢者では電解質異常をきたしやすい，という管理上の問題が残る．

C モニタリングと診断・治療

1 膀胱内圧で近似した IAP モニタリングを行う

　大量輸液を要する重症熱傷は腹腔内圧上昇のリスクファクターである[1,3]ため，腹腔内圧測定の適応である．膀胱内圧で近似する方法が一般的である[7]．吸引ポート付きの尿道カテーテルが留置されていれば，図 3-13a のように尿道カテーテルを吸引ポートの遠位側でクランプし，カテーテル内を生理食塩水で満たした後，圧トランスデューサーを介して膀胱内圧を読み取る．人工呼吸中の場

3. 病態

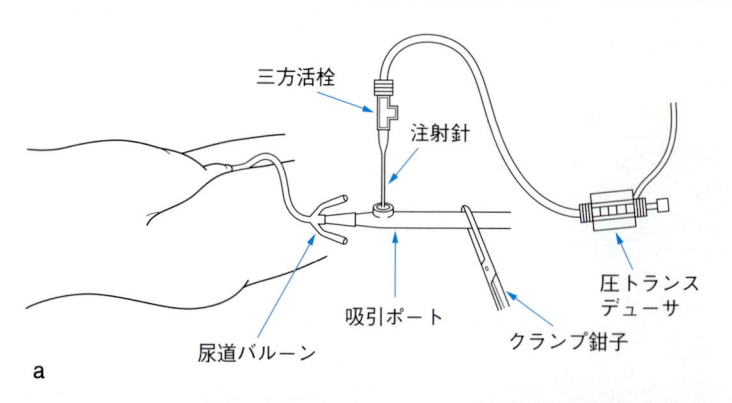

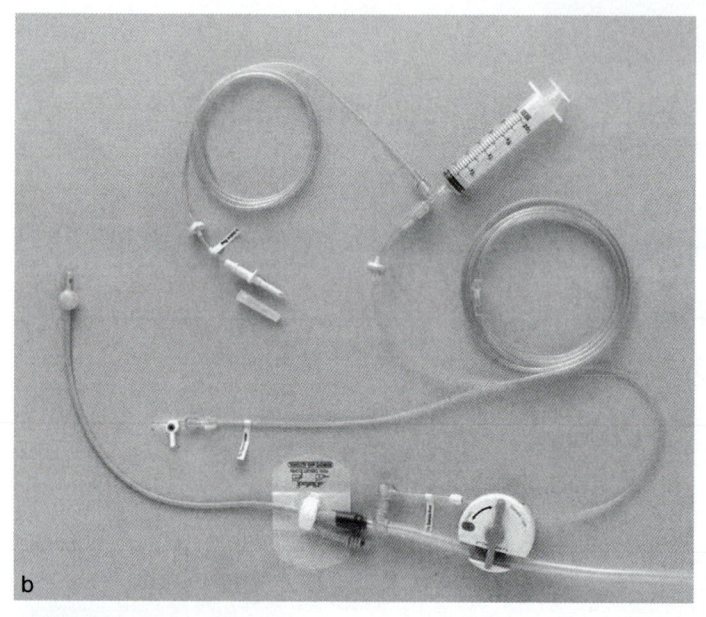

図 3-13 膀胱内圧測定方法
a：膀胱内圧測定法
b：バード IAP モニタリングデバイス® （メディコン）

表 3-4 腹腔内圧を下げるための非手術的療法（http://www.wsacs.org/[1]）

1．腹壁コンプライアンスの改善
　　　鎮静と鎮痛，筋弛緩
　　　頭部挙上を 30°以下にする
2．消化管内容物の除去
　　　経鼻胃管による減圧，直腸のドレナージ
　　　腸管蠕動促進薬の使用
3．腹腔内容物の除去
　　　経皮的ドレナージ
4．体液バランスの管理
　　　過剰輸液を避ける，利尿薬
　　　コロイド輸液，高張液の使用
　　　透析/血液浄化
5．臓器機能の維持
　　　昇圧薬の使用による APP≧60 mmHg の維持
　　　換気，肺胞リクルートメントの最適化

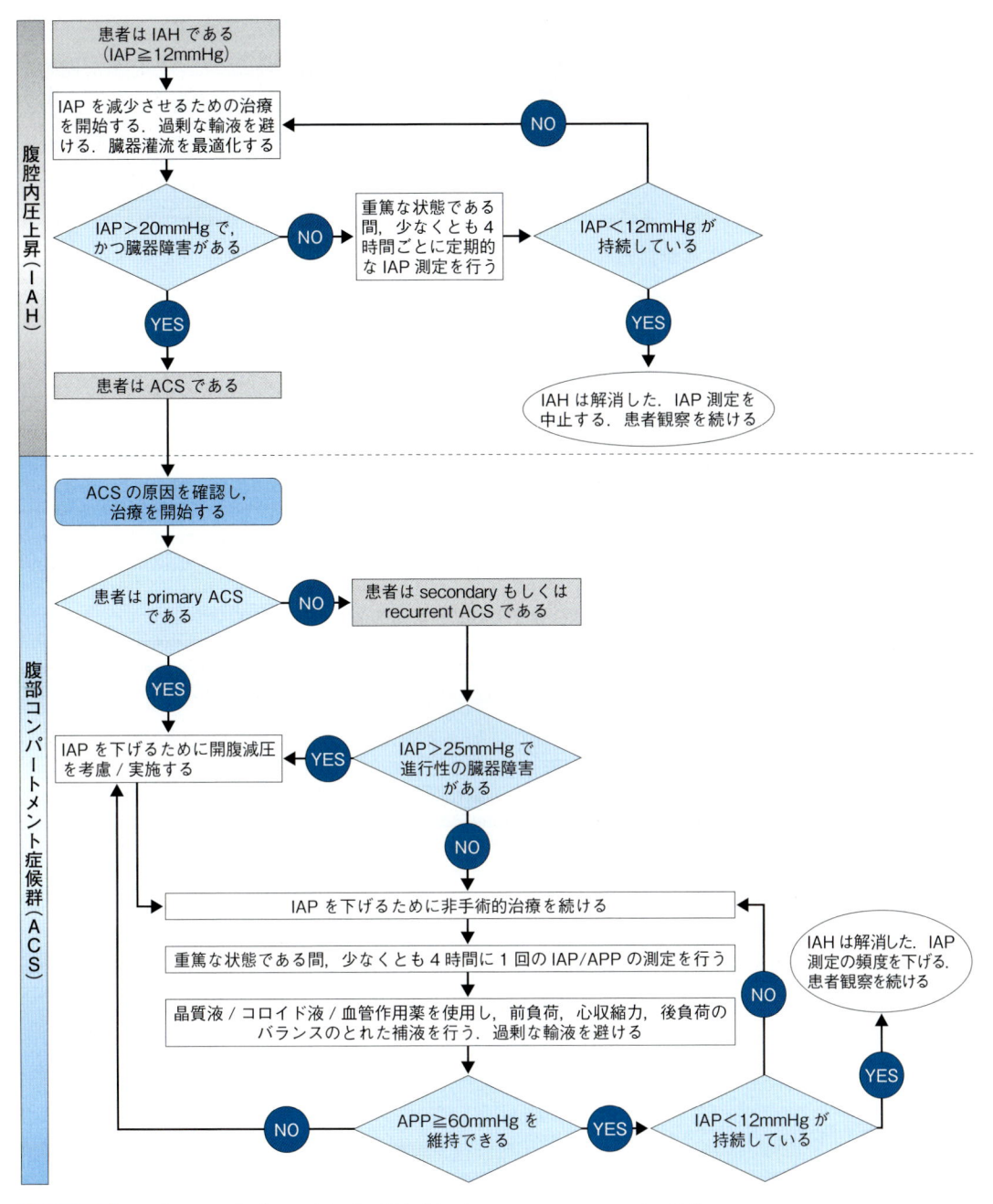

図 3-14 IAH/ACS マネジメントアルゴリズム（World Society of ACS による）

合は呼気終末で評価する．患者は仰臥位で，ゼロ点補正は恥骨結合の高さとする．膀胱内に注入する生理食塩水の量は 25 mL で十分である．尿量測定誤差を避けるため，膀胱内圧測定後，注入した生理食塩水は回収する．測定結果のばらつき，感染リスク，手間などを避けるために専用の測定デバイスの使用が推奨される（図 3-13b）．腹部臓器血流の指標として，腹部灌流圧（abdominal perfusion pressure: APP）を，APP＝平均血圧（MAP）－IAP で計算する．脳灌流圧と同様の考え方である．腹腔内圧が 12 mmHg 以上の場合には，少なくとも 4 時間ごとに繰り返し測定する[1]．

2 腹腔内圧 12 mmHg 未満，腹部灌流圧 50〜60 mmHg 以上を目標とする

　腹腔内圧が 12 mmHg 以上の状態が持続する場合には，表 3-4 に示す減圧のための治療を開始する．過度な輸液投与を避け，腹部灌流圧 50〜60 mmHg 以上を指標に循環管理を行う．これらの治療を行っても腹腔内圧が 20 mmHg 以上で，新たな臓器不全徴候を認めるようになれば ACS の診断となる．この場合，腹腔内圧を減少させるために腹部減圧術が考慮される[8]が，上述の通りその後の創管理に難渋する．また，予後は必ずしもよくなくインフォームドコンセントが得られにくい．そこでまずは，腹水貯留が明らかであれば経皮的ドレナージによる腹腔内容量減少を試みる．また，腹壁自体のコンプライアンスが熱傷や浮腫で低下している場合には，切開を行う．利尿期に入ると secondary ACS のリスクはいったん下がるので，初期 48 時間をどう乗り切るかが重要である．腹部灌流圧を 60 mmHg 以上に維持でき，腹腔内圧が 12 mmHg を下回ったら，腹腔内圧の測定回数を減らす（図 3-14）．

■ 文献
1) Intra-abdominal hypertension (IAH) assessment algorithm. World Society of Abdominal Compartment Syndrome. http://www.wsacs.org/
2) Oda J, et al. Effects of escharotomy as abdominal decompression on cardiopulmonary function and visceral perfusion in abdominal compartment syndrome with burn patients. J Trauma. 2005; 59: 369-74.
3) Oda J, et al. Resuscitation fluid volume and abdominal compartment syndrome in patients with major burn injury. Burns. 2006; 32: 151-4.
4) Oda J, et al. Acute lung injury and multiple organ dysfunction syndrome secondary to intra-abdominal hypertension and abdominal decompression in extensively burned patients. J Trauma. 2007; 62: 1365-9.
5) O'Mara MS, et al. A prospective, randomized evaluation of intra-abdominal pressures with crystalloid and colloid resuscitation in burn patients. J Trauma. 2005; 58: 1011-8.
6) Oda J, et al. Hypertonic lactated saline resuscitation reduces the risk of abdominal compartment syndrome in severely burned patients. J Trauma. 2006; 60: 64-71.
7) Malbrain M, et al. Intra-abdominal pressure peasurement techniques. In: Ivatury R, editor. Abdominal Compartment Syndrome. Austin: Landes Bioscience; 2006. p.19-68.
8) Kirkpatrick AW, et al. Intraabdominal hypertension and the abdominal compartment syndrome in burn patients. World J Surg. 2009; 33: 1142-9.

〈織田　順〉

[5] 循環動態

A 総論

　体表面積の 30％を越えるような熱傷は，通常，広範囲熱傷とよばれ，生体に及ぼす影響は単なる皮膚の損傷にとどまることなく全身の臓器・系に種々の異常が出現するようになる．循環動態についても，広範囲熱傷では「熱傷ショック」とよばれる特有の循環異常が出現する．

1 熱傷急性期（受傷後 24～48 時間以内）の病態と循環動態

　熱傷に伴う循環障害は，一言でいえば低容量性ショックに似ている．

　熱傷を受傷すると熱傷創部に近接する組織の血管は障害されて，血管透過性が亢進して，血漿成分の漏出が起こり局所の浮腫が発生する．広範囲熱傷のような重症熱傷では，熱傷創に近接していない臓器の血管も障害され，全身に浮腫が出現するようになる．このような場合には血管外に失われる血漿成分の量も増えるために，循環血漿量が減少して（すなわち，血液が濃縮され Ht 値が上昇）心拍出量の低下，血圧の低下，脈圧の低下，尿量の減少，乳酸アシドーシスなどの循環障害（これを「熱傷ショック」とよぶ）が出現するようになる（図 3-15）[1]．

　血管外に漏出した血漿成分は創面から浸出液として直接体外に失われたり，浮腫（非機能的細胞外液）として組織間腔に死蔵（sequestration）される．このような血管透過性亢進に伴う血漿成分の漏出は熱傷受傷後早期に最大になり，refilling（利尿期）までには軽減するが，その後も数日以上持続する．

　以上が熱傷急性期（受傷後 24～48 時間以内）に特有な循環異常を引き起こす主な病態であり，輸

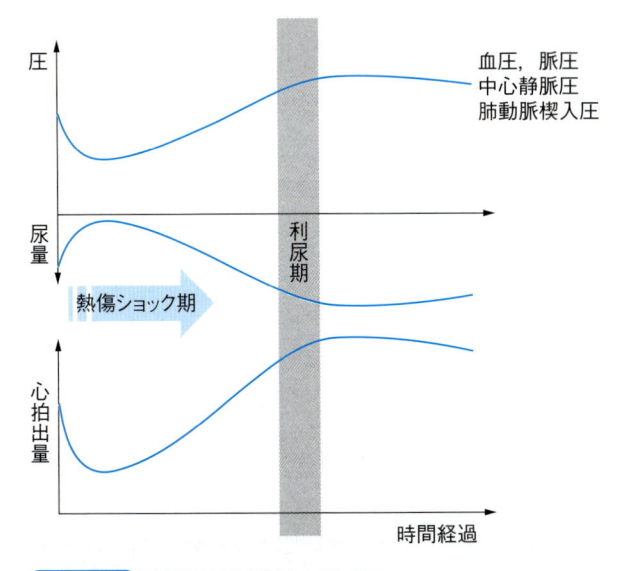

図 3-15 熱傷後循環動態の模式図

3. 病態

液療法が必要となる理由でもある．

2 受傷後 48〜72 時間前後の循環動態

受傷後 2〜3 日になると，心拍出量は当初低値であったものが正常以上に増加し，いわゆる hyperdynamic な状態になる．また，この時期に注意すべき病態としては，refilling に伴ってみられるうっ血心不全様の症状がある．すなわち，血管透過性の亢進状態が軽減し始め死蔵されていた浮腫液が循環系に refilling してくると，尿量の著しい増加がみられるようになる．同時に心胸郭比が拡大し，中心静脈圧も上昇する．

したがって，refilling が始まったら細胞外液の負荷はただちに止めなければならない．そうでないと，循環系に負荷が加わり肺水腫を誘発することになる．Refilling は突然始まり一両日で終わるので close observation が必要である．Refilling に伴い浮腫は急速に消退し始める．

3 急性期以降の循環動態

熱傷創の閉鎖が完了するまでは，高心拍出量状態が持続する．これは熱傷による代謝の亢進によるものである．すなわち，代謝亢進により酸素消費量（$\dot{V}O_2$）が増えると，

$$\dot{V}O_2 = (CaO_2 - CvO_2) \times CO$$

（CaO_2：動脈血酸素含量，CvO_2：静脈血酸素含量，CO：心拍出量）

の関係から，心拍出量が増加することがわかる．

感染症の合併，疼痛・苦痛，不安，発熱，寒冷環境（室温が低いなど）などは酸素消費量を増加させる．その結果，心臓に余分な負担をかけることになるので注意が必要である．

4 熱傷ショックの成因

前述のように，広範囲重症熱傷では心拍出量が減少し熱傷ショックが出現する．この熱傷ショック時にみられる心拍出量減少の発生メカニズムは，①単純な hypovolemia，②心収縮性の障害という 2 つの考え方がある．

a）単純な hypovolemia では説明できない現象

動物実験（イヌ）で熱傷後の心拍出量を調べると，熱傷直後（30 分以内）から心拍出量は著しく減少する[2]．一方，熱傷後のイヌの循環血漿量の変化を調べた研究では，循環血漿量は受傷後 6 時間目で熱傷前の 50％程度にまで減少し，その後も緩やかに減少する（図 3-16a）．すなわち，熱傷直後の心拍出量の急激な減少を循環血漿量の減少では説明できない．

熱傷犬の血清を正常犬に静脈内注射すると，正常犬の心拍出量は直後に著しく減少する（図 3-16b）[3]．同様の実験研究ではあるが，熱傷犬と正常犬を交差循環させると，正常犬の心拍出量が交差循環開始と同時に減少することが知られている．

b）心筋が傷害されているという報告

ウサギの摘出心臓を熱傷ウサギの血清で灌流すると，正常血清で灌流したものと比べて発生張力が減少するとともに，心筋の電子顕微鏡観察でミトコンドリアの傷害が認められている（図 3-17）[4]．このことから，熱傷では心臓が直接組織学的にも傷害されている可能性がある．

c）動物を用いた心収縮性の評価

モルモットに熱傷を作成し 24 時間後に摘出し Langendorff 法で灌流している心臓（左心室）の左室心機能曲線を検討した結果，熱傷では心収縮性が低下していることが示された（図 3-18）[5]．

[5] 循環動態

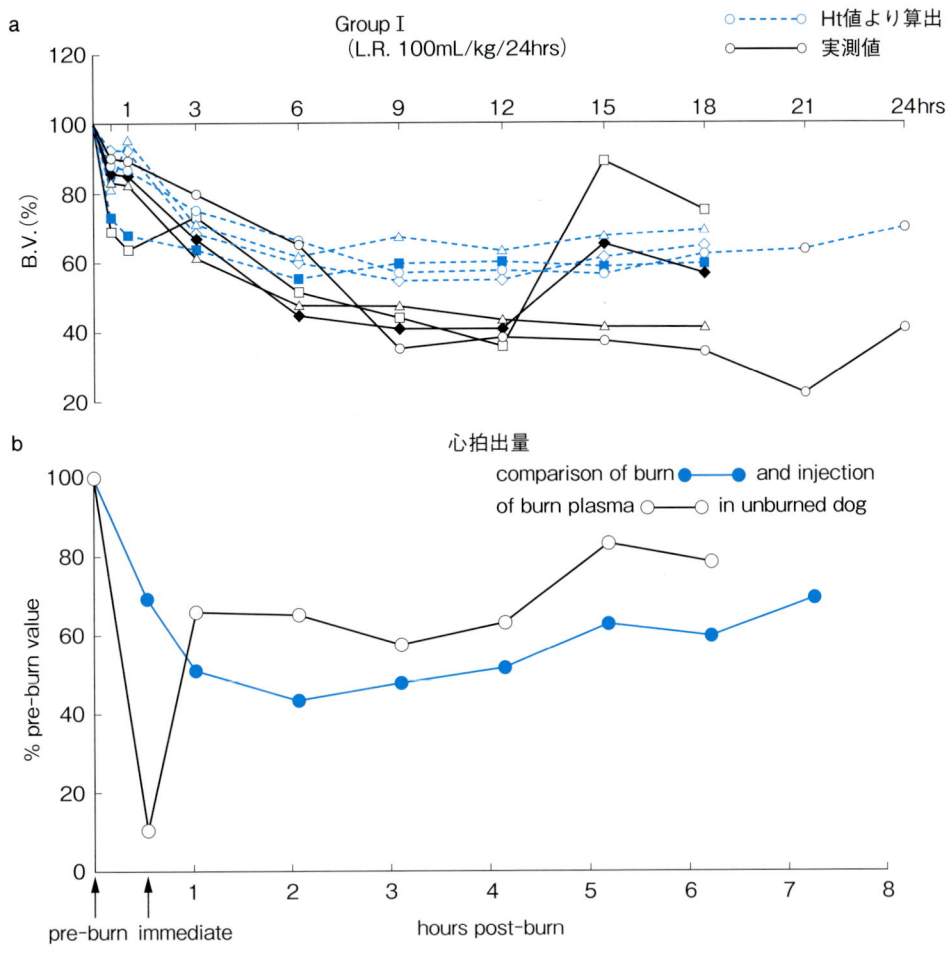

図 3-16 熱傷後の循環血漿量と心拍出量の変化

a：循環血漿量の経時的変化[2]．熱傷直後から減少し始めるが，図 b の心拍出量の減少よりも，より緩やかである．
b：熱傷後の心拍出量の経時的変化[3]．図 a の循環血漿量の減少に比べて，より急激に減少する．また，熱傷動物血清を静注すると，急激な心拍出量減少が出現する．

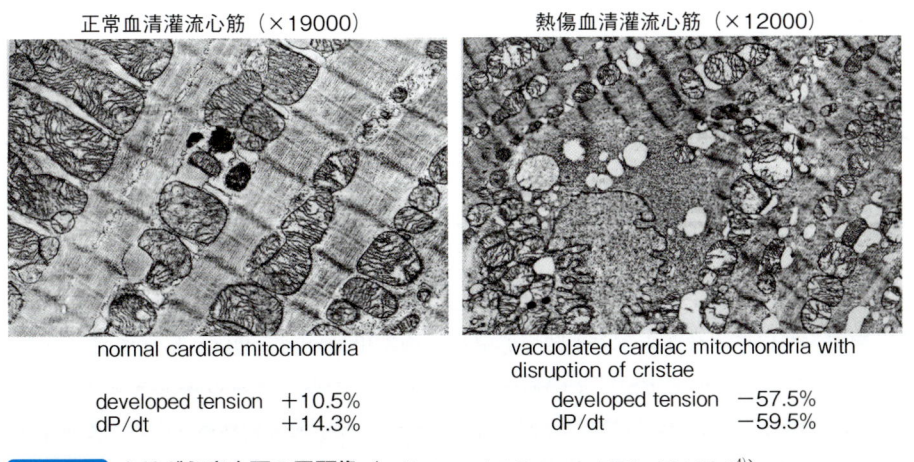

正常血清灌流心筋（×19000）

normal cardiac mitochondria

developed tension　+10.5%
dP/dt　　　　　　　+14.3%

熱傷血清灌流心筋（×12000）

vacuolated cardiac mitochondria with disruption of cristae

developed tension　−57.5%
dP/dt　　　　　　　−59.5%

図 3-17 ウサギ心室中隔の電顕像（Raffa J, et al. J Trauma. 1978; 18: 90-3[4]）

3. 病態

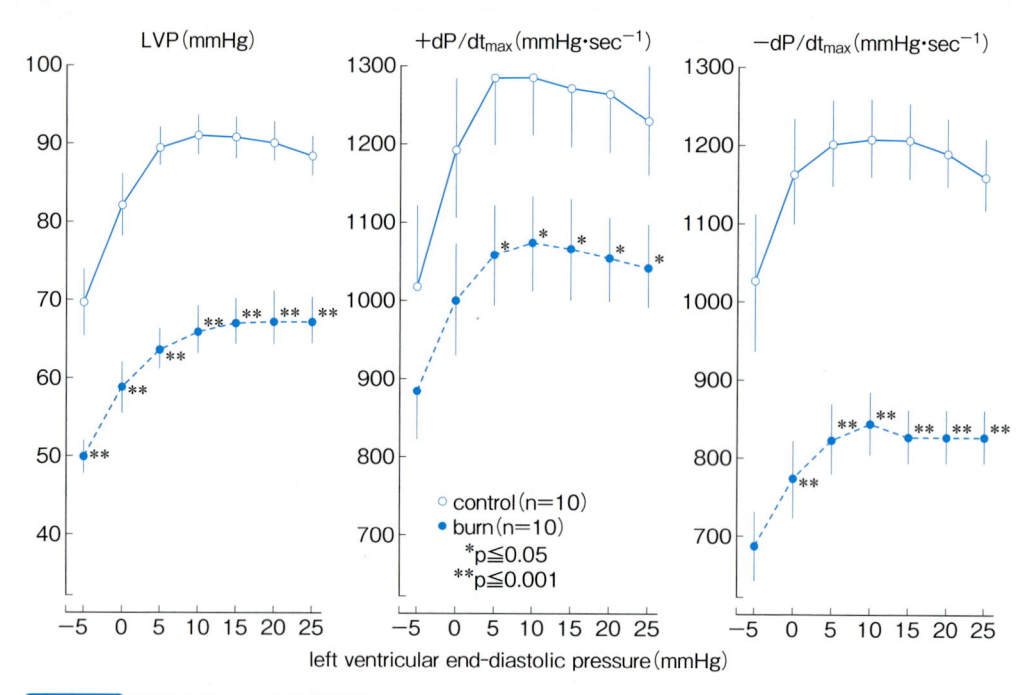

図 3-18 摘出心臓の左室心機能曲線 (Adams HR, et al. Am Heart J. 1984; 108: 1477-87[5])
Hearts excised from guinea pigs at 24h-post burn, Langendorff method.

　われわれは左室圧-容積関係〔心臓の負荷条件（前負荷や後負荷など）に影響されにくい心収縮性の指標〕を用いてⅢ度50%熱傷犬における心収縮性の検討を *in vivo* で行ったが，熱傷では心収縮性が低下することが示唆された[6]．

d）ヒトにおける心収縮性の評価―収縮性は障害されるという報告と障害されないという報告

　Aikawaら[7]は，重症熱傷患者の循環動態をSwan-Ganzカテーテルを用いて検討し，Sarnoffの心機能曲線が受傷後早期には右下方にあったものが，受傷24時間以降になると左上方に変位することから，心機能の障害があるのではないかと疑った（図3-19）．

　一方，Goodwinら[8]は重症熱傷患者の心臓機能を心エコーで評価し，左室円周方向線維短縮速度（mean Vcf）や左室駆出率（EF）のような心収縮性指標は熱傷急性期にも保たれていると報告した．

　ヒトにおいては心収縮性を調べる適切な方法がないためもあり評価が分かれているが，動物実験では心収縮性は障害されるというデータが圧倒的に多い．特に前述のような循環血漿量の減少では説明できない心拍出量の減少が動物実験で示されており，熱傷ショック時の心拍出量の減少には，前負荷の減少とともに心収縮性の障害が関与していると考えるべきであろう．

　図3-20にわれわれが考えている熱傷ショック時の心拍出量減少の機序を示した[6]．図中のESPVRは収縮末期圧-容積関係であり，その傾きEesは心収縮性を表す（傾きEesの増減は収縮性の増減を意味する）．また，血管抵抗は図中のEaで表される．いま，心収縮性Eesの心臓が血管抵抗Eaの血管系と繋がっているとすると，その時の心臓の一回拍出量は図3-20のA-Bで表される．熱傷により心収縮性が低下するのでESPVRの傾きは減少し，また血管抵抗は増大するので傾きEaは大きくなる．したがって，このような状況下では，たとえ左室拡張末期容積（EDV）が変化しないと仮定しても，一回拍出量は図3-20のC-Dで表されるように減少することになる．熱傷では

[5] 循環動態

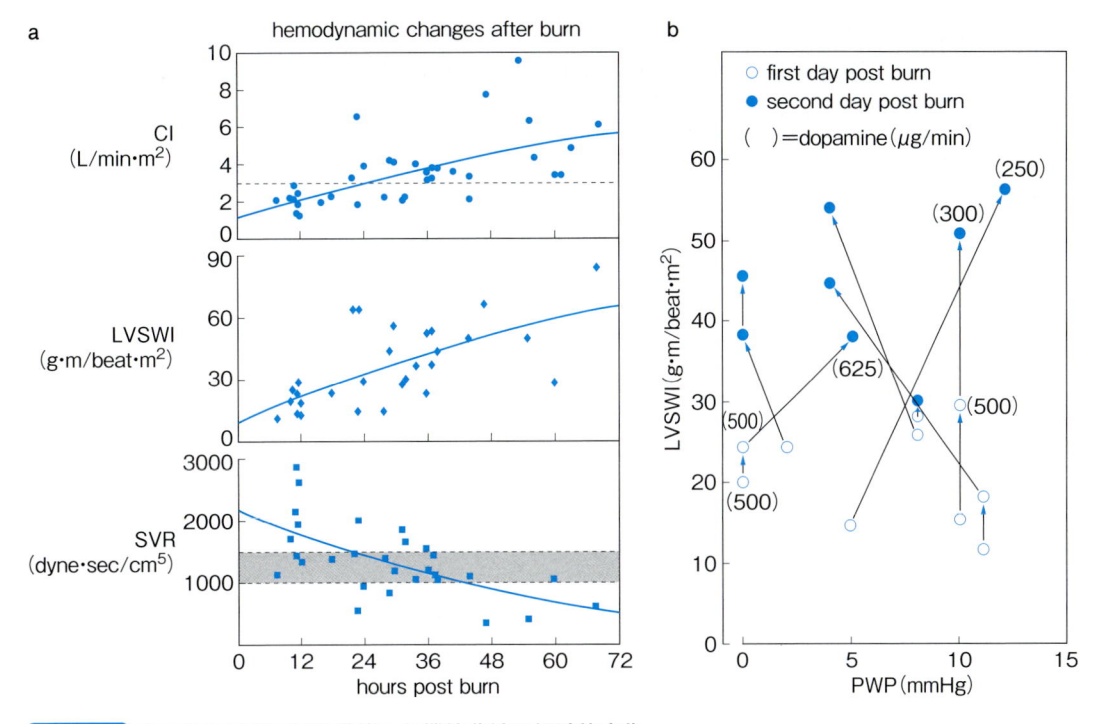

図 3-19 重症熱傷患者の循環動態と心機能曲線の経時的変化
（Aikawa N, et al. Am J Surg. 1978; 135: 811-7[7]）

a：心係数（CI），左室一回仕事量係数（LVSWI），全血管抵抗（SVR）の経時的変化を示す．図中の破線（CI）と塗りつぶし部分（SVR）は正常域を示す．
b：熱傷受傷後1病日と2病日のLVSWIとPWPの関係を示した．7名中3名では図中（ ）に示す量のドパミンが使用された．

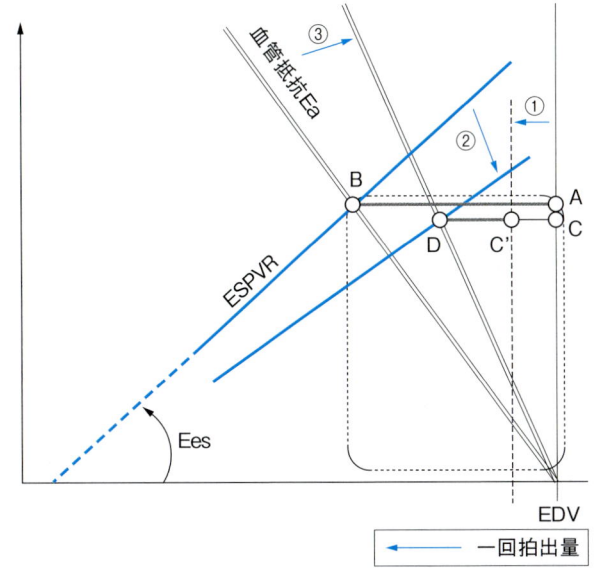

図 3-20 熱傷ショック時の心拍出量減少の機序

正常状態では，心収縮性 Ees の心臓は，血管抵抗 Ea の血管系に図のごとく一回拍出量 A-B を拍出する．重症熱傷では心収縮性が低下して ESPVR の傾きが減じ，血管抵抗が増加するため，一回拍出量も C-D と減少する．重症熱傷では前負荷（EDV）が減少するので，一回拍出量は C'-D とさらに減少することになる．
①前負荷 EDV の減少，②左室収縮末期圧-容積関係 ESPVR の傾き Ees の減少，③血管抵抗 Ea の増加により，一回拍出量は A-B から C'-D に減少する．

3. 病態

前負荷の指標である EDV も減少するので，一回拍出量は図 3-20 の C'-D へとさらに減少することになる．このように熱傷ショック時の心拍出量減少には，前負荷の減少，心収縮性の減少，後負荷（血管抵抗）の増加の三者が関与していると考えられる．

5 熱傷ショックの症状と診断

全身倦怠感（心拍出量減少時の一般的症状），頻呼吸（代謝性アシドーシスの代償），乏尿（腎血流量減少），低体温（心拍出量減少のため），低血圧，頻脈，中心静脈圧低下などのショック症状がみられる．

以下のようなバイタルサインの異常や検査値の異常を認めるときには，末梢循環が不良と考えられ，熱傷ショックとして治療を開始する必要がある．

①血圧，脈圧：血圧の低下と脈圧の狭小化
②脈拍数：頻脈（130/分以上）の持続
③体温：深部体温（膀胱温，直腸温，肺動脈温など）と表在体温（腋窩温など）の差が 0.6℃以上に拡大
④意識：末梢循環障害による臓器症状の 1 つとして意識レベルの低下
⑤時間尿量：時間尿量 0.5〜1.0 mL/kg を維持できない
⑥Swan-Ganz カテーテル：PCWP（pulmonary capillary wedge pressure）が 18 mmHg 以上で，CI が 2.4 L/min/m^2 以下
⑦血液ガス分析：BE（base excess）は代謝の指標であり，ショックで低下
⑧血中乳酸値：ショックで上昇

B 治療─対策

熱傷急性期の循環障害に対する治療は，熱傷ショック期（受傷後 24〜48 時間）とそれ以降に分けて考えるのがよい．

1 熱傷ショック期の治療

a）初期輸液計画は Baxter 法を用いる

熱傷ショック期の治療の流れを図 3-21[9]に示す．初期輸液療法は Baxter 法を用いる．熱傷面積（%）と体重（kg）から，受傷後 24 時間の輸液必要量（mL）＝4×熱傷面積（%）×体重（kg）を算出し，受傷後 8 時間でその半量を，その後の 16 時間で残りの半量を投与する計画を立てる．

b）静脈路の確保

静脈路は末梢静脈を 2 本確保する．必要な場合は，中心静脈路（鎖骨下静脈，または内頸静脈）を使用する．

c）モニタリング

脈拍数，血圧，心電図，体温（深部体温），CBC（complete blood count），時間尿量，水分出納をモニターする．目標値は，収縮期血圧＞90 mmHg，脈拍数＜130/min，体温 36〜38℃，時間尿量 0.5〜1 mL/kg である．

広範囲熱傷，気道熱傷合併例，高齢者熱傷，ショックを伴う場合には，動脈圧ライン設置，Swan-Ganz カテーテル留置，酸素飽和度の持続モニターが必要になる．

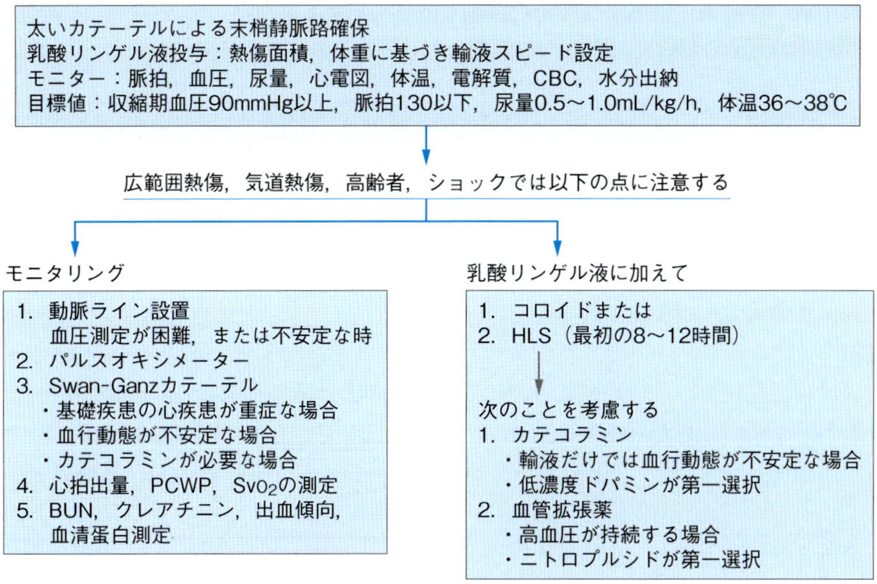

[5] 循環動態

```
太いカテーテルによる末梢静脈路確保
乳酸リンゲル液投与：熱傷面積，体重に基づき輸液スピード設定
モニター：脈拍，血圧，尿量，心電図，体温，電解質，CBC，水分出納
目標値：収縮期血圧90mmHg以上，脈拍130以下，尿量0.5～1.0mL/kg/h，体温36～38℃
```

広範囲熱傷，気道熱傷，高齢者，ショックでは以下の点に注意する

モニタリング
1. 動脈ライン設置
   血圧測定が困難，または不安定な時
2. パルスオキシメーター
3. Swan-Ganzカテーテル
   ・基礎疾患の心疾患が重症な場合
   ・血行動態が不安定な場合
   ・カテコラミンが必要な場合
4. 心拍出量，PCWP，SvO_2の測定
5. BUN，クレアチニン，出血傾向，血清蛋白測定

乳酸リンゲル液に加えて
1. コロイドまたは
2. HLS（最初の8～12時間）

次のことを考慮する
1. カテコラミン
   ・輸液だけでは血行動態が不安定な場合
   ・低濃度ドパミンが第一選択
2. 血管拡張薬
   ・高血圧が持続する場合
   ・ニトロプルシドが第一選択

図3-21 初期循環管理（熱傷面積20%以上の症例）〔Demling RH. Burns: resuscitation phase（0 to 36h）. In: Hall JB, et al, editors. Principles of Critical Care. New York: McGraw-Hill; 1992. p.797-811[9]〕

d）コロイド溶液の投与時期

重症熱傷では乳酸リンゲル液だけでは循環維持が困難になりやすい．そのような場合は，血管透過性の亢進がピークを越える受傷後8～12時間を目途に蛋白製剤（5%アルブミン溶液など）の併用を開始する．これでも循環の維持が難しい場合には，カテコラミンの投与を開始する．

e）熱傷ショック期の循環管理の考え方

図3-20で説明したように，熱傷ショック時の心拍出量減少には，①前負荷の減少，②心収縮性の低下，③後負荷の増大の3つの機序が関与していると考えられる．したがって，治療の考え方も，①の改善→②の改善→③の改善の順に治療計画を立てるのがよい[1,7,10]．

前負荷の改善には，輸液（乳酸リンゲル）が必要になる．PCWP（前負荷の指標）を目安に輸液投与量を調節する．PCWPの上昇がみられない場合はアルブミンなどのコロイドを併用する．PCWPが増えてきたにもかかわらず心拍出量が思ったほど増加しない場合は，カテコラミン（ドパミン，ドブタミン）を3μg/kg/minから開始する．こうして，心拍出量とPCWPの関係をモニターしながら，カテコラミンの投与量と輸液量を調整する．

後負荷（血圧が指標になる）が高くなりそのために心拍出量が増加しにくいということも熱傷では時にみられる．通常は，輸液投与量が不足していることが後負荷増大の原因になっているので，まず輸液負荷を行ってみる．それでも高血圧が持続し，カテコラミンを使用しても心拍出量も低値のままである場合には，血管拡張薬を使用することになる．ただし，使用量に注意しないと急激に血圧が低下することがある．

2 それ以降の治療

総論の項で述べたように，熱傷ショック期を離脱した後はhyperdynamicな循環動態となり，これは熱傷創の閉鎖が終わるまで続く．受傷後48～72時間頃にみられるrefillingでは，うっ血性心

3. 病態

不全と似た状態になるので注意が必要である（A．総論の2項，3項を参照）．

C　ピットフォールと対策

a）初期輸液は受傷時を起点に（入院時ではない）

熱傷初期輸液には種々の公式があるが，いずれも受傷時間を基準にして作られている．したがって，Baxter 法で輸液必要量を計算して時間当たりの輸液投与量を求める場合でも，受傷時間が基準になることをもう一度再確認しておくこと．

b）低体温に注意

高齢者や小児では環境温度が低いと容易に低体温に陥る．低体温は臓器機能異常（心機能抑制など）や凝固異常をきたしやすい．また，熱傷ショックの場合にはなおさら低体温になりやすいので注意が必要である．深部体温（膀胱温，直腸温など）をモニターして，体温を 36～38℃ に保つようにする．

c）気道熱傷合併例では輸液必要量が増える[10]

当施設の ICU で治療した熱傷患者の検討において，気道熱傷合併例では非気道熱傷例と比べて初期輸液量が約 37 mL/kg 増加することが判明した．気道熱傷を合併するとそれだけで呼吸障害が発生しやすくなるため，対策として何とか少量の輸液で済ませたいと考えがちである．しかし，実際にはそうはならないのであり，逆に輸液不足からショックを遷延化させてしまうというようなことになりがちである．まず，熱傷ショックから離脱することを第一に考えることが重要である．

■文献
1) 鈴木幸一郎．循環動態．In: 平山 峻，他，編．最新の熱傷臨床．1版．東京：克誠堂；1994. p.40-6.
2) 吉岡敏治，他．重症熱傷における循環動態に関する実験的研究．第1報 循環血液量，ヘマトクリット値を中心にして．日外会誌．1975; 76: 698-704.
3) Moncrief JA. The body response to heat. In: Artz CP, et al, editors. Burns—A team approach. Philadelphia: Saunders; 1979. p.23-44.
4) Raffa J, et al. Myocardial depression in acute thermal injury. J Trauma. 1978; 18: 90-3.
5) Adams HR, et al. Decreased contractility and compliance of the left ventricle as complications of thermal trauma. Am Heart J. 1984; 108: 1477-87.
6) Suzuki K, et al. Left ventricular contractility and diastolic properties in anesthetized dogs after severe burns. Am J Physiol. 1991; 260: H1433-42.
7) Aikawa N, et al. Pulmonary artery catheterization and thermodilution cardiac output determination in the management of critically burned patients. Am J Surg. 1978; 135: 811-7.
8) Goodwin CW, et al. Randomized trial of efficacy of crystalloid and colloid resuscitation on hemodynamic response and lung water following thermal injury. Ann Surg. 1983; 197: 520-31.
9) Demling RH. Burns: resuscitation phase（0 to 36h）. In: Hall JB, et al, editors. Principles of Critical Care. New York: McGraw-Hill; 1992. p.797-811.
10) 鈴木幸一郎，他．気道熱傷合併例に対する輸液療法の特徴．形成外科．2002; 45: 741-7.

〈鈴木幸一郎，堀田敏弘〉

[6] 呼吸器系

　熱傷に関連した呼吸器系の障害では，受傷からの時間経過ならびに治療とともにさまざまな病態が起こりうる．特に熱傷患者の管理上，気道熱傷の合併例は予後不良である．Shiraniらは，気道熱傷の合併により呼吸不全や肺炎の発生頻度は10倍以上の増加，死亡率は最大20％増加すると報告している[1]．さらに，気道熱傷を合併する広範囲熱傷患者では，73％が呼吸障害を併発し，20％は急性呼吸促迫症候群（acute respiratory distress syndrome：ARDS）に陥るともいわれる[2]．

A 急性期

1 気道障害

　受傷直後からの2～3時間は気道熱傷による上気道の浮腫性狭窄が問題となる．気道熱傷がなくても頸部の熱傷により皮下組織の浮腫が生じ，気道を外から圧迫閉塞することもある．

　気道熱傷による傷害の重症度はおもに煙の物理的・化学的組成，曝露時間，量，煙への接触面積，患者側では呼吸様式，分時換気量・受傷前の呼吸器障害の有無などによって規定される[3]．気道系での障害部位は一定でなく，吸入物質の性状によって異なる．一般的に気体の熱容量はきわめて大きく，熱自体の傷害が下気道に及ぶことはまれである．熱とともに煙中の有毒成分は一義的には燃焼の素材によって左右され，また同一素材であっても燃焼の条件によって生成産物は変化する．特に一酸化炭素（CO）とシアン中毒は局所性傷害はないが，全身的な重篤な傷害を生じる．気道系での傷害は吸入物質の大きさ，刺激性，水溶性あるいは脂溶性かによって左右され，一般的には大きな吸入物質，強い刺激性，水溶性の物質ほど上気道障害をきたしやすい．水溶性がきわめて高い塩酸，二酸化硫黄，アンモニアなどは易刺激性であり細胞障害が太い気道で出現するが，水溶性が低いホスゲン，窒素酸化物は刺激性も低く，このためにより末梢領域の障害を引き起こす．刺激性の強い吸入物質では曝露とともに患者は分時換気量を低下させて障害を最低限にとどめる可能性がある．

　気道熱傷の診断には，血液ガス分析，胸部X線写真，気管支鏡検査が必須である．気道病変の確定診断・予後推定のためにはフレキシブル気管支鏡が有用である[4]．客観的には煤の存在の把握が明確な所見となる．その他の所見では気道粘膜の発赤，腫脹，小疱形成，びらん，潰瘍，易出血性，蒼白，壊死などがある．Chouらの報告では気道に潰瘍形成や壊死が認められる重症例では急性肺障害の発生頻度，死亡率が極めて高いとしている[5]．なお気管支鏡挿入時，さらに気管支鏡施行中，局所麻酔なしでも咳嗽が認められない場合には重篤な気道熱傷の存在が疑われる．

　気管支鏡による気管支粘膜の生検による検討では気道上皮の潰瘍形成，線毛の減少，基底膜の脱落，血管周囲の炎症細胞浸潤などが指摘されている[6]．Wrightらは，気道熱傷患者において受傷日より気管支肺胞洗浄液（BALF）中の好中球が有意に増え，肺胞マクロファージのLPS（lipopolysaccharide）に対するサイトカイン産生が増加することを示した[7]．

　肺実質障害について確定診断法はないが，^{133}Xeによる換気血流スキャンは有用であり，気管支鏡と本法での気道熱傷の診断の信頼性は93％という．近年ではCTやPETによる評価も検討されている[8,9]．

3. 病態

2 肺機能検査

　Whitener らは熱傷患者を気道熱傷のみ，熱傷面積 40％以上，40％以下，気道熱傷合併例の4群に分けて肺機能検査を経時的に検討している[10]．気道熱傷群では受傷9～22時間で著しい閉塞性障害

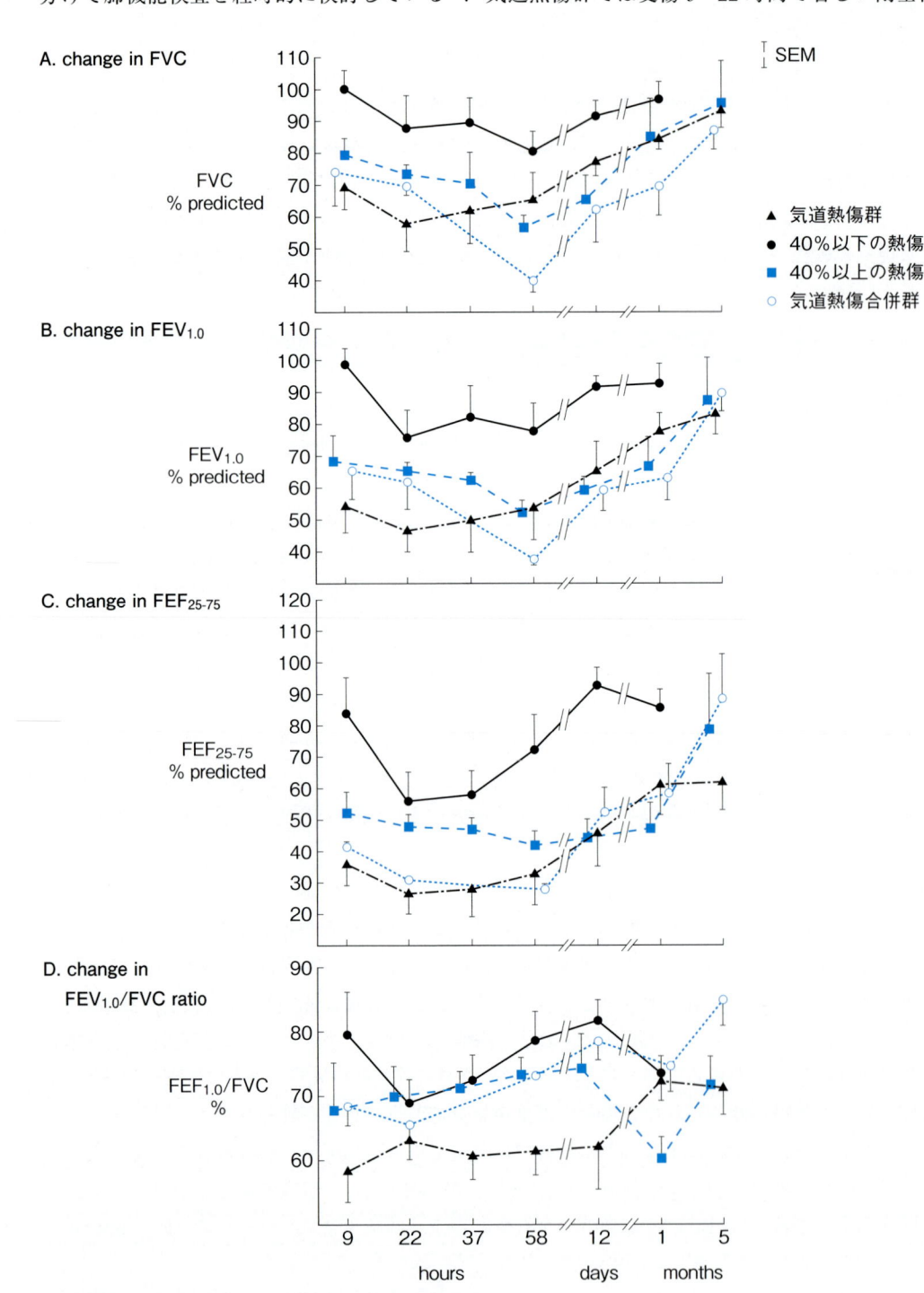

図 3-22 熱傷および気道熱傷時の換気機能の推移
（Whitener DR, et al. Am Rev Respir Dis. 1980; 122: 731-9[10]）
気道熱傷時には閉塞性障害，その他では拘束性障害が著しい．

[6] 呼吸器系

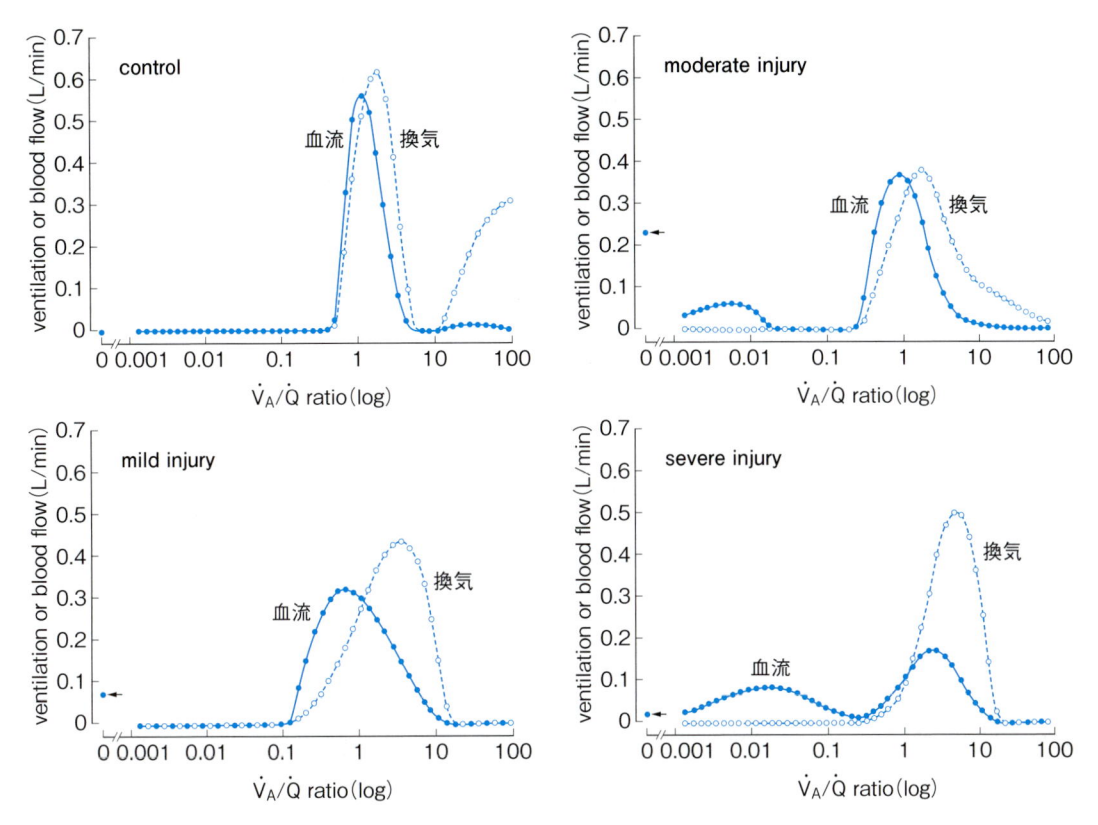

図 3-23 気道熱傷時の換気血流分布（島津岳士, 他. 熱傷. 1988; 14: 169-70[11]）
気道熱傷の重症化により換気血流比の低い部分への血流が増加している.

を呈し, その後改善を認めている. 他の3群では58時間までに拘束性障害が著しく, その後改善を認めている（図 3-22）. 拘束性障害の程度は熱傷面積, 胸部熱傷面積, 著しい過剰輸液, 膠質浸透圧の低下と関連していたという. また, closing volume ならびに closing capacity はいずれも4群で上昇していた. 特に気道熱傷例で著しい増加を示した. さらに, 広範囲熱傷や気道熱傷合併例では低酸素血症をきたしているが, 原因は換気血流不均等（図 3-23）, あるいはシャント効果と考えられている[9,11].

3 胸壁熱傷による換気障害

体幹胸壁に全周性またはそれに近い広範囲の熱傷を受けた場合, 浮腫による皮下組織の緊満により胸壁のコンプライアンスが低下し, 肺の膨張が妨げられ, 拘束性障害を生じる. 換気量の減少により, 呼吸困難, 動脈血炭酸ガス分圧上昇などがみられる. 非侵襲的陽圧換気療法（NPPV）もしくは気管挿管による人工呼吸器管理が必要となるが, Ⅲ度熱傷では胸部の減張切開を行う. また, 輸液量の増加は肺の酸素化能の低下をきたす可能性が示唆されているが, 多くは気道熱傷の合併例である.

一般的に気道熱傷合併時には必要輸液量が増加するという報告が多い. Scheulen らは気道熱傷を合併する場合に約37％の必要輸液量の増加を認め, Navar らは年齢や熱傷面積を考慮して検討し, 44％の増加を認めている[12,13]. われわれも同様の報告を行っている[14].

3. 病態

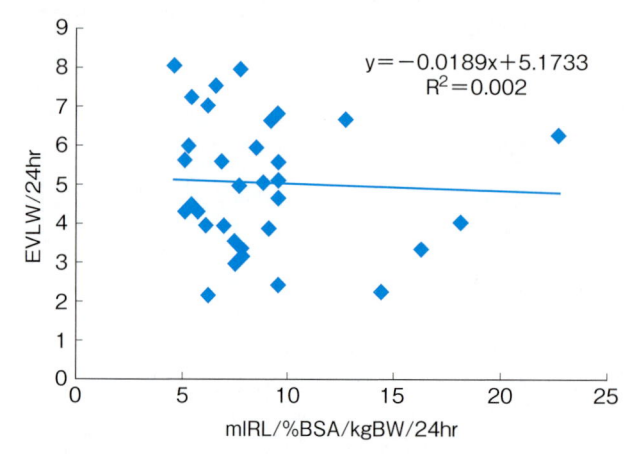

図 3-24 熱傷時の輸液量（横軸）と肺血管外水分量（縦軸）の関係（Holm C, et al. Chest. 2002; 121: 1956-62[16]）
輸液量の増大に伴う肺血管外水分量の増加は認められていない．

4 肺血管透過性亢進，血漿浸透圧低下による肺水腫

　重症熱傷では受傷後 24 時間程度は全身の血管透過性が亢進し，血漿成分の血管外漏出により循環血液量が減少する，いわゆる熱傷性ショックの病態を呈する．熱傷創部からの血漿蛋白喪失による血漿浸透圧低下も加わるため，循環維持のために大量の輸液を必要とし，結果として著明な浮腫，すなわち非機能性細胞外液の増加を生じる．肺でも同様の機序により間質，さらには肺胞腔に水分が貯留し，肺水腫を起こすといわれている．Demling らは実験的に 40％熱傷で明らかな肺水腫を認めないが，肺リンパ流量の 2 倍の増加を認めている[15]．しかし重症熱傷患者を対象に色素希釈法，熱希釈法を併用し肺循環のコンパートメントの水分量を測定したところ，48 時間以内は輸液量の如何にかかわらず肺血管透過性亢進も肺血管外水分量増加もみられなかったとする報告があり[16]（図 3-24），この時期に肺水腫様の病態がみられた場合，他の機序による可能性がある．

5 全身性炎症反応による肺障害

　気道熱傷を合併しなくても，重症熱傷では肺に障害が及ぶことがある．Turnage らは広範囲熱傷における肺毛細血管透過性とその機序について 45％熱傷ラットで検討している．熱傷による肺障害の初期病態は熱傷創からの蛋白の漏出による低蛋白血症ならびにこれによる膠質浸透圧の低下が肺血管外水分量の増加であり，さらに血管透過性の亢進が助長しているとしている．熱傷により全身性炎症反応症候群（systemic inflammatory response syndrome: SIRS）が惹起され，TNF-α をはじめとする各種サイトカインの影響で，肺でも血管内皮の障害による血管透過性の亢進，好中球の活性化と血管外浸潤がみられるとの報告がある[17]．炎症性の肺水腫が生じ，重症化して診断基準（表 3-5）を満たせば，ARDS となる[18]．臨床的には肺酸素化能の低下による低酸素血症，気道抵抗の増大，肺コンプライアンスの低下，CT では特徴的な下側肺障害の所見などがみられる．SIRS は通常は受傷から 24～48 時間程度で消退へ向かうが，不十分なデブリードメントや敗血症の併発などさらなる侵襲が加わる（除去されない）と，それ以降も SIRS が持続するため，SIRS に続発する二次的臓器障害としての ARDS へ進展する危険がつきまとう．ARDS の治療として肺保護換気や腹臥位管理などが行われるが，先に述べた胸部熱傷による胸郭コンプライアンスの低下や，熱傷部

表 3-5　ARDS の診断基準
（ARDS Definition Task Force. JAMA. 2012; 307: 2526-33[18] より改変）

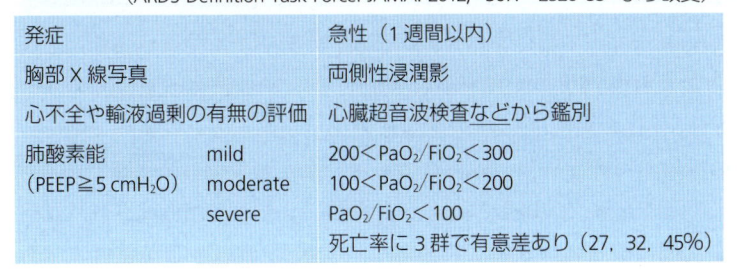

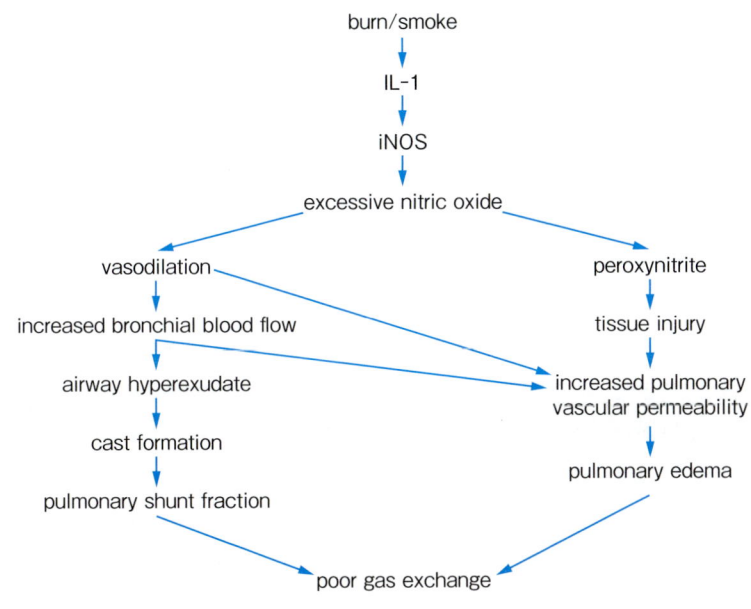

発症	急性（1週間以内）
胸部X線写真	両側性浸潤影
心不全や輸液過剰の有無の評価	心臓超音波検査などから鑑別
肺酸素能 （PEEP≧5 cmH₂O） mild moderate severe	$200 < PaO_2/FiO_2 < 300$ $100 < PaO_2/FiO_2 < 200$ $PaO_2/FiO_2 < 100$ 死亡率に3群で有意差あり（27, 32, 45%）

```
                    burn/smoke
                         ↓
                        IL-1
                         ↓
                        iNOS
                         ↓
               excessive nitric oxide
                ↙                    ↘
        vasodilation              peroxynitrite
             ↓                          ↓
   increased bronchial blood flow   tissue injury
             ↓         ↘                ↓
     airway hyperexudate  →   increased pulmonary
             ↓                  vascular permeability
       cast formation                   ↓
             ↓                    pulmonary edema
     pulmonary shunt fraction           ↓
                  ↘             ↙
                   poor gas exchange
```

図 3-25　気道熱傷時の NO の役割
（Enkhbaatar P, et al. Clin Sci. 2004; 107: 137-43[20]）

NO により HPVC が抑制され換気血流不均等が生じるとともに組織障害を呈する．

位による体交制限が加わることも多く，容易でない．

　一方，気道熱傷単独あるいは気道熱傷合併症での肺損傷の病態として，肺血管透過性亢進が亢進していることが数多く報告されている．気道熱傷では気管支への血流量が増加するが，気管支動脈の結紮あるいはエタノールの注入によって肺酸素化能の改善，リンパ流量の増加，さらに肺血管外水分量の低下が指摘されている[19]．

　そして，肺損傷の機序として一酸化窒素（NO）が注目されている．NO により低酸素性肺血管攣縮（HPV）が抑制され，$\dot{V}_A/\dot{Q}$ の不均等が生じる．さらに NO は酸素ラジカルと反応してより障害性の高い peroxynitrite を産生し，肺血管内皮細胞を障害し，肺水腫をきたす（図 3-25）．特に peroxynitrite による DNA 損傷およびそれに伴う poly（ADP-ribosome）合成酵素（PARP）の活性化が細胞障害の原因として注目されている[20]．下田らはIII度 40%熱傷＋気道熱傷ヒツジで PARP 合成阻害薬の効果を検討したところ，①肺水腫，②肺ガス交換，③気道の血流増加，④気道内圧上昇，⑤肺血管透過性，⑥血漿 NO_2^-/NO_3^-（NOx）上昇が改善したと報告している[21]．

B 受傷後数日以降の呼吸機能障害

　創感染や ventilator associated pneumonia（VAP）を含む院内肺炎，カテーテル関連感染症などを誘因として免疫能の低下している広範囲熱傷患者では容易に sepsis から septic shock に陥るリスクが高い．Sepsis から MODS の一部分症である ARDS の発症も予後規定因子として重要である．ARDS の病態は I 型肺胞上皮，肺毛細血管内皮細胞の障害による透過性亢進による肺水腫である．さらに肺水腫により肺胞の虚脱，肺胞腔充満，出血などにより広範囲にシャントが形成され，進行すれば高濃度酸素吸入でも肺酸素化能の改善はほとんど得られない．図 3-26 は多種不活性ガス排出法で求めた ARDS 患者の換気血流分布（$\dot{V}_A/\dot{Q}$ 分布）を示したものである．ARDS 患者では低換気血流比領域（シャント様効果）と高換気血流比領域（死腔様効果）が認められる[22]．また，ARDS では DIC の合併症も多く，血管内皮細胞障害から肺微小血管閉塞も病理学的にしばしば証明される．したがって，ARDS では死腔換気率の増加が早期に認められ，さらに死腔換気率の上昇が予後規定因子として有用であることが報告されている[23]．

　ARDS の換気のメカニクスである換気力学的特徴は肺水腫による肺コンプライアンスの低下と呼吸抵抗の上昇である．ARDS における圧量曲線を図 3-27 に示したが，圧量曲線の傾きが右方へ変位し，吸気時での下屈曲点が徐々に大きくなっている[24]．典型的 ARDS 症例の圧量曲線では図 3-28 に示した下屈曲点（LIP）とさらに上屈曲点（UIP）が認められることがしばしばである[25]．一般に LIP は虚脱した肺胞が再開通をはじめる圧であり，UIP より高い部位では肺胞が過膨張した状態を示唆している．したがって，人工呼吸管理を行う上で肺胞虚脱を防止する目的に PEEP は LIP より高く設定し，また肺胞過膨張を回避するために気道内圧の上限は UIP 以下とすることが重要となる．呼吸抵抗の上昇は気道の狭小化の影響も否定できないが，肺水腫による換気可能な肺領域の減少による効果とされる．

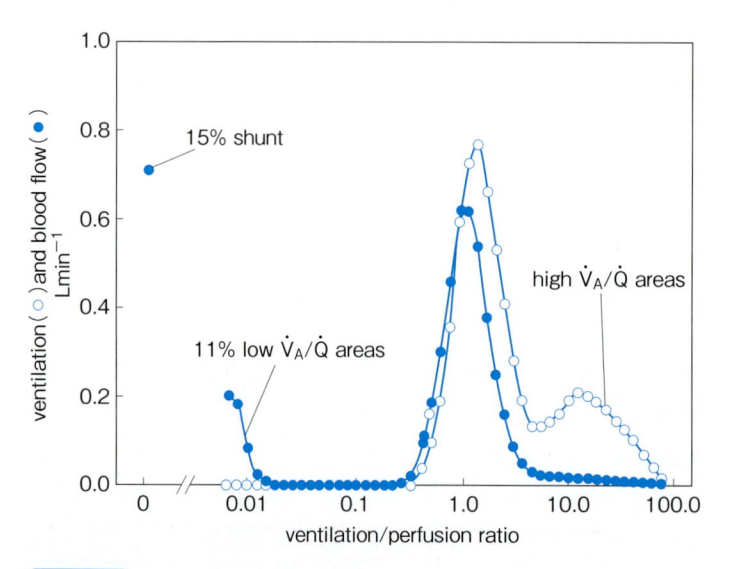

図 3-26 ARDS 症例の換気血流分布（West JB, et al. Ventilation-perfusion relationships. In: Crystal RG, et al, editors. The Lung Scientific Foundations. Vol. 2. New York: Raven Press; 1977. p. 1693-709[22]）
シャント効果と死腔換気の増大が認められる．

[6] 呼吸器系

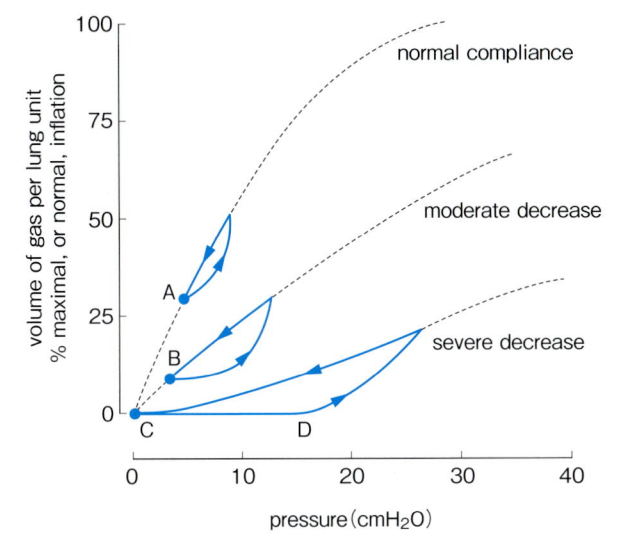

図 3-27 ARDS の圧量関係（Hopewell PC, et al. The adult respiratory distress syndrome. In: Shibei EM, et al, editors. Respiratory Emergency. Saint Louis: CV Mosby; 1997. p.101-28[24]）

重症化とともに FRC（機能的残気量）の低下（A→B→C）と傾きが右方へ偏位し，呼気時での下屈曲点（D）が徐々に大きくなっている．

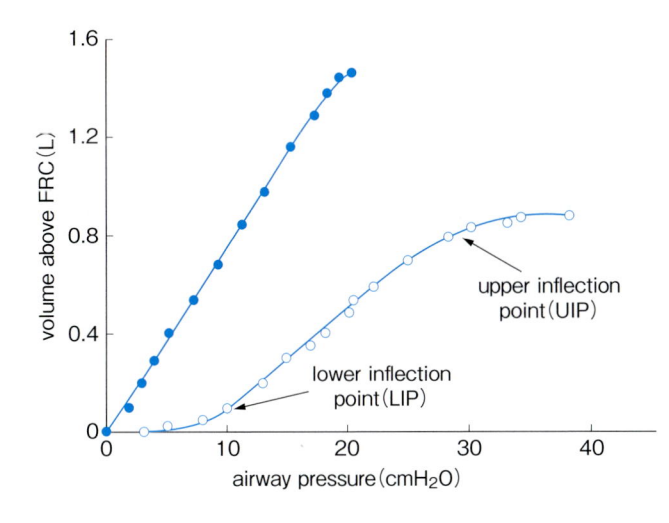

図 3-28 ARDS の圧量曲線（Bigatello LM, et al. Brit J Anaesth. 1996; 77: 99-109[25]）

ARDS の典型例では上屈曲点（UIP）と下屈曲点（LIP）が明らかである．

むすび

気道熱傷合併例で呼吸器障害が著しく，呼吸不全，肺炎の合併頻度は高く，また ARDS のリスクが高い．呼吸不全の病態の把握と適切な呼吸管理が重要である．

■文献
1) Shirani K, et al. The influence of inhalation injury and pneumonia on burn mortality. Ann Surg. 1987; 205: 82-7.
2) Hollingsed T, et al. Etiology and consequences of respiratory failure in thermally injured patients. Am J Surg. 1993; 166: 592-6.
3) Weiss SM, et al. Acute inhalation injury. Clin Chest Med. 1994; 15: 103-16.
4) Masanes MJ, et al. Fiberoptic bronchoscopy for the early diagnosis of subglottal inhalation injury: comparative value in the assessment of prognosis. J Trauma. 1994; 36: 59-67.
5) Chou S, et al. Fiberoptic bronchoscopic classification of inhalation injury. Surg Endosc. 2004; 18: 1377-9.
6) Marie JM, et al. Using bronchoscopy and biopsy to diagnose early inhalation injury. Chest. 1995; 107: 1365-9.
7) Wright MJ, et al. Smoke inhalation enhances early alveolar leukocyte responsiveness to endotoxin. J Trauma. 2005; 59: 64-70.
8) Reske A, et al. Computed tomography—a possible aid in the diagnosis of smoke inhalation injury?

Acta Anaesthesiol Scand. 2005; 49: 257-60.
9) Willey-Courand DB, et al. Alterations in regional ventilation, perfusion, and shunt after smoke inhalation measured by PET. J Appl Physiol. 2002; 93: 1115-22.
10) Whitener DR, et al. Pulmonary function measurements in patients with thermal injury and smoke inhalation. Am Rev Respir Dis. 1980; 122: 731-9.
11) 島津岳士, 他. 気道熱傷における肺換気血流比 (V_A/Q) の変化. 熱傷. 1988; 14: 169-70.
12) Scheulen JJ, et al. The parkland formula in patients with burns and inhalation injury. J Trauma. 1982; 22: 869-71.
13) Navar PD, et al. Effect of inhalation injury on fluid resuscitation requirements after thermal injury. Am J Surg. 1985; 150: 716-20.
14) 片桐真人, 他. 気道熱傷における気管支鏡所見に関する研究. 熱傷. 1989; 15: 8-13.
15) Demling RH, et al. Role of thermal injury-induced hypoproteinemia on fluid flux and protein permeability burned and unburned tissue. Surgery. 1984; 95: 136-44.
16) Holm C, et al. Effect of crystalloid resuscitation and inhalation injury on extravascular lung water. Chest. 2002; 121: 1956-62.
17) Turnage R, et al. Mechanisms of pulmonary microvascular dysfunction during severe burn injury. World Surg. 2002; 26: 848-53.
18) ARDS Definition Task Force. Acute respiratory distress syndrome: the Berlin Definition. JAMA. 2012; 307: 2526-33.
19) Sakurai H, et al. Altered systemic organ blood flow after combined injury with burn and smoke inhalation. Shock. 1998; 9: 369-74.
20) Enkhbaatar P, et al. Pathophysiology of acute lung injury in combined burn and smoke inhalation injury. Clin Sci. 2004; 107: 137-43.
21) 下田勝巳, 他. 熱傷および気道熱傷の病態における PARP 合成阻害剤の効果. 熱傷. 2004; 30: 238.
22) West JB, et al. Ventilation-perfusion relationships. In: Crystal RG, et al, editors. The Lung Scientific Foundations. Vol. 2. New York: Raven Press; 1977. p.1693-709.
23) Nuckton TJ, et al. Pulmonary dead-space fraction as a risk factor for death in the acute respiratory distress syndrome. N Engl J Med. 2002; 346: 1281-6.
24) Hopewell PC, et al. The adult respiratory distress syndrome. In: Shibei EM, et al, editors. Respiratory Emergency. Saint Louis: CV Mosby; 1997. p.101-28.
25) Bigatello LM, et al. New approaches to acute lung injury. Brit J Anaesth. 1996; 77: 99-109.

〔相馬一亥〕

[7] 消化器系

A 総論

　特殊な受傷機転を除き，消化器系が熱による障害を直接受けることはない．しかし，Curling潰瘍とよばれる胃十二指腸の粘膜病変が古くから指摘されているように，消化器系，特に消化管が生体に加わった熱傷などの過大侵襲時に標的器官となることは明らかである．生体に過大侵襲が加わった場合の消化器系における病態は，内臓血流減少に伴う腸管血流の低下（虚血）に集約される[1-3]．熱傷侵襲急性期の血管透過性亢進や循環血液量減少によって，血管収縮を増強するメディエーターの産生が亢進し，内臓血流の減少がさらに助長され腸管血流も低下する．この腸管血流の低下を契機として，腸管粘膜の虚血や虚血再灌流障害が発生し，腸管粘膜の萎縮や粘膜バリアの障害による透過性亢進が起こる[4,5]．

　腸管粘膜の萎縮や粘膜バリアの障害の程度は熱傷面積に相関しているといわれており，消化管に定着している細菌あるいは細菌由来の毒素が粘膜バリアを超えて，血行性あるいはリンパ行性に他臓器に侵入する現象である bacterial translocation（BT）に深く関与している．そして，このBTが重症熱傷の経過中に続発し，予後に大きく影響を与える敗血症（sepsis）や多臓器不全（MOF）の要因の1つと考えられている[6,7]．マウスの背部に一定面積の熱傷を加えた熱傷モデルにおける腸管粘膜の変化（萎縮）とBTに関する報告では，緑膿菌による腸管からのBTによって，敗血症に進展し致死的になることが示されている[8]．また，熱傷患者において腸管粘膜の透過性を尿中のlactulose/mannitol比で評価したところ，著明な透過性亢進が認められるばかりでなく，血中エンドトキシン濃度と有意に正の相関を示し，早期経腸栄養が腸管感染予防に有用であることも報告されている[9]．臨床的には，TBSA 20％以上の熱傷患者でMOFやsevere sepsisに陥る割合がそれぞれ28％，14％であったという報告がある[10]．

B 治療─対策

　上述したように腸管血流低下が熱傷急性期の消化器系の病態を集約していることから考えて，十分な腸管血流を維持するための適切な循環管理が最善の治療であることはいうまでもない．熱傷急性期（熱傷ショック期）の特異的な輸液療法やその管理に関しては他項にゆずるが，循環動態が一見安定していても十分な腸管血流が得られているかは不明で，腸管血流が十分維持されていることを正確に評価することは困難であり，実際には一般的な循環動態の指標（収縮期血圧，心拍数，時間尿量，中心静脈圧など）の正常化が原則である．熱傷急性期は敗血症ではないが，治療目標としてearly goal direct therapyのアルゴリズムは参考になると思われる．

　その他として消化器系に特異的ではないが，末梢循環不全の指標としての血中乳酸値は有用な場合があり，循環動態が安定しているにもかかわらず，血中乳酸値の上昇や持続高値あるいは低下が認められない場合には腸管虚血を疑う指標となる[11]．このように急性期の輸液不足が腸管血流の低下に与える影響は大きいが，一方で過剰輸液も腸管の浮腫や麻痺性イレウスなどの消化管機能障害

3. 病態

に影響を与えることも認識する必要がある．

　腸管粘膜の萎縮や粘膜バリアの障害を制御する特異的な治療法は確立されていないが，熱傷を含めた重症患者の予後を改善するための腸管粘膜の改善や BT の予防，免疫能の改善には早期経腸栄養の重要性が強調されている．しかし，少なくとも熱傷急性期の消化管の状態は，すでに述べたように経腸栄養を早期に容易に開始できるような状態ではない．この時期に機械的に必要栄養量を算出し無理な経腸栄養を開始することは，消化器系に過剰な負担をかけ，場合によっては麻痺性イレウスなどの重篤な合併症を併発する可能性があり，慎重な消化器系の評価が必要である．したがってこの時期には消化管蠕動を促す薬剤の投与や下剤などによる消化管洗浄を実施し，消化管機能維持（消化管蠕動維持）と早期経腸栄養のための準備を整えるべきである．人工呼吸管理を含めた集中治療が必要な重症熱傷の場合は受傷時から消化管洗浄目的に胃管から下剤（D-ソルビトールとラクツロースなど）を投与し，消化管蠕動低下に対してパントテン酸や場合によっては PGF2α を投与し refilling 期が終了し腸管の浮腫が軽減する時期に経腸栄養が開始できるようにする．また重症症例では胃の運動が悪く，十二指腸以降に薬物や栄養が移動しない場合があり，そのような場合には十二指腸まで経腸チューブを挿入するか，イレウス管などを用いることも考慮する．消化管の状態や蠕動の確認には造影剤を注入し腹部 X 線写真を撮影するか，腹部に熱傷が存在しない場合には超音波検査で腸管の蠕動や粘膜の状態を観察すべきである．

　BT の予防として選択的消化管殺菌（SDD: selective digestive decontamination，予防的抗菌薬経口投与）は，施設ごとの antibiogram を参考に選択し，目標菌株に対し抗菌力を有する薬剤を選択することにより目標菌株を抑制し，BT による感染を抑制できる可能性がある．一方，目標菌株が明確でない場合には SDD は行うべきではなく，目標菌株が明確な場合も耐性菌や菌交代現象を考慮すると投与期間は 3〜5 日以内に留めるべきである[12]．

C　ピットフォールと回避法

　胃十二指腸の粘膜病変は現在では，熱傷侵襲によるストレス潰瘍の一種として捉えられており，急性胃粘膜病変（AGML）がその主体で，熱傷面積が 30％以上の重症熱傷で高率に合併すると報告され[13]，かつては予後を左右する重篤な合併症であったが現在ではその予防法によって臨床的に重要な出血をきたす胃十二指腸潰瘍の発生を経験することは少なくなった．しかし，重症熱傷受傷直後に挿入された胃管から血性の排液が確認されることを少なからず経験する．治療経過中にこれらの病変が出現した場合には経腸栄養の妨げになるため，軽度な場合（胃管に潜血が認められる程度など）でも，内視鏡的にその病変と局在部位を診断し，早期の段階から適切な治療を実施することが必要である．熱傷症例に対するストレス潰瘍の予防薬として本邦でも投与可能で有効薬剤はスクラルファートと H_2 ブロッカーであり，2 剤に有意差ないがスクラルファートの方が安価である．またラニチジンとスクラルファートによる RCT ではラニチジンのほうが臨床的に重要な出血が有意に少なかったが，胃内 pH の上昇からラニチジンのほうが二次的肺炎のリスクは高かったと報告されている[14]．

　下部消化管でも高齢者の熱傷患者で治療経過中に直腸潰瘍を形成し，大量出血をきたした報告がなされている．上部消化管のように熱傷侵襲がその発生に関与しているかは明確ではないため，念のために直腸病変の有無に関して早期にスクリーニングすることは有用である．特に肛門内留置型排便管理チューブを使用する場合は必須である．肛門内留置型排便管理チューブは肛門周囲に熱傷

創がある広範囲熱傷では，その使用が肛門周囲を感染から保護することが期待できるので，使用を考慮してよいとされている[12]．

感染性腸炎や抗生物質による偽膜性腸炎は，急性期を過ぎた合併症として発生する可能性がある病態である．一度このような合併症が発生すると全身状態に影響を与え，熱傷創の治癒過程にも影響を与えることがあるため，経過中念頭に置く必要がある．重症熱傷症例では熱傷創を含めた細菌培養（創部・咽頭・胃液・糞便の監視培養など）を定期的に実施することによって，胃十二指腸潰瘍予防薬や抗生物質の適正使用，経腸栄養の評価，腸炎の早期診断の参考になる．

以上，熱傷における消化器系への影響（病態）について，消化管の機能異常を中心に述べた．重症熱傷の治療は長期間に及ぶことが多く，消化管の病態に着目することは，栄養学的な側面と感染症に対する免疫学的な側面から考えて不可欠である．

■文献
1) Jones WG, et al. Splanchnic vasoconstriction and bacterial translocation after thermal injury. Am J Physiol. 1991; 261: 1190-6.
2) Inoue S, et al. Increased gut blood flow with early enteral feeding in burned guinea pigs. J Burn Care Rehabil. 1989; 10: 300-8.
3) Tokyay R, et al. Postburn gastrointestinal vasoconstriction increases bacterial and endotoxin translocation. J Appol Physiol. 1993; 74: 1521-7.
4) Chung DH, et al. Burn induced transcriptional regulation of small intestinal ornithine decarboxylase. Am J Surg. 1992; 163: 157-63.
5) Chung DH, et al. Role of polyamine biosynthesis during gut mucosal adaptation after burn injury. Am J Surg. 1993; 165: 144-9.
6) Moor FA. The role of the gastrointestinal tract in postinjury multiple organ failure. Am J Surg. 1999; 178: 449-53.
7) Shimizu K, et al. Altered gut flora and environment in patients with severe SIRS. J Trauma. 2006; 60: 126-33.
8) Hatano K, et al. Bacterial translocation of intestinal pseudomonous aeruginosa post-burn infection of mice. J Infect Chemother. 1996; 1: 193-6.
9) Peng Y, et al. Effects of early feeding on the prevention of enterogenic infection in severely burned patients. Burns. 2001; 27: 145-9.
10) Cumming J, et al. Objective estimates of the incidence and consequences of multiple organ dysfunction and sepsis after burn trauma. J Trauma. 2001; 50: 510-5.
11) Jones AE, et al. Lactate clearance vs central venous oxygen saturation as goals of early sepsis therapy. JAMA. 2010; 303: 739-46.
12) 日本熱傷学会．熱傷診療ガイドライン．
13) 関根尚之，他．熱傷の病態．In: 島崎修次，編．熱傷ハンドブック．東京: 中外医学社; 1985. p.62-8.
14) 藤田　尚，他．救急領域でのEBM：熱傷症例をどう治療したか．薬の知識．1999; 50: 8-11.

〈奈良　理，浅井康文〉

[8] 内分泌代謝

A 総論

　熱傷による皮膚の損傷は生体に種々の全身性・局所性変化をもたらす．全身性変化としてはサイトカインを中心とした急性炎症反応と，自律神経系，内分泌系，免疫系を中心とした古典的侵襲反応とが互いに連動して侵襲反応系が形成される．局所変化としては炎症性サイトカインや免疫細胞の誘導，各種成長因子の産生，創部で産生される有害物質の除去などが行われ，創部の組織修復が図られる．熱傷早期の全身性反応は水分電解質の維持，エネルギー需要に対する熱源の供給，免疫反応や種々の酵素産生に必要なアミノ酸の供給，体温調節や自己防衛機能の維持，疼痛緩和など生命維持を目的とした合目的反応として誘導されるが，急性炎症反応と古典的侵襲反応とが遷延すると，過度の代謝亢進，感染，免疫能低下，臓器障害などが発生し，生体は危機的状態に陥る．

1 熱傷初期の神経内分泌反応

　なぜ熱傷後に強い代謝亢進が発生するのかに関してはいまだ十分には解明されていない．熱傷後は炎症性サイトカイン，血小板活性化因子，活性酸素種，アラキドン酸代謝産物，一酸化窒素，接着因子，凝固因子などの生理活性物質が増加する急性炎症反応と，熱傷刺激が求心性に視床下部神経核に伝達され，その情報が遠心性に交感神経系，内分泌系，免疫系に伝わり，種々のホルモン産生や免疫能が賦活される古典的侵襲反応とが賦活される．これらの侵襲反応は侵襲の大きさと持続時間に比例し，熱傷面積が広範になるほど，熱傷深度が深くなるほど，感染が強くなるほど，著明となり，また遷延する[1]．

　熱傷刺激が視床下部-下垂体系に作用すると，ACTH 分泌の上昇を介して副腎皮質よりコルチゾル分泌が増加する（視床下部-下垂体-副腎皮質系）．通常，健康成人でのコルチゾル分泌は 15〜30 mg/24hr であるが，熱傷ストレスが加わると 300 mg/24hr という大量のコルチゾルが分泌される．熱傷治療が遷延し，感染や敗血症を合併すると，副腎機能障害が発生し，ACTH やコルチゾル分泌が低下する[2]．中枢よりの遠心性神経刺激は交感神経，副腎髄質を刺激し，カテコラミン分泌を増加させる（交感神経-副腎髄質系）．交感神経刺激は膵でのグルカゴン分泌を増加させるが，インスリン分泌は不変あるいは減少する（交感神経-膵臓系）（図 3-29）．その他，成長ホルモンは不変あるいは著明に増加し，甲状腺ホルモンは不変あるいは著明に低下する．熱傷では種々の代謝が著明に亢進するが，甲状腺ホルモンは熱傷後の代謝亢進にほとんど関与しない．性腺ホルモンであるテストステロンは熱傷 4 週間後まで低値を持続し，エストロゲンは不変あるいは軽度上昇する．

2 代謝亢進と神経内分泌反応

　重症熱傷では蛋白・脂質異化を中心とした著しい代謝亢進をきたす[3]（図 3-30）．もっとも大きな代謝変動は筋蛋白の崩壊，筋組織の脆弱化，アミノ酸取り込みの低下，筋蛋白合成の低下である．筋蛋白崩壊は尿中窒素排泄の増加や負の窒素平衡をきたす．崩壊した筋蛋白は肝での急性相蛋白合成，免疫系の維持，消化管粘膜構築などに利用されるため，それ自身合目的な反応であるが，この

[8] 内分泌代謝

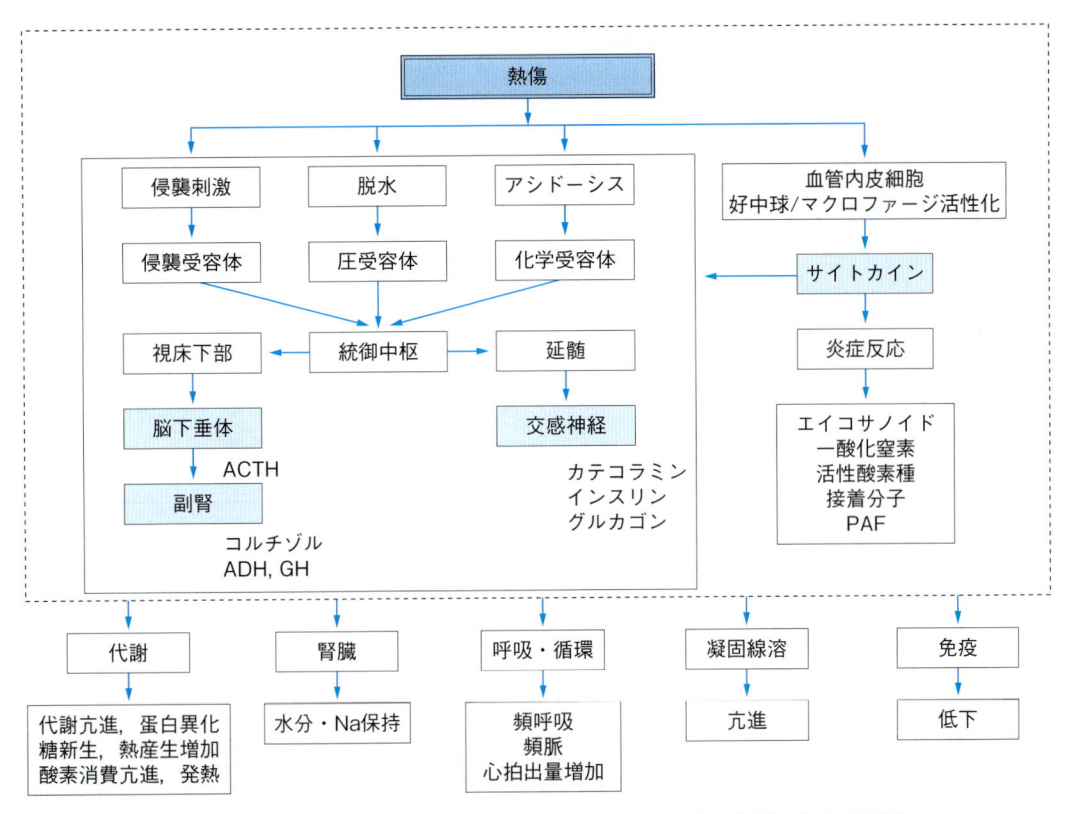

図 3-29 急性炎症反応と古典的侵襲反応によるホルモン分泌と生体内代謝に与える影響

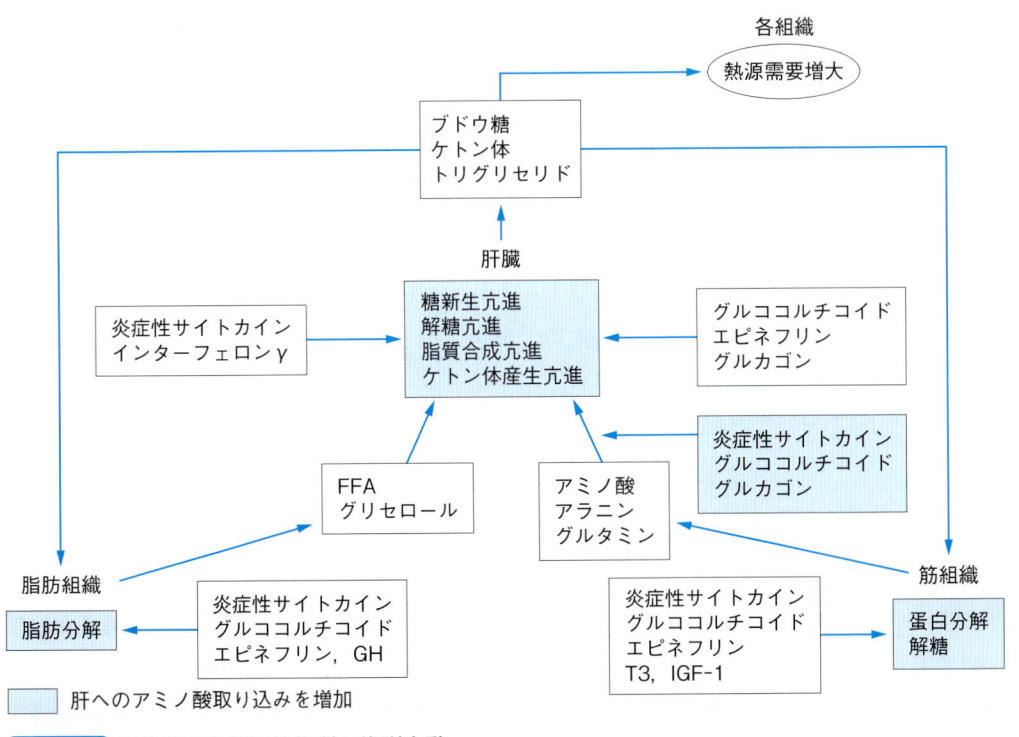

図 3-30 侵襲時の生理活性物質と代謝変動

3. 病態

表 3-6　栄養・代謝障害が生体に与える影響

体重減少	合併症	死亡危険率
10%	免疫能低下，感染併発	10%
20%	創傷治癒遅延	30%
30%	著明な筋力低下，不穏，臓器障害	50%
40%	多臓器不全	100%

反応が遷延すれば，筋肉の脆弱化が著しくなり，創治癒の遷延，多臓器障害が発生する（表 3-6）．

　熱傷面積 25％以上の成人熱傷では受傷当初の代謝が 110～210％にまで亢進し，熱傷面積が 40％以上になると，長期にわたり 180％以上の代謝亢進が持続する．代謝亢進により，酸素消費量，呼吸数，心拍出量，炭酸ガス産生，創部血流，蛋白・脂肪・グリコーゲン異化などが著明に増加あるいは亢進する．筋蛋白の異化はグルココルチコイドと TNF，IL-1 により惹起されるが，TNF，IL-1 自身には蛋白崩壊作用はなく，その作用はグルココルチコイド依存性に発揮され，しかも，グルココルチコイドと TNF，IL-1 とは互いに negative feedback の関係にある．すなわち，グルココルチコイド分泌は TNF，IL-1 により刺激されるが，TNF，IL-1 が増加すれば，グルココルチコイドは TNF・IL-1 の産生を抑制する[4]．熱傷では合成された蛋白の多くが体内に保有されることなく消費され，しかも，蛋白異化は急性期から回復期まで長期間持続し，日々 20～25 g/m^{2}の蛋白が崩壊，異化する．強いストレス下ではたとえ十分量の熱源を補給したとしても，蛋白異化を阻止することができず，体蛋白から必要熱量の 20～25％が動員され燃焼する．筋蛋白崩壊はアラニンの増加をもたらし，増加したアラニンは糖新生に利用され，過血糖を助長する．熱傷後の過血糖は感染率を増加させ，植皮の生着率も悪くなる[5]．

　熱傷後は糖代謝も著明に亢進し，高血糖状態が持続する．高サイトカイン血症が持続すれば，サイトカインによる Langerhans 細胞障害，あるいはインスリン転写因子の障害が発生し，インスリン分泌が低下する．熱傷後の耐糖能障害はインスリン分泌の低下やカテコラミン，グルカゴン，コルチゾルといったインスリン拮抗物質の増加，グリコーゲン分解や糖新生の亢進などにより長期間持続し，高サイトカイン血症がさらに耐糖能を悪化させる．

　熱傷では末梢組織での脂肪分解と肝での脂質合成の亢進が著明となる．コルチゾル・カテコラミンによるホルモン感受性リパーゼの活性化により脂肪分解が亢進し，大量の FFA が血液中に放出される．FFA の多くは肝でトリグリセリドに変換され，血中に放出されるが，炎症性サイトカインがリポプロテイン活性を抑制するため，組織での FFA やトリグリセリドの取り込みは低下する．したがって，熱源として使用される FFA はわずか 30％程度に過ぎず，残りは単に recycling するのみである[6]．熱傷後の組織では脂肪利用能の低下，蛋白要求量の増加といった熱源利用率の変化が生じる．

3 水分電解質変動と神経内分泌反応

　下垂体-副腎皮質系は熱傷直後から著明に賦活され，コルチゾル，ADH，レニン・アンジオテンシン，アルドステロンの分泌が亢進する．コルチゾルはストレスに対する抵抗性，抗炎症性などの作用と，腎血流量や糸球体濾過量を増加させる働きを介して体液を保持する作用を発揮するため，生体防御にとって不可欠である．浸透圧を調節する ADH は血中浸透圧の変化が中枢神経系に伝達されることにより分泌されるため，血液濃縮の著しい熱傷初期においては大量の ADH が分泌される．

通常，ADH は浸透圧が正常に復せば正常化するが，熱傷では初期の水分・電解質補正が終了しても，疼痛刺激，組織損傷，血液量の変動などにより，その後も ADH の分泌亢進が持続する．ときに重症熱傷では，低 Na，低浸透圧に対して ADH が反応しない抗利尿ホルモン分泌異常症が発生することがある．

　血液量・血流量・血清 Na・細胞外液量などの低下，血清 K の増加はレニン-アンジオテンシン-アルドステロン系を賦活する．熱傷後は ADH と同様にアルドステロンが著明に増加し，その分泌が 500 pg/mL 以上になることもある．増加したアルドステロンは Na や水分の再吸収，K 排泄を増加させる．通常，アルドステロン分泌は細胞外液の Na や水分量の正常化とともに減少するが，熱傷では水分・電解質補正が終了しても，その分泌が長期間亢進する．侵襲後はアルドステロンやコルチゾルがともに増加するが，アルドステロンとコルチゾルとの増加は必ずしも併行せず，また，アルドステロンはレニンの増加とも併行しないときがある[7]．

4 免疫と神経内分泌反応

　熱傷早期の輸液や創管理の進歩により，熱傷による早期死亡は減少したが，その後の敗血症による死亡はいまだ改善されず，晩期死亡の 75%以上を占める．免疫不全による易感染性の発生機序としては皮膚の欠損，組織虚血，細菌の侵入，貪食機能異常，補体異常，ヘルパー細胞の機能異常，免疫抑制物質の産生，ストレスホルモンの増加，PGE2 の増加など，種々指摘されているが，その原因はいまだ定かでない．熱傷による免疫不全はリンパ球の減少，機能低下，分化異常が大きな原因であると考えられている．免疫反応の主役である $CD4^+T$ 細胞はサイトカインの産生パターンにより Th1（IFN・IL-2 産生），Th2（IL-4・IL-5・IL-10 産生）に分類される．強いストレスや熱傷では Th1 が低下，Th2 が不変もしくは低下する．したがって，免疫不全は Th1/Th2 の不均衡にて発生すると考えられている（表 3-7）[8]．Th2 が優位になる機序は明らかでないが，増加したグルココルチコイド，PGE2，ノルエピネフリンなどが関与するとされている[9]．グルココルチコイドは単球・マクロファージ・T リンパ球などの機能や免疫グロブリンの産生を抑制して免疫能を低下させる．熱傷後に産生される TNF，IL-1，IL-6 などの炎症性サイトカインはグルココルチコイドの分泌増加を介して免疫抑制に関与するため，炎症性サイトカインが多量に産生される重症熱傷ではより強い免疫異常，免疫不全が発生する．

5 再生因子と幹細胞

　熱傷創では基底細胞の分化，増殖のみならず，脂肪組織および骨髄由来幹細胞の熱傷創への動員など様々な自己再生機転が惹起される[10]．Stromal cell-derived factor-1（SDF-1）は CXCR4 受容

表 3-7 Helper T cell subset と HLA-DR 発現率
（武山直志，他．日救急医会誌．2004; 15: 1-7[8]）

	Th1（%）	Th2（%）	HLA-DR（%）
多発外傷			
ISS≧25	11.3±7.5	0.4±0.2	34.3±20.6
ISS＜25	21.1±7.6	0.3±0.2	43.6±11.3
敗血症	6.2±2.3	0.2±0.1	8.4±6.5
熱傷，%TBA＞30	9.4±8.1	0.3±0.3	12.3±8.4
健康成人	23.1±8.1	0.3±0.2	70.7±10.3

3. 病態

体を有する骨髄間葉系幹細胞の代表的な遊走因子であり，熱傷創部でその発現が亢進している[11]．その際形成される濃度勾配に従って骨髄間葉系幹細胞が熱傷創に動員される．熱傷創部から大量に放出されるHMGB1（High Mobility Group Box 1）も骨髄間葉系幹細胞の血中への動員，熱傷創部への集積に関与している．集積した間葉系幹細胞は真皮線維芽細胞や表皮角化細胞に分化し，損傷皮膚を再生する．皮膚に集積した間葉系幹細胞は抗炎症作用，瘢痕抑制作用も有するため，創傷治癒に有利である．

B 対策

現在，熱傷後に内分泌ホルモンあるいは拮抗物質を投与して，総合的にホルモンバランスを調節するといった治療法はない．現在，以下のごとき方法にて，わずかに各々の病態に対応しうるのみである

1 熱傷早期

脱水が高度になるほど，急性腎不全発症の危険性が高まるため，尿量，尿比重，尿浸透圧を参考に適切な輸液を行う必要がある．急性腎不全の発症が疑われたときは容量負荷とカルペリチドの少量持続投与（$0.02\,\mu g/kg/$分）を行うが，容量負荷は慎重に行う．

2 熱傷中期

a）下垂体-副腎系のホルモン調節

ストレスの持続や感染により，ときに下垂体機能が低下し，コルチゾル分泌が低下する．下垂体-副腎系の機能障害を疑った場合は，ヒドロコルチゾン200〜300 mg/日を7日間投与する[2]．

b）血糖調節

代謝亢進，ストレス反応による高血糖に対してはインスリンによる血糖調節を積極的に行う．血糖の調節範囲には諸説があり定まっていない．van den Berghe ら[12]は重症患者の血糖を110 mg/dL以下に調節することにより予後を改善すると報告したが，その後の研究で否定されている[13]．現在は，150 mg/dL前後を目標とするやや緩やかな調節が主流である．

c）蛋白異化抑制

欧米では蛋白崩壊を抑制するために成長ホルモンやIGF-1, oxandroloneなどが用いられているが，わが国では一般的でない．成長ホルモン0.2 mg/kgの筋肉内投与はIGF-1産生を刺激，TNF発現を抑制して蛋白同化を促進し，腸管粘膜を保護する．IGF-1は成長ホルモンと同様の作用を有し，成長ホルモンより副作用が少ない．蛋白同化ステロイドであるテストステロン誘導体のoxandroloneは年齢に関係なく良好な蛋白同化作用を発揮し，さらに，熱傷急性期に減少するアルブミン，プレアルブミン，補体，フィブリノゲンなどの急性相蛋白も増加させ，副作用も成長ホルモンより少ない[14]．

d）カテコラミン抑制

カテコラミンは熱傷での代謝亢進の中心をなし，その濃度は通常の10倍にも達する．βブロッカーであるプロプラノロールは心仕事量の減少，末梢での脂肪分解の抑制，蛋白同化物質の発現増強などの作用を有し，代謝を同化方向に導く[14]．

C ピットフォールと回避法

　40％以下の熱傷では敗血症を合併しない限り，異化反応は軽度であるが，40％以上になると，強い異化亢進となり，1年後においても生体内代謝は正常化しない．したがって，人為的に代謝を制御することは重要であるが，現在，いかなる薬剤を用いても，熱傷後の代謝変動を完全に抑制することはできない．重症熱傷では適切な初期輸液にて脱水を補正し，浮腫形成を最小限にとどめ，早期に壊死組織を切除して創部を閉鎖し，感染対策を密にし，必要な栄養補給を行う，などの基本的治療に専念することが重要であり，代謝抑制を目的とした治療に重点をおくべきでない．薬剤による代謝抑制はあくまでも補助手段に過ぎず，また，過大の期待を抱くべきでない．代謝抑制薬ではインスリン，メトホルミン，プロプラノロール，oxandrolone が副作用も少なく，効果も認められ，経済的にも優れている．

■文献

1) 田中孝也, 他. 内分泌代謝. 救急医学. 2003; 27: 22-4.
2) Annane D, et al. Effect of treatment with low doses of hydrocortisone and fludrocortisone on mortality in patients with septic shock. JAMA. 2002; 288: 862-71.
3) Williams FN, et al. What, How, and How much should patients with burns be fed? Surg Clin North Am. 2011; 91: 609-29.
4) Baracos VE. Anabolic and catabolic mediators. Curr Opin Clin Nutr Metab Care. 1998; 1: 241-4.
5) Gore DC, et al. Association of hyperglycemia with increased mortality after severe burn injury. J Trauma. 2001; 51: 540-4.
6) Wolfe RR, et al. Effect of severe burn injury on substrate cycling by glucose and fatty acids. N Engl J Med. 1987; 317: 403-8.
7) 田中孝也, 他. 集中治療を要する患者に対する輸液管理の特徴. 救急集中治療. 2002; 14: 13-23.
8) 武山直志, 他. 高度侵襲患者における immunoparalysis―ヘルパー T cell phenotype 不均衡とマクロファージ単球機能失調. 日救急医会誌. 2004; 15: 1-7.
9) Ramierz F, et al. Glucocorticoids promote a TH2 cytokine response by CD4$^+$T cells in vitro. J Immunol. 1996; 156: 2406-12.
10) Staniszewska M, et al. Stem cells and skin regeneration. Folia Histochem Cytobiol. 2011; 49: 375-80.
11) Ding J, et al. Stromal cell-derived factor 1 (SDF-1) and its receptor CXCR4 in the formation of postburn hypertrophic scar (HTS). Wound Repair Regen. 2011; 19: 568-78.
12) van den Berghe G, et al. Intensive insulin therapy in the critically ill patients. N Engl J Med. 2001; 345: 1359-67.
13) Finfer S, et al. Intensive versus conventional glucose control in critically ill patients. N Engl J Med. 2009; 360: 1283-97.
14) Sheridan RL, et al. What's new in burns and metabolism. J Am Coll Surg. 2004; 198: 243-63.

〈武山直志〉

[9] 免疫とサイトカイン

　熱傷のような侵襲に対して引き起こされる過剰な生体反応が systemic inflammatory response syndrome（SIRS）という新しい概念で包括されるようになってきた[1]．SIRS のような病態の背景には高サイトカイン血症が存在している．

　生体の分化・増殖・恒常性維持の目的で，細胞間において様々な情報交換が行われている．特に免疫系における細胞情報交換を行う主要な液性因子がサイトカインである．

　これまで数多くのサイトカインの遺伝子構造が解明され，さらに細胞表面に発現するそれらの受容体の解析も飛躍的に進み，サイトカインの作用は受容体の構造と情報伝達のメカニズムにより説明されるようになってきた．

　SIRS においては，局所，あるいは全身における反応として tumor necrosis factor α（TNF-α），interleukin 1β（IL-1β），IL-6，IL-8 などを中心とする炎症性サイトカインが産生される．しかし，一方で，これらの炎症性サイトカインの上昇とほぼ一致して IL-4，IL-1 receptor antagonist（IL-1ra），IL-10 などの抗炎症性サイトカインも上昇する[2]．

　生体の損傷に起因する炎症反応に関わるサイトカインは炎症の進展に併せて，一時的に産生量が増加し，シグナルを他の細胞に伝えたあとに，その産生量は低下する．

　サイトカインの産生は正および負の調節を受けており，通常は異常な産生は抑制されている．しかし，この調節が崩れ，異常量のサイトカインが産生されると，不可逆性の病態を惹起する（図3-31）[3]．すなわち acute respiratory distress syndrome（ARDS），disseminated intravascular coagulation（DIC），敗血症などで，そしてその最も重篤な病態が敗血症性ショックであり，たびたび多臓器不全症に進行し，死に至ることも度々みられる．この過程においてサイトカインは多彩な推移を示し（図3-32），その刺激により phospholipase A$_2$，エイコサノイド，一酸化窒素（NO），endothelin-1，thrombomodulin，好中球エラスターゼ，接着分子などが産生され，これらが間接的あるいは直接的に細胞・組織障害をもたらし複雑な病態が形成される[4]．

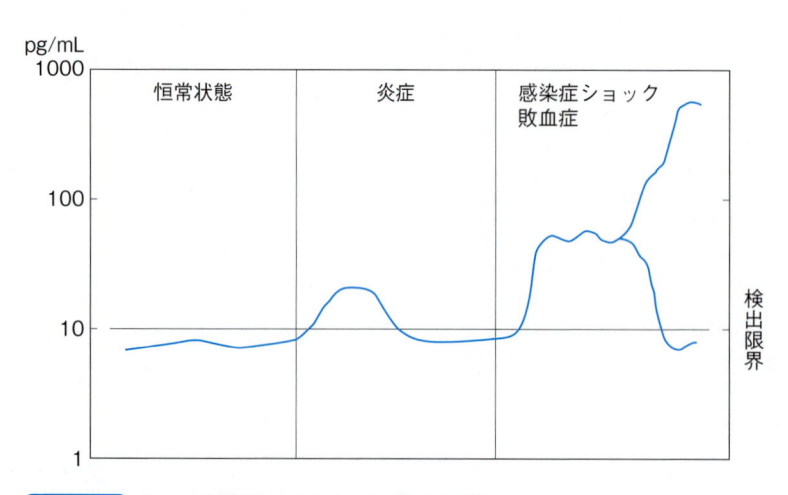

図 3-31 血中の炎症性サイトカイン値と病態

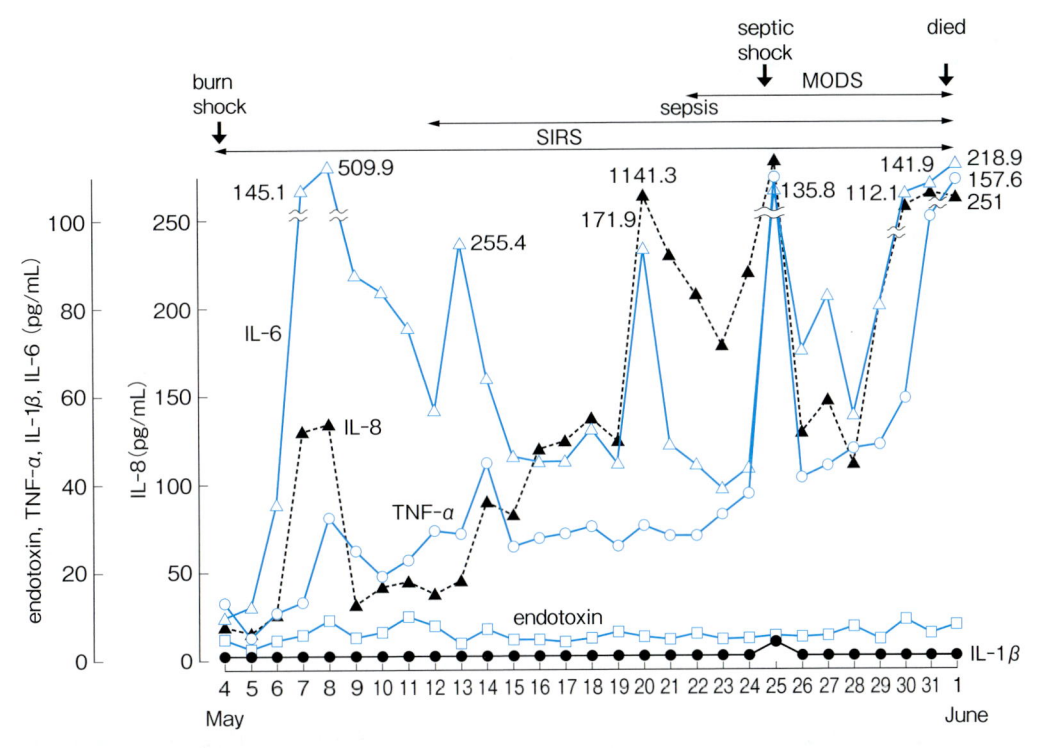

図 3-32 重症熱傷患者の受傷直後から死亡するまでの炎症性サイトカインの推移

A 炎症性サイトカイン

1 熱傷早期のサイトカイン値

　症例を total burn surface area（TBSA）の大きさに従い，TBSA が 20％以上でかつ 40％未満を A 群，TBSA が 40％以上でかつ 60％未満を B 群，TBSA が 60％以上を C 群と，3 群に分けて検討してみると，来院時（受傷より 2 時間以内）の TNF-α で測定限界を越えたのは 70.8％であった．全症例の TNF-α 値と TBSA 値間には有意の相関はみられなかった．来院時の IL-6 で測定限界を越えたのは 70.8％で，全症例の IL-6 値と TBSA 値間には有意の相関はみられなかった．来院時の IL-8 はすべて測定限界以上であった．全症例の IL-8 値と TBSA 値間に有意の相関はみられなかった．

　A，B，C 群のそれぞれの間においても有意の差はみられなかった．

　受傷より 5 日間までで TNF-α 値が大きく増加することはなく，また A，B，C 群間に有意の差はみられなかった．IL-6，IL-8 も TNF-α と同じような動きを示し，熱傷面積とは相関関係がみられなかった．

2 全経過中のサイトカイン値

　TNF-α，IL-6，IL-8 は全症例において測定限界を越えた．TNF-α 値と TBSA 値間には有意の相関がみられた．IL-6 と TBSA 値間にも有意の相関がみられた．全症例の IL-8 値と TBSA 値間には有意ではないものの相関傾向がみられている．

3. 病態

3 敗血症群と非敗血症群のサイトカイン値

敗血症を合併した症例のTNF-α，IL-6，IL-8の最大値と，敗血症を合併しない症例のTNF-α，IL-6，IL-8値間にはいずれも有意の差がみられた．

敗血症や敗血症性ショックにおけるさまざまな病態形成にTNF-αが関与している可能性については多く報告されてきた．生体に多大な炎症反応を惹起する熱傷においては，TNF-αをはじめとして，炎症性サイトカインであるIL-6，IL-8も病態に強く関わっていることも想像される．

熱傷においては，感染を合併しない時期においては受傷直後が最も炎症反応が強く，かつTBSAが大きいほど炎症反応も強いであろう．

来院時に低い値ではあるが，TNF-α，IL-6が約70％の症例で，IL-8は全症例において検出された．TNF-α，IL-6，IL-8値は敗血症非合併群に対していずれも有意に高値を示し，感染症合併時における病態形成に強く関わっていることがうかがえる．

4 生存群と死亡群のサイトカイン値

来院時のTNF-α，IL-6，IL-8値は生存群，死亡群で有意の差はみられなかった．しかし，全経過を通じてのTNF-α，IL-6，IL-8の最大値においては，生存群，死亡群のそれぞれの最大値間には有意差が認められた．このことは，敗血症を合併するような症例は予後も不良であることを示している．したがってTNF-α，IL-6，IL-8値は重症度の指標となる可能性が示唆された．

TNF-α値はTBSA値が増すほど高値を示した．このことは，TBSA値が増加するほど感染の機会が大きくなり，さまざまな感染刺激によりTNF-αが産生されるものと思われる．IL-6，IL-8をみると，いずれもA群に対して，B，C群は有意に高値を示すが，B，C群間には有意の差はみられなかった．グラム陰性菌感染により生じるエンドトキシンがTNF-αの産生刺激物質となっていることや，髄膜炎患者でIL-6が血中に大量に検出されることが報告されている．また，多彩な細胞からエンドトキシン，TNF-α，IL-1などの刺激によりIL-8が産生されることも報告されている．特に，TNF，IL-1により誘導されたIL-8の作用で血中の好中球が肝あるいは肺などの重要臓器に集積，付着する．この好中球はIL-1，TNFによってさらに活性化され，elastaseなどのライソゾーム酵素を放出し，活性酸素を産生して，重要臓器の細胞・血管内皮細胞を損傷し，臓器の機能不全を起こすといわれている．

熱傷早期にエンドトキシンあるいはグラム陰性菌の血中へのtranslocationはないであろうということを，すでにわれわれは報告しているが，エンドトキシンが受傷早期に陽性となることはほとんどみられず，TBSA値とも相関しなかった．これらのサイトカインの産生刺激となっているのはエンドトキシンあるいは感染ではなく，熱傷そのものが単球あるいはマクロファージの産生刺激となっているのかもしれない．

しかし，全経過中におけるTNF-α，IL-6，IL-8の産生刺激となっているのは，感染刺激であろう．血中のTNF-αがIL-6，IL-8の産生刺激となっている可能性もある．また，感染局所において大量に産生されたTNF-α，IL-6，IL-8が血中に入った可能性も考えられる．

B 抗炎症性サイトカイン

敗血症患者のデータからは，炎症性分子と抗炎症性分子の複雑な混在が示唆されている．これらのメディエーターは，内皮，心血管，血行動態，凝固の各機序に直接影響を及ぼす互いに重なり合っ

たプロセスを引き起こす．敗血症の持続もこれらのメディエーターの混合に影響を与え，身体が自己の炎症反応をコントロールできない代謝異常状態をもたらす場合がある．バランスが確立されず恒常性が回復しないと，SIRS や代償性抗炎症性反応（compensatory anti-inflammatory reaction syndrome: CARS）が起きる．患者の前状態が炎症性および抗炎症性サイトカインの応答の性質に影響を与える場合がある．このバランスには遺伝的要因や性別が重要な役割を果たす．感染症において微生物が誘導するサイトカインプロフィールは，外来組織抗原への応答時のサイトカインプロフィールとは異なる．たとえば，細菌感染時には，interferon-γ（IFNγ）や IL-2 はほとんどあるいはまったく産生されないが，移植片拒絶や免疫性疾患の際にはこれらのサイトカインが主流となる．どちらの場合も IL-1 と TNF が産生され，主に炎症性サイトカインとして作用する．

　TNF や IL-1 の局所作用とそれらの全身レベルの影響との間には区別がある．宿主防御の任務が侵襲微生物の排除や外来組織の破壊の場合は，炎症は，効果的防御を得るための代償である．全身性の炎症においては，大量の TNF，IL-1 が循環中に放出される．TNF, IL-1 の生物学的作用の多くは敗血症時にみられるものと同様で，ヒトにおける最近の研究は動物試験のデータを確証している．これらのことから，敗血症において TNF と IL-1 が決定的役割を果たしているということは十分に確立されているといえる．しかし実験的腹膜炎においては，TNF が宿主防御に必要であることが示されている．すなわち，ある比較動物モデル試験においては，TNF の遮断の結果，内毒素血症による死亡は減少したが盲腸結紮穿刺（CLP）による死亡は減少しないことが明確に示された．言い換えると，TNF 分子はその局所または全身濃度に応じて有益にも有害にも作用するということで，"有益な物質が多すぎることによる死" となる．

　IL-4, IL-10, IL-13, transforming growth factor-β（TGF-β）はいずれも IL-1, TNF, その他のサイトカインの遺伝子発現および合成を抑制する．In vitro ではこれらのサイトカインは，内毒素による IL-1 および TNF の遺伝子発現と合成を 90% も低下させ，マウスやラットに投与すると致死性の内毒素血症が減少する．このようにそれらはある種の臨床的状況では有用な可能性がある．IL-10 は，IL-4 や TGF-β と異なり臨床的な副作用がないので，特に有用なようである．

　IL-4, IL-13 も，LPS による IL-1, TNF の遺伝子発現と合成を抑制し，また IL-1ra の産生を増加させる．IL-4 と IL-13 は単球上で同じ受容体複合体を共有しているため，両サイトカインで同様の生物学的作用がしばしば認められる．しかし，T リンパ球上の IL-13 受容体はあったとしてもわずかであることから，リンパ球に対する IL-4, IL-10 の免疫抑制作用は，IL-13 では認められない．IL-4, IL-10, IL-13 と同様，TGF-β も IL-1, TNF の遺伝子発現と合成を抑制し，また IL-1-ra の産生を増加させる．しかし TGF-β は大いなる免疫抑制作用を有するが，正常細胞，腫瘍細胞の増殖因子である．

むすび

　サイトカインは本来は生体の防御的に作用するが，重症熱傷においてはいったんその産生機構が破綻し，サイトカインが過剰に産生され，そのサイトカインは相加的，あるいは相乗的に作用し，生体に害をおよぼすようになる．熱傷においては，SIRS を呈するような状態，ショック，そして多臓器不全症のような病態形成にサイトカインが強く関与している．

　熱傷において，受傷直後に感染を合併することは考えられず，熱傷直後に抗炎症性サイトカインが上昇することは，熱傷という刺激に対する生体の反応をよく反映しているものと思われる．感染のない手術侵襲においても抗炎症性サイトカインは侵襲の度合いをよく反映している．

3. 病態

　以上述べたように抗炎症性サイトカインは感染の有無を問わず重症度と予後をよく反映している．この点が炎症性サイトカインとの大きな相違である．侵襲時の抗炎症性サイトカインと炎症性サイトカインの関係については今後さらに検討する必要がある．

■**文献**
1) ACCP/SCMCC Consensus Conference Committee. Definitions for sepsis and organ failure and guidelines for the use of innovative therapies in sepsis. Chest. 1992; 101: 1644-55./Crit Care Med. 1992; 20: 864-74.
2) Kasai T, et al. Anti-inflammatory cytokine levels in patients with septic shock. Res Commun Molecule Pathol Pharmacol. 1997; 98: 34-42.
3) 遠藤重厚, 他. エンドトキシンと病態. 東京: へるす出版; 1995.
4) Endo S, et al. Endotoxin and cytokines in patients with gastrointestinal tract perforation. Med Inflamm. 1992; 1: 45-8.

〈遠藤重厚〉

[10] 血液凝固・線溶系

A 病態

1 受傷後に進行する熱傷創内の凝固反応

Jackson[1]は熱傷創を3つのzoneに分け（3章[3] 図3-10参照），熱傷創の深度と範囲が受傷後に拡大することを示した．中間のzoneである"zone of stasis"では受傷4～6時間で注目すべき血流遮断がみられ24時間後には開存血管がほとんどなくなる．Zone of stasisの進行性壊死は受傷による循環血液量減少，活性酸素産生，血管内皮損傷，凝固/炎症反応などに起因するため，これらの反応を制御する試みがなされてきた．Intercellular adhesion molecule 1（ICAM-1）の抗体，tissue plasminogen activator（t-PA），recombinant nematode anticoagulant protein（rNAPc2），活性化プロテインCなどの投与が創拡大を阻止したと動物実験で報告されているが，臨床での使用はまだ一般的でない．

熱傷患者における受傷後のトロンビン生成の動態を図3-33に示す[2]．図3-33aは血中thrombin-antithrombin Ⅲ複合体（TAT）の経時的変化である．熱傷受傷後急性期に多臓器不全が原因で死亡した群，この期間を生存した群ともTAT値は受傷6時間後にピークとなる．TAT値とBurn Indexの間に強い相関が認められることから（図3-33b），生成されたトロンビンの由来は熱傷創であると考えられる．

受傷とともに創内で凝固反応が開始されることが熱傷侵襲の特徴である．小範囲熱傷では熱傷局所創の壊死部分拡大に終わるが，重症熱傷では"zone of stasis"に相当する広範な皮膚・皮下組織を

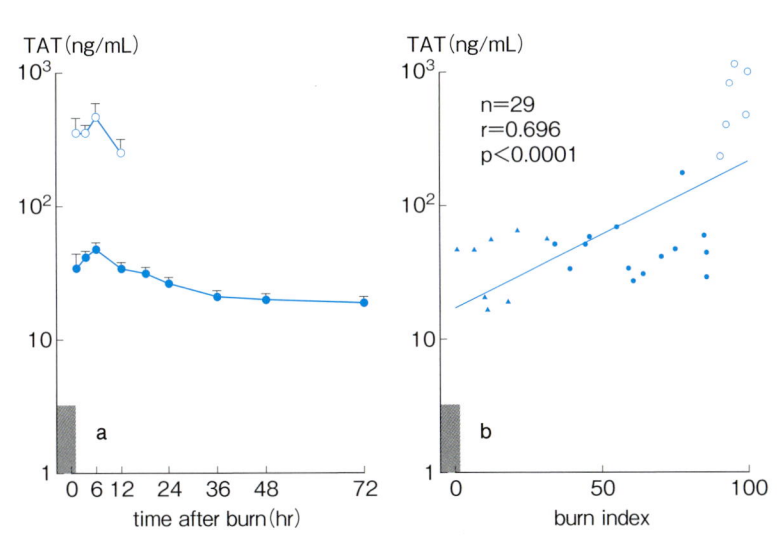

図3-33 熱傷受傷後におけるTATの推移（a），および熱傷受傷6時間後のTATとBurn Indexの関係（b）

▲：Burn Index 30未満・MOF非合併，●：Burn Index 30以上・MOF非合併，
○：MOF合併，TAT: thrombin-antithrombin Ⅲ複合体，■は正常範囲を示す．

3. 病態

舞台に，次に述べる凝固と炎症の相互反応からSIRS, DICの病態が進展していく．

2 SIRSによる凝固・線溶系のモデュレーション

a）熱傷とSIRS

重症熱傷は非感染性のsystemic inflammatory response syndrome（SIRS）を引き起こし，SIRSの環境下で凝固系と炎症反応が互いを増幅する反応が進展する．凝固系の亢進は，敗血症性SIRSでは組織因子がLPS・炎症性サイトカインの刺激で細胞表面に発現することが起点となるが，熱傷・外傷・手術など非感染性SIRSの場合は，皮膚・皮下組織にある組織因子が損傷・刺激により血液と接触することが起点となる．組織因子は血液中のⅦ因子を活性化してⅦa因子-組織因子複合体を形成し，凝固・炎症反応の中心的酵素であるトロンビンが生成されることとなる．トロンビンは微小循環系においてフィブリン血栓を形成するとともに血管内皮細胞表面のトロンビン受容体であるprotease-activated receptor-1（PAR-1）を活性化する．血管内皮細胞にはPAR-1以外にLPS，炎症性サイトカインの受容体が存在し，これらの受容体からのシグナルは伝達経路は細部で異なるがNFκBの活性化を介し，微小循環系を凝固亢進，線溶抑制，炎症反応進展の環境へと変化させる遺伝子の転写が促進される（図3-34）．図3-35は熱傷受傷後のTNFαおよびinterleukin-6の血中濃度の推移である[3]．熱傷面積すなわち熱傷の重症度に応じた炎症性サイトカインの産生がみられ，多臓器不全で死亡した群では高サイトカイン血症の状態が持続する（図3-35b）．熱傷を受傷したマウス心筋細胞では2時間後にNFκB活性が亢進し，TNFαが産生されたと報告されている．一方この受傷初期の反応を乗り越えた生存群ではTNFαは検出されず，interleukin-6の上昇も一過性である（図3-35a）．NFκBが転写を促進する遺伝子の中にはNFκB自身のinhibitorであるIκB

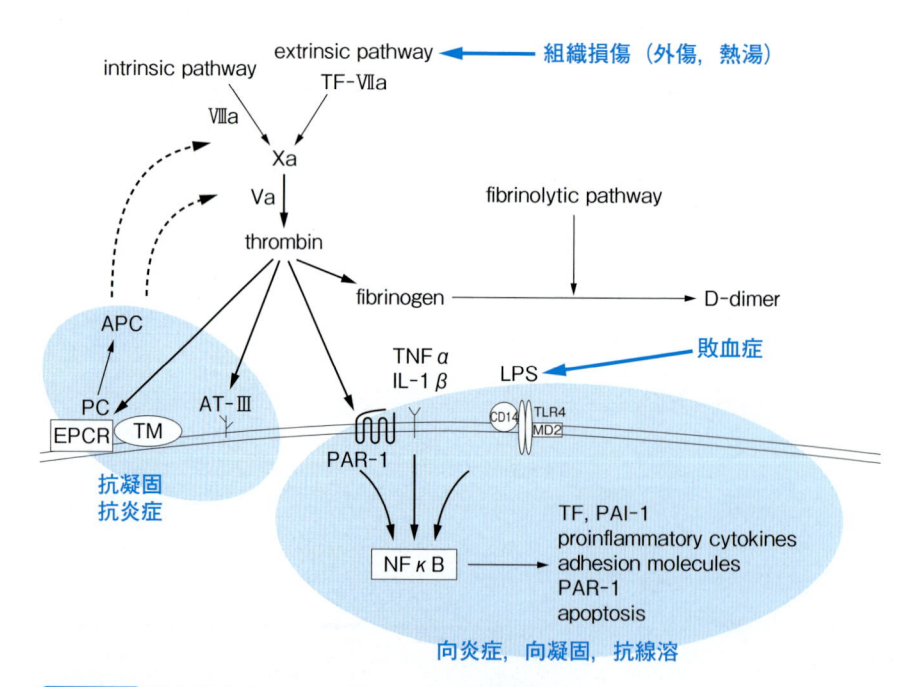

図3-34 微小循環系における凝固と炎症の増幅過程

TF: tissue factor, PC: protein C, APC: activated protein C, TM: thrombomodulin,
EPCR: endothelial protein C receptor, PAR-1: protease-activated receptor-1,
TLR4: toll-like receptor 4, MD2: myeloid differentiation-2

[10] 血液凝固・線溶系

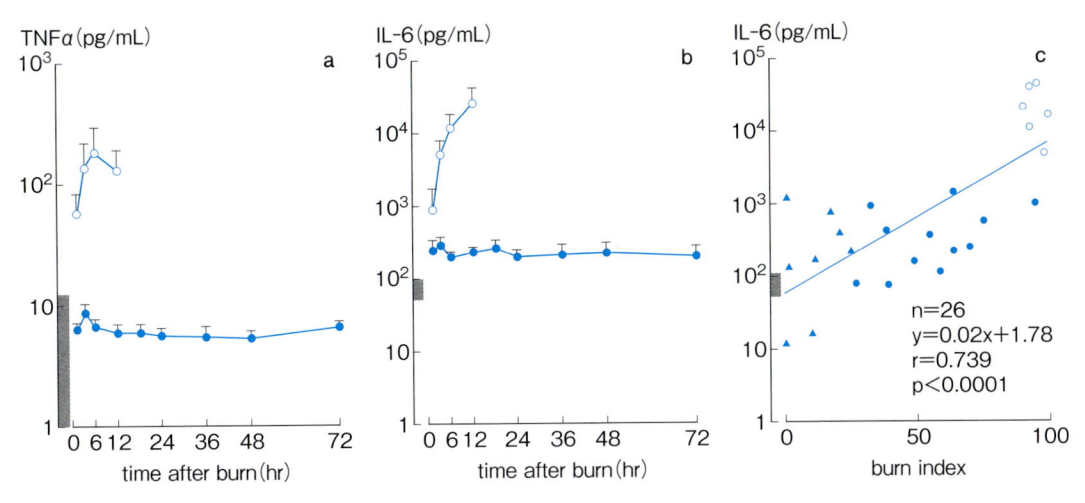

図 3-35 熱傷受傷後における TNFα と interleukin-6 の推移（a, b），および受傷 6 時間後における Burn Index と interleukin-6 の関係（c）

▲：Burn Index 30 未満・MOF 非合併，●：Burn Index 30 以上・MOF 非合併，○：MOF 合併，■は正常範囲を示す．

の遺伝子が含まれており，炎症過程の負のフィードバック機構が存在する．軽度な侵襲である虫垂切除術では NFκB 活性は 18 時間で元に戻ることが報告されている．SIRS 状態の持続・その制御が臓器不全進行の分岐点になる．

b）生理的抗凝固物質の機能低下

生体内には生成されたトロンビンを補足し，抗凝固・抗炎症作用を発揮する生理的抗凝固物質が

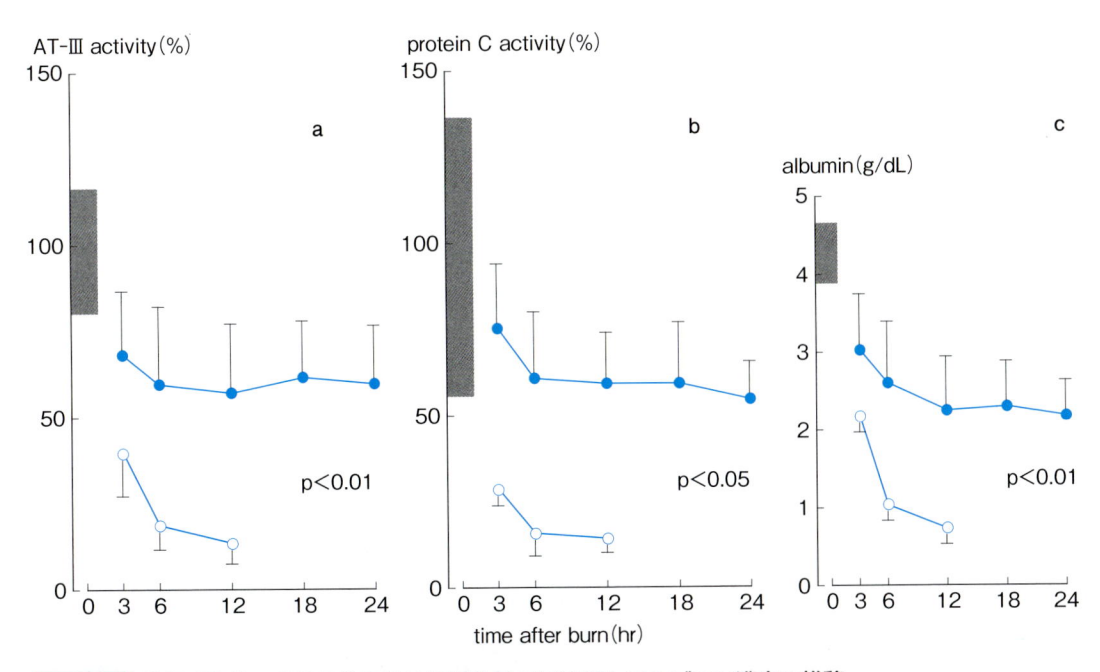

図 3-36 熱傷受傷後における生理的抗凝固物質の活性値とアルブミン濃度の推移

●：MOF 非合併，○：MOF 合併，■は正常範囲を示す．

存在する．アンチトロンビンⅢはトロンビン・Xaを不活化する抗凝固作用以外に，ヘパラン硫酸に結合して血管内皮細胞のプロスタサイクリン産生を促すことで抗炎症作用を発揮する．敗血症などの炎症状態では消費・産生低下・好中球エラスターゼによる破壊により濃度・活性が低下する．プロテインCはトロンボモジュリンと結合したトロンビンにより活性化されて活性化プロテインCとなり，プロテインSを補酵素としてVa・Ⅷaを分解することで凝固カスケードを抑制するほか，抗トロンビン作用を介さない抗炎症作用を有する．敗血症ではトロンボモジュリンおよびプロテインCが結合する endothelial cell protein C receptor（EPCR）ともダウンレギュレーションされる．熱傷受傷マウスでは熱傷創内の血管内皮細胞表面からトロンボモジュリンが消失すること，血中 tissue factor pathway inhibitor（TFPI）が受傷24時間後に高度に低下することが報告されている．

　図3-36は熱傷受傷後の生理的抗凝固物質とアルブミン濃度の推移を示したものである．アンチトロンビンⅢ，プロテインCの活性値は特に多臓器不全群で高度に低下するが，血清アルブミン値も同様の低下パターンを示す．受傷24時間以内におけるアルブミンとアンチトロンビンⅢ，プロテインCの活性値には高度な正の相関が認められる．熱傷受傷後のSIRSの特徴は血管透過性亢進とそれに伴う血漿成分の血管外漏出が他の侵襲よりも高度なことである．循環血液量を維持するための大量輸液により血液中のすべての蛋白濃度が希釈により低下する．熱傷侵襲によるSIRSにおいては，血管外漏出と輸液による希釈の要因が加わって生理的抗凝固機能は極度に低下した状態となる．

c）SIRSによる線溶抑制

　熱傷受傷によるSIRSの環境下でみられる線溶系の変動を図3-37に示した[4]．t-PAは熱傷受傷後急性期に多臓器不全が原因で死亡した群，この期間を生存した群とも受傷直後に高値となり結果として plasmin α2-plasmin inhibitor（PIC）がTATのピークに先行して上昇する．受傷極初期に

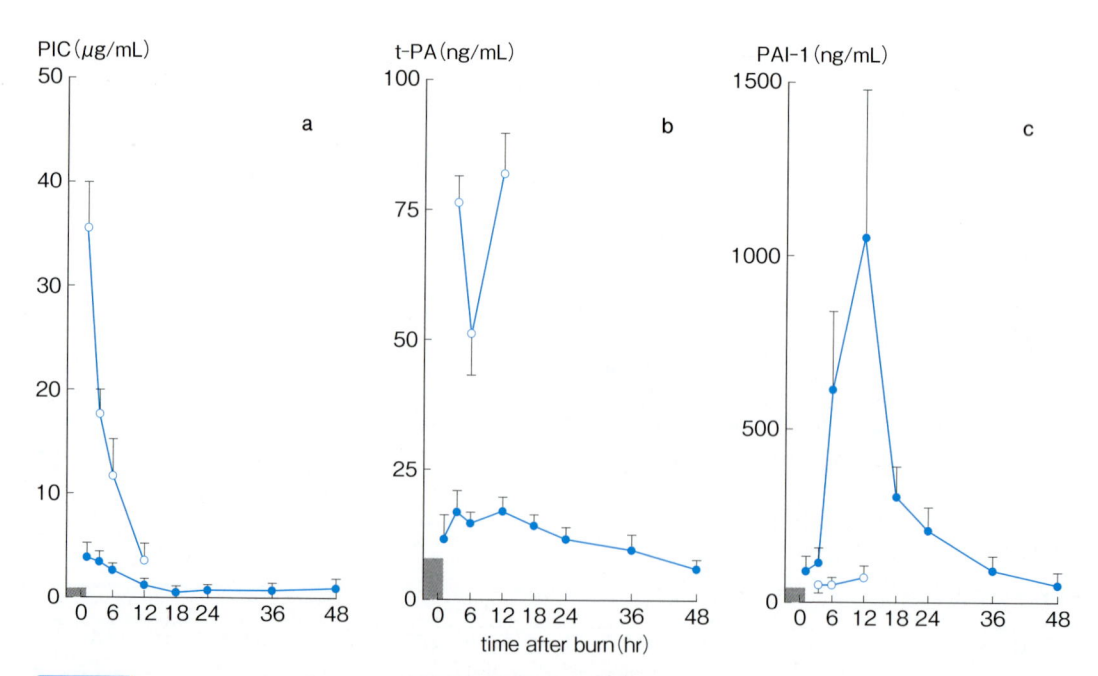

図3-37　PIC，t-PAおよびPAI-1の熱傷受傷後における推移

●：MOF非合併，○：MOF合併，PIC: plasmin-α2-plasmin inhibitor 複合体，t-PA: tissue plasminogen actibator, PAI-1: plasminogen actibator inhibitor-1, ■は正常範囲を示す．

線溶系が即座に反応し，プラスミンが生成されていることがわかる．t-PA の主たる合成部位は血管内皮細胞であるが，受傷直後にみられる血中 t-PA の高値は炎症刺激による細胞内貯蔵部位からの放出と考えられる．生存群では，PAI-1 が受傷 12 時間後をピークとして血中に出現し，t-PA と複合体を形成して失活させるため線溶系は急激に抑制され PCI 値が低下する．PAI-1 は先に述べたように血管内皮細胞で凝固亢進，SIRS の環境下でシグナルを受けて産生される．このように熱傷受傷直後に高まった線溶系は炎症過程のなかで急速に活性が低下していく．ただ，凝固系亢進・高サイトカイン血症が一過性であるのと同様，線溶の抑制も一時的である．一方，多臓器不全による死亡群では PAI-1 の上昇がみられず線溶系の亢進状態が持続する．血管内皮細胞が機能不全に陥った状態とも考えられる．

B 治療

1 DIC のとらえ方と治療

　熱傷侵襲が引き起こす受傷後の凝固線溶異常状態（トロンビン生成増加，生理的抗凝固物質の活性低下，線溶亢進/抑制）を DIC（disseminated intravascular coagulation）と捉えて治療すべきであるのかに関しては一定の見解が得られていない．Burn unit に入院した重症熱傷例の 91.1% が急性期に overt, non-overt DIC と診断されたとの報告[5]がある一方，Barret らはすべての熱傷入院例（3331 例）を調査した結果，急性期に DIC と診断できる症例はきわめて稀（0.09%）であり，DIC が原因の死亡例は皆無であったと報告している[6]．結果の相違は対象の相違だけでなく DIC の概念が異なることによると考えられる．侵襲による SIRS と血液凝固・線溶系との複雑な関係の解明が 1990 年代に進展したのを受け，DIC の概念も変遷してきた．現在では血液，単核球，血管内皮細胞で構成される微小循環系を 1 つの臓器と捉え，炎症による微小循環系の障害が DIC であり，この障害が重症化すると臓器障害を引き起こすと考えられるようになった[7]．小関はこの新しい概念を導入し，臓器障害を発症する以前に炎症によって微小循環系が活性化した病態を SIRS associated coagulopathy（SAC）と定義した[8]．日本救急医学会 DIC 特別委員会が策定した「急性期 DIC 診断基準」は概ねこの SAC を診断する診断基準であり[9]，図 3-38 は急性期 DIC "SAC" の概念図である[10]．SAC の診断基準を満たした熱傷急性期症例の受傷後経過を図 3-39 に示す（自験例）．急性期を生存した群では SOFA スコアは受傷 3 日目に 9.8±2.4 と最高値を呈するが，臓器障害は一過性に収束する．受傷による多臓器不全が原因で死亡した群では SOFA スコアが受傷から死亡まで高値を持続している．一方，急性期 DIC スコアの推移については，死亡群が診断基準の 4 点を受傷 2 日目に超え以後高スコアを呈するのに対し，生存群ではスコアの上昇も一過性である．なお急性期 DIC スコアは臓器障害の程度にやや先行したパターンを呈している．

　DIC/臓器不全に向かう熱傷例に対して過凝固が代償されている時点で治療を開始することは効果的であるが，熱傷による凝固線溶異常が一過性である症例との区別は困難であることが多い．急性期 DIC スコアの値と経過すなわち 4 点以上の高スコアの持続，および熱傷の重症度が抗凝固療法開始の目安になると思われる．

2 補充療法

a）アンチトロンビン濃縮製剤

　アンチトロンビンⅢは抗凝固作用だけでなく抗炎症反応を有し，前述したように重症熱傷急性期

3. 病態

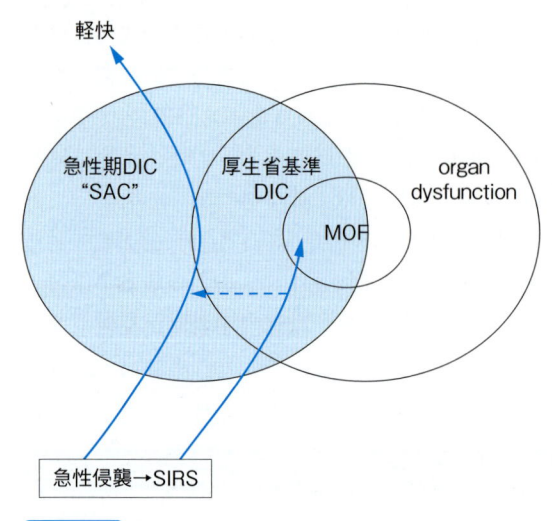

図 3-38 救急領域 DIC の概念図（上山昌史，他．救急医学．2006; 30: 989-93[10]より改変）
侵襲が SIRS を引き起こし，coagulopathy を合併していく病期（矢印）を概念的に示した．早期の治療（破線）は凝血学的異常病態を軽減させる．

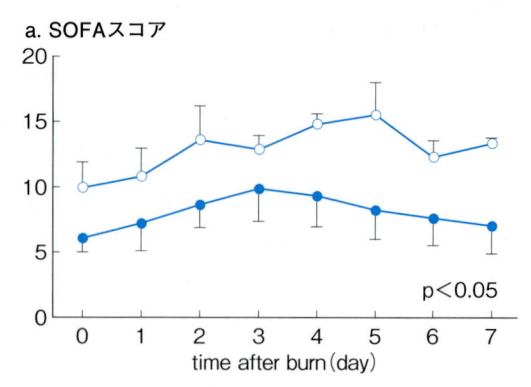

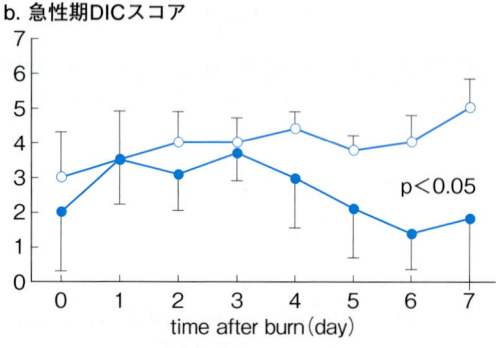

図 3-39 熱傷受傷後における SOFA スコアおよび急性期 DIC スコアの推移
● : MOF 非合併， ○ : MOF 合併

にはその活性値が極度に低下する．重症敗血症を対象とした大規模な多施設共同二重盲検試験（Kybersept trial）では熱傷患者が除外されていたため，熱傷急性期にアンチトロンビンⅢを補充する試みが行われてきている．最近注目されているのは Lavrentieva らによる臨床試験である[11]．31 例の重症熱傷（9 例：overt DIC，19 例：non-overt DIC）において，受傷から 4 日連続で AT-Ⅲ値が 150% となるように投与した群では 3，4 日目の SOFA score の低下および 28 日死亡率の 25% 低下がみられ，出血性合併症はなかったと報告している．熱傷急性期の標準治療とするには，多施設共同二重盲検試験による適応・投与方法の設定が必要である．

b）新鮮凍結血漿

凝固因子，特にフィブリノーゲン補充の目的で投与する．厚生労働省医薬食品局血液対策課が平成 17 年 9 月に通知した「血液製剤の使用指針」（改定版）では，PT 延長（INR 2.0 以上，30% 以下）または APTT 延長（基準の上限の 2 倍以上，25% 以下），あるいは低フィブリノゲン血症（100 mg/dL 未満）を伴う DIC での使用が認められている．参考資料として 1988 年改正の厚生省 DIC 診断基準が示されている．

c）血小板数の維持

5 万/μL 未満となると減張切開創や手術創において出血傾向が出現するため必要に応じて濃縮血小板輸血を行う．

3 抗凝固療法

抗Xa活性/抗トロンビン活性が1：1で出血の副作用のある未分画ヘパリンの使用は熱傷急性期は控えた方がよい．低分子ヘパリンはこの比が2～4で抗トロンビン活性が低く出血性合併症を起こす可能性が低い点で優れている．この他，合成プロテアーゼインヒビターのメシル酸ガベキサート，メシル酸ナファモスタットがある．

4 今後の展望

活性化Ⅶ因子製剤は血友病患者の出血時の治療薬であるが，重症熱傷患者の焼痂切除部位や採皮部位からの制御困難な出血に有効であったと最近報告されている[12]．活性化プロテインCは炎症反応も抑える強力な抗凝固薬である．FDAはAPACHEⅡスコアが25以上の重症敗血症例での使用を認めているが，本邦ではDICの治療としては認可されていない．熱傷受傷早期にzone of stasisの進行性壊死を抑制するとの動物実験での報告や，敗血症を合併した重症熱傷例で効果があったとの症例報告もあるが，熱傷患者への使用は一般的ではない．

C ピットフォールと回避法

侵襲によって生成される少量のトロンビンは生体防御・組織修復に必要である．抗凝固治療の実施は適切に判断されなければならない．

文献

1) Jackson DM. The diagnosis of the depth of burning. Br J Surg. 1953; 40: 588-96.
2) 上山昌史, 他. 重症熱傷受傷早期におけるthrombin生成の動態とDICの発症機序. 日外会誌. 1991; 92: 907-12.
3) Ueyama M, et al. Marked increase in plasma interleukin-6 in burn patients. J Lab Clin Med. 1992; 120: 693-8.
4) 上山昌史. 熱傷とDIC. In: 丸山征朗, 編. DICologyその分子病態/診断/臨床スペクトラム/治療. 東京: メディカルレビュー社; 1997. p.241-52.
5) Lavrentieva A, et al. Early coagulation disorders after severe burn injury: impact on mortality. Intensive Care Med. 2008; 34: 700-6.
6) Barret JP, et al. Disseminated intravascular coagulation: a rare entity in burn injury. Burns. 2005: 31: 354-7.
7) Taylor FB Jr, et al. Scientific Subcommittee on Disseminated Intravascular Coagulation (DIC) of the International Society on Thrombosis and Haemostasis (ISTH). Towards definition, clinical and laboratory criteria, and a scoring system for disseminated intravascular coagulation. Thromb Haemost. 2001; 86: 1327-30.
8) 小関一英. DIC早期診断としての"SIRS Associated Coagulopathy (SAC)". バイオメディカル. 2004; 14: 19-26.
9) Gando S, et al. Japanese Association for Acute Medicine Disseminated Intravascular Coagulation (JAAM DIC) Study Group. A multicenter, prospective validation of disseminated intravascular coagulation diagnostic criteria for critically ill patients: comparing current criteria. Crit Care Med. 2006; 34: 625-31.
10) 上山昌史, 他. 急性期DIC診断基準. 第5章 急性期DIC診断基準の解説. 救急医学. 2006; 30: 989-93.
11) Lavrentieva A, et al. The efficacy of antithrombin administration in the acute phase of burn injury. Thromb Haemost. 2008; 100: 286-90.
12) Martin JT, et al. Recombinant factor Ⅶa: hemostatic adjunct in the coagulopathic burn patient. Eplasty. 2009; 9: e27.

〈上山昌史〉

4 広範囲熱傷の治療

[1] 熱傷治療におけるチーム医療

今日，救急医療を担う医師も多様化し，救急医や外傷・熱傷専門医のみならず，様々なバックグラウンドの医師が熱傷治療を経験する機会が増えた現在，「熱傷患者の管理は救急医学のすべてが学べる」という実直な若手医師の声が聞かれる．実際本書で別途詳述されるように，広範囲熱傷の治療は多岐に渡る．急性期の重症度評価に基づいた輸液計画から始まり，超急性期の循環管理，呼吸管理，refilling 期の体液管理，急性期の創管理，感染のコントロール，栄養管理，そして慢性期に至るまでのリハビリテーション，社会復帰に至るまでのメンタルサポート，など，多種多様の管理を要する．したがって，「熱傷治療の成績は，施設としてのチーム力，総合力を表す」とも評されてきた．医療が高度分化し，各領域において専門的知識を要する現代では，ひとりの医師がすべてをカバーすることが困難になってきており，各々の専門職が結束して，広範囲重症熱傷患者の治療にあたることが望まれる．これは，きわめて合理的かつ機能的なチーム医療アプローチであり，多種多様の治療・管理が求められる熱傷治療においては，理にかなった医療体系である．本稿では，熱傷における治療各論に先立ち，熱傷治療のチーム医療を詳述する．

A チーム医療とは

昨今の科学技術の発達は，現代の医療水準レベルを格段に進歩させ，以前では救命しえなかった重症症例の救命を可能にした．熱傷領域においても，この類に漏れず，数年前では救命不能であった重症広範囲熱傷の救命例が報告されるようになった．このような医療の進歩は，一方で医療の質や安全性の向上，また医療サービスの高度化・複雑化に伴う業務の増大を余儀なくしていることも事実である．このような日進月歩で進化する高度な医療に対応するため，多種多様なスタッフが各々の高い専門性を前提とし，目的と情報を共有して業務を分担するとともに，互いに連携・補完しあい，患者の状況に的確に対応した医療を提供する「チーム医療」が求められるようになった[1]．これら現場の声を反映して，厚生労働省では 2009 年から「チーム医療の推進に関する検討会」が設けられ，2010 年に「チーム医療の推進について」の報告書がまとめられた[2]．これを基に，各施設において臨床上直面する様々な問題に対して，チーム医療が応用されるようになった．表 4-1 に示すように，多職種によるチーム医療の推進は，治療の効率化・質の向上の他，医療経済・安全面においてその有効性が期待される．

表 4-1 チーム医療の推進で期待される効果

1. 医療・生活の質の向上：疾病の早期発見・回復促進・重症化予防など
2. 医療の効率性の向上：各々の専門分野を生かした役割分担と医療従事者の負担軽減
3. 医療安全の向上：医療の標準化・組織化

[1] 熱傷治療におけるチーム医療

B チーム医療を推進するための基本的な考え方

多職種が効率的かつ機能的に連携するためには，良好なコミュニケーションの構築が重要であり，そのためには情報の共有化と業務内容の標準化が求められる（図4-1）．チーム医療を展開するには，他の職種に対して相互に理解しあい，専門性を尊重することが前提であり，平等の立場から双方向性に意見交換がなされるカンファレンスが必須となる[3]．チーム医療の推進にあたっては，こうでなければならないとする定型モデルはなく，各施設において直面する問題点に応じて柔軟に対応できることが重要である．時代の流れに即して新たに生み出される専門職種は，適切に活用し，常にメンバーを追加しつつ，施設全体として，患者の治療にあたる姿勢が重要である．

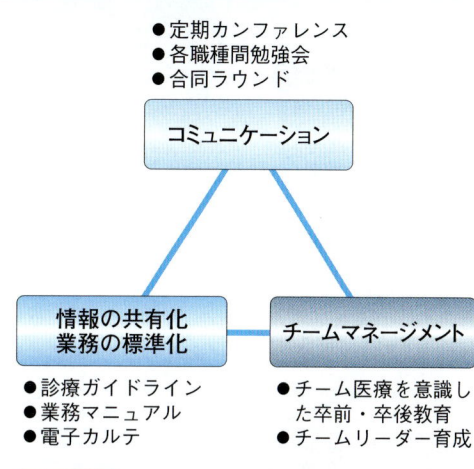

図4-1 チーム医療を推進する上で必要とされる要素

- 定期カンファレンス
- 各職種間勉強会
- 合同ラウンド

コミュニケーション

情報の共有化 業務の標準化
- 診療ガイドライン
- 業務マニュアル
- 電子カルテ

チームマネージメント
- チーム医療を意識した卒前・卒後教育
- チームリーダー育成

C 熱傷治療におけるチーム医療

1 熱傷診療に必要とされるチーム構成

図4-2に熱傷診療において必要とされる主な専門職種を示す．重症熱傷は，病期に応じて必要とされる治療や，課題となる合併症が異なる．したがって自ずと必要とされる専門職種も異なってくるが，熱傷症例が多い施設では，熱傷診療チームとして常日頃から意見交換を実施し，互いの介入時期を症例に応じてみなおす必要がある．また，熱傷症例がさほど多くない施設では，新たなチーム編成をするよりも，主治医が既存のInfection Control Team（ICT）やNutritional Support Team（NST）などを積極的かつ有効に活用する．一方，被虐待児症候群などでは，院内の虐待対策委員会に加えて，児童相談所など外部機関との連携も重要である．

2 熱傷診療におけるチーム医療アプローチの実際

a）熱傷の病期に応じたチーム医療アプローチ

上山らは，重症熱傷の病期を，①熱傷ショック期，②熱傷感染期，③社会復帰準備期に大きく分別して，時期に適した多職種が協議して熱傷のチーム診療を推進することの重要性を報告した[4]．前述のごとく，熱傷は病期によって治療内容も，合併症対策も若干異なるため，症例が多い施設においては，合理的である．

①熱傷ショック期

熱傷受傷後初期48～72時間は熱傷ショック期と定義づけられ，いわゆるthird spaceを含めた体液の移動がきわめて大きい時期にあり，大量輸液と循環管理を要する．時間刻みのvital signの観察，尿量測定，血液ガスや総蛋白・アルブミン濃度のチェックを要するため，経時的なvital sign測定の意義と重要性を，看護スタッフに十分指示の上，尿量減少時の輸液量調節など，Advanced Burn Life Support（ABLS）のガイドラインを参考に，一定の輸液量の調節基準を共有して診療にあ

4. 広範囲熱傷の治療

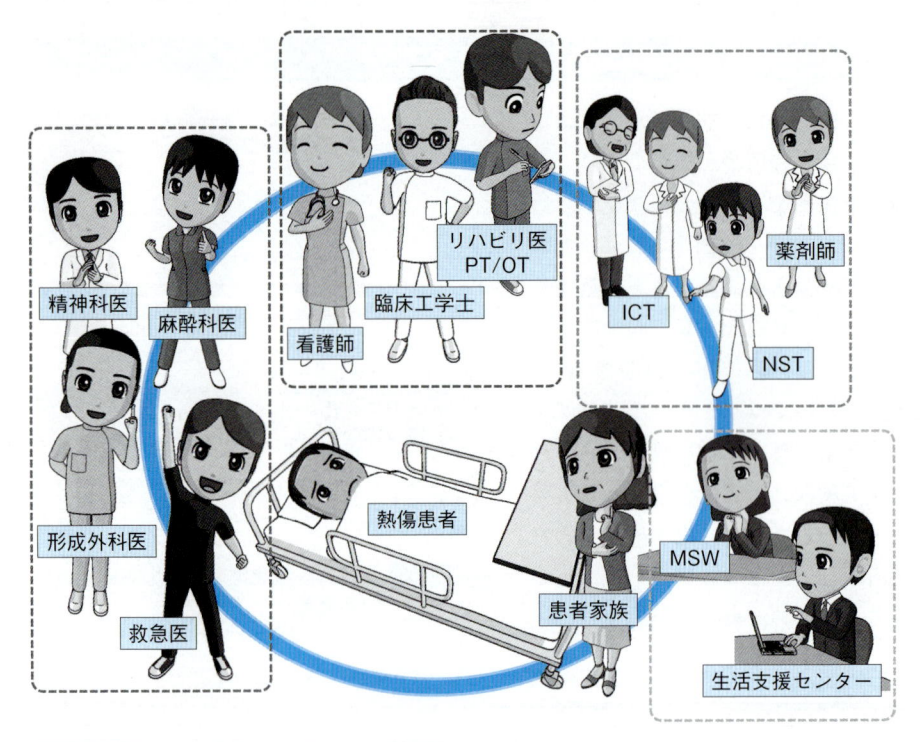

図 4-2 熱傷診療に関わるチーム医療メンバー

病期に応じて，また直面する合併症や社会復帰に対する準備や生活環境の整備をも考慮した上で，必要な院内・院外の多職種メンバー間の連携をとる．

たることが望ましい[5]．気道熱傷合併症例では，頻回な気管支ファイバー検査を要するため，施設によっては耳鼻咽喉科や呼吸器内科との連携と，内視鏡洗浄が確実に行われるよう，担当部署への連絡を取る．また減張切開を実施することもあり，電気メス機器の準備など速やかにできるようにあらかじめ調整しておく．

熱傷受傷後 72 時間から 1 週間前後の時期は，循環血液量の増加により，循環・呼吸系への負荷が大きく，看護スタッフに対しては，起きうる合併症を考慮した上での vital sign の観察ポイントを的確に指示すると同時に，心・呼吸器合併症の早期発見を促す．人工呼吸管理や血液浄化法を要することの多い時期であり，臨床工学士との連携は必須である．

②熱傷感染期

受傷後 5〜7 日目を過ぎると，創部の細菌検出数が著増し，創感染予防策と早期デブリードマンが重要となる[6]．連日の処置に必要な軟膏やドレッシング製剤はあらかじめ一定の指示書を作成して，短時間で効率的に日々の処置が実施できるよう，準備を標準化することが望ましい（図 4-3）．また薬剤科や材料部とも十分な連携をはかり，軟膏や創傷保護剤がガーゼ交換時に不足せぬよう配慮する．また，処置中の鎮痛・鎮静は必須であり，麻酔科にペインコントロールについて相談を行う．

早期デブリードマンと植皮術は，施設によって手術を担当する救急医，形成外科医などがあらかじめ手術日程を計画し，手術室および麻酔科に中・長期計画を明らかにしておく．特に急性期のデブリードマン・植皮術の麻酔管理はきわめて困難であり，麻酔科医と術前にデブリードマン範囲と採皮範囲に関して十分な話し合いを実施する．特に術中の体温管理や室温調整について，共通の認

[1] 熱傷治療におけるチーム医療

病棟処置指示表

担当医：＿＿＿＿＿，＿＿＿＿，

患者氏名 ＿＿＿＿＿＿＿＿＿＿＿＿＿＿＿

処置名 ＿＿＿＿＿＿＿＿＿＿＿＿＿＿＿＿＿＿＿＿＿

鎮痛
- 不要
- 要　・必要薬剤（　　　　　　　）mL
  - 処方　不要・要　　処方確認　未・済

処置前準備

《処置部位》

・食止め
- 不要
- 要
- ＿＿＿＿時より　経腸止め ・ 食止め

・浣腸
- 不要
- 要

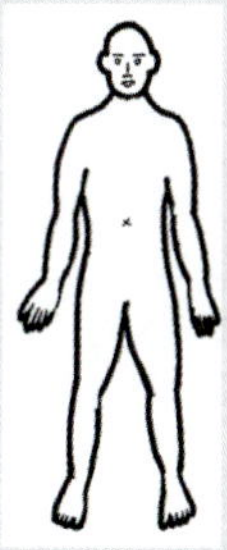

必要物品

品目	要否	数量	処方確認
・滅菌生理食塩液	不要・要	（　　mL　　）本	
・ソフラチュール	不要・要	10×10cm（　）枚	処方確認　未・済
		10×30m（　）枚	処方確認　未・済
・軟膏	不要・要	品名（　　　）本	処方確認　未・済
		品名（　　　）本	
・ピッチャー	不要・要	（　　　）個	
・吸引器及び吸引チューブ	不要・要	（　　　）組	
・クーパー	不要・要	（　　　）本	
・鑷子	不要・要	（　　　）本	
・膿盆	不要・要	（滅菌・非滅菌）個	
・熱傷ガーゼ	不要・要	(5組/袋×　)袋	
・10枚入りガーゼ	不要・要	（　　　）袋	
・テガダーム	不要・要	（大・小）枚	
・オプサイト	不要・要	（大・小）枚	
・ハイドロサイト	不要・要	（大・小）枚	

その他特殊資機材・物品
- （　　　　　　　　　）
- （　　　　　　　　　）
- （　　　　　　　　　）
- （　　　　　　　　　）
- （　　　　　　　　　）
- （　　　　　　　　　）
- （　　　　　　　　　）

順天堂大学医学部附属浦安病院救命救急センター

図 4-3　当施設における熱傷処置準備表

物品の指示の他，前処置の有無や，鎮痛・鎮静薬についても詳細に指示を出してチームとして共通認識をはかり，効率的で時間的にも無駄のない処置を実施する．

識をしておく．また輸血部に必要量の輸血手配と，追加オーダーの可能性を確実に連絡する．また，広範囲熱傷で自己採皮が困難な症例では，同種皮膚移植の適応となることがあり，日本スキンバンクネットワークへの連絡タイミングとその方法について，定めておく．

③社会復帰準備期

重症熱傷の救命率が向上した現在，熱傷治療の究極の目的は，受傷前と比較して障害なく社会復帰を達成することである．したがって，これまで熱傷創感染が引き起こす敗血症を制御するため，機能温存よりも熱傷創の早期閉鎖を優先してきた急性期治療において，リハビリテーションを効率的に導入する必要がある[4]．したがって，創閉鎖後ではなく，病期に応じて適切なリハビリテーション目的を設定し，早期より開始する．急性期には健常四肢の残存機能維持と筋力アップ，患肢可動域の維持などを具体的に指示し，周術期にはグラフトの生着をはかるために安静を要する箇所と，そうでない箇所の明瞭な指示を出す．

また，長期人工呼吸管理を要する症例では，呼吸理学療法を主に据え，weaning と早期抜管，人工呼吸器関連性肺炎（ventilator associated pneumonia：VAP）の予防，早期離床を目標にチームとして対策を講じる．重症気道熱傷症例や，長期気管切開症例などでは，嚥下運動が制限され，経口摂取が順調に進まないことがある．したがって嚥下運動の評価と訓練プログラムは，栄養管理対策のみならず，誤嚥性肺炎を予防する感染対策と医療安全面からも標準的に組み入れる．

b）熱傷診療における合併症・問題点からのチーム医療アプローチ

熱傷の診療においては，上記病期に応じた各々の専門職による連携に加えて，診療上生じてくる合併症や問題点に対して，チーム医療アプローチを要する局面も多い．実際，熱傷症例数があまり多くない施設では，既存のICTやNST，MSW（medical social worker）などを活用して，熱傷診療上直面する問題を解決していく方が現実的である．特に熱傷診療においては，感染対策，栄養管理，メンタルサポートに加え，熱傷の受傷原因と社会復帰に向けた環境整備を要することがあり，積極的な介入を求める必要がある．

①栄養管理

熱傷治療において，栄養管理は創治癒を速やかに進める上できわめて重要な項目である．今日では，腎不全や慢性呼吸不全，糖尿病など基礎疾患に応じた製剤の他，創傷治癒を促進する製剤なども存在する．積極的なNSTの介入を依頼し，適切な栄養管理を進める．

当施設では，NSTの定期ラウンドを実施し，救命センターナースがメンバーに加わることにより，栄養状態に加えて，下痢や胃管排液量などの情報を直接加えることにより，適切な栄養製剤の選択に役立てている．

②感染対策

上述のごとく，熱傷感染期は，創部感染をはじめ，カテーテル感染，膀胱留置カテーテル感染などによる敗血症の早期発見・治療が熱傷患者の生命予後を決定するため，感染対策がきわめて重要である．このため，細菌検査室との連携を密にし，速やかな検鏡の実施，監視培養を励行すると同時に，ICTには熱傷患者入院時より，適切な抗菌薬の使用，水平感染予防対策，環境サーベイランスなど，積極的な介入を求める．特に熱傷患者は開放創に加え，VAPのリスクも高く，十分な感染対策を要するため，ICTの介入・定期ラウンドは必須である．

当施設では，内科医，救急医，感染環境認定看護師，抗菌剤認定薬剤師，細菌検査室専属技師がチームとなって，毎週院内ラウンドを実施している．特に熱傷創処置は，主治医側は処置に集中しすぎる反面，感染防御策や手洗いがなおざりになりやすいため，実際の処置現場や手洗いタイミ

グなどを監視して，フィードバックしている．

③メンタルサポート

熱傷患者は，受傷機転が自損など精神疾患に起因することも多く，さらに創の疼痛や瘙痒，昼夜に関わらない集中治療の継続に加え，整容面での変化など，患者自身が受容していかなければならない問題が多いため，うつやせん妄など，種々の精神症状を露見することが多い[7]．看護師をはじめ，精神科医やカウンセラーなど，メンタルサポートに対する対応が十分になされる工夫が必要である．

④社会的問題に対する対策

熱傷は，受傷機転が家庭内暴力や幼児虐待の犠牲として生じている可能性がある．したがって，新旧混在する熱傷創や，不自然な受傷形態，外傷の合併など，被虐待による熱傷の受傷が疑われる事例では，院内あるいは公的機関への連絡を躊躇なく実施する．

当施設では，特に被虐待児症候群に対して，小児科医・皮膚科医・救急医・小児救急認定看護師などで構成されるこども安全対策チームが中心となり，児童相談所と連携して，被虐待児症候群が疑われる症例に対して積極的な介入を実施している．疑わしい症例には，スクリーニング検査により虐待可能性をスコア化し，両親に対するインタビュー，現場検証，生活環境指導など，こどもの安全を守り，再発を予防するための対策を積極的に講じている．

むすび

医療資源の有効活用の観点から，脚光を浴びるチーム医療は，元来病期に応じて様々な治療やケアを要する熱傷治療においてこそ，多職種による専門的知識・技術の導入が望まれる．特に救命のための急性期治療にのみ力が注がれることが多かった熱傷治療において，痛みのコントロール，整容面の配慮，メンタルサポート，再発予防のための生活・労働条件の改善など，患者目線からの新たな熱傷医療の充実が求められる．このためには，1人1人の医療スタッフが専門性を高め，各々の専門性を尊重しながら，チーム医療を通して再統合していく必要がある．このため，熱傷患者を中心に据えた，反復性のある密な連携が望まれる．熱傷に対するチーム医療の先にあるものは，生命予後のみならず，退院後の生活の質の向上と後遺症の少ない早期社会復帰である．

■文献
1) 厚生労働省．チーム医療推進のための基本的な考え方と実践的事例集．www.mhlw.go.jp/stf/shingi/2r985220000013tx1-att/2r98520000013tz6.pdf
2) 厚生労働省．チーム医療の推進について（チーム医療の推進に関する検討会報告書）．2010. p.1-16.
3) 樽井武彦，他．熱傷治療とチーム医療．臨床看護．2008; 34: 923-30.
4) 上山昌史．救急医療の現場におけるチーム医療・熱傷診療におけるチーム医療．救急医学．2012; 36: 686-89.
5) American Burn Association. Advanced Burn Life Support Course Provider Manual 2011. Chapter 4 Shock and Fluid Resuscitation. 2011. p.41-51.
6) 井上貴昭，他．広範囲熱傷患者に対する初期感染予防策について．日本熱傷学会会誌．2005; 31: 11-21.
7) 石井はるみ．重症熱傷患者への精神的援助．臨床看護．2008; 34: 893-9.

〈井上貴昭〉

[2] 現場での処置と搬送

A はじめに

　広範囲熱傷の現場処置は，わが国では原則として消防機関の業務であり，救急隊員，救急救命士などによって行われることが多い．その後，救急車で熱傷センターへ直接搬送される場合，直近救急医療機関で初期治療を受けてから熱傷センターへ転送される場合，ドクターカー，ドクターヘリなどによって現場で医師らによる初期治療が開始される場合など，様々な対応が行われている．本稿では，主に救急隊員・救急救命士の行う広範囲熱傷の現場・搬送中の処置について，最近の知見を含めて概説する．医師の行う処置については他項に詳述されているので参照いただきたい．

　わが国では，"救急搬送における重症度・緊急度判断基準委員会報告書"に熱傷の重症度・緊急度判断基準および処置プロトコールが記載されている[1]が，現在のところ熱傷のプレホスピタルケア全体に関する統一ガイドラインは存在せず，それぞれの消防機関などが独自に基準を定めて業務を行っている．重傷熱傷のプレホスピタルケアは転帰に大きく影響するので，将来的には外傷初期治療と同じように統一ガイドラインの策定と標準化教育を行っていくことが望ましいものと考えられる．参考として，英国における現在のコンセンサスガイドライン項目を表4-2に示す[2,3]．

表4-2　英国における熱傷プレホスピタルケアのコンセンサスガイドライン項目
（Allison K, et al. Emerg Med J. 2004; 21: 112-4[2] ; Walker A, et al. Emerg Med J. 2005; 22: 205-8[3]）

1) 安全確保（SAFE approach）
2) 熱傷の進行を止める（stop the burning process）
3) 冷却（cooling）
4) 被覆（covering/dressing）
5) 気道・換気・循環の評価（assessment of ABC）
6) 熱傷重傷度評価（assessment of burn severity）
7) 静脈確保と輸液〔cannulation（and fluids）〕
8) 鎮痛（analgesia）
9) 搬送（transport）

B 広範囲熱傷のプレホスピタルケア

1 安全の確保と原因（熱源など）の除去

　熱傷の受傷現場は，患者本人および救助者にとって危険な場所であることが多い．したがって，まず現場状況をよく把握し，危険を避けることを第一優先とする必要がある．欧米のガイドラインでは，覚えやすいように安全確保の各項目の頭文字をとって，SAFE approach とよばれている（表4-3）[2,3]．

　続いて，速やかに熱傷の原因を除去し，熱傷の進行を停止させる．燃えている火から患者を遠ざけ，燃えた着衣や粘着性付着物，化学物質の浸透した着衣などを，可能な限りすべて除去する．創の冷却（後述）を兼ねて，水道水により創を洗浄することは好ましい．特に化学熱傷では，速やか

[2] 現場での処置と搬送

表 4-3	安全確保（SAFE approach）(Allison K, et al. Emerg Med J. 2004; 21: 112-4[2]; Walker A, et al. Emerg Med J. 2005; 22: 205-8[3]; American College of Surgeons. Advanced Trauma Life Support manual. Chicago: American College of Surgeons; 1997[1])
S：	shout or call for help（助けをよぶ）
A：	assess for the scene for dangers to rescuer or patient （患者本人および救助者に対する現場の危険度を評価する）
F：	free from danger（危険から逃れる）
E：	evaluate the casualty（傷病者を評価する）

に原因物質を大量の水で洗い流す必要がある（水道水により 15 分以上，眼の化学熱傷では 20 分以上）．なお，破れていない水疱があれば，そのままにしておく方がよい．

　指輪，腕輪，ネックレスなどは，浮腫が起こると循環障害の原因になるため，除去しておく．除去した着衣や付着物などは，検査のためビニール袋に入れて病院へ搬送し，また受傷原因となった化学熱傷の原因物質に関する情報を，できるだけ入手しておくことが望ましい．

　煙や有毒ガスなどの充満した環境で受傷している場合には，速やかに空気の清浄な場所へ患者を移動し，酸素を投与する．自動車の火災など，火炎の中に閉じ込められている傷病者は容易に酸欠となるので，緊急を要する．

　電撃症で感電源が近くにある場合には，安全確保・原因除去の両面から，まず電源を切ることが重要である．この際に救助者が感電しないよう，絶縁体を用いて操作する必要があり，電源の管理者がいればできるだけ電源の切断を依頼する．

2 一次救命処置（A: 気道，B: 換気，C: 循環の評価・処置）

　体幹の火炎熱傷や温湯熱傷などでは，受傷面積が広範囲であっても，それだけで受傷直後にはバイタルサインに異常をきたすことは少なく，一定の時間を経てから熱傷ショックに陥る．一方，外傷（爆発など）の合併，気道熱傷，一酸化炭素中毒やその他のガス中毒が合併した場合，電撃症などでは，受傷後速やかに生命に危険が及ぶ．したがって，一次救命処置や外傷初期治療のプロトコール[4]に従って，速やかに気道・換気・循環の評価を行い，必要な救命処置を行う必要がある．

　火炎熱傷では，受傷状況および臨床所見から気道熱傷の可能性を考慮することが特に重要である（表 4-4）．気道熱傷の疑いがあれば，ただちに高流量（15 L/分）の酸素を投与し，必要に応じて補助呼吸を開始する[2,3]．また気管挿管，気管切開などが実施可能な救急医療機関へ速やかに搬送するか，ドクターカー・ドクターヘリの要請を考慮する．

　電撃傷では致死的不整脈が起こることがあるので，心電図の持続モニタリングが必要である．

3 創の冷却と被覆[5,6]

　熱傷創の冷却は，熱傷深度および転帰を改善することが知られており，積極的に行うべきである．一方，氷水などによる過冷却は逆効果であり，また冷却に伴って低体温症を惹起するとむしろ全身

表 4-4	現場・搬送中に気道熱傷を疑う所見
1）意識障害	5）嗄声
2）閉鎖空間での受傷	6）呼吸音の異常
3）顔面熱傷	7）経皮酸素飽和度低値
4）呼吸困難，頻呼吸などの呼吸器症状	

状態は悪化するので，十分留意する必要がある．

　創の冷却は速やかに行うべきなので，発見者からの電話を受ける救急司令室レベルで覚知の段階で冷却を指示するなど，迅速な開始が望ましい．この場合，通常の水道水（8～25℃）で，約5～10分間冷却し，現場での処置を担当する救急隊員などが到着後に，さらに10分間の冷却を行うことが推奨されている．なお動物実験では，受傷後30分までに開始すれば冷却の効果が認められている．

　創部からの異物除去，冷却・洗浄を行った後に，清潔なシーツなどで創部を被覆する．英国のガイドラインでは，保水性や価格などの点からサランラップなどのプラスチックシートの使用が推奨されている[3]．低体温にならないように，シーツの上からさらに毛布などで全身を覆い，保温を行ったうえで，速やかに適切な医療機関へ搬送する．小児は低体温に陥りやすいので，特に迅速な処置が必要である．

　なお，現場における熱傷創の冷却は，低体温を惹起する可能性から米国では否定的である．米国の熱傷登録における救急外来での低体温合併率は1.6％（70％ TBSA以上では35％）で死亡率60％と高いが，熱傷創の冷却との関係は明らかでない[7]．

4 熱傷の重症度評価と搬送

　受傷時刻，受傷原因（火災，爆発，温湯，電撃，化学など），閉鎖空間での受傷かどうか，化学熱傷の原因物質などについて，できるだけ正確に聴取，記録することがまず重要である．

　搬送先選定は，重症度評価に基づいて行われる．"救急搬送における重症度・緊急度判断基準委員会報告書"に記載された，熱傷の重症度・緊急度判断基準によれば，生理学的評価（バイタルサインなど）に問題があるものをまず重症と分類し，続いて熱傷の程度の評価（表4-5）により，重症度を分類する[1]．重症以上の搬送先は"救命救急センターなどの3次医療機関あるいはこれに準ずるもの"とされている．

　受傷現場における熱傷の初期評価は，初期治療や搬送先選定にかかわる重要事項であるが，受傷面積および深度の推定は，慣れないものが行うとしばしば不正確である．傷病発生現場だけでなく，初期治療のために搬送した救急医療機関においても熱傷面積の推定誤差は大きく，また小児では年少ほど誤差が生じやすいと報告されている[8]．熱傷面積の推定は主に"9の法則"などによって行われているが，現場での初期評価に適した簡便な方法（serial halves法：図4-4）も報告されている[9]．

　広範囲熱傷は重症熱傷であり，基本的にはすべて熱傷センターなどの熱傷治療専門施設での治療が必要である．ただし，気道熱傷が疑われる場合やショックを呈している場合，熱傷センターへの

表4-5 救急搬送における熱傷の評価（救急搬送における重傷度・緊急度判断基準委員会報告書．財団法人救急振興財団企画調査課，編．2004. p.6. URL: www.fasd.or.jp/tyousa/hanso01.pdf[1]）

下記に該当するものを重症とする．
1）II度熱傷 20％ BSA以上
2）III度熱傷 10％ BSA以上
3）化学熱傷
4）電撃症
5）気道熱傷
6）顔・手・足・陰部・関節の熱傷
7）他の外傷を合併する熱傷
8）小児，高齢者では　II度熱傷 10％ BSA以上
　　　　　　　　　　III度熱傷 5％ BSA以上

[2] 現場での処置と搬送

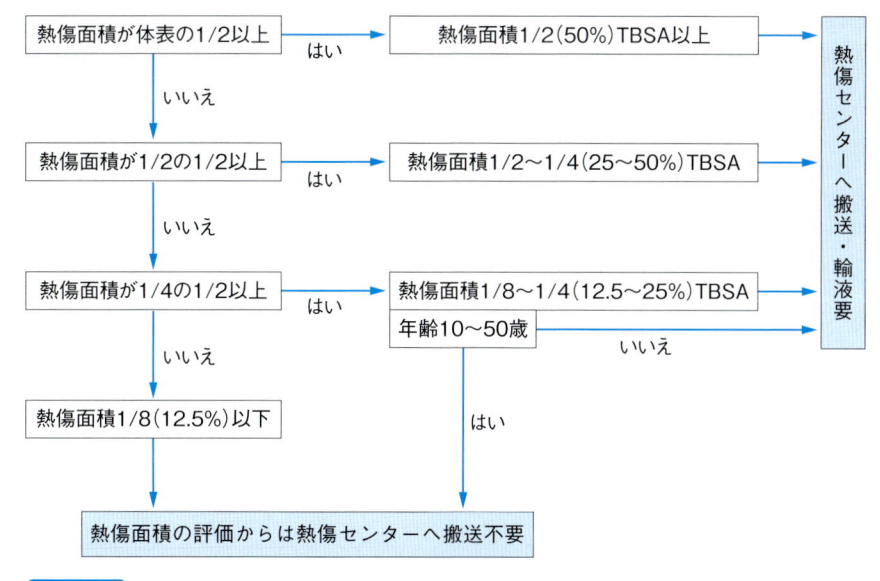

```
熱傷面積が体表の1/2以上 ──はい──→ 熱傷面積1/2（50%）TBSA以上 ────┐
         │いいえ                                              │
         ↓                                                   │
熱傷面積が1/2の1/2以上 ──はい──→ 熱傷面積1/2～1/4（25～50%）TBSA ─┤熱傷センターへ搬送・輸液要
         │いいえ                                              │
         ↓                                                   │
熱傷面積が1/4の1/2以上 ──はい──→ 熱傷面積1/8～1/4（12.5～25%）TBSA ┤
         │いいえ                            年齢10～50歳        │
         ↓                                 │はい  │いいえ    │
熱傷面積1/8（12.5%）以下 ←──────────────────┘      └─────→┘
         ↓
熱傷面積の評価からは熱傷センターへ搬送不要
```

図 4-4 Serial halves 法による熱傷の初期評価
（Smith JJ, et al. Br J Plast Surg. 2005; 58: 957-67[9]より改変）

搬送に時間を要する場合などのように，適切な救急医療機関での初期治療が必要な場合にはこれを優先し，その後に熱傷センターへ転送することになる．なお，救急車搬送では熱傷センターまでに時間を要する場合には，ヘリコプター搬送が有用である[10]．

5 血管確保，輸液

　広範囲熱傷に対する血管確保および輸液は初期治療として必須であり，外傷による急速出血よりはやや時間的猶予があるものの，可及的速やかに開始する必要がある．受傷から1時間以内に熱傷センターへ搬送できない場合には，近隣救急医療機関へ搬送するか，ドクターカーやドクターヘリなどを利用して速やかに開始することが望ましい．

　現状においても，熱傷センター到着までの輸液量はしばしば不十分であり，これと続発する急性腎不全が重症熱傷の転帰に有意にかかわっている，との報告がある[8]．輸液の不足には，現場および初期治療を行った医療機関における受傷面積の推定誤差や，統一された治療ガイドラインの欠如などが主な原因と推察されており，わが国においても今後調査，検討を要するものと考えられる．

　2012年現在，厚生労働省研究班による救急救命士処置行為拡大の実証研究が行われており，拡大項目に「ショックに対する輸液」が含まれているため，今後救急救命士によって熱傷に対する病院前輸液が行われる可能性がある．早期の輸液開始は好ましいが，病院前で過剰輸液が行われやすいとの報告もあるので注意を要する[11]．英国のガイドラインにおける病院前輸液量の目安は，成人1000 mL，10～15歳500 mL，5～10歳250 mL，5歳以下なしで，加温輸液が推奨されている[2]．

■**文献**　1) 救急搬送における重傷度・緊急度判断基準委員会報告書. 財団法人救急振興財団企画調査課, 編. 2004. p.6. URL: www.fasd.or.jp/tyousa/hanso01.pdf
  2) Allison K, et al. Consensus on the prehospital approach to burns patient management. Emerg Med J. 2004; 21: 112-4.
  3) Walker A, et al. Pre-hospital management of burns by the UK fire service. Emerg Med J. 2005; 22:

205-8.
4) American College of Surgeons. Advanced Trauma Life Support manual. Chicago: American College of Surgeons; 1997.
5) Nguyen NL, et al. The importance of immediate cooling—a case series of childhood burns in Vietnam. Burns. 2002; 28: 173-6.
6) Jandera V, et al. Cooling the burn wound: evaluation of different modalites. Burns. 2000; 26: 265-70.
7) Singer AJ, et al. The association between hypothermia, prehospital cooling, and mortality in burn victims. Acad Emerg Med. 2010; 17: 456-9.
8) Collis N, et al. Accuracy of burn size estimation and subsequent fluid resuscitation prior to arrival at the Yorkshire Regional Burns Unit. A three year retrospective study. Burns. 1999; 25: 345-51.
9) Smith JJ, et al. A comparison of serial halving and the rule of nines as a pre-hospital assessment tool in burns. Br J Plast Surg. 2005; 58: 957-67.
10) De Wing MD, et al. Cost-effective use of helicopters for the transportation of patients with burn injuries. J Burn Care Rehabil. 2000; 21: 535-40.
11) Lairet KF, et al. Prehospital burn management in a combat zone. Prehosp Emerg Care. 2012; 16: 273-6.

〈猪口貞樹〉

[3] 熱傷初期診療（ABLS）

　Advanced Burn Life Support（ABLS）コースは，重症熱傷患者の初期診療の標準化を目的に，米国外科学会外傷委員会（American College of Surgeons Comittee on Trauma：ACSCOT）の主催する外傷トレーニングコースである Advanced Trauma Life Support（ATLS）を基本にして開発されたものである．米国熱傷学会（American Burn Association：ABA）の主催により1996年から開催され，本邦でも2006年より ABA 公認コースとして開催されている．

　ABLS コースでは，重症熱傷患者は原則的に熱傷センターなどの専門施設において治療されるべきであるという考え方に基づき，熱傷受傷からの初期24時間すなわち受傷現場から専門施設収容までの評価，治療のガイドラインを習得するように企画されている．したがって，医師だけでなく看護師，コメディカル，救急隊員などを対象に，初期対応，転院搬送判断，特殊熱傷への対処など臨床現場におけるスキルを含めた内容が網羅されている．また ABLS の概念は ATLS だけでなく Advanced Cardiac Life Support（ACLS）とも整合性が図られている．

　ABLS コースの内容は，熱傷患者の初期評価・治療，呼吸管理，循環管理，熱傷創管理，転院搬送，電撃症，化学熱傷，小児熱傷，災害管理と多岐にわたるが，本稿ではコースの中核をなす初期評価・治療を中心に概説する．

A　Primary survey

　ABLS における診療手順は，ATLS と同様に primary survey と secondary survey とに分けられる．Primary survey においては，外傷患者の診療と同様に，ABCDE アプローチを用いて評価を行っていく．特に外見の熱傷創にのみとらわれるのではなく，生命および四肢に危険を及ぼすような病態を認識することの重要性が強調されている．

A＝Airway maintenance with cervical spine protection
　まず第1に気道閉塞の有無を評価し，必要に応じて気道確保を行う．気道が閉塞するおそれがある場合には，あご先挙上，下顎挙上，エアウェイの挿入などを行い，気道を確保し気管挿管の必要性を評価する．気管挿管については転送中に浮腫の進行を認める危険性がある場合や上気道の閉塞が認められる場合にはただちに行う．また primary survey 中は頸椎損傷があるものと想定して頸椎保護に努める．

B＝Breathing and Ventilation
　100％酸素を15L リザーバー付き酸素マスクを用いて投与開始する．
　聴診を行い，呼吸音の左右差を確認し，呼吸数，呼吸の深さを評価する．頸部や体幹に全周性のⅢ度熱傷が存在する場合には換気が不十分になる可能性があり，注意して観察する．また呼吸不全は，基礎疾患の存在や気胸など熱傷以外の要因でも起きる可能性があることにも留意する．

C＝Circulation and Cardiac Status

循環動態を血圧，脈拍数，皮膚の色調などから評価する．

太い末梢静脈路を確保し（可能であれば非熱傷部位），点滴を開始する．30％以上の熱傷では2本の末梢静脈路の確保が望ましい．

Primary survey では**熱傷面積の計算に先んじて乳酸リンゲル液の点滴を開始することが重要である**．開始速度は5歳以下で時間あたり125 mL，6～13歳で250 mL，14歳以上で500 mL とする．詳細な速度調節は secondary survey で行う．

四肢全周もしくはほぼ全周にわたる3度熱傷が存在する場合には，浮腫の進行により末梢部位の循環が悪化する可能性があり，ドップラー血流計やパルスオキシメーターを用いて経時的に評価する．

D＝Disability, Neurologic Deficit, and Gross Deformity

熱傷患者は合併症を伴わない限り通常意識清明であるが，意識障害を認めた場合にはCO中毒，外傷，虐待，低酸素血症，基礎疾患の存在を考える．

意識障害の評価には，GCSより簡便なAVPU法を用いる．

  A＝Alert：清明
  V＝Responds to verbal stimuli：言葉により反応するが見当識なし
  P＝Responds only to painful stimuli：痛みにのみ反応する
  U＝Unresponsive：言葉にも痛みにも反応しない

E＝Exposure and Environmental Control

脱衣により合併損傷の有無を確認し，そして保温に努める．

熱傷創に対する処置は，原則として乾いた滅菌ガーゼ，シーツで被覆する．冷たく湿ったガーゼによる被覆では体温低下を招く危険性がある．一方，化学熱傷の場合には乾燥化学物質であれば払い落とし，大量の流水で洗浄する．

B　Secondary survey

1 病歴の聴取

病歴の聴取においては簡単で覚えやすいAMPLET法を使用する．

  A＝Allergies：アレルギー歴
  M＝Medications：服用中の治療薬（市販薬，漢方薬，アルコールなども）
  P＝Previous illness：既往歴，外傷歴，入院歴，妊娠歴
  L＝Last meal or drink：最終経口摂取，飲水
  E＝Events/environment related to the injury：受傷機転や受傷現場の状況
  T＝Tetanus and childhood immunizations：破傷風と予防接種歴

2 正確な体重の把握

輸液公式の計算には受傷前の体重が必要である．患者もしくは患者の家族から体重を聴取する．

3 全身の身体診察

熱傷は肉眼的に明らかな損傷であるが，熱傷以外に生命に危険を及ぼす損傷が存在している可能性がある．そのため，頭の先からつま先まで一貫した詳細な身体診察が重要となる．

4 熱傷の重症度の判定

重症度は生理学的には熱傷面積と熱傷深度によって決まる．その他に，重症度に影響する因子として年齢，基礎疾患，気道熱傷の有無，合併症の有無，さらに顔面，陰部，関節に創があるかも考慮しなくてはならない．

熱傷面積については 2・3 度熱傷の範囲を 9 の法則（2 章 図 2-1 参照）を用いて評価する．乳幼児の場合には頭部が占める割合が大きく下肢の割合が小さくなる．また，創が分散している場合には患者の手掌と指先までを 1% として換算する方法が用いられる．

熱傷深度は，熱源の温度，接触時間，皮膚の厚さ，組織の血流量によって規定される．乳幼児や高齢者では皮膚が薄いため初診時より創が深くなることに注意を要する．また背部，掌，足底などは皮膚が厚い一方，眼瞼などは皮膚が薄いため，部位によって損傷の程度が異なってくることにも注意する．

5 初期治療の原則

a）蘇生輸液

Primary survey 時に開始した輸液速度の調節を表 4-6 の公式を用いて行う．近年の過剰輸液を戒める傾向を反映して，2010 ABLS fomula では Baxter 公式の半分量となっている．

また乳幼児はグリコーゲンの貯蔵が少なく熱傷の侵襲により低血糖に陥りやすいため，5% dextrose 含有の乳酸リンゲル液を用いた維持輸液を加えることを忘れてはならない．

電撃症や合併損傷により横紋筋融解を伴う場合に出現するミオグロビン尿やヘモグロビン尿に対しては，時間尿量を多めに維持し利尿薬の使用を考慮する．

点滴開始が遅延した場合や，脱水，アルコール中毒が既存した場合，電撃症，気道熱傷を合併した場合には，算出量を上回る輸液が必要となる

b）バイタルサイン

バイタルサインは経時的に頻回にチェックを行う．

c）胃管の挿入

20% 以上の熱傷患者，気管挿管されている患者，合併外傷がある患者では胃管の挿入を考慮する．

表 4-6　2010 ABLS fomula

	成人温熱熱傷 化学熱傷	小児（14歳以下，40 kg 未満）	成人電撃症
24 時間の輸液量	2 mL×体重（kg）×熱傷面積（%）	3 mL×体重（kg）×熱傷面積（%）	4 mL×体重（kg）×熱傷面積（%）
輸液速度	最初の 8 時間で計算量の半分，残りの半分を 16 時間で投与		
時間尿量	0.5 mL/kg（30〜50 mL）	1.0 mL/kg	1.0〜1.5 mL/kg（75〜100 mL）

d）尿道カテーテルの挿入

時間尿量が輸液速度の調節に有用な指標（表4-6）であるため20％以上の患者では尿道カテーテルを挿入する．このときの体重は理想体重を用いる．

e）四肢循環障害の評価

四肢の全周性の熱傷では，皮下の浮腫の進行に伴い四肢末端への血流が障害されるため減張切開が必要となることがある．減張切開は長軸方向に行い，皮下組織がしっかり減張されるまで行う．

f）換気の評価

胸部・腹部の全周性の熱傷では，換気が制限され減張切開が必要となる場合があるため継続的な換気の評価が必要である．特に小児は成人より胸郭が柔軟であるため，減張切開が成人より早期に必要になる可能性があることに注意する．

g）疼痛・不安管理

熱傷の疼痛は非常に強く，しっかりと鎮痛管理することが重要である．この際，痛みの原因が熱傷そのものであるのか，他の合併損傷によるものか，もしくはその他の要因によるものなのかを鑑別する必要がある．熱傷そのものによる疼痛ではモルヒネなどの麻薬を用いる．

また疼痛と不安とをしっかりと区別することも重要である．不安に対してはベンゾジアゼピン系の薬剤が有効である．使用に関しては少量かつ頻回に投与を行い，目標の効果を得るようにする．

h）頭部と四肢の挙上

合併損傷や禁忌がなければ頭部を30°挙上する．これにより顔面や気道の浮腫を軽減することができ，誤嚥の防止にも有益である．熱傷により損傷した四肢は心臓より高い位置に挙上し浮腫を最小限にするよう努める．

i）心理社会的な評価

医療スタッフは患者や患者の家族の感情に敏感である必要がある．

6 検査

熱傷はあらゆる臓器障害を引き起こすため各種検査が有用となる．血液検査，動脈血液ガス分析，CO-Hb値，尿検査，胸部X線，心電図などがあげられる．

C Burn center referral criteria（熱傷センターへの転院決定基準）

Secondary survey が終わった時点で熱傷センターへの転送の必要性を考える．専門施設へ転院搬送すべき基準を以下のように規定している．

　　①10％を超えるⅡ度熱傷のある患者
　　②顔面，手，足，会陰部，主要関節に熱傷のある患者
　　③年齢にかかわらずⅢ度熱傷のある患者
　　④電撃症，雷撃症のある患者
　　⑤化学熱傷
　　⑥気道熱傷のある患者
　　⑦基礎疾患があり熱傷治療に配慮が必要な患者
　　⑧生命にかかわる合併損傷のある患者
　　⑨小児診療が行えない医療機関へ搬送された小児熱傷患者

⑩社会的問題,精神的問題,長期リハビリなど特殊な配慮が必要な熱傷患者

むすび

ABLSコースの内容から,とくにその中核をなす重症熱傷患者の初期評価・治療について概説した.ABLSでは受傷から初期24時間の初期診療に必要な現場の知識・スキルが網羅されており,医師のみならず看護師,コメディカル,救急隊員にも有用と思われる.

■文献　1) American Burn Association. Advanced Burn Life Support Course Providers Manual. Chicago: American Burn Association; 2011.

〈海田賢彦,山口芳裕〉

[4] モニタリング

　広範囲熱傷では必ずいくつかのフェーズを通過する．このフェーズにおいて，さまざまな病態の変化が刻々と生じ，そのどれをとっても生命予後に影響することが多いので，1つ1つを的確にとらえ，迅速に，内科的あるいは外科的にクリアしていかないと，救命することがきわめて困難となる．そこで，当初から種々のモニタリングをし，またそれぞれのフェーズで必要なモニタを追加することで，適切な治療をしていく必要がある．大切なことは，病態の変化が完成してから対応を始めるのではなく，適切なタイミングで的確なモニタを行い，そのわずかな変化で，病態の変化を先読みして適切に対応することである．
　以下に，各フェーズにおける病態と必要なモニタリング項目について述べる．

A ショック期

　一般的に，広範囲熱傷ではまずショック期がある．受傷後の1～2日であり，循環血液量減少性ショックが特徴である．このフェーズでは血管透過性が亢進するので，血漿は血管外に漏出して組織間に貯留したり，水疱中に奪われるので大量の血漿が喪失する．不感蒸泄の増加もこれを助長し，あわせて心臓の前負荷が減少するため，心拍出量と血圧の低下がみられ，血圧維持のために血管は収縮し血管抵抗は増加する．また，水分とともに蛋白質も漏出するので血清蛋白質やアルブミン値は低下する．赤血球の破壊が起これば血色素尿がみられる．筋肉の崩壊が起こればミオグロビン尿を呈する．これらに対しては大量輸液などで対応しないと腎不全につながる．

1 バイタルサイン

a）血圧
　マンシェットで測定してもよいが，熱傷創のためにマンシェットを巻けないことがあるし，血液データのモニタリングのため頻回の採血を余儀なくされるので，橈骨動脈や足背動脈にエラスター針を留置して観血的動脈圧モニタをするのがよい．刺入部や三方活栓などの感染防止，体動などによる針の抜去や接続部のはずれ防止，凝固防止などに留意する．

b）心電図
　電極は受傷部を避けて貼るのが望ましいが，広範囲熱傷では熱傷創部に電極を置かざるを得ない場合があり，金属の注射針やステープラーなどを電極代わりにするなどの工夫をする．

c）呼吸
　多くの機器は，心電図の電極を前胸部に貼れば呼吸数を拾ってくれる．このフェーズで最も大切なことは気道熱傷に伴う上気道閉塞症状と所見を見逃さないことである．呼吸苦を訴え，吸気に際して鎖骨上窩や肋間が陥凹したり，努力呼吸，呼吸数増加が認められれば上気道の閉塞を考え，ただちに挿管する[1]．このタイミングを失すると，強度の声門浮腫で挿管不能となり緊急気管切開せざるを得ないこともある．人工呼吸器が装着されれば，呼吸数以外に気道内圧，1回換気量，分時換気量，コンプライアンスなどもモニタできる．胸壁の広範かつ深い熱傷では焼痂と浮腫のため胸郭

コンプライアンスが低下し呼吸障害をきたす．これは1回換気量の低下と気道内圧の上昇でわかる．この場合はただちに減張切開をしなければならない．

d）体温

皮膚の損傷のため，体温調節ができなくなる．そこで，処置時や手術時はもとより普段でも，低体温になってしまうので注意が必要である．もちろん，後の感染期には発熱がみられる．体温は深部体温の測定[2]が望ましく，直腸温，食道温，膀胱温などのいずれかを用いるとよい．

2 体重

受傷後早期には輸液量の指標として不感蒸泄量の計算のため，その後は栄養評価などのために体重測定が有用である．ベッドごと測定できるものや，懸架式体重計で測定する．

3 尿

a）時間尿量

熱傷面積が，成人では15％以上，小児では10％以上の場合に輸液が必要とされる[3]．熱傷の初期輸液は，開始が遅れると予後を悪くするので，可及的に早期（2時間以内）に開始すべきである[4,5]．ショック期から次のrefilling期にかけて輸液量の調節のために，時間尿量は最も大切なモニタの1つであり，バルンカテーテルの留置は必須である．成人では0.5 mL/kg/hr以上，幼小児では1 mL/kg/hr以上の尿量を確保するように輸液量を調節する．重篤例や幼小児では，1時間経ったときの尿量から次の1時間の輸液量の調節をするのでは危険なので，30分の尿量から輸液量を調節することもある．

b）比重

尿量が減って，尿比重が上昇すれば，輸液が足りないと判断できる．糖尿病で糖が出ているために比重が高かったり，腎障害のために比重が低いこともあるので，それぞれ評価する．

c）ヘモグロビン尿

広範囲熱傷では赤血球が破壊され，溶血のために赤褐色のヘモグロビン尿がみられる．少量であればハプトグロビンが処理してくれるが，大量に溶血すると処理しきれなくなり，適切に対処しないと腎障害をきたす．輸液量を増やしたり，ハプトグロビンを投与するなどで対処する[6]．

d）ミオグロビン尿

筋肉の損傷で暗赤色をしたミオグロビン尿を認める．これも見逃すと腎障害をきたすので，輸液を増量したり，重症例では血液浄化法を施行する．

e）膀胱内圧

これは腹腔内圧（intra-abdominal pressure：IAP）の代用となる．IAPの上昇は腹部コンパートメント症候群として，静脈還流の低下，腸管虚血などをきたすので，25 mmHg以下に保つ必要がある．IAPが高くなると，尿量を得るために輸液量が多くなり，輸液量が増えるとIAPが高くなるという悪循環を形成する[7]．

4 動脈血ガス分析，酸塩基平衡，CO-Hb，乳酸

このフェーズにおける酸素化の障害は，気道熱傷の存在によったり，無気肺の発生によることが多い．気道熱傷の重症度診断に，気管支粘膜組織検査や擦過細胞診による病理学的検査は有効であるが，どの施設でも施行できるルーチン検査とはいいがたい．また，入院時のPaO$_2$/FiO$_2$比（P/F

比）が 350 未満の気道熱傷が疑われる例では急性期の必要輸液量は多くなる[8]．爆発による受傷や胸部外傷の合併では血気胸を起こしていることもある．二酸化炭素分圧の上昇は，胸壁や腹壁の広範かつ深い熱傷の場合，胸郭コンプライアンスの低下の結果として起こり，この場合は胸壁や腹壁の減張切開が必要となる．気管挿管して人工呼吸器管理をしている場合には，気道内圧の上昇からもこの病態の発生がわかる．減張切開をすると，気道内圧はただちに低下する．ショックの遷延や，四肢の全周性熱傷による末梢の循環不全などでは，代謝性アシドーシスや乳酸値の上昇がみられる．火炎熱傷ではしばしば一酸化炭素中毒を合併する．意識障害があれば CO-Hb の測定は必須であり，高値であれば，100％酸素で換気し，早期に正常化させる必要がある．

5 パルスオキシメータ

簡便に酸素飽和度をチェックできるので有用である．また，四肢や手指・足趾の全周性の熱傷では，酸素化能のモニタのみならず，末梢の循環が正常か否かのモニタとしても有用である[9]．深い全周性の熱傷では，腫脹のため末梢循環が障害され，パルスオキシメータで測定ができなくなるので，この場合には減張切開が必要となる．

6 中心静脈圧

循環血液量が不足している間は低値を示す．10 cmH$_2$O 前後を維持するように輸液する．

7 血算と血液生化学（ことに電解質，総蛋白，アルブミン）

輸液が追いつかないと，血液は濃縮するので，Hb, Ht, Na などは高値を示す．総蛋白やアルブミンは早期には血管透過性が亢進しているため，時間とともに著明に低下する．補充のためコロイドを投与してもほとんどが血管外に出てしまうので，血管透過性亢進がおさまるとされる受傷後 6～12 時間してからコロイドの補充を開始するのがよい．コロイド輸液の併用は総輸液量の減少，一時的な膠質浸透圧維持，腹腔内圧亢進の抑制が期待できるので，大量輸液が必要となる例では用いてもよいが，コロイド投与が必ずしも予後を改善しないともいわれている[10,11]．

8 水分喪失（water loss）

眼にみえる水疱中の浸出液のほか，眼にみえない呼吸や皮膚からの蒸散による水分喪失（不感蒸泄）も増加するので，これらの総和としての water loss は大きい．皮膚からの水分喪失は，熱傷創が種々の biological dressing 材で被覆されたり，植皮片で覆われたり，上皮化が完成するまでは大なり小なり続く．感染した創からは，さらに浸出が増す．水疱からの浸出液量の測定はガーゼなどの重さから測定できないことはないが，これは容易でないし，労力がかかるばかりで正確でもない．前日測定した体重に，その後の 24 時間に入れた輸液量を加えたものから，本日の体重と眼にみえて測定可能な尿などの water loss を引き算すれば，不感蒸泄量と皮膚からの水分喪失量の和の近似値を求めることができる．以前は，この値を求めて輸液量の目安としていたが，他のモニタで十分対応できるので，現在はこのような計算式を用いていない．

9 Capillary refilling time

爪床を圧迫後，圧迫を解除してから爪の赤色が回復するまでの秒数をみるきわめて簡単なモニタである．正常は 2 秒以内で，4 秒以上は延長と判定する．ショックのときは延長する．また，四肢

の深い全周性の熱傷では，浮腫の形成とともに循環が障害されるため延長する．この場合は，放置すると四肢の切断を余儀なくされるので減張切開を行う．この爪床圧迫試験のほかに，患肢の動脈拍動を超音波ドップラーでチェックするのもよい．また，観血的モニタとしては，筋内圧の測定も有用で，40 mmHg 以上になったら減張切開を考慮する．循環不全のため高度の代謝性アシドーシスが起こってから対処したのでは間に合わない．

B Refilling 期

　ショック期を輸液で乗り切ると，受傷後 2～4 日で refilling 期または心不全期がくる．これは尿量の増加，中心静脈圧の上昇，血圧の上昇，脈拍の増加，酸素飽和度の低下，呼吸数の増加など，ショック期のモニタでわかるほか，胸部 X 線での肺血管影の増強などで知ることができる．Refilling が認められ始めたら，輸液量を減らし，適宜利尿薬を用いるなどして，心不全の発生を未然に食い止めなければならない．ことに，基礎に心疾患を持っていたり，高齢者などでは，容易に心不全を発症するので注意が必要である．

C 感染期（異化亢進期）

　Refilling 期を含めて熱傷創が閉鎖されるまでの間は，感染期または異化亢進期といわれる．熱傷により皮膚の損傷が起こると，感染に対するバリアがなくなるので，創が閉鎖されるまでの間は，常に創感染の危険がある．さらに中心静脈ライン，動脈カテーテル，気管チューブ，膀胱留置カテーテルなど身体の内外を結ぶものは，有用である反面，感染の機会を増やす．よって，無用となれば除いていかねばならない．感染を機に多臓器不全をきたすと，予後は圧倒的に悪くなる．

1 血算

　熱傷では白血球増多は認めるが，感染がかぶると著明に増加し，かつ左方移動も認める．著明な創感染を認めるのに，白血球が 3000 未満のように減少する場合はかなり状態が悪いことを示す．

2 CRP

　上皮化するまではやや高値で推移することが多いので，この値からだけで感染の評価は難しい．

3 感染巣（創部，血液，喀痰，尿など）の検査

　感染が疑われる部位から検体を採取しグラム染色をし，鏡検により起因菌を判断して，投与する抗生物質や創部の洗浄・消毒方法や回数などを決定する．

4 栄養に関するモニタリング

　呼気ガス分析から間接熱量測定法により所要熱量（energy expenditure: EE）を求めることができるが，簡易的には Harris-Benedict の式で基礎エネルギー消費量（basal energy expenditure: BEE）を求め，これの 1.5～1.7 倍を目標投与量とするとよい．植皮などで raw surface（上皮化されていない創面）が減少すれば徐々に投与量を BEE に近付けていく．

a）総蛋白，アルブミン

カロリーの補給が不足すると異化は亢進し，総蛋白とアルブミン値は低下する．これらの値が減少せず，体重も減少しなければ投与カロリーは適切と考えてよい．

b）血糖

熱傷ではカテコラミン分泌が増し，インスリン分泌抑制かつグルカゴン分泌促進によるグリコーゲン分解から血糖は上昇する．また熱傷ではコルチゾール分泌が増し，抗インスリン物質として異化作用を亢進させるので，高血糖を助長する．一方で，創治癒のためには所要カロリーは多いので，適宜，インスリンを用いながら高カロリーを投与していく．ところで，敗血症になると耐糖能障害が著明になるが，予後の改善のためには血糖を150 mg/dL以下に保つようにインスリン量を調節することが intensive insulin therapy として推奨される[12]．インスリンを用いても血糖のコントロールが困難な場合は，栄養補給よりも感染制御を優先させるべきである．

5 血液凝固・線溶系

感染を契機に DIC になりやすいので，適宜検査を行う．

D 回復期

熱傷創がすべて上皮化すると，もはやモニタリングは無用となる．

文献

1) The evidence-based guidelines group and A, B. Association. J Burn Care Rehabil. 2001; Suppl: 23-6s.
2) 黒川　顕．カテーテル/ドレーン管理の最新トレンド―深部体温測定用カテーテル．看護技術．2006; 52: 38-9.
3) Evans EI, et al. Fluid and electrolyte requirements in severe burns. Ann Surg. 1952; 135: 804-17.
4) Barrow RE, et al. Early fluid resuscitation improves outcomes in severely burned children. Resuscitation. 2000; 45: 91-6.
5) Chrysopoulo MT, et al. Acute renal dysfunction in severely burned adults. J Trauma. 1999; 46: 141-4.
6) 太田宗夫，他．重症熱傷に伴う溶血と急性期腎機能低下の防止に対するハプトグロビンの有用性の検討，封筒法による多施設比較試験．救急医学．1992; 16: 1813-9.
7) O'Mara MS, et al. A prospective, randomised evaluation of intra-abdominal pressures with crystalloid and colloid resuscitation in burn patients. J Trauma. 2005; 58: 1011-8.
8) Endorf FW, et al. Inhalation injury, pulmonary perturbations, and fluid resuscitation. J Burn Care Res. 2007; 28: 80-3.
9) 上笹　宙，他．救急領域における Mashimo SET パルスオキシメータ Radical の使用経験．日救急医会関東誌．2006; 27; 166-7.〔第56回日本救急医学会関東地方会（2006年2月25日つくば国際会議場にて開催）で発表〕
10) Greenhalgh DG, et al. Maintenance of serum albumin levels in pediatric burn patients: a prospective, randomised trial. J Trauma. 1995; 39: 67-74.
11) Alderson P, et al. Human albumin solution for resuscitation and volume expansion in critically ill patients. Cochrane Database Syst Rev. 2004;（4）: CD001208.
12) Dellinger RP, et al. Surviving sepsis campaign guidelines for management of severe sepsis and septic shock. Crit Care Med. 2004; 32: 858-73.

（黒川　顕）

[5] ショック期の治療
①輸液療法（輸液計画・公式とその実際）

　熱傷の病態の解明と適切な急性期輸液療法により，受傷後48時間以内の広範囲熱傷の死亡は少ない．1940〜1950年代には，不十分な初期輸液のために20〜40%の熱傷例が死亡している．積極的な蘇生輸液の導入により，急性期の不可逆性ショックによる死亡は減少し，現在，熱傷による死亡の最大の原因は感染症である[1,2]．しかしながら，広範囲熱傷では，依然として受傷後10日以内の早期死亡は全死亡の50%になるとも報告され[3]，この原因として，初期の不適切な輸液療法が関与することが指摘されている[2,3]．熱傷急性期の輸液療法の目標は"循環血液量の減少を是正し，臓器血流を維持すること，さらに，熱傷創の zone of stasis の血流を維持すること"である．同時に，"不十分なあるいは過剰な輸液による弊害を避けること"が求められる．本稿においては，広範囲熱傷における体液変動とショックの病態を理解し，これを念頭においた輸液療法について述べる．

A 広範囲熱傷における体液変動と熱傷ショック

　熱傷における体液変動は，受傷後数時間をピークとする血漿成分の血管外漏出による有効循環血液量の減少と，間質における細胞外液の非機能化であるといえる．このきわめて dynamic な体液変動が熱傷に特有の循環血液量減少と熱傷部位における著しい浮腫の出現をきたす[3,4]．浮腫の出現は，微小循環からの間質への血漿成分の漏出に対して，リンパからのドレナージが少なければ生じる．熱傷面積が25%を越えると，浮腫は非熱傷部位や臓器にもおよぶこととなる．この体液変動としては次の2つのフェーズがあげられる．

①**受傷後1時間以内に急速に進行する熱傷部位の浮腫**：組織間隙の基質構造変化による間質組織内圧が陰圧となることが主な要因であり，さらに血管透過性亢進が加わることにより生じる．

②**受傷後数時間にわたり徐々に進行する浮腫**：熱傷により惹起される炎症性メディエーターによる微小循環系の透過性亢進により生じる．

　受傷局所においては，受傷後数分以内のヒスタミン，セロトニン，ブラディキニン，プロスタグランディンなどの血管作動性物質による透過性亢進が生じ[5]，さらに各種ケミカルメディエーターや活性酸素種，活性化好中球などの炎症反応による内皮細胞傷害の結果，受傷後6〜8時間程度をピークとする局所および全身の血管透過性亢進が生じる[3,4]．また，局所の血流増加による毛細血管圧の上昇も浮腫の出現には重要な要素となる[6,7]．

　熱傷受傷直後の循環動態は，著しい末梢血管抵抗の上昇と心拍出量の低下によって特徴づけられるが，すでに述べた受傷部位および非受傷部位での血管透過性亢進による循環血液量減少のみによって，この循環動態が規定されるのではないと考えられる．熱傷に伴う循環血液量減少の所見が明らかとなるよりも早期に，末梢血管抵抗上昇，心拍出量減少，心収縮力の低下が生じることが示されており，受傷直後に分泌が亢進する神経体液因子やホルモンの変化，ヒスタミン，セロトニン，ブラディキニン，プロスタグランディンやカテコラミンなどの血管作動性物質がこれらの病態を形成するともされる[7]．しかしながら，全身性浮腫の形成，循環動態の変化に関する詳細なメカニズムは必ずしも明らかではない[6]（図4-5）．

4. 広範囲熱傷の治療

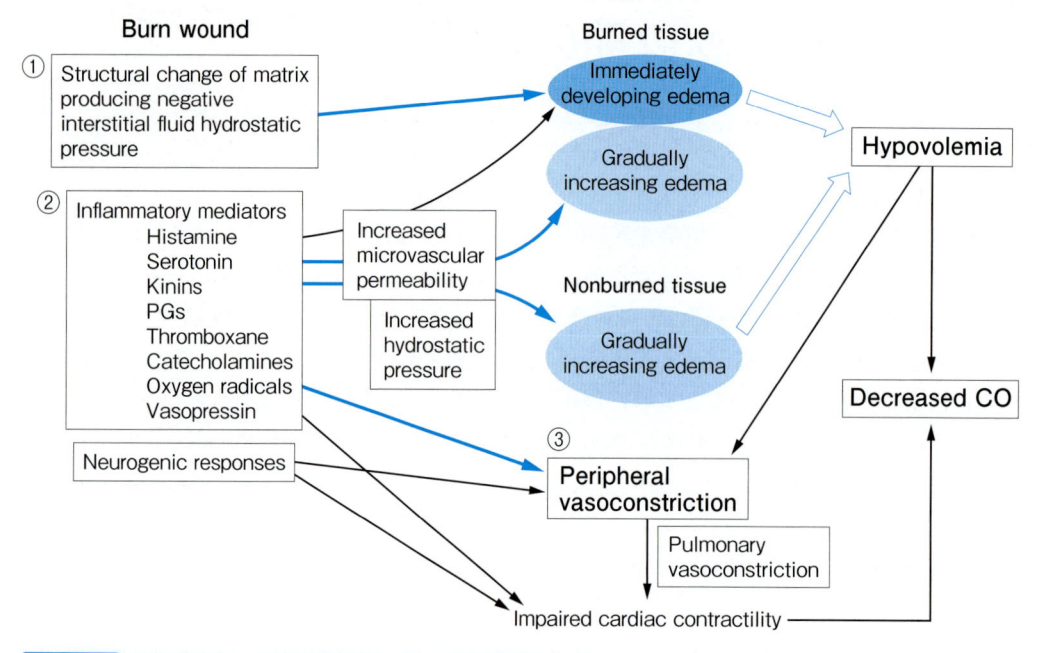

図 4-5 熱傷急性期における体液の変化と循環動態の変化

①熱傷部位における間質の基質形態変化は間質における負の静水圧を形成し，受傷部位における受傷直後の浮腫形成の主役をなす．②熱傷部位より産生・放出される炎症性メディエーターは受傷後 6〜8 時間をピークとする受傷部位における微小循環系の透過性亢進とともに血管内静水圧の上昇をきたし，受傷部位の浮腫形成に関与する．熱傷面積が 25%をこえると，この透過性亢進による浮腫は非熱傷部位に及ぶこととなる．③炎症性メディエーターは循環動態にも影響を与え，循環血液量の減少によらない末梢血管抵抗と肺血管抵抗の上昇，心収縮力の低下を惹起する．大量の浮腫形成による循環血液量減少は，さらに末梢血管抵抗の上昇と心拍出量の減少を強いものとして，熱傷急性期の体液循環動態の変化が形成される．

　Baxter の検討では熱傷面積が 30%，Arturson の報告では 25%を越える透過性亢進は受傷局所のみでなく，全身におよぶものとされる[8,9]．通常，広範囲熱傷では浮腫がもっとも強くなるのは受傷後 24〜48 時間であり，より小範囲の場合，8〜12 時間程度がピークとなる[3,5,10]．また，熱傷急性期には細胞外液とともにナトリウムも大量に喪失し，とくに熱傷部でのナトリウム貯留は水分貯留を上回るものとなる．このために細胞外液とともにナトリウムの補充が非常に重要となる．成人では 15〜20%以上，小児では 10%以上の熱傷では，循環血液量減少によるショックとなる可能性があり，輸液療法を施行する必要がある[6,11]．

B 輸液療法の目標と不十分な輸液と過剰輸液による弊害

　熱傷急性期の輸液療法の目標は，循環血液量の減少を是正し臓器・組織血流を維持することである．熱傷創における zone of stasis の組織血流を維持することは熱傷創がより深部に達することの予防につながる．同時に，輸液療法においては，不十分なあるいは過剰な輸液による弊害を避けることが求められる[2,10,11]．

　輸液療法という熱傷に対する必須の治療を行うことにより，透過性の亢進した血管内から間質への，より大量の体液変動が生じ，全身性の浮腫を助長することは避けられない．通常，広範囲熱傷では浮腫がもっとも強くなるのは受傷後 24〜48 時間であることはすでに述べたが，この時期には

[5] ショック期の治療

輸液療法そのものが必ず浮腫の増大をきたす．

　しかしながら，過剰輸液は浮腫を助長し，非全周性Ⅲ度や深達性Ⅱ度熱傷肢における減張切開を要する組織内圧上昇，心血管・呼吸不全，abdominal compartment syndromeなどを招く可能性がある．また，過剰な輸液による浮腫の増大は，局所への血流・酸素供給を障害し，熱傷創がより深部に達することにつながる．とくに，小児，高齢者や心疾患の既往を有する場合には注意が求められる．一方，輸液量の不足による組織への灌流不全も深達性Ⅱ度熱傷創の血流障害からⅢ度熱傷へ進展させる危険がある．さらに腎不全をはじめとした重要臓器不全を惹起する可能性がある．臓器血流の維持は必須であり，このために輸液量の不足に対する注意は十分に払われることが多いが，過剰輸液による弊害も少なくなく，大量輸液により重要臓器血流さえ維持できればいいとの考えでの過剰輸液は許容されない[10,12-15]．

C 熱傷ショック期の輸液療法に関するガイドライン

1 日本熱傷学会による熱傷診療ガイドラインにおける推奨[16]

推奨グレードはガイドラインの記載に基づくA～Cにて記述する．

a) 初期輸液の適応と開始時期
- 成人で15％TBSA以上，小児で10％TBSA以上では，初期輸液の実施が推奨される（C）．
- 初期輸液は，熱傷受傷後2時間以内に開始することが推奨される（B）．

　熱傷に対する初期輸液療法の必要性に関する厳密な臨床試験は行われていないが，経験的に成人で15％TBSA以上，小児で10％TBSA以上では輸液療法が必要とされている．受傷後12時間以内に輸液が開始された50％TBSA以上の熱傷小児の検討において，受傷後2時間以降に輸液が開始された症例では敗血症，急性腎不全，心停止の発生率，そして死亡率が有意に高かったこと，重症小児熱傷の解析により，死亡例では受傷後輸液開始までの時間が有意に長く（2.2 ± 0.5 vs 0.6 ± 0.2 時間），ロジスティック回帰分析でも受傷から輸液開始までの時間は有意な関連因子であったことなどから，初期輸液はできるだけ速やかに開始すべきであり，受傷後2時間以内の開始が望ましい．

b) 輸液の種類（組成）
- 初期輸液にはほぼ等張の電解質輸液（乳酸リンゲル液など）を使用するのが標準的であり推奨される（B）．
- コロイド輸液（アルブミンなど）の併用は，総輸液量の減少（A），一時的な膠質浸透圧の維持（A），腹腔内圧の上昇抑制（A）の点から考慮してもよい．
- 高張乳酸食塩水（HLS）の使用は，総輸液量の減少（A），腹腔内圧の上昇抑制（B）の点から考慮してもよいが，血清ナトリウム値の上昇，腎不全合併率の上昇（B）などに注意を要する．
- 高用量ビタミンCの併用は，総輸液量の減少，呼吸機能改善の点から考慮してもよい（B）．
- ヘモグロビン尿出現時にはハプトグロビンの投与を考慮してもよい（B）．
- 小児（とくに体重30 kg未満）では，低血糖に留意し，輸液による糖質補給を考慮してもよい（C）．

　Evansらによる熱傷面積と体重に基づく初期輸液計算式の開発とこの臨床効果，BaxterとShiresによる熱傷受傷面積に応じた機能的細胞外液量の急速な減少の証明と乳酸リンゲル液輸液による効果などの知見により，熱傷ショック期の等張晶質液輸液の有効性が示された．コロイド，

高張乳酸食塩水に関しても多くの検討が行われているが，どのような輸液をいつどれだけ行うべきかは明確にされていない．受傷後 24 時間以内の初期輸液では，ほぼ等張の食塩水輸液（乳酸リンゲル液など）と比較して，コロイドあるいは高張乳酸食塩水が生命予後を改善することの証明はない．したがって，乳酸リンゲル液などのほぼ等張の食塩水輸液が，現在もっとも標準的な初期輸液組成と考えられるが，必要に応じてコロイド，高張乳酸食塩水を用いてもよいものと考えられる．コロイド輸液の併用は，総輸液量の減少，一時的な膠質浸透圧の維持，腹腔内圧の上昇抑制が期待できるため，とくに大量輸液を要するサブグループに対する有効性についての今後の検討が必要であると思われる．

小児（特に体重 30 kg 未満）の輸液公式では，ABLS では modified Brooke を基本としているが，低血糖発症リスクが高いため，糖質の補給が推奨される．

c）輸液の量（速度）

適切な初期輸液量（速度）およびその指標について，現在のところ結論は得られていないが，以下が一般的である（表 4-7 参照）．

- 初期輸液の開始：成人では乳酸リンゲル液などにより受傷後 24 時間で概ね 4 mL/kg/％ burn を目安とし，初期 8 時間にその 1/2 量，次の 16 時間に残りの 1/2 量を投与する（C）．
- 初期輸液開始後は，0.5 mL/kg/hr 以上の尿量を指標として輸液量を調節する（C）．
- 小児（特に体重 30 kg 未満）では，体重に基づく計算量よりも多くの輸液を要し，維持輸液量の加算もしくは体表面積に基づく計算が必要であり（B），また尿量 1.0 mL/kg/hr 以上を維持するように輸液量を調節する（C）．
- 気道熱傷合併例では，非合併例より多くの輸液を要する（B）．
- ミオグロビン尿あるいはヘモグロビン尿の出現時には，肉眼的尿所見の消失までは通常より多い尿量を維持する（C）．

現在までにおいては，適切な初期輸液の速度（量）およびその指標について明らかな結論は得られていない．輸液速度の指標としての適正尿量は，成人 0.5 mL/kg/hr，小児 1.0 mL/kg/hr 以上が一般的であろう．

2 アメリカ熱傷学会による Practice guidelines：Burn shock resuscitation における推奨[17]

20％ TBSA 以上の成人および小児熱傷に対しては，body size と熱傷面積に基づく公式を用いた初期輸液を行うべきである．

- 標準的初期輸液公式では，初期 24 時間において 2〜4 mL/kg/％ burn の晶質液輸液を行う．
- 輸液の種類や算出される投与量にかかわらず，成人 0.5〜1.0 mL/kg/hr，小児 1.0〜1.5 mL/kg/hr の尿量を維持するように調整すべきである．
- 小児に対しては，熱傷面積から算出される輸液必要量に加えて，維持輸液を投与すべきである．
- 全層（Ⅲ度）熱傷，気道熱傷合併例，初期輸液開始遅延例では必要輸液量が増加する可能性がある．

オプション：コロイド輸液の併用は，総輸液量を減少させる可能性がある（特に，受傷 12〜24 時間以降）．

3 輸液公式と臨床使用

熱傷初期輸液の目的は細胞外液と喪失したナトリウムの補充にある．熱傷急性期の輸液公式は，

[5] ショック期の治療

表 4-7 熱傷初期の輸液公式

Formula	受傷後初期 24 時間	受傷後 24～48 時間
成人		
Evans	コロイド　　　　　1.0 mL/kg/% BSA 生理食塩水　　　　1.0 mL/kg/% BSA 5%糖液　　　　　　2000 mL （受傷初期 8 時間に 1/2, 次の 16 時間に残り 1/2） （50%以上の BSA は 50%として計算する）	初期 24 時間の 1/2 量 初期 24 時間の 1/2 量 2000 mL
Brooke	コロイド　　　　　0.5 mL/kg/% BSA 乳酸リンゲル液　　1.5 mL/kg/% BSA 5%糖液　　　　　　2000 mL （受傷初期 8 時間に 1/2, 次の 16 時間に残り 1/2） （50%以上の BSA は 50%として計算する）	初期 24 時間の 1/2 から 3/4 量 初期 24 時間の 1/2 から 3/4 量 2000 mL
Parkland (Baxter)	乳酸リンゲル液　　4 mL/kg/% BSA （受傷初期 8 時間に 1/2, 次の 16 時間に残り 1/2） コロイド　　　　　なし 5%糖液　　　　　　なし	必要に応じて 熱傷面積 40～50%　　250～500 mL 　　　　　 50～70%　　500～800 mL 　　　　　 70%～　　　800～1200 mL 2000～6000 mL〔血清 Na 値を正常に保つ〕
Modified Brooke	乳酸加リンゲル液　成人：2 mL/kg/% BSA 　　　　　　　　　小児：3 mL/kg/% BSA （受傷初期 8 時間に 1/2, 次の 16 時間に残り 1/2） コロイド　　　　　なし 5%糖液　　　　　　なし	 0.3～0.5 mL/kg/% BSA 必要に応じて（尿量を維持する）
HLS	Hypertonic Lacteted Sline Solution Monafo： HLS250 を尿量 30 mL/hr を保つように輸液 Fox　　： HLS225 を尿量 30 mL/hr を保つように輸液 阪大　　： HLS300（2L）, HLS250（1L）, HLS200（1L）, HLS150（1L）の順に 　　　　　　尿量 30～50 mL/hr を保つように輸液	
小児		
Schriner -Cincinnati （幼児）	初期 8 時間　　　　乳酸リンゲル液＋50 mEq NaHCO₃ 8～16 時間　　　　乳酸リンゲル液 16～24 時間　　　　5%アルブミン加乳酸リンゲル液 　24 時間投与量　　4 mL/kg/% BSA＋1500 mL 　　　　　　　　　×体表面積（m²）	
Schriner -Cincinnati	乳酸リンゲル液 　24 時間投与量　　4 mL/kg/% BSA＋1500 mL 　　　　　　　　　×体表面積（m²） コロイド　　　　　なし （受傷初期 8 時間に 1/2, 次の 16 時間に残り 1/2）	
Galveston	5%アルブミン加乳酸リンゲル液 　5000 mL×熱傷面積（m²）＋2000 mL 　　　　　　×体表面積（m²） （受傷初期 8 時間に 1/2, 次の 16 時間に残り 1/2）	4000 mL×熱傷面積（m²）＋1500 mL 　　　　　×体表面積（m²） アルブミン　12.5 g

①血漿成分の血管外漏出による循環血液量減少の補正を第一に考え，受傷後24時間にコロイド液を中心として投与する輸液公式と，②非機能化した細胞外液の補正も考慮し，24時間はコロイド液を使用せず，電解質輸液のみを投与する公式に大別することができる．いずれの公式も，動物による研究や熱傷症例に対して施行した輸液療法を retrospective に解析して求めたものであり，熱傷面積と体重に基づいて算出している．現時点では，いずれの輸液公式が優れているであるのかを比較した検討はなされていない[1,18]．代表的輸液公式を表4-7に示す．

受傷後24時間以内にはコロイドを投与しない Parkland（Baxter）の公式が世界中で最も広く使用されている標準的な公式であるが[11,12]，あくまでガイドラインとして認識する必要がある．電解質輸液による蘇生では，熱傷後数日して生じる肺水腫がコロイド輸液に対して軽度であり[19]，受傷後24時間以内の血漿増量効果に両輸液法に差がなく，透過性亢進の程度は分子量350,000にまで達するなどの報告があり[9]，電解質輸液による Parkland 公式を採用した蘇生輸液を施行している施設が多数を占めている[3]．そして受傷直後のもっとも血管透過性の亢進した時期（受傷後8時間以内）では，コロイドは血管内容量の維持に晶質液よりも優れた効果を示すことは考えにくい．そのため，コロイドを使用する場合には受傷後24時間以降とするものが多い．

ABLS（Advanced Burn Life Support）においては，成人，小児，幼児に対して，以下の計算式を用い，その1/2を初期8時間，残り1/2をその後の16時間で投与するものとしている．

- 成人　　乳酸リンゲル液　　　2～4 mL×体重（kg）×熱傷面積（%）
- 小児　　乳酸リンゲル液　　　3～4 mL×体重（kg）×熱傷面積（%）
- 乳幼児では，小児に対する輸液（乳酸リンゲル液）に加えて，維持輸液のために5%ブドウ糖加乳酸リンゲル液を24時間で投与する（初期8時間とその後の16時間に分けない）．

　　　　体重10 kgまで　　　　100 mL/kg/24時間
　　　　体重10 kg～20 kgまで　50 mL/kg/24時間を上記に追加
　　　　体重20 kg～　　　　　20 mL/kg/24時間を上記に追加

小児に対する輸液療法施行時には，glycogen store が小さいために低血糖に陥る危険性があるためにブドウ糖の投与を行う．また，小児は体重に対して体表面積が大きく，同時に体表面積に対する循環血液量が小さい．そのため，成人の輸液公式を適応すると，広範囲熱傷では輸液量が過小となり，小範囲の熱傷では過剰となることに注意が必要である．

【実際の投与量の計算例】

①Parkland（Baxter）公式により，55歳の男性，体重60 kg，熱傷面積50%（Ⅲ度30%，DDB 20%）に対する輸液量の算出

　　　4 mL×60（kg）×50（%熱傷面積）＝12000 mL
　　　　　受傷後初期8時間：1/2である6000 mLを投与するので650 mL/時間
　　　　　次の16時間：6000 mL÷16時間＝375 mL/時間

②ABLSの計算式により，4歳の女児，体重21 kg，熱傷面積60%（DDB 40%，SDB 20%）に対する輸液量の算出

　　　蘇生輸液分（乳酸リンゲル液）
　　　　　3 mL×21（kg）×60（%熱傷面積）＝3780 mL

維持輸液分（5%ブドウ糖加乳酸リンゲル液）：受傷後 24 時間は同一投与速度

$$
\begin{array}{r}
100\ mL \times 10\ (kg) = 1000\ mL \\
50\ mL \times 10\ (kg) = 500\ mL \\
\underline{20\ mL \times 1\ (kg) = 20\ mL} \\
1520\ mL
\end{array}
$$

初期 8 時間の輸液は，乳酸リンゲル液 236 mL/時間，5%ブドウ糖加乳酸リンゲル液 63 mL/時間

D ショック期輸液におけるコロイドの使用

　すでに述べたように，受傷直後のもっとも血管透過性の亢進した時期（受傷後 8 時間以内）では，コロイドは血管内容量の維持に晶質液よりも優れた効果を示すことは考えにくい．受傷後 6〜12 時間以内においてはコロイドを投与すべきではないとする意見は広く支持されているものであろう[6]．

　Cochrane Injuries Group により，熱傷に対するアルブミン投与の検討がなされ，転帰の改善に対する有用性は確認されておらず[20-22]，むしろ死亡率が高くなる可能性すら示されている．しかしながら，コロイド使用の現状をみると，受傷後 24 時間以降では，英国の熱傷ユニット 22 施設中 18 施設ではアルブミンをルーチンに使用し[20]，米国でも輸液公式を変更したユニットの 70％以上でコロイドの使用が追加されていることが報告されている[21]．

　コロイドを使用すべきか，使用するならばどのようなコロイドをいつから，どのように投与するかなどの問題は解決されていない[3]．広範囲熱傷での非熱傷部位を含めた全身の著しい浮腫の発現には，血管透過性の亢進とともに低蛋白・低アルブミン血症も関与することが考えられている[23]．受傷後 8〜12 時間以後は，非熱傷部位での血管透過性亢進は改善されてきており，血清総蛋白 3.0 g/dL 以下，あるいは血清アルブミン値 1.5〜2.0 g/dL 以下ではコロイド液の投与が考慮される．Galveston Shriners Burn Hospital and The University of Texas Medical Branch Blocker Burn Unit の resident orientation manual では，受傷後 8 時間以降において，血清アルブミン値 2.5 g/dL を維持すべくアルブミン製剤の投与が述べられている[23]．

E 輸液公式の適用に際して

　熱傷急性期の輸液公式の適応に際しては，以下を念頭におく．
①どの公式も"一般法側"ではなく，初期輸液の指標にすぎないことは常に強調される．
②初期輸液に対する患者の反応は症例ごとに異なるため，公式通りに投与することなく，患者の反応に合わせて綿密に real time に調節を行う必要がある．
③複数の輸液公式を汎用できるより，1 つの公式に習熟していることのほうが大切である．
　輸液公式によって導かれる投与量は，あくまで見積もりであるが，以下のような症例では公式からの算出量よりも多くの輸液が必要であることが多い．
- 熱傷以外の外傷の合併
- 電撃傷
- 気道熱傷の合併
- 受傷より蘇生開始までの遅延

4. 広範囲熱傷の治療

- 受傷前に脱水を有するもの
- アルコール摂取, 薬物依存症例
- 深達性熱傷例(筋層などに達するもの)

F ショック期輸液療法の実際

輸液療法を実際に施行する際には, 基本的事項として次の点を確認する.

①熱傷急性期の輸液公式は, どの公式も"一般法側"ではなく, 初期輸液のガイドラインにすぎない. 複数の輸液公式を汎用できるより, 1つの公式に習熟していることのほうが大切である.

②初期輸液は受傷後より早期に開始することが望ましい.

③初期輸液に対する患者の反応は症例ごとに異なる. 公式通りに投与することなく, 患者の反応に合わせて綿密に real time に調節を行う.

④輸液量調節の唯一絶対の指標はない. 尿量を中心とした経時的モニターを行う.

【何をモニタリングして, どのように実際の輸液を行うか】

多くの施設での実際の輸液は, 初期にはコロイド液を投与しない Parkland (Baxter) 公式をもとに乳酸加リンゲル液による輸液を開始する. 24時間以内にコロイドを併用する Brooke 公式に近い輸液を行い, 両者を併用した形で急性期輸液がなされる. 米国でも Parkland 公式が最も多く用いられる[2].

- 公式の輸液量と生体が臓器血流維持のために必要としている輸液量は異なる (図4-6)[2]. Parkland 公式では受傷後8時間で輸液量が突然1/2に減少するが, 実施には必要輸液量はこのような急激な変化をするものではなく, なだらかな変化を示す. さらに, 輸液公式は受傷時からの輸液

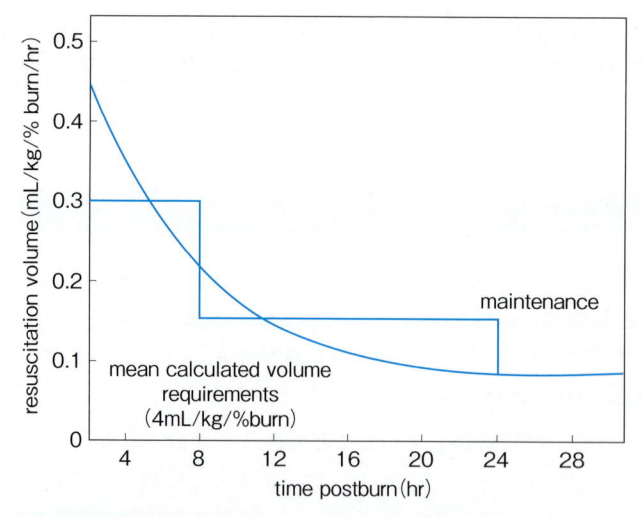

図4-6 臓器血流維持のための生体の必要輸液量と Parkland 公式による投与輸液量の違い (Warden GD. World J Surg. 1992: 16: 16-23[2])

公式は初期輸液のガイドラインに過ぎず, 実際に投与する輸液は, 曲線で示される必要輸液に近づけるべく real time に補正する必要がある.

を示し，治療開始時刻をもとにしたものではなく，治療開始時にはすでに deficit が生じている．
- 腎は，熱傷後はじめに血流が低下し，かつその回復がもっとも遅い臓器であり，尿量を臓器血流維持の指標とする[20,24]．主要臓器血流維持のために必要な尿量に関する clinical trail はないが，成人では 0.5 mL/kg/hr あるいは 30～50 mL/hr，体重 30 kg 未満では 1.0 mL/kg/hr の尿量を確保する．成人で 1.0 mL/kg/hr の尿量を目標とすれば，輸液量は過剰となる可能性があり，結果として全身の浮腫もより強いものとなる．
- 中心静脈圧，肺動脈楔入圧の適正化を目標とすると過剰輸液となることが多く，適性尿量が得られ，収縮期血圧 100mHg 以上，脈拍 120 bpm 以下，代謝性アシドーシスや著しい血液濃縮の進行がなければ，中心静脈圧，肺動脈楔入圧の低値は許容する．
- 輸液投与速度の著しく急激な変更は避ける．目標として設定していた時間尿量と比較して，1/3 以上の増加または減少が 2～3 時間以上持続するときにはそれまでの投与速度の 1/3 の範囲内で増減する．ショック期の蘇生輸液中には，輸液量が過剰なために輸液速度を低下させるより，必要に応じて輸液速度を増加させることの方が容易である．しかしながら，bolus infusion を行うと毛細血管内の静水圧を上昇させることにより，浮腫が増悪する可能性があるため，輸液負荷においても注意が必要である．
- 電撃傷などにより hemochromogenuria（ヘモグロビン尿やミオグロビン尿など）が存在するときには，1.0～1.5 mL/kg/hr の尿量維持につとめる．
- 受傷後 8～12 時間以後は，非熱傷部位での血管透過性亢進は改善されてきており，血清総蛋白 3.0 g/dL 以下，あるいは血清アルブミン値 2.0 g/dL 以下ではコロイド液を投与する．受傷後 8～12 時間以内でも，膠質浸透圧の低下から循環・呼吸状態の維持が困難であれば，コロイド液の投与を開始する．
- 過剰輸液は浮腫を助長し，非全周性Ⅲ度熱傷肢に対する減張切開，心血管・呼吸不全，abdominal compartment syndrome などを招くが，輸液量の不足による組織への灌流不全は，腎不全などとともに，深達性Ⅱ度熱傷創の血流障害からⅢ度熱傷へ進展させる危険がある．臓器血流の維持は必須だが，過剰輸液は許容されない．
- コロイド液としては，非加熱製剤である新鮮凍結血漿の使用は凝固因子の欠乏が生じていなければ控え，アルブミン製剤を使用する．熱傷患者の予後改善に対するアルブミン製剤の有用性は確認されていないものの[21-23]，著しい膠質浸透圧の低下は非熱傷部位の浮腫を増悪するものであり，現状では膠質浸透圧の低下による悪影響を避けるために，コロイド液を使用する[24]．

G ショック期輸液に対する非反応例

"熱傷ショック期の輸液療法はいつ終了するのか"―新たな浮腫の進行を認めないことが初期輸液の終了を示唆する．通常，受傷後 18～30 時間である[8]．しかし，高齢者，初期輸液開始遅延症例，肝・心血管などの基礎疾患合併例では，初期大量輸液にかかわらず，循環維持が困難であったり，全身性の浮腫の進展が 36～48 時間以上にわたって持続することがある．通常の輸液療法を継続しても，非可逆性の全身の浮腫の進行とともに，肺水腫，呼吸循環不全から救命がきわめて困難である．このような初期輸液に対する不応例に，Warden ら[25]，Schnarrs ら[26]は，血漿交換療法を行うことにより，必要輸液量を急速に減量することが可能であったことを報告している．

われわれも，受傷 36 時間以上浮腫が進行し，大量輸液の継続が必要な症例では，CHDF による生

体反応の modification を行っている．利尿薬を使用せず，CHDF により除水をしているにもかかわらず，必要輸液量の減少とともに，急速な利尿が得られる症例を多く経験している．腎補助療法としての CHDF ではない．有用性を示唆する報告は散見されるに過ぎないが，きわめて予後の不良である急性期輸液不応例では，通常の輸液療法に固執することなく[27]，積極的に refilling phase をつくる戦略も一考に値すると考える．

■文献

1) Nguyen TT, et al. Current treatment of severely burned patients. Ann Surg. 1996; 223: 14-25.
2) Warden GD. Burn shock resuscitation. World J Surg. 1992; 16: 16-23.
3) Warden GD. Fluid resuscitation and early management. In: Herndon D, editor. Total Burn Care. 2nd ed. London: W. B. Saunders; 2002. p.88-97.
4) Kramer GC, et al. Pathophysiology of burn shock and burn edema. In: Herndon D, editor. Total Burn Care. 2nd ed. London: W. B. Saunders; 2002. p.78-87.
5) Fodor L, et al. Controversies in fluid resuscitation for burn management: Literature review and our experience. Injury. 2006; 37: 374-9.
6) Monafo WW. Initial management of burns. N Engl J Med. 1996; 335: 1581-6.
7) Pitt RM, et al. Analysis of altered capillary pressure and permeability after thermal injury. J Surg Res. 1987; 42: 693-702.
8) Baxter CR. Fluid volume and electrolyte changes in the early post-burn period. Clin Plast Surg. 1974; 1: 693-703.
9) Arturson G. Microvascular permeability to macromolecules in thermal injury. Acta Physiol Scand Suppl. 1979; 463: 111-22.
10) Advanced Burn Life Support Course provider's manual. American Burn Association. 2005.
11) Hettiaratchy S, et al. Initial management of major burn: Ⅱ-assessment and resuscitation. BMJ. 2004; 329: 101-3.
12) Mitra B, et al. Fluid resuscitation in major burns. ANZ J Surg. 2006; 76: 35-8.
13) 久志本成樹, 他. 輸液計画・公式とその実際. 救急医学. 2003; 27: 36-8.
14) Zak AL, et al. Acute respiratory failure that complicates the resuscitation of paediatric patients with scald injuries. J Burn Care Rehabil. 1999; 20: 391-9.
15) Sheridan RL, et al. Intracompartmental sepsis in burn patients. J Trauma. 1994; 36: 301-5.
16) 日本熱傷学会学術委員会, 編. 熱傷診療ガイドライン. 東京: 春恒社; 2009.
17) Pham TN, et al. American Burn Association. American Burn Association practice guidelines burn shock resuscitation. J Burn Care Res. 2008; 29: 257-66.
18) Atiyeh BS, et al. State of the art in burn treatment. World J Surg. 2005; 29: 131-48.
19) Goodwin CW, et al. Underestimation of thermal lung water volume in patients with high cardiac output. Surgery. 1982; 92: 401-8.
20) Schierhout G, et al. Fluid resuscitation with colloid or crystalloid solutions in critically ill patients: a systematic review of randomized trials. BMJ. 1998; 316: 961-4.
21) Cochrane injuries group albumin reviewers. Human albumin administration in critically patients: systematic review of randomized controlled trials. BMJ. 1998; 317: 235-40.
22) Wilkes MM, et al. Patient survival after human albumin administration. A meta-analysis of randomized, controlled trials. Ann Intern Med. 2001; 135: 149-64.
23) Total burn care website. http://www.totalburncare.com/index.htm
24) Puitt BA Jr, et al. Critical care management of the severely burned patient. In: Parrillo JE, et al, editors. Critical Care Medicine. 2nd ed. St. Louis: C. V. Mosby; 2001. p.1475-500.
25) Warden GD, et al.: Plasma exchange therapy in patients failing to resuscitate from burn shock. J Trauma. 1983; 23: 945-51.
26) Schnarrs R, et al. Plasma exchange for failure of early resuscitation in thermal injuries. J Burn Care Rehabil. 1986; 7: 230-3.
27) 樽井武彦, 他. 急性血液浄化療法の進歩—熱傷患者. 日本臨牀. 2004; 62 増刊: 519-22.

〈久志本成樹〉

[5] ショック期の治療
②血液製剤

　血液製剤は，広範囲熱傷ショック期の治療に必要不可欠である．早期焼痂切除が盛んに行われるほど，赤血球輸血による貧血の補正や，新鮮凍結血漿で凝固因子を補充する必要があり，何より体液の喪失と血管透過性の亢進がもたらす熱傷ショックを乗り切るには，アルブミン製剤による膠質浸透圧の維持抜きには考えられない．しかし，熱傷蘇生の双璧をなす電解質（晶質）輸液は，その使用法がほぼ確立しているのに対し，伝統的に用いられてきたこれら血液製剤は，今日大きな議論の渦中にある．

　厚生労働省（以下厚労省）は，血液製剤の国内自給率上昇と安全かつ適切な使用の推進を目指して，製剤の使用基準に関する具体的な指針を策定している[1]．成分ごとに，到達目標を設定し補充量の算定方法を示して，使用者の経験のみに基づく不適切な使用を戒めており，具体的で参考にしやすい．しかし，厚労省の指針には，医療財政を逼迫する血液製剤の使用量を削減するねらいもあると思われ，現場の必要に対する感覚との温度差が懸念される．

　また他方では，EBMや医療の標準化の流れが，システマティックレヴュなど分析的手法の臨床への普及と相まって，様々な提案がこの分野にもなされている．最も衝撃的であったのは，アルブミン使用に対する，いわゆるコクラン報告で，熱傷を含めた種々の急性病態において，アルブミン製剤が死亡率を高めて，有害であるというエビデンスを提出している[2]．これに従うのであれば，熱傷ショック期の治療は，根本からそのあり方が見直されなければならず，そもそも本稿の存在意義から問い直す必要がある．

　本稿では，各血液製剤を種別に概説した上で，熱傷ショック期の使用が抱えるこれらの問題点を報告し，その使用法についてできるだけ具体的に解説を試みる．

A　赤血球濃厚液

　本邦で通常用いられる赤血球輸血製剤，赤血球濃厚液-LR「日赤」は，ヒト血液200 mLまたは400 mLから血漿および白血球層の大部分を除去した後，赤血球保存用添加液（MAP液）に浮遊した血液である．MAP液は，溶血を改善するマンニトールや，ATP維持に有効なアデニンとリン酸二水素ナトリウムなどを含んでいる．赤血球濃厚液-LRは，4〜6℃で保存して採血後21日間以内に使用し，その適応は貧血の改善にある．しかし輸血には，受血者の免疫能抑制や感染性合併症の増加，あるいは移植片対宿主病（graft versus host disease：GVHD）や輸血関連肺障害（transfusion-related acute lung injury：TRALI）など重篤な合併症のリスクがあり，その使用は最小限に留めるべきである．熱傷患者を対象とした研究でも，輸血量が感染性合併症の数と正の相関を示すデータや[3]，輸血量は重症度と無関係に，死亡率を増すとの報告もある[4]．

　では，必要最小限の輸血量とはいくらであろうか．まず，貧血に関する最低限の目標値を決める必要があるが，厚労省医薬食品局血液対策課が，2005年9月に報告した改訂版血液製剤の使用指針（以下厚労省指針）では[1]，急性出血に対する赤血球輸血の適応は，血中ヘモグロビン濃度（Hb）6 g/dL以下で必須と述べている．したがって，このHb最低値を目安とした赤血球濃厚液使用が推奨

4. 広範囲熱傷の治療

表 4-8 厚生労働省指針（改訂版血液製剤の使用指針．厚生労働省医薬食品局血液対策課．2005[1]より改変）による，各血液製剤投与の目安

循環血液量を 70 mL/kg，循環血漿量を 70 mL/kg（1−Ht/100）＝40 mL/kg とする．
1．赤血球濃厚液 予測上昇 Hb 値（g/dL）＝投与 Hb 量（g）÷循環血液量（dL） 投与 Hb 量は 400 mL 由来製剤であれば，14〜15 g/dL×4 dL＝56〜60 g 体重 50 kg の人に 2 単位輸血した場合，56〜60÷(0.7×50)＝1.6〜1.7 g/dL 程度増加する見込み
2．血小板製剤 予測上昇血小板値＝投与血小板量÷循環血液量×2/3 投与血小板数は 5 単位製剤であれば，$1.0×10^{11}$ 個以上 体重 50 kg の人に 5 単位輸血した場合，$1.0×10^{11}÷(70×10^3×50)×2/3＝19000/\mu L$ 以上増加する見込み
3．血漿製剤 止血のための必要最小凝固活性値を正常値の 20〜30％とすると， 必要新鮮凍結血漿量＝循環血漿量の 20〜30％ 体重 50 kg の人では，40×50×0.2〜0.3＝400〜600 mL（5〜7 単位）
4．アルブミン製剤 予測上昇濃度＝投与アルブミン量÷循環血漿量×0.4（予測回収率） 体重 50 kg の人に 5％アルブミン 250 mL を投与した場合，5×2.5÷(0.4×50)×0.4＝0.25 g/dL

され，この分野で従来慣習的に行われてきた，周術期のいわゆる 10/30 ルール（Hb 値 10 g/dL，Ht 30％以上を保つ）は根拠がなく，近年は省みられなくなった[5]．米国 National Institutes of Health（NIH）(http://www.nih.gov) の基準でも，周術期の赤血球輸血適応は Hb＜7 g/dL とされている[6]．

ただ，通常は Hb が 7〜8 g/dL 程度あれば十分な酸素の供給が可能であるが，冠動脈疾患などの心疾患，あるいは肺機能障害や脳循環障害のある患者では，Hb を 10 g/dL 程度に維持することが，厚労省指針でも推奨されている．これは，赤血球濃厚液輸血の意義は，末梢組織への酸素運搬能維持にあるが，酸素運搬量は Hb と動脈血酸素飽和度および心拍出量の積に比例するからであり，熱傷ショック期の貧血治療および赤血球濃厚液輸血は，心肺機能への負担に応じて行うという考え方に基づく[6]．熱傷に限らず，貧血による酸素運搬能低下時の心肺機能への負担の理解には，代償機構の評価指標である酸素摂取率〔＝酸素摂取量×酸素運搬量，100−混合静脈血酸素飽和度（％）で近似可能〕が参考になる．Gould らは，Hb が 7〜10 g/dL では，酸素摂取率＞50％または静脈血酸素分圧＜25 mmHg が輸血適応と述べた[6]．

貧血治療の目標値が理解できたとして，これに対しどれだけの輸血が必要であろうか．

厚労省指針の，赤血球濃厚液の輸血による予測上昇 Hb 値を表 4-8 に示す．熱傷ショック期はこれに加えて，早期焼痂切除など外科的処置による消費分を見込む必要がある．Criswell らはレトロスペクティブな検討で，熱傷術後にヘマトクリットを 25〜31％に保つためには，切除範囲 1000 cm² あたり 1.78 単位（本邦の 4 単位相当）の赤血球輸血が必要と述べ，術前に切除範囲を検討する重要性を指摘している[7]．一方，貧血の程度が軽い時，一般には鉄剤投与による対処が考えられるが，熱傷ショック期には勧められない．Deitch は，血清鉄濃度は急性期の宿主免疫や感染性合併症と関わっていると語り，熱傷急性期にみられる血清鉄の低下が，合目的的反応である可能性を指摘している[8]．

熱傷治療に感染対策は不可分である．Deitch の仮説が妥当であれば，熱傷ショックの貧血に対しては，鉄剤の投与による自然な回復を待つより，酸素代謝からみたクリティカルな目標値に対して，必要最低限の赤血球濃厚液輸血を行うのがよいであろう．感染対策でいえば，時期的には本稿の対

象とする熱傷ショック期より後になるが，広範囲熱傷患者の診療では，敗血症を避けては通れない．敗血症性ショックの治療指針として，Shoemakerが提唱したsupernormalizationは[9]，現在標準的とはいえないが[10]，彼らの注目した酸素代謝を適正治療ゴールの指標とする考えは，今日の敗血症に対するearly goal-directed therapy（EGDT）に引き継がれている[11]．EGDTにおいては，CVPが8～12 mmHgになっても静脈血酸素飽和度が65%に達しなかったら，輸血してHt＞30%にするか，ドブタミンを使う．このように，赤血球濃厚液使用は，感染のリスクと酸素運搬・代謝の必要性の間で決められると考える．

B 血小板製剤

　濃厚血小板「日赤」PCは，ヒト由来の循環血液または全血液から血小板を濃縮して採取し，少量の血漿に浮遊したものである．20～24℃で振盪保存が必要で，採血後72時間が有効期限である．厚労省指針は，一般に血小板数が5万/μL以上では，輸血が必要となることはなく，2万～5万/μLで，外科的処置や止血困難な場合に適応があるとしている．広範囲熱傷患者は，軟部組織の損傷に伴う組織因子の血中への流入が著しく，感染の併発によらずDIC（disseminated intravascular coagulation）を早期から併発しやすい．したがって，血小板製剤の使用にあたっては，消費性凝固障害とDICの見極めが，しばしば困難となる．ただDICであっても，血小板数が急速に5万/μL未満へと低下し，出血症状を認める場合には，血小板輸血の適応となる．

　投与に対する血小板数の増加見込みは表4-8の通りであるが，DIC併発時以外で，血小板輸血に対する反応が期待通りでない場合には，抗血小板抗体の存在やヘパリン起因性血小板減少症（heparin induced thrombocytopenia：HIT）の発生を考える．HITの発症は，ヘパリン使用例の5%以下と稀ではあるが，発生例ではヘパリン使用量が少なくとも現れるので注意が必要である．HITは，非免疫機序で発生するⅠ型と，自己抗体の関与するⅡ型に分類される．前者は一過性で自然回復も見込まれるが，後者は出血や血栓性合併症を併発することもあり，血小板輸血は禁忌となる．治療と血栓症防止のために，ヘパリン投与を中止してアルガトロバンを使用する[12]．

C 血漿製剤

　新鮮凍結血漿「日赤」（fresh frozen plasma：FFP）は，ヒト血液200 mLまたは400 mLから分離するか，あるいは成分採血で採取した血漿を，−40℃以下で凍結したものである．規格は1単位80 mLだが5単位製剤は450 mLであり，−20℃以下で保存して有効期限は採血後1年間．適応は凝固因子の補充にある．従来，ショック，特に出血性ショックに対するFFPの適応は低く見積もられてきた[13]．赤血球濃厚液4～5単位にFFP 1単位をempiricな投与量と見做すガイドラインも少なくない[14]．しかし，赤血球濃厚液には止血や血漿増量効果はない．昇圧効果はあっても，臓器機能は改善しないという報告もある[15]．さらにFFPは，投与開始が遅れると希釈性凝固障害に陥り，挽回が困難となる．Hoらは，数学的モデルの検討でいったん希釈性凝固障害を併発すると，治療には1～1.5単位のFFPが赤血球濃厚液1単位ごとの輸血に必要となると警告している[16]．

　したがって，熱傷ショック期にも，凝固障害に留意した血漿製剤の投与検討が大切である．ただ熱傷では，後述するようにcapillary leakに警戒する必要があるため，早期からの膠質液投与には注意する必要がある．厚労省指針では，FFPはPTまたはAPTTで投与判断を行う．PTはINR 2.0

以上または30%以下を，APTTは各医療機関における基準上限の2倍以上または25%以下を凝固因子欠乏と判断し，FFPの適応としている．厚労省の推奨投与量を表4-8に示す．またErberらは，FFP投与開始の基準はPT＞正常の1.5倍と述べている[17]．止血には，凝固因子が生理活性の最低30%以上必要であり，十分な補充には体重kgあたり10〜15 mL程度のFFP投与が妥当と報告している．

広範囲熱傷ショック期は，循環血漿量の減少が著しいが，その補充目的にFFPを使用するのは不適切とされる．これは，血漿膠質浸透圧が正常血漿と同じであり，血漿増量効果が，後述するアルブミン製剤のように強力ではないからである．ただ実際の熱傷診療においては，FFPを血漿増量剤として使用する場面があったとしても，不都合を感じないかもしれない．それは，FFPの含有Na濃度が高いためである．血液保存液中のクエン酸ナトリウムの添加により，Na濃度は170 mEq/L前後に増加している．したがって，高張Na輸液としての性格も併せ持つことになり，血漿増量効果が高まるのである．

しかしFFPは，病原体に対する不活化処理がなされていないことから，感染性合併症の危険性が高いと考えられる．やはり積極的な凝固因子の補充を目的としない場合には，使用を制限すべきであろう．蛋白質源としての栄養補給目的が不適切であるのはいうまでもない．FFP投与により増加した血中蛋白は，数日以内に分解されてしまうと考えられる[18]．FFPは，出血症状の有無や凝固系検査所見など，客観的根拠に基づいて投与計画を立てる必要がある．

D　アルブミン製剤（膠質液）

広範囲熱傷に対するアルブミン製剤の目的は，低膠質浸透圧の改善と循環血液量の是正にある．前者に対しては，20〜25%の高張アルブミン製剤を，後者には5%の等張アルブミン製剤あるいは加熱ヒト血漿蛋白を用いる．厚労省指針では，その適応は熱傷面積が50% TBSA以上とし，また血管透過性の亢進に基づくcapillary leak syndromeを避けるために，受傷後18時間以内の使用は控えるべきと記している．ただし，18時間以内であっても，血清アルブミン濃度が1.5 g/dL未満の時は適応を考慮する．血清アルブミン濃度に基づく，投与量の算定式を表4-8に示す．これに対して，熱傷ショック治療の観点から，種々の熱傷輸液公式の中でも膠質液使用法が考案されている[19]．代表的なものを表4-9に示す．

厚労省指針の問題は，熱傷創の深さや，気道熱傷併発例，小児熱傷例などが考慮されていない点にある．これらにおいては，膠質液の使用をより早期からあるいはより多くの量を必要とすると思われるが，今後エビデンスを示す必要がある．また，投与開始時期についても，血管透過性の亢進は受傷8〜12時間前後には回復していくという知見が現在主流である[9-20]．適切な投与時期の選択は，熱傷ショックの蘇生効率を改善する可能性があるので，検討されるべきであろう．

さて，ここまでは広範囲熱傷ショック期の治療として，アルブミン使用を妥当とする立場からの記述であるが，今日その使用を是としない主張がある．その最大のものが，急性病態でのアルブミン使用に関するコクラン報告である[2]．そもそもコクラン報告は，イギリスの疫学者Archie Cochraneにより提唱され，1992年にイギリスの国民保健サービスの一環として始まった，治療と予防に関する医療技術の評価プロジェクトである．臨床医学の広範なテーマを扱い，様々な無作為化比較試験（randomized controlled trial：RCT）を収集して，それらの質評価と統計学的統合を行っている．

表 4-9 熱傷公式による膠質液（コロイド）投与量

(Fodor L, et al. Injury. 2006; 37: 374-9[19]より改変)

公式	コロイド投与量
Evans	最初の 24 時間に，1.0 mL/kg/% burn 受傷 24 時間以降に，0.5 mL/kg/% burn
Brooke	最初の 24 時間に，0.5 mL/kg/% burn 受傷 24 時間以降に，0.25 mL/kg/% burn
Brooke 変法	受傷 24 時間以降に，0.3〜0.5 mL/kg/% burn
Parkland	受傷 24 時間以降に，推定血漿量の 20〜60%
Parkland 変法	受傷 24 時間以降に，0.3〜1.0 mL/kg/% burn/16 hr

　アルブミン使用についてのコクラン報告は，38 の臨床研究を解析して，その死亡率に対する相対危険度を示しており，全症例の累計は 1.05（95%信頼区間 0.95-1.16）である．つまり，循環血液量を増やす目的で使用されたアルブミンは，原疾患の死亡率を改善しないと結論づけられている．そして熱傷患者を対象とした研究としては，Jelenko[21]，Goodwin[22]，Greenhalgh[23]，Cooper[24]らの 4 報告を取り上げているが，これらに限れば相対危険度が 2.93（95%信頼区間 1.28-6.72）と有意に高く，アルブミンの使用は，むしろ死亡率を高める危険がある．この結果は，医療界のみならず一般紙上をも賑わして，急性期のアルブミン使用に大きな問題を投げかけた[25]．一連の騒動の中では，アルブミン製剤を"killer fluid"と決めつけるなど，いささかヒステリックな反応もみられるが，この分野に対する一般も含めた関心の高さを物語っている．

　なぜコクラン報告で，アルブミン使用が有害とされたのか．熱傷ショック期は血管透過性の亢進が極大に達すると，膠質であるアルブミン製剤ですら間質に漏れ出ると考えられる[26]．いわゆる capillary leak syndrome であり，したがって熱傷ショックに対する膠質液の使用では，投与開始のタイミングが最も重要な問題であり，歴史的にも高い関心がはらわれてきた．一方，コクラン報告の 3 つの熱傷研究では，アルブミンがごく早期に投与開始されており，これが結果に影響していると思われる．実際，Goodwin の報告では，受傷 3 日後から膠質液投与群の肺組織水分量は，対照群に比べて増加しており，refilling による弊害を生じている．したがって，投与のタイミングを考慮に入れた臨床研究で検討することが，熱傷ショック期のアルブミン使用の是非を問うために必要と考えられる．

　コクラン報告は，死亡率という最も重要なアウトカムでその是非を問うているが，その『大ざっぱさ』が問題にもなる．すなわち，種々の合併症を避けるために，臨床の現場では様々な診療オプションを取捨選択するが，コクラン報告はそうした局面に役立たない．同じ臨床総説でも，Haynes らは臨床的合併症に対するアルブミンの効果を検討し，その有用性を示している[27]．またコクラン報告は，対象を均一視しており，重症度に応じて階層化された議論がされないため，アルブミンの何が悪いのかわからないという指摘もある[28]．アルブミンが病態を悪くする機序には，capillary leak 以外に，糸球体濾過率を下げて腎機能を悪化させる[29]，refilling によって心不全を惹起する[30]，遊離 Ca 濃度を下げて心機能を抑制する[31]，などがあげられる．ショックの治療のためにアルブミンを使用する時には，これらの合併症に留意する必要がある．いずれにしても，検査データや輸液量にはよい効果を及ぼすが，予後の改善を示し得ていないという点において，アルブミン製剤には弱みがある．それゆえ，熱傷学会の診療ガイドラインでも，アルブミンの併用は『考慮してもよい』と述べられるに留まっている[32]．

むすび

医療経済の視点からみれば，血液製剤は高価であり，特に本邦ではその使用量の多さが諸外国に比して問題となっている．厚労省指針では，特に新鮮凍結血漿などの血液製剤の使用量が，諸外国と比べると約3倍の状況であり，さらなる縮減が可能と指摘している．しかし，重要なことは，より少なく使用するのではなく，より適切に用いる点にあろう．熱傷ショック期の治療における血液製剤の使用は，有効性と安全性を考慮して行うべきである．

■文献

1) 改訂版血液製剤の使用指針．厚生労働省医薬食品局血液対策課．2005．
2) Roberts I, et al. Human albumin solution for resuscitation and volume expansion in critically ill patients. Cochrane Database Syst Rev. 2011; 9: CD001208.
3) Graves TA, et al. Relationship of transfusion and infection in a burn population. J Trauma. 1989; 29: 948-53.
4) Palmieri TL, et al. ABA burun multicenter trials group. Effect of blood transfusion on outcome after major burn injury: a multicenter study. Crit Care Med. 2006; 34: 1602-7.
5) Sittig KM, et al. Blood transfusions: for the thermally injured or for the doctor? J Trauma. 1994; 36: 369-72.
6) Gould SA, et al. Hypovolemic shock. Crit Care Clin. 1993; 9: 239-59.
7) Criswell KK, et al. Establishing transfusion needs in burn patients. Am J Surg. 2005; 189: 324-6.
8) Deitch EA, et al. A serial study of the erythropoietic response to thermal injury. Ann Surg. 1993; 217: 293-9.
9) Shoemaker WC, et al. Measurement of tissue perfusion by oxygen transport patterns in experimental shock and in high-risk surgical patients. Intensive Care Med. 1990; 16: S135-44.
10) Baxter F. Septic shock. Can J Anaesth. 1997; 44: 59-72.
11) Rhodes A, et al. Early goal-directed therapy: An evidence-based review. Crit Care Med. 2004; 32 Suppl: S448-50.
12) Rauova L, et al. Role of platelet surface PF4 antigenic complexes in heparin-induced thrombocytopenia pathogenesis: diagnostic and therapeutic implications. Blood. 2006; 107: 2346-53.
13) Ho AMH, et al. Are we giving enough coagulation factors during major trauma resuscitation? Am J Surg. 2005; 190: 479-84.
14) Waldspurger RWJ. Massive transfusion in trauma. AACN Clin Issues. 1999; 10: 69-74.
15) Jarrar D, et al. Does early infusion of red blood cells after trauma and hemorrhage improve organ functions? Crit Care Med. 2000; 28: 3498-504.
16) Ho AMH, et al. A mathematical model for fresh frozen plasma transfusion strategies during major trauma resuscitation with ongoing hemorrhage. Can J Surg. 2005; 48: 470-8.
17) Erber WN. Plasma and plasma products in the treatment of massive haemorrhage. Best Practice Res Clin Haematol. 2006; 19: 97-112.
18) Margarson MP, et al. Serum albumin: touchstone or totem? Anaesthesia. 1998; 53: 789-803.
19) Fodor L, et al. Controversies in fluid resuscitation for burn management: literature and our experience. Injuty. 2006; 37: 374-9.
20) Wagner BK, et al. Pharmacologic and clinical considerations in selecting crystalloid, colloidal, and oxygen-carrying resuscitation fluids, Part 2. Clin Pharm. 1993; 12: 415-28.
21) Jelenko C 3rd, et al. Shock and resuscitation. II: Volume repletion with minimal edema using the "HALFD"（Hypertonic Albuminated Fluid Demand）regimen. JACEP. 1978; 7: 326-33.
22) Goodwin CW, et al. Randomized trial of efficacy of crystalloid and colloid resuscitation on hemodynamic response and lung water following thermal injury. Ann Surg. 1983; 197: 520-31.
23) Greenhalgh DG, et al. Maintenance of serum albumin levels in pediatric burn patients: a prospective, randomized trial. J Trauma. 1995; 39: 67-74.
24) Cooper AB, et al. Five percent albumin for adult burn shock resuscitation: Lack of effect on daily multiple organ dysfunction score. Transfusion. 2006; 46: 80-9.
25) Judkins K. Burns resuscitation: what place albumin? Hosp Med. 2000; 61: 116-9.
26) Goodwin CW, et al. Underestimation of thermal lung water volume in patients with high cardiac output. Surgery. 1982; 92: 401-8.
27) Haynes GR, et al. Albumin administration—what is the evidence of clinical benefit? A systematic review of randomized controlled trials. European J Anaesthesiology. 2003; 20: 771-93.

28) Hemington-Gorse SJ. Colloid or crystalloid for resuscitation of major burns. J Wound Care. 2005; 14: 256-8.
29) Gore DC, et al. Colloid infusions reduce glomerular filtration in resuscitated burn victims. J Trauma. 1996; 40: 356-60.
30) Holliday MA. Extracellular fluid and its proteins: dehydration, shock, and recovery. Pediatr Nephrol. 1999; 13: 989-95.
31) Nicholson JP, et al. The role of albumin in critical illness. Br J Anaesth. 2000; 85: 599-610.
32) 日本熱傷学会学術委員会, 編. 熱傷診療ガイドライン. 東京: 日本熱傷学会; 2009年3月.

〈三島史朗〉

[5] ショック期の治療
③補助的薬剤投与法

　広範囲熱傷急性期には臓器灌流を保持するために大量の輸液を行い，循環血液量を維持しなければならない．過小輸液では，臓器機能が破綻してしまう．しかし，輸液が過剰となってしまえば，浮腫が増強し心肺機能が危険にさらされ，abdominal compartment syndrome が生じ得る．合併症なく熱傷ショック期を乗り越えるには質・量ともに適正な輸液を実施することが大前提である．しかし，心疾患・呼吸器疾患を有する症例や後期高齢者に代表される臓器予備能が低下していると考えられる症例などでは，「適正な輸液量」でさえ，心不全あるいは呼吸不全を容易に引き起こしてしまう．それらをサポートし，改善するために何らかの薬物投与が必要となる．さらに，合併症なく熱傷ショック期を乗り越えるためには，必要な大量輸液自体を減量するとされる antioxdant を投与することも考慮されるべきである．

　また，広範囲熱傷で生じうるヘモグロビン尿に対して，腎障害を顕在化させないためにも，薬物投与が必要と考える．

A 循環作動薬

　循環作動薬投与を決定するには，至適な輸液が行われているかを適切に見極める必要がある．患者の基礎疾患，気道熱傷の有無（気道熱傷が存在すれば，多くの輸液を必要とする：熱傷診療ガイドラインより）に着目し，血液検査結果，動脈血液ガス所見，超音波所見，近年では PiCCO plus などを利用した心拍出量測定[1]などのモニタリングが至適輸液量の見極めに利用されているが，最も簡便で頻用されているのが時間尿量である．熱傷診療ガイドラインには，初期輸液開始後は 0.5 mL/kg/hr 以上の尿量を指標に輸液量を調節する（推奨度：C#）としか記載がなく，それに外れた場合の対処方法は記載されておらず，当然ながら循環作動薬に対する推奨記述はない．

　2011 年に Endorf ら[2]が，時間尿量に基づいた循環作動薬投与プロトコールを紹介している．欧米で行われている循環作動薬としてのバゾプレッシン投与が使用されており，本邦では適応がないため，そのまま導入することはできない．また CVP が判断基準となっており，それも現在の実情からかけ離れていると思われた．そこで本邦の実情に即して改編し，プロトコールを作成した（図4-7, 4-8）．熱傷ショックを呈し，バイタルサインが安定しない症例は，絶対的な循環作動薬の投与対象となる．ショックを呈さない，あるいは，ショックからすみやかに離脱した症例に対しては時間尿量を指標として，毎時間の輸液量を決定することになる．血管内容量を評価することが，最大のポイントであるが，バイタルサインをくみ取り，上述の通り諸検査を実施したうえでの総合的な判断になる．4-[4] モニタリングの項も参照して頂きたい．

　たとえば，目標とする尿量が得られていない場合において，血管内容量が不足していると判断すれば輸液を増量することになり，逆に血管内容量が過剰と判断されれば，心不全を考慮して，利尿薬ならびに強心薬が選択されるという具合である．具体的な投与量は実際のバイタルサインに沿って決定されるべきである．

[5] ショック期の治療

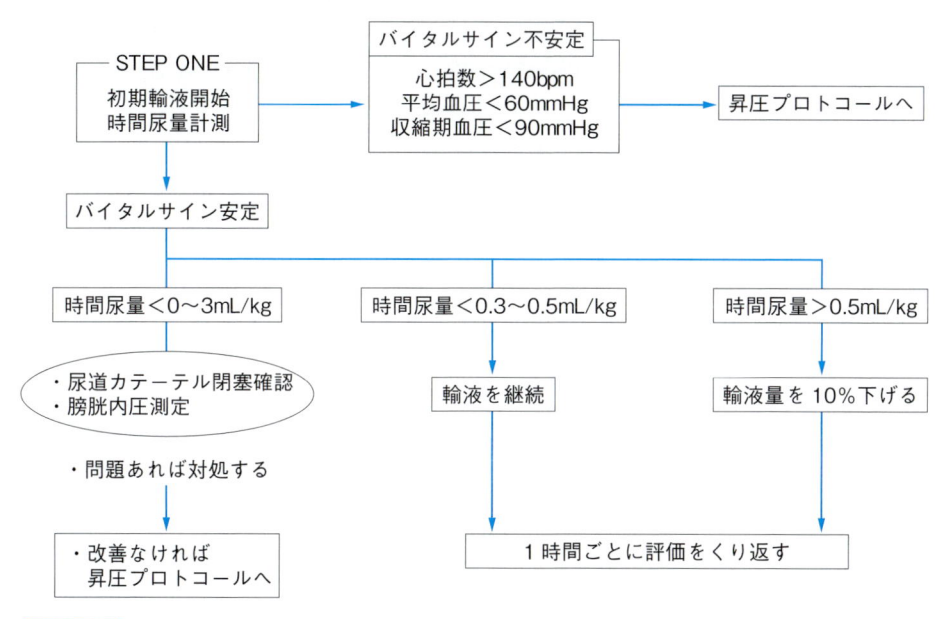

図 4-7 初期輸液プロトコール（Endorf FW, et al. Scand J Trauma Resusc Emerg Med. 2011; 19: 69[2)]より改変）

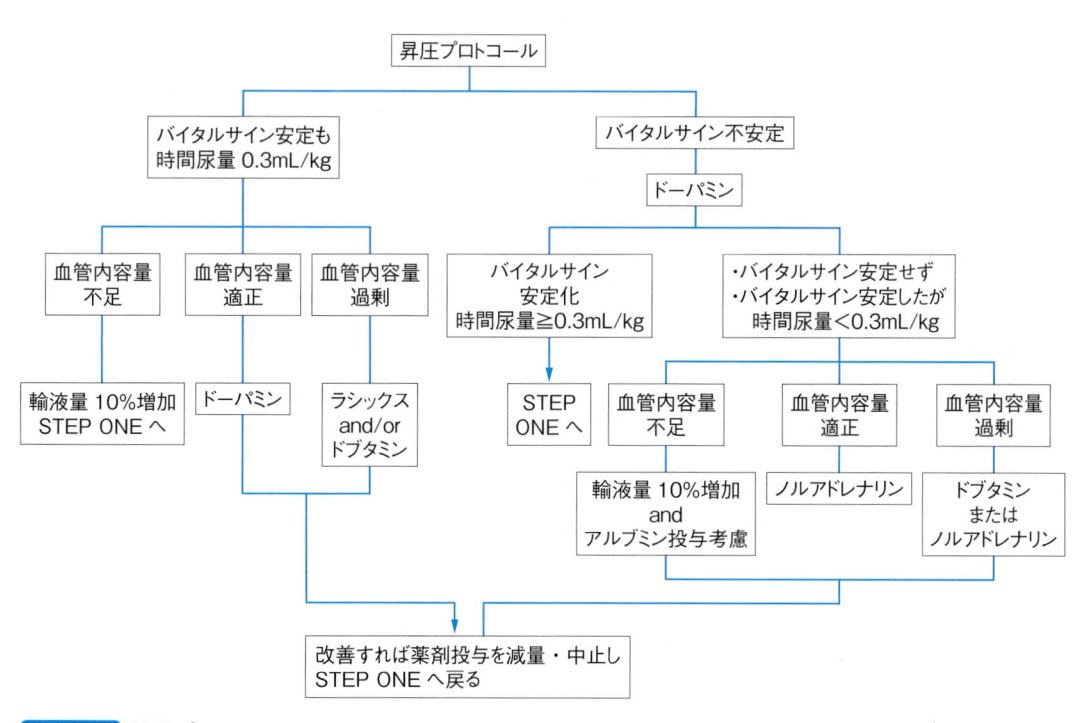

図 4-8 昇圧プロトコール（Endorf FW, et al. Scand J Trauma Resusc Emerg Med. 2011; 19: 69[2)]より改変）

B　Antioxidant

　広範囲熱傷急性期に生じる全身性血管透過性亢進という病態に対して拮抗し，輸液投与量全体を減少させる目的で使用される．
　熱傷診療ガイドラインでは高用量ビタミンＣの併用は，総輸液量の減少，呼吸機能の改善の点か

ら考慮してもよい（推奨グレードB＊：保険適応外使用）と推奨されている．ビタミンC投与は，1999年に田中ら[3]がラットの熱傷モデルを用いた実験により有効性を示したことから始まる．その後2000年に，同じく田中ら[4]が受傷2時間以内の熱傷面積30％以上の37症例を準無作為にビタミンC高用量群と対照群に振り分け，ビタミンC高用量群には66 mg/kg/hrで24時間ビタミンCを投与し，循環動態，呼吸機能，脂質過酸化，輸液バランスを比較した．その結果，ビタミンC高用量投与群では必要輸液量，体重増加，創浮腫が有意に抑制され，呼吸不全の程度も明らかに減少したと報告している．その後，Kahnら[5]は，ビタミンC投与の有効性は理解されながらも浸透圧が高く腎障害が生じる懸念から，決して世界で広く投与されているわけではないと問題提起し，2007年から2009年までのTBSA 20％以上の成人熱傷自検例を検証している．Parkland formulaに従って輸液投与を行い，高用量ビタミンC投与群（17例）には66 mg/kg/hrでビタミンCを投与し，乳酸加リンゲル液のみ（LR群：16例）を比較したところ，有意に24時間輸液量が減少し，尿量が得られており，昇圧薬投与時間が短いという，これまでの田中らの報告と同等であった．ビタミンC大用量投与には予後改善が示されていないが，合併症増加は示されておらず，ビタミンC大用量投与には危険性はないので，より大きな多施設研究による検証が望まれると述べている．

ビタミンC以外の薬剤では，ウリナスタチン投与を検討した報告がある．山田ら[6]は，新鮮Ⅱ度，熱傷面積20％以上の14例をウリナスタチン投与群（6例）とコントロール群（8例）に分け，ウリナスタチン投与群には，来院時にウリナスタチン30万単位を急速点滴静注し，両群ともにParkland法に則った輸液管理を行ったところ，ウリナスタチン投与群では輸液量がコントロール群の約半分となり有意に減少し，また血漿蛋白もウリナスタチン投与群が有意に高値であったと報告している．

動物モデルを用いた実験では，Costantiniら[7]が，ペントキシフィリン（PTX）を腹腔内投与したマウス熱傷モデルを用いて，熱傷創の透過性，炎症反応を減弱させ，急性肺障害発現も低下させると報告している．しかし，まだヒトに対して投与された報告はない．

C ハプトグロビン

火炎による広範囲Ⅲ度熱傷症例では，熱の作用により赤血球が破壊され溶血が生じうる．ごく少量の溶血であれば，ヘモグロビンが血中に放出されたとしても，ただちにハプトグロビンとの強固な複合体が形成され，腎から排泄されることなく肝臓の網内系で処理されてしまう．しかし，広範囲Ⅲ度熱傷では大量の溶血が生じるので，血中ハプトグロビンが消費し尽くされ，遊離ヘモグロビンが検出されるようになり，網内系では処理されずに腎から排泄され特徴的な赤褐色のヘモグロビン尿が生じる．遊離ヘモグロビンが尿細管の閉塞を起こしたり，あるいはその変性壊死をもたらせたりして，急性腎不全をきたすと考えられている[8,9]．そこで急性腎不全を回避するために，ハプトグロビンを投与し過量の遊離ヘモグロビンと結合させ複合体を形成させ，遊離ヘモグロビンを消失ないし減少させようとするのがハプトグロビン療法である．ハプトグロビン製剤は，1 mgのヘモグロビンと結合できるハプトグロビン量を1単位と規定して含有単位数を記載している．血漿中の遊離ヘモグロビン濃度が測定できるのであれば，その症例の循環血漿量から換算して投与が必要なハプトグロビン量は算出される．しかし，臨床的には至適投与量は肉眼的なヘモグロビン尿の消失に頼らざるを得ない．通常，成人では200〜300 mL（4000〜6000単位）投与でヘモグロビン尿は速やかに消失する[10]．ただし，広範囲熱傷では溶血が持続し，数時間後に再度ヘモグロビン尿が出現するため，ハプトグロビンの追加投与が必要となることもある．以上のように，当センターでは，

理論上の腎障害を防止するため，ヘモグロビン尿出現時には積極的にハプトグロビンの投与を行っている．しかし，熱傷診療ガイドラインでは，ヘモグロビン尿出現時には，ハプトグロビンの投与を考慮してもよい（推奨グレード：B）にとどまっている．そのエビデンスとされる太田ら[11]の報告では，肉眼的ヘモグロビン尿が認められた広範囲熱傷症例に対して，ハプトグロビン 200 mL 投与群 25 例と対照群（プラズマネート 200 mL 投与）19 例を比較したところ，肉眼的ヘモグロビン尿消失までは有意に短縮し，腎障害発生については少ない傾向がみられたものの，予後には差はなかったとしている．

電撃傷や筋肉にまで熱の作用が達する深い熱傷の場合，横紋筋崩壊が起こり，血液中にミオグロビンが放出された後，尿中に排出されミオグロビン尿を呈する．肉眼的には，ミオグロビン尿とヘモグロビン尿の鑑別は必ずしも容易ではないので，血中あるいは尿中ミオグロビン濃度が測定できないのであれば，血液を遠心分離して溶血所見の有無を確認し，鑑別する必要がある．ミオグロビンによる急性腎不全の成因は，尿細管にまで到達した過剰なミオグロビンにより，尿細管に cast が形成されることによるものと考えられている[12]．急性腎不全を避ける最も効果的な方法は，尿量を保ち，ミオグロビンを排出することであると経験的にいわれており，熱傷診療ガイドラインでも肉眼的尿所見の消失までは通常より多い尿量を維持する（推奨度 C#）との記載がある．当然ながら，ハプトグロビン投与は無効である．

むすび

広範囲熱傷急性期治療中に使用することのある補助的薬剤について取り上げ，それらの使用指針について記載した．広範囲熱傷症例の初期輸液は，熱傷治療過程の単なる出発点ではなく，治癒過程の方向性を決定付けてしまう非常に重要な行為である．熱傷ショック期を合併症なく乗り切ることが，広範囲熱傷患者の救命に直結していることはいうまでもない．そこで，治療に携わる者は，時々刻々と変化する患者の身体所見，検査結果やモニタリングされた数値から，病態把握を正確に行い，必要とされる薬剤を選別し，投与の是非を判断することが求められる．

■文献

1) Küntscher MV, et al. Transcardiopulmonary vs pulmonary arterial thermodilution methods for hemodynamic monitoring of burned patients. J Burn Care Rehabil. 2002; 23: 21-6.
2) Endorf FW, et al. Burn resuscitation. Scand J Trauma Resusc Emerg Med. 2011; 19: 69.
3) Tanaka H, et al. High dose vitamin C counteracts the negative interstitial fluid hydrostatic pressure and early edema generation in thermally injured rats. Burns. 1999; 25: 569-74.
4) Tanaka H, et al. Reduction of resuscitation fluid volumes in severely burned patients using ascorbic acid administration: a randomized, prospective study. Arch Surg. 2000; 135: 326-31.
5) Kahn SA, et al. Resuscitation after severe burn injury using high-dose ascorbic acid: a retrospective review. J Burn Care Res. 2011; 32: 110-7.
6) 山田直人, 他. 熱傷急性期におけるウリナスタチン投与の有用性に関する臨床的研究（第 1 報）—輸液量の節約に関する検討—. 熱傷. 2000; 26: 253-60.
7) Costantini TW, et al. Burns, inflammation, and initial injury: Protective effects of an anti-inflammatory resuscitation strategy. J Trauma. 2009; 67: 1162-8.
8) Goldberg M. Studies of the acute renal effects of hemolyzed red cell in dogs including estimations of renal blood flow with krypton 85. J Clin Invest. 1962; 41: 2112-2.
9) Laurell C, et al. Studies on the serum haptoglobin level in hemoglobinemia and its influence on renal excretion of hemoglobin. Blood. 1957; 12: 493-506.
10) 吉岡敏治, 他. 溶血とハプトグロビン. 救急医学. 1988; 12: 37-40.
11) 太田宗夫, 他. 重症熱傷に伴う溶血と急性腎機能低下の防止に対するハプトグロビンの有用性の検討—封筒法による多施設比較試験. 救急医学. 1992; 16: 1813-9.
12) Singh D, et al. Rhabdomyolysis. Methods Find Exp Clin Pharmacol. 2005; 27: 39-48.

〈池側　均〉

[6] ショック離脱後の輸液治療

A 広範囲熱傷初期の水分動態の特徴

　広範囲熱傷初期の循環動態は，高度の血管内脱水（ショック期）を経て，血管透過性亢進の沈静化後に，同質浮腫の水分が血管内に戻ってくる refilling 期に移行する．ショック期には血管内水分量を把握しつつ大量の輸液を行うのが基本となるのに対し，refilling 期には循環血液量の過剰状態への対策として水分過剰投与への警戒が基本になり，利尿対策が必要になる．このように広範囲熱傷の初期においては，経過中に水分管理戦略を大きく反転させなければならず，移行期の輸液方法（受傷後 12〜96 時間）がある意味で最も難しい．ショック期離脱後のこの移行期においては，身体状況から循環血液量と全身水分量（総 ECF 量）とを常に綿密に評価する必要がある．Refilling 期突入の徴候は急激な尿量の増加である．体重，尿量・尿比重，ヘマトクリット値，CVP 値，胸部 X 線写真，心エコーなどを参考にするが，判断に窮するようなら循環動態モニター（PiCCO など）を躊躇なく導入すべきである．PiCCO モニターは，中心静脈カテーテルと専用の動脈カテーテルの留置が必要という難点があるものの，心拍出量と末梢血管抵抗の測定に加えて，循環血液量と肺間質水分量が定量的に評価できる有用なシステムである[1]．

B 水分出納の評価法

　身体から排泄される水分には，①創部からの浸出液，②尿，③不感蒸泄（呼気などから）があり，それらの量の算定を基に投与水分量を設定する．排泄水分の組成もまた，輸液メニューを組み立てる上で考慮しておく必要がある．排泄水分の組成は，①浸出液は Na 濃度 140 mEq/L 程度で多量の蛋白を含む血漿とほぼ同一成分の水であり，②尿は Na 濃度 50〜100 mEq/L 程度で蛋白を含まない水であり，③不感蒸泄は蒸留水である（図 4-9）．熱傷創部を開放露出した場合の創部からの水分蒸発量は，46 mL/cm^2/hr にも達するとされており[2]，その場合の喪失水分組成は蒸留水組成になる．しかしながら，これは創面を完全開放して外気に暴露した条件下のことである．Ⅱ度熱傷の局所処置の基本は創面の湿潤環境維持にあり，［被覆材＋フィルムシールド］を用いた閉鎖療法で蒸散を極力防止するのが通例である．徹底した閉鎖療法を行う限り，熱傷創部からの水分喪失はいわゆる不感蒸泄としてよりも，Na と蛋白の喪失を伴う浸出液としての側面がはるかに強い．閉鎖療法では水を含んだ被覆材の重量と貯留浸出液の計量により，創部からの喪失水分量を評価することも可能である．

　水分投与の組み立てとしては，①の浸出液に対しては晶質液（リンゲル系輸液），時には膠質液（低分子デキストラン液，5％アルブミン液など）を充て，［②尿＋③不感蒸泄］に対しては維持液（ソリタ T3，フィジオ 35，または TPN 製剤など）を充てることになる．排泄水分量の正確かつ精密な把握は現実には困難な部分もあり，概算と身体状況とをあわせて判断する．創部浸出液に対する補充としての輸液の組成と量は，熱傷創の深達度，超早期 debridement・超早期植皮術施行の有無，処置法（閉鎖，半閉鎖，開放）により大きく異なる．維持に対する輸液法は，気管挿管，気道熱傷，

[6] ショック離脱後の輸液治療

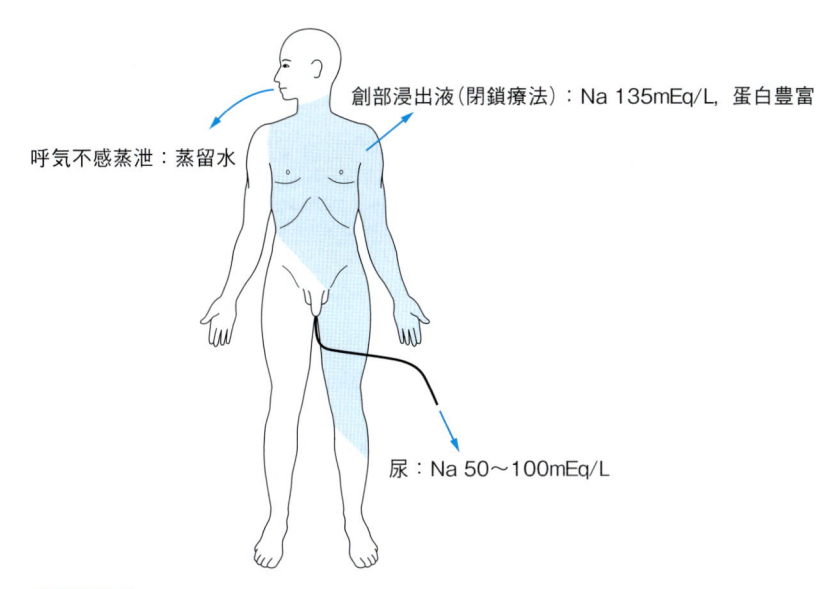

図 4-9 熱傷患者の水分排泄とその組成
水分管理計画には排泄水分の種類・量・組成を考慮する．

経腸栄養実施などの有無により異なる．

C 輸液計画の基本的な考え方

　Refilling 期への移行を意識して，先行するショック期に投与した水分の過剰量もあわせて考慮する．おおまかには，ショック期の総輸液量と病前に比べての体重増加量を指標にする．ショック期に投与した晶質液は ECF として分布するので，ショック期総投与量の 1/2〜2/3 は全身の間質に貯留していると考えてよい．細胞外液腔に大量の乳酸リンゲル液 (Na: 130 mEq/L, K: 4 mEq/L 程度) が貯留した状態とみなせば解りやすい．この貯留水分はやがて refilling 期になると，血管内に戻ってくる．心・腎の予備能が十分あれば，この余剰に復帰してきた水分は多量の尿 (Na: 90〜140 mEq/L, K: 40 mEq/L 程度) として排泄される．この反応尿量が不十分だと，肺水腫・呼吸不全などの溢水症状をきたすことになる．その場合，利尿薬の投与と呼吸不全に対する治療が必要になるし，重症例では CHF などの血液浄化法が必要となることもある．自力利尿にせよ薬物利尿にせよ，復帰 ECF と尿の組成の相違の結果，低 K 血症の危険が高くなるので，K 投与は多めに設定する．利尿期には 1.5〜3.0 mEq/kg/day 程度の K 投与が必要となる．
　輸液管理がうまくいかないと，電解質異常 (特に Na, K) をきたすことがある．Na 異常は意識障害を，低 K 血症は腸管運動機能低下や不整脈を起こす．予防策として，血清電解質だけでなく尿中電解質の連日チェックを行う．必要があれば電解質出納簿を作成して評価する．投与電解質の過不足は，多くの場合，血清電解質異常よりも尿中電解質異常に反映するからである．図 4-9 の基本想定に基づいて，排泄水分中の電解質組成に留意して輸液メニューの微調整を行う．
　ショック期離脱後の水分管理は，［維持のための水分投与］＋［創部から喪失する水分の補充］という"2 階建てメニュー"を基本に設定する．ショック期離脱から refilling 期までの移行期においては，水分過剰投与にならないよう常に警戒してあたる．Refilling 期においては，創部から喪失す

4. 広範囲熱傷の治療

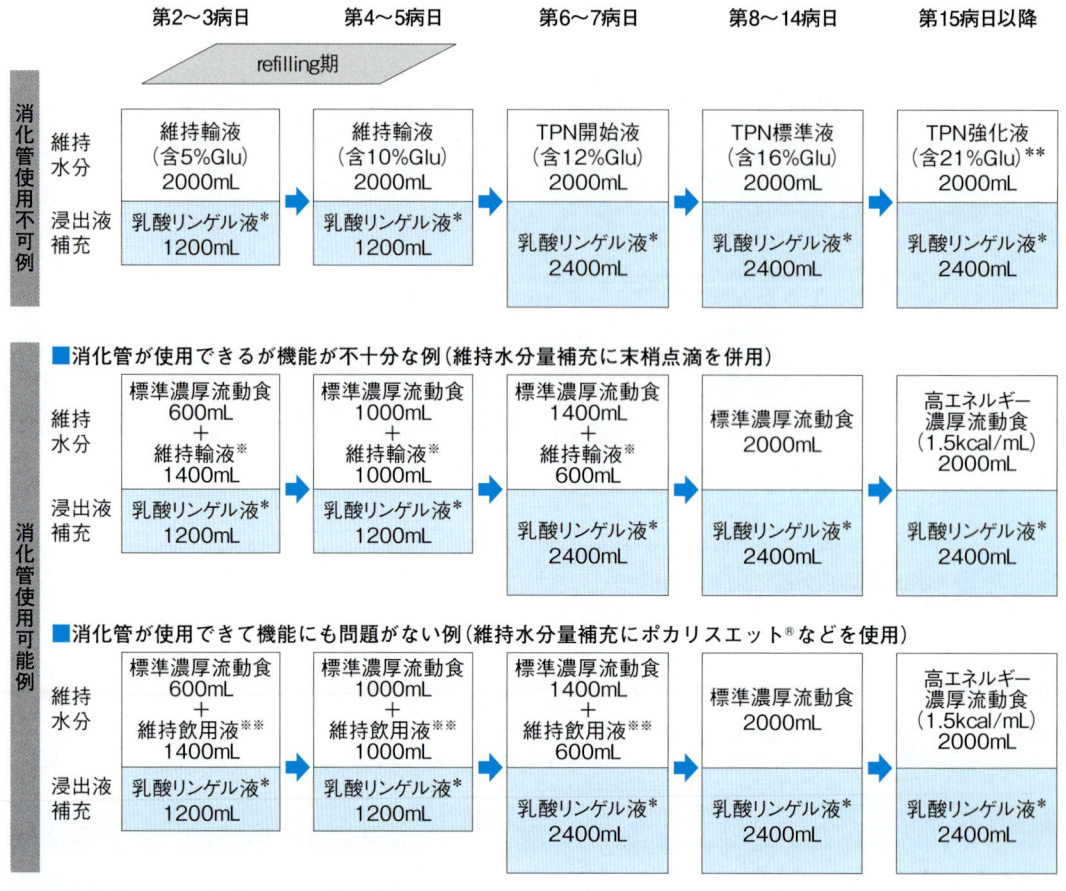

		第2～3病日	第4～5病日	第6～7病日	第8～14病日	第15病日以降
消化管使用不可例	維持水分	維持輸液 (含5%Glu) 2000mL	維持輸液 (含10%Glu) 2000mL	TPN開始液 (含12%Glu) 2000mL	TPN標準液 (含16%Glu) 2000mL	TPN強化液 (含21%Glu)** 2000mL
	浸出液補充	乳酸リンゲル液* 1200mL	乳酸リンゲル液* 1200mL	乳酸リンゲル液* 2400mL	乳酸リンゲル液* 2400mL	乳酸リンゲル液* 2400mL

■消化管が使用できるが機能が不十分な例（維持水分量補充に末梢点滴を併用）

		第2～3病日	第4～5病日	第6～7病日	第8～14病日	第15病日以降
消化管使用可能例	維持水分	標準濃厚流動食 600mL ＋ 維持輸液※ 1400mL	標準濃厚流動食 1000mL ＋ 維持輸液※ 1000mL	標準濃厚流動食 1400mL ＋ 維持輸液※ 600mL	標準濃厚流動食 2000mL	高エネルギー濃厚流動食 (1.5kcal/mL) 2000mL
	浸出液補充	乳酸リンゲル液* 1200mL	乳酸リンゲル液* 1200mL	乳酸リンゲル液* 2400mL	乳酸リンゲル液* 2400mL	乳酸リンゲル液* 2400mL

■消化管が使用できて機能にも問題がない例（維持水分量補充にポカリスエット®などを使用）

		第2～3病日	第4～5病日	第6～7病日	第8～14病日	第15病日以降
	維持水分	標準濃厚流動食 600mL ＋ 維持飲用液※※ 1400mL	標準濃厚流動食 1000mL ＋ 維持飲用液※※ 1000mL	標準濃厚流動食 1400mL ＋ 維持飲用液※※ 600mL	標準濃厚流動食 2000mL	高エネルギー濃厚流動食 (1.5kcal/mL) 2000mL
	浸出液補充	乳酸リンゲル液* 1200mL	乳酸リンゲル液* 1200mL	乳酸リンゲル液* 2400mL	乳酸リンゲル液* 2400mL	乳酸リンゲル液* 2400mL

図 4-10 ショック離脱後の輸液栄養計画
維持水分必要量を 2000 mL/day，創部浸出液量を 2400 mL/day と仮定した場合の水分投与モデルを経腸栄養の有無に分けて提示した．*浸出液補充液としては，全量を乳酸リンゲル液を充てる方法と，半量を 5%アルブミンに置き換える方法とがある．**TPN のカロリーを十分に上げた後に，アミノ酸製剤を追加投与することもある．※フィジオ 35®やソリタ T3®など．※※ソリタ T3 顆粒®やポカリスエット®など．

る水分の補充には，浮腫からの復帰 ECF を内的輸液として当てにすることが可能である．

この時期の輸液・栄養法メニューの例を図 4-10 に示す．維持のための水分必要量を 2000 mL/day，創部からの水分喪失ペースを 2400 mL/day と仮定したモデルで，消化管使用可否に分けて提示した．第 2～5 病日の期間は refilling 期対策として，喪失水分補充量を半減している．

D 維持のための水分投与について

栄養目的を含めた定常状態維持のための水分投与は，投与水分全体の中でも中核部分として扱う．健常成人での水分必要量のおおまかな目安は，30～40 mL/kg/day である[3]．ただし，ショック期離脱後から利尿期の終了までの期間に限っては少な目の水分投与を心がけるのが安全である．全身浮腫や肺水腫が著明な場合，20～25 mL/kg/day 程度に設定する．

1 超早期から経腸栄養を開始している場合

　経口摂食飲水が十分な場合は無論のこと，経腸栄養メニューが上記必要水分量を満たし，しかも吸収が良好な場合には，維持のための輸液は不要である．経腸栄養を開始しているものの，定常必要水分量のペースに達していない場合は，その不足分を維持輸液または維持用飲用液（ソリタT3®顆粒など）として投与する．経腸栄養の弱点は，成分の吸収程度をモニタリングするのが困難な点である．当初は良好だった腸管機能が，経過中の電解質異常や敗血症によって低下することもあり，逆流液量，便の性状，腹部所見，さらには栄養剤投与前後の血糖値変動などには常に細心の注意をはらう．食後の血糖上昇は糖質が吸収されている証拠でもある．栄養注入後の血糖が 180 mg/dL 以下になるように心がける．消化管機能低下の徴候（逆流増加，重症下痢，腹部膨満）が出現すれば，経腸栄養投与量を消化管構造維持のための最低限量に減じ，大半を点滴投与に移行する．ただし完全には中止しない．

2 絶食を継続している場合

　経腸栄養を実施できない症例はほとんどないが，消化管が安全に使用できない場合は，水分補給・栄養補給とも点滴に頼らざるを得ない．図 4-10 の上段例のようなパターンで段階的にカロリーアップしていく．

E 創部から喪失する水分の評価と補充輸液

　創部から失われる水分量は，創部局所の管理方法により大きく異なる．喪失浸出液量を評価して，晶質液（乳酸リンゲル液），時には膠質液（低分子デキストラン液，5%アルブミン液など）を投与する．尿量，尿比重は水分評価のゴールドスタンダードである．尿量 1 mL/kg/hr を上限目安にし，過剰分を減じて輸液メニューを修正する．

1 Ⅱ度熱傷

　a）水疱膜温存法

　初期に貯留した液は数日でゲル化し，それ以降には液浸出は続かない．つまり浸出液喪失の継続はないものと評価して水分管理する．

　b）創面完全開放処置

　軟膏非使用下にガーゼで単純閉鎖すると，ガーゼの吸水蒸発作用により喪失水分はおびただしい量になる．これは事実上の開放乾燥化療法である．この場合，前述したように 46 mL/cm²/hr に及ぶ水分喪失が起こる．これを成人 50%熱傷に当てはめると 8000〜10000 mL/day という計算になる．広範囲Ⅱ度熱傷に対してこのような完全開放療法を続けることは実際にはないが，受傷後から病院収容までの間，熱傷患者はこのような環境に置かれている．したがって，ショック期の輸液開始にあたっては，受傷から病院到着までの時間経過も考慮に入れる．

　c）半閉鎖療法

　軟膏，ガーゼ（チュールガーゼを含む）を創部にあて，包帯でカバーする方法である．被覆材をあてた上からガーゼ，包帯でカバーする場合も本法に含まれる．軟膏（保湿性）による創密封は不完全であり，ガーゼと包帯から水分が蒸発し，喪失水分量の正確な計測は困難である．［%熱傷面積×対表面積］mL/hr を目安に水分管理計画を立てる．被覆材が浸出軽減作用を発揮してガーゼへ

の浸み出しがわずかの場合は，上述の水疱膜温存法と同等である．

d）閉鎖療法
軟膏，ガーゼ（チュールガーゼを含む）や被覆材を貼付した上からフイルム材で密封すると，水分は蒸発せずフイルム内に留まるので，浸出液の計量がある程度可能になる．

2 Ⅲ度熱傷

a）減張切開・debridement の有無
蛋白凝固性の焼痂が形成されたⅢ度熱傷では，焼痂自体が防護壁となり大量の浸出液は生じない．しかしながら，減張切開，debridement を施行した場合には，露出軟部組織からの浸出液量はきわめて大量になる．創面積からの浸出液推測は実際には困難である．このような露出部に対してはゲーベン®などのクリーム剤（吸水性）を使用する場合も多く，ガーゼ計量と前述の目安：［％熱傷面積×対表面積］mL/hr を参考に全身パラメータと総合して評価するしかない．

b）超早期〜早期植皮手術を実施した場合
植皮手術が成功すると，graft の生着により植皮部からの浸出液は数日で激減し喪失水分量としては無視できる程度になる．自家植皮の際の採皮部は，新たなⅡ度熱傷が生じたのと同等に評価する．

F アルブミン投与の是非について

熱傷ガイドラインでは，ショック期の fluid resuscitation にアルブミン併用の一時的な効果と有用性が記載されているものの，ショック離脱後の時期におけるアルブミン投与の適否については言及されていない．熱傷創部からの浸出液は血漿と同質の成分であり，この中に大量の蛋白質が喪失される．ここで生じる低アルブミン血症は，大量のアルブミン喪失という面からみれば，重症ネフローゼ症候群に酷似している[4]．喪失液の組成と量をそのまま補充するという理念を通そうとすれば，新鮮凍結血漿（FFP）や5％アルブミン製剤を浸出液量に見合った量で投与せよとする論理になる．しかしながら，投与アルブミンの一部（少なくない）は間質にも移行する一方で，浸出液への喪失によりアルブミンの血中半減期が著しく短縮している．したがって，このような病態に対するアルブミン投与による循環動態安定化作用はあくまでも一過性の効果にすぎず，投与中止後の rebound（浮腫の悪化）も懸念される．一度アルブミンを投与すると，浸出液が沈静化するまで漸減しながらも投与し続ける必要が生じてしまう（アルブミン依存状態）．そのような事態は医療経済上も問題になる．1998年の Cochrane review では，重症患者に対するアルブミン投与は有効でないばかりか，予後を悪化させるとされた[5]．それを受けて，重症患者に対するアルブミン投与には慎重さが要求されることになった．しかしながら，その後の研究では，アルブミンの有効性は証明されなかったものの，予後を悪化させるとする危険性も否定された[6]．

アルブミン喪失速度に合成亢進が追いつけずに進行する重症低アルブミン血症と，それに伴う合併症をどう解決するかという課題が厳然とある．そのようなジレンマの下，アルブミン投与療法は依然として多くの熱傷治療施設で続けられている[7]．熱傷面積が50％を越え，血清アルブミン値が2.0 g/dL 未満で，肺水腫・循環不安定などの低アルブミン血症による症状がアルブミン投与でしか改善できない例に限定して投与する方針であたるのが現況ではある．ただし，焼痂切除・植皮手術を実施する場合，術中の循環動態の安定性確保と graft の生着のためには，低アルブミン血症が不

表 4-10 Curreri の公式

成人: [25×BW＋40×％TBSA] kcal/day
小児: [60×BW＋35×％TBSA] kcal/day

BW: 体重, ％TBSA: 熱傷面積

表 4-11 Harris-Benedict の公式

男性: BEE＝[66＋13.7×BW＋5×BH－6.8×age] kcal/day
女性: BEE＝[665＋9.6×BW＋1.7×BH－4.7×age] kcal/day

BW: 体重, BH: 身長（cm）, age: 年齢（歳）

利益をもたらす危険も考慮する必要がある．周術期の血清アルブミン値を 2.0 g/dL 以上に保つのが現実的と考えられる．

G 栄養管理上のポイント

　受傷前に重篤な栄養危機を有している例を除き，熱傷患者が受傷後数日で病的飢餓に陥る危険は少ない．また受傷初期には侵襲による耐糖能異常をきたす場合も多い．したがって受傷後 48 時間頃までは，積極的なカロリー補給は不要である．よく利用される Parkland 法でも，この時期にはカロリー投与は行わない[8]．必要エネルギー量の算定には Curreri の公式（表 4-10）が知られているが，％TBSA が 50％を越える例では過度に高値に算出される傾向がある[9]．実際には，Harris-Benedict の公式（表 4-11）から算出される基礎エネルギー消費量（basal energy expenditure：BEE）を初期の目標とする．BEE 相当量で血糖値の安定が得られてから，数日かけて BEE の 1.5～2 倍量程度にまでステップアップする方法が推奨される．

　創部浸出液中に喪失する血漿蛋白を極力自家合成補充させるためには，その合成基質であるアミノ酸が大量に必要である．エネルギー投与量が BEE に達した後は，経消化管栄養では高蛋白とし，輸液ではアミノ酸とくに必須アミノ酸の投与を積極的に強化する．カロリー窒素比（NPC/N ratio）を低めの 100～150 程度に設定する．ただし過剰投与による高窒素血症の発現への警戒を怠らない．

　経腸栄養開始の時期については，侵襲に対する生体反応の側面からも[10]，消化管機能（胃機能も含め）保持の側面からも[11]，可能な限り早期の開始が望ましい．必要エネルギーの全量を最初から投与する必要はなく，ある程度の量の経腸投与を早期に開始しておけばよい．経腸栄養を胃から入れるか空腸から入れるかについては，前者の方がより生理的であるのはいうまでもない．胃機能（リザーバー機能）の評価をもとに判断すればよく，"重症＝経空腸"と固定観念でのぞむ必要はない．胃機能については「動かないので使わない」という側面と，「使わないので動かない（医原性廃用症候群）」という側面とがある．

むすび

　広範囲熱傷の輸液療法は，超早期～早期手術と早期経腸栄養法の普及により，大きく変貌しつつある．患者は早期から debridement，植皮手術を繰り返し受ける．そのことは何度も周術期を経過することを意味し，漫然と TPN を続ける方法は推奨されない．他方，経腸栄養の利点が強調されるあまり，超早期からの全必要量の経腸投与にこだわるのも行き過ぎであろう．経腸栄養と低～中カロリー輸液の併用を弾力的に行うのが実際的である．

■文献

1) Kuntscher MV, et al. Transcardiopulmonary vs pulmonary arterial thermodilution methods for hemodynamic monitoring of burned patients. J Burn Care Rehabil. 2002; 23: 21-6.
2) Eriksson G, et al. Regeneration of human epidermal surface and water barrier function after stripping. Acta Derm Venereol Stockh. 1971; 51: 169-78.
3) Guidelines for the use of parenteral and enteral nutritionin adult and pediatric patients. ASPEN. JPEN. 1993; 17 Suppl: 1-52SA
4) 平山浩一, 他. ネフローゼ症候群. 特集腎疾患の治療―薬物療法を中心に (1). 医学と薬学. 1999; 41: 27-35.
5) Cochrane Injuries Group Albumin Reviewers. Human albumine administration in critically ill patients: systemic review of randomized controlled trials. Br Med J. 1998; 317: 235-40.
6) Finfer S, et al. A comparison of albumin and saline for fluid rescitation in the intensive care unit. N Engl J Med. 2004; 350: 2247-56.
7) Hemington Gorse SJ. Colloid or crystalloid for resuscitation of major burns. J Wound Care. 2005; 14: 256-8.
8) Baxter CR, et al. Early management of thermal burns. Postgrad Med. 1974; 55: 131-9.
9) 長谷部正晴, 他. 熱傷時の栄養管理. JJPEN. 1990; 12: 895-9.
10) Mochizuki H, et al. Mechanism of prevention of postburn hypermetabolism and catabolism by early enteral feeding. Ann Surg. 1984; 200: 297-310.
11) Raff T, et al. Early intragastric feeding of seriously burned and long-term ventilated patients: a review of 55 patients. Burns. 1997; 23: 19-25.

〈北澤康秀〉

[7] 合併症対策
①急性腎不全

　重症熱傷診療において急性腎不全はしばしば遭遇する合併症であり，受傷直後の熱傷ショック期と，その後ショックを離脱して感染を契機とした病態悪化をきたしやすくなる敗血症期に多く発症する．ショック期に発症する場合は循環血漿量減少による腎前性腎不全が主体であり，敗血症期に発症するものは感染を契機とした臓器不全の1つとして起こる腎性腎不全が主体となる．
　熱傷ショック期の急性腎不全は適切な輸液管理で予防できることが多く，発症しても回復する可能性が比較的高い．これに対して敗血症期の腎不全は感染の予防そのものが困難であることから予防も難しく，腎補助を含めた集学的治療を行っても腎不全が遷延し，回復しない例も少なくない[1]．
　本稿では重症熱傷における急性腎不全の機序およびその対策について述べる．

A　急性腎不全の診断

　Critical care領域における急性腎不全の診断については，2004年にAcute Dialysis Quality Initiative（ADQI）groupによりRIFLE分類が提唱され[2]，そして2007年にはAcute Kidney Injury Network（AKIN）がRIFLEの改訂版となる診断分類を発表している[3]（表4-12）．いずれの分類でも急激な腎機能低下を急性腎障害（acute kidney injury：AKI）と称し，原因にかかわらず尿量および血清クレアチニン値とその変化率を基準として重症度を分類している．本邦における急性腎不全

表4-12　急性腎不全の診断と重症度：RIFLE分類とAKIN分類
（Bellomo R, et al. Crit Care. 2004; 8: R204-12[2], Mehta RL, et al. Crit Care. 2007; 11: R31[3]より改変）

RIFLE分類	クレアチニン/GFR基準	尿量基準
Risk	平常時クレアチニン値の1.5倍以上の上昇 またはGFRの25%以上の低下	尿量＜0.5 mL/kg/hr 6時間以上
Injury	平常時クレアチニン値の2.0倍以上の上昇 またはGFRの50%以上の低下	尿量＜0.5 mL/kg/hr 12時間以上
Failure	平常時クレアチニン値の3.0倍以上の上昇 またはGFRの75%以上の低下， またはクレアチニン4 mg/dL以上	尿量＜0.3 mL/kg/hr 24時間以上 または12時間以上の無尿
Loss	4週間以上の腎機能喪失	
End Stage Kidney Disease	3カ月以上の腎機能喪失	

AKIN分類	クレアチニン基準	尿量基準
Stage 1	平常時クレアチニン値より0.3 mg/dL以上の増加 または150～200%の増加	尿量＜0.5 mL/kg/hr 6時間以上
Stage 2	平常時クレアチニン値より200～300%の増加	尿量＜0.5 mL/kg/hr 12時間以上
Stage 3	平常時クレアチニン値より300%以上の増加 またはクレアチニン4.0 mg/dL以上で0.5 mg/dL 以上の急性増加	尿量＜0.3 mL/kg/hr 24時間以上 または12時間以上の無尿

とよばれる病態については明文化された診断基準はなく，AKI と同義語とはいえないものの，最近ではこれらの分類を応用している．一般的には AKI のうち RIFLE 分類の injury 以上，AKIN 分類の stage 2 以上を急性腎不全と称していることが多いと思われるが，本稿ではその予防対策も含めて論じるため，AKI 全般を急性腎不全と称することとする．

B 急性腎不全の原因

1 ショック期に起こる腎不全の機序

重症熱傷のショック期に起こる急性腎不全は，全身の血管透過性亢進に伴う循環血漿量減少による腎前性腎不全が主体となる．同時に熱傷による溶血や横紋筋融解症に伴う腎毒性物質などによる腎性腎不全の要素も加わることがあり，注意して観察する必要がある．

a）循環不全による腎不全
①循環血漿量減少による腎不全

重症熱傷の初期には，熱傷刺激により局所で mast cell からヒスタミンが放出され，セロトニン，ブラジキニンといったキニン類，プロスタグランジンなどのケミカルメディエーターが次々と連鎖的に放出され，局所における血管透過性亢進をきたす．これに引き続き，補体の活性化によりマクロファージが刺激され全身性に炎症性サイトカインが放出されることで，好中球が活性化され好中球エラスターゼや酸素ラジカルが放出される．その結果，全身の血管透過性亢進による血漿の血管外漏出によって循環血漿量が減少し，腎血流量低下に伴う腎前性腎不全が起こる．

②腎組織灌流障害による腎不全

循環血漿量の急激な低下は低心拍出状態を引き起こし，結果的に腎組織への灌流低下をきたす．こうして起こる腎虚血状態により，急性尿細管壊死が引き起こされ腎不全に至る場合もある．また，同時にレニン・アンジオテンシン・アルドステロン系の活性化，循環維持のためのカテコラミン投与による血管収縮作用がさらに腎の低灌流を助長する場合もある．

さらに，急性期の大量輸液療法によって，腸管浮腫や腹水貯留による腹腔内圧（intra abdominal pressure：IAP）の上昇から，二次性の腹部コンパートメント症候群（abdominal compartment syndrome：ACS）をきたすことで腎血流の低下をきたし，腎不全に至る場合もある．

b）腎毒性物質による腎不全

重症熱傷においては溶血によるヘモグロビン，横紋筋融解症に伴うミオグロビンなどの腎毒性物質が血液中に放出される．これらが尿細管を傷害することで尿細管閉塞をきたし，結果的に急性尿細管壊死を引き起こし，腎性腎不全の原因となる．

2 敗血症期に起こる腎不全の機序

敗血症期に起こる腎不全は，主に敗血症による多臓器不全のひとつとして起こる場合と，治療のために使用した薬剤が原因となる場合がある．

a）敗血症による腎不全

重症熱傷はその治療経過中にしばしば感染を合併する．熱傷局所はもちろんのこと，人工呼吸管理に伴う肺炎（ventilator associated pneumonia：VAP）や中心静脈カテーテルを介した血流感染や尿路感染など，感染経路は実に様々である．熱傷創を中心とした皮膚バリアの欠損や植皮術に伴い長期化する炎症によって免疫能が低下することも，感染を引き起こす要因となる．

[7] 合併症対策

感染により炎症性サイトカインやケミカルメディエーターが放出されると，炎症が全身に波及し全身性炎症反応症候群（systemic inflammatory response syndrome：SIRS）を発症する．このように感染が契機となった SIRS のことを敗血症（sepsis）とよぶ．高メディエーター血症が持続し，好中球が活性化されることで血管内皮障害を介した組織障害，ひいては臓器障害を引き起こす．腎は肺に次いで敗血症における臓器障害の標的臓器となりやすく，こうした機序による腎性腎不全はしばしば経験する．

b）薬剤による腎不全

敗血症期には抗菌薬をはじめとした治療薬剤が数多く使われることになり，こうした薬剤により腎障害をきたす例も少なくない．治療が長期化してくると，繰り返す感染に対して抗菌薬を投与することになるが，結果的に MRSA や緑膿菌，その他複数の抗菌薬に耐性を示す菌が起因菌となる．これらに対する治療薬として，バンコマイシンやアルベカシン，トブラマイシンなど，腎障害を引き起こしやすい抗菌薬を投与することになる．すでに敗血症に陥っている状態に加えて，こうした薬剤の関与が腎障害を助長し，腎不全に至るケースも珍しくない．

C 急性腎不全の治療

1 ショック期に起こる腎不全の治療

ショック期の腎不全の多くは腎前性腎不全の要素が強く，輸液管理が治療の主体となる．

a）循環不全による腎不全

①循環血漿量減少による腎不全

ショック期の腎不全に最も多くみられるパターンであるが，輸液療法により予防が可能なことが多い．この時期の輸液療法については Baxter の公式をはじめとして様々な指針が提唱されているが，これらはあくまでも目安であり，実際の循環動態を評価しながら調整することになる．調整の目安としては平均動脈血圧や中心静脈圧，心拍数，さらには下大静脈径などがあげられるが，一般的に最も信頼されている方法は尿量を目安とする方法である．日本熱傷学会が発行している熱傷診療ガイドラインでも，0.5 mL/kg/hr の尿量を維持することが推奨されている．この時期の輸液は，多すぎても後の refilling の際に心不全や呼吸不全の危険性を高めることになり，適切な輸液量を心がける必要がある．

②腎血流障害による腎不全

重症熱傷においては循環血漿量の低下，炎症に伴う心機能の低下に伴い腎血流障害をきたし，急性尿細管壊死から腎不全に至るケースがある．こうした病態に対しては，輸液療法だけでは対処できない場合もあり，Swan-Ganz カテーテルなどで心機能を評価し，心係数（cardiac index：CI）が $2.0\,L/min/m^2$ に満たない場合はドブタミンの投与を行うなど，灌流障害を是正するための循環管理が重要となる．

また，初期輸液療法により腹壁や腸管の浮腫が進行し，IAP が上昇して ACS をきたし，腎血流が低下する場合もある．IAP の測定は膀胱内圧を測定するのが一般的であり，25 mmHg を超えた場合は ACS の可能性があるため，減張切開や開腹術，血液浄化法による積極的な水分除去を要する場合がある．

b）腎毒性物質による腎不全

重症熱傷では血管内皮傷害や DIC によって溶血が起こり，遊離ヘモグロビンが血液中に放出さ

れる．遊離ヘモグロビンはハプトグロビンに包合されて肝臓で代謝されるが，一度に大量に放出されると代謝が間に合わず，尿中に放出され急性尿細管壊死の原因となる．また，熱傷による局所の炎症や浮腫の進行によるコンパートメント症候群により，筋組織からミオグロビンが血液中に放出され，同様に腎障害をきたす場合がある．これらの腎毒性物質に対する対処としては，通常よりも多い尿量を確保することで，wash out を測ることが重要である．

通常の重症熱傷に対する輸液療法における尿量の目安は 0.5 mL/kg/hr であるが，腎毒性物質による腎障害が危惧される場合には 1.0〜1.5 mL/kg/hr の尿量を，肉眼的血尿が消失するまで確保するように輸液を行うことが推奨されている．ヘモグロビンやミオグロビン尿に対してはハプトグロビン投与が有効な場合があるが，病態が長期化する場合には現実的ではない．また，血液浄化法の適応については定まった見解はなく，透析のみではミオグロビンを除去できず，持続的血液濾過透析（continuous hemodiafiltration：CHDF）で濾過量を高容量とすることで除去できる可能性が示唆されるにとどまる[4]．よって低下した腎機能が回復するまでの間の腎補助としては有用性があると考えられるが，ミオグロビンを除去することで病態を改善させる効果についてはさらなる検証が待たれる．

2 敗血症期に起こる腎不全の治療

敗血症期に合併する急性腎不全は，敗血症の病態およびその治療薬剤が原因となる．治療には感染のコントロールが先決となるが，耐性菌の関与などにより難渋する例も少なくなく，薬剤性の場合は治療薬剤自体が原因となることも多いことから，対応に苦慮することになる．

a）敗血症による腎不全

敗血症による腎障害は，血管透過性亢進および末梢血管拡張に伴う腎血流低下に加え，炎症性サイトカインなどによる好中球の活性化に起因する血管内皮傷害が重要である．このため，治療としては抗菌薬による感染症治療に加え，輸液療法を中心とした循環管理と，炎症の制御を企図した全身管理が必要となる．

敗血症による循環不全は，全身性の炎症反応に起因する循環血漿量減少が起こる点で熱傷ショック期の循環動態と類似している．しかしながら，熱傷ショック期と違い，敗血症は感染が制御されるまで侵襲が持続することから，病態としてはより遷延することが多い．感染症治療としては培養検査などによる感染源の同定，感染巣の除去（デブリドメン）や熱傷創の洗浄に加え，適切な抗菌薬投与が肝要となる．こうした敗血症時の循環不全に対する輸液療法についてはアメリカの Society of Critical Care Medicine から発表された Surviving Sepsis Campaign Guidelines の中で，Rivers らが提唱した Early Goal-Directed Therapy（EGDT）[5]（図4-11）に基づいた治療指針が示されている．輸液療法を行っても遷延する低血圧に対しては，末梢血管抵抗を是正する目的でノルアドレナリンを併用する．これでも昇圧が不十分となる場合は，低用量のステロイド（ヒドロコルチゾン 200〜300 mg/day）を用いてもよい．

循環不全の管理と同時に，炎症反応の制御も重要である．感染が制御されれば自ずと炎症反応も沈静化するが，感染症治療に難渋した場合などは炎症が持続することになる．こうした炎症反応はサイトカインをはじめとした各種メディエーターを介して起こっていることから，血液浄化法で炎症性のメディエーターを除去することで病態のコントロールが可能となると考えられる．サイトカイン除去能を持つポリメチルメタクリレート（PMMA）膜ヘモフィルターを用いた CHDF（PMMA-CHDF）を施行することで，こうした炎症反応を制御し，循環制御ならびに腎不全を予防する効果

[7] 合併症対策

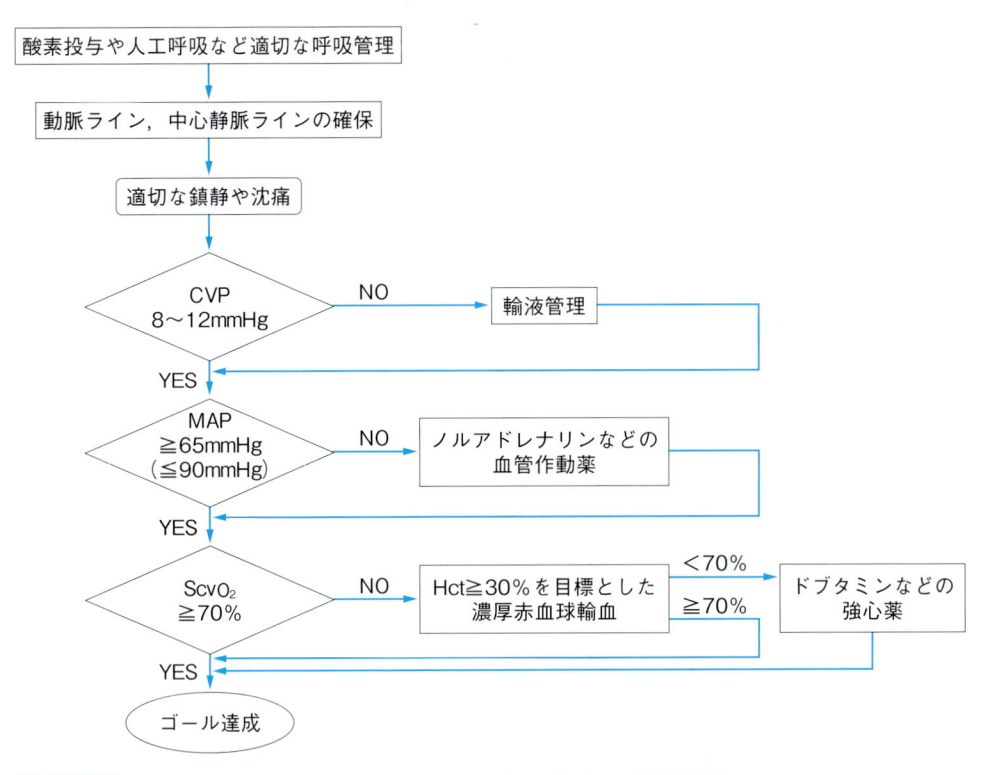

図 4-11 Early Goal-Directed Therapy（EGDT）に基づいた循環管理
（Rivers E, et al. N Engl J Med. 2001; 345: 1368-77[5]より改変）

表 4-13 急性腎不全の原因と治療法のまとめ

原因	メカニズム	治療法
熱傷ショックによる腎不全	・循環血漿量低下に伴う腎前性腎不全	・初期輸液公式を目安とした輸液療法 ・尿量（0.5 mL/kg/hr）を指標とした輸液量の調整
	・腎組織への灌流障害に伴う腎細胞障害	・腎への血流維持を念頭に置いた循環管理
腎毒性物質による腎不全	・溶血による遊離ヘモグロビンや横紋筋融解に伴うミオグロビンなどの腎毒性物質による急性尿細管壊死	・通常よりも多い尿量（1.0〜1.5 mL/kg/hr）を維持する輸液療法
敗血症による腎不全	・循環血漿量の低下に伴う腎前性腎不全 ・高サイトカイン血漿による組織障害	・EGDT に基づいた適切な輸液療法 ・血液浄化法（PMMA-CHDF）によるサイトカイン除去
薬剤による腎不全	・抗菌薬など腎障害をきたしやすい薬剤	・原因薬剤の減量や中止

が期待される（表 4-13）[6]．この他，栄養管理による炎症の制御の可能性も最近注目を集めている．熱傷患者に対する栄養管理の詳細については他稿に譲るが，栄養製剤として免疫機能を調整する性質を持つ ω-3 系脂肪酸や抗酸化ビタミンを多く配合した製剤が敗血症時の炎症反応を抑制し，臓器不全の発症を防ぐ可能性が示唆されている[7]．

b）薬剤による腎不全

腎不全の原因となる薬剤は様々であるが，この時期問題となるのは多くの場合抗菌薬である．治

表 4-14 血液浄化法の適応

- 十分な輸液療法にもかかわらず腎機能が維持できず，電解質の調整や溶質除去を行う必要がある場合
- 敗血症を合併し，高サイトカイン血漿に伴う臓器障害として腎不全をきたした場合
- 腎毒性物質などによる腎不全により一時的に尿量が得られず，腎機能が回復するまで水分や電解質の管理が必要な場合

療が長期化し，MRSA や緑膿菌などの耐性菌が検出されるようになると，グリコペプチド系（バンコマイシン）やアミノグリコシド系（トブラマイシン，アルベカシン）などを使用することになるが，これらの薬剤は腎障害を助長する可能性があり注意が必要である．使用する際には血中濃度のモニタリング（therapeutic drug monitoring: TDM）を行い，腎機能への影響も考慮しながら投与量を調節することが推奨される．

実際に腎障害をきたした場合には，減量あるいは中止し，代替となる薬剤に変更することを考慮する．血液浄化法による補助を要する場合もあるが，多くの場合可逆性であり，減量や中止により改善が期待できる．

まとめ（表 4-14）

- 重症熱傷に伴う急性腎不全の診断には RIFLE あるいは AKIN の基準を用いて，早期から対策を講じることが重要である．
- ショック期の急性腎不全の多くは適切な輸液管理で予防・治療が可能である．輸液の指標としては尿量 0.5 mL/kg/hr を基準とすることが推奨される．
- 敗血症期の急性腎不全は輸液管理に加え，腎補助および病態を制御する目的でサイトカイン除去を企図した PMMA-CHDF を施行することを考慮する．
- 治療薬剤が原因となることもあり，薬剤の選択は慎重に行い，TDM を活用して薬剤性腎障害予防に努めることが推奨される．

■ 文献
1) Brusselaers N, et al. Outcome of acute kidney injury in severe burns: a systematic review and meta-analysis. Intensive Care Med. 2010; 36: 915-25.
2) Bellomo R, et al. Acute renal failure‒definition, outcome measures, animal models, fluid therapy and information technology needs: the Second International Consensus Conference of the Acute Dialysis Quality Initiative（ADQI）Group. Crit Care. 2004; 8: R204-12.
3) Mehta RL, et al. Acute Kidney Injury Network: report of an initiative to improve outcomes in acute kidney injury. Crit Care. 2007; 11: R31.
4) Bosch X, et al. Rhabdomyolysis and acute kidney injury. N Engl J Med. 2009; 361: 62-72.
5) Rivers E, et al. Early goal-directed therapy in the treatment of severe sepsis and septic shock. N Engl J Med. 2001; 345: 1368-77.
6) Nakada T, et al. Blood purfication for hypercytokinemia. Transfus Apher Sci. 2006; 35: 253-64.
7) Hegazi RA, et al. Clinical review: Optimizing enteral nutrition for critically ill patients‒‒a simple data-driven formula. Crit Care. 2011; 15: 234.

〈大島　拓，織田成人〉

[7] 合併症対策
②呼吸不全

　広範囲および創部深達性が高度であるほど，熱傷に伴う呼吸障害は重症化することが知られている．また，治療経過中のあらゆる場面で様々な臨床形態で発症するため適確に病態を把握することが難しく，適切な治療・管理に難渋することが多い．本稿では呼吸障害を時期および病態別に示し，特徴的な症状・徴候をあげた上で各々の病期に合った検査や治療について述べる．

A 呼吸障害の分類

　熱傷における呼吸障害は熱傷範囲，深達度により多様化するため，時間経過に従いⅠ期〜Ⅲ期の病期に分けて考える必要がある．病期分類をすることにより症状および徴候を事前に察知することが可能となり，治療戦略作成が容易となる（表4-15）．

　第Ⅰ期の呼吸障害は受傷後24時間以内の超急性期に発症し，胸郭熱傷（主にⅢ度）に伴う呼吸抑制と気道熱傷による上気道閉塞が主体となる．第Ⅱ期呼吸障害は受傷後3〜5日頃で，大量輸液による熱傷ショック離脱後の体液変動に一致し発生する溢水に伴う肺水腫である．第Ⅲ期呼吸障害は受傷後1週間前後より全経過にかけて発症する．肺感染症や敗血症に起因する呼吸障害を主体とする[1]．

B 症状および徴候

1 第Ⅰ期呼吸障害

　a）胸郭熱傷

　頸部もしくは胸部に，広範囲あるいは全周性にⅢ度熱傷を負うと，浮腫によって皮下組織が緊満する．そのため上気道閉塞症状（吸気時喘鳴，嗄声，chokeサイン）や胸郭の著明な運動制限が起こり，肺コンプライアンスの低下から換気量の減少をきたす．結果的に高炭酸ガス血症が先行する呼吸障害を呈する．

　b）気道熱傷

　病態から，①熱の直接作用による気道粘膜損傷（上気道障害型）と，②化学物質によるchemical

表4-15　呼吸障害の分類
1．第Ⅰ期呼吸障害（熱傷超急性期）
　　　解剖学的障害が主体：胸郭熱傷，気道熱傷
2．第Ⅱ期呼吸障害（熱傷ショック離脱期）
　　　循環動態異常が主体：refillingに伴う肺水腫
3．第Ⅲ期呼吸障害（熱傷感染期）
　　　感染・敗血症が主体：ARDS

表4-16　CO-Hb濃度と臨床症状

CO-Hb 濃度	
〜10％	なし
10〜20％	前頭部頭重感，皮膚血管拡張
20〜30％	頭痛（拍動性），倦怠感
30〜40％	激しい頭痛，嘔気，嘔吐，脱力感
40〜50％	同上，呼吸促進，頻脈
50〜60％	昏睡，痙攣，ときに死亡
60〜70％	同上，呼吸微弱
70％〜	呼吸停止，循環虚脱，死亡

pneumonitis が原因の急性呼吸不全症候群（肺実質障害型）とに分けられる．この分類は，肉眼的な気道所見と必ずしも一致しないが，臨床的にはこのような障害部位と病態による分類が理解しやすく，治療を適用しやすい．

①上気道障害型

一般に火炎などの熱作用は主気管支以下の末梢には影響を及ぼさないとされ，肺実質の障害を起こさないと考えられる．障害は主に上気道に限られ，口腔，咽喉頭粘膜，喉頭蓋あるいは気管の炎症，浮腫と分泌物の増加などによって呼吸障害が引き起こされる．したがって，上気道閉塞による換気障害が病態の主体をなし，臨床症状としては喘鳴・頻呼吸・嗄声などが起こる．

②肺実質障害型

末梢気道まで到達する煙・ススや有毒ガスの吸入による障害で，一酸化炭素ガスやアルデヒド類，シアン化合物，塩素ガスがその原因となる．受傷直後から数日の経過で気管支炎や肺炎による肺実質障害が発生する．酸素化障害が主体であり，酸素飽和度の低下，coarse crackle の聴取が顕著となる．人工呼吸管理施行中に分泌物や凝血塊で挿管チューブ内腔が閉塞する事態も散見される[2]．

c）一酸化炭素中毒

閉所における火災などで熱傷を受傷した場合，一酸化炭素中毒を合併することがある．Hb の CO に対する親和性は酸素より 200 倍以上高く，CO-Hb となり酸素を運搬しないだけでなく酸素解離曲線を左方移動させ，末梢組織で酸素を手放さない．そのため組織酸素代謝障害を主体とした呼吸不全を惹起し中枢神経症状を中心とした臨床像を呈する．CO-Hb 濃度による臨床症状を表 4-16 に示す．

2 第Ⅱ期呼吸障害

広範囲熱傷では気道熱傷の有無と無関係に受傷後 3〜5 日頃から進行性の PaO_2 の低下と $PaCO_2$ 上昇をみることが多い．ショック離脱期に入り refilling 現象による体液の過剰から，肺コンプライアンスおよび機能的残気量が低下し肺内シャントが増大する．

臨床症状としては頻呼吸，呼吸苦，喘鳴などの呼吸器症状，不穏状態など中枢神経症状，他覚的には酸素飽和度低下（酸素投与下で 90％以下）を呈する．しかしながら，第Ⅰ期呼吸障害に起因する人工呼吸管理を継続している場合は臨床症状に乏しい．

また，頻回の手術を必要とする広範囲熱傷の場合には，手術のたびに輸液，輸血が大量になされる．そのため refilling に伴う第Ⅱ期呼吸障害を繰り返し招くことがある．

3 第Ⅲ期呼吸障害

受傷後 1 週間頃より全経過にわたって発生する可能性がある．敗血症に伴う呼吸障害や肺感染症が主体となる．気道熱傷や急性肺障害を合併した肺は細菌の絶好の培地となり，特に広範囲熱傷では免疫能低下も加わり，生体がいわゆる compromised host に進展し最終的に日和見感染（opportunistic infection）を助長するとされる．

熱傷患者の呼吸器感染症の起炎菌をみると，熱傷創面とほぼ同じ傾向を示しており，緑膿菌をはじめとするグラム陰性桿菌に加え，近年次第にグラム陽性菌，特に MRSA と真菌の増加が顕著となってきた．これらの菌は耐性化が早く，受傷後病日の進行に伴って多剤耐性化がみられるようになる．

症状は肺炎と同様であり，呼吸困難，酸素飽和度低下，喀痰増加，呼吸音で coarse crackle 聴取な

[7] 合併症対策

どが出現するが，特異的なものはない．

呼吸器感染，創部感染に伴う菌血症，敗血症は広範囲熱傷治療軽快には不可避である．第Ⅱ期と同様，感染に伴う第Ⅲ期も繰り返し訪れることが多い[3]．

C 検査

1 第Ⅰ期呼吸障害

a）胸郭熱傷

上部気道閉塞の所見としてX線写真，頸部CTにて気管周囲の軟部組織狭小化が確認できることもある．しかし急激な症状進行が考えられるために，病態把握は臨床所見を優先すべきである．

b）気道熱傷

①上気道障害型

気管支鏡が必須であり喉頭蓋，声門の浮腫や発赤の程度を確認する．

②肺実質障害型

上気道障害型と同様に気管支鏡によって気管支粘膜へのススの付着，発赤を観察し，加えて末梢気管支への波及度を確認する．

2 第Ⅱ期呼吸障害

胸部X線写真上，両肺野の透過性が著しく低下する．また，循環動態の把握のためにSwan-Ganzカテーテルを挿入，肺動脈に留置し肺動脈楔入圧を測定することにより循環血液量の指標にしていたが，最近では長期留置が困難であること，感染の危険性があることから使用が控えられてきている．また，最近では一回拍出量（SV），一回拍出量バリアンス（SVV），左室拡張期終末容量（EDVI）を持続モニターできるカテーテルが開発され熱傷集中治療においても頻用されている．循環動態の評価についてSwan-Ganzカテーテル検査と同等であると報告されており，より非侵襲的であるため今後の活用が予想される．また，技術的に可能であれば心臓エコーにより，左室駆出率，心拍出量，三尖弁逆流の程度などより心ポンプ機能および水分出納について十分に評価することもできる．腹部超音波では間欠的に下大静脈径を測定することにより静脈還流を経時的に評価することができる．

3 第Ⅲ期呼吸障害

呼吸障害の主たる原因が肺炎である場合は，胸部X線検査で経時的変化を追跡することが重要である．

敗血症による呼吸障害を考えた場合には，血液培養とともにエンドトキシン，β-Dグルカン（真菌感染症の指標）を測定し抗菌薬選定の参考とする．

D 予防および治療

1 第Ⅰ期呼吸障害

a）胸郭熱傷

気道閉塞，呼吸抑制など臨床徴候を見逃さず，これらの徴候がみられたらただちに緊急処置を行

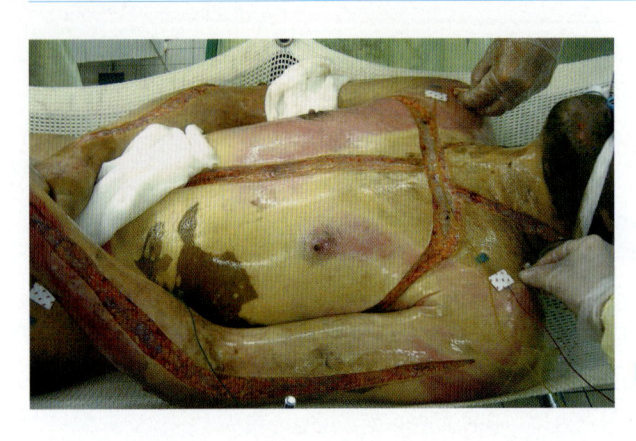

図 4-12 胸郭熱傷に対する減張切開

えるよう予防のための体制を整えておく．気道閉塞には気管挿管，胸郭運動制限に対しては前胸部，側胸部に筋膜上で減張切開を行う（図 4-12）．

　b）気道熱傷
　①上気道障害型
　受傷機転（自動車，屋内など閉鎖された場所での受傷など）に着目して注意深く臨床症状を観察する．嗄声，吸気性喘鳴など気道閉塞の症状が出現すれば気管挿管あるいは輪状甲状靱帯切開などで気道確保を行う．
　②肺実質障害型
　損傷の及んだ肺実質は細菌の絶好の培地となるため，肺感染症に移行する危険性が上昇する．広範囲熱傷を伴う場合は，ショック離脱期の呼吸障害と複合して，呼吸機能は著しく悪化するために人工呼吸管理を中心とした十分な呼吸管理を要する．また，多量の気道分泌物およびススなど化学物質の除去のため，受傷早期より積極的な気管支鏡による治療的吸引を行うべきである．
　c）一酸化炭素中毒
　純酸素による機械的人工呼吸が基本となる．CO-Hb 濃度が速やかに低下しない場合あるいは低下しても意識障害が遷延する場合は高気圧酸素療法の適応を考える．

2 第Ⅱ期呼吸障害

　熱傷超急性期に大量輸液がなされた患者の尿量が 1.5〜2.0 mL/kg/hr となり，多尿期に移行した時点で refilling を考慮する．
　呼吸管理は通常の肺水腫に準じて行う．水分バランス，胸部 X 線所見，中心静脈圧，左室拡張期終末容量指数（EDVI），拍出量バリアンス（SVV）などを指標に，利尿薬投与や輸液減量による水分制限などにより対処する．また，機能的残気量の回復を目的に間欠的陽圧呼吸，呼気終末期陽圧などを用いた人工呼吸管理を行う．
　この時期の呼吸障害に有効とされるものとしてシベレスタットナトリウムがある．これは好中球エラスターゼ阻害薬であり全身性炎症反応症候群（SIRS）に伴う急性肺障害の改善を目的として使用される．投与方法は 4.8 mg/kg を 24 時間かけて投与する．Hayakawa らはシベレスタット使用により ARDS と凝固障害がともに合併した敗血症の死亡率が改善したと報告している．一方で，否定的なメタ解析が報告されていることもあり，熱傷に合併した呼吸障害全般への使用には慎重を期する[4,5]．

3 第Ⅲ期呼吸障害

　肺感染症に対しては，気管内吸引痰培養から分離された起炎菌の感受性に合わせた抗生物質の選択が重要である．ただし，創部や血液培養の結果と総合して，最も現在の病態の改善に寄与することが期待される薬剤の選択が望ましい．

　受傷後病日の進行に伴い多剤耐性菌の検出頻度が高くなるため，週1～2回の気管吸引痰の培養が不可欠である．

【注意点】

　安易に抗菌薬を多剤使用したり，ガンマグロブリン製剤，ステロイド剤を投与したりすることは勧められない．このような薬剤を投与する場合には敗血症の重症度などを十分検討した上で，医療的妥当性が高い場合に必要最小限の使用にとどめるべきである．

　重ねて述べるが，重症熱傷を診療する場合には，すべてを解決する薬剤あるいは治療法を求めることは厳に慎むべきである．管理は長期化，多様化することが避けられない．つまり，広範囲熱傷の治療効果を高めるためには，連日評価し判断を続けることが重要であるといえる．

E　人工呼吸管理

　近年，人工呼吸管理の方法も日進月歩であり，より生理的に自発呼吸に合わせた換気モードが開発されつつある．重症熱傷治療において人工呼吸管理は不可欠であるが，人工呼吸管理の長期化は呼吸筋疲弊，鎮静薬使用による意識混濁遷延，リハビリおよび栄養不足による骨格筋消耗，人工呼吸器関連肺炎（ventilator associated pneumonia：VAP）の発生などを招くことになる．そこで重症熱傷患者の人工呼吸器からの早期離脱を図るため，呼吸生理学的に効率的な自発呼吸を生かした管理が可能なモードを搭載した人工呼吸器〔APRV（airway pressure release ventilation），PAV（proportional assist ventilation），BiPAP（biphasic positive airway pressure）など〕の選択も考慮されるべきである．近年，肺リクルートメントも再評価され，一度虚脱した肺胞を再開放する目的に使用する．熱傷に起因する初期輸液後の急性肺うっ血，敗血症に関連したARDSの初期には効果的である場合がある[6]．

1 第Ⅰ期呼吸障害

a）胸郭損傷

　胸郭緊満による胸郭コンプライアンスの低下に基づく拡張不全のために一回換気量が減少する．気道確保がなされた上で減張切開を施行すれば通常の従量式調節呼吸が可能となる．ただし，二酸化炭素排出，酸素化ともに障害されている場合が多く，血液ガスデータに合わせ吸入酸素濃度を上げたり設定呼吸回数を増やしたりといった対応が必要となる．

b）気道熱傷

①上気道障害型

　気管挿管，輪状甲状靱帯穿刺・切開で気道確保がなされれば通常の従量式調節呼吸が可能である．

②肺実質障害型

　気道分泌物の除去と並行して，酸素化の確保を目的とする十分な人工呼吸管理を必要とする．具体的には高濃度酸素，A/Cモード，SIMV（同期式間欠的強制換気）モードが基本となる．胸部X線写真上，末梢気道に至る透過性低下を呈し，血液ガス検査上酸素化障害があれば，PEEP（呼気終

末陽圧）を加えて呼吸管理する．

2 第Ⅱ期呼吸障害

　この時期の呼吸管理は輸液増減による水分制限が中心であり，人工呼吸器はその効果がみられるまで酸素化を保つ目的に使用される．

　血液ガスデータをもとにして，吸入酸素濃度を決定しSIMVモード，従量式換気を中心に管理する．PEEPは末梢気道の拡張に効果的であり，酸素吸入濃度を上げても酸素化が得られない場合に頻用される．このような設定で管理中に気道内圧が高くなる場合には，時機を失することなく従圧式換気への変更を検討する．

3 第Ⅲ期呼吸障害

　肺感染症に起因する呼吸障害は，軽度であれば吸入酸素濃度を上げることで対処し，SIMVモード，従量式換気で管理可能である．ただし，敗血症などから呼吸障害が重症化した場合は，人工呼吸管理は困難をきわめPEEPの使用，従圧式換気への変更に踏み切っても酸素化障害，換気障害を改善できずに，生命の破綻をきたすことがある．

4 人工呼吸器関連肺炎（ventilator-associated pneumonia: VAP）

　熱傷に限らず，気管挿管下では口咽頭の細菌が下部気道に流入しVAPの発生率が6〜20倍に増すことが指摘されている．さらにVAPの死亡率は20〜60％といわれ，治療費も高騰する．広範囲重症熱傷の治療経過において，呼吸障害が克服されず長期的な人工呼吸管理を要すると判断した場合は，早期に気管切開を行い気道クリアランスを高めるべきであると考えられる[7]．

5 気管切開の適応

　広範囲重症熱傷では呼吸管理を容易にするために気管切開が行われることが多い．上記VAPの発生率も考慮して，少なくとも2週間を超えるような長期人工呼吸管理が予想されるものが適応となる．具体的には，①重度の気道・顔面熱傷の存在，②酸素化に影響を与えるような急性肺障害の存在，があげられる．

■文献
1) 島崎修次．熱傷，化学損傷，電撃傷「呼吸系変動」．In: 小林国男，編．標準救急医学．3版．東京：医学書院；2001．p. 372-4.
2) Traber DN, et al. The pathophysiology of inhalation injury. In: Herndon DN, editor. Total Burn Care. 3rd ed. London: Saunders; 2007. p. 248-61.
3) Mlack RP, et al. Respiratory care. In: Herndon DN, et al, editors. Total Burn Care. 2nd ed. London: Saunders; 2002. p. 242-53.
4) Hayakawa M, et al. Sivelestat (selective neutrophil elastase inhibitor) improves the mortality rate of sepsis associated with both acute respiratory distress syndrome and disseminated intravascular coagulation patients. Shock. 2010; 33: 14-8.
5) Litton E, et al. The PiCCO monitor: a review. Anaesth Intensive Care. 2012; 40: 393-409.
6) Hess DR, 他．新井正康，監訳．新しい人工呼吸モード．In: 人工呼吸ブック．東京：メディカル・サイエンス・インターナショナル；2007．p. 36-47.
7) Fagon JY, et al. Nosocomial pneumonia in ventilated patients: a cohort study attributable mortality and hospital stay. Am J Med. 1993; 94: 281-8.

〈小泉健雄〉

[7] 合併症対策
③消化管合併症

　限局した熱傷では皮膚の損傷が病態の中心であるが，広範囲熱傷においては皮膚の損傷のみならず，全身に様々な合併症を引き起こし，時にはそれが致命的な病態に発展することも少なくない．特に消化管合併症は受傷の比較的早期より発症し，治療期間のほとんどで臨床的に問題となる症状を呈するため，治療医の重大な関心事となる．

　いうまでもなく消化管機能とは，口から摂取した食物を酵素によって消化吸収し，水分や栄養素を体内に取り込み，不要物を便として排出する一連の働きをいうが，広義には肝臓や膵臓の機能も含む．広範囲熱傷の場合，消化管機能全体にわたって障害をきたす可能性があり，その頻度より下記のごとく列記し病態と予防・治療法を概説する．

A 高頻度に出現する消化管合併症

1 急性胃粘膜病変（acute gastric mucosal lesion: AGML）

　広範囲熱傷に限らず多発外傷，外科手術，頭部外傷など重度な外傷ストレスを受けた患者に上部消化管の潰瘍形成が高頻度に認められることは古くから知られ，熱傷に伴う上部消化管潰瘍はCurling潰瘍とよばれてきた．近年の内視鏡技術の進歩によって，その本体は上部消化管の急性粘膜病変であり潰瘍のみを指すものではなく，びらん性変化を含め広くAGMLといわれるようになった．AGMLの特徴としては多発性の浅い潰瘍が胃体部を中心に散在し，しばしば胃粘膜全体および，十二指腸や食道にも潰瘍が広がっている場合がある（図4-13）．明らかな潰瘍形成はなく胃粘膜びらんのみを認める症例も少なくない．従来，胃酸分泌能を有する特殊な臓器である胃においては，その潰瘍形成の発現機序が胃酸分泌の増強による胃粘膜障害と捉える傾向にあったため，予防・治療法に関しても胃酸をいかに抑制するかのみが議論されることとなった．これは必ずしも誤った見方ではないと考えられるが，AGMLの病態の一面を捉えたのみの治療方針であり，病態が

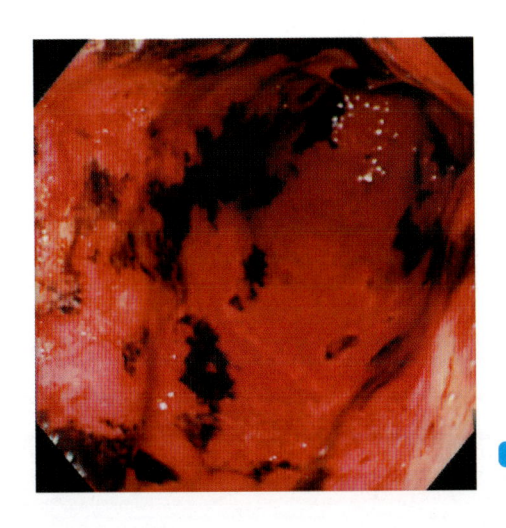

図4-13　AGMLの内視鏡画像

解明されるにつれ，その予防法・治療法も変化している．

　今日では様々な研究が進み，胃酸などの攻撃因子の増強だけでなく胃粘膜の微小循環障害による防御因子の低下，自律神経刺激などが関与しAGMLの発生メカニズムはさらに複雑なものであることが徐々に解明されつつある[1]．攻撃因子の増強としては迷走神経刺激による胃酸分泌亢進や，キサンチンオキシダーゼ活性の増加によってフリーラジカルが生じ，この活性酸素による粘膜障害が考えられている．また，熱傷創ではマスト細胞から分泌されるヒスタミン・セロトニンなどの血管作動物質が血管透過性を亢進させるのみではなく，血管内皮細胞接着に強く関与し，それに引き続いて生じる好中球エラスターゼの活性上昇も胃粘膜への攻撃因子となる．一方，防御因子の抑制作用としては交感神経刺激による胃粘膜細動脈の収縮，アラキドン酸カスケードの活性に伴うトロンボキサン A_2 の増加による血管収縮や血小板凝集の促進，さらに循環血液量の低下による胃血流量の低下，また副腎皮質ホルモンの放出によって胃粘膜におけるプロスタグランディン E_2 の産生抑制，NOの産生低下などによる胃粘膜血流の低下，胃粘液産生低下といった反応が相乗的に惹起されると考えられている．

　このような病態研究により，AGMLの予防法ならびに治療法は研究段階を含めると様々に検討されている．予防法としては，闇雲に薬剤を投与するのではなく，熱傷患者の中でもハイリスク群を掌握し対策を講じるのが，医療経済学的にも効率のよい方法である．Curling潰瘍の研究で熱傷面積とCurling潰瘍の発生頻度を調査したものによると，熱傷面積が増加するほどCurling潰瘍の合併率が増加している（図4-14）．特に体表面積の30％を超えた熱傷患者では急激にCurling潰瘍の合併率が増加する[2]．したがって，元々上部消化管潰瘍が既往歴にある患者，出血傾向を基礎疾患として有する患者（肝硬変，血友病，抗凝固薬内服など），血液浄化法を導入している患者に加え，30％以上の熱傷患者についてはハイリスク患者として厳重な観察と積極的な予防法が必要となる．また広範囲熱傷患者に対しては受傷早期から胃管留置を行うことを薦める．それは多くの症例が急性期には急速大量輸液を開始しており，顔面，頸部，咽頭，喉頭浮腫をきたしている．また鎮痛，鎮静されていることも多く，後に挿入を試みても難渋することが少なくないためである．さらに胃管は早期からの経腸栄養を開始する目的や，イレウス症状の緩和，嘔吐による誤嚥性肺炎の予防，薬剤投与などに利用するのみではなく，AMGL発症のインフォメーションドレーンとして重要である．ただし十二指腸からの出血の場合，胃管からの血液逆流は必ずみられるものではないから，

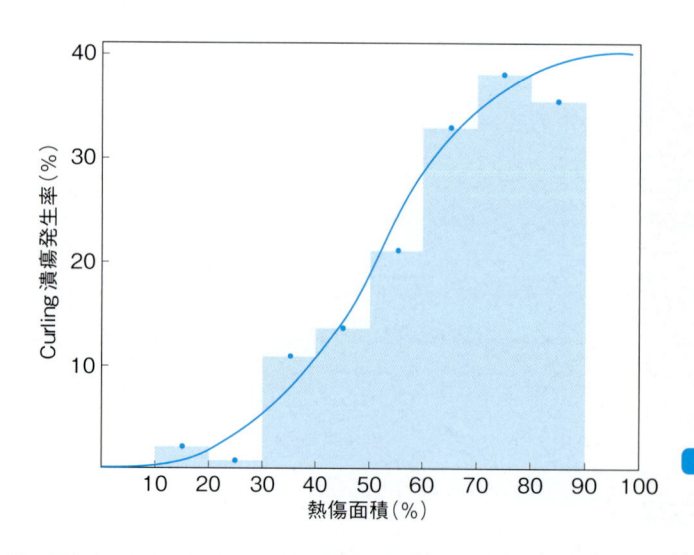

図4-14 熱傷面積と上部消化管出血の関係

[7] 合併症対策

胃管を過信することも慎む必要がある．pH センサー付き胃管を利用し，胃内 pH を 5 前後にコントロールすることにより肺炎の合併を予防できたとの報告もある一方，過度の制酸治療は MRSA 感染を誘発するとの報告もあり，いまだ議論されている段階である．酸分泌抑制のための薬剤としては，H_2 受容体拮抗薬，プロトンポンプ阻害薬，制酸薬などがあるが，肝機能，腎機能を考慮し，過剰投与に留意しながら受傷早期より投与を開始する．そのほかに防御因子増強として胃粘膜保護薬などを早期から投与する施設が多い[3]．

　AGML がいったん発症すると，原疾患である熱傷による消耗性の凝固因子欠乏に加え，肝機能障害による血小板減少などにより出血傾向に陥っている症例の場合，重篤化することがある．全身状態の悪さのみでなく，熱傷による開口障害，挿管チューブの存在などにより，内視鏡検査を行うことは容易ではない．しかし，熱傷のみでは説明の付かない貧血の進行や，バイタルサインの不安定性，BUN/Cr 値の解離，胃管からの血性排液などが認められた場合，躊躇せずに緊急内視鏡を行うべきである．まず十分に冷水で胃洗浄を行った後に検査を開始する．明らかな潰瘍や露出血管を認める場合は，クリップによる止血やエタノール，高張ナトリウム局所注入，熱凝固法による止血を行い，びらんのみであった場合はトロンビンを患部に散布，その後も胃管より酸分泌抑制薬に加えトロンビンを投与しておく．止血剤の全身投与に対する効果のエビデンスはない．止血が困難でショック状態が遷延する場合は，開腹術も考慮しなければならないが，広範囲熱傷では，さらなる手術ストレスはきわめて全身状態を不安定にさせ，予後は不良である．

2 Bacterial translocation（BT）

　BT とは，腸管内の細菌もしくは菌体成分（毒素）が，何らかの病態（外傷，熱傷，感染など）により，破壊された腸粘膜バリア機構をくぐり抜け血行性もしくはリンパ行性に腸間膜リンパ節に達することである．広範囲熱傷では比較的容易に感染症に陥ることがあり，その多くの感染経路は皮膚・呼吸器からの感染である．しかし最近では BT を原因とした systemic inflammatory response syndrome（SIRS），敗血症，multiple organ failure（MOF）という病態進行が注目されており，病初期からの栄養管理と合わせて BT の予防は初期治療の重要項目と位置づけられている[4]．

　腸粘膜バリアには，物理的バリア，化学的バリアと免疫学的バリアが存在し外来からの侵襲に対応している．しかし様々な原因で消化管不全状態に陥ると，これらのバリア機構は破綻し消化管外に細菌やエンドトキシンが侵入する．物理的バリアには腸上皮細胞，細胞間 tight junction があり細菌，エンドトキシンなどの有害物質の通過を防御している．化学的バリアとは腸管常在菌，粘液，線毛，ムチン糖鎖，ラクトフェリン，リゾチームなどであり，免疫学的バリアとは Peyer 板，リンパ濾胞，粘膜上皮内リンパ球，マクロファージ，形質細胞などである．広範囲熱傷では大量長期の抗生剤投与による腸管常在菌叢の変化以外に，自律神経系の乱れからくる腸管蠕動の低下，腸管内圧の上昇，長期経静脈栄養による腸粘膜の萎縮，微小粘膜循環障害，低栄養，虚血，貧血，腹部コンパートメント症候群，ショックの遷延や腸管粘膜浮腫，低蛋白血症，免疫能の消耗性低下などによって，バリア機構が破壊される．BT は消化管粘膜であればどの部分でも理論的には発生すると考えられるが，細菌数の多さからは回腸・結腸付近での侵入が主であるとされている．侵入した細菌やエンドトキシンは腸間膜リンパ節や門脈を経由し肝臓，脾臓に達し，これらが全身臓器に及ぶと刺激された単球やマクロファージなどから TNF-α が産生される．これが好中球の活性を増大させ，血管内皮細胞障害を引き起こし，各臓器の微小循環障害を形成すると，多臓器不全に陥ってしまい救命が困難となる[5]．

広範囲熱傷では病初期にショックに陥ることが多く，大量急速輸液を行うことによってショック期を離脱したら，消化管蠕動運動の維持や免疫能の低下抑制，異化亢進の抑制などの観点から，可及的早急に栄養摂取を開始することが推奨されている．気管挿管が行われている場合や，意識障害，鎮静薬・鎮痛薬使用などによって経口摂取が困難な場合は経腸栄養を選択する．血管の透過性亢進に加え，大量輸液，大量輸血などにより腸管浮腫をきたし，消化管の蠕動運動が障害されていることが多いため，胃管から必要量の経腸栄養を投与しても，逆流して誤嚥性肺炎を引き起こしてしまう．そのため幽門を超えた transpyloric feeding tube を留置し，胃の蠕動運動が低下した症例に対しても腸管を利用した栄養補給を行うよう努める．経腸栄養で極端な下痢が続く場合は，水によって経腸栄養の濃度を低下させることや時間をかけて投与することで対応する．Transpyloric feeding tube では24時間持続投与も可能であり，胃管からの分節投与に比べて大量の経腸栄養が投与できるのみではなく，不安定になりがちな血糖コントロールについても管理が容易となる利点がある．一方 AGML に対するインフォメーションドレーンの役目は果たせないため，AGML に対するより注意深い観察が必要となる．また広範囲熱傷では確実な抗生剤投与が必須となるが，非計画的な抗生剤の選択によって，腸内細菌叢が変化し，BT の温床となることは避けるべきである．抗生剤以外の BT 予防的投与薬剤としては腸内細菌叢の維持のための乳酸菌製剤，腸管蠕動運動促進のための下剤や自律神経作用薬（プロスタグランディン製剤など）がある．経腸栄養では腸管粘膜のエネルギー基質であるグルタミンを多く含んだ製剤の投与で BT の予防効果があるとの報告もある[6]．

いったん BT 状態に陥ると容易に敗血症から MOF に移行してしまう．DIC（disseminated intravascular coagulation）や ARDS（acute respiratory distress syndrome）を合併するとさらに治療は困難を極める．広範囲熱傷患者に合併する敗血症は，皮膚感染を基点としたものか BT を基点にしたものか厳密な区別は不可能であるため，熱傷創に対しては外科的デブリードマン，植皮術，創傷処置を行う．一方で積極的な腸管を利用した栄養療法を行う必要があるが，消費エネルギーのすべてを経腸投与で供給するのは困難なことが多く，経静脈栄養を併用し対応する．全身に散布された細菌やエンドトキシン，過剰に産生されたサイトカインなどを制御する手段としては，抗生剤の全身投与，免疫グロブリンの併用などに加え，血液浄化法がある．詳細は他稿に譲るが，エンドトキシンやサイトカイン除去としてのエンドトキシン吸着療法（PMX-DHP）や PMMA 膜を用いた持続的血液濾過透析（CHDF）が臨床的には効果をあげている[7]．

3 栄養障害

広範囲熱傷は，生体に加わる侵襲でもっとも大きいものの1つである．恒常性を維持するために様々な段階で代謝機能は大きく変化し，エネルギー消費も通常の倍以上となることも稀ではない．エネルギー源としてはグルコースを最も必要とするが，内因性インスリンの分泌抑制が出現していることが多い広範囲熱傷患者に対して，やみくもなグルコース投与は血糖コントロールを不安定にするばかりでなく，グリコーゲン蓄積による肝機能障害を惹起させ，CO_2産生の増大による呼吸管理を難渋させる．また必要なエネルギーを筋タンパク崩壊によって得ようとする傾向が強くなり，筋量減少，筋の廃用萎縮が出現する．微量栄養素と考えられているビタミン類，微量元素なども相対的に供給不足状態であるとは考えられているが，いまだ必要投与量が明確に算出されているわけではない．経験的に医療保険上認められた投与を行うに留まっており，今後の研究が待たれる．亜鉛に関しては創傷治癒に関する有効性が確認されており，十分量を補給するべきである．

[7] 合併症対策

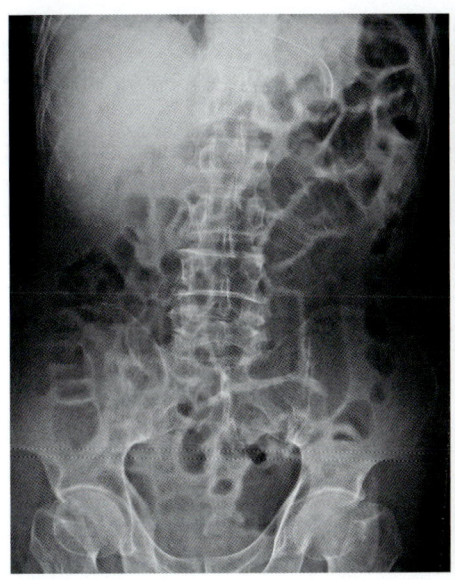

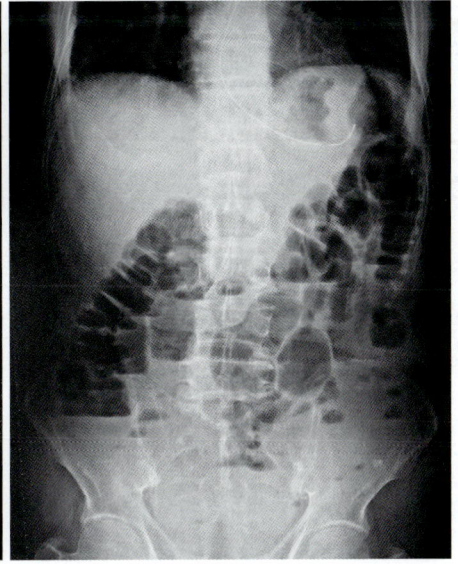

図 4-15 麻痺性イレウスの X 線写真所見

　可及的早期からの栄養補給の重要性は論ずるまでもないが，受傷後数回にわたり，その患者の必要エネルギー量を Curreri の公式などによって計算，補正し，経腸栄養や経静脈栄養による栄養補給を過不足なく行う必要がある．

4 麻痺性イレウス

　広範囲熱傷患者の多くの症例に，腸管の蠕動運動障害が発症する．これは熱傷による侵襲ストレスで，BT の項に述べた機序により腸粘膜浮腫や蠕動運動障害が生じる以外に，熱傷皮膚の伸展性喪失による腹部コンパートメント症候群を合併している場合などでも発症する．症状が進むとイレウスに陥り，BT の温床となるばかりではなく，腸管虚血，腸管壊死となり外科的手術を要する症例も認められる．早期からの腸管を利用した栄養補給や，パントテン酸やプロスタグランディン製剤といった腸管蠕動運動亢進薬・下剤の投与を行い減圧のためには胃管を挿入しておく（図 4-15）．

5 腹部コンパートメント症候群（abdominal compartment syndrome: ACS）

　腹部・胸部の全周性熱傷では，表皮の伸展性が失われた状態に陥る．さらに広範囲熱傷の急性期には循環維持の目的で急速輸液を行うが，血管透過性亢進により輸液した水分は腸管，皮下組織，腹腔内にも浸透し，腸管浮腫，大量腹水をきたすことが少なくない．また実質臓器である肝臓・脾臓のうっ血などにより腹腔内臓器の容積が急激に増すため，腹腔内圧（intraabdominal pressure: IAP）が上昇する．正常の腹腔内圧は 0 mmHg 以下とされているが，広範囲熱傷では以上のような条件が重なると IAP が 25～30 mmHg に達することがあり，静脈還流が低下するのみではなく，横隔膜を隔てて呼吸・循環に重篤な障害をきたす．このような病態を ACS といい，緊急に治療を行う必要がある[8]．

　IAP は膀胱内圧が近似するといわれており，膀胱内容を空にして生理食塩水 50 mL を膀胱バルーンから注入，圧測定キットに接続して計測する．広範囲熱傷の場合，皮膚のコンプライアンス低下が大きな要因の 1 つであるから，躊躇なく減張切開を行うことが重要である（図 4-16）．

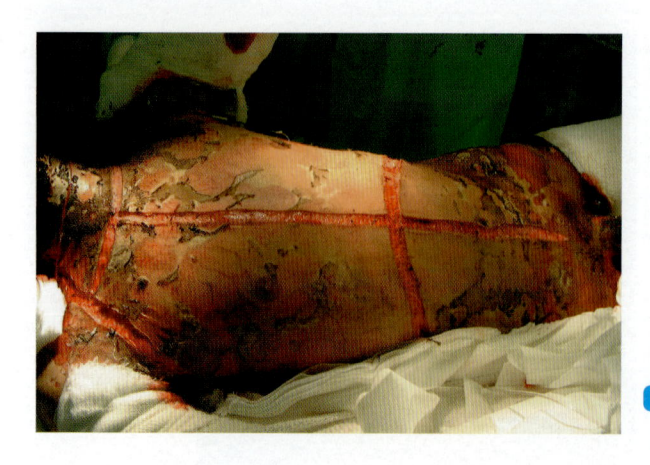

図 4-16 腹部減張切開

6 肝機能障害

　広範囲熱傷の 60％前後に肝機能障害が合併するという報告があるが，トランスアミナーゼ値の上昇のみの軽度肝機能障害を含めると，さらに頻度は増加すると考えられる．熱傷早期には大量の溶血による高ビリルビン血症をきたし，肝細胞に急激な負荷がかかることに加え，輸血，抗生剤，鎮静・鎮痛薬などの薬剤負荷や，高サイトカイン血症による微小肝循環障害，低酸素血症，腹部コンパートメント症候群による門脈血うっ滞，脂肪肝など様々な因子が影響し肝機能障害をきたすと考えられている．肝臓は予備能が大きいため肝不全に陥って初めて臨床症状が出現するため，治療が後手に回ってしまうことも少なくない．トランスアミナーゼのみで肝機能を評価することは，筋崩壊の影響や，腎機能，血液浄化法使用の有無によっても数値が修飾されている可能性があり慎むべきである．臨床症状，凝固機能などを含めた総合的な判断が重要となる．治療法はいわゆる肝不全治療を行うこととなり，抗生剤などの疑い薬剤の変更・中止，肝庇護薬投与，凝固因子補填を行う．重症であれば血漿交換，グルカゴン-インスリン療法などを追加する[9]．

B 稀に出現する消化管合併症

1 無石胆嚢炎

　広範囲熱傷患者が創部感染や BT，経カテーテル感染，肺炎，尿路感染などの合併なく発熱が継続している場合，本疾患を考慮する必要がある．特に経腸栄養が何らかの理由で行えず，経静脈栄養が長期に及んでいる症例では頻度は増加する．侵襲のない超音波検査で診断は可能であるが，可能なら腹部 CT，血液検査上での胆道系酵素の数値変化，右季肋部の圧痛といった臨床症状などを加味して確定診断とする．利胆薬の投与や胆汁移行性のよい抗生剤を選択することで経過観察を行うが，進行すると壊死性胆嚢炎や，胆嚢穿孔を合併し致死的となりうる．そのため外科的治療（胆嚢摘出術，胆嚢ドレナージ術など）を視野に入れた積極的な治療を行う必要がある．

2 上腸間膜動脈症候群（superior mesenteric artery syndrome: SMAS）

　SMAS は上腸間膜動静脈と脊椎，大動脈の間に十二指腸水平部が圧迫され通過障害をきたす疾患である．Lescher らは広範囲熱傷患者の約 1％に合併すると報告しているが，栄養管理学が発達した近年では典型例は稀であると思われる．SMAS は熱傷後の急激な体重減少による血管周囲の脂

肪組織減少や，内臓下垂，腹腔内炎症性癒着による腸管自由度減少，長期臥床による物理的圧迫などにより発症する．麻痺性イレウスとの鑑別が困難であるが，上部消化管造影検査により診断は可能である．腹部膨満感，嘔吐症，腹痛などが主訴となり，側臥位など体位変換で症状が軽快する特徴を持つ．閉塞症状が胃十二指腸の持続的減圧や，経静脈栄養，頻回の体位変換などでも改善しない場合は，外科的に十二指腸空腸吻合を行う[10]．

3 下部消化管潰瘍

高齢者の広範囲熱傷に合併したとの報告が散見されるが，熱傷との因果関係については明らかではない．広範囲熱傷では消化管全体の蠕動運動が抑制され，下部消化管内に便が停溜する時間は長期となる．腸管粘膜の微小循環障害に加え，腸管ガス増量による腸管内圧の上昇，便による物理的・化学的刺激，坐薬の頻用などがその誘因と考えられるが，メカニズムはいまだ不明である．いったん発症すると無痛性の大量下血をきたし，容易にショック状態に陥る．内視鏡的止血術や，外科的血管結紮術，場合によっては経カテーテル的動脈塞栓術など素早い対応が必要となる[11]．

■文献
1) 中房祐司，他．消化管不全．外科治療．2005；92：1014-9．
2) Pruitt BA, et al. Curling's ulcer: A clinical pathology study of 323cases. Ann Surg. 1970; 172: 523-39.
3) 北島政樹．消化管合併症．In：平山 峻，他，編．最新の熱傷臨床．1版．東京：克誠堂出版；1994. p. 199-207.
4) Dewar D, et al. Postinjury multiple organ failure. Injury. 2009; 40: 912-8.
5) 花澤一芳，他．Bacterial translocation．救急医学．2003；27：1598-609．
6) 奈良 理，他．熱傷の病態―消化器系．救急医学．2003；27：19-21．
7) 織田成人，他．サイトカイン除去技術の最近の動向．日本アフェレシス学会雑誌．2002；21：47-53．
8) 杉山 貢，他．Abdominal compartment syndrome（ACS）．救急医学．2002；26：649-53．
9) 田中克己，他．広範囲熱傷に伴う肝機能障害例の検討．熱傷．1997；23：35-42．
10) 谷口 靖，他．熱傷に合併した上腸間膜動脈症候群の1例．日形会誌．2003；23：589-93．
11) 中村猛彦，他．急性出血性直腸潰瘍を合併した重症熱傷の2例．熱傷．2001；27：67-72．

〈原　義明〉

[7] 合併症対策
④深部静脈血栓症・肺血栓塞栓症

　肺動脈が血栓で閉塞する肺血栓塞栓症（pulmonary thromboembolism: PTE）は，入院患者の致死的合併症の1つである．その90％以上は下大静脈系に生じた深部静脈血栓症（deep venous thrombosis: DVT）から遊離した血栓によるものであり[1]，肺血栓塞栓症は深部静脈血栓症の合併症ともいえる．したがって，これらは連続した1つの病態であるとの考えから，「静脈血栓塞栓症（venous thromboembolism: VTE）」と呼ぶことが多い[2]．

　VTEは，欧米では以前から頻度の高い疾患とされてきたが，わが国では稀な疾患と考えられてきた．しかし，近年，生活習慣の変化や人口の高齢化，診断率向上に伴い増加しつつある．また，その多くが入院中に発症することもあり，医療安全の観点からも関心が高まっている．こうしたことを背景に2004年には，わが国独自のガイドラインである「肺血栓塞栓症/深部静脈血栓症（静脈血栓塞栓症）予防ガイドライン」も作成され[2]，また同年に行われた診療報酬改訂で「肺血栓塞栓症予防管理料」が設定され，国内におけるVTE予防についての取り組みは飛躍的に進んだ．

　熱傷におけるVTEについての研究は，近年増加傾向にあるものの，決して十分とはいえず，特に国内での研究はきわめて少ない．

　本稿では，現在までのデータをもとに，熱傷におけるVTEのリスクと，熱傷治療におけるVTEの早期診断と予防について概説する．

A 熱傷における静脈血栓塞栓症とそのリスク因子

　血栓形成の重要な因子としては，1856年にVirchowが提唱した，①血液凝固能亢進，②血流の停滞，③静脈内皮障害の3大要因（Virchow's triad）が有名で，これらは現在でも広く支持されている（図4-17）．

　広範囲熱傷では，組織障害により全身性炎症反応（SIRS）が引き起こされる．交感神経緊張は，アドレナリンα2受容体を介して血小板凝集を亢進する．セロトニンなどの凝固促進因子の産生

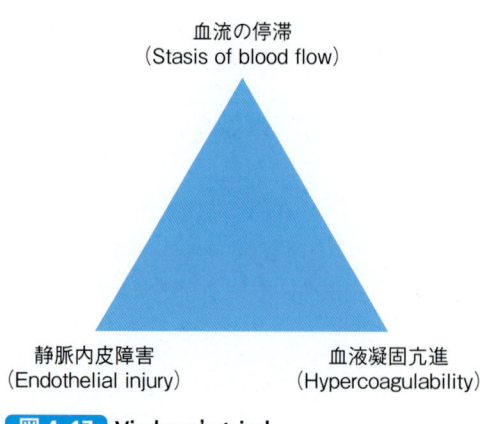

図 4-17 Virchow's triad

も，凝固を亢進する．肝で産生される凝固系抑制因子（アンチトロンビンⅢ：ATⅢ，プロテインC，プロテインS）も，異化の亢進に伴ってその産生が抑えられ，その結果凝固は亢進し，血栓形成を助長するとされている．

熱による軟部組織の直接的な損傷やカテーテル挿入の結果，熱傷局所では静脈の内皮細胞障害が発生するが，SIRSにより活性化されたサイトカインは，全身の血管内皮細胞の障害をもたらし，血栓形成の危険はさらに高まる．

また，熱傷周囲で血液のうっ滞が生じ，植皮などの治療のために長期臥床を余儀なくされたり，熱傷創に炎症・感染が生じれば，血流の停滞はさらに高度となる．

熱傷では，このように血栓形成素因が複合的に作用し，VTE発生リスクの高い病態が潜在的に存在するといえる．

しかしながら，実際の熱傷におけるVTE発生頻度は，決して高くない[3,4]．アメリカ熱傷学会のNational Burn Repositoryを用いた研究では，18歳以上の全熱傷入院患者におけるVTE発生頻度は0.61％（DVT 0.48％，PTE 0.18％），10％以上の熱傷患者でも1.22％（DVT 0.92％，PTE 0.38％）と報告されている[5]．

しかし，一方では，熱傷死亡患者の25％に剖検で何らかのPTEが認められ[6]，臨床研究でも，超音波検査スクリーニングによる前向き研究で，熱傷患者23％にDVTが，3.3％にPTEが認められる[7]など，熱傷におけるVTE発生頻度は，頸髄損傷（21％）などの高リスク群のそれと同等であることも示されている．熱傷患者におけるこれらの疫学的研究は，母集団の設定や予防の有無などにより結果が左右されることもあり，いまだ不明のままである．

熱傷固有のリスク要因としては，様々なものが指摘されている．熱傷面積については，10％以上でVTE発生頻度は有意に高く，40～59％で最大となり，それ以上では低下する[5]といわれている（図4-18）．また，年齢については，高齢者ほどVTE発生率は高くなる傾向があり，熱傷面積と年齢の和は，VTE発生と高い相関があることも報告されている[8]．その他，ICU滞在期間，下肢熱傷の存在，熱傷創感染[9]，肺炎の合併，中心静脈カテーテルの存在，手術回数[10]，4単位以上の赤血球輸血[11]もVTE発生リスクを高めると報告されているが，これらの研究の多くは後ろ向き研究であり，いまだ十分なEBMを形成するには至っていない．

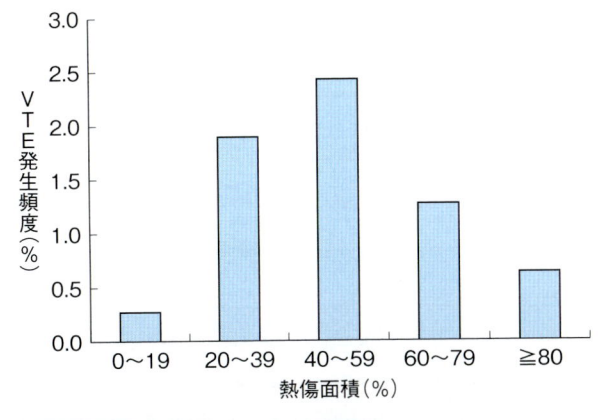

図4-18 熱傷面積とVTE発生頻度（Pannucci CJ, et al. J Burn Care Res. 2011; 32: 6-12[5]）

B 診断

　PTE は死亡率の高い疾患で，わが国では心筋梗塞より死亡率が高い（PTE 11.9％，心筋梗塞 7.3％）．しかも死亡は発症早期に多く，本症を疑ったならば，できるだけ早期に診断することが肝要である[12]．また，PTE の塞栓源となる静脈血栓は，下肢深部静脈に生じたもので，通常無症候性であるため，これを早期に診断することも重要である．

1 肺血栓塞栓症の診断

　突然の呼吸困難や胸痛などの非特異的症状や，バイタルサイン，既往などから設定された臨床的疾患可能性を用いた方法が早期診断に有用とされている．Wells スコア，ジュネーブスコアが有名で（表4-17），これらのスコアから算出された臨床的可能性の信頼度は高いことが示されている[13]．熱傷においても同様のスコア開発が試みられているが[14]，一般に普及するには至っていない（表4-18）．

　D ダイマーは除外診断に有用で，その感度は 95％以上とされ，疾患可能性予測が中等度以下（Wells スコア 6 点未満）では，D ダイマーが低値であれば，肺血栓塞栓症を否定できるとされている[12]．

　診断確定には，多列検出器 CT（MSCT：multi-slice CT，MDCT：multi-detector CT）造影検査が検出率にすぐれており，本症診断における有力な画像診断法として推奨されている[12]．経胸壁心エコーも有用で，閉塞血管床が広範囲の場合には，右心負荷を反映し，右室拡大，心尖部の動きはよいが右室自由壁運動低下が認められる（McConnell 徴候）．Doppler 法では肺動脈圧上昇が認められる．無侵襲で，ベッドサイドで簡単に実施できるため，スクリーニング検査として有用であるだけではなく，予後判定や重症度評価にも有用で，必須の検査といえる[12]．

表 4-17　Wells スコア（Wells PS, et al. Thromb Haemost. 2000; 83: 416-20）

臨床所見	スコア
DVT の臨床症状（下腿浮腫・疼痛など）	+3.0
他の疾患より PTE が疑わしい	+3.0
心拍数＞100	+1.5
過去 4 週以内の手術・運動制限（3 日以上）	+1.5
PTE/DVT の既往	+1.5
血痰	+1.0
悪性腫瘍（6 カ月以内の治療か終末期）	+1.0

総得点による可能性評価（PTE 発生の確率）
　＜2.0　　→低確率（3.6％）
　2.0〜6.0→中等度（20.5％）
　＞6.0　　→高確率（66.7％）

表 4-18　熱傷後の VTE 発症のリスクスコア（Pannucci CJ, et al. J Burn Care Res. 2012; 33: 20-5[6]）

2 点	4 点
□ 気道熱傷 □ 5〜9％熱傷	□ 10〜19％熱傷
5 点	**6 点**
□ 20〜49％熱傷 □ 65％以上熱傷	□ 50〜65％熱傷

合計点	VTE 発症率
0〜4	＜1.0％
5	〜2.0％
6	〜3.0％
7	〜3.5％
8	〜5.0％

2 深部静脈血栓症の診断

　下肢の DVT は，その成因・病態から，①腸骨型，②大腿型，③下腿型の 3 型に分類できる．これらは同じ静脈血栓であっても発生要因や予後が異なるため，区別して病態を理解する必要があるとされている．腸骨型は骨盤内静脈に形成される血栓で，右総腸骨動脈が左総腸骨静脈をまたいで走行する iliac compression に伴うものが有名である．大腿型は，カテーテル刺入などに伴って大腿静脈に形成される．下腿型は，筋ポンプ作用の低下などによって生じる血流うっ滞に伴って発生する血栓であり，前二型と異なり両側性に発生することが多く，血栓が生じていても疼痛や腫脹といった臨床症状を呈するものが少ない．しかもこの血栓から中枢側に伸びる二次血栓はフリーフロート血栓（free-float thrombosis）と呼ばれ，細長い風船のように血管内を漂い，急性広範性 PTE の塞栓源となる危険があるとして注目されている[15]．

　ヒラメ静脈は，ヒラメ筋内を走行する静脈の総称で，1 肢あたり 10 数本存在する．このヒラメ静脈は，筋ポンプ作用によって下腿の静脈血が還流する際に一時的に血液をプールする機能を果たしているが，それが災いして血流うっ滞時には下肢において最も血栓を生じやすい静脈である．PTE の発生予防には，その原因となる下肢の深部静脈血栓を早期に診断することが重要で，特に症状の乏しく PTE 発生リスクの高いヒラメ筋静脈血栓症の早期診断が鍵となる．膝窩静脈までの DVT については造影 CT などで診断可能であるが，ヒラメ筋静脈など下腿の深部静脈筋肉枝血栓を捉えることは困難である．これらの診断には超音波検査が有効で，形態診断では B モード法を，血流診断ではカラードプラ法あるいはパルスドプラ法を用いる duplex scan が推奨されている[16]．圧迫法も有用で，通常深部静脈はプローブで圧迫されることで完全に消失するが，血栓化静脈では消失しない．これを利用して深部静脈血栓を検出するもので，早期診断法として強く推奨されている[17]．超音波検査は無侵襲で，ベッドサイドで手軽に行うことができる．DVT 早期診断にはきわめて効果的な方法といえる．

C　予防

　肺塞栓症研究会共同作業部会調査の結果によれば，急性肺動脈血栓症と確定診断された 309 例中，159 例（51%）は院内発症であり，そのうち 110 例（69%）が術後発症症例であった[18]．VTE は入院中に多く発生し，時に不幸な転帰をとることから，その発症予防が非常に重要となる．

　わが国では，PTE を発症した場合の死亡率は 14% と報告されているが，死亡例の 40% 以上が発症 1 時間以内の突然死であるといわれている[18]．したがって，早期診断の向上だけでは，転帰改善は望めない．このため，欧米では豊富なエビデンスに基いて，American College of Chest Physicians（ACCP）[16,17] や，American Heart Association（AHA）[19]，International Union of Angiology[20] などにより，いくつかの予防ガイドラインが策定されている．

　わが国でも 2004 年，日本血栓止血学会など 10 の学会で構成される委員会によって作成された「肺血栓塞栓症／深部静脈血栓症（静脈血栓塞栓症）予防ガイドライン」がある．これによれば，熱傷では前述したとおり VTE のリスクは非常に高いと予想されるものの，予防に関するエビデンスに乏しいため，下肢外傷の合併や肥満などの危険因子が存在する場合には，予防を検討すべきとの記載に留めている[2]．

　現在でも，熱傷患者に対する VTE 予防法は確立されているとはいいがたく，他の疾病や病態に比べ，大きく立ち遅れているといわざるを得ない．

2008年に示されたACCPの「血栓予防のための抗凝固療法ガイドライン第8版」では，熱傷におけるVTE予防ガイドライン策定者（guideline developer）に対し，以下のとおり勧告している[16]．

①VTE危険因子をもつ熱傷患者では，血栓予防をルーチンに行うことを推奨すべきである（Grade 1A）．危険因子：高齢，病的肥満，広範囲熱傷または下肢熱傷，他の下肢合併外傷，大腿静脈カテーテル，長期間の臥床安静．

②VTE危険因子をもつ熱傷患者では，特に禁忌でない限り，安全性が確認でき次第低分子ヘパリン（LMWH：low molecular weight heparin）または低容量未分画ヘパリン（LDUH：low dose unfractionated heparin）を使用するよう推奨すべきである（Grade 1C）．

③出血リスクの高い熱傷患者では，そのリスクが低下するまで，間欠的空気圧迫法（IPC：intermittent pneumatic compression）や段階的弾性ストッキング（GCS：graduated compression stockings）による理学的血栓予防を行うことを推奨すべきである（Grade 1A）．

頻回の手術を行う必要のある熱傷患者において，出血リスクをどのように評価するのかや，血栓予防薬の投与開始時期や使用量，使用期間など，実際の臨床ではまだまだ解決すべき問題は多い．

VTEの予防法は，理学的予防法と薬物的予防法に大別される．前者は下肢の静脈血うっ滞防止，後者は血液凝固能の調節によるものである．

1 理学的予防法

a）早期歩行

VTEの予防の基本は早期離床であり，歩行は，筋ポンプ機能により下腿への静脈うっ滞を減少させるため，術後早期の歩行は周術期DVT発生頻度を低下させる．早期離床が困難な場合は，下肢の自動運動が効果的である．下肢挙上や下肢の他動運動・マッサージなども静脈うっ滞減少や静脈血流増加には効果があるが，DVT予防効果については検証されていない．

b）段階的弾性ストッキング（GCS）

表在静脈を圧迫することで深部静脈の血流速度を増加させ，下肢静脈うっ滞を軽減する効果がある．足関節から大腿に向けて段階的に圧迫圧を減少させることにより，深部静脈血流速度を最大にすることができる．大腿までのものと，膝下までのものがあり，前者の方がわずかながらDVT予防効果が高いと報告されている．いずれも出血など重篤な合併症はなく安全な予防法だが，装着にあたっては圧迫による褥瘡形成などへの注意が必要である．簡便，安価であり，中等度以上のリスクのある術後患者で予防効果が認められるが，高リスク群では単独の予防効果は明らかでない[12]．弾性包帯も正しく装着すれば，GCSと同等の効果が期待できるが，巻き方により圧迫圧にばらつきがあり，時間と共に圧迫圧が低下する欠点がある．

下肢に熱傷がある場合にはGCSの装着は困難であり，ガイドライン上では推奨されているものの，臨床では実施することが困難であることが予想される．

c）間欠的空気圧迫法（IPC）

下肢に装着したカフに機械により間欠的に空気を注入し，加圧と除圧を自動的に繰り返しマッサージするもの．GCS同様下肢静脈うっ滞を軽減させるが，下肢熱傷では困難が予想される．

2 薬物的予防法（表4-19）

a）低容量未分画ヘパリン（LDUH）

8時間または12時間ごとに未分画ヘパリン5000単位を皮下注射する方法．高リスクでも単独で

[7] 合併症対策

表 4-19　わが国のガイドラインで推奨されている静脈血栓塞栓症の薬物的予防法（肺血栓塞栓症および深部静脈血栓症の診断，治療，予防に関するガイドライン（2009 年改訂版）[12]を参考に作成）

種類	施行方法	施行対象
低用量未分画ヘパリン	8 時間もしくは 12 時間ごとに未分画ヘパリン 5000 単位を皮下注射する．脊椎麻痺や硬膜外麻痺の前後では，未分画ヘパリン 2500 単位皮下注（8 時間ないし 12 時間ごと）に減量することも考慮する．	高リスクにおいて，単独で使用する．最高リスクでは，間欠的空気圧迫法あるいは弾性ストッキングを併用する．
用量調節未分画ヘパリン	最初に約 3500 単位の未分画ヘパリンを皮下注射し，投与 4 時間後の APTT が正常上限となるように，8 時間ごとに未分画ヘパリンを前回投与量 ±500 単位で皮下注射する．	最高リスクにおいて，単独で使用する．
用量調節ワルファリン	ワルファリンを内服し，PT-INR が 1.5〜2.5 となるように調節する．	最高リスクにおいて，単独で使用する．

開始時期：疾患ごとに異なるが，出血の合併症に十分注意し，必要ならば手術後（なるべく出血性合併症の危険性が低くなってから）開始する．
施行期間：少なくとも十分な歩行が可能となるまで継続する．血栓形成のリスクが継続し長期予防が必要な場合には，低用量（あるいは用量調節）未分画ヘパリンはワルファリンに切り換えて継続投与することを考慮する．
APTT：活性化部分トロンボプラスチン時間，PT-INR：プロトロンビン時間の国際標準化比

効果があるが，最高リスクでは理学的予防法と併用して使用することが推奨されている[12]．モニタリングを必要とせず簡便で安価だが，出血リスクを十分評価してから使用する必要がある．

b）用量調節未分画ヘパリン

予防効果を確実にするため，APTT が正常上限になるよう，用量を調節しながら未分画ヘパリンの皮下注射を 8 時間ごとに繰り返す方法．最初に 3500 単位使用し，投与 4 時間後の APTT 値が目標値になるよう調節する．煩雑だが，最高リスクでも単独で効果がある．出血リスクの高い場合は適さない．

c）用量調節ワルファリン

PT-INR が目標値（欧米では 2.0〜3.0，本邦では 1.5〜2.5）となるよう調節しながらワルファリンを内服する方法．最高リスクでも単独で効果がある．

d）低分子ヘパリン（LMWH）

未分画ヘパリンを酵素や化学処理で低分子化したもので，未分画ヘパリンと異なり，Xa 因子不活化作用が主体で，トロンビン（thrombin，IIa 因子）抑制作用が少ないため，抗血栓作用を維持しつつ，出血助長作用が少ないのが特徴である．また，薬物動態が安定し，生物学的利用率が高いため，個体差が少なく安定した作用が得られるのも特徴．1 日 1〜2 回の皮下注射で VTE 予防効果があり，通常モニタリングを要さない．海外のガイドラインでは推奨され[16,17,19,20]，VTE 予防に広く使用されてきたが，わが国では適応承認は得られていなかった．2008 年 1 月エノキサパリンナトリウムが，低分子ヘパリン製剤としては初めて VTE の発症抑制に適応を認められ，下肢整形外科手術（股関節全置換術，膝関節全置換術，股関節骨折手術）と VTE のリスクの高い腹部外科手術施行患者に対して使用されるようになった．今後の適応拡大が期待される．

e）選択的 Xa 因子阻害薬（フォンダパリヌクス）

ヘパリンの最小有効単位の五炭糖合成化合物で，ATIII と結合して Xa 因子を選択的に阻害する．このため生理的な止血機構には影響が少ないと考えられている．また，半減期が約 14〜17 時間と

表4-20 入院患者におけるVTEのリスクレベルと推奨される予防法

〔Geerts WH, et al. Chest. 2008; 133(6 Suppl): 381S-453S[16]〕

リスクレベル	血栓予防を行わない場合の無症候性DVT発生率概算値（%）	推奨される予防法
低リスク		
歩行可能な患者における小手術 完全に歩行可能な内科疾患	<10	特別な予防法は不要 積極的な早期離床
中リスク		
ほとんどの一般外科手術 婦人科・泌尿器科開腹手術 臥床状態の内科疾患	10〜40	低分子ヘパリン 低容量未分画ヘパリン フォンダパリヌクス
VTEリスクが中程度で，出血リスクが高い		理学的予防法
高リスク		
股関節・膝関節形成術 股関節骨折手術 重度外傷，脊髄損傷	40〜80	低分子ヘパリン フォンダパリヌクス 経口ビタミンK拮抗薬
VTEリスクが高く，出血リスクも高い		機械的血栓予防法

長く，1日1回皮下投与で効果を発揮するのが特徴である．このため，海外では以前から広くVTE予防に使われてきたが[16,17,19,20]，国内では2007年4月にフォンダパリヌクスナトリウムが製造承認を取得し，「静脈血栓塞栓症の発現リスクの高い，下肢整形外科手術施行患者における静脈血栓塞栓症の発症抑制」に使用できるようになった．低分子ヘパリン同様，今後の適応拡大が期待される．

2008年に改定されたACCPガイドライン「Evidence-Baced Clinical Practice Guideline (8th Edition)」では，患者の階層化が行われ，それに応じた予防法が示されている（表4-20）．中リスク以上の患者に対する予防法は，薬物療法が推奨されている．出血リスクが高いときは，機械的予防法が推奨されているが，下肢熱傷などでは装着不可能で実施できないこともあり，このような場合は薬物的予防が行われることになるであろう．

薬物的予防法を実施する場合問題になるのは，出血リスクの評価と投与期間である．熱傷の場合，この出血リスクは病態や病期によってまちまちであり，一概に決めることができない．また，同様に血栓形成リスクの持続期間の評価も難しく，投与期間についても検討が必要である．

むすび

熱傷における静脈血栓塞栓症（VTE）の予防と，その早期診断法について概説した．

熱傷におけるVTEは，今なお不明な点が多く，予防ガイドラインにおいても，国内外ともにEBMは不足している．熱傷患者におけるVTE発生リスクを階層化し，それぞれに効果的な予防法を確立していくためには，今後さらに多施設研究などの取り組みが求められている．

■文献
1) 山田典一. 肺血栓塞栓症の診断と治療. 血栓止血誌. 2008; 19: 29-34.
2) 肺血栓塞栓症/深部静脈血栓症（静脈血栓塞栓症）予防ガイドライン作成委員会. 肺血栓塞栓症/深部静脈血栓症（静脈血栓塞栓症）予防ガイドライン. 東京: Medical Front International; 2004.
3) Fecher AM, et al. Analysis of deep vein thrombosis in burn patients. Burns. 2004; 30: 591-3.
4) Barret JP, et al. Complication of the hypercoagulable status in burn injury. Burns. 2006; 32: 1005-8.
5) Pannucci CJ, et al. Venous thromboembolism in thermary injured patients: analysis of the National Burn Repository. J Burn Care Res. 2011; 32: 6-12.
6) Curreri PW, et al. Coagulation abnormalities in thermally injured patient. Curr Top Surg Res. 1970; 2: 401.
7) Wahl WL, et al. Venous thrombosis incidence in burn patients: preliminary results of a prospective study. J Burn Care Rehabil. 2002; 23: 97-102.
8) Harrington DT, et al. Thermally injured patients are at significant risk for thromboembolic complications. J Trauma. 2001; 50: 495-9.
9) Wahl WL, et al. Potential risk factor for deep venous thrombosis in burn patients. J Burn Care Rehabil. 2001; 22: 128-31.
10) Pannucci CJ, et al. Acquired inpatient risk factor for venous thromboembolism after thermal injury. J Burn Care Res. 2012; 33: 84-8.
11) Wibbenmeyer LA, et al. The prevalence of venous thromboembolism of the lower extremity among thermally injured patients determined by duplex sonography. J Trauma. 2003; 55: 1162-7.
12) 循環器病の診断と治療に関するガイドライン（2008年度合同研究班報告），肺血栓塞栓症および深部静脈血栓症の診断，治療，予防に関するガイドライン（2009年改訂版）. http://www.j-circ.or.jp/guideline/pdf/JCS2009_andoh_h.pdf（2013年3月閲覧）
13) Goldharber SZ, et al. Pulmonary embolism and deep vein thrombosis. Lancet. 2012; 379; 1837-46.
14) Pannucci CJ, et al. Creation and validation of a simple venous thromboembolism risk scoring tool for thermally injured patients: analysis of the National Burn Repository. J Burn Care Res. 2012; 33: 20-5.
15) 呂 彩子, 他. 病理からみた深部静脈血栓症. In: 佐藤 洋, 遠田栄一, 編. 下肢静脈疾患と超音波検査の進め方. 東京: 医歯薬出版; 2007. p.17-25.
16) Geerts WH, et al. Prevention of venous thromboembolism: American College of Chest Physicians Evidence-Based Clinical Practice Guideline (8th Edition). Chest. 2008; 133(6 Suppl): 381S-453S.
17) Guyatt GH, et al; American College of Chest Physicians Antithrombotic Therapy and Prevention of Thrombosis Panel. Executive summary: Antithrombotic Therapy and Prevention of Thrombosis, 9th ed: American College of Chest Physicians Evidence-Based Clinical Practice Guidelines. Chest. 2012; 141(2 Suppl): 7S-47S.
18) Nakamura M, et al. Clinical characteristics of acute pulmonary thromboembolism in Japan: results of a multicenter registry in the Japanese Society of Pulmonary Embolism Research. Clin Cardiol. 2001; 24: 132-8.
19) Jaff MR, et al. Management of massive and submassive pulmonary embolism, iliofemoral deep vein thrombosis, and chronic thromboembolic pulmonary hypertension: a scientific statement from the American Heart Associations. Circulation. 2011; 123: 1788-830. http://circ.ahajournals.org/cgi/reprint/123/16/1788
20) Cardiovascular Disease Education and Research Trust; Cyprus Cardiovascular Disease Educational and Research Trust; European Venous Forum; International Surgical Thrombosis Forum; International Union of Angiology. Prevention and treatment of venous thromboembolism. International Consensus Statement (guidelines according to scientific evidence). Int Angiol. 2006; 25: 101-61.

〈鳴海篤志〉

[7] 合併症対策
⑤熱傷患者の精神医学的問題とその対応

　一般的に熱傷にて救急医療施設に収容される患者は，様々な精神的問題が生じやすいとされている．特に重症熱傷を受傷した患者は生命の危機に直面し，それが去った後にも，長期におよぶ侵襲的治療に伴う痛み，瘢痕による醜貌，機能障害などのため，しばしば心身ともに長期間の苦痛を体験することになる．また受傷前から精神障害が合併している場合も多く，比較的軽症の熱傷患者の中には人格障害の衝動的な自傷行為によるものや認知症の高齢者の事故が多くみられ，重症熱傷では，熱傷そのものの原因として内因性の精神障害が関与していることもある．そのため医療スタッフは身体的管理のみならず，精神障害や精神症状のある患者との難しい対応を余儀なくされ，精神科医の適切な介入が要求されることも少なくない．よって重症熱傷の経過中に生じやすい精神症状を理解しておくことは有用であり，さらに，受傷前から存在する精神医学的問題はその後の適応にも影響する[1]ため，十分に把握しておく必要があろう．そこで本稿では熱傷受傷後の臨床経過として生じうる精神医学的問題とその対応，熱傷患者にみられやすい精神症状とその対応，さらに熱傷受傷の原因となる精神障害，特に自殺企図，自傷行為による熱傷患者の特徴について述べる．

A 熱傷受傷後の精神医学的問題とその要因

　重症熱傷患者の臨床経過としては，心理的適応段階として，生理期，心理期，回復期，社会期と分けたものを採用[2]し，各段階における精神医学的問題について述べる．

1 生理期

　受傷直後の精神的・身体的変化の激しい時期である．身体的には循環動態が激しく変化し，低容量性ショック，電解質異常，感染などによる強いストレスを受ける．広範囲熱傷や低酸素などによる意識障害を伴い人工呼吸管理下にある場合にはせん妄が認められ，時に幻覚妄想，精神運動興奮を生じることがある．また受傷時に意識障害を生じなければ，精神的には受傷の精神的打撃，生存への不安が生じる．そしてそれらの現実から逃れるために精神的麻痺（外界にはほとんど反応を示さない），否認（現実を受け入れられず，状況に対し不適切な言動を示す），退行（精神的に未熟な段階に逆戻りし，小児のようにわがままな言動を示す）などが認められることが多い．さらに受傷の直後から遅くとも数時間以内には疼痛が始まり[3]，患者の心理的ストレスは計りがたいものとなる．よってこの時期の精神医学的問題はせん妄と不安である．

2 心理期

　身体的にはデブリードマン，皮膚移植などの頻回の処置や手術が施行される時期である．感染症などの合併症が加わり意識障害を引き起こしやすい状態であれば，せん妄が認められる．また反復される侵襲的な治療行為で，痛みによる苦痛は増強する．術後に安静時疼痛が強いとせん妄が出現あるいは増悪する[4]ことがあるため疼痛管理には注意を要する．精神的には，"なぜ自分に熱傷が起こったのか"など熱傷を取り巻く状況に対する"意味付けの探求[5]"がなされ，その結果自己あるい

は他者に対する罪悪感，怒りなどの感情が認められることが多い．一方で，機能の回復や将来についての問題を中心に考えるようになる．この時期に生じる精神科的問題としては，抑うつ，退行，不安，幻覚妄想（妄想反応）などがある．

3 回復期

身体的には創部は治癒し，組織の修復が進み，疼痛は軽減する時期である．同時に退院後の生活へ向けて準備が始まる．精神的にはさまざまな現実に直面させられ，火災による経済的損失，近親者の死などの喪失体験などに苦悩する．特に醜貌や機能の障害を受容することは困難で，再び不安が増強し，抑うつが再燃することもある．うつ病による自殺企図で受傷した場合には再企図を十分注意する必要がある．

4 社会期

退院後の時期で，醜貌，機能の障害といった問題に対処しなければならない．多くの場合適応レベルは受傷前のレベルに戻る[1]．しかし変化してしまった自己を家庭や社会の中で適応させようとする過程で抑うつ，不安が増強することもあり，適切な社会適応ができない患者も存在する．受傷前の精神医学的問題の有無，元来の社会適応のレベル，未熟性などの元来の性格傾向，生活状況，家族の支持力などが適応に影響する因子であり個人差は大きい．

B 熱傷患者にみられやすい主な精神症状とその対応（表4-21）

1 せん妄

せん妄は意識障害の一種で，主に生理期に認められ，重症熱傷患者の20％程度に発生すると報告されている[1]．大量輸液，電解質異常，感染など多くの病態生理的因子が関与して生じる脳の機能障害が原因とされ，一過性で，全身状態が改善すれば，消失することが多い．多くの場合，幻覚や妄想，激しい不安を生じ，不穏や興奮を呈するため指示に従わず，全身管理や創傷部の治癒に支障をきたすため，迅速で適切な治療を必要とする．

［対応］
①せん妄を引き起こす原因となっている病態生理的因子を修正する．
②薬物治療（過鎮静に注意する）
　1）問題行動，興奮を伴っている場合
まずは非定型抗精神病薬（リスペリドンなど），定型抗精神病薬（ハロペリドールなど）による鎮静を試みる．急速な鎮静を必要とする場合にはプロポフォール，ミダゾラムを併用するが，せん妄を悪化させることがあるため注意を要する．

　　《処方例》
　　　内服できる場合
　　　　→リスペリドン 1〜4 mg p.o.（1×眠前 or 2×夕食後，眠前）
　　　　→リスペリドン内用液 1〜4 mg p.o.（1×眠前 or 2×夕食後，眠前）
　　　　（水を用いず直接服用できるため簡便に使用できる）
　　　　→クエチアピン 25〜100 mg p.o.（1×眠前 or 2×夕食後，眠前）

4. 広範囲熱傷の治療

表4-21 熱傷患者における主な精神症状の対応と治療（鈴木博子. 救急医学. 2003; 27: 58-60[18]より改変）

精神症状	治療
せん妄	①せん妄を引き起こす原因となっている病態生理的因子を修正する ②興奮などを伴っている場合：ハロペリドールなどの抗精神病薬による鎮静 ③患者の見当識を導き安心させる言葉がけ，ラジオなどで感覚に刺激を与える
不安	①不安が強く身体的治療の妨げになるような場合：ジアゼパムなどの抗不安薬 ②パニックを伴う場合：パロキセチン（selective serotonin reuptake inhibitor：SSRI） ③支持的精神療法
抑うつ状態	①SSRI，SNRI，NaSSA，三・四環系などの抗うつ薬 ②重篤な抑うつ状態：修正電気痙攣療法（modified electric convulsive therapy：m-ECT） ③支持的精神療法
退行	①厳しく，優しく，拒絶しない ②治療スタッフ間で一貫した対応
幻覚妄想状態	①幻覚妄想：ハロペリドール，リスペリドンなどの抗精神病薬 ②興奮を伴う場合：ハロペリドールを十分鎮静が得られるまで急速飽和を目指し非経口的に投与
疼痛	①痛みの性質によって適した鎮痛薬 ②心理的要素の強い疼痛：向精神薬，十分な支持的精神療法
心的外傷後ストレス障害（post-traumatic stress disorder：PTSD）	①予防：患者の話をよく聞く ②症状に合わせた向精神薬 ③精神療法：行動療法，認知療法，催眠療法など

　　内服できない場合
　　　　→ハロペリドール（静脈内投与）5〜20 mg
　　抗精神病薬で鎮静できない場合
　　　　→プロポフォール，ミダゾラムを併用
　2）失見当識はあるものの問題行動がなく昼夜逆転，不眠のみが認められる場合
　睡眠のコントロールを中心に行う．
③患者の見当識を導き安心させる言葉がけ，ラジオなどで感覚に刺激を与えるなど誘発因子の改善に努める．

2 不安

不安はどの時期にでも問題となりうるが，特に急性期が過ぎ日常の処置などにも慣れてくると今後のことを考え始め，醜貌と機能の喪失に対する不安，恐怖が生じる．障害された機能や醜貌の程度が重篤であるほど以下の対応が必要となる[5]．

［対応］
①徐々に適応できる時間を与える．
②精神的支援などが与えられるまでは，否認などの防衛規制を無理に取り除かない．
③機能の喪失，醜貌などがあっても真実は曲げずに希望のある態度を維持する．
④患者がどれだけの現実を受け入れることができるか判断し，患者が対処可能な情報を提供する．
⑤薬物治療
　1）不安が強いために，身体的治療の妨げになるような場合
　抗不安薬を投与する．

《処方例》
　　ロラゼパム 0.5～1.5 mg（不安時の頓用 or 1～3 回/日）
　2）パニックを伴う場合
　　パロキセチン（selective serotonin reuptake inhibitor：SSRI）10～40 mg p.o.
　　（1×眠前 or 2×夕食後, 眠前）

3 抑うつ状態

　悲哀感，意欲の低下，興味の喪失，不眠，食欲低下といった抑うつ状態は，回復期における喪失を受容していく時期に多く認められる．重症度は軽度のものから重度のものまでさまざまである．抑うつ症状の初期には不眠を中心とした睡眠障害がみられることが多いため，睡眠状況を確認することが大切である．対応は状態により異なるが，軽い悲嘆反応によるものであれば話を十分に聞き，繰り返し患者に安心を与えることで抑うつ状態の改善が期待できる．しかし，自殺企図による受傷など受傷前よりうつ病が存在している場合，特に希死念慮が強く，罪業妄想，貧困妄想などが認められたり，昏迷や拒食が認められるような重篤なうつ病の場合には，身体治療の妨げとなったりリハビリテーションを遅らせる可能性があるため精神科医による管理が必要であろう．さらに身体的に改善していても，抑うつ状態が続いていれば自殺念慮から自殺企図に及ぶ場合もあるため十分な注意を要する．自殺企図により熱傷を受傷したうつ病患者に対して医療スタッフは患者の話を否定も肯定もせず支持的に聞くことが勧められる．

[対応]
①希死念慮の有無を確認（再自殺しようと考えているか，助かったことをどのように考えるのかなどについて尋ねる）．評価は精神科医に任せる．
②支持的に話を聞く．
③薬物治療
　1）不眠：睡眠導入薬の投与．
　2）抑うつ症状：選択的セロトニン再取り込み阻害薬（SSRI），セロトニン・ノルアドレナリン再取り込み阻害薬（SNRI），ノルアドレナリン・セロトニン作動性抗うつ薬（NaSSA），三・四環系抗うつ薬などの抗うつ薬の投与（精神科医に相談するのが望ましい）
④重篤な抑うつ状態
　クロミプラミンの静脈内投与，修正電気痙攣療法（modified electric convulsive therapy：m-ECT）（精神科医に任せる）．

4 退行

　強い心理的打撃に対する防衛機制であり，重症熱傷患者ではよく認められる[5]．症状の特徴は欲求不満耐性が低い，幼児のような幼稚な言動，心気的，情動の不安定さ，妨害性や協調障害，極度の依存欲求である．著しい退行による幼児のようなわがままな言動に左右され，しばしば治療スタッフの間に患者に対する陰性感情が生じ，対応が困難となることがある．

[対応]
①厳しさの中にも優しく拒絶しない対応（子供を扱うときのように）．
②言動に左右されすぎないように注意する．治療スタッフの間で一貫した対応．

5 幻覚妄想状態

　幻覚，妄想，精神運動興奮といった精神症状が認められる場合，統合失調症などの精神障害が既往にあれば精神障害による症状と考えられるが，生理期に起こってくる幻覚妄想状態はせん妄との鑑別が困難なこともある．よって，患者の既往歴の聴取は重要である．統合失調症患者の場合，幻覚妄想などの陽性症状に左右され身体治療やリハビリテーションが妨げられるばかりでなく，薬物治療により陽性症状が軽快しても，陰性症状による認知機能の低下や自発性の低下もまたリハビリテーションを妨げる要因となる．これらの症状は精神科医による評価・治療が妥当であろう．

［対応］
①幻覚妄想：非定型抗精神病薬・定型抗精神病薬の投与．
②興奮を伴う場合：リスペリドン内用液の経口投与，ハロペリドールを十分鎮静が得られるまで急速飽和を目指し非経口的に投与．

6 疼痛

　患者の治療に対する拒否感を緩和し，治療の成果をあげるためにも疼痛を軽減することが重要である．熱傷による疼痛は物理的な外傷の中で最も強い疼痛の1つといわれている．この痛みは損傷された組織が機械的・化学的刺激を受けることで引き起こされる[6]のだが，熱傷の疼痛はこのような身体的要素だけでなく不安や恐怖などの心理的要素との相互作用の結果知覚されると考えられている[6]．よって熱傷の痛みは，創部の広さや深さによらず，個人差が著しいという特徴がある．受傷時の記憶に関する恐怖などで痛みが増強するなどの心理的要素の強い疼痛の場合，抗不安薬の投与で痛みが軽減することがある．一方で疼痛を執拗に慢性的に訴えてくる患者群がある．この場合は疼痛性障害をはじめとする身体表現性障害などの精神障害を呈している可能性があるため注意を要する．いずれにせよ，痛みの性質に合わせた鎮痛薬の投与はもちろんだが，患者の"痛み"の訴えをよく聞き，痛みに関しての説明を繰り返し，支持的に接することが重要である．

［対応］
①痛みの性質によって適した鎮痛薬の投与．
②心理的要素の強い疼痛：抗不安薬の投与，十分な支持的精神療法．
③身体表現性障害（疼痛性障害）が疑われる場合：向精神薬の投与，十分な支持的精神療法が必要．症状の評価，治療は精神科に依頼する．

7 適応障害，心的外傷後ストレス障害（post-traumatic stress disorder: PTSD）

　生理期のせん妄に引き続き心理期～回復期を中心に急激な環境変化，侵襲を伴う治療などに順応できず，適応障害（抑うつ気分，不安，心配，物事に適切に対処し，計画，継続できない感じなど症状は多彩）を生じやすい．また受傷時の状況を恐怖体験とし外傷についての反復的で侵入的な考え，頻回な悪夢，フラッシュバック，外傷を想起させる活動や状況の回避，無気力，過度の神経過敏などを主な症状とするPTSDが発症することがある．さらに適応障害から後にPTSDへと発展することもある[7]．PTSDの発症は熱傷の重症度には相関せず，心理的適応段階，特に心理期での失敗に関係すると報告されている[8]．PTSDは外傷後数週から数カ月（6カ月を超えることはまれ）を経て発症するが，外傷体験から発症までの時間が長いほど慢性に経過するため，予防が第一である．退院後に発症し診断される場合が多い[9]が，入院中に発症していても，治療スタッフは見過ごしてしまう場合が多い[10]ため注意を要する．

[対応]
①心理期には治療者が患者の話をよく聞き，適切に介入することで予防につながる．
②症状に合わせた向精神薬の投与，さらにかなり積極的な精神療法を必要とする．

C 熱傷受傷前の精神医学的問題

　意識障害を伴うような重症熱傷では，受傷から生理期ごろまでは会話によるコミュニケーションはほとんど不可能であるが，熱傷に先行して精神障害がある患者では会話が可能となった状態や熱傷が軽症の場合でも良好なコミュニケーションをとることが困難なことがあり，このような場合，患者から治療の協力が得られず，医療スタッフは疲弊してしまうことがある．熱傷患者の受傷機転の中には，認知症や飲酒に関連した事故で受傷したり，また抑うつ状態や幻覚妄想状態に基づき自殺企図，自傷行為で意図的に受傷する場合など，熱傷の受傷前より精神医学的問題が関わっていることがしばしばある．よって受傷機転が不明であったり状況と受傷部位や熱傷の程度が経験と異なっている場合には，受傷の原因が精神症状による可能性があることを念頭におくべきであろう．表4-22に熱傷受傷前に精神医学的問題が疑われる場合を示した．熱傷患者の精神科的な既往としては物質乱用（アルコール乱用），精神遅滞，認知症が多く[1]，自殺，自傷目的による受傷は，主にうつ病，統合失調症，人格障害の患者で認められる．いずれの場合も精神科的対応の適応となる．図4-19に熱傷受傷患者に対する精神医学的アプローチを示した．熱傷患者に精神医学的問題が認められた場合には，治療を円滑に進めるためにもその症状が何に基づくものなのかを正確に把握することが必要である．

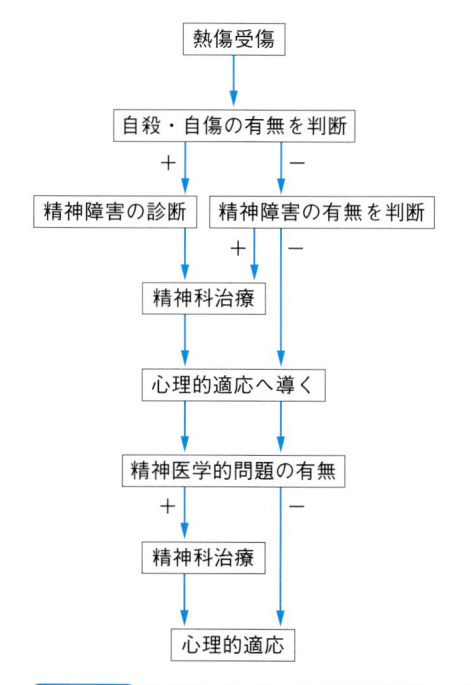

表4-22 熱傷受傷前に精神医学的問題が疑われる場合

1) 受傷機転が不明
2) 明らかな自殺企図
3) 状況，受傷部位，熱傷の程度に疑問がある
4) 高齢者

図4-19 熱傷患者に対する精神医学的アプローチ
（鈴木博子．救急医学．2003; 27: 58-60[18]より改変）

D　自殺企図と自傷行為による熱傷

　自殺企図と自傷行為を含め，意図的に自ら熱傷を受傷した患者の60〜90%に精神障害が合併している[11-14]．特に気分障害（21%），統合失調症（12%），人格障害（7%）で多く認められ[15]，さらにこれらの約半数の患者は以前に自殺企図歴がある[15]．意図的な熱傷に至った主な理由としては，"ストレスや悲しみからの脱出によるもの"，"幻覚妄想によるもの"，"自殺企図によるもの"[14]などがある．意図的な熱傷患者は事故による熱傷と同程度の熱傷範囲であってもうつ病，統合失調症，人格障害などの精神障害の存在のため，事故による熱傷より入院期間が長引く傾向がある[16]．また，自殺企図による熱傷では，広範囲熱傷となりやすい[16]が，自傷行為としての熱傷では熱傷面積をコントロールできるような手段を選択することが多く，熱傷面積は小さく，人格障害に多いとされている[17]．自殺企図による受傷の場合，治療に対して拒否的な態度をとることがあるうえに再自殺企図に至ることも考えられるため，精神科医の介入は必須である．

むすび

　熱傷治療は患者にとって心身ともに苦痛に満ちたものである．そのためその長期におよぶ治療過程で精神医学的問題を生じやすいのだが，治療スタッフにとっても多大な労力が要求され，精神的負担も大きいため特に重症熱傷の治療においては精神科医が積極的に関わることが必要であると考えられている（表4-23）．熱傷患者に遭遇したら早期から精神科医と連携をとることは大切だが，熱傷治療の治療過程で起こりうる精神医学的問題やその対応について医療スタッフ全体で把握することは，身体治療を円滑にし，良好な治療成果を得るためにも必要なことと思われる．

表 4-23　熱傷治療における精神科医の関わり（上条吉人．熱傷患者．In: 黒澤　尚, 他, 編．臨床精神医学講座 17. リエゾン精神医学・精神科救急医療．東京: 中山書店; 1998. p.271-7[5]）

1) 精神疾患の診断とその疾患に対する対応
2) 熱傷後の正常な心理的な適応を容易にする
3) 熱傷後の疼痛の評価と軽減
4) 熱傷治療のチームのコミュニケーションを円滑にする

■文献
1) Patterson DR, et al. Psychological effects of sever burn injuries. Psychol-Bull. 1993; 113: 362-78.
2) Mendlsohn IE. Liaison psychiatry and burn center. Psychosomatics. 1983; 24: 235-43.
3) Choinier M, et al. The pain of burns: Characteristics and correlates. Trauma. 1989; 29: 1531-9.
4) Lynch EP, et al. The impact of postoperative pain on the development of postoperative delirium. Anesth Analg. 1998; 86: 781-5.
5) 上条吉人．熱傷患者．In: 黒澤　尚, 他, 編．臨床精神医学講座 17. リエゾン精神医学・精神科救急医療．東京: 中山書店; 1998. p.271-7.
6) Watkins PN, et al. Psychological stages in adaptation following burn injury: a method for facilitating psychological recovery of burn victims. J Burn Care Rehabil. 1988; 9: 376-84.
7) 金子晶子, 他．熱傷センター入院患者における精神医学的検討．精神医学．2005; 47: 979-84.
8) Watkins PN, et al. The role of psychiatrist in the team treatment of the adult patient with burns. J Burn Care Rehabil. 1992; 13: 19-27.
9) Roca RP, et al. Posttraumatic adaptation and distress among adult burn survivors. Am J Psychiatry. 1992; 149: 1234-8.
10) Jimenes JPP, et al. Psychiatric consultation and post-traumatic stress disorder in burned patients. Burns. 1994; 20: 532-6.
11) Cameron DR, et al. Self-inflicted burns. Burns. 1997; 23: 519-21.

12) Krummen DK, et al. Suicide by burning: a retrospective review of the Akron regional burn center. Burns. 1998; 24: 147-9.
13) Daniels SM, et al. Self-inflicted burns: a 10-year retrospective study. J Burn Care Rehabil. 1991; 12: 144-7.
14) Erzurum V, et al. Self-inflicted burn injuries. J Burn Care Rehabil. 1990; 20: 22-4.
15) Geller JL. Self-incineration. A review of the psychopathology of setting oneself a fire. Int J Law Psychiatry. 1997; 20: 355-72.
16) Horner BM, et al. Case-controlled study of patients with self-inflicted burns. Burns. 2005; 31: 471-5.
17) Tuohig GM, et al. Self-inflicted patients burns; Suicide versus mutilation. J Burn Care Rehabil. 1995; 16: 429-36.
18) 鈴木博子. 精神医学的問題とその対応. 熱傷治療マニュアル. 救急医学. 2003; 27: 58-60.

〈坂本博子〉

5 気道熱傷の治療

　気道熱傷とは，火災や爆発の際に生じる煙や水蒸気を吸入することによって生じる呼吸器系の障害の総称であり，英語では smoke inhalation injury とよばれる．このことからもわかるように，単に熱による気道損傷だけを意味するものではない．通常の煙では熱よりもむしろ煙中の化学物質による傷害が主体である．Thompson らは気道熱傷を合併した場合，熱傷単独と比べて死亡率が 30％以上高くなると報告している[1]．このように気道熱傷は熱傷患者の予後を左右する最重要因子の 1 つであるため，熱傷治療において重要視される．

　2009 年に発刊された熱傷診療ガイドラインのうち，気道熱傷に関する記載を表 5-1 に抜粋した[2]．

A 気道熱傷と呼吸管理

　気道熱傷に起因する呼吸障害には，急性期にみられる気道熱傷そのものによる呼吸障害と続発する肺炎によるものとがある．急性期にみられる呼吸不全は，通常上気道の傷害と下気道（気管支および肺胞レベル）の傷害に起因するものに分けられる．

1 上気道の傷害に対して

　気道熱傷では吸入した熱や化学物質の影響によって生じた浮腫のために咽頭・喉頭の狭窄，閉塞をきたし換気障害を生じる．特に高温の水蒸気を吸入した場合には，熱容量が大きいため早期に重篤な浮腫が出現する．咽頭・喉頭浮腫がみられる場合には，受傷後数時間で浮腫が急激に進行して声門狭窄をきたし窒息状態に陥る危険性がある．そのような状態になってからでは挿管困難となる場合が多く，早期に気管挿管による気道確保を行う必要がある．予防的気管挿管についてはその是非がいつも議論になるが，気道確保の遅れは致命的となるので，迷う場合には確実な気道確保を行うべきである（表 5-1 a ①）．

　上気道熱傷のみの場合は気管チューブの抜管は上気道の浮腫が軽減すれば可能となる．声門周辺の浮腫のチェックには気管チューブのカフを虚脱させエアリークの度合いを確認するカフリークテストや喉頭ファイバーが用いられる．

　一酸化炭素やシアンなどの中毒性物質は意識障害をもたらすため，事故現場において上気道閉塞をきたす危険性が高くなる．これらに対する呼吸管理は，気道の確保と酸素の供給が最優先される．しかし，シアン中毒を伴う気道熱傷は致命的であることが少なくない．気道熱傷に伴うシアン中毒に対するヒドロキソコバラミン投与は重大な副作用はなく，投与を考慮してもよいとされている[3]．2009 年より本邦でも上記製剤が利用可能となったが，高価であるため院内に常備されていない施設も少なくない．その場合は亜硝酸アミルやチオ硫酸ナトリウムを使用する．

表 5-1 熱傷診療ガイドライン（日本熱傷学会学術委員会，編．熱傷診療ガイドライン．1版．東京：春恒社；2009[2])より抜粋）

a．成人気道熱傷の初期治療
①予防的な早期気管挿管を考慮してもよい（推奨度 C）が，慎重なモニタリングのうえ，上気道閉塞症状が出現した時点で挿管する方針でもよい（推奨度 C）．
②抗菌薬のルーチンの予防的投与は望ましくない（推奨度 B）．
③ステロイド投与は推奨されない（推奨度 B）．
④初期の標準的人工呼吸モードとして，終末呼気陽圧（PEEP）あるいは持続気道陽圧（CPAP）など終末呼気が陽圧の呼吸・換気が推奨される（推奨度 C）．
⑤高頻度パーカッション換気法（HFPV）は，成人では酸素化の改善，肺炎合併率および死亡率の低下が期待できるため考慮してもよい（推奨度 B）．
⑥急性肺障害（ALI）・急性呼吸窮迫症候群（ARDS）を呈する症例には，低一回換気量換気（一回換気量 6 mL/kg 体重以下，プラトー圧 30 cmH$_2$O 以下）を行ってもよい（推奨度 A）．

b．初期輸液（輸液の量）
気道熱傷合併例では，非合併例より多くの輸液を要する（推奨度 B）．

c．熱傷の敗血症（burn sepsis）に対する予防的抗菌薬全身投与
汚染創を有する 20～40% TBSA 以上の熱傷で，気道熱傷を合併する場合，予防的抗菌薬全身投与を考慮してもよい（推奨度 C）．この際には，汚染状況，グラム染色や細菌培養結果，汚染物質，当該施設あるいは地域の分離菌感受性情報（antibiogram）などを検討し，A 群 β-溶血性連鎖球菌や大腸菌などの侵襲性の強い細菌，あるいは難治性菌を標的に抗菌力を有する薬剤を選択する（推奨度 B）．また，予防的抗菌薬全身投与の投与期間は 3～5 日（推奨度 A）とする．

2 下気道の傷害に対して

現在のところ治療として確立されたものはなく，対症療法が中心となる．

下気道の傷害は，煙の有毒物質により引き起こされる．したがって，気道の末梢に位置する肺胞は，煙の粒子が最も届きにくい部位であるため，急性期に傷害されることは稀であり，肺胞レベルでの呼吸障害は受傷後 3 日目ぐらいから合併する肺炎に起因するところが大きい．このため気道熱傷において最も問題になるのは，細気管支レベルの傷害である．煙の暴露に引き続き，気道の浮腫や気道からの分泌物，および偽膜形成による気道の狭窄あるいは閉塞が起こる．偽膜は粘液，脱落上皮，好中球や浸出液などにより形成される．重症になると，偽膜が気道を閉塞し無気肺を形成する．

いったん偽膜が形成されれば，通常の吸引や理学療法では除去が困難なため，定期的に気管支ファイバーを行い除去する必要がある．さらに，中枢側で形成された偽膜が脱落し末梢側の気道を閉塞すると，突然呼吸状態の悪化を呈する場合がある．この場合はただちに気管支ファイバーを施行する必要がある[4]．

初期の標準的人工呼吸モードとしては，他の呼吸器疾患にも広く用いられている PEEP あるいは CPAP などの陽圧呼吸が推奨されている（表 5-1 a ④）．

偽膜形成や気道の浮腫により気道内圧の上昇がみられた場合，通常の呼吸管理ではバロトラウマ（気胸，皮下気腫，縦隔気腫など）を起こす危険性があるため，VDR（volumetric diffusive respiration）または HFPV（high-frequency percussive ventilation）とよばれる換気モードが臨床応用されている．これは subtidal volume breath とよばれる小さな換気を 200～600 回/分の高頻度で行い，気道内の空気を振動させる．Subtidal volume は累積され，設定された気道内圧の値まで上昇すると，受動的に呼気を排出させる．PEEP をかけることも可能である．効果の機序としては，コンプライアンスの低下した領域にもガス分配が可能であること，および気体の振動により気道内分泌物の除去が容易になることなどがあげられる．HFPV は従来の呼吸管理と比較して，肺炎合併率，死亡率が

低下し[5]急性期の酸素化が改善する[6]，40% TBSA 以下では死亡率が低下する[7]など，有用性が報告されている．ただし，従来の換気法で管理不能となってから導入されたのでは効果が少ないため，受傷後早期より開始されることが望ましい（表 5-1 a ⑤）．

6 mL/kg 体重以下でプラトー圧を 30 cmH$_2$O 以下にする低一回換気量換気は急性肺障害（ALI）や急性呼吸窮迫症候群（ARDS）に対して一般に推奨されているが，気道熱傷のみを対象とした研究はない（表 5-1 a ⑥）．

ECMO（extracorporeal membrane oxygenation）の使用により重症気道熱傷の救命が可能であったという報告が散見される．1 週間以内で ECMO から離脱できなければ救命の可能性はきわめて低くなると考えられるが，重症気道熱傷は広範囲熱傷を合併していることが多く，重症呼吸不全に感染が加われば，短期間での離脱はきわめて困難となる．このため気道熱傷に対して安易に ECMO を導入すべきではない．

その他，偽膜の形成防止と除去促進のために気道内ヘパリンと N-アセチルシステインの吸入を行っている施設もあるが，臨床的な評価は定まっていない[8]．

ステロイド投与に関しては，1970〜80 年代初めには投与を勧める意見がみられたが，その後，死亡率を改善させないという多くの報告がみられ，現在では無効であると結論づけられている（表 5-1 a ③）．

B　気道熱傷に対する輸液

気道熱傷を合併すると，気道熱傷を伴わない同じ面積の熱傷例と比較して，必要輸液量は著しく増加する．これは気道熱傷非合併例に比較して炎症反応がより高度となり血管の透過性がさらに増大するためと考えられている．動物実験からは，気道熱傷に合併する肺水腫は，過剰輸液よりもむしろ輸液不足によって生じやすいことが示されている．肺水腫をおそれて輸液を制限するのは誤りであるが，同時に過剰輸液に対する耐性も低下しているのでその安全域が狭く，症例ごとに適切な輸液管理が要求される．ガイドラインでは「気道熱傷合併例では，非合併例より多くの輸液を要する（表 5-1 b）」とされているが，どのくらいの修正が必要かについて具体的には示されていない．佐々木は循環動態の安定を得るためには受傷後 24 時間の目標値（4 mL/kg/% burn）を上方修正（5〜6 mL/kg/% burn）しておくのが望ましいと報告している[9]．公式はあくまで輸液開始の目安であり，正常な腎機能であれば，成人で 0.5 mL/kg/hr，小児では 1 mL/kg/hr の尿量を保つように輸液量を変更していく必要がある．

C　気道熱傷に対する抗生物質の投与

気道熱傷は粘膜のバリア機能の崩壊を伴うため，かつては気道熱傷に対して初期から抗生物質を投与することは当然であると考えられていた．しかし気道熱傷に対する抗菌薬の予防投与は有効性が証明されておらず，現在では抗菌薬のルーチンの予防的投与は推奨できない（表 5-1 a ②）．その根拠は，気道熱傷急性期の炎症は，細菌感染によるものではなく，熱，煙，あるいは有毒ガスによりもたらされるものであるためである．ただし，傷害された気道が細菌感染を合併する可能性は非常に高いため，検鏡や監視培養で頻回に痰をチェックし感染と診断したら速やかに適切な抗生剤を投与できるように準備しておく．

ガイドラインでは「汚染創を有する20～40%のTBSA以上の熱傷で気道熱傷を合併する場合，予防的抗菌薬全身投与を考慮してもよい」と記載とされているがその推奨度はCである（表5-1c）.

D 耐性菌と抗菌療法

熱傷は皮膚の生理的バリア機構の破綻のみならず宿主免疫の機能低下をきたす．広範囲熱傷患者は早期死亡例を除けば，そのほとんどがsepsisによる多臓器不全で死亡する．

呼吸器感染の起因菌としては，創感染やカテーテル関連血流感染と同様にMRSAや*P. aeruginosa*が多く，最近では*Acinetobacter* spp. も耐性菌として問題になってきている．

耐性菌に対しては，まず耐性菌の出現を遅らせるための感染予防策がきわめて重要である．すなわち環境管理と感染経路対策を行う．耐性菌のほとんどは接触感染を起こすため，標準予防策に加え接触予防策を行う必要がある．病院のパソコンのキーボードやマウスの約18%がMRSA，*P. aeruginosa*，*Acinetobacter baumani* で汚染されているという報告もあり[10]，これらを触れた手で患者の衣服や寝具に触れることで患者への感染の機会が増加する．熱傷患者に接触する際には，手指消毒とエプロンや手袋の着用を行うべきである．

Matsushimaらは，pre-emptive contact precautionsと称して，挿管された全症例に対しMRSAの保菌の有無にかかわらず標準予防策に加え接触予防策を導入したところ，MRSA感染率，抗MRSA薬の使用量およびコストが減少したと報告しており[11]，気道熱傷合併例にも効果的と考えられる．

いったん感染を起こしてしまえば，適切な創処置とともに感受性のある抗菌薬を投与するしかない．抗菌薬は，MRSA感染の場合はバンコマイシン（VCM：バンコマイシン®），テイコプラニン（TEIC：タゴシッド®），アルベカシン（ABK：ハベカシン®）などを使用する．また患者に腎機能障害がある場合や創感染からの敗血症を起こしている場合にはリネゾリド（LZD：ザイボックス®）を選択する．

緑膿菌感染に対してはタゾバクタム/ピペラシリン（TAZ/PIPC：ゾシン®），スルバクタム/セフォペラゾン（SBT/CPZ：スルペラゾン®），メロペネム（MEPM：メロペン®），シプロフロキサシン（CPFX：シプロキサン®），パズフロキサシン（PZFX：パシル®）などを選択する．緑膿菌は容易に耐性化するため，定期的に監視培養を行い，感受性をチェックしておくことが重要である．

真菌感染は疑うことが重要であり，監視培養に加え定期的な*β*-Dグルカンや眼内炎のチェックを行うべきである．監視培養や*β*-Dグルカン陽性では，フルコナゾール（ジフルカン®）またはミカファンギン（ファンガード®）を開始する．改善しない場合は，アスペルギルス，クリプトコッカス，難治性カンジダ感染を考慮し，ボリコナゾール（ブイフェンド®）またはアムホテリシンB（ファンギゾン®）への切り替えを考慮する．

むすび

熱傷に気道熱傷を合併した場合，熱傷管理よりもさらに細かい集中治療が必要となる．そのためには，気道熱傷の病態を十分理解することがきわめて重要である．

■文献

1) Thompson PB, et al. Effect of mortality of inhalation injury. J Trauma. 1986; 26: 163-5.
2) 日本熱傷学会学術委員会, 編. 熱傷診療ガイドライン. 1版. 東京: 春恒社; 2009.
3) Borron SW, et al. Prospective study of hydroxocobalamin for acute cyanide poisoning in smoke inhaltion. Ann Emerg Med. 2007; 49: 794-801.
4) 田崎 修, 他. 気道熱傷―病態解明と新しい治療戦略. In: 島崎修次, 編. 救急医療の最先端. 1版. 東京: 寺田国際事務所／先端医療技術研究所; 2004. p.300-4.
5) Cioffi W, et al. Prophylactic use of high-frequency percussive ventilation in patients with inhalation injury. Ann Surg. 1991; 213: 575-82.
6) Reper P, et al. High frequency percussive ventilation and conventional ventilation after smoke inhalation: a randomized study. Burns. 2002; 28: 503-8.
7) Hall JJ, et al. Use of high-frequency percussive ventilation in inhalation injuries. J Burn Care Res. 2007; 28: 396-400.
8) Holt J, et al. Use of inhaled heparin/N-acetylcystine in inhalation: Does it help? J Burn Care Res. 2008; 29: 192-5.
9) 佐々木淳一. 熱傷治療ガイド2010, 初期輸液. 救急医学. 2010; 34: 407-10.
10) Lu PL, et al. Methicillin-resistant *Staphylococcus aureus* and *Acinetobacter baumannii* on computer interface surfaces of hospital wards and association with clinical isolates. BMC Infect Dis. 2009; 9: 164.
11) Matsushima A, et al. Pre-emptive contact precautions for intubated patients reduced healthcare-associated meticillin-resistant *Staphlococcus aureus* transmission and infection in an intensive care unit. J Hosp Infect. 2011; 78: 97-101.

〈高橋国宏, 田﨑 修〉

6 熱傷の栄養対策

　熱傷患者の熱傷ショック期以後の病態は，高体温，代謝亢進，骨格筋蛋白喪失，体重減少，hyperdynamic circulation で特徴づけられる．この病態は創閉鎖が完了するまで持続し，適切な栄養療法を行うことで改善させることが可能である．熱傷患者の代謝量は熱傷面積に比し増加し，熱傷面積 60％ BSA におよぶ広範囲熱傷患者においては正常の2倍にも達するが[1]，さらに広範囲となっても，それ以上増加することはないといわれている[2,3]．熱傷後のこれらの変化にはさまざまなメディエータ，とくに IL-1，IL-6，TNF-α などのサイトカインや，プロスタグランディン，フリーラジカル，カテコラミン，コルチゾール，グルカゴンなどのホルモンが大きく関与していることが明らかになっている[4,5]．栄養素として糖質を主にするが，熱傷患者では乳酸やピルビン酸が上昇しており[6]，これらもエネルギー基質として利用される．1980 年代に間接熱量測定法が臨床上有用となり，経腸栄養においてペプチドやアミノ酸，線維を含有したものが発売され注目を集めた．1990 年代になり，窒素源としてグルタミンやアルギニン，核酸を豊富に含む製品が作られ，また，脂肪として n-3 脂肪酸や短鎖脂肪酸，あるいは中鎖脂肪酸トリグリセライドが製品化した．さらにグルタミン，n-3 脂肪酸，アルギニン，核酸などの免疫増強剤を多く含んだ immuno-modulating formula が市販された．

　高カロリー輸液が開発されてから，栄養管理は十分なカロリー投与が謳われ，その後アミノ酸製剤や脂肪製剤が開発されてますます過剰投与の傾向になってきていたが，overfeeding は有害である．二酸化炭素産生を増大させ，感染合併症の発症率を増加させ，有意に死亡率を高める，といった報告が相次ぎ，underfeeding が有益であるとの見解が出てきている[7]．

　近年は，重症患者の血糖値を厳密にコントロールする intensive insulin therapy（IIT）が議論されており，熱傷患者に関する報告もみられる．

A ASPEN ガイドラインの概要

　2002 年，アメリカ静脈経腸栄養学会（ASPEN）は「成人および小児患者における静脈経腸栄養の使用ガイドライン」を作成し，その機関誌 Journal of Parenteral and Enteral Nutrition（JPEN）において発表した．これは 1993 年に発表されたガイドラインを改訂したものであるが，そのなかで「集中治療を要する重症患者に対する栄養療法」のひとつとして，とくに熱傷患者の栄養法が新たに追加されている．このガイドライン[8]で強い evidence を有するものとして取り上げられている点とそれに基づく栄養療法実施ガイドラインの要点を以下に述べる（表 6-1）．

1 ガイドラインの基となる evidence

①熱傷患者のエネルギー，蛋白の所要量は増加しているが，それらを過剰に投与することになって

> **表 6-1** **クリティカルケア 熱傷栄養法**（ASPEN. J Parent Enter Nutr. 2002; 26: 88-9SA[8])
>
> **根拠（evidence）**
> - エネルギー・蛋白の所要量は増加しているが，過剰投与に注意すべきである．
> - エネルギー計算には諸式があるが，間接熱量測定法が推奨される．
> - カロリーN比　Cal（kcal）/N（g）＝110
> - アルギニン，グルタミン，n-3脂肪酸，亜鉛，ビタミンA・Cの薬理作用，免疫強化作用はなお議論が多い．
>
> **実施ガイドライン**
> - 適切なエネルギー量を投与すべきである．
> - 可能なら，間接熱量測定法で投与エネルギー量を求める．
> - 重症例では創傷治癒が得られるまで高蛋白摂取を要する．
> - アルギニン，グルタミン，n-3脂肪酸，ビタミン，微量元素，抗酸化薬，成長ホルモン，蛋白同化ホルモンなどのルーチン使用は必要ない．
> - 経静脈栄養は特に栄養サポートが必要であるが4～5日以内に経腸栄養を開始できない場合に行う．

はならない．

②投与量の算定には，計算上の基礎代謝量（basal energy expenditure：BEE）の1.5～2.0倍を投与熱量とする方法，Curreri の計算式，Galveston formula など諸式があるが，その適切性や信頼性に関し疑問視する意見もあり，もし実施可能ならば，間接熱量測定法によるカロリー必要量の測定が推奨されている．この方法は実際のエネルギー消費量を計測するため非常に有用であるが，室温，ガーゼ交換，熱傷浴，手術などにより大きく変化することを認識しておくべきである．

③カロリーN比は　Cal（kcal）/N（g）＝110が望ましい[9]．

④投与法としては熱傷面積20％未満で顔面熱傷や気道熱傷合併，精神的問題，受傷前からの低栄養状態などの問題がなければ高カロリー高蛋白食の経口摂取のみで十分であるが，広範囲熱傷の場合はできるだけ早く，望ましくは受傷後24時間以内に経腸栄養を開始すべきである．一方，静脈栄養はカテーテル合併症や腸管粘膜萎縮をもたらし，経腸栄養法に比し有益性が少ないこと，重症熱傷の場合には静脈栄養施行が高死亡率に関連していることが報告され[10]，4～5日以内に必要熱量に見合う経腸栄養量が投与できない場合に限って用いるべきであるとされている．

2 実施ガイドライン

①熱傷患者は栄養学的なリスクを有しており，栄養管理計画を遂行する必要があるか否かを判断するための栄養評価を施行すべきである．
②熱傷急性期の代謝亢進状態に見合う適切な熱量を投与すべきである．
③可能であれば，間接熱量測定法を用いてエネルギー必要量を測定すべきである．
④重症熱傷患者は創閉鎖治癒が十分に進むまでに多量の蛋白摂取を必要とする．
⑤熱傷患者では静脈栄養よりも経腸栄養を用いるべきである．
⑥中等度から重度の熱傷患者ではできるだけ早く経腸栄養を始めるべきである．
⑦静脈栄養は4～5日以内に必要熱量に見合う経腸栄養が施行できない場合に限って用いるべきである．

3 その後のガイドライン

2006年のESPENの経腸栄養に関するガイドラインでは，集中治療を要する重症患者における投与カロリー量について，急性期は20～25 kcal/kg/day，回復期では25～30 kcal/kg/day が推奨され

ている[11]).

　2009年のESPENの経静脈栄養に関するガイドラインでは，広範囲熱傷患者に関し以下の点が述べられた[12]).

- 広範囲熱傷では，銅，セレン，亜鉛が浸出液として大量に喪失している可能性があり，補充が必要である（20% TBSA 以上の熱傷患者で，1日あたり銅3〜3.5 mg，セレン350 μg，亜鉛30〜35 mg）．
- 広範囲熱傷患者および持続的腎代替療法を行っている患者ではビタミン補充をとくに考慮すべきである．

　また，2009年に米国 Society of Critical Care Medicine（SCCM）と ASPEN から発表された集中治療を要する成人重症患者の栄養療法に関するガイドラインでは熱傷患者に言及した詳細な記述はなかったが，以下のような点があげられた[13]).

- 必要エネルギー量は計算式か間接熱量計による測定で算出してよいが，計算式は間接熱量計による測定値より正確とはいえないので注意すべきである．特に肥満患者ではより問題となる．
- 適切な経腸栄養の選択として，とくに重症熱傷患者には，アルギニン，グルタミン，核酸，ω-3脂肪酸，抗酸化薬などを含有した immune-modulationg enteral formulations を使用することを推奨するが，重症敗血症患者では使用は慎重にすべきである．
- 補充療法として，特に重症熱傷患者には経管グルタミン投与を推奨する．
- 経静脈栄養を選択する重症患者では，少なくとも最初は mild permissive underfeeding を考慮すべきである．

B 投与法選択の実際

1 栄養投与法の概論

　近年，栄養療法のおおまかな目標は，蛋白として2〜3 g/kg/day，投与カロリーでは間接熱量計で計測した安静時エネルギー消費量（resting energy expenditure: REE）の1.2倍あるいは計算上のBEEの1.5倍とすることである[14,15]).小児の場合は測定REEの1.3倍量が目安とされる．これにより熱傷前の体重の少なくとも95％を維持でき，呼吸商（RQ）を0.8〜0.95に保つことができる点でおおむね合意を得ているといわれる[16-18]).われわれの経験では，高齢者であっても測定量では不十分であり，10〜20％増しを目標として開始し，さらに個々の症例の病態に合わせて修正していく．グルコース（glucose）は熱傷患者におけるホルモン環境下では十分に酸化されないため，理想的な唯一の燃料ではなく，脂肪などの投与も考慮する．加えて，適切な量の微量元素とビタミンが必要不可欠である．

2 投与経路の選択

　図6-1のアルゴリズムに沿って投与法を選択し，治療経過中も変更していく．

　栄養投与経路は理想的には経腸であり，経静脈栄養は sepsis を招く危険性がある．ほとんどの患者は経鼻胃管を用いた経腸栄養に耐えられるが，幽門輪を超えたチューブ留置が必要なケースもある．あまり長期にならなければ，経静脈栄養も体蛋白減少を防ぐのに十分な効果がある[19]).間欠的な経腸栄養が嘔吐や血糖変動により施行困難な場合は，ポンプを用いた24時間持続投与も考慮すべきである．

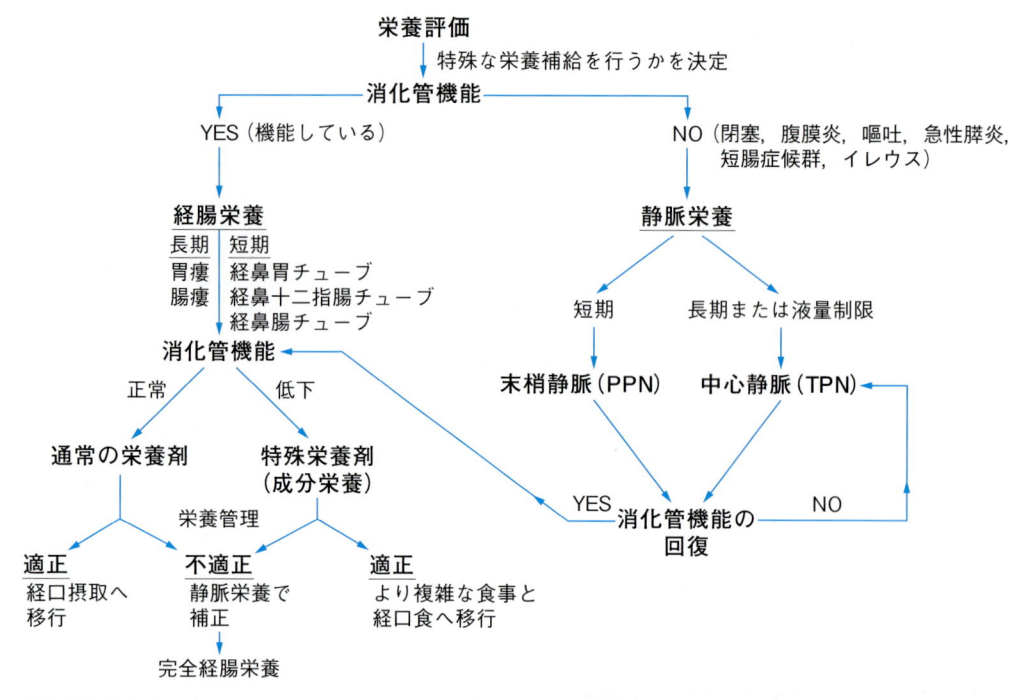

図 6-1 栄養法の選択方法 （ASPEN ガイドライン 1993 より改変）

経腸栄養投与速度や投与量が一定する前に起こる下痢で熱傷創汚染の危険がある場合は，チューブ留置による排便管理を行う．

3 投与量算定法

a）間接熱量計（indirect calorimetry）による REE 測定（図 6-2, 6-3）

REE を計測し，これにストレス係数をかけて，投与エネルギーを算定する方法で，最も推奨されている．測定機器のセンサーで計測した酸素消費量と炭酸ガス産生量から Weir の式を用いて REE が計算され，病態に応じた個々の症例ごとに計測できるが，測定条件により異なること，機種により若干測定値が異なることなどが問題点としてあげられる．計測機器は人工呼吸器の排気口にセンサーを取り付けるタイプと，自然気道状態でもフード装着により吸気呼気分析ができるキャノピーを備えたタイプのものとがある．

重症熱傷患者の場合，日常的な処置，ケアにおいても変動が大きいために，安静時を一定時間計測するに多少の制限があるが，慣れてくるとかなり安定した測定ができるようになる．また，測定が正しく行われているか否かは，計測投与酸素濃度（FiO_2）や酸素消費量，二酸化炭素産生量および呼吸商（RQ）などをチェックすることで確認する．呼吸商は間接熱量計 Vmax では 0.7～1.0 の範囲が正常域とされ，糖質が多く消費されると 1.0 に近い値になり，脂肪が多い場合は 0.7 に近づくとされる．発熱や痛み刺激などで過換気傾向になると一時的に 1.0 を超えることがある一方，0.7 以下では糖質投与不足，underfeeding が懸念される．この場合，投与量を増やすと RQ が速やかに改善するといわれ，栄養状態を検証することができるが，実際には多因子が関与するため，明確に確認できないことも多い．

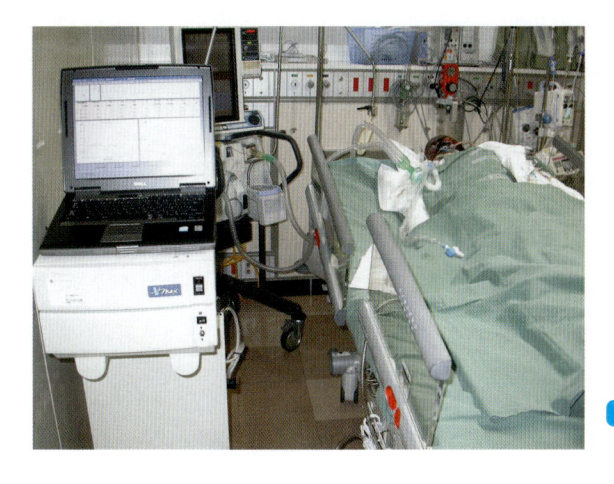

図 6-2 間接熱量計による REE 測定

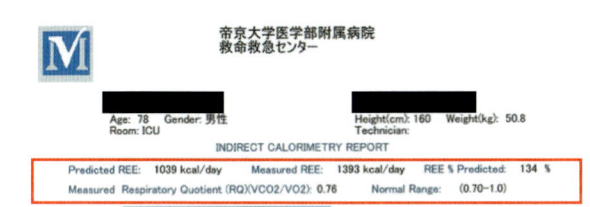

図 6-3 REE 測定結果

われわれの施設で使用している間接熱量計 Vmax の場合，測定結果は図のようなデータとして表示される．Predicted REE は Harris-Benedict 法で計算された安静時カロリー消費量であり，Measured EE は Weir の式から算出した実測カロリー消費量である．この患者の場合，Predicted REE の 134%となっている．

b）その他

計器を用いない場合は，性別，体重，身長，年齢をもとに BEE を計算し，ストレス係数をかけ，投与エネルギー量を計算する方法がよく用いられる（表 6-2）．直接投与熱量を算定する方法として，Curreri の式や小児の場合は，Galveston の式などがあるが，いずれの方法でも投与過多や過少の危険があり，定期的に正しく評価する必要がある．

特に熱傷面積が 50% TBSA を超える重症広範囲熱傷患者では代謝のさらなる亢進はみられないとの多くの報告があり[20-22]，計算のまま投与すると有害なレベルの overfeeding となる危険性がある．

C 栄養状態監視のための指標

栄養療法は一般に連続的（経時的）生理学検査すなわち間接熱量測定（indirect calorimetry）によりモニタされるべきである．他に血液尿素窒素および尿中窒素排泄量を測定し窒素バランス（UN balance）を計算し変化をモニタする．3-メチルヒスチジンは骨格筋特有のアミノ酸であり，この尿中排泄量を測定すると筋蛋白異化亢進を追うには窒素バランスよりもより正確であるといわれている[23]．よく用いられる指標を表 6-3 に列記する．血液生化学検査のうち，アルブミンおよび rapid turnover protein についてはその特徴を表 6-4 に示した．

D 特殊栄養素および同化作用物質

重症広範囲熱傷患者の特異的な代謝状態を改善させるためにさまざまなホルモン，薬物が検討さ

表 6-2 熱傷患者の投与カロリー計算式

【間接熱量測定による計算】

resting energy expenditure（kcal/日）＝3.941 V_{O_2}＋1.106 V_{CO_2}－2.17N≒3.9 V_{O_2}＋1.1 V_{CO_2}
（Weir の式）

【成人】

Demling の式
basal energy expenditure（BEE）×1.5（20% BSA）～2.0（50% BSA）
BEE（kcal/日）＝66＋13.7×体重（kg）＋5×身長（cm）－6.8×年齢　（男性）
665＋9.6×体重（kg）＋1.7×身長（cm）－4.7×年齢　（女性）
（Harris-Benedict 変法）

Curreri formula
年齢　16～59 歳　　25 kcal/kg 体重＋40 kcal/% burn
　　　60 歳以上　　20 kcal/kg 体重＋65 kcal/% burn

【小児】

Galveston, Infant
年齢　0～12 カ月　　2100 kcal/m²（体表面積）＋1000 kcal/m²（熱傷面積）
　　　1～11 歳　　　1800 kcal/m²（体表面積）＋1300 kcal/m²（熱傷面積）
　　　12 歳以上　　 1500 kcal/m²（体表面積）＋1500 kcal/m²（熱傷面積）

Curreri, Junior
年齢　0～1 歳　　 basal metabolic rate（BMR）＋15 kcal/% burn
　　　1～3 歳　　 basal metabolic rate（BMR）＋25 kcal/% burn
　　　4～15 歳　　basal metabolic rate（BMR）＋40 kcal/% burn

表 6-3 栄養評価の指標

身体計測	体重
血液生化学検査	アルブミン，プレアルブミン（トランスサイレチン），レチノール結合蛋白，トランスフェリン，コレステロール，トリグリセリド
尿検査	クレアチニン，尿素窒素，3-メチルヒスチジン

表 6-4 代表的血清蛋白質の半減期と変動因子

	正常値（当院データ）	半減期	備考
アルブミン	3.7～5.5 g/dL	約 17 日	反応が遅い，血管・創からの喪失およびアルブミン投与による変動
トランスサイレチン（プレアルブミン）	21～43 mg/dL	約 2 日	甲状腺ホルモンを運搬，RBP と複合体を形成，腎機能障害で増加
レチノール結合蛋白（RBP）	2.5～8.0 mg/dL	6～12 時間	ビタミン A の特異的結合蛋白，腎機能障害により増加，ビタミン A 欠乏症で低下
トランスフェリン	205～370 mg/dL	7～10 日	貧血時に上昇

れている．近年はさらに発展し，特殊栄養素や同化作用物質を補助的に使用することで熱傷後の創傷治癒が促進する，免疫能が向上するなどの効果が期待されている．しかし，ASPEN ガイドラインでは，熱傷患者において特殊栄養素や同化作用物質の投与を必須とするほどの役割はみいだされていないとされた．それ以後の報告を含め，以下に代表的な特殊栄養素および同化作用物質をあげる．

1 代表的な特殊栄養素

a）グルタミン

グルタミンは，平常時には生体内で産生される非必須アミノ酸である．侵襲時にはグルタミンの需要が大幅に増加するため，外から補給されないと欠乏することから conditionally essential amino acid の範疇に入ると考えられている[24]．グルタミンは侵襲時に筋より多量に放出され，肝・腸管・免疫細胞のエネルギー源として消費されるため，侵襲下での栄養基質としての重要性が注目されている．グルタミンを大量経口投与することによって，量的に減少し損傷した腸管粘膜細胞を増殖修復させ，免疫細胞の増殖を促すことが期待される．

b）脂肪酸

n-3 脂肪酸はプロスタグランディン E_2（PGE_2）産生を抑制し，細胞性免疫を増強し，オプソニン活性や遅延型免疫反応を改善させる[25]．

c）アルギニン

非必須アミノ酸であるアルギニンは成長ホルモン（GH）の放出を上昇させ，創傷治癒を刺激促進し，免疫機能を改善する．動物実験によると，熱傷の代謝亢進時期には相対的に不足していることが示されている[26]．

d）ビタミン，微量元素

ビタミン A，ビタミン C，亜鉛などが免疫能や創傷治癒に関与する．これらの補給目的の食品としてはテゾン®，ブイクレス α®などがある．

e）食物線維（fiber）

食物線維は人間の消化酵素で消化することができない食物中の難消化成分と定義されている．食物線維は不溶性と水溶性に分けられ，それぞれ性質，作用が異なる．セルロースは不溶性線維に分類され，糞便水分量や糞塊の消化管内移動速度に影響を与え，便通異常を整える作用を持っている．ペクチンは水溶性線維に分類され，腸内微生物による発酵により短鎖脂肪酸に分解され，腸粘膜細胞のエネルギー源として利用される．よって，それぞれに経腸栄養下の下痢便の性状改善や，腸管粘膜萎縮の改善と形態保持の作用が期待される．

f）Immunonutrition

グルタミン，n-3 脂肪酸，アルギニン，核酸などのいわゆる免疫増強剤を多く含んだ経口栄養剤を用いて，生体反応を積極的に修飾して免疫能や生体防御能を亢進させ，感染症の発症や臓器不全への進展を防ごうとする栄養管理療法である．現在，n-3 脂肪酸，アルギニン，核酸の 3 つの栄養素を添加した経腸栄養剤インパクト®や，さらにグルタミンと分岐鎖アミノ酸を添加したイムン®，サンエット GP®などが発売されている．その有用性については，重症患者の感染症合併率を低下させたが死亡率には有意な差はない[27]，外科手術後患者の感染合併率および在院日数を低下させた[28]，などの報告があるが，熱傷患者については，今のところグルタミン投与の有効性がいくつか報告されている[29]．

2 代表的な同化作用物質

a）インスリン（insulin）

糖質投与時の内因性インスリンの分泌は 50〜60 μU/mL 程度であり，これを生理的レベルのインスリン上昇とすると熱傷患者で行われる大量栄養投与（基礎代謝量の 1.5〜2.0 倍）の場合は血糖値コントロールのためインスリン投与を要することになる．経験的にはインスリン投与量が 100 IU/

日を超えないように，投与カロリーを調節する管理が行われる．重症広範囲熱傷ではグルコースを主とする高エネルギー投与が行われ，血糖値をコントロールするためインスリン投与は必須となる．その中で，熱傷治療のインスリン投与は骨格筋において蛋白喪失を抑制するのみならず，創傷治癒も促進し，在院日数を短縮させるという報告もある[30]．

b）成長ホルモン（GH）

免疫能の強化，創傷治癒の促進，代謝亢進状態の鎮静化，acute-phase response の緩和といった効果が期待されたが，ヨーロッパでの臨床研究中に成人 ICU 患者の死亡率が3倍に上昇し問題となった[31]．検討の結果，成長ホルモン（GH）が高血糖をもたらし，これが死亡率上昇に関係したと結論付けられた[32]．しかし，成長ホルモンの高血糖はインスリンで十分コントロールでき，インスリン投与により筋蛋白異化亢進を防ぐことができて，熱傷急性期のインスリン投与による血糖コントロールによって，筋蛋白異化亢進防止と lean body mass 保持が可能となるといわれる．

c）Insulin-like growth factor-1（IGF-1）

IGF-1 は一般に同化効果と gut mucosal integrity を改善させる効果がある[33,34]．GH のよい面に関与していると考えられ，熱傷患者の蛋白異化亢進を緩和する効果が認められた[35]．Jeschke らは，さらに IGF-1 と IGF-binding protein 3（IGF/BP3）を併用することにより，GH 投与と同様の炎症性サイトカイン産生抑制と acute-phase protein 反応の低下がみられた[36]，と報告している．

d）蛋白同化ホルモン

Anabolic steroid といわれるもので，蛋白合成を促進し，免疫能の改善効果もあるといわれる．わが国でも，メスタノロン，スタノゾロール，メテノロンなどが熱傷治療への使用適応となっている．Demling らは熱傷患者にオキサンドロロンを投与し，窒素喪失量が75％も減少し，採皮部の治癒期が著明に短縮した[37]，と報告している．オキサンドロロンは lean body mass を改善させ[38,39]，特に治療遅延の患者のやせを改善させ[40]，これは年齢によらず[41]．成長ホルモンに比較し合併症が少ない[42]，といわれている．最近，米国において多施設前向き臨床研究が行われ，その結果，20～60％ BSA の重症熱傷患者において入院期間の明らかな短縮が認められた．ただし，8週以上の長期投与では肝酵素上昇がみられ，投与中の肝酵素のモニターが必要とされている[43]．

e）β ブロッカー

β ブロッカーは心拍数を抑えることなどにより重症熱傷の代謝亢進や筋蛋白異化亢進を抑える働きがある．β ブロッカーのプロプラノロールは同化効果，心仕事量減少，末梢脂肪分解低下，四肢血流減少などの効果がある．Herndon らは様々な検討を加え，プロプラノロール投与により熱傷小児患者の代謝亢進と蛋白異化亢進をある程度抑制できた，と報告している[44]．ただし，人工呼吸管理が必要な重症気道熱傷合併例や呼吸循環動態の不安定な最重症例は対象外であり，潜在的に気管攣縮や心機能抑制，低血圧を起こす危険性があることも踏まえなければならない．また，実際の問題点として心拍数を20％減少させるためには相当量のプロプラノロールを投与する必要がある．

f）Intensive insulin therapy（IIT）

近年は，重症患者の血糖値を厳密にコントロールする intensive insulin therapy（IIT）が議論されており，熱傷患者に関する報告もみられる．高血糖では好中球の貪食能やマクロファージ機能を低下させるとの動物実験結果があり[45]，それを裏付けるように，インスリン持続静脈内投与により血糖値110～140 mg/dL の厳密な血糖値管理を行った場合，コントロールしない場合に比べ有意に感染合併率が抑えられた[46]．しかし，重症熱傷患者の場合，痛みを誘発する手術や処置，ケアが常に訪れるために，血糖値の変動が激しく，インスリン持続静脈内投与による血糖値80～110 mg/dL あ

るいは110～140 mg/dLの厳密な血糖値管理を行った場合の低血糖の危険性がきわめて高く，厳重な監視が必要である．

むすび

重症広範囲熱傷は代謝亢進，筋蛋白崩壊と特徴づけられ，安静時代謝エネルギー量の1.5倍にも及ぶ，大量のエネルギー投与とインスリン投与による血糖値コントロールを行う．必要熱量算定には間接熱量測定がもっとも推奨されるが，BEEから算定するなどの方法もあり，経時的に栄養評価し過少投与および過剰投与に注意しなければならない．一方，栄養療法そのものは単に代謝亢進，蛋白異化亢進で失われる熱量と蛋白質を補充するのみならず，異化亢進を抑え，上皮化と創閉鎖を促進させ，免疫能を高め，感染症の合併を防ぐ目的をもって計画施行される時代となってきている．栄養療法を補佐する薬物療法として，βブロッカーや蛋白同化ホルモンなどが有効である．ただし，同化agentsはlean body massを改善させる効果があるが，筋力を増大させるには運動を負荷することが必要不可欠である[47]，といわれる．

■文献

1) Wilmore DW, et al. Metabolic changes in burned patients. Surg Clin North Am. 1978; 58: 1173-87.
2) Aulick LH, et al. The relative significance of thermal and metabolic demands on burn hypermetabolism. J Trauma. 1979; 19: 559-66.
3) 長谷部正晴, 他. 熱傷の栄養管理. 臨床外科. 1989; 44: 625-31.
4) Herndon DN. Mediators of metabolism. J Trauma. 1981; 21: 701-5.
5) Bessey PQ, et al. Combined hormonal infusion stimulates the metabolic response to injury. Ann Surg. 1984; 200: 264-81.
6) Wolf RR, et al. Isotopic evaluation of the metabolism of pyruvate and related substrates in normal adult volunteers and severely burned children: effect of dichloroacetate and glucose infusion. Surgery. 1991; 110: 54-67.
7) Zaloga GP, et al. Permissive underfeeding. New Horiz. 1994; 2: 257-63.
8) ASPEN. Board of Directors and The Clinical Guidelines Task Force: Guidelines for the use of parenteral and enteral nutrition in adult and pediatric patients. Section XI: Specific guidelines for disease-adults. Critical Care: Burns. J Parent Enter Nutr. 2002; 26: 88-9SA.
9) Alexander JW, et al. Beneficial effects of aggressive protein feeding in severely burned children. Ann Surg. 1980; 192: 505-17.
10) Herndon DN, et al. Increased mortality with intravenous supplemental feeding in severely burned patients. J Burn Care Rehabil. 1989; 10: 309-13.
11) Kreymann KG, et al. ESPEN guidelines on enteral nutrition: Intensive Care. Clin Nutr. 2006; 25: 210-23.
12) Singer P, et al. ESPEN Guidelines on Parenteral Nutrition: Intensive care. Clin Nutr. 2009; 28: 387-400.
13) McClave SA, et al. Guidelines for the provision and assessment of nutrition support therapy in adult critically ill patient: Society of Critical Care Medicine (SCCM) and American Society for Parenteral and Enteral Nutrition (A. S. P. E. N.). JPEN. 2009; 33: 277-316.
14) Saffle JR, et al. A randomized trial of indirect calorumetry-based feeding in thermal injury. J Trauma. 1990; 30: 776-82.
15) Prelack K, et al. Energy and protein provisions for thermally injured children revisited: an outcome-based approach for determining requirements. J Burn Care Rehabil. 1997; 18: 177-81.
16) Saffle JR, et al. Use of indirect calorimetry in the nutritional management of burned patients. J Trauma. 1985; 25: 32-9.
17) Mayes T, et al. Evaluation of predicted and measured energy requirements in burned children. J Am Diet Assoc. 1996; 96: 24-9.
18) Trocki MJ, et al. Evaluation of early enteral feeding in children less than 3 years old with smaller burn (8-25 percent TBSA). Burns. 1995; 21: 17-23.
19) Kadillack P, et al. Gastric tube feedings are effective in children with large burns. J Burn Care Rehabil. 1999; 20: s248.

20) Carlson DE, et al. Resting energy expenditure in patients with thermal injuries. Surg Gynecol Obstet. 1992; 174: 270-6.
21) Milner EA. Longitudinal study of resting energy expenditure in thermal injured patients. J Trauma. 1994; 37: 167-70.
22) Cunninggham JJ. Factors contributing to increased energy expenditure in thermal injury: a review of studies employing indirect calorimetry. JPEN. 1990; 14: 649-56.
23) Sheridan R, et al. 3-methyl histidine metabolism following severe burn injury in children. J Burn Care Rehabil. 2002; 23: s128.
24) Lancey JM, et al. Is glutamine a conditionally essential amino acid? Nutr Rev. 1990; 48: 297-309.
25) Alexander JW. Mechanism of immunologic suppression in burn injury. J Trauma. 1990; 30: s70-5.
26) Yu YM, et al. Plasma arginine and leucine kinetics and urea prduction rates in burn patients. Metabolism. 1995; 44: 659-66.
27) Heyland DK, et al. Should immunonutrition become routine in critically ill patients? A systemic review of evidence. JAMA. 2001; 286: 944-53.
28) Beale RJ, et al. Immunonutrition in critically ill: a systemic review of clinical outcome. Crit Care Med. 1999; 27: 2799-805.
29) Kurmis R, et al. The use of immunonutrition in burn injury care: Where are we? J Burn Care Res. 2010; 31: 677-91.
30) Pierre EJ, et al. Effects of insulin on wound healing. J Trauma. 1998; 44: 342-5.
31) Canno TJ, et al. Increased mortality associated with growth hormone treatment in critically ill adults. N Engl J Med. 1999; 341: 785-92.
32) Gore DC, et al. Association of hyperglycemia with increased mortality after severe burn injury. J Trauma. 2001; 51: 540-4.
33) Moller S, et al. Insulin-like growth factor 1 (IGF-1) in burn patients. Burns. 1991; 17: 279-81.
34) Huang KF, et al. Insulin-like growth factor 1 (IGF-1) reduces gut atrophy and bacterial translocation after severe burn injury. Arch Surg. 1993; 128: 47-53
35) Cioffi WG, et al. Insukin-like growth factor-1 lowers protein oxidation in patients with thermal injury. Ann Surg. 1994; 220: 310-6.
36) Jeschke MG, et al. Insulinlike growth factor 1 plus insulinlike growth factor binding protein 3 attenuates the proinflammatory acute phase response in severely burned children. Ann Surg. 2000; 231: 246-52.
37) Demling RH, et al. The anticatabolic and wound healing effects of the testosterone analog oxandorolone after severe burn injury. J Crit Care. 2000; 15: 12-7.
38) Demling RH, et al. Oxandrolone, an anabolic steroid, significantly increases the rate of weight gain in the recover phase after major burns. J Trauma. 1997; 43: 47-51.
39) Wolf SE, et al. Improved net protein balance, lean mass, and gene expression changes with oxandrolone treatment with severely burned. Ann Surg. 2003; 237: 801-10.
40) Hart DW, et al. Anabolic effct of oxandrolone after severe burn. Ann Surg. 2001; 233: 556-64.
41) Demling RH, et al. The rate of restration of body weight after burn injury, using the anabolic agent oxandrolone, is not age dependent. Burns. 2001; 27: 46-51.
42) Demling RH. Comparison of the anabolic effects and complications of human growth hormone and the testosterone analog, oxandrolone, after severe burn injury. Burns. 1999; 25: 215-21.
43) Wolf SE, et al. Effects of oxandolorone on outcome measures in the severely nurned: a multicenter prospective randomized double-blind trial. J Burn Care Res. 2006; 27: 131-9.
44) Herndon DN, et al. Reversal of catabolism by beta-blockade after severe burns. N Engl J Med. 2001; 345: 1223-9.
45) Kwoun MO, et al. Immunologic effects of acute hyperglycemia in nondiabetic rats. JPEN. 1997; 21: 91-5.
46) Hemmila MR, et al. Intensive insulin therapy is associated with reduced infectious complications in burn patients. Surgery. 2008; 144: 629-37.
47) Suman OE, et al. Effect of exogenous growth hormone and exercise on lean mass and muscle function in children with burns. J Appl Physiol. 2003; 94: 2273-81.

〈池田弘人〉

7 重症熱傷患者救命のための感染症対策・治療

A ポイント

　近年，重症熱傷の救命率が上がり，80〜90% BSA 以上の広範囲熱傷患者の生存例も報告されるようになった．これらは熱傷急性期に対する ABLS（Advanced Burn Life Support）などによる熱傷初期診療の標準化の普及と，スキンバンクからの allograft（同種死体皮膚），培養表皮，人工真皮を用いた超早期手術，および術後管理の進歩によるものである．しかし一方で，急性期を乗り切った患者は不安定であり，感染が一度発症すると引き続き行われる植皮術などの治療ができず救命困難となりやすい．熱傷専門施設における熱傷患者の主たる死因は sepsis や感染が関与した多臓器不全となっている．

　感染は熱傷患者のほぼ全経過で発生し，水治療（hydrotherapy）を契機とした難治性菌とのわずかな接触でも，創感染を容易に起こし予後を悪くすることはすでに知られている[1]．感染対策では創など感染防御が脆弱な部位に病原菌を接触させないことが重要なポイントである．また，局所免疫の破綻に全身免疫の低下が加わると，外部環境からの微生物だけでなく，常在菌も病原菌となり重篤な感染に陥ることから，常在細菌叢のバランスにも配慮することも必要である．抗菌薬に関しても無計画に投与を行うと，毒素産生性の細菌を増加させる危険がある．

B 熱傷患者の感染対策の目標

1 感染予防・高い病原性の細菌感染の抑制

　S. aureus, *S. pyogenes*（化膿レンサ球菌，A 群 β-溶血レンサ球菌），*S. pneumoniae*, *C. perfringens*, *E. coli*, *P. aeruginosa*, *K. pneumoniae*, *A. hydrophila* などの細菌感染では，臨床経過中，わずかな感染巣でも重篤化することがあるため，小範囲の熱傷や回復期においても注意する（表 7-1）．急性期以降の突然のショックでは TSS（toxic shock syndrome）や TSLS（toxic shock-like syndrome）の発症を疑う[2]．予防としては，汚染部の洗浄と組織除去，病原性が高い細菌（表 7-1）をターゲットとした全身投与抗菌化学療法を施行し加えて破傷風感染予防（表 7-2）を行う．

2 熱傷創・呼吸器・消化管における安定した細菌叢の維持

　抗菌薬の使用や細菌の曝露により，非上皮化部などで定着・増殖している細菌の種類は変化し，食事制限では腸内細菌を中心とした消化管の常在菌叢のバランスが崩れることが知られている．人工呼吸の長期の継続では，VAP（ventilator-associated pneumonia）を起こす．予防対策は，熱傷創の清潔管理，浸出液貯留の防止，そして 2〜3 日に一度の創，気道分泌液，便などの細菌培養結果に基づき抗菌薬を変更するなど，細菌叢を意識する必要がある．常在菌叢のバランスをできるだけ崩

7. 重症熱傷患者救命のための感染症対策・治療

表 7-1 初期感染を防ぐべき主な熱傷感染症の起因菌
高い病原性をもつ菌株が存在する.

菌種	主要感染症，特徴，毒素（菌株の種類により産生する毒素は異なる）
S. aureus	*Staphylococcus* spp. の細菌．皮下膿瘍，肺炎・膿胸，腸炎，sepsis, TSS（toxic shock syndrome）．感染性血栓を形成，血行性に広がり脳膿瘍を形成する． ＜exotoxins＞α，β，γ，δ 毒素（溶血毒），leukocidin（細胞溶解毒），enterotoxins（腸管毒），結合型 coagulase（病巣周囲に fibrin 膜を形成し膿瘍を形成，細菌自身を防御），hyaluronidase（結合織成分ヒアルロン酸を破壊し細菌拡散を進行），exfoliative toxin（水疱性膿痂疹の原因），toxic shock syndrome toxin-1（TSST-1），staphylococcal enterotoxin（AE），exfoliative toxin A（ETA）（SSSS: staphylococcal scaled skin syndrome の原因）
S. pyogenes (化膿レンサ球菌，A群β-溶血レンサ球菌)	*Streptococcus* spp. の細菌．壊死性筋膜炎，激症型 A 群連鎖球菌感染症，TSLS: toxic shock like syndrome．一般に膿瘍を形成しない．アミノグリコシド系抗菌薬に感受性なし． ＜exotoxins＞erythrogenic toxin（Dick's toxin, 発赤毒），storeptolysins O（SLO）と storeptolysins S（SLS）（溶血毒），leukocidin, hyaluronidase, streptococcal pyrogenic exotoxins（SPE A・B・C・F 型，SSA などが，TSLS に関与） ＊最近，G 群レンサ球菌でも病原性が高い菌株が出現している．
S. pneumoniae	*Streptococcus* spp. の細菌．肺炎，髄膜炎，sepsis. PRSP（ペニシリン耐性肺炎球菌）は高度耐性株である． ＜exotoxins＞pneumolysin（溶血毒），leukocidin, hyaluronidase
C. tetani	*Clostridium* spp. の細菌．破傷風の原因菌． ＜exotoxins＞tetanolysin（溶血毒，神経毒） ＊初診時，破傷風免疫の有無を必ず確認すること．
C. perfringens	*Clostridium* spp. の細菌．ガス壊疽の代表的原因菌． ＜exotoxins＞α，δ，θ 毒素（溶血毒）（赤血球や細胞膜を分解，壊死を惹起），κ 毒素（遊離型 collagenase: コラーゲンや筋に出血・壊死），λ 毒素（hyaluronidase）
E. coli	*Escherichia* spp. の細菌．壊死性筋膜炎，肺炎，sepsis. ＜exotoxins＞enterotoxins（ベロ毒素：神経毒，腸管毒，溶血毒） ＜endotoxin＞lipopolysaccharide（LPS）の lipid A（ショック，DIC）
K. pneumoniae	*klebsiella* spp. の細菌．壊死性筋膜炎，肺炎，sepsis．ペニシリン系耐性．
A. hydrophila	*Aeromonas* spp. の細菌．強毒株がありガス産生，壊死性筋膜炎，激症型敗血症．
P. aeruginosa	*Pseudomonas* spp. の細菌．重症熱傷などの易感染宿主では，壊死性筋膜炎，肺炎，膿胸，sepsis. ＜exotoxins＞leukocidin, toxin A, elastase（Las A, Las B）（肺・組織障害） ＜endotoxin＞lipopolysaccharide（LPS）の lipid A ＊弱毒菌に分類されている場合が多いが，早期感染は予後を悪くする．

さず，難治性菌の出現を遅らせる工夫が必要である．

3 全身免疫能と局所免疫能の早期回復

　20～40% BSA を越える広範囲熱傷や気道熱傷を合併した重症熱傷では，細胞性免疫を中心とした全身免疫低下が知られている[3]．受傷後 1～2 週間までであれば感染は比較的コントロールしやすいが，それ以降，免疫不全状態が継続すれば難治性菌が出現し感染制御はより困難になる．

C 熱傷感染症の感染経路

　感染症状・徴候出現時，感染のフォーカスがどこにあるのかを診断し，適切な治療を速やかに開

表7-2 外傷時における破傷風免疫から考慮した破傷風トキソイドと破傷風人免疫グロブリンの必要性
(Carden DL. Tetanus. In: Tintinalli JE, et al, editors. Emergency medicine. 6th ed. New York: McGraw-Hill; 2004. p.943-6 より改変)

基礎免疫の有無 (一定期間の3回接種)	清潔創，小外傷		汚染創[*1]，易感染宿主の外傷[*2]， その他の外傷[*3]	
	破傷風 トキソイド	抗破傷風人免疫 グロブリン	破傷風 トキソイド	抗破傷風人免疫 グロブリン
無	必要	—	必要	必要
有	最終摂取後10年以上 経過している場合は 必要	—	最終摂取後5年以上 経過している場合は 必要	—

[*1] 汚染創：異物混入創，土壌・唾液・糞便などでの汚染創，6時間以上未治療の創
[*2] 易感染宿主（肝硬変，癌，耐糖能障害，高齢者，薬物依存などの患者）
[*3] 広範囲熱傷，多発外傷，下肢の外傷，凍傷，挫滅創・刺創あるいは口腔内・腟内・耳鼻科領域・腹腔内など嫌気性環境が存在する部位にある創

始する．主な熱傷感染症の病態を示す．

1 Burn wound sepsis（BWS）

熱傷創面に付着した細菌が皮下組織に侵入増殖し sepsis を起こすことをいう．Ⅲ度熱傷創ではバリアとなる表皮・真皮層が完全に破壊されているため，焼痂組織内あるいは皮下に侵入した細菌は増殖し sepsis を起こす[4]．焼痂組織が遺残している患者の弛張熱では，熱傷範囲が小さく10% TBSA 以下であっても BWS を疑う．

熱傷創は焼痂組織に覆われているため，創の視診から創感染を診断することは難しいため，焼痂組織の一部を皮下まで切除し，検体を採取し細菌培養を行う．

BWS の予防と治療は，焼痂組織へは受傷初期からスルファジアジン銀（ゲーベン®クリーム）を使用し，感染を起こした焼痂組織は早期に切除することが原則である．一方，BWS における全身的抗菌薬の役割は創感染の広がりの抑制と sepsis の緩和である．

2 Catheter-related infections（CRI）, catheter-related blood stream infections（CRBSI）

カテーテルの留置に合併する感染症は，sepsis 以外に刺入部の感染，静脈炎，細菌性心内膜炎，肺膿瘍などがあり，全身感染症状を呈し血中から菌が証明された場合をいう．

広範囲熱傷患者において，中心静脈カテーテルや Swan-Ganz カテーテルを5日以上留置すると，その7割の患者の血中から細菌が検出される[5]．CRI の感染菌は S. aureus が約60%で，P. aeruginosa が次に多く，真菌によるものも増加傾向にある．これらの検出菌の構成は感染創からの検出菌ときわめて類似している．

カテーテル感染の菌の侵入ルートとして，①感染創からの血行性感染，②カテーテル刺入部位の皮膚からの侵入，③点滴ラインの三方活栓からの侵入，の3つが考えられている．広範囲熱傷では中心静脈カテーテルによる管理が必要であるが，熱傷創が穿刺部となることが多いため，刺入部からの感染が起こりやすい．

カテーテル管理は，①広範囲熱傷や易感染宿主の熱傷では5〜7日ごとにカテーテルを交換する，②刺入部とその周囲の清潔管理を行う，③中心静脈ラインからの薬剤投与を避ける，ことを原則と

する．

　カテーテル抜去・交換が早急に必要な場合は，①カテーテル刺入部の感染所見がある，②severe sepsis あるいは septic shock，③抗菌薬を2～3日投与しても sepsis が改善しない，④肺梗塞や感染性心内膜炎の合併など，である[4]．抜去したカテーテルは細菌検査に提出するとともに，empiric therapy（経験的治療）を開始する．

3 呼吸器感染

　起因菌は，MRSA や *P. aeruginosa* が多いが，最近では *Acinetobacter* spp. などの難治性菌も入院の長期化を引き起こし問題になってきている．対策は，人工呼吸器患者では早期抜管であるが，閉鎖型気管内吸引カテーテル（トラックケアー®）により喀痰排泄を積極的に行う．口腔内の洗浄もカフのゆるみによる誤嚥に注意し頻回行う．

4 Bacterial translocation（BT）

　熱傷や外傷などの過大侵襲時では，腸管の血流量減少などにより腸管粘膜のバリア機能が破綻，腸管管腔内の常在菌を主とする細菌や菌体外毒素が腸管のリンパ系や静脈系に入り菌血症や sepsis を起こす．BT は壊死組織の遺残や常在腸内細菌叢の破壊に伴い高率に発症するとされる．対策はショックの早期改善のほか，常在腸内細菌叢維持目的で受傷早期からの経口摂取や経管栄養である．経管栄養は受傷後3日以内に少量・低濃度から始める．

D　環境・隔離・操作[7]

1 標準予防策

　感染症の発症を抑制・遅延させるためには，手袋，マスク，ゴーグル，帽子，ガウンまたはプラスティックエプロンなどの着用と手洗いの厳守を基本とする標準予防策の実施が最も重要である[8]．標準予防策の適応については，熱傷面積が21～30％ TBSA 以上で感染症合併の頻度が増加することから21％ TBSA 以上がひとつの判断基準となる．

2 滅菌手袋

　手指感染が問題となる主な感染菌は，*S. aureus*（特に MRSA），*S. pyogenes*, *Enterococcus* spp.（特に VRE: vancomycin-resistant *Enterococcus*），*Acinetobacter* spp.（特に MRAB: multi-drug resistant *Acinetobacter baumannii*），*C. difficile*，および *P. aeruginosa*（特に MDRP: multiple drug-resistant *Pseudomonas aeruginosa*）などである．

　重症熱傷患者では MRSA 感染の頻度が高く問題になっているが，清潔な手袋を装着してリネン類などを扱ったり，患者に接触したりすることで感染は減少することは知られている．しかし臨床現場では，清潔な手袋を頻回に交換することはコストの点からも非現実的で，実際にはプラスティック手袋を装着し，アルコールジェルを作業の前後に用いている場合が多いと思われる．ただし，アルコールは偽膜性腸炎の原因菌である *C. difficile* などの芽胞を形成する細菌には無効であるので注意が必要である．

3 隔離・個室管理

　P. aeruginosa などのグラム陰性桿菌の感染は熱傷患者の予後を悪化させる．隔離は，*P. aeruginosa* などの細菌による空気感染や飛沫感染の頻度を減少させ，予後の改善に有効である[9]．

4 水治療（hydrotherapy）

　共用シャワーや入浴による熱傷の水治療は，創部の洗浄や壊死組織の除去，あるいは血流の促進などによる創傷治癒の促進効果を目的に行うものであり，創傷治癒にきわめて有効である．一方，水治療の適切な管理方法や，施行する患者の重症度・病期を誤ると感染の誘因となり MRSA や *P. aeruginosa* などの難治性菌による sepsis を誘導する．装置には微生物が付着しやすく，未使用時の装置の乾燥や加温消毒が対策として有用であるが，厳密な装置の衛生管理は困難な場合が多い．
　このため水治療は重症の熱傷患者の受傷早期には厳密な感染管理下に行うか，あるいは施行を避けた方がよい．水治療が必要な場合には，以下の感染予防策を考慮する．
　①シャワーノズル，浴槽，ストレッチャーなど創が触れる部分の定期的な培養検査を施行し，使用前後の清掃と消毒，使用後の器具の乾燥を行う．
　②滅菌シートなどを用いて創部が直接器具に接触することを避ける．
　③創が閉鎖していない患者と，難治性菌が検出されている患者の同時期の使用を避ける．

E 感染予防を意識した熱傷創の管理

　Ⅲ度熱傷を主体とする広範囲熱傷患者に発生する BWS の予防を主目的とする．

1 創の清潔管理

　汚染創や感染創では，創表面の汚染物質や細菌を洗い流すため，清潔操作にて滅菌生食などによる洗浄を行い，汚染菌数を減らしておく．なお，広範囲熱傷患者に対しては，感染対策を施していない水道水は使用しない（他は D．環境・隔離・操作を参照）．

a）早期の炎症所見が認められる清潔なⅡs熱傷創

　ワセリンを基剤とする軟膏などを用い清潔に管理する．早期の上皮化を期待するときは，適度に湿潤し，かつ滲出液が溜まらないように包交回数を設定する．散在性のⅡs熱傷創に対しては，創傷被覆材を用いて外界から早期に遮断することが感染予防に効果がある．

b）炎症所見が乏しく壊死組織が残っているⅡd熱傷

　包交時，生食ガーゼなどで擦過し壊死組織を除去していく．20〜40% BSA 以上のⅡd熱傷やⅢ度熱傷では，ゲーベン®クリームやイソジン®ゲルなどの抗菌作用の高い局所療法薬を選択し包交するが，Ⅲ度熱傷，あるいは2週間過ぎても上皮化が乏しいⅡd熱傷は植皮の対象となる．

2 ゲーベン®クリーム（スルファジアジン銀）

　焼痂組織内に浸潤し，定着しつつある病原微生物に有効に作用する．創のすべてをカバーするようていねいに塗り，病原微生物の侵入ルートを作らないことが大切である．特に腋窩や陰部，肛門周囲，趾間，カテーテル刺入部付近の熱傷創には十分な量を用いる．ゲーベン®クリームは多量の滲出液を伴う広範囲熱傷では失活し効果が著しく低下する[10]．したがって，創内での薬剤の濃度を高く維持することが必要なため，熱傷創に厚めに塗るとともに1日1回以上の包帯交換が必要である．

3 受傷早期からの植皮手術

受傷早期から植皮手術を施行し，積極的に非上皮化部をなくすことにより難治性菌感染による容態の悪化を避けることが可能となる．

F 全身的抗菌化学療法

熱傷治療においての全身的投与抗菌薬は，創部，呼吸器，尿路などの臓器あるいは血液の汚染・感染微生物に対し有効に作用する．したがって感染予防も感染治療も可能である．ただし，①薬剤の組織への十分な移行があり，②病原微生物に対して抗菌力が及ぶ場合に限る．③また病原微生物が全身に汎発性に広がると抗菌薬の効果は低下する．

薬剤の移行性で問題になる例をあげると，Ⅲ度熱傷創における焼痂組織に対して，受傷3日までは十分な移行が確認されているが，経過と共に移行性は低下する[11]．また血栓を作ると内部へは移行しない．抗菌力については，生体に常在する多種多様な微生物や，空中浮遊菌や医療従事者の手指からの難治性菌に対して，曝露はわずかであっても，投与中の抗菌薬に対して感受性がない菌が遺残し増加する．

したがって，抗菌薬の予防的投与と治療的投与ともに，菌種を絞って抗菌薬を選択するかが大切である．抗菌薬を選択するにあたり，重症熱傷患者において，抑えるべき菌と抗菌薬の特性を知らなければならない．

G 予防的抗菌薬全身投与

近年，個々の症例を考慮せず一律に使うサイクリング療法などの施行により一定の細菌の耐性化が問題になっている．このため抗菌薬の使い分け（antibiotic heterogeneity）の重要性が見直されている．抗菌薬の選択は，その施設あるいは地域の分離菌感受性情報（antibiogram）を用いて，感染すると重篤（表7-1）あるいは難治性になる可能性がある菌株を予測し抗菌薬を選択する．

その場でのグラム染色や細菌培養結果を参考に菌株を絞り込みエンピリック療法（empiric therapy）として選択，投与すべきものである．

診療開始時，細菌培養を提出後，抗菌薬は可及的速やかに開始する．処置時では抗菌薬の血中濃度が高くなるように処置の30〜120分前から投与を開始する．投与期間は原則として約3日間とする．なお，予防的投与による耐性菌の増加は短期間の投与では影響しない．

1 予防的抗菌薬全身投与の適応

a）下記いずれかの目的で使用する場合

①広範囲熱傷における初期感染予防および周術期などにおける sepsis の予防

予防投与に関する臨床研究では，有効性を認めるものは少なく，むしろ耐性菌の発生などを理由に否定的な研究が多い．これらの報告では，多施設間研究ほどすべての症例に同一の抗菌薬を投与するなどプロトコールを単純化している．すなわち使用する抗菌薬が一部に限定されているものや，受傷後10日以上予防的投与を施行するプロトコールの研究報告もあった．このような研究では，決められた抗菌薬が多用されるため，その抗菌薬に耐性の細菌が増え短期間で効果がなくなり，当然結果は悪くなる．一方，感染菌を予測し狙う細菌を決めて，そのターゲットに対し施設の

antibiogram を用い抗菌薬を投与したもの，あるいは特定の菌株や肺炎の予防など目的を限定し抗菌力を有する薬剤を投与した研究では有効性が示されている[12]．

②Toxic shock-like syndrome（TSLS），toxic shock syndrome（TSS）などの重症感染症（特に小児），あるいは侵襲性が高い細菌感染（表7-1）の予防

A群β溶連菌によるTSLS，黄色ブドウ球菌によるTSSの発症予防を目的とした抗菌薬の全身投与は，頻度が低いため意味がないとする研究報告もあるが，感染症発症例の報告は多く，予防投与の有効性を示唆するものもある．

③周術期における難治性菌感染の予防

b）汚染創を有する 20〜40% TBSA 以上の熱傷で，下記のいずれかに該当する場合
①糖尿病，肝硬変などの易感染宿主
②免疫不全
AIDS 患者，ステロイド・抗リウマチ薬内服中の患者．
③大血管内留置カテーテル，特に心臓内にカテーテルを留置している症例
心臓弁膜症患者では，心臓内のカテーテルなどで内膜が損傷した場合では損傷により形成された血栓への感染により心内膜炎の原因となることがある．
④汚染・感染部位を有する熱傷症例の周術期
汚染・感染部位を有する全身熱傷患者では，処置により一過性に菌血症になることが確認されており，sepsis の誘因となるため，処置や手術の時期に合わせた適正な抗菌薬投与が有効である．
⑤気道熱傷合併例
気道熱傷を合併した全身熱傷患者では，呼吸器感染などが受傷早期に発生すると，容易に sepsis に発展しやすいため，呼吸器感染の予防は重要である．しかし抗菌薬の投与で予防できるかについての証明はなされていない．

2 周術期における予防的抗菌薬全身投与

受傷後に熱傷創が汚染した場合，早期切除と植皮術を前提に MRSA と P. aeruginosa の感染を予防するためには受傷から周術期の短期間，抗 MRSA 作用をもった抗菌薬と抗緑膿菌作用をもった抗菌薬を投与することにより，難治性菌による感染を起こさずに植皮することが可能となる[13]．抗緑膿菌作用をもったタゾバクタム・ピペラシリン合剤（TAZ/PIPC：ゾシン®）やドリペネム（DRPM：フィニバックス®）などの抗菌薬は侵襲性の強い多くの細菌も抑制できるため，感染を避けることができる．

このような感染菌を想定し，計画的に使用する抗菌薬を選択投与することにより有効に作用させることができる．一方，創閉鎖を考慮せず，抗 MRSA 薬を使い続ければ高度耐性の MRSA や投与抗菌薬に感受性がない菌が出現する．また抗緑膿菌作用をもった薬剤を使い続ければ，多剤耐性緑膿菌（MDRP: multidrug resistant Pseudomonas aeruginosa）が出現する可能性が高い．

3 予防的全身的投与抗菌薬の選択

a）20% BSA 未満（または PBI 41 未満）の汚染創を有する熱傷患者に対する抗菌薬例
ピペラシリン（PIPC：ペントシリン®）やセファゾリン（CEZ：セファメジン®），セフォチアム（CTM：パンスポリン®）などの第一・第二世代セフェム系薬が選択される．重症例，易感染宿主，

あるいは汚染創を有する場合では，さらに *P. aeruginosa* などにも抗菌力を有する TAZ/PIPC を用いる．高度汚染，特に糞便や泥で汚染されたときは，腸内細菌や *Aeromonas* spp. の細菌汚染も考慮し，スルバクタム・セフォペラゾン（SBT/CPZ：スルペラゾン®）あるいはセフピロム（CPR：ブロアクト®）などの抗菌薬を用いる．

b）20% BSA 以上（または PBI 41 以上）の熱傷患者に対する抗菌薬投与例

肛門周囲熱傷や糞便汚染，泥による汚染では，SBT/CPZ，セフトリアキソン（CTRX：ロセフィン®），ドリペネム（DRPM：フィニバックス®）などの腸内細菌や *Aeromonas* spp. にも抗菌力を有する薬剤を選択する．

H 引き続き行う治療的抗菌薬投与（経験的投与を含む），周術期の抗菌薬投与

1 適応

初回投与後感染がなければ，抗菌薬の全身的投与は終了する．創部や全身状態を毎日，チェックしつつ，週 2〜4 回の白血球数や CRP 値，血小板数，創部のグラム染色と培養検査により，感染の徴候を確認していく．抗菌薬の適応は，セプシスなどの全身感染症時と，壊死組織除去や植皮術などの周術期である．

2 抗菌薬の選択方法

引き続き行う抗菌薬の選択の基本は，培養結果を参考に選定していくことである．細菌を含む検体を培地に塗れば翌日にはコロニーを形成するため，コロニーの性状とグラム染色によりある程度の起因菌を予想することができる．分離培地を用いても 2〜3 日で結果が判明する．細菌検査室から結果が来るまで 5 日以上を要するのは，感受性検査と嫌気性菌の結果が出てから報告されるからである．重症熱傷では毎日，細菌検査室に電話するか，直接訪問し，培養経過を確認することが有用である．同定される可能性がある細菌のうち病原性が高いと考えられる細菌を選定し，その細菌をカバーする抗菌薬を選択する．グラム染色や細菌培養検査で，細菌が検出されない場合，感染する可能性がある菌を推定する．なお，一定の抗菌薬の投与を続ければ，その薬剤の抗菌スペクトラム以外の細菌が増加する．

MRSA 感染が多い施設や入院中の患者の近隣に MRSA を排出している患者がいる場合では，重症熱傷患者の周術期にはバンコマイシン（VCM：バンコマイシン®），テイコプラニン（TEIC：タゴシッド®），アルベカシン（ABK：ハベカシン®）などの抗 MRSA 薬を数日間使用する．腎機能障害に陥った患者に対しては，腎への負担が少ないリネゾリド（LZD：ザイボックス®）を選択する．

緑膿菌感染の疑いに対しては，TAZ/PIPC，SBT/CPZ，DRPM，シプロフロキサシン（CPFX：シプロキサン®），パズフロキサシン（PZFX：パシル®）を選択する．

Candida spp. を初めとする真菌感染が疑われる場合には抗真菌薬を併用する．

表 7-3 に広範囲汚染熱傷（20% BSA 以上あるいは PBI 41 以上）における予防的・経験的抗菌薬投与例を示す．細菌培養を適宜施行し結果に基づき変更していくのが原則であるが，感染菌不明時では，①初期の汚染状況，②受傷後日数，③周囲の難治性菌排出患者の存在，④その患者が入院している集中治療室の院内感染状況，⑤hydrotherapy 装置の使用と感染状況，⑥初期に投与した薬剤に抗菌力が及ばない細菌などの因子を考慮する．

表 7-3 広範囲汚染熱傷（20% BSA 以上あるいは PBI 41 以上）における経験的抗菌薬投与例（田熊清継. 感染対策. In: 田熊清継, 佐々木淳一, 編. Burn. 1 版. 大阪: 医薬ジャーナル社; 2008. p.48-120). 感染菌不明時の抗菌薬選択例を示す.

受傷 2～3 日目の（初回）抗菌薬選択例 ＊目的 初期感染予防・遅延	*S. aureus, S. pyogenes, S. pneumoniae, Clostridium* spp., *E. coli, S. marcescens, A. hydrophila, P. aeruginosa* などの病原性の高い細菌と難治性菌に抗菌力を有する薬剤を投与する				
	広域ペニシリン系 SBT/ABPC ＊腸内細菌による汚染が少ない場合に限る	抗緑膿菌広域ペニシリン系 PIPC, TAZ/PIPC	第 2 世代セフェム系 CTM, CMZ, CBPZ, FMOX ＊腸内細菌による汚染が少ない場合に限る	第 4 世代セフェム系 CPR, CZOP, CFPM	カルバペネム系 MEPM, DRPM
受傷 4～7 日目の抗菌薬選択例 予測できる感染の可能性がある菌→抗菌薬の選択例 <適応> ①周術期（予防的・経験的抗菌薬投与）: 3～7 日間 ②Sepsis・重症呼吸器感染（経験的抗菌薬投与）: 投与開始後	MRSA, ESBL 産生菌（*E. coli, K. pneumonia* など）, *Serratia* spp., *P. aeruginosa* などが出現する可能性がある →TAZ/PIPC, MEPM, DRPM, CPFX, PZFX などの抗菌薬に変更する	PIPC の継続投与では, *S. aureus, S. epidermidis*, ESBL 産生菌（*E. coli, K. pneumonia* など）, *Serratia* spp., *Acinetobacter* spp., *Bacteroides* spp. などが出現する可能性がある →TAZ/PIPC, MEPM, DRPM, CPFX, PZFX などの抗菌薬に変更する ただし, TAZ/PIPC の継続投与後, 感染所見がある場合は MRSA 感染を考慮する	MRSA, *Enterococcus* spp., ESBL 産生菌（*E. coli, K. pneumonia* など）, *Enterobacter* spp., *Serratia* spp., *Acinetobacter* spp., *P. aeruginosa*, *Bacteroides* spp., *C. difficile* などが出現する可能性がある →TAZ/PIPC, MEPM, DRPM, CPFX, PZFX などの抗菌薬に変更する	MRSA, *Enterococcus* spp., ESBL 産生菌（*E. coli, K. pneumonia* など）, *Acinetobacter* spp., *Bacteroides* spp., *C. difficile* などが出現する可能性がある →TAZ/PIPC, MEPM, DRPM, CPFX, PZFX などの抗菌薬に変更する	MRSA, *Enterococcus* spp. などが出現する可能性がある →TAZ/PIPC, CPFX, PZFX などの抗菌薬に変更する
	＊植皮術後では抗 MRSA 薬を 3～7 日併用				
受傷 8～14 日目以降の抗菌薬選択例 <適応> ①周術期（予防的・経験的抗菌薬投与）: 3～7 日間 ②Sepsis・重症呼吸器感染（経験的抗菌薬投与）	この時期は, 抗 MRSA 薬＋抗緑膿菌薬を基本として, 創部などのグラム染色やコロニーの性状, 細菌培養結果あるいは施設の感染菌の検出状況などを参考に感染菌を考慮し抗菌薬を選択する ＊ESBL 産生菌（*E. coli, K. pneumonia* など）の感染を疑った場合 →TAZ/PIPC, (CMZ), (SBT/CPZ), カルバペネム, ニューキノロンから選択 ＊MBL 産生菌（*P. aeruginosa, Serratia* spp.）の感染を疑った場合 →TAZ/PIPC, AZT, AMK, TOB, CPFX, PZFX から選択				
受傷 15 日目以降の抗菌薬（抗真菌薬）選択例 <適応> ①周術期（予防的・経験的抗菌薬投与）: 3～7 日間 ②Sepsis・重症呼吸器感染（経験的抗菌薬投与）	①受傷 8～14 日目以降の選択例と同様, 抗 MRSA 薬＋抗緑膿菌薬を基本として, 創部などのグラム染色やコロニーの性状, 細菌培養結果あるいは施設の感染菌の検出状況などを参考に感染菌を考慮し抗菌薬を選択する ②さらに真菌を考慮し, β-D-グルカン陽性または監視培養陽性では抗真菌薬を追加する →ホスフルコナゾール（プロジフ®）またはミカファンギン（ファンガード®）を開始 ③改善しないアスペルギルス, カンジダ, クリプトコッカス敗血症では →ボリコナゾール（ブイフェンド®）またはアムホテリシン B（アムビゾーム®）へ変更 ＊治療期間が長引くほど難治性菌が出現し, MRSA, *Acinetobacter* spp., *P. aeruginosa* など多剤耐性の菌種や真菌が出現する. そのため 3 週間を目指して上皮化を試みる				

■**文献**
1) Shankowsky HA, et al. North American survey of hydrotherapy in modern burn care. J Burn Care Rehabil. 1994; 15: 143-6.
2) Brown AP, et al. Bacterial toxicosis: toxic shock syndrome as a contributor to morbidity in children with burn injuries. Burns. 2003; 29: 733-8.
3) 相川直樹, 他. 外傷・熱傷患者の免疫不全と感染. 臨床外科. 1984; 39: 325-30.
4) Teplitz C, Davis D, Mason AD, et al. Pseudomonas burn wound sepsis I: Pathogenesis of experimental Pseudomonas burn wound sepsis. J Surg Res. 1964; 4: 200-17.
5) Aikawa N, et al. Pulmonary artery catheterization and thermodilution cardiac output determination in the management of critically burned patients. Am J Surg. 1978; 135: 811-7.
6) Rodriguez-Bano J. Selection of empiric therapy in patients with catheter-related infections. Clin Microbiol Infect. 2002; 8: 275-81.
7) 田熊清継. 感染対策. In: 日本熱傷学会学術委員会, 編. 熱傷診療ガイドライン. 1版. 東京: 春恒社; 2009. p.56-71.
8) Matsumura H, et al. Effective control of methicillin-resistant *Staphylococcus aureus* in a burn unit. Burns. 1996; 22: 283-6.
9) McManus AT, et al. A decade of reduced gram-negative infections and mortality associated with improved isolation of burned patients. Arch Surg. 1994; 129: 1306-9.
10) Hoffmann S. Silver sulfadiazine: An antibacterial agent for topical use in burns. Scand J Plast Reconstr Surg. 1984; 18: 119-26.
11) 田熊清継. Ⅲ度熱傷創の感染発症に対する経静脈投与抗菌薬の有効性と薬剤移行機序に関する実験的検討. 慶應医学. 2009; 85: 197-209.
12) Kimura A, et al. Trimethoprim-sulfamethoxazole for the prevention of methicillin-resistant Staphylococcus aureus pneumonia in severely burned patients. J Trauma. 1998; 4: 383-7.
13) Matsumura H, et al. Melting graft-wound syndrome. J Burn Care Rehabil. 1998; 19: 292-5.

〈田熊清継〉

8 重症熱傷患者における真菌感染症の診断と治療

A 真菌感染症の病態・疾患概念

　外科・救急・集中治療領域では，熱傷，外傷，意識障害などの重症患者がMRSA，MDRPなどの耐性菌による重症感染症を合併する．その治療経過の中で出現する真菌感染症（深在性真菌症）は大きな問題であり，その誘因は主に抗菌薬使用によると考えられている．重症患者を収容することの多い救命救急センターなどでは，真菌感染症のハイリスク群と考えられる重症熱傷・外傷，意識障害患者などが大きな割合を占めるため，真菌感染症対策は非常に重要である．

　真菌感染症の発症は，抗悪性腫瘍薬などの使用により好中球減少が問題になる血液内科領域などでは一般的なものとして認識されているが，外科・救急・集中治療領域では特異的症候が欠如し，耐性菌などによる重症感染症に合併することが多く，進行が緩徐だが放置すれば確実に悪化するため，「沈黙の感染症」ともよばれており，広範囲スペクトラムの抗細菌薬などを使用中の患者では，常に真菌感染症の合併を疑う必要があり，より早期に診断し抗真菌薬による治療を開始することが重要である．本邦においても，その診断および治療における明確なガイドラインである「深在性真菌症の診断・治療ガイドライン2007」[1]が作成され，患者背景や病態から高度危険患者を認識し，早期に真菌感染症を疑うことにより，速やかに治療を開始することが一般的になりつつある．自験例における真菌検出患者の基礎傷病（図8-1）は，中枢神経系疾患，呼吸器系疾患，熱傷，外傷，消化器系疾患，心肺停止蘇生後の順になっており，広く集中治療室での治療を要する患者が網羅されており[2]，熱傷は基礎傷病の上位を占めている．2009年に日本熱傷学会より刊行された「熱傷診療ガ

表8-1　外科・救急・集中治療領域における真菌感染症の危険因子（深在性真菌症のガイドライン作成委員会，編：深在性真菌症の診断・治療ガイドライン2007．東京：協和企画; 2007[1]より改変）

「深在性真菌症の診断・治療ガイドライン2007」[1]にも具体的に記載されているが，さらに長期集中治療室滞在（特に7日以上），高カロリー輸液施行（特に3日以上の絶飲食），大量輸血，糖尿病，肝機能障害，長期ステロイド投与（特に3週間以上）なども，危険因子と考えるべきである．

①APACHE Ⅱ スコア≧15	⑨先行する広域抗菌薬の投与
②ICU在室＞7日	⑩腎不全
③重症熱傷（Burn Index 10以上）	⑪血液透析，透析患者
④多発外傷（ISS 16以上）	⑫糖尿病
⑤重症急性膵炎	⑬高カロリー輸液患者（特に3日以上の絶飲食）
⑥上部消化管穿孔	⑭体外補助循環装置の使用（PCPS，IABP，ECMOなど）
⑦人工呼吸器療法（特に48時間以上）や気管切開術の施行	⑮手術後
	⑯ステロイド＞3週間
⑧血管内・その他カテーテル（中心静脈カテーテル，観血的動脈圧ライン，尿道留置カテーテル，胃管，術後ドレーンチューブなど）の長期留置	⑰免疫抑制薬（投与終了から30日以内）
	⑱その他の重篤な疾患の合併

8. 重症熱傷患者における真菌感染症の診断と治療

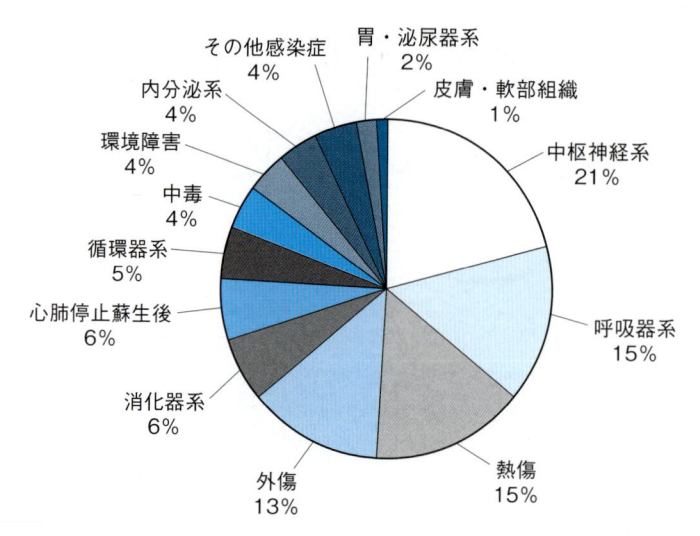

図 8-1 自験例（東北大学病院高度救命救急センター）における真菌検出患者の基礎傷病〔2006年10月～2008年3月（18カ月間）〕（佐々木淳一．日本外科感染症学会雑誌．2009; 6: 133-41[2]）

中枢神経系疾患，呼吸器系疾患，熱傷，外傷，消化器系疾患，心肺停止蘇生後の順になっており，広く集中治療室での治療を要する患者が網羅されており，熱傷は基礎傷病の上位を占めている．

イドライン」[3]では，熱傷急性期の診断・治療に重点が置かれている．このために受傷直後の急性期以降の亜急性より慢性の時期に問題になることが多い真菌感染症は，栄養管理などと同様にこのガイドラインの項目には含まれていないが，急性期より真菌感染症に対する認識を持っておくことを忘れてはならない．

外科・救急・集中治療領域における真菌感染症の危険因子は，ガイドライン[1]にも具体的に記載されており（表8-1），重症熱傷（Burn Index 10以上）があげられている．すなわち，重症熱傷自体が危険因子であり，それ以外の項目は重症熱傷患者において注意すべき因子として考えるべきである．

表 8-2 臨床上で重要と考えられる真菌（佐々木淳一．救急医学．2011; 35: 1440-3[5]より改変）

外科・救急・集中治療領域では，太字で示した酵母に分類されるカンジダ（Candida）属菌が主要な菌と考えられる．臨床上，カンジダ属菌は Candida albicans（C. albicans）と Non-albicans Candida（非アルビカンス・カンジダ）属に大別される．

酵母（Yeast）
    カンジダ（Candida）属
        C. albicans
        Non-albicans Candida 属（C. glabrata, C. krusei, C. parapsilosis, C. tropicalis，など）
    クリプトコッカス（Cryptococcus neoformans）
糸状菌（Mold）
    隔壁なし
        接合菌糸（Zygomycetes）
    隔壁あり
        アスペルギルス（Aspergillus）属
        その他（フサリウム属，スケドスポリウム属など）
その他
    Pneumocystis jiroverci
    地域流行型真菌（Endemic fungi）
        コクシジビデス，ヒストプラズマ，パラコクシジオイデス，パニシリウム，プラストミセス

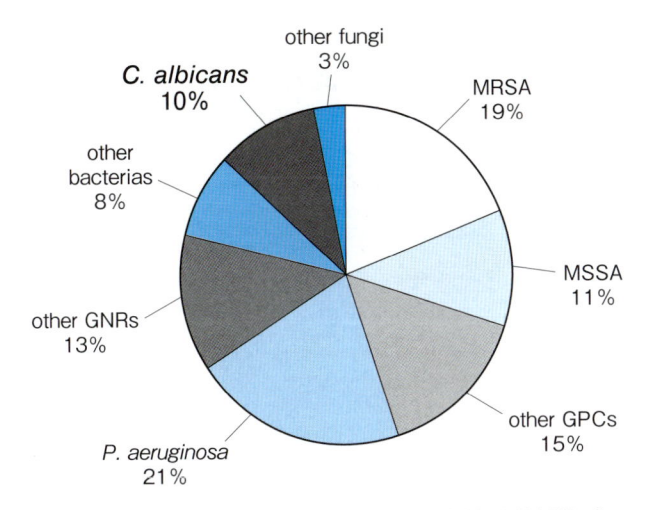

図 8-2 自験例（済生会神奈川県病院）における熱傷入院症例由来分離菌（1998～2001 年）
（佐々木淳一．救急・集中治療．2004; 16: 679-84 より改変）

1998～2001 年に済生会神奈川県病院へ入院した熱傷患者由来の分離菌調査（81 人，375 菌株）では，メチシリン耐性黄色ブドウ球菌（methicillin-resistant *Staphylococcus aureus*: MRSA），緑膿菌（*Pseudomonas aeruginosa*），*Candida albicans* が主要分離菌で，近年の傾向では MRSA は減少してきているが，β-lactamase 耐性，特にカルバペネム系抗菌薬耐性の多剤耐性緑膿菌および真菌であるカンジダ属菌が増加している．MSSA: methicillin-sensitive *Staphylococcus aureus*，GPC: gram-positive coccus，GNR: gram-negative rod

また，長期集中治療室滞在（特に 7 日以上），高カロリー輸液施行（特に 3 日以上の絶飲食），大量輸血，糖尿病，肝機能障害，長期ステロイド投与（特に 3 週間以上）なども，危険因子と考えるべきである．重症熱傷患者ではほぼ全例に中心静脈カテーテル，観血的血圧ライン，尿道留置カテーテルなど複数のカテーテルが留置されており，予防的にあるいは何らかの感染症治療のために抗菌薬投与が開始されている場合も多く，病原性の弱いカンジダ（*Candida*）属菌でも重篤なカンジダ感染症（candidiasis）に発展する条件下にあると考えられる[4]．臨床上で重要と考えられる真菌を表 8-2 に示すが，重症熱傷患者を含む外科・救急・集中治療領域では酵母に分類されるカンジダ属菌が主要な菌と考えられる[5]．カンジダ属菌は，健常時には腸管内の常在菌であり，重症熱傷においては日和見感染になっていることが特徴といえる．自験例の重症熱傷入院患者由来分離菌のデータでは，カンジダ属菌は重要な原因菌の 1 つにあげられる[6]（図 8-2）．さらに，同分離菌データにおける熱傷創からの分離菌の経日的推移では，入院後 4～7 日の 4%，8～14 日の 15%，15 日以降の 5%が真菌であり，入院後数日で真菌が分離され始めることは重要といえる[6]．

B 重症熱傷患者におけるカンジダ感染症

カンジダ血症（candidemia）をはじめとした侵襲性カンジダ感染症（invasive candidiasis）の入院患者における発生率は，この 10 年で大きく増加していると報告されている[7-12]．特に集中治療室での治療を要する患者では，カンジダ属菌は血流感染症の原因菌の中で 3～4 番目に多く分離されており，自験例の血液培養の結果からも，カンジダ属菌は *Staphylococcus aureus*，*Staphylococcus epidermidis*，*Pseudomonas aeruginosa* の次に多く分離されていた（図 8-3）[2]．また，侵襲性カンジダ感染症は，いわゆる全 sepsis 病態の 10～15% を占めており[7,10-12]，カンジダ血症の発生率は 1000 入院あたり 6.9～9.8 と報告されている[13,14]．また，集中治療室での治療にもかかわらず，高い死亡

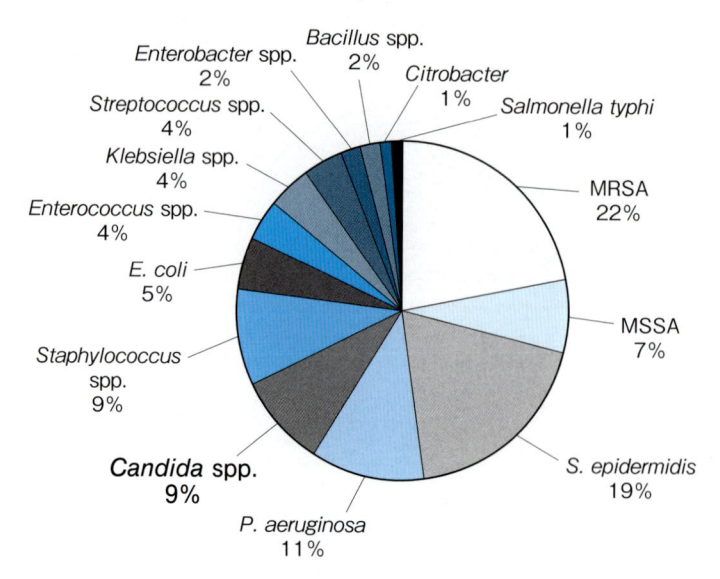

図 8-3 自験例（東北大学病院高度救命救急センター）における血液培養検体より分離された病原微生物〔2006年10月～2008年3月（18カ月間）〕（佐々木淳一．日本外科感染症学会雑誌．2009; 6: 133-41[2])）

提出 786 検体中の 41 名 81 検体より病原微生物が分離され，血液培養陽性率は 10.3％である．カンジダ属菌は *Staphylococcus aureus*，*Staphylococcus epidermidis*，*Pseudomonas aeruginosa* の次で 4 番目に多く分離されていた．

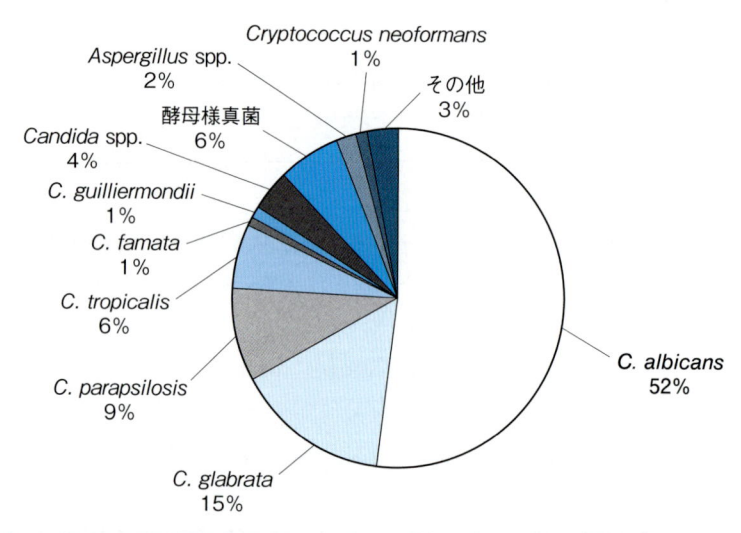

図 8-4 自験例（東北大学病院高度救命救急センター）における真菌分離状況〔2006年10月～2008年3月（18カ月間）〕（佐々木淳一．日本外科感染症学会雑誌．2009; 6: 133-41[2])）

入院患者 918 名中の 117 名（12.7％）より，計 369 株の真菌が分離され，そのうち複数回検出を除く 232 株の内訳を示す．*Candida albicans*（*C. albicans*）120 株（51.7％），*C. glabrata* 34 株（14.7％），*C. parapsilosis* 22 株（9.5％），*C. tropicalis* 13 株（5.6％），*C. famata* 2 株（0.9％），*C. guilliermondii* 2 株（0.9％），*Candida* spp. 9 株（3.9％），酵母様真菌 15 株（6.5％），*Aspergillus* spp. 4 株（1.7％），*Cryptococcus neoformans* 3 株（1.3％），*Pichia ohmeri* 2 株（0.9％），*Penicillium* spp. 1 株（0.4％），*Saccharomyces cerevisiae* 1 株（0.4％），糸状菌 4 株（1.7％）の順であった．分離真菌株のうち，カンジダ属菌は全体の 87.1％を占め，さらにカンジダ属菌のうち，非アルビカンス・カンジダ属菌の占める割合は 40.6％であった．

[図 8-5 棒グラフ: 東北大学病院高度救命救急センターにおけるカンジダ属菌の分離割合の経時的推移]

- 前期 2006年10月～2007年3月: 64.5% / 35.5%
- 中期 2007年4月～2007年9月: 58.3% / 41.7%
- 後期 2007年10月～2008年3月: 55.9% / 44.2%

凡例: C. albicans、C. glabrata、C. parapsilosis、C. tropicalis、C. famata、C. guilliermondii、Candida spp.

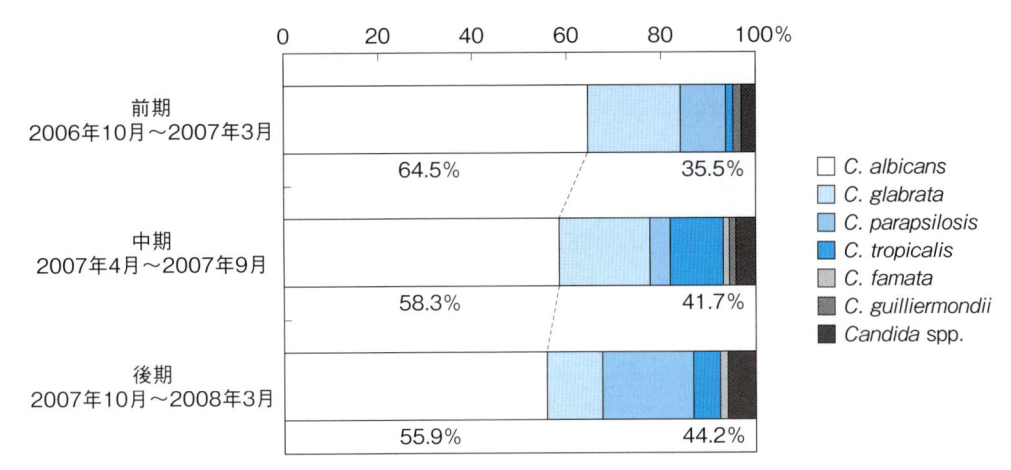

図 8-5 自験例（東北大学病院高度救命救急センター）におけるカンジダ属菌の分離割合の経時的推移〔2006 年 10 月～2008 年 3 月（18 カ月間）〕（佐々木淳一．日本外科感染症学会雑誌. 2009; 6: 133-41[2]）

カンジダ属菌の分離割合を前期・中期・後期の 6 カ月ごとに検討した．カンジダ属菌のうち，非アルビカンス・カンジダ属菌の占める割合は，前期で 35.5%，中期で 41.7%，後期で 44.2%と経時的に明らかな増加傾向が認められ，特に C. parapsilosis の占める割合が大きく増加していた．

率であることも多くの報告がなされている[7,12-18]．外科・救急領域におけるカンジダ感染症対策は，患者背景や病態からハイリスク群を認識し，早期に真菌感染症の発症を疑うことにより，速やかに治療を開始することが肝要である．

　重症熱傷患者において主要な病原真菌であるカンジダ属菌は，臨床上は *Candida albicans*（*C. albicans*）と non-*albicans Candida*（非アルビカンス・カンジダ）属菌に大別される（表 8-2）．自験例の検討（図 8-4）においても，分離真菌株のうちカンジダ属菌は全体の 87.1%を占め，さらにカンジダ属菌のうち，非アルビカンス・カンジダ属菌の占める割合は 40.6%であった[2]．このカンジダ属菌のうち非アルビカンス・カンジダ属菌の占める割合は，調査該当期間を 6 カ月ごとに区切りその推移を検討すると，前期で 35.5%，中期で 41.7%，後期で 44.2%と経時的に明らかな増加傾向が確認された（図 8-5）．この真菌の分離頻度の順は，欧米の集中治療室より報告されている結果と同様のものであり，非アルビカンス・カンジダ属菌の増加傾向についても同様の報告がなされている[17]．本邦における治療領域を限定していないカンジダ属菌による血流感染に関するサーベイランスの結果においても，*C. albicans* が約 40%を占めている[18]．この傾向は多くの海外の報告も同様であり[19,20]，経験的治療として抗真菌薬を使用する場合の標的に *C. albicans* を考慮することは異論のないところであるが，*C. albicans* 以外の *C. glabrata*，*C. parapsilosis*，*C. tropicalis*，*C. krusei* などのカンジダ属菌も無視することはできない．

C 真菌感染症の血清学的診断

　真菌感染症に限らず，一般的に感染症の診断は，適切な培養検査を行うことから始まる．血液培養検体より真菌が検出されれば，真菌血症あるいは真菌血流感染が確定するが，その陽性率は約 50%と報告されており[21]，培養検査結果のみから真菌感染症を診断することは困難である．このため，真菌感染症の診断においては，適切な培養検査とともに補助診断検査としての血清学的診断が重要視されている．現在本邦で使用されている血清診断法には，カンジダ抗原と (1,3)-β-D グル

カンがある．しかし，カンジテック™などのカンジダ抗原検査は感度49％，特異度43％と診断率が低く[22]，さらに細菌感染でも高値を示すことから真菌感染症の診断法としては信頼性に乏しいことが報告され[23]，現在では推奨されない．一方，(1,3)-β-D グルカンは感度90％，特異度100％とともに高く，真菌症の血清診断法としては有用と考えられる．しかし，手術時のガーゼの使用，経腸栄養剤などによる偽陽性も報告されており，創傷処置材料として大量のガーゼを使用する重症熱傷患者においても，通常より偽陽性率が高くなることを認識すべきであると報告されている[24]．また，(1,3)-β-D グルカン測定キットの違いによる感度の差も問題になるため，本検査はその特性を理解して使用する必要がある．さらに，(1,3)-β-D グルカン陽性の不明熱患者の中で真菌感染症の発症が確定した割合は59％に留まるとの報告もあるが[25]，現状では血清診断法としての (1,3)-β-D グルカンが経験的治療（empiric therapy）開始のマーカーとして重要視されている[26]．真菌感染症の診断では，まずはその発症を疑い，適切な培養検査とともに血清診断法としての (1,3)-β-D グルカンの測定を確実に行うことが重要であるといえる．

D 真菌感染症における重篤な合併症

外科・救急・集中治療領域においては，真菌感染症の合併症として，真菌性眼内炎，骨髄炎，敗血症性塞栓症，深部膿瘍などが重大なものとして考えられる．深部膿瘍には内臓膿瘍として，肝膿瘍なども含まれる．このような病態の合併は，重症熱傷患者においても同様である．特に真菌による血流感染が認められる場合などでは，これらの合併症の中で真菌性眼内炎が最も注意を要する．カンジダ血症の32％には真菌性眼内炎の合併があり，重大な合併症の1つであるとの報告がされている[27]．特に鎮静状態時，意識障害時では，患者の眼内炎に関連する症状発現が診断不可能であり，視力・視野の測定も不可能であるため，常に真菌性眼内炎の合併を疑い，確実に眼底検査を行うことが必要であるといえる[28]．また，発熱の持続期間とカンジダ血症における真菌性眼内炎の合併頻度の関連を調査した検討では，5日以上の発熱患者で56％，10日以上の発熱患者で77％，さらに15日以上の発熱患者では100％と報告されている[29]．重症熱傷患者において，真菌感染症，特にカンジダ血症を疑った場合には，真菌性眼内炎の合併を念頭におき，抗真菌薬による治療の早期開始と確実に眼底検査を行うことが必要である．

E 抗真菌薬の開始・中止基準

重症熱傷は真菌が分離される基礎傷病として非常に重要であり（図8-1），その診療においては常に鑑別すべき病態である．真菌感染症はその発症をまず疑うことが重要であるが，そのためには上述した危険因子（表8-1）の存在を考慮して，第一にハイリスク患者の認識を行うことである．その上で，抗菌薬の投与を行っても不応性の発熱（38℃以上）が3日以上持続する場合には，「真菌感染症疑い」と判断して抗真菌薬の投与を開始することになる．また，血液培養検査で真菌が検出された場合は真菌血症が確定するが，その他の培養検体で真菌を検出した場合は，感染（infection）ではなく定着（colonization）の場合も多い．しかし，定着であっても3カ所以上の培養検体で真菌が検出されている場合には，危険因子であると考えるべきであると報告されている[26]．またこの報告の中では，(1,3)-β-D グルカンとの組み合わせが抗真菌薬の経験的治療開始の判断基準として有用であることも報告されている．さらに，外科・救急・集中治療領域において検出される真菌の大部分

表 8-3　外科・救急・集中治療領域における真菌感染症の標的治療の対象患者（深在性真菌症のガイドライン作成委員会，編．深在性真菌症の診断・治療ガイドライン 2007．東京：協和企画；2007[1]）より改変）

A．臨床診断例
　　①真菌性眼内炎
　　②中心静脈カテーテル培養陽性で抜去後も 72 時間発熱継続
　　③新生児における真菌尿
B．確定診断例
　　①血液培養陽性
　　②膿瘍穿刺液，生検組織から真菌を証明

を占めるカンジダ属菌に対する抗真菌薬の経験的治療は，その治療開始が遅れることにより死亡率が上昇するとの報告も多く[30,31)]，真菌感染症の発症を疑った場合には抗真菌薬の早期投与を積極的に行うべきである．

　病原真菌と感染部位を明らかにして，抗真菌薬を選択して行う治療は標的治療といわれる．標的治療の対象は，血液培養陽性または本来無菌とされる閉鎖性材料（胸水，腹水，生検・手術材料）における培養・鏡検による真菌の検出，病理組織学的に真菌が証明された症例などの確定診断例，およびハイリスクグループにおける広域抗菌薬不応性発熱（38℃，4〜5 日以上）患者で真菌性眼内炎が証明されたもの，また抗菌薬不応性発熱患者で 2 カ所以上の定着を認め，さらに血清診断陽性，あるいは特異的な画像を呈する，いわゆる臨床診断例である．「深在性真菌症の診断・治療ガイドライン 2007」[1)]の中では，標的治療を考える際にまずその対象患者を明確に設定している．危険因子より考えられるハイリスク患者のうち（表 8-1），臨床経過，検査結果などより，標的治療の対象となる臨床診断例，確定診断例を対象としている（表 8-3）．なお，重症熱傷患者などの外科・救急・手中治療領域の臨床診断例に関しては，真菌学的根拠は必須条件ではないとされている．

　一方，抗真菌薬による治療の中止基準については，標的治療において最終の血液培養陽性の証明から最低 2 週間の継続投与，あるいは (1,3)-β-D グルカン陰性化後に最低 2 週間までの継続投与が推奨されている[1)]．経験的治療においては明確な基準はなく，著者らは (1,3)-β-D グルカンの値にかかわらず症状・臨床検査値の改善が認められれば，投与を中止することにしている[32)]．

F　抗真菌薬の選択

　注射用抗真菌薬はポリエンマクロライド（ポリエン）系，トリアゾール（アゾール）系，エキノキャンディン（キャンディン）系の 3 系統に分類され，2012 年 4 月現在で本邦において数種類が使用可能である（表 8-4）．なお，本邦において使用可能なキャンディン系抗真菌薬はミカファンギン（MCFG）のみであったが，2012 年 4 月よりカスポファンギン（CPFG）も上市され，選択肢が拡がった．

　経験的治療として抗真菌薬を使用する場合の標的に C. albicans を考慮することは異論のないところであるが，C. albicans 以外の C. glabrata，C. parapsilosis，C. tropicalis，C. krusei などの非アルビカンス・カンジダ属菌も無視することはできない．抗真菌薬を含むいずれの抗微生物薬を選択する際には，各種標的微生物に対する薬剤感受性を十分に考慮することは基本である．現状では経験的治療の対象となる C. albicans は多くの抗真菌薬に感受性があり，いずれの抗真菌薬を選択しても問題ないと考えられるため，従来より使用経験の多いアゾール系抗真菌薬の 1 つであるフルコナ

表 8-4 本邦で使用可能な主な注射用抗真菌薬（2012 年 4 月現在）

臨床現場で使用されることの多い注射用抗真菌薬はトリアゾール系，エキノキャンディン系，ポリエンマクロライド系の 3 系統に分類される．2012 年 4 月より，エキノキャンディン系抗真菌薬は MCFG と CPFG の 2 種類になった．

分類	商品名	一般名	略号	発売
トリアゾール系	プロジフ® ブイフェンド® イトリゾール®	ホスフルコナゾール ボリコナゾール イトラコナゾール	F-FLCZ VRCZ ITCZ	2004 年 1 月 2005 年 6 月 2006 年 12 月
エキノキャンディン系	ファンガード® カンサイダス®	ミカファンギン カスポファンギン	MCFG CPFG	2002 年 12 月 2012 年 4 月
ポリエンマクロライド系	アムビゾーム®	アムホテリシン B リポソーム製剤	L-AMB	2006 年 6 月

ゾール（FLCZ），ホスフルコナゾール（F-FLCZ）が選択される傾向にあった[13,14,33]．抗真菌薬選択に際して非アルビカンス・カンジダ属菌に対しても十分な配慮が必要となり，キャンディン系抗真菌薬である MCFG あるいは CPFG を選択する場合もある．当然各種培養結果を確認した後には，標的治療とするべきであり，ポリエン系抗真菌薬であるアムホテリシン B リポソーム製剤（L-AMB）なども選択肢に加えて，抗真菌薬を変更する場合もあり得る[32]．

G 真菌感染症に関連したガイドライン

　カンジダ感染症などの真菌感染症が関連する病態の治療成績を向上させるためには，その治療方針などを真菌感染症における診断および治療に関するガイドラインなどに明示されることが望まれ，現在までにいくつかのガイドラインが公開されている．代表的なガイドラインとして，本邦の「深在性真菌症の診断・治療ガイドライン 2007」[1]と米国感染症学会（Infectious Diseases Society of America：IDSA）が作成した「カンジダ治療の臨床実践ガイドライン：IDSA による 2009 年改訂版（Clinical Practice Guidelines for the Management of Candidiasis: 2009 Update by the Infectious Diseases Society of America）」[34]があげられる．また，2012 年後半には，欧州臨床微生物感染症学会による「カンジダ感染症の診断・治療ガイドライン」が公開される予定がある．

1 「深在性真菌症の診断・治療ガイドライン 2007」の重症熱傷への適応

a）対象患者

　本ガイドラインの中では，まず標的治療を考える際に，その対象患者を明確に設定している．危険因子より考えられるハイリスク患者のうち，臨床経過，検査結果などより，標的治療の対象となる臨床診断例，確定診断例を対象としている（表 8-3）．上述したように，重症熱傷を含む外科・救急・集中治療領域の臨床診断例に関しては，真菌学的根拠は必須条件ではない．また，カンジダ血症において中心静脈カテーテルが留置されている場合は，できるだけ早期に抜去することが原則である．

b）抗真菌薬の選択，使用法

　カンジダ属菌の原則は，第一選択薬としてアゾール系抗真菌薬である F-FLCZ 800 mg/日 2 日間（loading dose）を静脈内投与し，その後維持量投与に切り替えることである．*C. albicans* に対しては，F-FLCZ が第一選択薬であるが，アゾール系抗真菌薬使用の既往がある場合，*C. glabrata* や *C. krusei* が分離された場合では，F-FLCZ への耐性の点から MCFG を第一選択薬とする．また，ボリ

コナゾール（VRCZ）投与への変更を考慮する場合もある．C. parapsilosis に対しては，F-FLCZ を第一選択薬とするのが原則である．難治例では，VRCZ，L-AMB，F-FLCZ とアムホテリシン B（AMPH-B）の短期間併用[35]で，非好中球減少患者におけるカンジダ血症に対する有効性が証明されている．VRCZ や L-AMB は，副作用の頻度が F-FLCZ や MCFG と比較し高率となるため，位置付けとしては第二選択薬となる．しかし，血圧低下など病態が不安定な症例では第一選択薬として使用してもよいとされている．アゾール系抗真菌薬であるイトラコナゾール（ITCZ）は，本領域においては第三選択薬としての位置付けである．外科・救急領域における本ガイドラインにおける抗真菌薬の記載は，後述する IDSA のガイドラインのように好中球減少の有無により分類していないため，検出菌以外の患者状態を把握することは重要である．また，VRCZ 特有の副作用である一過性の視覚障害は高頻度に発現すること，日本人においては VRCZ の poor metabolizer の頻度が高いこと，VRCZ と ITCZ の静注用製剤では溶解性を高めるために添加している β-シクロデキストリンが腎機能に影響することが報告されていることも，ガイドラインに記載されている．なお，本ガイドライン作成時には CPFG は本邦で上市されていなかったため，キャンディン系抗真菌薬の記載は MCFG のみになっている．

c）抗真菌薬の中止

抗真菌薬による治療の中止基準については，「維持用量を 7～10 日程度投与し，症状や炎症所見が改善後，14 日を目処に中止とする」となっている．しかし，カンジダ血症の場合は，最終の血液培養陽性の証明から最低 2 週間の継続投与，あるいは (1,3)-β-D-グルカン陰性化後に最低 2 週間までの継続投与が推奨されている．また，(1,3)-β-D グルカンの値は治療終了の指標としては適切でないことが，強調されている．

2 「カンジダ治療の臨床実践ガイドライン：IDSA による 2009 年改訂版」の重症熱傷への適応

カンジダ血症，その他の侵襲性カンジダ症および口腔咽頭カンジダ症や食道カンジダ症などの粘膜カンジダ症に対する IDSA のガイドラインは，2004 年に公開されたガイドラインを改訂したものである．この改訂されたガイドラインでは，基礎疾患あるいはカンジダ感染症自体が重篤な場合には，最初から強力な治療を行うことを推奨していることが特徴である．当然，重症熱傷患者もこれに相当する．集中治療を必要とするカンジダ血症および侵襲性カンジダ症に対するキャンディン系抗真菌薬の FLCZ に対する優位性は多重比較検定でも示され[36]，ガイドラインで強調されている重症症例に対する強力な初期療法としてのキャンディン系抗真菌薬の有用性が証明されている．また，明確に非好中球減少患者と好中球減少患者を分類して，推奨事項が記載されており，後述する初期倍量投与を行う loading dose の考え方がアゾール系およびキャンディン系抗真菌薬に対して導入されている．さらに，強力な治療後の推奨として，広域抗菌薬使用時の de-escalation に相当する深在性真菌症治療における step-down therapy が導入されている．表 8-5 に非好中球減少患者と好中球減少患者におけるカンジダ症に対する推奨薬剤をまとめて示す．

a）非好中球減少患者

カンジダ血症に対しては，中等症から重症の患者および最近アゾール系抗真菌薬を投与された患者に対しては MCFG または CPFG を選択する．MCFG または CPFG による初期治療終了後の F-FLCZ への切り替えは，多くの場合において適切と考えられ，これは後述する step-down therapy の 1 つである．

表8-5 カンジダ症における標的治療としての推奨治療薬
(Pappas PG, et al. Clin Infect Dis. 2009; 48: 503-35[34]より改変)

非好中球減少患者と好中球減少患者に分類して，カンジダ症に対する推奨薬剤をまとめて示す．（　）内は代替薬として推奨されている薬剤である．

	非好中球減少患者	好中球減少患者
カンジダ属菌（菌種未同定）	F-FLCZ, MCFG, CPFG, （L-AMB），（VRCZ）	MCFG, CPFG, L-AMB
C. albicans	F-FLCZ	―
C. parapsilosis	F-FLCZ,（L-AMB）	F-FLCZ, L-AMB
C. glabrata	MCFG, CPFG,（L-AMB）	MCFG, CPFG,（L-AMB）
C. krusei	―	MCFG, CPFG, L-AMB, VRCZ
侵襲性カンジダ症	FLCZ, MCFG, CPFG,（L-AMB）	L-AMB, CPFG, VRCZ

b）好中球減少患者

カンジダ血症に対しては，大部分の患者でMCFGまたはCPFGまたはL-AMBが推奨されている．F-FLCZは，最近アゾール系抗真菌薬を投与されていない患者，重症と判断されない患者に対して推奨される．VRCZは，糸状菌を追加カバーすることを望まれる場合には推奨される．

c）Step-down therapyの導入

深在性真菌症治療において，抗菌薬のde-escalationに相当する治療法である．例えば，好中球減少患者に対し，広域で殺真菌作用の強いL-AMB，MCFG，CPFGを選択し，原因真菌が決定した後はそれをカバーする狭域抗真菌薬に変更するという治療法である．カンジダ属菌の抗真菌薬に対する耐性化，特にC. albicansの耐性化が進んでいるため，de-escalationの概念は重要である．

H 抗真菌薬に関連したその他の話題

1 カンジダ感染症に対する抗真菌薬の併用療法

抗真菌薬の併用療法については，質の高い臨床的検討は行われておらず，その有効性も示されていない[37]．外科・救急・集中治療領域に限らず，血圧低下を示すような重篤な病態では，併用療法を考慮することはあるが，真菌に対しての抗菌スペクトラムの広いポリエン系抗真菌薬であるL-AMB単剤あるいはキャンディン系抗真菌薬単剤で治療することが一般的である[38]．併用療法の有用性を示した報告は，カンジダ血症に対してFLCZ単独（高用量800 mg）と比較して，FLCZ（高用量800 mg）とAMPH-Bの短期間併用（最初の5〜6日間のみ）で，有意に高い有効率が得られた1編のみである[35]．現状での結論は，カンジダ属菌のみを標的するのであれば，併用療法は不要ということになる．

2 抗真菌薬の投与量におけるloading doseの意義

抗真菌薬の投与量について，それぞれの薬剤のPK-PDの指標から考察すると，アゾール系抗真菌薬であるF-FLCZ，VRCZ，ITCZはAUC/MICが指標となるため，濃度と時間の両因子に依存するため，治療早期に十分なAUCを確保することを目的に1日投与量を増加させることが効果的である．一方で，キャンディン系抗真菌薬であるMCFGおよびポリエン系抗真菌薬であるL-AMBはCmax/MICが指標となるため，濃度依存性であり1回投与量を増加させることが効果的である．いずれの抗真菌薬も1回に十分な量を投与し，分割して投与回数を増やすことを避けた方

が，より高い臨床効果が期待できる．このため，初期に十分量を投与して，急速に薬剤の血中濃度を上昇させる必要があるため，アゾール系に限らず loading dose（負荷投与）として初期に十分量の投与を行うことが重要である[39]．最近著者らは，広範囲熱傷患者においてキャンディン系抗真菌薬である MCFG の薬物体内動態の検討を行い，loading dose に相当する十分量の薬剤投与を行うとⅢ度熱傷創組織中でもカンジダ属菌に対して有効な薬物濃度が得られることを報告した[40]．熱傷患者や皮膚・軟部組織感染症患者では，薬剤の血中濃度のみならず組織中濃度が重要となるため，特に重症例では loading dose を導入することは必須であると考えられる．

3 抗真菌薬使用中の breakthrough fungal infection

Breakthrough fungal infection は，抗真菌薬使用中に新たな真菌感染が確認されることと定義され，抗真菌薬の評価項目としても重要視されている．近年では，キャンディン系抗真菌薬の使用量増加と共に非アルビカンス・カンジダ属菌である C. parapsilosis の検出割合が増加しているとの報告もある[41]．自験例の真菌分離状況から得られた結果からも（図8-5）[2]，標的真菌属種としてカンジダ属菌，特に C. albicans が重要であるが，非アルビカンス・カンジダ属菌，特に C. parapsilosis の検出割合が経時的に増加しており，抗真菌薬選択には十分な配慮が必要であることが示唆された．一方，抗真菌薬の全身投与が集中治療室における真菌感染症の新たな危険因子であるとの報告もあり[4]．当然不必要な抗真菌薬の継続的な投与については避けなければならない．

I 真菌感染症を合併した重症熱傷患者の一例

自験例での真菌感染症を合併した重症熱傷症例（37歳，女性）を呈示する（図8-6, 8-7）[42]．重症気道熱傷を合併した広範囲熱傷（Ⅲ度80% TBSA）である．受傷後3日，8日，12日目と手術を施行したが，創感染により受傷後14日目の背部はほぼ被覆されていない状態であった．受傷後5日目以降，創培養検体からは C. albicans, C. parapsilosis が分離されていたが，受傷後19日目の血液培養検体からも C. albicans, C. parapsilosis が分離され，受傷後20日目の眼科診察で真菌性眼内炎

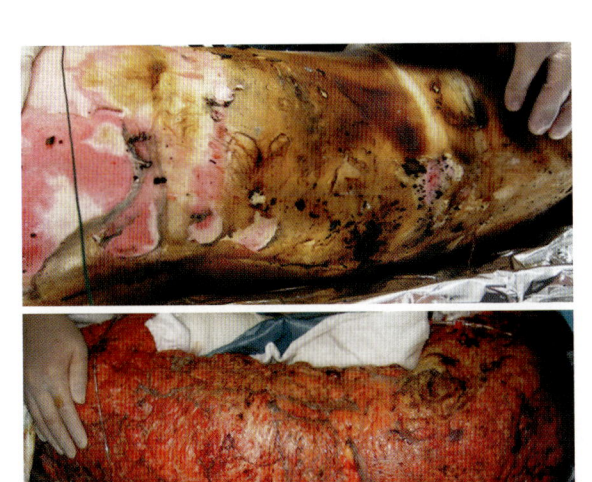

図 8-6 37歳，女性，重症気道熱傷を合併した広範囲熱傷（Ⅲ度80% TBSA）の背部創面（佐々木淳一．化学療法の領域．2012; 28: 1200-10[42]より改変）

上：受傷当日，下：受傷後14日目．受傷当日に救急搬送され，集中治療室に入院した．受傷後3日，8日，12日目と手術を施行したが，創感染により受傷後14日目の背部はほぼ被覆されていない状態であった．創培養検体からは C. albicans, C. parapsilosis が分離されていた．

8. 重症熱傷患者における真菌感染症の診断と治療

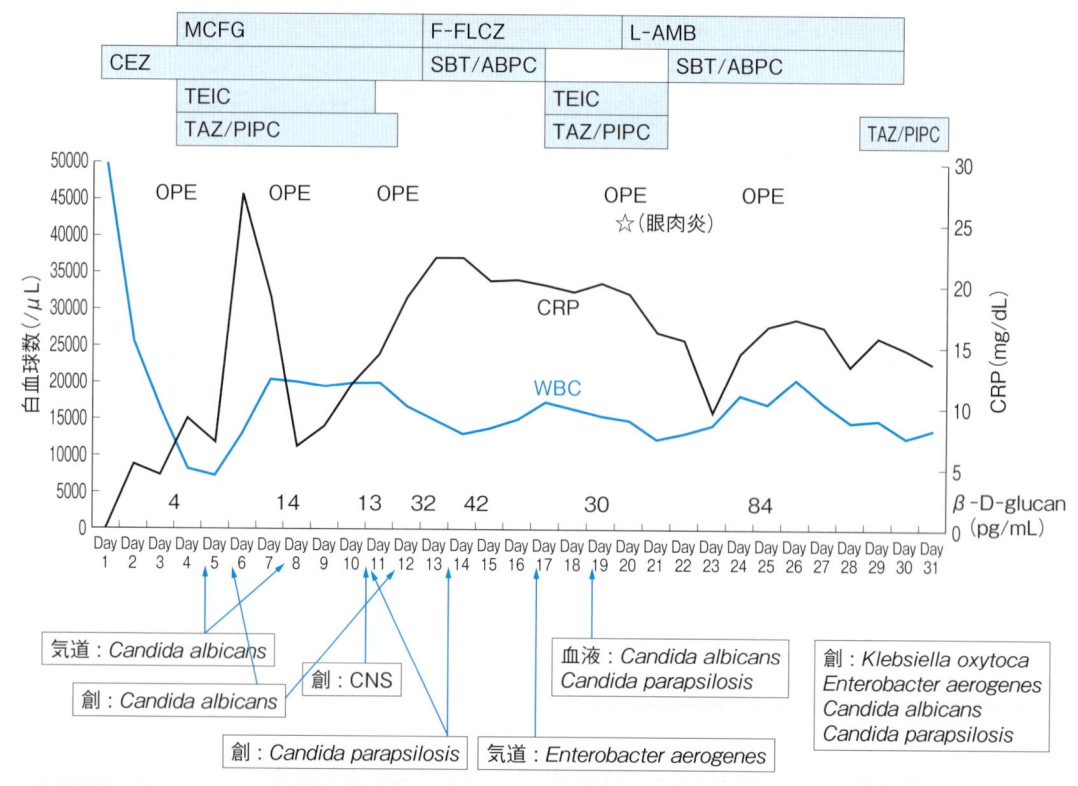

図 8-7 37歳，女性，重症気道熱傷を合併した広範囲熱傷（Ⅲ度 80% TBSA）の入院後経過
（佐々木淳一．化学療法の領域．2012; 28: 1200-10[42]）より改変）

創感染により受傷後 14 日目頃までに創培養検体からは *C. albicans*，*C. parapsilosis* が分離されていたが，受傷後 19 日目の血液培養検体からも *C. albicans*，*C. parapsilosis* が分離され，受傷後 20 日目の眼科診察で真菌性眼内炎の合併が診断された．

の合併が診断された．抗真菌薬は，受傷後 3 日目に行った初回手術の周術期抗菌薬の一つとして MCFG（200 mg/日）を開始し，創培養検体より *C. parapsilosis* が分離され始めた受傷後 12 日目に F-FLCZ（400 mg/日）へ変更した．さらに，真菌性眼内炎の合併が診断された受傷後 20 日目に L-AMB（200 mg/日）へ変更し，10 日間継続した．

■文献
1) 深在性真菌症のガイドライン作成委員会，編．深在性真菌症の診断・治療ガイドライン 2007．東京：協和企画；2007.
2) 佐々木淳一．大学病院高度救命救急センターにおける真菌感染症対策―施設独自の真菌感染症診断・治療フローチャート作成―．日本外科感染症学会雑誌．2009; 6: 133-41.
3) 日本熱傷学会学術委員会，編．熱傷診療ガイドライン．東京：春恒社；2009.
4) Chow JK, et al. Risk factors for albicans and non-albicans candidemia in the intensive care unit. Crit Care Med. 2008; 36: 1993-8.
5) 佐々木淳一．真菌感染症．救急医学．2011; 35: 1440-3.
6) 佐々木淳一．症例と Q&A で学ぶ最新の熱傷診療「感染症対策」．救急・集中治療．2004; 16: 679-84.
7) Eggimann P, et al. Epidemiology of Candida species infections in critically ill non-immunosuppressed patients. Lancet Infect Dis. 2003; 3: 685-702.
8) Horn DL, et al. Presentation of the PATH Alliance registry for prospective data collection and analysis of the epidemiology, therapy, and outcomes of invasive fungal infections. Diagn Microbiol Infect Dis. 2007; 59: 407-14.
9) Kullberg BJ, et al. Epidemiology of opportunistic invasive mycoses. Eur J Med Res. 2002; 7: 183-91.

10) Lipsett PA. Surgical critical care: fungal infections in surgical patients. Crit Care Med. 2006; 34: S215-24.
11) Richardson MD. Changing patterns and trends in systemic fungal infections. J Antimicrob Chemother. 2005; 56 Suppl 1: i5-11.
12) Wisplinghoff H, et al. Nosocomial bloodstream infections in US hospitals: analysis of 24,179 cases from a prospective nationwide surveillance study. Clin Infect Dis. 2004; 39: 309-17.
13) Blumberg HM, et al. Risk factors for candidal bloodstream infections in surgical intensive care unit patients: the NEMIS prospective multicenter study. The National Epidemiology of Mycosis Survey. Clin Infect Dis. 2001; 33: 177-86.
14) Kett DH, et al. Candida bloodstream infections in intensive care units: Analysis of the extended prevalence of infection in intensive care unit study. Crit Care Med. 2011; 39: 665-70.
15) Leroy O, et al. Epidemiology, management, and risk factors for death of invasive Candida infections in critical care: a multicenter, prospective, observational study in France (2005-2006). Crit Care Med. 2009; 37: 1612-8.
16) Pappas PG, et al. A prospective observational study of candidemia: epidemiology, therapy, and influences on mortality in hospitalized adult and pediatric patients. Clin Infect Dis. 2003; 37: 634-43.
17) Shorr AF, et al. Do clinical features allow for accurate prediction of fungal pathogenesis in bloodstream infections? Potential implications of the increasing prevalence of non-albicans candidemia. Crit Care Med. 2007; 35: 1077-8.
18) Takakura S, et al. National surveillance of species distribution in blood isolates of Candida species in Japan and their susceptibility to six antifungal agents including voriconazole and micafungin. J Antimicrob Chemother. 2004; 53: 283-9.
19) Apisarnthanarak A, et al. Risk factors and outcomes of Candida albicans and non-albicans Candida species at a Thai tertiary care center. Am J Infect Control. 2009; 37: 781-2.
20) Pfaller MA, et al. Results from the ARTEMIS DISK Global Antifungal Surveillance Study, 1997 to 2007: a 10.5-year analysis of susceptibilities of Candida species to fluconazole and voriconazole as determined by CLSI standardized disk diffusion. J Clin Microbiol. 2010; 48: 1366-77.
21) Hocky LJ, et al. Detection of fungemia obscured by concomitant bacteremia: *In vitro* and *in vivo* studies. J Clin Microbiol. 1982; 16: 1080-5.
22) Phillips P, et al. Non-value of antigen detection immunoassays for diagnosis of candidemia. J Clin Microbiol. 1990; 28: 2320-6.
23) Walsh TJ, et al. Laboratory diagnosis of invasive candidiasis; a rationale for complementary use of culture and nonculture-based detection systems. Intern J Infect Dis. 1997; 1 Suppl 1: S11-9.
24) Shupp JW, et al. Early serum $(1\to3)$-β-D-glucan levels in patients with burn injury. Mycoses. 2012; 55: 224-7.
25) Obayashi T, et al. Plasma (1,3) β-D-glucan measurement in diagnosis of invasive deep mycosis and fungal febrile episodes. Lancet. 1995; 345: 17-20.
26) Takesue Y, et al. Combined assessment of beta-D-glucan and degree of candida colonization before starting empiric therapy for candidiasis in surgical patients. World J Surg. 2004; 28: 625-30.
27) Krishna R, et al. Should all patients with candidaemia have an ophthalmic examination to rule out ocular candidiasis? Eye. 2000; 14: 30-4.
28) Rodríguez-Adrián LJ, et al. Retinal lesions as clues to disseminated bacterial and candidal infections. Frequency, natural history, and etiology. Medicine. 2003; 82: 187-202.
29) 風間逸郎, 他. 聖路加国際病院における最近6年間のカンジダ血症についての検討. 感染症学雑誌. 2003; 77: 158-66.
30) Morrell M, et al. Delaying the empiric treatment of candida bloodstream infection until positive blood culture results are obtained: a potential risk factor for hospital mortality. Antimicrob Agents Chemother. 2005; 49: 3640-5.
31) Garey KW, et al. Time to initiation of fluconazole therapy impacts mortality in patients with candidemia: a multi-institutional study. Clin Infect Dis. 2006; 43: 25-31.
32) 佐々木淳一. 抗真菌薬. In: BURN (熱傷の初期診療と局所療法・抗菌化学療法の指標). 大阪: 医薬ジャーナル社; 2008. p.186-8.
33) Charlier C, et al. Fluconazole for the management of invasive candidiasis: where do we stand after 15 years? J Antimicrob Chemother. 2006; 57: 384-410.
34) Pappas PG, et al. Clinical practice guidelines for the management of candidiasis: 2009 update by the infectious diseases society of America. Clin Infect Dis. 2009; 48: 503-35.
35) Rex JH, et al. A randomized and blinded multicenter trial of high-dose fluconazole plus placebo versus fluconazole plus amphotericin B as therapy for candidemia and its consequences in nonneutropenic

subjects. Clin Infect Dis. 2003; 36: 1221-8.
36) Kett DH, et al. Anidulafungin compared with fluconazole in severely ill patients with candidemia and other forms of invasive candidiasis: Support for the 2009 IDSA treatment guidelines for candidiasis. Crit Care. 2011; 15: R253.
37) Baddley JW, et al. Combination antifungal therapy for the treatment of invasive yeast and mold infections. Curr Infect Dis Rep. 2007; 9: 448-56.
38) Johnson MD, et al. Use of antifungal combination therapy: agents, order, and timing. Curr Fungal Infect Rep. 2010; 4: 87-95.
39) 佐伯康之, 他. 抗菌薬使用開始時における loading dose（負荷投与）の必要性について. 治療学. 2006; 40: 593-5.
40) Sasaki J, et al. Micafungin concentrations in the plasma and burn eschar of severely burned patients. Antimicrob Agents Chemother. 2012; 56: 1113-5.
41) Forrest GN, et al. Increasing incidence of Candida parapsilosis candidemia with caspofungin usage. J Infect. 2008; 56: 126-9.
42) 佐々木淳一. 目で見る真菌と真菌症「外科・救急・集中治療領域」. 化学療法の領域（Antibiotics & Chemotherapy）. 2012; 28: 1200-10.

〈佐々木淳一〉

9 疼痛対策

A 疼痛対策の現状

　熱傷患者の疼痛コントロールはその複雑さから急性痛の中でも治療の最も難しいものの1つといわれる．疼痛に対する閾値の変動や気管挿管や各種モニター類の装着，顔面熱傷などにより声が出せない，目がみえない，などの恐怖感が加わり，疼痛対策は複雑になっている[1]．

　本邦における熱傷患者に対する疼痛対策の実態について，2002年4月に日本熱傷学会の評議員110名に対して行われたアンケート調査[2]が参考となるが，それ以降現状を把握できるような調査は実施されていない．また2009年に出版された熱傷診療ガイドラインでも疼痛対策については取り上げられていないことから，エビデンスが少ない，あるいはあまり関心が持たれていない領域ともいえる．2002年のアンケートでは，有効回答は54名（49％）で，熱傷患者に対する鎮痛対策は52％のみが必要性ありと回答していた．鎮痛対策に消極的な理由はbiological dressingを施行した創面やⅢ度熱傷では疼痛はない，あるいは疼痛があるのは創処置のときであるとコメントがあったが，鎮痛対策の必要性を患者自身による疼痛評価により行うのは一般的ではなかった（疼痛を客観的スケールで評価していると回答したのは11％のみ）．このように2002年当時から積極的な疼痛対策は一般的でなかった．日本人には「けがの治りに関して鎮痛薬は有害無益であり，我慢できる痛みであればできるだけ使用しないほうがよい」との長年にわたる思い込みがあり，これが本邦における必ずしも積極的とはいえない疼痛管理の背景となっていると思われる．また鎮痛による循環の不安定，呼吸抑制，薬物依存を警戒するあまり，疼痛対策に逃げ腰となり，十分な鎮痛がなされていない，あるいは手続きの煩雑さから麻薬系鎮痛薬の使用頻度が低いことも指摘されている．このように十分な鎮痛が実施されなければ，患者に恐怖心を植え付け，食欲不振，不眠症といった精神的悪影響を及ぼすこともある[3]．

　こうした現状からわが国の熱傷治療における疼痛対策は十分といえない．疼痛対策の充実を図るためには，疼痛の仕組みを理解した上での疼痛の客観的評価の導入，適切な鎮痛・鎮静薬の選択，血圧低下や呼吸抑制といった急性の副作用対策などを標準化していく必要があるだろう．本章では，疼痛対策を充実させるために知っておくべき疼痛機序，疼痛管理，疼痛評価スコアリングについて解説する．

B 疼痛の機序

　ここではまず，熱傷の疼痛機序について述べる．

1 熱傷における疼痛の伝達機構

　熱傷や組織損傷によって生じた侵害刺激は，侵害受容線維の A-δ 線維および C 線維の自由神経終末（free nerve endings）で電気信号に変換される．そして神経線維の興奮が起こり，そのインパルスが脊髄後角に伝達される．これらの神経線維の細胞体は脊髄神経節にあり，末梢および中枢側に突起を出す．末梢の突起は体性組織に分布するものでは前枝または後枝を通り，内臓に分布するものは交感神経または副交感神経に随伴する．中枢の突起は後根を通り脊髄に入る．

　熱や科学的な侵害刺激が起こるとまず鋭い痛みが起こり，続いて鈍い持続性の痛みが起こる．前者の痛みを伝えるのが A-δ 線維で神経伝導速度が早く（12〜30 m/sec），痛みを伝えるとともに逃避反射を起こす．後者が C 線維で神経伝導速度は遅く（0.5〜2 m/sec），鋭い痛みに続く持続性の痛みを起こす[4]．

2 熱傷関連痛

　熱傷関連痛は，組織破壊に伴う単なる表在痛ではない．その特徴は，熱の深達による末梢神経の機能障害が痛みの閾値の低下，痛覚反応の増大を示すために，痛覚過敏（primary hyperalgesia）をきたすことである．この現象は受傷直後か，遅れて受傷皮膚の周辺にも及ぶ（secondary hyperalgesia）[2]．Primary hyperalgesia は末梢侵害受容器と脊髄神経両者の過敏により，secondary hyperalgesia は脊髄神経のみの過敏により起こる[3]．

　一方，神経終末が完全に破壊されたⅢ度熱傷では当初の創部痛は皆無であるが，やがて治療期に入り，再生中の神経終末が瘢痕に捉えられたり，神経腫を形成したりすると神経因性の疼痛が生じる．これにより著しい不快感やひりひりした痛み，電気が流れるような痛みなどと表現されるような症状を呈するようになる．また，Ⅱs 以下の場合の熱傷では，炎症反応としての疼痛がみられる．こうした疼痛に加え，創感染を併発すれば疼痛は増強される．このような多彩な要素に心理的要素，認知機能，周囲の状況などが加わり，さらに複雑になる．熱傷関連痛のコントロールは容易ではないといえる．

C 疼痛管理

1 薬物療法

　一般的に熱傷患者の疼痛は，包交や熱傷浴，リハビリテーションなどの処置時に感じる procedural pain と，処置時以外の安静時にも持続的に感じる background pain，体位を変えたり，歩いたりするような単純な動きで生じるような breakthrough pain の 3 つに大別される[5]．疼痛対策はこうした疼痛の仕組みを理解した上で，タイプに合わせた鎮痛を考えていく必要がある．こうした痛みの治療において最も基本かつ頻繁に用いられている方法は薬物療法である．前述した procedural pain であれば，作用時間が短く，十分な鎮痛が得られる鎮痛薬や鎮静薬が用いられ，時に短時間型の麻酔薬を使用する場合もある．Background pain と breakthrough pain の区別は難しいといわれるが，疼痛管理の方法としてはほぼ同様で，持続的な鎮痛薬の投与が主となる．ここでは薬物療法の中でも非麻薬性鎮痛薬，麻薬性鎮痛薬，麻酔薬である塩酸ケタミンについて紹介する．疼痛管理に用いられる代表的な薬物を表 9-1 に示す．

a）非麻薬（オピオイド）性鎮痛薬

　現在，全身投与する非麻薬性鎮痛薬ではアセトアミノフェン，アスピリン，その他の非ステロイ

表 9-1 鎮痛薬・鎮静薬の種類と使用方法

	投薬方法	鎮痛効果	呼吸	循環	筋弛緩	利点	欠点
フェンタニル	初期量：1〜2 μg/kg 持続：1〜2 μg/hr	++++	抑制 +++	± (時に下降)	硬直	鎮痛作用最大	カタトニー様症状
モルヒネ	静注：1〜3 mg/kg	+++	抑制	抑制	−	鎮痛作用	ヒスタミン分泌亢進
ケタミン	静注：0.5〜1 mg/kg 筋注：0.3〜2 mg/kg	皮膚,筋肉,骨など体性神経系	抑制は少ない	一過性の血圧上昇	なし	外界に無関心	分泌物亢進 脳圧亢進
ペンタゾシン	静注：30 mg 合計投与量：360 mg/day	++	抑制	血圧上昇	−	非麻薬性	脳圧亢進 傾眠
ブプレノルフィン	持続皮下注 0.6 mg/日 静注 2〜6 μg/kg	+++	+	+	−	非麻薬性	傾眠，嘔気
ジアゼパム	静注：0.1〜0.3 mg/kg	−	抑制	±	−	鎮静	鎮痛なし 効果短い
ミダゾラム	初期量：0.03 μg/kg 持続：0.03〜0.18 μg/hr	−	抑制	±	−	鎮静	鎮痛なし 依存症
プロポフォール	人口呼吸鎮静量：0.5〜3 mg/kg/hr	−	抑制	低下	−	鎮静	鎮痛なし まれにアナフィラキシー
NSAIDs	内服 坐剤；効果発現 30 分以内．効果持続 5 時間程度	++	−	−	−	鎮静なし	血小板凝集能抑制 消化管出血
アセトアミノフェン	内服 0.9〜1.5 g 1 日 3 回分服 小児用シロップ・坐剤あり	+	−	−	−	副作用少ない	鎮痛作用弱い

ド性抗炎症薬（nonsteroidal anti-inflammatory drugs: NSAIDs）が中心となる．アスピリンは軽度から中度の痛みに広く用いられる．アセトアミノフェンは，アスピリンに比較すると胃腸管粘膜障害作用や血小板機能低下作用も弱いが，抗炎症作用そのものも弱いという欠点をもつ．

NSAIDs は外傷や炎症部位において，プロスタグランジン合成とその放出を妨げる．そのためプロスタグランジンがもたらす疼痛受容体感受性亢進を妨げ，結果的に組織損傷後の痛覚過敏を抑制することになる[6]．しかしこれからの薬剤は処置時にあわせて鎮痛作用を発現させることが困難である．

ペンタゾシンやブプレノルフィンは非麻薬性のため扱いやすいが，持続時間が長く，鎮静作用もあるため，処置時に使用する場合はその後の傾眠が問題となることがある．またブプレノルフィンはその強力な鎮静作用を利用し，持続皮下注として使用することも可能であり，background pain をコントロールする目的に対し有用である[7]．

b）麻薬性鎮痛薬

モルヒネやフェンタニルなどの強力な麻薬性鎮痛薬は持続投与が可能で重傷熱傷患者の全身管理を容易にすることができる．中でもフェンタニルはモルヒネの約 100 倍の鎮痛効果を持つ．静注し

た場合，術後鎮痛および手術中の鎮痛に必要なフェンタニルの血中濃度はそれぞれ0.6～3 ng/mL，10 ng/mLである．呼吸抑制が生じる血中濃度は0.7 ng/mL以上であるが，血中濃度が0.6～2.0 ng/mLでは臨床的に問題となるような呼吸抑制は生じない．また最大鎮痛効果を生じるまでの時間は，モルヒネが約15分であるのに対し，フェンタニルは約5分である．このような特徴により，熱傷患者の疼痛コントロールに最適である．しかもpatent-controlled analgesia（PCA）ポンプを用いた疼痛管理も可能であり，処置時に疼痛を感じた際，患者本人が薬剤を投与することができるため意識のある場合には有効である．また超短時間作用型の麻薬性鎮痛薬であるレミフェンタニルは半減期が3.5分と短く，体内への蓄積が認められないという利点がある．しかしまだ全身麻酔用以外に適応がなく，今後の適応拡大が待たれる．

フェンタニルの静注による使用方法としては，初期量として1～2 μg/kgを静注し，引き続き1～2 μg/kg/hrで持続静注する．PCAによる鎮痛を行う場合は，4～60 μg/hrで持続投与を行い，適量7～50 μgの単回投与を行う．われわれの施設では受傷早期からフェンタニルの持続投与（2 mL/hr）を行っている．また多くの場合長期にわたる人工呼吸管理が必要となり，鎮静も同時に行うこともある．その場合は，使い慣れた持続的鎮静薬の使用が推奨され，プロポフォール（1～4 mg/kg/hr）やミダゾラム（0.1～0.2 mg/kg/hr）のどちらか単剤もしくは併用により行っている．最近では塩酸デクスメドトメジンも利用する機会が増えている．強力で選択性の高いα_2アドレナリン受容体作動薬であり，鎮静作用に鎮痛と抗不安作用を併せ持つ薬剤である．呼吸抑制も少なく，処置時の鎮静にも有用な可能性がある．副作用として，低血圧，徐脈，口渇があり，注意が必要である．

麻薬は強力な鎮痛効果を持つが，便秘，嘔気，嘔吐，傾眠，呼吸抑制，耐性，依存という欠点も併せ持つ．モルヒネに関してはヒスタミン遊離作用があるため，顔面，頸部，前胸部に発赤や蕁麻疹を認めることがあり，特に気管支喘息の既往のある患者では禁忌とされている．しかしこれらの欠点はしばしば強調されすぎるきらいがある．実際疼痛を持つ患者では，麻薬の投与量が適正範囲内にあるならば呼吸抑制の危険性はほとんどないとされる．また同様に適切な範囲内の投与量であるならば，麻薬への耐性出現も，臨床上問題となることはない．

c）塩酸ケタミン

塩酸ケタミンは皮膚，筋肉，骨などの体性神経系の痛みに対し強い抑制作用を持ち，さまざまな手技に必要な無痛状態が得られる麻酔薬である．通常熱傷の処置時の投与量は0.15～1 mg/kgを30分以上かけて緩徐に静注する．注意点としては投与後一過性の血圧上昇，頭蓋骨内圧上昇，急速に高用量の静注による呼吸抑制，唾液分泌亢進，悪夢や幻覚などがあげられる．

2 非薬物療法

薬物療法以外での疼痛コントロールに，深呼吸，リラクゼーション手技，催眠，マッサージ，鍼，絵や漫画・音楽などで気をそらすなどの試みがなされている．効果が限定されたり，特別な訓練が必要であったりと非常に有用であるとはいいきれないものが多い．その中で，近年報告が目立つものに処置時にvirtual reality（VR）を用いた疼痛コントロールがある[8]．熱傷患者にヘッドフォンとヘッドマウントディスプレイを装着してもらい，3D映像と音楽を流し，簡単なゲームをさせることで，その世界に夢中になり，処置に対する関心から注意をそらすというものである．音楽だけでは十分に疼痛を軽減させることができなかったという報告もあるが，VRを通常使用する鎮痛薬と併用することで，鎮痛薬単独群と比べ，処置時の疼痛を35～50％減ずることができたとのことである．小児の熱傷処置でも効果的であったとも報告されているため，今後の展開に期待したい．

D　スコアリング

　適度な鎮痛を実現するため，鎮痛効果を判定する客観的指標がいくつか提案されているが，現在のところ標準化されるまでには至っていない．これらの多くは患者自身に評価してもらうものであるため，学童を過ぎていて完全に覚醒した患者には利用できるが，痛みを自己申告できない鎮静下の患者や幼少児には利用できない．後者の場合には工夫が必要である．以下に代表的な疼痛のスコアリングをいくつかあげる[9]．

1 Visual analog scale（VAS）

　10 cm または 20 cm の線上に痛みの程度を患者に示させるもので，大変簡便な方法である．しかし，スケールの途中に言葉や点数を書き加えるとその部位に評価が集中する傾向があるという欠点がある．また患者に意識障害があるときには使えないことや，老人や小児の一部ではこの方法が習得できないこと，他の患者と比較検討ができないことなども欠点としてある．VASによる測定を1日数回，または痛みの治療後に繰り返し，痛みの経時的変化の図をつくれば治療効果などを知ることが可能となる．

2 Numerical rating scale（NRS）

　わが国で一番よく使われているのが10点法あるいは10段階表を用いての評価である．これは初診時あるいは治療前の痛みを10とし，現在はいくつになったかという pain relief score を用いる方法と，自分が今までに経験した最高の痛みを10として現在はいくつかと質問し記載する方法の2通りがある．この方法の欠点は個性や環境などに影響されやすいこと，小児や意識障害のある患者では痛みの数値化ができないことなどがあげられる．

3 Verbal rating scale（VRS）

　数段階の痛みの強さを表す言葉を直線上に記載し，患者に選択させる方法である．言語の選択肢が固定されてしまうといった欠点が指摘されている．

4 Face scale

　医師または看護師が患者を訪問した際に顔つきから評価し，患者自身の自己評価と比較する．VASやNRSと同様であるが，言葉の代わりに顔つきを評価の対象としている．特に小児における痛みの評価に対して適応となる．また小児では，顔面以外にも足の動かし方，活動度，泣き方，慰め方も評価の対象とする FLACC（Face, Legs, Activity, Cry and Consolability）scale というものもある．

まとめ

　一部の麻薬性鎮痛薬，麻酔薬は依然として熱傷に対して保険適応がないが，現状で利用できる鎮痛，鎮静薬の作用機序や副作用を理解した上で，活用していくしかない．また薬剤以外でも精神的なサポートやVRなどの非薬物療法も鎮痛薬と同等以上の効果を示す場合もある．いずれにしても疼痛評価の客観的指標であるスコアリングなどを用いながら，患者の訴えをよく聞き，疼痛コントロールを積極的に行っていく必要がある．

■**文献**
1) 松村　一, 他. 本邦の熱傷治療における鎮痛・鎮静対策の現状と問題点. 熱傷. 2003；29：23-31.
2) Patterson DR, et al. Pain management. Burns. 2004；30：A10-5.
3) 木村眞一. 疼痛対策. 救急医学. 2003；27：61-3.
4) 宮崎東洋. 痛みの神経機構. In: 宮崎東洋, 編. ペインクリニック―痛みの理解と治療―. 東京：克誠堂出版；1997. p.22-30.
5) Richardson P, et al. The management of pain in the burns unit. Burns. 2009；35：921-36.
6) Siddall PJ. 急性および慢性痛の管理に対する全身的アプローチ. In: Prithvi Raj P, 編. 花岡一雄, 監訳. ペインマネージメント最前線. 東京：中山書店；1996. p.85-99.
7) 上村修二, 他. 疼痛対策. 救急医学. 2007；31：796-8.
8) Hoffman HG. Virtual reality as an adjunctive non-pharmacologic analgesic for acute burn pain during medical procedures. Ann Behav Med. 2011；41：183-91.
9) 十時忠秀. 痛み評価. In: 釘宮豊城, 編. 痛みの臨床. 1版. 東京：メジカルビュー社；1996. p.19-28.

〔杉木大輔, 池上敬一〕

10 局所療法

[1] 熱傷直後の創傷管理

A 熱傷とは

　熱傷は皮膚や粘膜に熱エネルギーが作用して生ずる皮膚の物理的障害の1つである．高温な環境では短時間でも生ずるが低温でも持続時間が長かったり部位の血流が低下していると比較的深達性の熱傷となることがある（低温熱傷）．熱傷直後の創傷管理は熱傷がいまだ局所では進行している時期から創傷治癒の確保・促進という観点[1-3]と，感染制御[4-6]という両輪を適切なバランスを保ちながら進めていくという見方を持ちながら開始されるべきである．また，創傷の管理法の適否が生命的予後や治癒までの期間はもとより，最終的な瘢痕，瘢痕拘縮の程度にも大きく影響を与え得るとの認識を持って当たることが大切である．

B 熱傷深達度（皮膚のどの深さまで熱による障害が及んでいるかを示す分類）とその治療目的

1 Ⅰ度熱傷

　表皮のみに障害がとどまっているもので臨床的には発赤（紅斑）と軽度の浮腫をきたすのみである．通常2～3日で治癒するので基本的には局所の炎症とそれに伴う疼痛を制御することが問題となる．そのため初期治療としては冷却することが効果的であるが他に特別な治療を必要としない．

2 Ⅱ度熱傷

　真皮に達するもので臨床的には水疱形成が特徴的である．受傷部位の炎症もⅠ度熱傷より高度で疼痛が強いことが多い．さらにⅡ度熱傷は浅達性Ⅱ度熱傷と深達性Ⅱ度熱傷とに分けられる．これらの治療に当たっては従来は水疱蓋を除去せずに治療することが原則であったが，破損され除去された場合でも局所療法により上皮化させることが可能な創であるので外用療法の持つ意義がきわめて大きいとされていた．最近は後述のように増殖因子による治療が導入されたので，積極的に水疱蓋を除去して治療することでさらに良好な効果が期待できるようになっている．

3 Ⅲ度熱傷

　皮下組織まで達するもの．痛みがない．熱障害により白あるいはすすで黒くなりいわゆる羊皮紙様の皮膚となる．毛が簡単に抜け，痛みはかえって少ない．一定程度までの大きさであれば瘢痕を残して上皮化させることも可能であるが基本的には早期に壊死組織除去と遊離植皮術を施行して創を閉鎖することが必要で，受傷直後から感染の予防・治療が創傷管理の主な治療目的となる．
　受傷直後に前述の深達度の鑑別を正確に行うことはかならずしも容易ではなく，普通2～3日してから明確となってくることが多い．ただし，当然，熱傷深達度により治療法，治癒までの期間，

残す瘢痕の質などが大きく異なるので受傷直後から詳細な検討が望まれる．つまり，この深達度の判定は重症度の判定のみならず，治療法自体や予後もかかわる重要な点である．浅達性Ⅱ度熱傷創では早い上皮化と疼痛緩和と炎症の抑制が主眼となり，深達性Ⅱ度熱傷創からⅢ度熱傷創では，感染のコントロールと創の深達化の予防が主体となる．いずれにしても疼痛を除去しつつ，できるかぎり早い表皮形成と，その後の肥厚性瘢痕，瘢痕拘縮の予防が重要である．浅達性Ⅱ度熱傷であれば皮膚組織や毛嚢，汗腺などから皮膚の再生により10〜14日前後で治癒が期待できるが，深達性Ⅱ度熱傷では上層に熱変成した焼痂が存在するためにさらに時間がかかる．Ⅲ度熱傷では皮膚全層の障害があり，表皮成分が基本的にまったく残存していないため創周辺からしか上皮化が進まないので，保存的に治療すると瘢痕や肥厚性瘢痕，瘢痕拘縮が惹起される．部位や年齢にもよるため一概にはいえないが，一定程度の大きさ以上（およそ10×10 cm以上）では植皮などの外科的治療が必要になる場合が多い[7]．

C 熱傷創に対する初期治療

1 冷却

可能な限り受傷直後から長時間冷却する．通常は最低30分間以上水道水で患部を冷やすようにする．冷却ゲルのパットなどの使用も部位によっては優れている．冷却は障害の進行の阻止，疼痛と浮腫の進行を軽減する点で有効である．

2 洗浄処置と消毒

着衣は形成された水疱を傷つけぬように創面に愛護的に脱がせる．小児や高齢者でははさみで着衣を取り，全身をくまなく観察して受傷部位を確認することも重要である．熱傷創面が汚染されている場合は洗浄に加え冷却の意味もあるので大量の生理食塩水，水道水で洗浄する．なお，広範囲に及ぶときは体温が低下しない程度にとどめざるを得ない．その場合，無菌操作を心がけるようにするが受傷直後にはいわゆる消毒は必要ない．熱傷の受傷機序が種々である可能性があることから，汚染が高度なときのみ異物を大量の生理食塩水などで洗浄して除去した後，0.05％ヒビテン液など細胞障害性の低い薬剤で消毒することも場合によっては効果的である．この原則は壊死組織が大量に付着して明らかに感染が高度な場合を除いてⅢ度熱傷創でも同様で，基本的に大量の生理的食塩水や水道水による洗浄が基本である．

3 水疱の処置

水疱のある場合には内容液を注射針で吸引し，受傷3ないし5日間くらいの期間，原則として水疱蓋を除去しないで可能な限り温存するのが原則であった．このようにして治療すると水疱蓋はいわゆる生体包帯として作用し，創面保護・疼痛緩和，創傷治癒の促進に効果がある．上皮化が終了すると痂皮化するのではさみなどで切除するとよい[7]．治療は水疱蓋がガーゼに付着して破損するのを防止するために薄く軟膏を延ばしたガーゼを当てて治療することが適切である．明らかな感染が認められたり水疱蓋が破損された場合はその程度にもよるが除去して後述する増殖因子製剤と軟膏や被覆材を併用した治療に変更するのがよい．最近では後述するように，より積極的に水疱蓋をただちに除去し，大量の生理的食塩水で洗浄後に増殖因子製剤を噴霧して厚めにガーゼにのばした軟膏ガーゼか，ハイドロジェル被覆材などで被覆・密封する治療法が選択される場合が多い．

4 減圧切開（減張切開）

　深達性Ⅱ度熱傷やⅢ度熱傷創が四肢や頸部・胸部を全周のように広範囲に及ぶと，受傷後数時間目に進行してくる浮腫のために手足の末梢循環障害や呼吸障害を起こすことが多い．その場合にはメス刃や電気メスを用いて焼痂に長軸方向に切開を加えて減圧させる．時期を失すると末端の壊死をきたすことがあるので受傷後12〜72時間程度の期間は注意深い観察が重要である．この観点から当然ながら指輪，ブレスレット，腕時計などの装身具は初診時に確認し，軟膏ガーゼ，包帯で覆う前に確実に除去されていることを確認しておくことも大切な点である．

D　熱傷創に対する外用療法の実際[7]

1 処置

　通常は抗生物質含有ワセリン基剤軟膏（バラマイシン®軟膏，フシジンレオ®軟膏，アクロマイシン®軟膏，ゲンタシン®軟膏など）を厚めに塗布，シリコンメッシュガーゼ（トレックスガーゼ）を創面に当ててから厚めのガーゼで被覆する．シリコンガーゼに軟膏を厚めに塗ることは創面の保護と包帯交換時に創に癒着せず疼痛軽減に役立つとともに．また，小範囲の熱傷では市場に導入されている各種の創傷治癒を促進する薬剤や種々の被覆材の使用もきわめて有用である．熱傷創の局所治療は，深度によって異なるので各種の軟膏や被覆材から病態に応じて選択して用いる（図10-1）．なお，以前は受傷直後からステロイド含有軟膏を用いることもあったが，創傷治癒の機序が理解されるとともに増殖因子製剤を臨床の場で用いるようになり，少なくともⅠ度熱傷創面以外に使用する機会は減少している．実際潰瘍創で肉芽組織が過剰に増殖した病変以外の適応はほとんどないと考えている．

2 Ⅰ度熱傷創に対する局所療法

　Ⅰ度熱傷は表皮に限局した熱傷で臨床的には発赤が認められるのみであるので特別な治療は必要ない．つまり，創感染の危険は少なく治療は疼痛緩和が主眼となるので，まず創面を15〜30分程度水道水や氷水にて冷却したのちに，抗生物質含有ワセリン基剤軟膏またはステロイド含有軟膏にて，

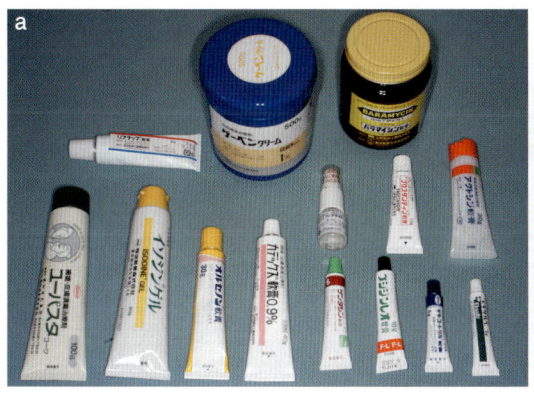

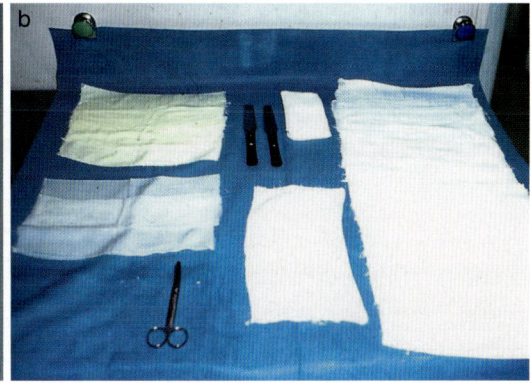

図10-1　熱傷の局所療法
a：現在本邦で用いられている主な外用剤．b：熱傷患者の治療に当たってはあらかじめガーゼに軟膏を厚めに延ばして用意しておき，創の状態によりその種類を選択しながら用いるようにする．

開放療法を行うのみでよい．ほとんどが2～3日以内に治癒するが紫外線に曝露されると炎症性色素沈着が問題となることがあるので受傷直後から遮光治療を指導する．なお，平坦な部位や小範囲であれば次項で述べる冷却したハイドロゲル被覆材で被覆して治療するのもきわめて効果的である．

3 Ⅱ度熱傷創に対する局所療法[7-12]

　Ⅱ度熱傷創の創傷治癒も基本的な考え方は表皮と真皮の上層が除去される採皮部におけるものと同様であるが，この際に重要であるのは感染予防と壊死組織の存在である．すでに述べたように水疱が形成されるⅡ度熱傷創では水疱蓋を除去せずに治療するのが基本であった．これは水疱内に貯留する浸出液の中に創傷治癒を促進する増殖因子が含まれており，同時に水疱蓋が生体包帯の役割を果たし，疼痛を軽減するとともに順調な上皮化が進行するからである[13]．特に手足は角層が厚いために水疱内容を除去して治療するだけでⅡ度熱傷創であれば水疱内に感染が惹起されない限り順調な上皮化が進行して治癒することが多い．もし水疱蓋が破れたり，感染が疑われて除去せざるを得ない状況となるとⅡ度熱傷創はびらん面あるいは潰瘍となる．そのため，受傷直後のⅡ度熱傷創に対してもバラマイシン®軟膏，フシジンレオ®軟膏など，抗菌力を持つとともに，良好な創面保護作用を持つワセリン基材の外用剤を厚めに延ばしたガーゼを貼付して湿潤環境を維持しながら治療するのが適している．また，水疱蓋の代替物として冷却したハイドロゲル被覆材やアルギン酸塩被覆剤などで創面を被覆して治療する方法も密封して湿潤環境を維持しながら治癒を進めるという観点からは効果的な方法である．この際にハイドロゲル被覆材は吸水性に優れるので浸出液の多い熱傷創の治療に優れているが，それ自体粘着性をもたないことから創面よりも大きめに貼付，包帯で被覆する前にテープなどで固定するようにするとよい．重要なのは，いずれの手法をとるとしても当初は抗菌力よりも湿潤環境を維持して創面を保護し，表皮化を促進する作用を重視するべきであり，この観点からは軟膏であればワセリン基剤の油中水型基剤の軟膏を厚めに貼付する方法が優れている．また，感染がない浅達性あるいは深達性のⅡ度熱傷創の場合には，bFGF製剤（フィブラスト®スプレー）の外用も創傷治癒，創面の上皮化を促進するという観点から有効である．その場合，bFGF製剤は液体であり，噴霧して使用することとなるので規定量を確実に噴霧する．さらに，創傷治癒をさらに促進すると考えられているDBcAMP（アクトシン®）軟膏やプロスタンディン®軟膏との併用，あるいは感染を予防する目的でフシジンレオ®軟膏などの抗生物質含有軟膏を加えた3剤による併用治療もきわめて効果的である[8-10]．実際の治療に当たってはまず熱傷創面を生理的食塩水で洗浄し，次いでbFGF製剤を噴霧する．30秒から1分待って，bFGF製剤が創に行き渡ったところでガーゼに厚めに塗布した軟膏を貼付する．このような治療を創面からの浸出液の量などを考慮しながら1～2日ごとに上皮化が終了するまで繰り返すようにしている（図10-2）．本療法では従来の治療から期待する以上の速度で上皮化を促進し，受傷後早期に深達性の部を除き上皮化を終了させることが可能であり，瘢痕化も軽微となることが明らかとなってきている．この際，重要な点は優れた創傷治癒促進効果を持つ本剤の効果を最大限に利用するためには厚めに塗布した軟膏や被覆剤で湿潤環境を維持するという基本的な考え方を維持することである．当然のこととはいえ，優れた創傷治癒促進作用を持つ薬剤でも外用後に乾燥した状態で治療を進めてもその効果は減弱してしまう．湿潤環境下の治療という原則を守り，感染を制御するためにも，また，包帯交換時にガーゼと創面が固着して上皮化した創面に傷害を与えないためにも厚く延ばした軟膏ガーゼか被覆材を使用するべきである．なお，水疱蓋の下に貯留した水疱内容液を吸引した上で増殖因子製剤を注入

[1] 熱傷直後の創傷管理

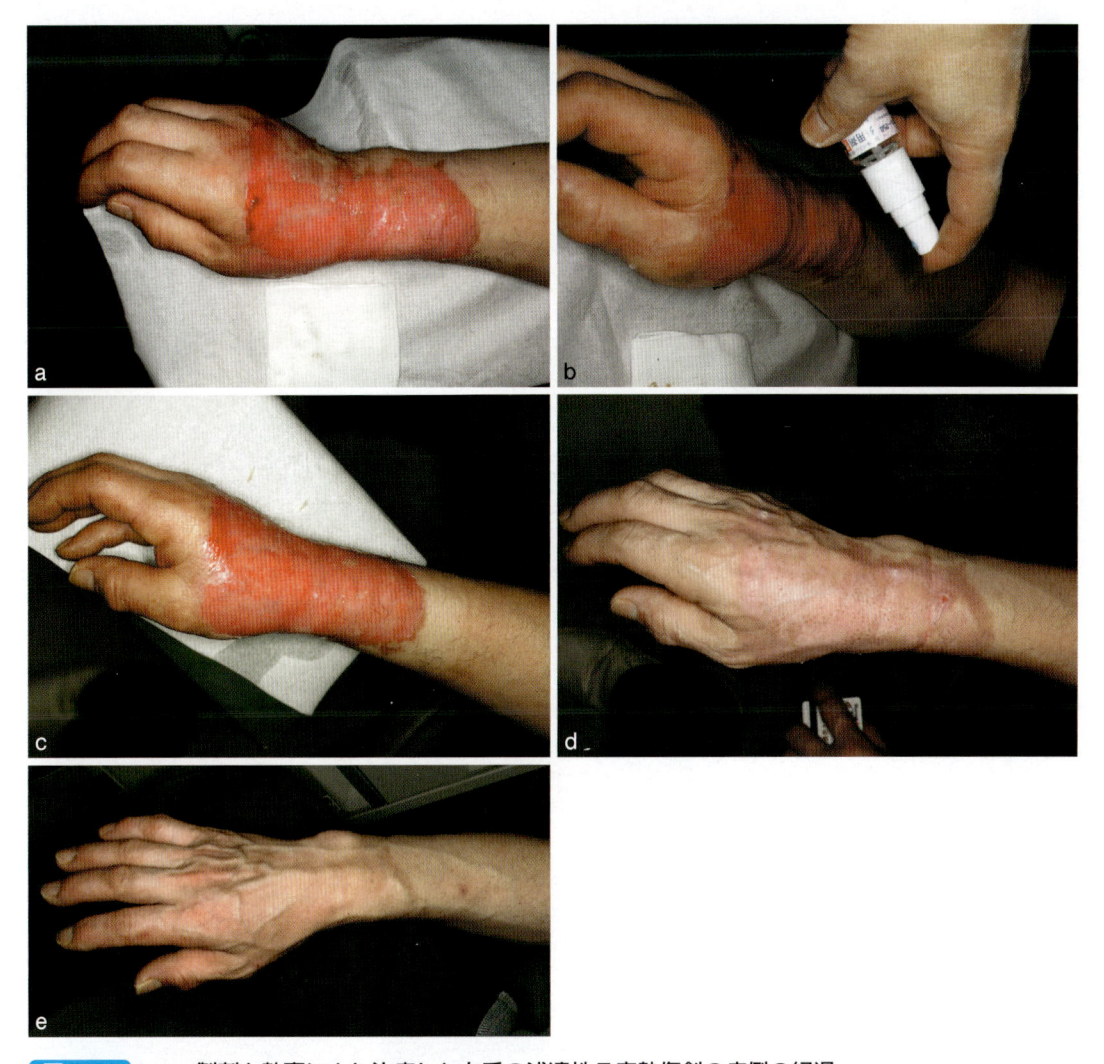

図 10-2 bFGF 製剤と軟膏により治療した右手の浅達性Ⅱ度熱傷創の症例の経過
a： 治療前.
b： bFGF 製剤を噴霧する.
c： 抗生物質含有軟膏併用で治療を開始した翌日の状態. 創面に赤色調が増加している.
d： 治療後 2 週間目, 上皮化が終了している.
e： 治療後 8 カ月目の状態. 肥厚性瘢痕とはなっておらず順調な経過である.

するのもよい方法であるとの意見もあるが，投与法自体が必ずしも本製剤の投与法と異なることに加え，おそらくは浸出液内に含有されるサイトカインや増殖因子に加え[13]，タンパク分解酵素などの作用も加わることからか，本稿ですでに述べたように水疱蓋を完全に除去した上で増殖因子製剤と被覆材を用いる治療法よりも優れた効果を得られる可能性は高くないと私たちは考えている．ただし，手掌や足底のように角層が厚い部位に限ればこの手法も効果的である（図 10-3）.
　ここで問題になるのはどの時期から bFGF 製剤の使用を開始するかという点である．私たちの経験では少なくとも受傷後 5～7 日以内から bFGF 製剤と軟膏療法，あるいは被覆材との併用を開始した方が治癒までの期間が短縮される効果が明らかであると感じるのと，上皮化した後に残る瘢痕の程度も軽微となる傾向があると感じている．また，早期から本剤を用いることで特別な副作用

10. 局所療法

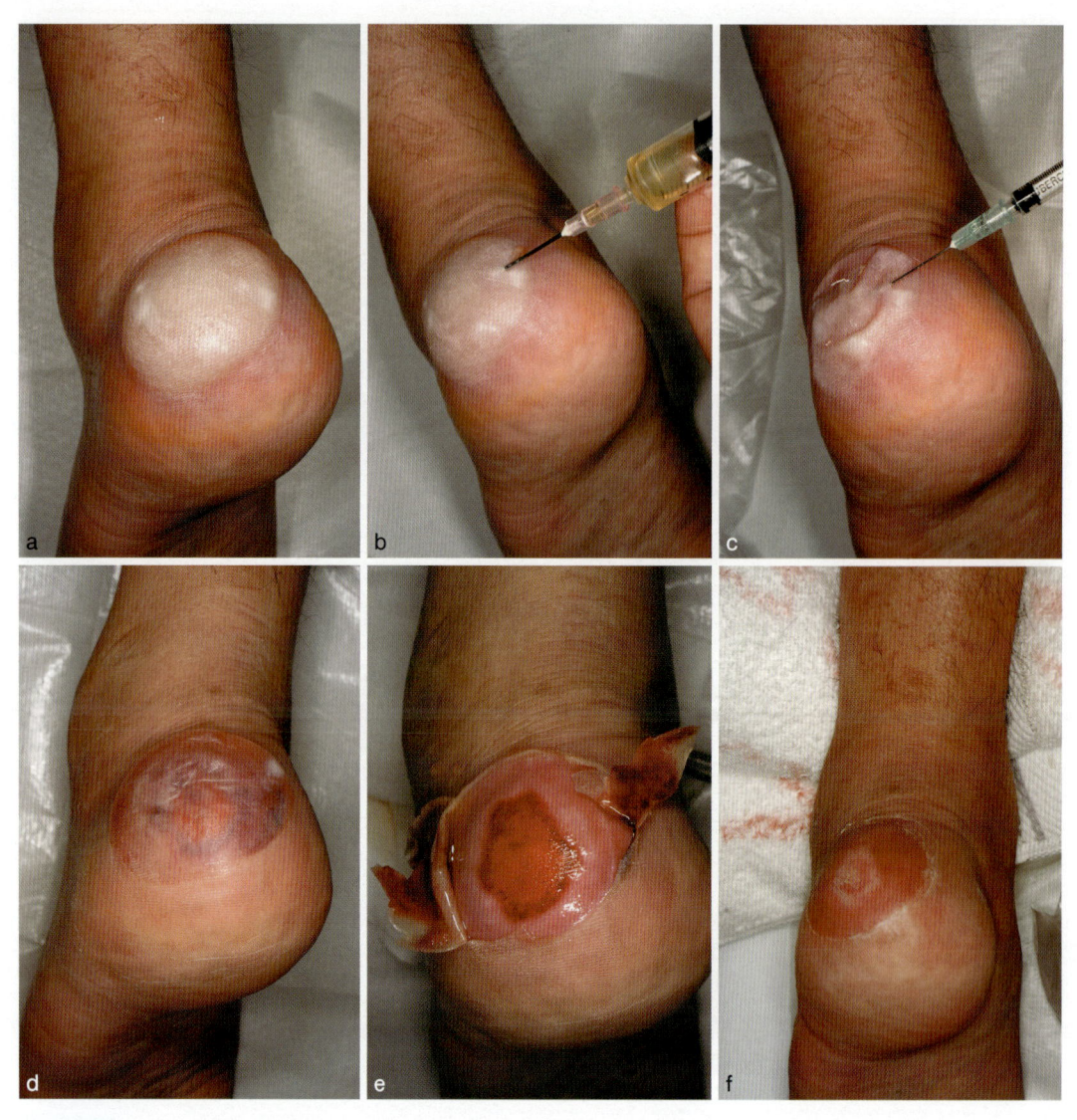

> **図 10-3** bFGF 製剤と軟膏により治療した右踵の浅達性および深達性 II 度熱傷創の症例の経過
>
> a：治療前．水疱形成が認められたが水疱蓋は厚い．
> b：水疱内容の除去．
> c：水疱内への bFGF 製剤の注入．
> d：治療後1週間目．
> e：治療後1週間目に水疱蓋を除去した状態．中央部が深達性 II 度熱傷創であったのでその後は bFGF 製剤と軟膏により治療した．
> f：治療後1カ月目の状態．

は認められないことから，この点を踏まえると特別な理由がない限り受傷後早期から bFGF 製剤の使用を開始する方がよいと考えている．以上述べたのは基本的に浅達性 II 度熱傷創に対する治療法であるが，最近，熱傷潰瘍創にもその劇的な効果が注目されている bFGF 製剤と被覆材あるいは軟膏療法との併用は深達性 II 度熱傷創の治療でさらに劇的ともいえる効果がある．つまり，従来は手術療法が第一選択と考えられ，手術の時期，感染の制御のみにその治療法の議論が集約されていた感があった深達性 II 度熱傷創こそが条件が揃えばこれらの治療法の最も挑戦されるべき分野である

と考えられるようになってきている．Jackson らは熱傷創（中でも深達性Ⅱ度熱傷創）を創面の中央部から周辺部へ向かって，①凝固帯，②うっ血帯，③充血帯の3層に分け，熱変性が高度な凝固帯に加えて，うっ血帯が時間の経過とともに適切な治療行わなければ進行性に壊死が進行し，熱壊死組織として脱落してしまうことを示した[8]．この知見をふまえ，私たちは以前から深達性Ⅱ度熱傷創の治療をガーゼに厚めに延ばした軟膏やハイドロゲル被覆材で密封し湿潤環境を維持することで真皮内の充血帯，うっ血帯の進行性壊死を防止しつつ迅速な表皮化を促進するように考慮して治療してきた．最近ではさらに積極的に，創に対して血管新生作用のある bFGF 製剤を併用することでうっ血帯はもとより障害を受けた凝固帯の熱変性した真皮内に血管新生を惹起して浅達性Ⅱ度熱傷創と変換した上で治療することが可能であると考え，水疱蓋を積極的に除去した上で bFGF 製剤で治療する方法で臨床例を治療している．具体的には受傷後3〜7日以内に治療が開始可能であった深達性Ⅱ度熱傷創の水疱蓋をすべて除去した上で大量の生理的食塩水で創面を洗浄する．その後，bFGF 製剤を創に薬剤に添付されている噴霧方法に従って適応する．本製剤は凍結乾燥状態で供給され，添付された溶解液で溶解して $100\,\mu g/mL$ に調整した後，噴霧器を装着して創面に 5 cm 離して 5 回噴霧することで直径 6 cm の創面におよそ bFGF として $30\,\mu g$（およそ $1.0\,\mu g/cm^2$）が貼布される．その上でワセリン基剤軟膏を厚めに延ばしたガーゼやハイドロゲル被覆材などで被覆し，周辺をテープで固定．熱傷創面を湿潤環境に保持するように努めた．創面が平坦な場合は以上のような手法で多くは問題ないが，曲面が多かったり浸出液が多量に認められるような場合にはガーゼにワセリン基剤軟膏を 3 mm 程度以上厚めに塗布して貼付する方がよい場合もある．このような治療により充血帯の炎症が消失し，うっ血帯に血流が再開して，障害の進行が阻止されるのみでなく，従来は切除しなければ壊死組織として脱落する運命にあった凝固帯に新生血管が侵入して壊死組織にならず，その上層に表皮化が進行していく．その後，同様な治療を2〜3日に一度繰り返して行う治療を完全に表皮化が終了するまで継続すれば瘢痕化が阻止され，整容的にも，機能的にも優れた結果が得られるという治療戦略である（図10-4）[14,15]．つまり従来の遊離植皮術で代表される外科的治療では望むこともできないような整容的にも機能的にも優れた結果が，長期経過観察後の結果を冷静に観察することで明らかとなってきているからである（図10-5, 10-6, 10-7）．今後は深達性Ⅱ度熱傷創に対してはより進んで，今までは保存的治療として，外科的治療法に準ずる戦略として位置づけられていた治療法の真の効果を見直しつつ症例ごとに増殖因子製剤などの治療戦略を適切に選択しながら，注意深い観察の下，治療していく姿勢が望まれる[10,11]．なお，もし感染が疑われたら，浸透性に優れ，創の感染を制御するスルファジアジン銀クリームなどの抗菌力を持った水中油型基剤軟膏を期間を限って使用することも適切である[5,7]．ただし本剤は細胞に対して毒性があり，創傷治癒を遷延させる可能性がある点を念頭に置き，感染が制御されたらすでに述べた創傷治癒を促進する薬剤へ変更するか，壊死組織除去，遊離植皮術などの外科的治療を考慮すべきである．

4 Ⅲ度熱傷創に対する軟膏療法

Ⅲ度熱傷創に対しては受傷直後は感染予防を主眼としてⅡ度熱傷創に対する局所療法の考え方で治療することで通常は問題ない．つまり，受傷直後はバラマイシン®軟膏，アクロマイシン®軟膏など，抗菌力をもつとともに，良好な創面保護作用を持つワセリン基材の外用剤を厚めに貼付して治療するのが適している．時間が経過して局所に感染の可能性があるようになった場合，焼痂，つまり壊死組織は可能な限り早急に除去するべきである．その後は感染潰瘍面，たとえば深達性熱傷創

10. 局所療法

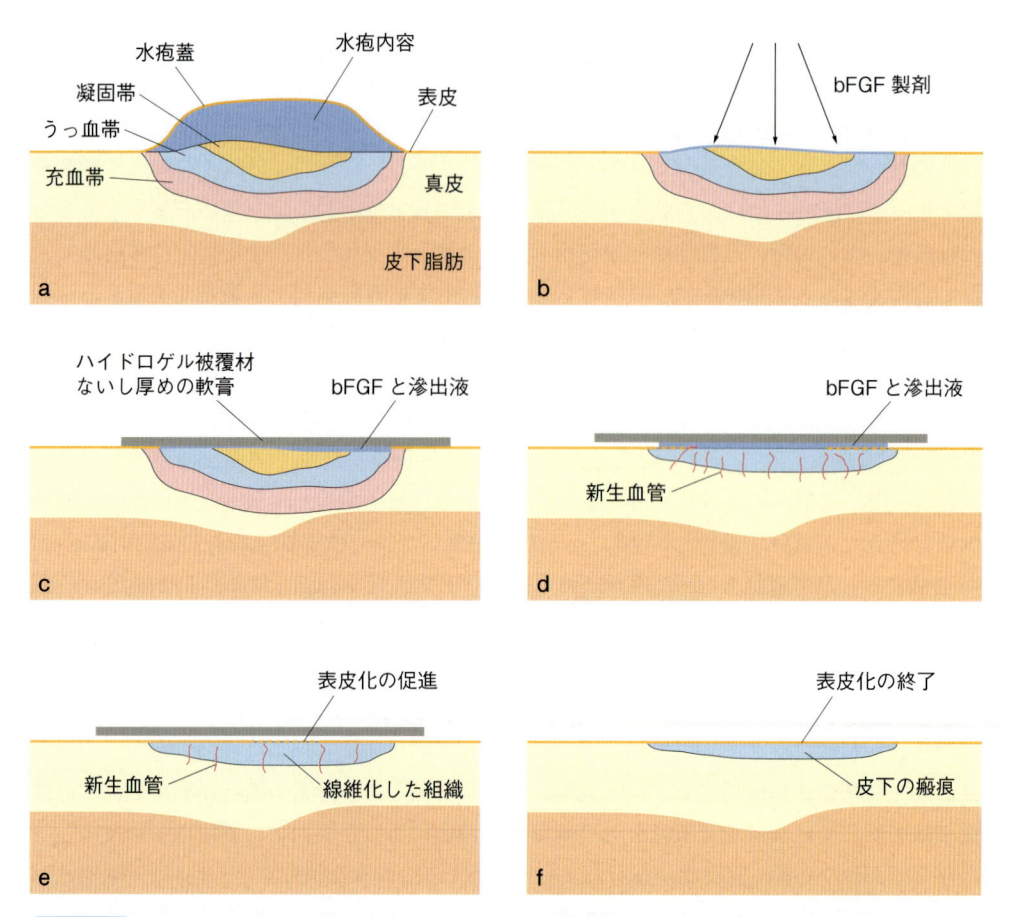

図 10-4 増殖因子製剤と被覆材を用いた深達性Ⅱ度熱傷創の治療による効果の模式図

a： 熱傷創の創面の中央部から周辺部へ向かって Jackson は①凝固帯，②うっ血帯，③充血帯の3つに分けた．熱変性が高度な凝固帯に加えて，うっ血帯が時間の経過とともに適切な治療を行わなければ壊死が進行し，熱壊死組織として脱落してしまうことを示した．
b： 治療に当たっては深達性Ⅱ度熱傷創の水疱蓋をすべて除去した上で大量の生理的食塩水で創面を洗浄する．その後，bFGF 製剤を創に薬剤に添付されている噴霧方法に従って適応する．
c： その上でワセリン基剤軟膏を厚めに延ばしたガーゼやハイドロゲル被覆材などで被覆し，周辺をテープで固定，熱傷創面を湿潤環境に保持するように努める．
d： この治療により充血帯の炎症が消失し，うっ血帯に血流が再開する．
e： さらに障害の進行が阻止されるのみでなく，従来は切除しなければ壊死組織として脱落する運命にあった凝固帯に新生血管が侵入して壊死組織にならず，その上層に表皮化が進行していく．
f： その後，同様な治療を2～3日に一度繰り返して行う治療を完全に表皮化が終了するまで継続すれば瘢痕化が阻止され，整容的にも，機能的にも優れた結果が得られるという治療戦略．

に対する局所療法剤としては，抗菌力に優れ，広範な抗菌スペクトルを持ち，強力な浸透力を有しており，しかも副作用はできる限り少ない薬剤を外用するのが理想である．これらには mefenamide acetate，スルファジアジン銀クリームなどのように抗菌性が強く，浸透力にも優れた薬剤が用いられてきた[14-16]．現在，本邦ではこの目的でゲーベン®クリーム（スルファジアジン銀クリーム）が頻用されている[5,7]．一方，Ⅲ度熱傷創に対しては従来からのゲンタマイシン軟膏などの抗生物質含有軟膏も，引き続き広く用いられている．これらの薬剤には長所，短所がそれぞれあり，一概にその優劣を決め難いが，熱傷創には抗生物質に対する高度耐性株による感染が多い上に，その使用

[1] 熱傷直後の創傷管理

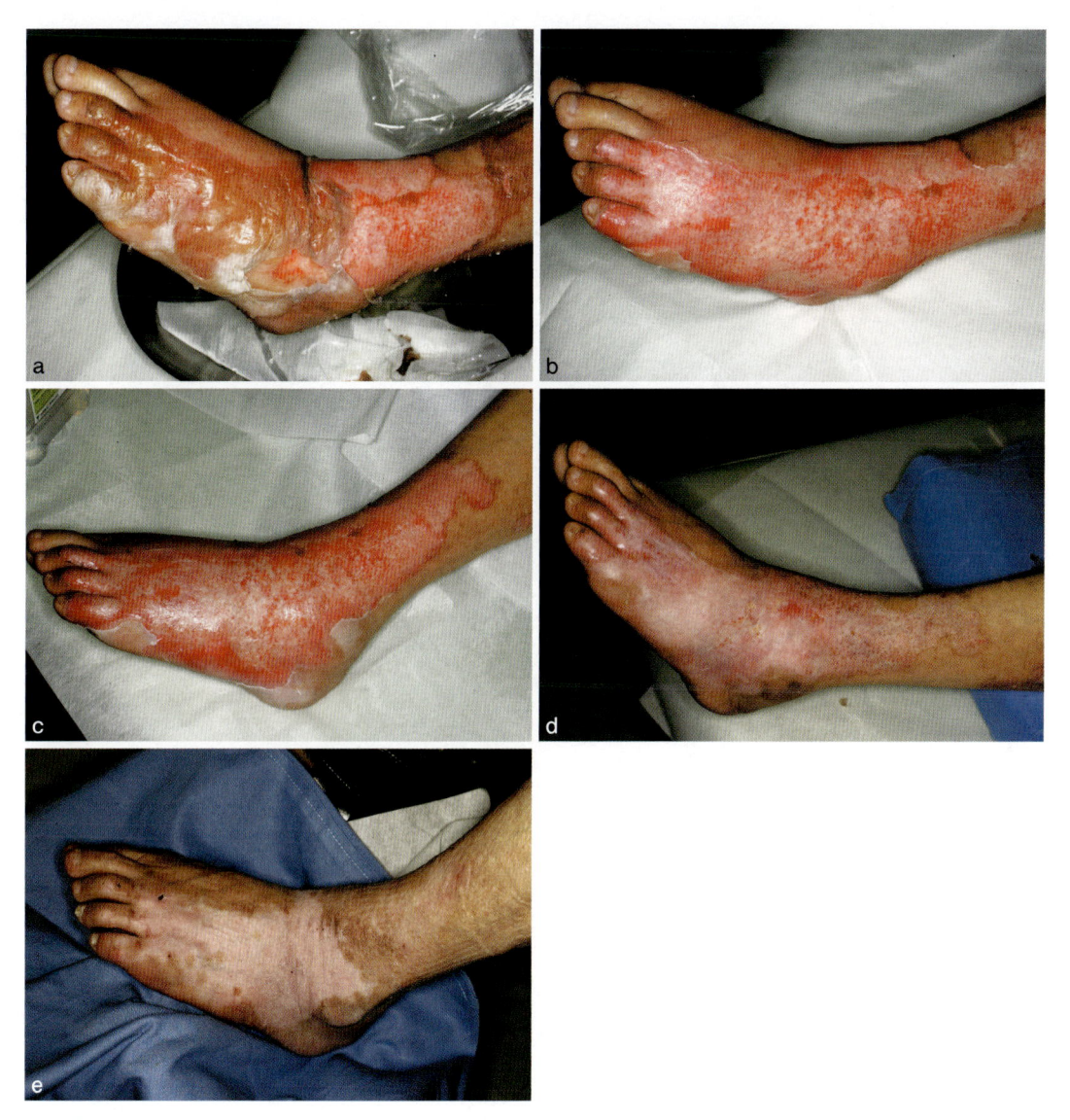

図 10-5 bFGF 製剤と軟膏により治療した左足の浅達性および深達性Ⅱ度熱傷創の症例の経過
a： 治療前．水疱蓋が残存していたので除去して bFGF 製剤を噴霧して軟膏治療した．
b： 水疱蓋が残存していたので除去した直後の状態．
c： 治療後翌日の状態．
d： 治療後 3 週間目の状態．ほぼ上皮化が終了している．
e： 治療後 8 カ月目の状態．色素脱出が認められるが瘢痕拘縮は認められず，きわめて順調な経過である．

中に耐性株が出現したり，菌交代現象が発現しやすいなど，抗生物質含有軟膏の効果には限界がある[5-7]．一方，スルファジアジン銀使用例には耐性株はほとんど認められず，良好な抗菌力を持っているが，白血球減少症をきたしたり創傷治癒を阻害するという副作用を持っている．そのため，これらの薬剤の特徴を十分に理解した上で，各種の局所療法剤と全身的に投与する抗菌薬を選択し，うまく使い分けることが，熱傷患者の救命率を上昇させる上できわめて重要である．われわれは局所療法剤の選択について，次のように考えている．すなわち，深達性熱傷のような場合にはスルファジアジン銀が第一選択であるが，厚い壊死組織に被われたような成人の症例に対しては mefena-

10. 局所療法

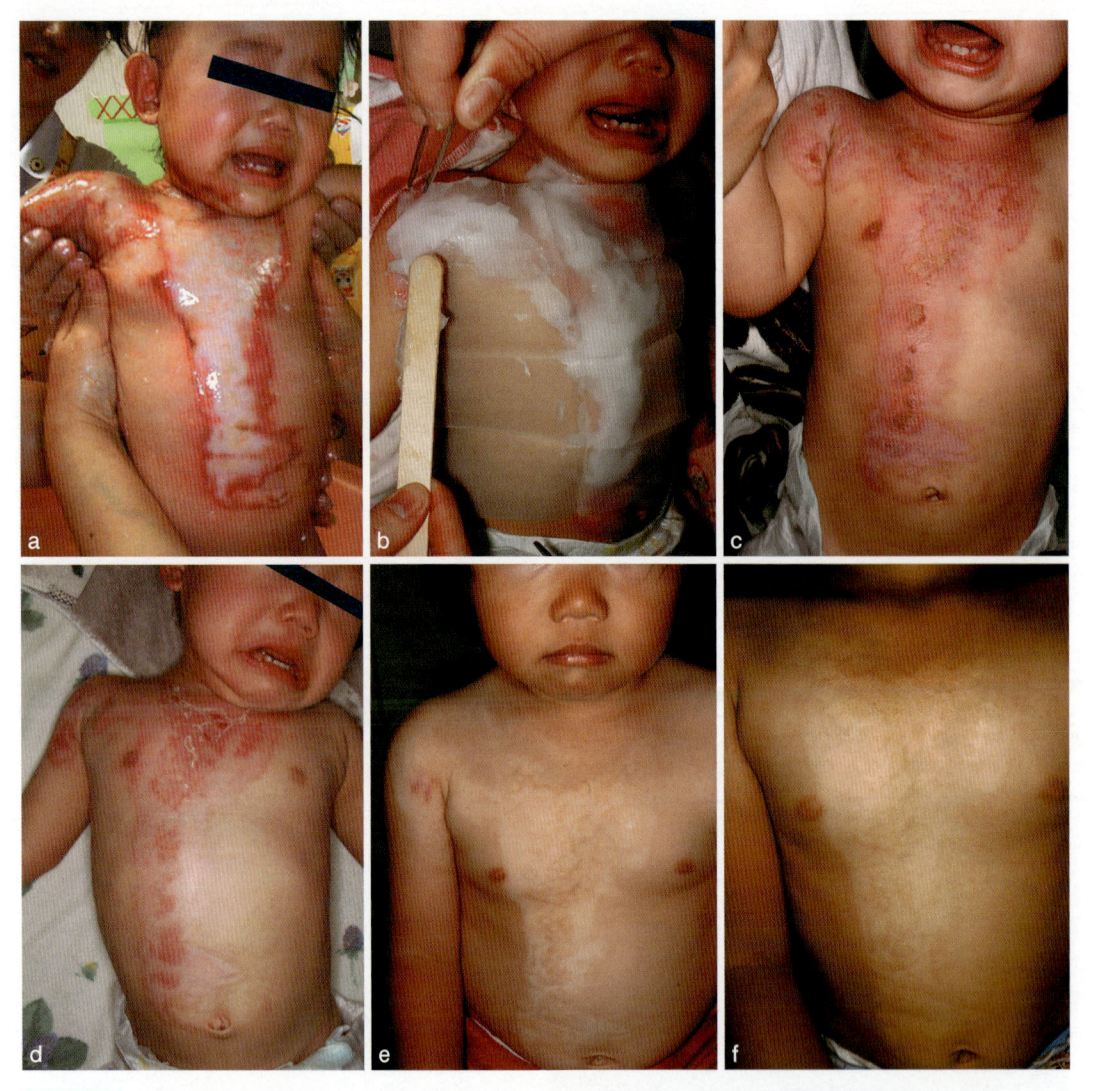

図 10-6 bFGF 製剤と軟膏により治療した胸・腹部の浅達性および深達性Ⅱ度熱傷創の症例の経過

a： 治療前．深達性Ⅱ度熱傷創が主体の熱傷創である．
b： bFGF 製剤を噴霧した上で抗生物質含有軟膏とアクトシン®軟膏を厚めに塗付したトレックスガーゼを貼付した治療直後の状態．
c： 治療後1週間目の状態．
d： 治療開始後3週間目の状態．ほぼ上皮化が終了している．
e： 治療後1年目の状態．
f： 治療後5年目の状態．肥厚性瘢痕とはなっておらず順調な経過である．

mide acetate cream がより優れた効果を示すこともあるので，この薬剤の使用も考慮すべきであろう．一方，白血球減少症などで本剤の使用が不可能な症例や，浅達性Ⅱ度熱傷創が主体の熱傷患者や軽症例，範囲が狭い場合には，抗生物質含有軟膏も期間を限って使用すれば有用である．この場合，院内感染菌の動向と感染菌の抗生物質に対する感受性をみて，どの抗生物質含有軟膏を用いるかを選択する必要がある[7]．また，感染が認められず，厚い壊死組織に被われた比較的小範囲のⅢ度熱傷創の場合には，可能な限り早急に壊死組織を除去することが重要である．その後は，良好な

[1] 熱傷直後の創傷管理

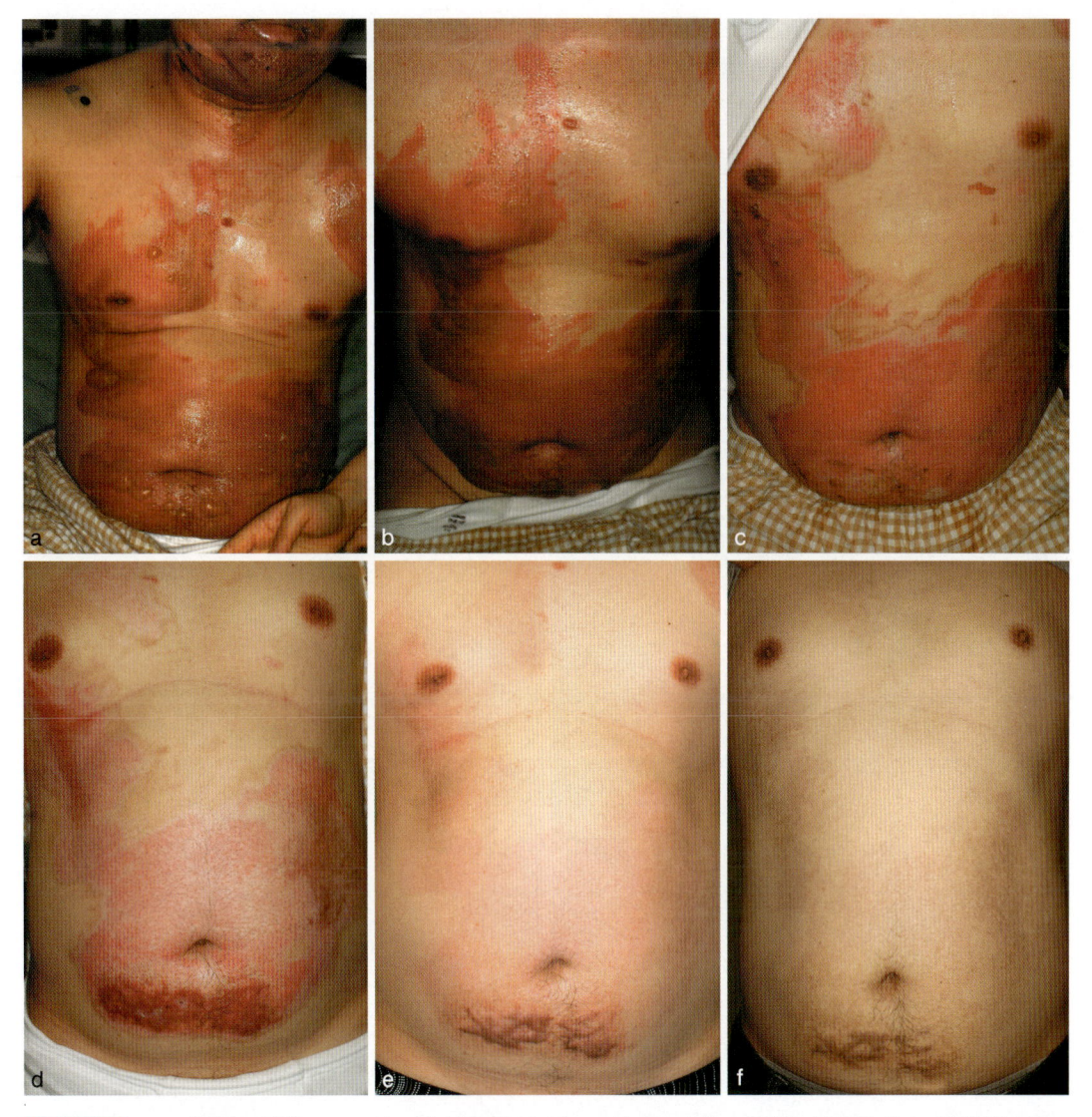

図 10-7 bFGF 製剤と軟膏，ハイドロゲル被覆材を用いて治療した胸・腹部の浅達性および深達性Ⅱ度熱傷創の症例の経過

a： 治療前．下腹部と右胸部が深達性Ⅱ度熱傷創と診断された熱傷創である．
b： bFGF 製剤を噴霧した上で抗生物質含有軟膏とアクトシン®軟膏，ハイドロゲル被覆材を貼付した治療1週間後の状態．
c： 治療後2週間目の状態．
d： 治療開始後1カ月目の状態．上皮化が終了している．
e： 治療後1年目の状態．
f： 治療後5年目の状態．瘢痕も平坦化している．

肉芽組織を形成させるリフラップ®軟膏や前述のように bFGF 製剤も有用である．なお，治療にあたっては，その薬剤の特徴をよく知り，さらにそれぞれの薬剤を使用する際に必要な臨床検査を施行して，患者の全身状態と潰瘍面の細菌の状態を把握しながら薬剤の使用変更を迅速にする，きめ細かな治療を行い，手術の時期を失しないようにすることが重要である．なお，熱傷創感染菌としては MRSA，緑膿菌やカンジダによるものが多く，その対策が局所治療上の問題点である．それら

10. 局所療法

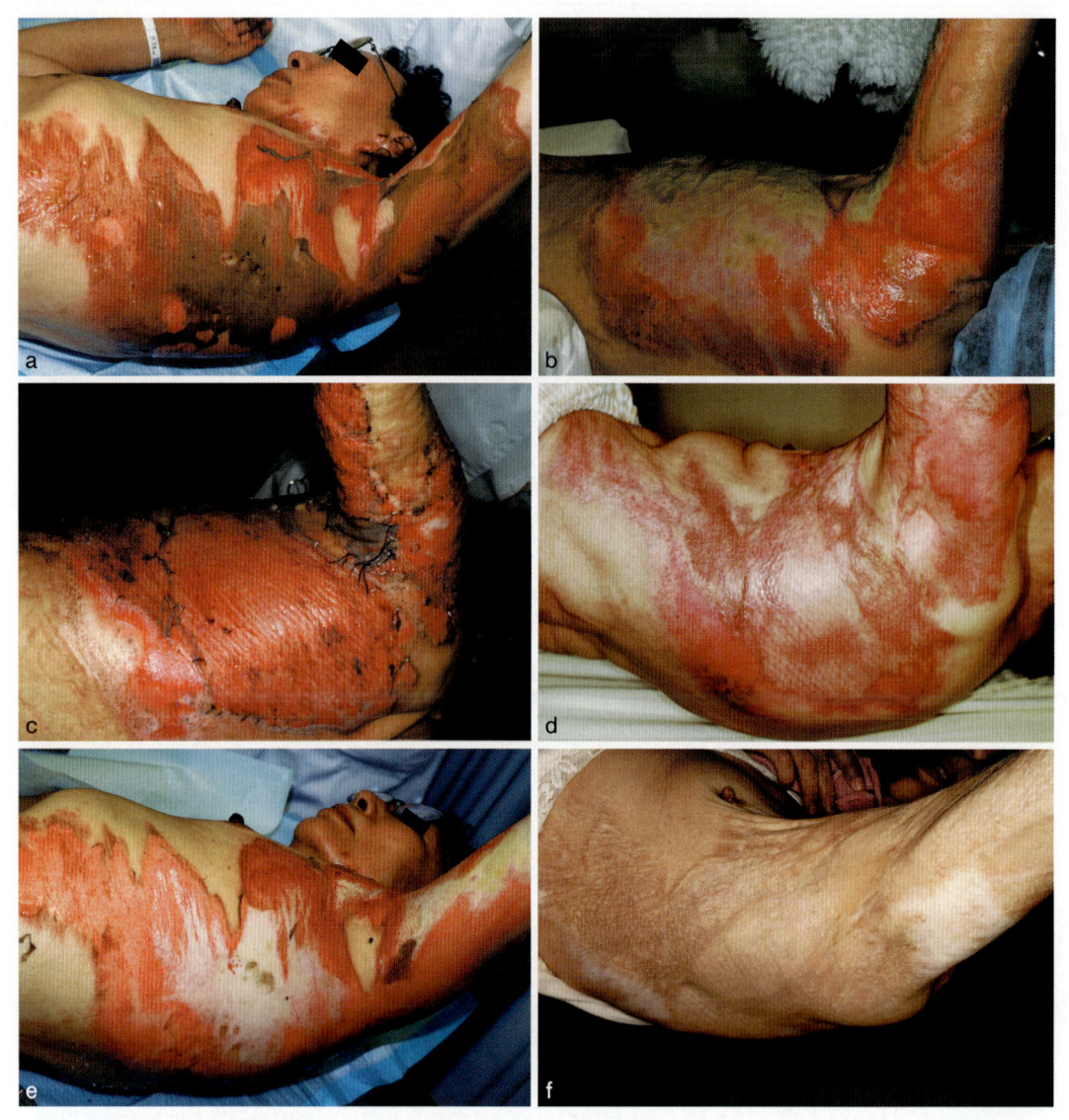

> **図 10-8** bFGF 製剤と軟膏，ハイドロゲル被覆材を用いて治療した後に植皮術を施行した胸・左上肢の深達性Ⅱ度熱傷創とⅢ度熱傷の症例の経過
> a： 受傷直後，治療前．下腹部と左胸部が深達性Ⅱ度熱傷創とⅢ度熱傷と診断された熱傷創である．
> b： 水疱蓋を除去して bFGF 製剤を噴霧し，ハイドロゲル被覆材を貼付した．
> c： 治療 3 週間後の debridement と遊離植皮前の状態．
> d： 術後 1 週間目の状態．
> d： 治療開始後 2 カ月目の状態．上皮化が終了している．
> e： 治療後 1 年目の状態．
> f： 治療後 5 年目の状態．瘢痕も平坦化している．修正手術は一度も必要とせず，深達性熱傷であったことを考慮すればきわめて良好な経過であり，bFGF 製剤の効果は明らかである．

の多くが院内感染であることもあり，大きな脅威となっている．われわれはこの対策として，ガウンテクニックを熱傷患者の治療にあたって行うとともに，日頃から病室内外を消毒清拭することで予防に努めている．MRSA に感染した症例では，創の深達度にかかわらずスルファジアジン銀を用いるが，それでも抑制できない場合にはポビドンヨード（イソジン®）による局所消毒やポビドン

ヨードゲル（イソジン®ゲル）の塗布により治療することが効果的な場合がある[7,15,16]．すでに述べたようにこれらの薬剤はなお，広範囲の潰瘍創に抗生物質含有軟膏を使用すると経皮的に吸収され，血中濃度の上昇をみることもある[7]．また，抗生物質の根元的な短所として耐性株が存在すること，菌交代現象が発現しやすいことなどがあり，この観点からも1種類の薬剤を長期間使用したり，適応を考えずに乱用したりすることは，避けなければならない[5-7]．なお，局所の消毒に関しては褥瘡などの治療と同様，強い消毒力を持つ薬剤は明らかな感染が存在する場合のみに限って使用するべきであり，基本的には大量の生理的食塩水か流水で洗浄し，保存的壊死組織除去を心がけながら局所を清浄な状態とした上で外用治療を行うようにした方がよい．外用療法の主体はすでに述べた感染予防ならびに治療であり，適切な時期にデブリドマンと引き続く遊離植皮術が必須である．その場合でも前述の深達性Ⅱ度熱傷層の場合と同様，bFGF製剤を併用することで術後の肥厚性瘢痕化や瘢痕拘縮も予防できることから積極的に使用するのがよい．従来では遊離植皮術で潰瘍を閉鎖した後に二次的に瘢痕拘縮の解除を厚めの分層あるいは全層植皮術で行うことが必須であったのに対して，早期からbFGF製剤を使用した症例では一度の手術で瘢痕化，瘢痕拘縮が認められないことは本剤を使用することの大変に有利な点である[16]（図10-8）．

E 移植床形成（wound bed preparation）[7]

　血行が良好な創では前述の外用療法で治療することで良好な経過をとることが多いが，創床に骨，腱組織など血行の不良な組織が露出していたり，基礎疾患として糖尿病などを合併している症例では必ずしも効果が高くない．そのような症例の治療では移植床形成（wound bed preparation）の考え方が導入されなければならない．そのような場合コラーゲンスポンジ（テルダーミス®）とbFGF製剤やアクトシン®軟膏の併用はきわめて効果的である．実際には，移植前に創部と移植するコラーゲンスポンジの裏面にフィブラスト®スプレーを噴霧した上で移植し，1週間後にはコラーゲンスポンジ表面のシリコン膜を除去して，さらにフィブラスト®スプレーとアクトシン®軟膏により治療を継続することや適切な被覆材を用いて湿潤環境を維持することがより迅速に移植床を形成する上で効果的である[11-13,19-21]（図10-9）．

まとめ

　以上，現在の熱傷創傷に対する軟膏療法の考え方について述べたが，このような外用療法の考え方も先人の絶え間ない研究と努力により確立されてきたものであることを忘れてはならない．ただし，従来は軟膏の治療法は主に皮膚科的疾患の治療や創感染の治療にその視点の重点が置かれていたために，熱傷創で代表される創傷治癒を積極的に改善する治療法の1つとしての検討の歴史は決して長いとはいえない．軟膏の外用などによる保存的治療では創を閉鎖することができても創の収縮，瘢痕拘縮をきたしてしまうために，整容的，機能的に不満足な結果しか得られないというのがいわば常識であった．そのような状況下では根本的な治療法は遊離植皮術，皮弁移植による治療しかないと考えられていた．しかしながら最近の創傷治癒の分子生物学的な研究の成果から上皮化や創収縮を司っている機序が次第に明らかとなるとともに，実際の臨床の場で創収縮の機転を修飾・制御可能な増殖因子やbiomaterialが使用可能となり，本文でも述べたようにその常識は大きく覆されてきている[7,8,10]．外科的治療を行わず保存的治療のみに固執するのは間違いであるが，逆に適切な外用療法により迅速な上皮化，wound bed preparation，創収縮，瘢痕化を制御する手法[11]を知

10. 局所療法

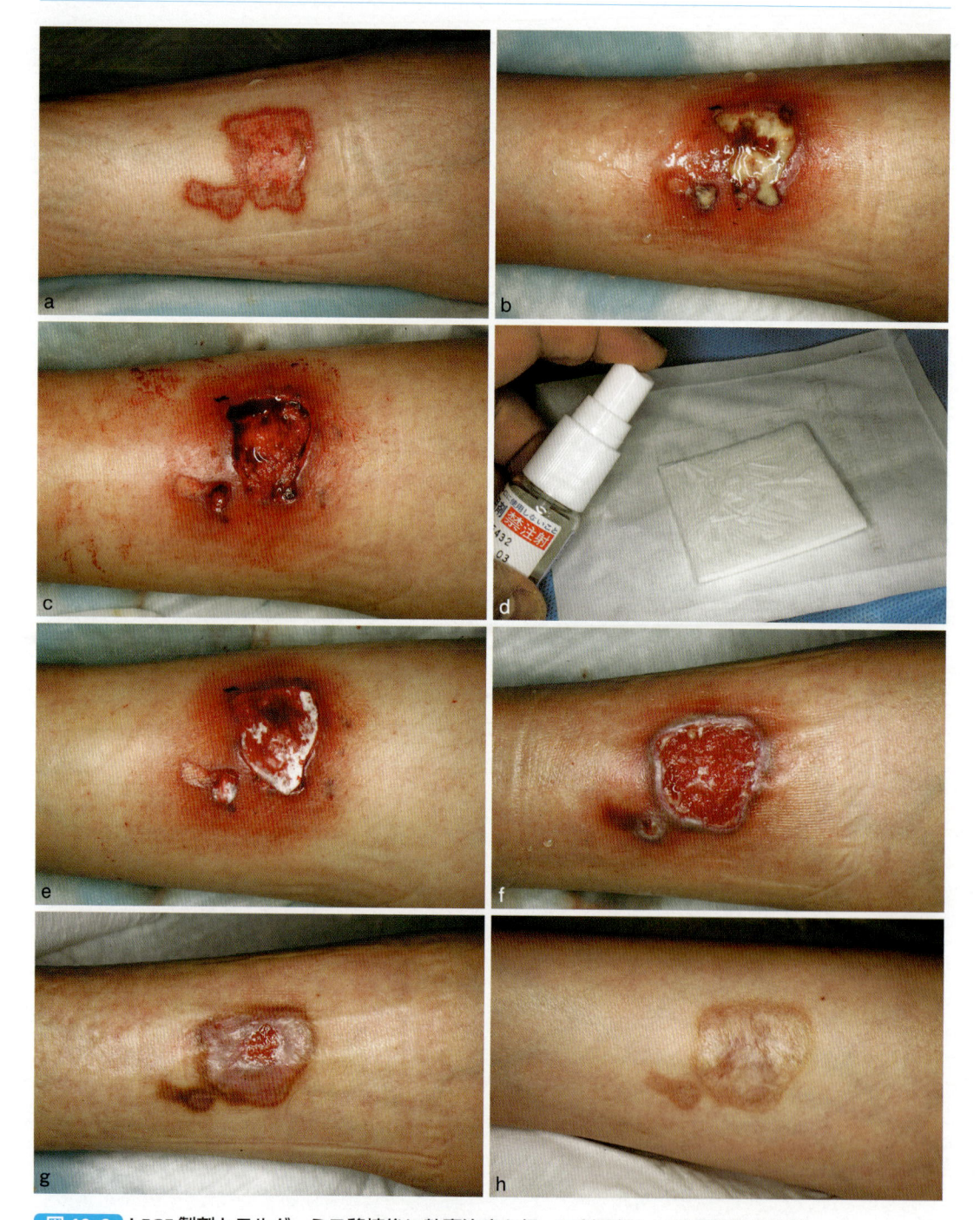

図 10-9 bFGF 製剤とテルダーミス移植後に軟膏治療を行って創閉鎖した低温熱傷の症例

a： 温風ヒーターで受傷後 1 週間目の状態．bFGF 製剤と軟膏を用いて治療を開始した．
b： 治療開始後 1 週間目．深達性であることが明らかとなり，感染も認められる．
c： 同日，debridement を施行した直後の状態．
d： テルダーミスの裏面から bFGF 製剤を噴霧しているところ．
e： 創面にも bFGF 製剤を噴霧した上で移植した直後の状態．
f： 治療開始後 1 カ月目の状態．良好な肉芽組織が形成され，辺縁から上皮化が進行している．
g： 治療開始後 8 カ月目の状態．中央部を残してほぼ上皮化している．
h： 治療開始後 3 年 4 カ月目の状態．瘢痕は軽微で創収縮も認められない．

らずにいたずらに外科的治療のみに頼るのも熱傷を受傷した患者の利益に大きく反するという点を銘記して熱傷創の初期治療にあたらなければならない．すでに言い古されているように1つの創傷を1つの薬剤や創傷被覆材で治療することには無理があることはいうまでもないが，創傷の治癒過程を増殖因子で修飾するとともに制御可能であるという立場に立ち，感染制御と治癒までの期間短縮といういわば一面的な視点を越えて長期間観察後の創の状態がどのようになるのかを観察しながら治療に当たる姿勢も求められている．褥瘡で代表される難治性潰瘍が増殖因子の使用で外科的治療法以外に選択肢ができたことは大変に素晴らしいことであるが，それ以上に質の改善，さらには組織再生がこれらの治療戦略を駆使することで可能となっているという点を銘記して熱傷創に優しい（強力な消毒薬を使用しない，創面を乾燥させない）治療を徹底した上で増殖因子により生体がみせる今までの常識を覆す成果を見逃すことのないようにするべきである．今後，遺伝子治療や細胞治療がこの分野に十分な検討を行った上で導入されればさらに劇的な成果（真の意味での再生医療）が期待できることは間違いないので，創傷の治療に当たる医師もこの分野の新しい知見を踏まえた治療法へと考え方を変えていくことが望まれる[8,11-15]．

■文献
1) Rudolph R, et al. Wound contraction and scar contracture. In: Cohen IK, et al, editors. Wound Healing. Philadelphia: W. B. Saunders; 1992. p.96-114.
2) Ferguson MWJ, et al. Wound healing. In: Champion RH, et al, editors. Textbook of Dermatology. Vol.1. 6th ed. Edinburgh: Blackwell Science; 1998. p.337-56.
3) 小野一郎．損傷，創傷治癒総論．In: 鬼塚卓彌，監修．標準形成外科学．4版．東京: 医学書院; 2000. p.92-102.
4) McMannus WF, et al. Burn wound infection. J Trauma. 1981; 2: 753-6.
5) 小野一郎，他．熱傷患者に対する軟膏療法について；silversulfadiazine creamと他剤との比較．熱傷．1982; 8: 3-12.
6) 小野一郎，他．各種熱傷局所療法剤の臨床分離緑膿菌に対する抗菌力．日災医誌．1982; 30: 647-54.
7) 小野一郎．創傷部における外用剤の現況．In: 波利井清紀，監修，森口隆彦，編．創傷治癒最近の進歩．東京: 克誠堂出版; 2005. p.97-115.
8) 小野一郎，他．bFGF製剤の創傷治癒促進作用について―迅速な創閉鎖から軽微な瘢痕を目指して―．細胞．2004; 36: 503-10.
9) 小野一郎．創傷治癒と増殖因子．医学のあゆみ．2004; 210: 711-6.
10) 小野一郎．熱傷直後の創傷管理．救急医学．2003; 27: 65-9.
11) 小野一郎．創収縮と瘢痕拘縮．創傷治癒．In: 塩谷信幸，監修，真田弘美，他，編．東京: ブレーン出版; 2005. p.99-116.
12) 小野一郎．創傷治癒機序の修飾は可能か．治療．2003; 85: 2739-46.
13) Ono I, et al. Studies on cytokines related to wound healing in burn blister fluid. Burns. 1995; 21: 352-5.
14) 小野一郎．増殖因子製剤（basic fibroblast growth factor）を用いる深達性II度熱傷創の治療．熱傷．2008; 34: 80-3.
15) 小野一郎，他．小児熱傷の局所治療の展望―増殖因子製剤（basic fibroblast growth factor）を用いる深達性II度熱傷層の治療―．PEPARS. 2009; 25: 9-18.
16) 小野一郎．熱傷治療マニュアル．熱傷の外科的治療．MB Derma. 2008; 146: 42-52.
17) Fox CL Jr, et al. Control of pseudomonas infection in burns by silver sulfadiazine. Surg Gynecol Obstet. 1969; 128: 1021-6.
18) Kock MD, et al. A new povidone-iodine cream for the treatment of burns. S Afr Med J. 1986; 69: 431-5.
19) Kock MD. Topical burn therapy comparing povidone iodine ointment or cream plus aserbine, and povidone-iodine cream. J Hosp Infect. 1985; 6 Suppl: 127-32.
20) Nathan P, et al. A clinical study of a microbial agents delivered to burn wounds from a drug loaded synthetic dressing. J Trauma. 1982; 22: 1015-8.
21) Davis SC, et al. Second-degree burn healing: the effect of occlusive dressings and a cream. J Surg Res. 1990; 48: 245-8.

〈小野一郎〉

［2］局所治療方針（重症熱傷）

重症熱傷においては，全身管理と局所治療は車の両輪であって，いずれもおろそかにすることはできない．

局所治療は軟膏外用などの保存療法と手術（壊死組織除去術と植皮術）に大きく分類される．保存療法と手術との適切な使い分けと施行のタイミングが，重症熱傷患者の予後を大きく左右する．

A 保存療法

広範囲熱傷であっても，大半が浅達性Ⅱ度熱傷（SDB）であれば，保存療法が選択される．深達性Ⅱ度熱傷（DDB）とSDBとが混在する熱性液体熱傷（scald burn）で，部位により熱傷深達度が判然としない場合にも，深達度が明らかとなるまでの期間保存療法が行われる．DDBやⅢ度熱傷（DB）が大半を占める火炎熱傷（flame burn）では手術が優先され，保存療法は手術をよりよい条件で実施するための補助的手段としての役割を担うことになる．

また，熱傷創面は時間経過とともに大きく異なった様相を呈してくるので，病期と創面の状態を考慮し目的を明確にした処置方法・外用剤の選択が重要である．創面の保護，疼痛の軽減，感染の予防と治療，壊死組織の除去，肉芽形成促進，上皮形成促進といったすべての性質を有する万能の外用剤はあり得ないので，それぞれの状態に適した外用剤を使い分けることが大切である[1]．重症熱傷で用いられる外用剤を目的別に示す（表10-1）．

広範囲熱傷では，使用される外用剤も大量となる．これに伴って，外用剤に含まれる配合剤の経皮吸収もまた，無視できない量となり得る[2,3]．熱傷経過中に腎不全を併発すれば，外用剤から経皮

表10-1 重症熱傷で用いられる外用剤

目的	外用剤	備考
創部の保護	亜鉛華単軟膏（注1） エキザルベ®（注2）	
焼痂の侵軟・除去（注3）	亜鉛華単軟膏 ブロメライン®軟膏 ゲーベンクリーム®	油脂性軟膏基剤の作用 蛋白分解酵素の作用 水中油型乳剤性軟膏基剤の作用
創面の乾燥・痂皮形成の促進	テラジアパスタ® アクトシン®軟膏	水溶性軟膏基剤の作用 〃
感染の予防・治療（注4）	ゲーベンクリーム® カデックス®軟膏	銀とサルファ剤の抗菌作用 ヨードの抗菌作用
肉芽形成の促進	フィブラスト®スプレー オルセノン®軟膏	bFGFの作用 水中油型乳剤性軟膏基剤の作用

（注1）重度または広範囲の熱傷で，時に酸化亜鉛が創傷部位に付着し，組織修復を遷延させることがある．
（注2）DDB以上の熱傷には禁忌である．
（注3）シャワー浴との併用が望ましい．
（注4）抗生物質含有軟膏は原則として使用しない．

吸収された腎排泄性薬剤の血中濃度もさらに上昇する[4]．

抗生物質含有軟膏の使用も，重症熱傷では菌交代現象や耐性菌の出現を促すものとして次第に制限される傾向にある．アミノグリコシド系抗生物質含有軟膏の外用と第三世代セフェムの全身投与を同時に行うことで，MRSA感染を引き起こす危険性が高いことなどが報告されている[5]．

病期別にみた重症熱傷における保存療法について述べる．

1 受傷直後の処置

受傷部の冷却が，深度進行の防止と疼痛の軽減に有効である．ただし，広範囲熱傷では体温低下に注意を要する．水道水による冷却・洗浄が簡便であり，油・泥などの汚れや化学物質も洗い流すことができる．衣服の上からの受傷の際も，まず水道水でよく冷やしてからハサミで切り開くように脱がせる．時間経過とともに浮腫が進行するので，指輪などは絞扼を防ぐためにはずしておく．四肢や手指の全周性の熱傷では，ドップラー聴診器などで末梢の血流をモニターし，要すれば躊躇なく減張切開を施行する．胸部に全周性に受傷している場合も呼吸状態に応じて減張切開が必要になる．

2 受傷早期の局所療法

受傷後数日間は，創面の保護に重点をおいた局所療法が主体となる．

Ⅱ度熱傷では水疱が形成されるが，水疱蓋はあえて切除する必要がない．水疱内容のみ排液し，創面をソフラチュール®などで被覆し，ガーゼをあてて包帯を巻いておく．多量の滲出液が出るのでガーゼは厚めにあてておく．受傷早期では軟膏療法は不要で，油紙やポリエチレンフィルムは浸出液が貯溜して不潔になりやすいので原則禁忌である．創傷被覆材はSDBでは密着して疼痛を和らげるが，DDBでは被覆材の融解や浸出液貯溜が起こりやすい．

Ⅲ度熱傷でも，受傷早期にはⅡ度と同様に保護を主体とする局所療法でよいが，なるべく早く焼痂・壊死組織の除去と植皮術を行う必要があるので，手術を前提とした局所療法（シャワー浴など）をすべきである．創傷被覆材は適応とならない．

3 受傷後1週間からの局所療法

DDBやⅢ度熱傷では受傷後1週間前後から壊死組織の融解・細菌感染が問題となるので，スルファジアジン銀（ゲーベンクリーム®）や水溶性軟膏基剤（テラジアパスタ®など）を局所療法に用いる．スルファジアジン銀は広域の抗菌力と壊死組織への浸透力を有しているので，DDBやⅢ度熱傷の局所療法として適しているが，創面の保護よりも感染の防止を目的とした薬剤であることを認識しておく必要がある．水溶性軟膏基剤の外用剤は創面を乾燥させることにより痂皮形成を促し，その痂皮によって感染や外的刺激から創面を保護しつつ表皮形成を期待するものである．外用時の疼痛が欠点である．この時期にはシャワー浴もできるだけ併用すべきであり，前日の処置で塗布した軟膏や分泌物を洗い流すことによって，局所療法は一層効果的なものになる．

4 植皮術後の局所療法

壊死組織除去のみを行った部位や，植皮が生着しなかった部分は潰瘍面となる．この時期には，創面感染に留意しつつ肉芽形成促進作用や上皮形成促進作用を有する外用剤を用いればよいが，漫然と外用療法を続けることは避けるべきであり，なるべく早く次回の植皮術による創閉鎖を考えね

223

ばならない．

B 手術（壊死組織除去術と植皮術）

　保存的治療で受傷後2週間以内に表皮形成が完了するSDBは手術の対象とならない．一方，DDBやDBでは保存的治療のみでは表皮形成完了に3週間以上を要し，広範囲に熱傷創が存在する期間が長引けば，感染から全身状態の悪化や死の転帰を招くことになる．したがって，壊死組織の除去と植皮術が必須となる．

　重症熱傷の場合特に重要な問題となってくる点は，①手術を実施するタイミング，②手術部位の選択（優先順位），③術式の選択である．

1 手術を実施するタイミング

　日本熱傷学会の定義によれば，壊死組織除去術の時期は，超早期切除（immediate excision）が受傷後48時間以内，早期切除（early excision）が5〜7日以内，晩期切除（late excision）が8日以降とされている．

　重症熱傷のうちでもSDBとDDBが混在するscald burnでは一般的にlate excisionが選択される．一方DBが大半を占めるflame burnではimmediate excisionやearly excisionが行われる場合が多い．これは，熱傷創に感染が起こる前に可及的早期に熱傷壊死組織の除去を行おうという考え方に基づいている．Ⅲ度熱傷皮膚の細菌定量培養をすると，受傷後5日目以降ではほとんど10^5個/g以上となる．これは細菌が循環血液中に侵入し敗血症を引き起こす危険性がきわめて高くなる菌量である．超早期手術が実施可能な施設は限られると思われるが[6]，Ⅲ度熱傷創が広範囲に存在する場合は，受傷1週間以内に初回手術を施行するのが望ましい．

2 手術部位の選択（優先順位）

　深達性熱傷創面が広範囲に存在する場合には，手術の侵襲や限られた採皮部を考慮すると，手術を何回かに分けて実施する必要がある．全身熱傷では初回手術部位として，駆血が可能で，植皮片の固定が容易な四肢が選択される場合が多い．皮膚が厚く，同じ受傷機転でも相対的な熱傷深度が浅くなる背部・腰部・臀部・頭部は後回しとなる．また，皮膚附属器が豊富で保存的な表皮化が期待できる顔面や外陰部も最初から手術部位として選択されることは通常ない．機能的に重要な手背部については，受傷後3〜5日ごろが理想とされるが[7]，救命が最優先される全身熱傷では，必ずしも初回手術部位に含めることができない．

　第2回目以降の手術部位としては，体幹の前面，次いで体幹の後面が選択される．手術の間隔としては，1週間に1回あるいは2週間に1回のペースで施行している施設が多い．

　1回に行う手術面積は大きいにこしたことはないが，一般には体表面積の20〜30％前後が限界と思われる．手術が必要な熱傷創が体表面積の20％を超えると，手術を2回以上に分けることを考慮せねばならない．

3 術式の選択

　壊死組織除去術は，健常な組織があらわれるまで壊死組織のスライスを繰り返す連続分層切除術（tangential excision）と，壊死組織を一期的に全層切除する全層切除術（full thickness excision）と

に大別される．

　Tangential excision は主として DDB が適応となる．手技が煩雑で出血量も多くなるが，術後機能的にも整容的にも犠牲が少ない．部位としては，手背や顔面の熱傷が tangential excision のよい適応と考えられる．

　一方，full thickness excision は広範囲の DB が適応となる．出血量を抑制し手術時間を短縮するために，健常脂肪組織を含めて筋膜上まで切除する場合もある．これにより植皮を要する面積も減少し生着もしやすくなるが，健常な脂肪組織を大量に犠牲にするため術後整容的に劣り，適応は慎重に決定されるべきである．

　重症熱傷に用いられる植皮術にも，いくつか種類がある．

a）植皮片の形状による分類

　一般に厚い植皮ほど整容面では優れるが，生着しづらい．採皮部が限られ，感染創への移植が必要な重症熱傷においては厚い植皮が術式として選択されることはほとんどない．

　重症熱傷で通常選択される植皮の種類は比較的薄めの分層植皮であり，これを①網状植皮（mesh skin graft）あるいは②パッチ植皮（patch skin graft）などの形状に加工して用いる．

①網状植皮

やや薄めの分層皮膚をメッシュデルマトームにかけて網状の皮膚片とすることにより，少量の皮膚で広範囲の皮膚欠損を被覆できる．拡大率は 1.5 倍，3 倍，6 倍などがある．植皮片下の浸出液は十分に排泄されるため，感染創や分泌物の多い創面でも生着しやすい利点がある．一方で生着後拘縮をきたす，整容的に劣るなどの欠点がある．

②パッチ植皮

ごく薄めの分層で採皮した皮膚片を切手大あるいはさらに小さく切って，隙間をあけて貼付する方法である．網状植皮と同様の利点・欠点を有する．さらに，網状植皮と比較するとより薄く採取することが可能で，同一部位から繰り返し採取しても瘢痕を残さない．刃の長さ 55 mm の採皮刀（フェザー社製，市販されている）を用いることで，足趾間など身体のあらゆる部位から採取できる．

　重症熱傷においては，これら網状植皮とパッチ植皮を適宜組み合わせて実施することになる．重要なことは，救命し得た後も将来後遺症に対する手術が必要になることを念頭に置き再建材料をできるだけ温存することである[8]．

b）Donor と recipient との関係その他による分類

　不足する採皮部を補う方法として，同種植皮や異種植皮[9,10]，さらに培養皮膚移植（他項で詳述）がある．

①同種植皮

同じ種であるが遺伝学的に異なる個体間での移植をいう．重症熱傷では，家族や職場の同僚などから新鮮皮膚の提供を受ける場合や，日本スキンバンクネットワークを通じて保存された死体皮膚を用いる場合がある．同種植皮については健康保険の適応が認められている．

②異種植皮

実際に臨床で用いられてきたのは幼若なブタの皮膚である．中国およびわが国で報告がある[10]．重症熱傷患者の救命に有効であるが，未知のウイルス感染などの危険性が完全には否定できず，適応は慎重に判断される．

　広範囲Ⅲ度熱傷患者では採皮部となる自家健常皮膚が絶対的に不足する．このため自家植皮片をパッチ植皮あるいは網状植皮として移植するが，植皮と植皮の間の隙間（raw surface）が上皮化す

10. 局所療法

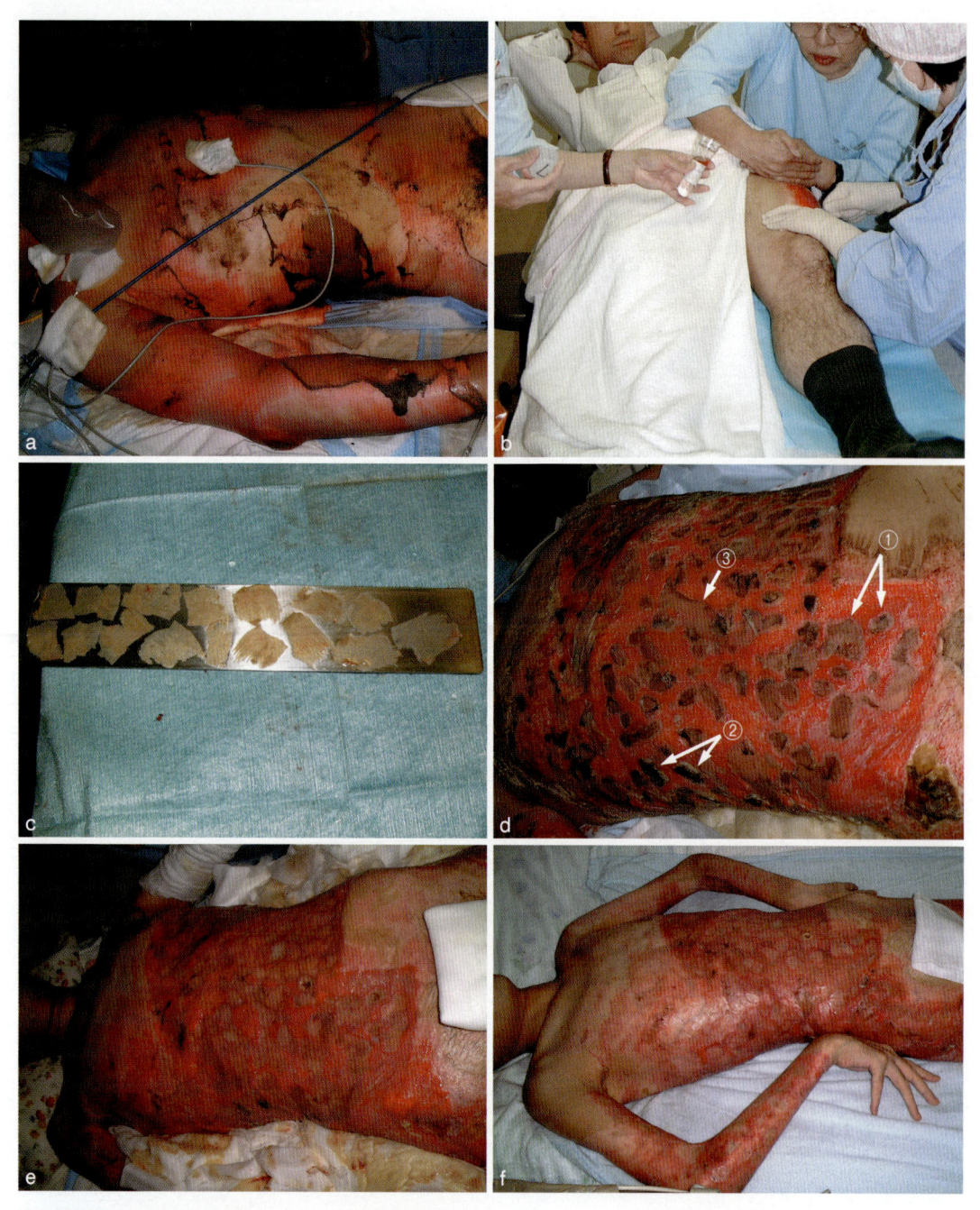

図 10-10 同種皮膚移植を施行した重症熱傷患者
a：受傷時．全身の 70% DDB〜DB．
b：受傷後 11 日目．職場の同僚多数より同種皮膚の提供を受ける．皮膚採取は 7% リドカイン®クリームの ODT 下に施行．提供者一人あたりハガキ 1 枚大の皮膚を採取する．
c：採取した同種皮膚（薄いパッチ植皮）．
d：初回の自家・同種皮膚移植後 21 日目（受傷後 32 日目）．自家皮膚は生着．同種皮膚は一部壊死，脱落が始まっているが，なお生着している移植片もみられる．①生着した自家皮膚と表皮の伸展，②壊死した同種皮膚，③まだ脱落していない同種皮膚．
e：受傷後 48 日目．自家皮膚からの表皮の伸展がみられる．4 回目の手術を施行する前の状態．
f：受傷後 3 カ月．45 名から同種皮膚の提供を受け，合計 5 回の自家・同種混合皮膚移植により創閉鎖を完了．

るまでには時間がかかる．この raw surface の残存する期間が長引けば，体液の漏出や感染の危険が続くことになり，ひいては敗血症や多臓器不全で死亡する．したがって，この raw surface の上皮化が進むまで自家皮膚にかわって被覆するものが必要になる．一番よいのは同種皮膚（他人の皮膚）であり，次いで有用なのが異種皮膚（ブタ皮膚）である．これら同種皮膚や異種皮膚は単なる一時的被覆材料として機能するのではない．自家皮膚と混合移植することによって，自家皮膚からの表皮の伸びを促進し，創閉鎖そのものに役立つ．同種皮膚も異種皮膚も拒絶反応のため永久生着はしないが，移植後2週間は生着している．この期間の止血効果・体液漏出の抑制効果・疼痛抑制効果は顕著なものがある．移植後2週間を過ぎると同種皮膚や異種皮膚の融解や壊死が進行し，3週間目で肉眼的には脱落する．再露出した創面では同種あるいは異種皮膚の真皮成分が残存しており，その表面を隣接した自家皮膚からの表皮が伸展してくる．近年では，同種皮膚を用いることで自家培養表皮の生着率が向上することが注目されている．

同種皮膚を用いて救命し得た重症熱傷症例を呈示する（図10-10）．

■文献
1) 森島容子, 他. 肉芽形成と表皮伸展からみた創傷治癒促進剤の効果判定. 医学と薬学. 2001; 46: 549-52.
2) 青山 久, 他. 熱傷創面よりの外用薬剤の吸収. 熱傷. 1985; 10: 151-9.
3) 青山 久. 熱傷患者における抗生剤のTDM. TDM研究. 1986; 3: 10-4.
4) 青山 久, 他. 腎不全併発熱傷患者におけるトブラマイシン軟膏外用後の血中濃度. 熱傷. 1987; 13: 268-73.
5) 青山 久, 他. 熱傷病棟のMRSA感染駆除方法. 日本外科感染症研究. 1990; 2: 267-72.
6) 仲沢弘明, 他. 広範囲重症熱傷に対する超早期手術. 熱傷. 2005; 31: 239-46.
7) 小川 豊. 手背熱傷における手の機能温存と手術. 熱傷. 2004; 30: 135-42.
8) 横尾和久, 他. 薄い分層パッチグラフトによる植皮後の長期経過観察. 形成外科. 2006; 49: 869-76.
9) 青山 久, 他. 同種・異種皮膚移植. 救急医学. 1996; 20: 66-7.
10) 横尾和久, 他. 自家およびブタ混合皮膚移植による重症熱傷の治療. 熱傷. 1988; 14: 93-7.

〈横尾和久〉

[3] 超早期手術と術後管理

　重症熱傷患者の治療は，1970 年代以降大きく発展し，患者死亡率は著しく低下した[1]．その大きな理由の 1 つとして熱傷創の早期切除術の施行があげられ，重症熱傷の治療法と予後を大きく変えた[2,3]．熱傷患者の死因の多くは重症感染症による多臓器不全であり，早期の壊死組織切除と創閉鎖が重症感染症の発症防止に重要と考える．早期切除術とは日本熱傷学会で受傷 1 週間以内の焼痂切除術あるいは植皮術と定義されており，通常の熱傷専門施設では受傷 3 日目から 5 日目の間に初回手術が施行されている．しかし，壊死組織の除去は早ければ早いほどよいという外科学の原則に沿った考え方から，われわれは受傷 24 時間以内に超早期手術を施行している[4,5]．

　日本では超早期手術という治療法が知られるようになったが[6]，いまだ標準的な治療法とはいいがたい．その理由は，超早期手術が熱傷ショック期に行われる手術であり，術中・術後の安全性や合併症が危惧されるからと考える．また，施行目的はあくまで患者の救命であるにもかかわらず，現時点では救命率上昇という明らかな結果が得られていないことも一因であろう．理論的には有用な治療戦略と位置づけられる熱傷超早期手術をどのように実施するべきなのか，本稿においては施行意義，具体的な実施方法，さらには術後管理の注意事項など，あらゆる角度から熱傷超早期手術を論じたいと思う．

A　超早期手術の歴史

　早期における積極的な手術方法を最初に報告したのは，Heimbach[7]によれば 1891 年の Lustgarten とのことである．また，超早期手術の報告は，渉猟し得た範囲では 1950 年代からと思われる[8]．すなわち，超早期手術は決して新しい治療法ではなく，先達がかつて試みた手術方法であったが[9]，確立した治療として根付かなかった．その大きな理由は，循環動態が安定しない熱傷ショック期における手術であるために，当時の全身麻酔水準での手術実施の難しさや，集中治療の発達していない状況下での術後管理の危うさであったと思われる．また，採皮部位の少ない広範囲熱傷においては被覆する生体材料の問題もあったと考える．しかしながら，1970 年代以降，輸液療法の進歩，麻酔方法の進歩，手術手技や周術期管理の向上，さらには同種皮膚移植の臨床応用が可能になったことによって，超早期手術は再び試みられるようになった[10]．1990 年に米国テキサス州ガルベストン市にあるシュライナー熱傷センターから，受傷 24 時間以内の手術は出血量が少ないことが報告[11]されると，日本[12]や中国[13]においても超早期手術が実施されるようになった．

B　超早期手術の特徴

1　他の時期の手術との比較

　熱傷面積が 15％以上で，Ⅲ度熱傷領域を有する患者を対象とし，超早期手術，早期手術，晩期手術の各々の相違について調べたことがある[5]．3 群間の年齢，熱傷面積，およびⅢ度熱傷領域には相違がなかった．結果として，超早期手術は早期手術，あるいは晩期手術と比較して死亡率に関して

は有意な改善を認めなかったものの，術中出血量が少なく，術後植皮部の感染率が低く，生存例においては最終的な上皮化が早かった．術中出血量が少なかったのは，Desaiら[11]の報告を支持する結果であり，彼らは超早期手術の出血量軽減は創部浮腫の影響によるものとしている．また，重症熱傷における免疫機能の低下は受傷直後から始まっているとはいえ，受傷後1週間以内は非感染期であり，感染徴候が顕在化していない場合が多い．われわれの検討でも，超早期切除群では初回包交時（術後1週間以内）の感染率が，早期あるいは晩期切除群と比較して低い傾向にあり，経験症例においては黄色ブドウ球菌あるいは緑膿菌を認めなかった[5]．受傷日の植皮が成功すれば，創部上皮化に必要とされる治癒期間もその分短くなるので，生存例においては最終的な上皮化が早くなるものと考えられた．一方，受傷24時間以内に必要な輸液量，あるいは受傷24時間後，48時間後のrespiratory indexについては，超早期手術群，早期手術群，および晩期手術群の3群間に相違はなかった[5]．

2 侵襲への影響

　超早期手術を行っても必要輸液量が変わらなかったという事実は，超早期手術が熱傷ショック期における血管透過性の亢進に影響を与えなかったと解釈できる．超早期手術の研究を始めた頃，われわれは侵襲の源である創部を可及的早期に切除すれば，血管透過性の亢進を抑制できるのではないかと考えていた．事実，超早期手術例において利尿期が早期に出現し，必要輸液量が軽減した症例を経験している[12]．しかしながら，すべての症例においてあまねく血管透過性の亢進を抑制できないことはその後の臨床研究から明らかであった．現実的に血管透過性亢進を抑制できない理由として，透過性亢進のピークとなる受傷6時間までに手術を完了できる症例が少ないこと，初回手術で熱傷創部のすべてを焼痂切除した理想的なケースが稀であることなどが考えられる．しかしながら，超早期手術を施行しても必要輸液量に影響がなかったということは，異なる視点から考えれば熱傷自体の侵襲に手術侵襲が加わっても，思いのほか大きな侵襲にならなかったという解釈もできる．超早期の焼痂切除によって熱傷自体の侵襲の源である創部壊死組織が除去されるために，全体の侵襲が各々の侵襲の単純な足し算によって得られるのではなく，かなり相殺されるからではないかと考えられる．しかしながら，各々の侵襲が極端に大きくなれば，たとえある程度の侵襲が相殺されても，全体として過大侵襲になることは容易に理解できる．超早期手術では焼痂切除範囲や植皮範囲が広過ぎると過大侵襲になるのである．筆者は，超早期手術後に播種性血管内凝固症候群（DIC）に進展し，受傷25時間で死亡した症例を1例経験した[14]．過剰侵襲の中で，最も警戒しなければならないことは血液凝固系の破綻であると考える．熱傷そのものの侵襲だけでなく，術中の出血に対する輸血量も血液凝固系に影響する．術中出血量をできる限り少なくし，術後出血を起こさないようにすることが肝要である．そのためには，手術時の確実な止血操作が重要であることはいうまでもない．また，患者の血液凝固異常に留意して手術を進める必要がある．すなわち，凝固機能がよくなければ，焼痂切除範囲を意識的に狭めなければならないし，著しく不良であれば超早期手術自体を断念すべきであろう．

3 超早期手術の長所と短所

　超早期手術の長所と短所を表10-2にまとめた．術後出血が少ないことが長所の代表としてあげられることが多いが，最大の長所は術後の創感染が少ないことであり，非感染期である受傷後1週間以内に2回手術を施行できることにある．初回手術を受傷日に実施すれば，2回目の手術までを

10. 局所療法

表10-2 超早期手術の長所と短所

長所	短所
1）術中出血量が少ない 2）生存例では上皮化が早い 3）壊死組織やburn toxinを可及的早期に除去できる 4）急性期の包交を省くことができる 5）早期にリハビリテーションを開始できる 6）術後の創感染が少ない 7）非感染期（受傷1週間以内）に2回手術を施行できる 8）入院期間の短縮と医療コストの軽減（？）	1）過大侵襲の懸念 2）受傷直後における焼痂切除範囲（Ⅲ領域）を決めるための的確な深度判定が難しい 3）超早期手術施行のための院内体制確立の煩雑さ

1週間以内に行うことができるので，計2回の手術で可及的広範囲のⅢ度熱傷創を焼痂切除できる．一方，短所として最も危惧されるのは，手術を行うことで過大侵襲になることである．そのためには，生体の侵襲度を的確に把握し，手術の適応や方法について対策が必要となる．

C 手術方法に関する諸問題

1 実施時期

　日本熱傷学会では受傷48時間以内の手術を超早期手術と定義しているが，一概に48時間以内といっても重症熱傷患者の病態生理は刻々と変化している．少なくとも受傷6時間以内，6時間後から24時間以内，あるいは24時間後から48時間以内の3つのカテゴリーの手術間においては手術の生体への影響は異なるものと考えられる．熱傷ショックの源になっている熱傷創を除去すれば炎症サイクルが抑制できるのではないかという観点から考えれば，受傷6時間以内に手術を終了するのが理に適っている．また，受傷24時間以降に手術をするのは，すでに患者の浮腫が著しくなっていることもあり，6時間以内の手術と比較して実施しにくいといえる．筆者の施設では受傷6時間以内に手術が終了することを目標としているが，その実施が難しい場合には遅くとも受傷24時間以内に終了することを原則としている．

2 適応症例

　超早期手術の適応については，明確な結論は出ていない．筆者自身は熱傷急性期のうちに患者が亡くならないように適応症例を選択するべきと考えている．すなわち，心疾患などの既往合併症があって急性期を乗り切れないと予測される症例，あるいはDICを発生している症例は適応外であろう．また，生命予後が明らかに良好と考えられる軽症の熱傷症例や来院時に明らかなⅢ度熱傷領域をもたない非手術症例も超早期手術の適応例とはいえない．したがって，それ以外の症例を対象に，過大侵襲にならないような工夫をして実施するのがよいと考える．筆者の施設においては，気道熱傷症例の超早期手術をためらっていた時期があったが，Herndonらが気道熱傷症例の成績も良好と報告[2]してからは，気にせず実施するようになり，問題がないことを確認している．

3 手術範囲と部位

　手術範囲は過大侵襲にならない程度にできる限り広く行いたいが，現時点では患者の侵襲をリアルタイムに確実に把握する手段がない．そこで，われわれは急性期のうちに患者が亡くなることの

ないように焼痂切除範囲を全体表面積の30％までに抑えている．症例によってはもっと広い範囲を焼痂切除できると考えるが，安全が第一という原則で実施している．また，高齢で既往歴のある侵襲に弱いと考えられる患者では，熱傷面積を鑑みた上で焼痂切除面積の上限設定をさらに低くしている．今後，生体侵襲をリアルタイムで確実に把握できる手法が確立されれば，症例ごとに適応した手術面積を設定でき，治療戦略上有用と考える．

広範囲熱傷患者の超早期に行う手術部位は，明らかなⅢ度熱傷領域が対象となるが，体幹と四肢にⅢ度熱傷が併存している場合に，体幹を先に行うか，あるいは四肢を先に実施するかは施設によって異なる．範囲が限られているのであれば，共に焼痂切除できる場合もあるが，どちらかというのであれば，筆者は体幹を優先している．また，同じ体幹を行うにしても，前面を行うのか背面を行うのかも施設の方針によって異なる．筆者は体幹前面を優先しているが，その理由は広範囲熱傷患者における初回の植皮手術は確実に生着させたいということと，背面からの術後出血は前面と比較すると察知しにくいために，無用な出血によって侵襲を加えるのはその後の手術計画に影響する可能性があることによる．しかしながら，これら手術部位の優先性に関する明確な規準と指針は今のところない．

4 焼痂切除方法

超早期切除における焼痂切除方法を筋膜上切除（fascial excision）にするべきか，あるいは接線切除（tangential excision）にするべきかについても結論が出ていない．早期切除の施行理由として，いわゆる熱傷トキシン[15]の除去があげられる．広義の熱傷トキシンの1つとして過酸化脂質もその中に含まれる．創部の皮膚真皮層だけでなく，Ⅲ度熱傷の場合では皮下脂肪層にまで直接的な熱のダメージがあり，より多くの過酸化脂質が生成される．これらの過酸化脂質がリンパ管や毛細血管に吸収されることで血中過酸化脂質レベルが上がり，重要臓器に運ばれて蓄積される[16]．超早期切除により，できる限り多くの過酸化脂質を除去した方がよいと考えれば，筋膜上で切除した方が理に適っている．ラットを用いたわれわれの実験では，受傷2時間後の筋膜上切除により6時間後の血中過酸化脂質レベルが低下することを確認している[17]．また，Demlingらは熱傷羊モデルを用いて，受傷2時間後の筋膜上切除が，エンドトキシンによる肺脂質過酸化の亢進を抑制したと報告している[18]．さらに，術中出血量は筋膜上切除の方が接線切除よりも少なく済むので，手術侵襲をできる限り小さくしてより広範囲の焼痂切除を目指すのであれば，出血量の少ない筋膜上切除の方がよいといえる．植皮のことを考えた場合にも筋膜上の方が生着しやすいという利点もある．しかしながら，筋膜上切除した場合は，整容上の問題，四肢のリンパ液還流障害，あるいは胸部の拘縮による呼吸障害が残ることがある．上皮化完了後の整容上や機能的な利益を考えれば，四肢については接線切除で行った方がよいとも考えられる．現在，筆者の施設では体幹部においては筋膜上切除術，四肢においては接線切除術でデブリードマンを行っている．

5 同種皮膚の利用

広範囲熱傷における植皮術は，患者本人の他部位の正常皮膚を分層で採皮して，これを網状もしくはパッチにして植皮する自家皮膚移植が標準的である．しかしながら，広範囲熱傷においては正常の皮膚がわずかな領域しかないことも多く，頭部を採皮部として何回も使用する場合がある．超早期手術において残存している正常皮膚をすべて初回で採皮してしまうと，2回目の植皮手術は採皮部が上皮化するまで施行不能となる．そのようなことになれば，超早期手術の利点である可及的

早期の創部閉鎖計画に障害が出る．また採皮部が大きくなれば，その手術操作によって侵襲がさらに助長されることにもなる．生体材料として最も理想的なものは人間の皮膚であり，同種凍結皮膚を利用した超早期手術が現状では望まれる．自家皮膚移植に同種皮膚移植を併用すれば，たとえⅢ度熱傷面積80％の患者であっても，受傷2週間以内に全熱傷領域を焼痂切除して，とりあえず被覆することが可能となる．そのためにも最近一般法人化された日本スキンバンクネットワークの発展を心から願っている[19]．熱傷専門施設において十分な同種皮膚の利用が可能となることが広範囲熱傷患者の生存率上昇に繋がると考える．

D 合併症と術後管理

われわれが経験した超早期手術17症例のうち，術後に生じた重篤な合併症は前述した汎発性血管内血液凝固症（DIC）と，非乏尿性腎不全である[20]．これらの症例は受傷2病日と31病日に亡くなり，超早期手術の実施は不成功であったと評価せざるを得ない．手術適応を誤った症例や，過大侵襲を与えてしまった症例に，如何なる術後管理を実施しても患者を救うことはできない．超早期手術を安全に実施するためには，術前の手術適応判断，適切な手術範囲の決定，手術手技，術中管理などが重要である．表10-3に超早期手術を安全に実施するための留意事項をまとめた[20]．適切な手術をすれば，術後管理は比較的容易である．注意しなければならないのは焼痂切除した創部からの出血であり，持続する出血をみつけたならば手術創を開いての止血を躊躇してはならない．適正尿量が輸液によって維持されるならば，肺動脈カテーテルを用いた管理は不要である．われわれは超早期手術後に循環が保てなくなった症例は1例しか経験していない．血清総蛋白値を4.0以上に維持した上で，Baxter公式に基づく輸液量を入れても尿量が確保されない場合には，肺動脈カテーテルを用いた輸液管理を考慮すべきであろう．肺炎発生の防止は常識的な呼吸管理で十分であるが，低体温にならないように留意する必要がある．

E 超早期手術の今後

1 超早期手術治療戦略の見直し

超早期手術の目的は患者の救命であるにもかかわらず，現在までのところ生存率の上昇に繋がる明らかなエビデンスはない[5]．すなわち，超早期手術を行うだけでは，広範囲熱傷の患者の死亡率を下げることはできないことは明らかになりつつあるが，そのことは決して超早期手術を否定する

表10-3 超早期手術を安全に行うための留意事項（齋藤大蔵，他．救急医学．2003; 27: 70-1[20]より改変）

術前	術中	術後
1）患者の侵襲度を把握 2）手術適応を考える	1）適切な焼痂切除範囲 2）体温低下の防止 　・30℃以上の室温で実施 　・加温輸液 3）出血量に留意 　・患肢挙上 　・念入りに止血 4）血液凝固異常に留意	1）術後創出血に注意 2）適正尿量の確保 　・輸液管理 　・肺動脈カテーテルの使用 3）肺炎発生の防止 　・体温管理 　・清潔操作による吸痰 　・理学療法などによる無気肺発生の防止

ものではない.その理由として,第一に日本熱傷学会の超早期切除(超早期手術)の定義は受傷48時間以内であり,前述したように理論的には受傷6時間以内に手術を完了するのが理想であるものの,現状では十分に実施されていないこと,第二に超早期手術は受傷1週間以内の非感染期に2回の手術(焼痂切除)を実施できるのが最大の利点であるにもかかわらず,当施設においては2回目の手術を受傷1週間以内に実施できなかった症例が多くあること,さらに第三として,生体侵襲をリアルタイムに把握するための信頼に足る指標がないために,過大侵襲を怖がり安全範囲の上限にはほど遠い範囲の焼痂切除しか実施できていないであろうことがあげられる.すなわち,超早期手術の利点やポテンシャルが現状では十分に発揮されていない可能性がある.仲沢らが報告しているように[21],米国においては超早期手術の表現は early excision, prompt excision, immediate excision など種々の名称でよばれており,受傷後72時間以内,あるいは1週間以内にすべての焼痂を連続的に切除する方法が該当する[7,10,22]とも解釈できる.超早期手術は初回手術の1回のみを指すのではなく,受傷1週間以内の複数の手術を合わせて呼称するという考え方である.仲沢らの考え方・概念[21]に筆者も賛同し,受傷1週間以内にすべての焼痂を切除する広範囲熱傷患者の治療を「超早期手術治療戦略」と呼称することを提案し,新たに患者への救命効果を評価したいと考えている.

2 薬物併用療法

急性期の血管透過性の亢進を能動的に抑えることによって,輸液量を減らそうという試みがなされている[23,24].血管透過性亢進のメカニズムには活性酸素種が関与しているので[23,25],田中らは活性酸素消去薬であるビタミンCを大量に投与することで臨床上の輸液量を減らし得たと報告している[23].また,明石らは熱傷急性期に低体温麻酔療法を行うと輸液量が減ることを明らかにした[24].しかしながら,血管透過性の亢進は,侵襲に対する合目的な生体反応とも考えられ,これを抑制することは生体に不利益を被らせる危険性をはらむ.また,血管透過性が抑制されて,創部の壊死組織に好中球などの食細胞が侵入できなくなることが生体に都合のよいことなのかどうか不明な点が残る.しかしながら,薬物で血管透過性をコントロールする際に,創部の壊死組織を除去しておけば,このような危惧はなくなるはずである.

広範囲熱傷の超早期手術は,前述したように過大侵襲が最も懸念されるので,すべてのⅢ度熱傷領域を焼痂切除できない場合が多い.しかし,超早期手術に相性のよい薬物を併用することによって,熱傷そのものの侵襲だけでなく超早期手術による侵襲をも軽減することができるならば,もっと広範囲の焼痂切除が可能となる.また,熱傷における活性酸素障害は受傷直後から始まっているので[25],手術が始まる前に薬物をいち早く投与しておくことは,理に適っている.以上の理由から,筆者は超早期手術と薬物療法の併用治療が,現状の打開策になるのではないかと考えている.血管透過性をコントロールする薬物と超早期手術の併用療法は,輸液量の軽減,創部の早期閉鎖,熱傷トキシンの早期除去による免疫機能の温存に繋がるものと期待する[17].

むすび

外科的壊死組織の切除と植皮は,Ⅲ度熱傷創部の治療の基本であり,その局所の治癒状況が重症熱傷においては転帰を決めることとなる.重症熱傷の治療戦略において,超早期手術は早期創閉鎖の観点から限りないポテンシャルを有する.安全に周術期管理を行うためには,生体侵襲度を正確に把握し,手術適応を誤ることなく,適切な手術を行うことが必要である.血液の凝固機能に注意して,術後出血と肺炎発生の防止に留意すれば,術後管理は難しくない.より多くの施設での超早

10. 局所療法

期手術の施行を期待して已まない．

■**文献**
1) Pruitt BA, et al. Epidemiological, demographics and outcome characteristics of burn injury. In: Herndon DN, editor. Total Burn Care. London: WB Saunders; 1996. p.5-15.
2) Herndon DN, et al. A comparison of conservative versus early excision: Therapies in severely burned patients. Ann Surg. 1989; 209: 547-53.
3) 相川直樹, 他. 重症熱傷の治療成績と外科治療. 診断と治療. 1990; 78: 2029-32.
4) 齋藤大蔵, 他. 超早期切除とその限界. 救急医学. 1996; 20: 54-5.
5) 齋藤大蔵, 他. 熱傷における外科的壊死組織切除と創閉鎖：超早期手術の施行意義と有用性. 集中治療. 1998; 10: 163-8.
6) 仲沢弘明, 他. 広範囲熱傷の重症度と予後. 日外会誌. 1998; 99: 40-5.
7) Heimbach D. Early burn excision and grafting. Surg Clin North Am. 1987; 67: 93-107.
8) Whittaker A. A treatment of burns by excision and immediate skin grafting. Am J Surg. 1953; 85: 411-7.
9) Jackson D, et al. Primary excision and grafting of large burns. Ann Surg. 1960; 152: 167-89.
10) Burke J, et al. Primary burn excision immediate grafting. A method shortening illness. J Trauma. 1974; 14: 389-94.
11) Desai MH, et al. Early burn wound excision significantly reduces blood loss. Ann Surg. 1990; 211: 753-62.
12) 齋藤大蔵, 他. 熱傷超早期における手術検討. 熱傷. 1991; 17: 170.
13) Guo ZR, et al. Extensive wound excision in the acute shock stage in patients with major burns. Burns. 1995; 21: 139-42.
14) 齋藤大蔵, 他. 超早期切除とその限界. 救急医学. 1996; 20: 54-5.
15) Yokoo K, et al. A novel uncoupler of mitochondrial respiration, 9,10-epoxy-12-octadecenoate, exists in human burned skin. J Clin Biochem Nutr. 1986; 1: 121-7.
16) Nishigaki I, et al. Effect of thermal injury on lipid peroxide levels of rat. Biochem Med. 1980; 24: 185-9.
17) Saitoh D, et al. Prevention of ongoing lipid peroxidation by wound excision and superoxide dismutase treatment in the burned rat. Am J Emerg Med. 1994; 12: 142-6.
18) Demling RH, et al. Early burn excision attenuates the postburn lung and systemic response to endotoxin. Surgery. 1990; 108: 28-35.
19) Saitoh D, et al. Differences in the outcomes and treatments of extensively burned patients between a Chinese hospital and a Japanese hospital. Tohoku J Exp Med. 2005; 206: 283-90.
20) 齋藤大蔵, 他. 超早期手術と術後管理. 救急医学. 2003; 27: 70-1.
21) 仲沢弘明, 他. 広範囲重症熱傷に対する超早期手術. 熱傷. 2005; 31: 239-46.
22) Sheridan RL, et al. Management of burn wounds with prompt excision and immediate closure. J Intensive Care Med. 1994; 9: 6-19.
23) Tanaka H, et al. Reduced resuscitation fluid volume for second-degree burns with delayed initiation of ascorbic acid therapy. Arch Surg. 1997; 132: 158-61.
24) 明石 学, 他. 広範囲熱傷患者に対する低体温麻酔療法. 熱傷. 1993; 19: 56-63.
25) Saitoh D, et al. Direct evidence for the occurrence of superoxide radicals in the small intestine of the burned rat. Am J Emerg Med. 1995; 13: 37-40.

〈齋藤大蔵〉

[4] 植皮術

　植皮術は，深達性熱傷の創閉鎖や広範囲熱傷患者を救命するための definitive treatment である．可及的早期の植皮術による創閉鎖が，合併症や後遺症の発生を抑え，救命率を向上させることは論をまたない．しかし，熱傷面積が広範囲になるほど，早期創閉鎖は困難となるだけでなく，少ない皮膚で広範囲の創閉鎖を行わなければならず，難易度の高い治療が要求される．本稿では，植皮術の基本的手技について解説するとともに，広範囲熱傷に対する特別な治療法についても述べる．

A 周術期管理

1 手術の時期

手術の時期は，次の3つに分けられている．
　①超早期手術：受傷後 48 時間以内に行う
　②早期手術　：受傷後 5〜7 日以内に行う
　③晩期手術　：受傷後 7 日以降に行う

　熱傷面積が広範囲になるほど，感染症の危険性が高まることから，可及的早期の手術が求められ，熱傷診療ガイドライン[1]でも早期手術が推奨されている．超早期手術については，他項で詳述されているので，本稿では早期手術に焦点を当てて解説する．

2 呼吸管理

　受傷後 5〜7 日の呼吸状態は，胸郭は浮腫によりコンプライアンスが低下し，肺血管外水分量も多く，一定の換気量と酸素分圧を維持するには，高い気道内圧が必要となってくるため，圧外傷に留意しなければならない．広範囲熱傷であれば，術中体位変換が行われることもある．体位により換気血流比，胸郭のコンプライアンスが変化するため，術中は随時，動脈血液ガス分析を行う．

3 循環管理

　早期手術の時期は，熱傷ショック期から離脱している頃であり，refilling により循環血液量は余剰にある．しかし，前述したように，胸腔内圧は高く管理されるため，心拍出量の低下を伴う．さらに鎮静・麻酔薬による心抑制も加わり，周術期にはカテコールアミンを使用して循環管理を行うことが多い．

4 体温管理

　広範囲熱傷患者は，熱傷創からの浸出液により気化熱を奪われており，さらに術中は被覆される部分はほとんどないため，低体温となる．著者の施設では，加温輸液を行い，手術室の温度を 30℃，湿度を 50％程度に管理しているが，高温多湿の環境では，術者が軽度の熱中症となることもある．患者の低体温と術者の熱中症を避けるには，手術時間を短縮するしかない．一定の手術を短時間に行うためには，多くの人員を投入することになる．

5 輸血の準備

熱傷の手術は，必ず出血を伴う．手術範囲やデブリードマンの方法，手術時間，患者の状態により出血量が変動する．各施設での過去の熱傷手術での出血量を review して，施行手術相当量の濃厚赤血球，新鮮凍結血漿，濃厚血小板を準備し，各施設での輸血療法指針に従い輸血を行う．

6 抗菌薬の選択

熱傷の周術期には抗菌薬を投与する．早期手術の時期では，グラム陽性球菌を標的にした抗菌薬（第一世代セフェム）を選択する．投与量，投与回数は PK/PD（pharmacokinetics/pharmacodynamics）に基づいて決定するが，早期手術時の抗菌薬の分布容積はかなり大きく見積もらないと有効血中濃度が得られない点に留意する．

B 手術手技

1 デブリードマンの方法（図 10-11）

a）Tangential excision

Janzekovic が提唱した方法である[2]．熱傷創は①zone of coagulation，②zone of stasis，③zone of hyperemia の 3 つの領域に分類される（図 10-12）[3]．Tangential excision は，可及的早期に壊死した zone of coagulation 部分を除去し，water proof な上皮で被覆することにより，不安定な zone of

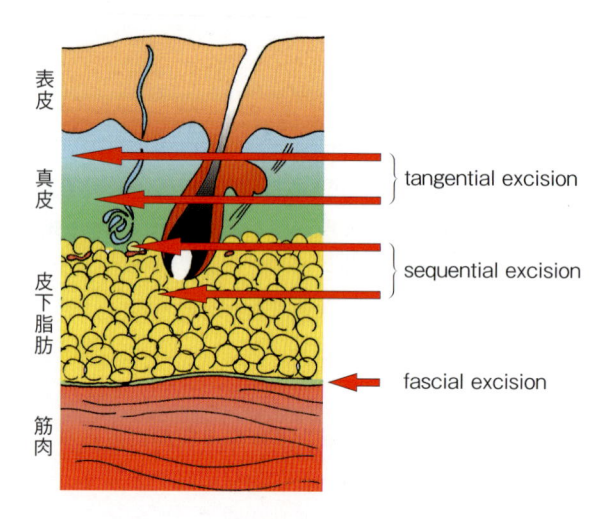

図 10-11 デブリードマンの方法

Tangential excision は，接線方向に点状出血がみられるまで切除するが，zone of stasis の部分は温存する必要がある．
Sequential excision は，zone of stasis の温存には関係なく，確実に壊死組織を繰り返して切除する方法である．
Fascial excision は，筋膜上で，壊死組織を皮下脂肪を含めて切除する方法である．

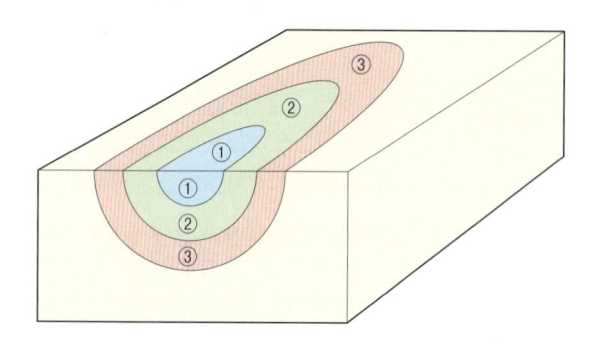

図 10-12 熱傷部分の 3 つの領域

①Zone of coagulation の部分は，組織は熱変性して壊死している部分である．
②Zone of stasis の部分は，①の部分の影響により徐々に壊死へと進行する．
③Zone of hyperemia の部分は，炎症により血管が拡張した部分である．

stasis 部分を救済することを概念とし，熱傷壊死組織を創面に対して接線方向に，点状出血が認められるまで切除する方法である．使用する器具は，後述する採皮刀や，フリーハンドデルマトームが一般的である．Zone of stasis の温存が本手技の概念であることから，機能的再建が必要な手背の DDB に対して主に適用されている．この方法は，点状出血が認められるまで繰り返して切除が行われるため，後述する fascial excision より必然的に出血量が多い．出血への対処法は，駆血帯が適用できる四肢において，まず，創面の一部を点状出血が認められるまで切除し，直後に駆血帯を使用して無血野の状態で，最初に切除したレベルで創面の切除を行う．駆血帯解除前に，創面にトロンビン液を撒布し，エピネフリン添加生食ガーゼを貼付後に，圧迫包帯し，駆血帯を解除する．5〜10 分後に包帯を開放して，出血点に対してバイポーラーまたは電気メスにより止血する．この手技は，組織の温存にかかわるために，壊死組織の除去が不十分であったり，逆に未熟な手技により viable な組織まで切除してしまうことがあり，ある程度の経験が必要である．

b）Sequential excision

この方法は，前述した tangential excision と同じであるが，zone of stasis を温存するという概念はなく，徹底した壊死組織の除去が求められる．特に，皮下組織を切除する際は，うっ血したやや赤色の脂肪組織は完全に切除する．しかし，後述する fascial excision よりも皮下組織が温存できるため，術後の整容性・機能性に有利である．この方法は，tangential excision と同様に出血量が多いため，駆血帯が使用できる四肢がよい適用部位である．

c）Fascial excision

この方法は，熱傷部位の皮膚・皮下組織を，筋膜上で切除する方法である．切除に使用する機器は，主に電気メスである．長所としては，筋膜上の疎な結合織で切除するため，剝離が容易である，筋膜から皮膚への穿通枝を止血すればよいため出血量が少ない，確実に壊死組織が除去できる．短所としては，術後の瘢痕拘縮，凹凸などの醜形瘢痕が必発であり，機能的・整容的に難がある．部位として，駆血帯が使用できない体幹の深達性熱傷部分がよい適用とされる．

2 移植床の評価と処置

植皮をする前に，必ず移植床の評価を行う．評価は，①壊死組織が残存していないか，②移植床の血行は良好であるか，③感染所見の有無，④出血している部分はあるか，を確認する．壊死組織が残存していれば，その部分を追加切除する．移植床の血行が不良であれば，植皮は生着しないため，後に二期的手術を計画するか，皮弁による一期的手術を施行するかの決断を余儀なくされる．感染所見があれば，その部分を追加切除する．出血していれば，その部分は血腫となり，植皮は生着しないため，確実に止血する．その後，移植床全体を，生理食塩水で洗浄する．著者の施設では，開放骨折の手術の際に使用する，洗浄と吸引が同時に行える機器を使用して洗浄している．

3 採皮部の選択

採皮部は，優先順位を考慮して選択する．著者の順位は，①真皮が厚い部分（背面など），②特殊部位（顔面，手，足，関節部，陰部）以外，③頭皮（採皮後の上皮化が早く，瘢痕が目立たない），としている．ただし，小児であれば，表面積が広く，採皮後に肥厚性瘢痕となることが少なく，瘢痕も目立たない，頭皮を第一選択としている[4]．広範囲熱傷となれば，自ずと採皮部は健常部位と限定されてしまう．

採皮部は，原則感染創ではない．移植部位（感染創）で使用する器具と採皮部位で使用する器具

4 植皮術の種類

植皮術の種類は、採皮片の厚さにより分類される。性質は厚さにより異なり（表10-4），厚さと連続変数的に相関する。したがって，分層植皮術の範疇でも，薄め，中間層，厚めという表現がなされる。再建目的に合致した厚さで分層植皮術を行う。

a）全層植皮術

皮膚全層を移植する方法であり，植皮部の整容性・機能性に優れている。適用部位は，顔面，頸部，関節部などである。瘢痕拘縮形成術時に皮膚欠損部の植皮術としても多用される。皮膚全層を採皮するため，採皮部を一次縫縮でき，移植部との color match, texture match がよい部分が採皮部として選択される。具体的には，顔面の再建には，耳介後部，鎖骨上窩，鎖骨下がよく，比較的広い範囲の採皮が必要であれば，側腹部，下腹部，鼠径部が選択される。

全層植皮片の採皮方法であるが，移植部位の皮膚欠損部の形状を紙（著者は，滅菌手袋の包装紙を使用）に写し取り，できる限り紡錘形に近い形に紙上にデザインする。そのデザインで紙を切抜き，採皮部に紙を置き，輪郭をマーカーなどで皮膚上に描く。#10 や #22 のメスにより輪郭上を真皮まで浅く切開を加える。紡錘形の採皮片の先端をモスキート鉗子で噛んで採皮片を引っ張り，メスで真皮と皮下脂肪の境界（真皮の網目に皮下脂肪が存在する層）を切開していく。この方法は，skill が必要である。他には，デザインした部分を皮下脂肪ごとハサミやメスで採皮して，採皮片をやや緊張させながら表皮側にエスマルヒに貼り付け，皮下脂肪をハサミで切除する簡易な方法があるが，植皮片が前者の方法より厚くなる。後述するドラム式デルマトームにより任意の厚さに shave する方法もある（図10-15参照）[5]。

b）分層植皮術

熱傷の早期手術や，早期創閉鎖のために多用される植皮術である。特に広範囲熱傷では，少ない採皮部より上皮化を待って，何回も採皮することになるため，救命のための必須の手術法である。しかし，創閉鎖後に，前述の表10-4に示した短所が顕在化し，患者のQOLを低下させる。この点が，現在の熱傷治療の課題である。

表 10-4 分層植皮と全層植皮の特徴

性質	分層植皮	全層植皮
生着	薄いほど生着しやすい	母床の血行がよくなければ生着しにくい
術後収縮	強い	少ない
色素沈着	しやすい	しにくい
整容性	あまりよくない	かなり期待できる
感染に対して	比較的強い	弱い
露出した骨や腱などへの移植	生着しない	生着しない
採皮部	保存的に上皮化する	縫縮もしくは植皮が必要
適応	広範囲の植皮	顔面などの露出部
不適応	荷重部，顔面などの露出部	広範囲の植皮，血行の悪い母床上

[4] 植皮術

5 採皮器具

a）採皮刀（図10-13）

カミソリと同等の採皮器具である．使用法もカミソリと同じで原始的である．したがって，採皮片の厚さ，大きさは術者のskillに依存する．広く均一な厚さで採皮できないため，小範囲の植皮術や，パッチ植皮の採皮に使用されている．

採皮方法は，採皮刀の刃渡りに当たる面を緩やかな凸面になるように，採皮方向で皮膚を引っ張りながら，刃をわずかに皮膚に侵入させる．侵入したら採皮刀を接線方向に倒し，短い往復運動をさせながら採皮方向に採皮刀を進めると，刃の上に採皮された分層植皮片が挙上してくる．厚さは，その分層植皮片から採皮刀が透見できるので，その透過度により判断する．採皮を終えるには，採皮刀の刃先を上に向けることで採皮片が切離される．

b）フリーハンドデルマトーム（図10-14）

この器具は，厚さの調整機構が付いた刃渡りの長い採皮刀と考えればよい．採皮方法も採皮刀とほぼ同じである．厚さの調整機構はあるが，刃の角度，皮膚の緊張の違いにより厚さが違ってくる．採皮片の質が術者のskillに依存するのは，採皮刀と同じである．本来は採皮のための器具であるが，tangentialやsequential excisionにも使用されている．その際に，本器具の使用に慣れておく

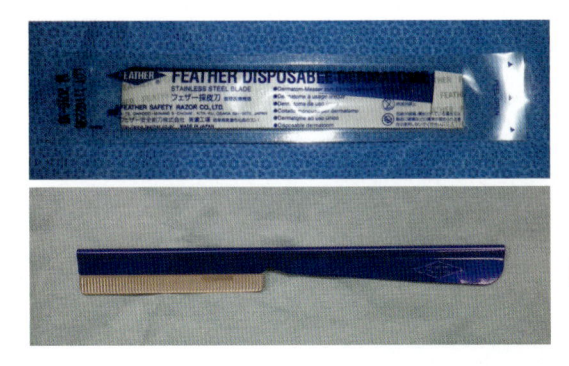

図10-13 採皮刀
医療器具であるが，機能的にカミソリと同等である．

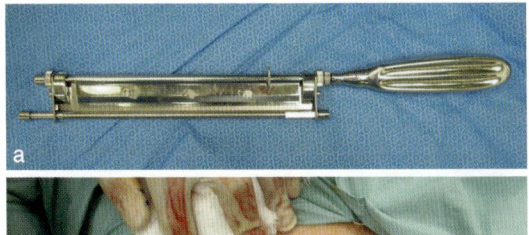

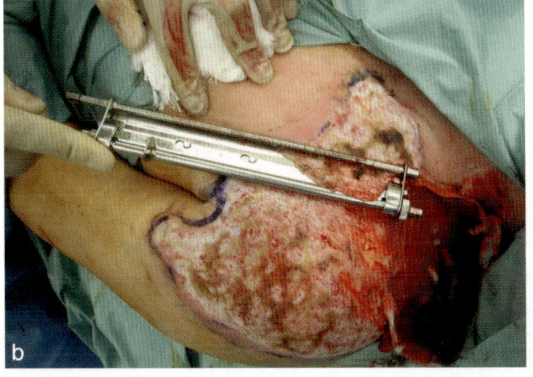

図10-14 フリーハンドデルマトーム（a）とフリーハンドデルマトームによるデブリードマン（b）
フリーハンドデルマトーム使用の初心者は，まずデブリードマンを行って，その操作に慣れておくと，採皮が円滑に行える．

10. 局所療法

と採皮も円滑に行えるため，著者の施設では，本器具使用の初心者は，デブリードマンを本器具で経験してから採皮を行うように指導している（図10-14 b）.

c）ドラム式デルマトーム（図10-15）

回転する金属製ドラムに刃が装着された器具である．原理は，ドラムに付着した皮膚をドラムと刃の隙間の厚さで皮膚を切って採皮する．この器具の長所は，均一な厚さで採皮できることである．短所は，準備が煩雑である．採皮面とドラムの脱脂に，エーテルやアルコールを使用するため，電気メスが使用できない．繰り返し採皮するには，準備工程を最初から行わなければならない．ドラムが接しない凹面の採皮はできない．これらの点から，この器具はもっぱら小範囲で，均一な厚さが必要な，顔面，頸部，手背・足背部の植皮に使用されることが多い．採皮方法は，採皮面とドラムをエーテル，無水アルコールで脱脂し，ドラム面に両面テープを貼付する．目標とする厚さに設定して，ドラムを採皮面に圧着させる．ドラムを圧着させながらドラムを少し回転させ，ドラムの端を採皮面より浮かして，採皮皮膚を引っ張り，刃をドラムの端より往復運動させながら皮膚に切り込む．ドラム面についた採皮片を確認しながら，刃を往復運動させながらドラムを回転させていき，ドラムの半分まで達したら，持ち手を返して再びドラムを回転させて採皮を進め，目標の採皮が完了したら，厚さを0として刃とドラムを付けて，刃の端より採皮片を切離する．この器具の操作上の注意点は，絶対に刃を持つ手は離さないことである．離すとドラムを持っている手を損傷する危険がある．また，刃の向きに注意しないと，両面テープを貼る時や，採皮片をテープから剝がす時に，手を損傷する危険もある．

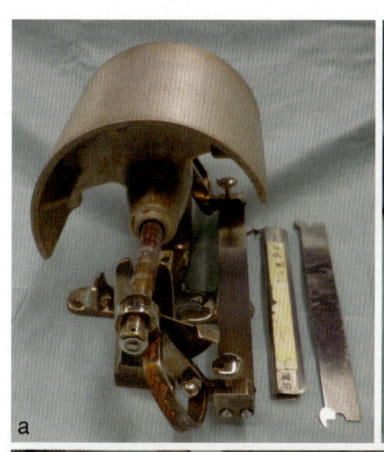

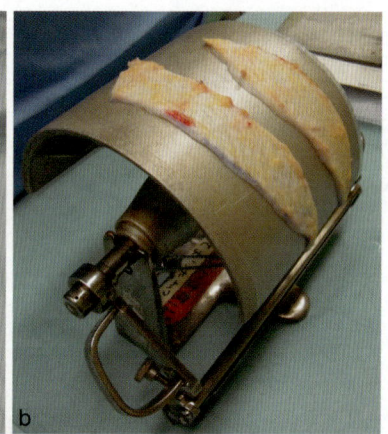

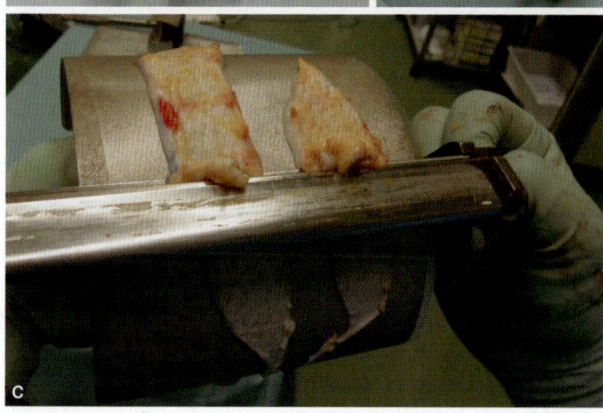

図 10-15 ドラム式デルマトーム
a： 回転するドラムと同軸でドラムの円周上で水平方向に動かせる刃を装着する部分で構成される．
b： ドラム式デルマトームにより採皮片を任意の厚さに shave する方法．両面テープを貼ったドラムに，皮下脂肪のついた全層採皮片を接着させる．
c： 刃を水平方向に動かして，採皮片を設定した厚さに shave する．

d）ブラウンデルマトーム（図10-16）

　電動もしくは圧縮空気により刃を水平方向に往復運動させて採皮する，鉋のような器具である．本器具で採皮面上を滑らせれば比較的均一な厚さの採皮ができるため，短時間で多くの採皮ができ，凹凸面でも採皮可能である．採皮方法も簡便であるため，広範囲熱傷を扱う施設では，最も使用される頻度の高い器具である．採皮方法は，デルマトームが滑らかに動くように，採皮面にグリセリンまたは軟膏基剤を薄く塗る．目的の皮膚の厚さに設定して（図10-16 b），デルマトームの刃面を採皮面に浅い角度で置き，デルマトームの前後で，助手と連携して皮膚を緊張させて，スイッチを入れて刃を動かし，デルマトームを前進させる（図10-16 c）．デルマトームより鉋くずのように薄い採皮片が出てくるのを確認して，目標の場所まで到達したら，デルマトームのスイッチを入れたまま採皮面より引き離すと，採皮片が切離される（図10-16 d）．凹凸のある部分では，凹面皮下に生食を注入して膨隆させてから，採皮するとよい．採皮中は，デルマトームの採皮面との角度，押さえつける力によって採皮片の厚さが変化することに留意する．

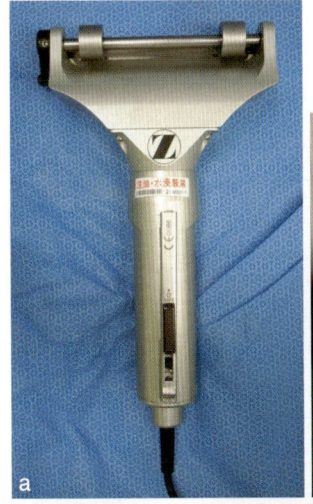

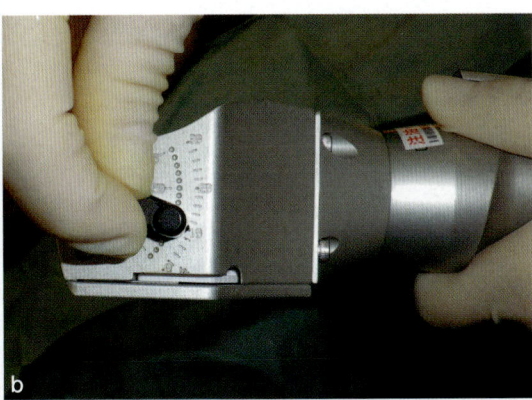

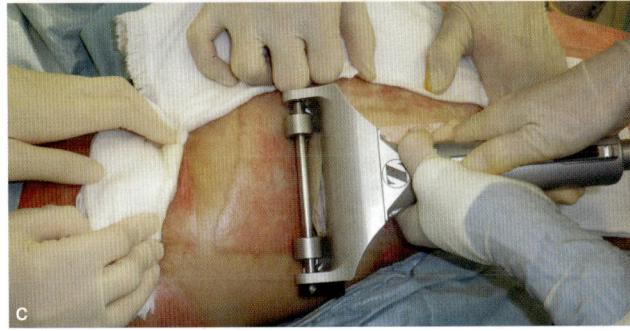

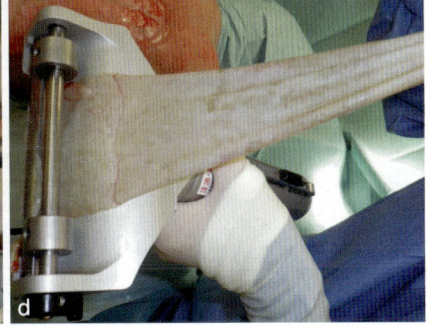

図10-16 ブラウンデルマトーム
a：外観．
b：目的の厚さに設定する．
c：デルマトームの前後で，助手と連携して皮膚を緊張させて，デルマトームを前進させる．
d：デルマトームより鉋くずのように薄い採皮片が出てくる．目標の場所まで到達したら，デルマトームのスイッチを入れたまま採皮面より引き離すと，採皮片が切離される．

10. 局所療法

6 植皮方法の種類

a）メッシュ植皮（図 10-17）

　少ない採皮量で広い植皮面積を得るために，採皮片を網状に加工して植皮する方法である．広範囲熱傷の手術では，最も頻度の高い植皮方法である．網状にすることで，植皮片下の浸出液，血液のドレナージが良好となり，立体的に複雑な曲面にも適用できる．網状にするには，メッシュエキスパンダー（図 10-17 a）を使用する．拡大倍率は，エキスパンダーの刃に依存する器具と，採皮片を置くダーマキャリア（図 10-17 b）に依存する器具があり，1.5～9 倍に拡大できる．ただし，高倍率メッシュ植皮であると，メッシュ間隙の上皮化に長期間を要し，その間に感染して上皮化がさら

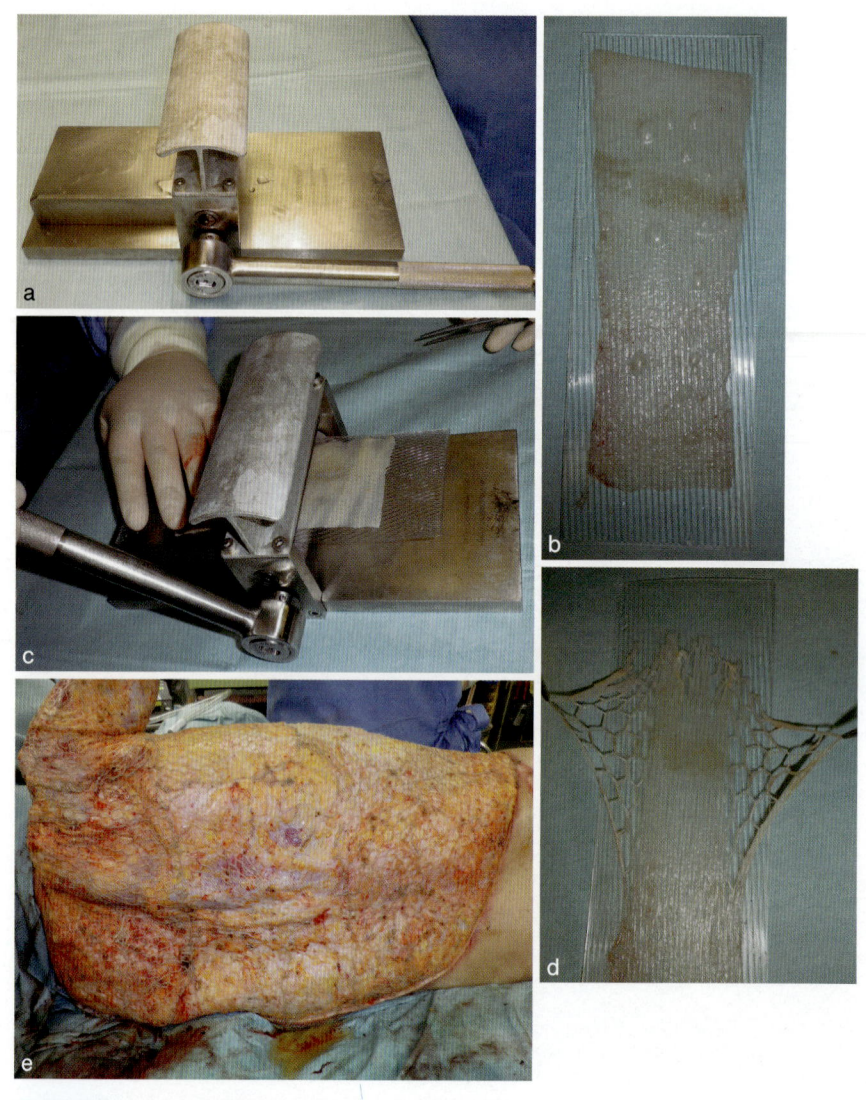

図 10-17　メッシュ植皮

a： メッシュエキスパンダー．
b： 3 倍ダーマキャリアに採皮片をのせた．
c： ダーマキャリアとともに採皮片をメッシュエキスパンダーに送り込む．
d： 3 倍メッシュ植皮片を広げる．
e： デブリードマン後の移植床にメッシュ植皮片を広げてステープラで固定した．

に遅延し，植皮片が失われることが多く，効率が悪い．高倍率メッシュ植皮をする場合，後述する同種皮膚移植を併用して，感染を制御し，上皮化を促進させる方法を選択する．

b）パッチ植皮（図10-18）

採皮片を小さな断片にして，植皮する方法である．小範囲の未上皮化部分が散在している場合や，広範囲熱傷で採皮量が限定され，植皮部に均等に上皮成分を移植したい場合に適用される．上皮化は，断片化された植皮片の辺縁から周囲に伸展するため，植皮片は小さければ上皮化は良好となるが，手術は煩雑となるため，植皮片の大きさは，手術時間，人員，植皮面積に応じて調整する．パッチ植皮片の作成は，採皮刀でそのままパッチ状の採皮を繰り返して行う方法，デルマトームで一度大きく採皮し，ソフラチュールガーゼ®，まな板などの上に広げてパッチ状に切る方法がある（図10-18 a）．広範囲熱傷で粗に植皮した場合は，高倍率メッシュ植皮と同様に，上皮化の効率が悪いため，同種皮膚移植の併用が必要である．

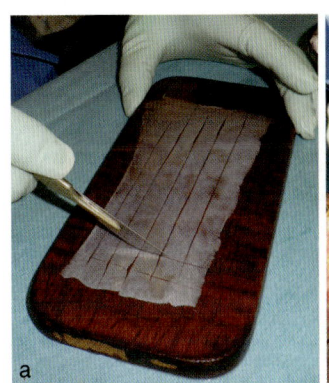

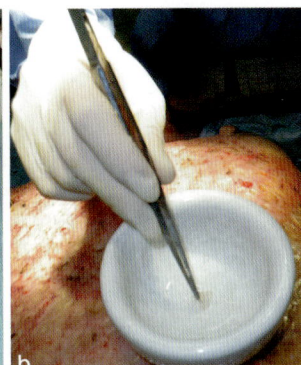

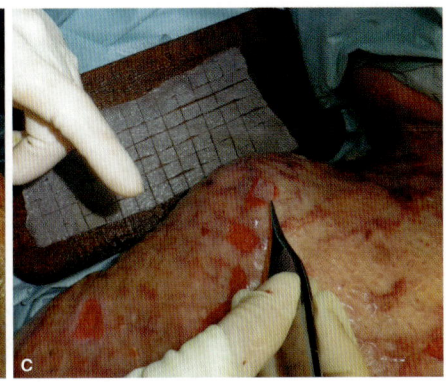

図10-18 パッチ植皮
a：シート状の採皮片をまな板上に広げて，#22のメスで，パッチ植皮片を作成する．
b：パッチ植皮片に，フィブリン糊のフィブリノーゲンをつける．
c：あらかじめ移植床にトロンビン液を塗っておき，フィブリノーゲンをつけたパッチ植皮片を移植床に置くことで，接着固定される．

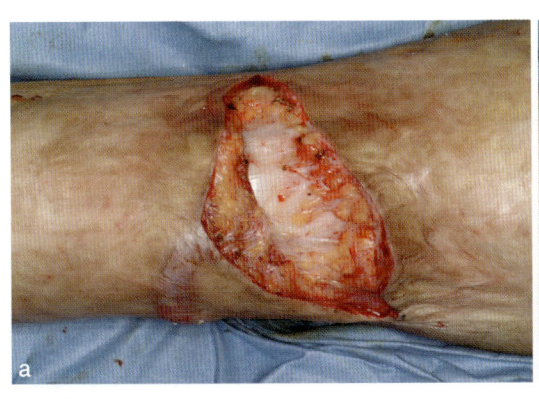

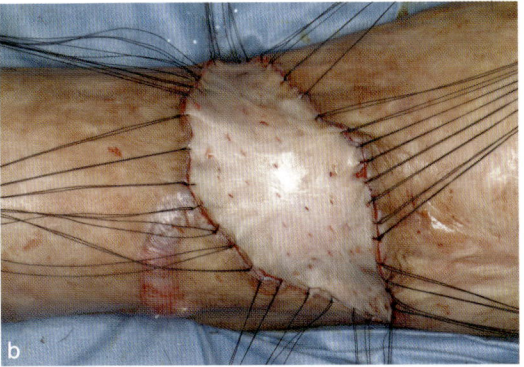

図10-19 シート植皮
瘢痕拘縮解除後の皮膚欠損部にシート植皮を行った．植皮片にドレーンのための小切開を加えている．

c）シート植皮（図 10-19）

採皮片をそのままシート状で植皮する方法である．瘢痕治癒させたくない，顔面，手・足背部の植皮に用いる．植皮片下に，浸出液の貯留や血腫を形成しやすく，ドレーンのための小切開を加えると生着良好となる．

7 特殊な植皮術

a）同種皮膚移植術

同種皮膚移植については，スキンバンクの項で詳述されるため，本稿では具体的方法について概説する．

①一時的創傷被覆

同種皮膚移植をすることにより，良好な移植床を形成することができる．Ⅱ度熱傷の部位に同種皮膚を貼付することで，良好な上皮化が得られたとの報告がある．これらの方法は，同種皮膚をバイオロジカルドレッシングとして利用するものであるが，本邦では，同種皮膚の供給に制限があり，現実的でない．

②培養表皮移植のための真皮再構築

培養表皮移植のための移植床として同種皮膚の真皮を利用するものである．真皮が温存できなかったデブリードマン後の創面に，同種皮膚移植を行い，1〜2週間後に表皮を切除し，同種真皮上に培養表皮を移植する[6]．

③同種皮膚と自家皮膚との併用植皮

広範囲熱傷において，少ない自家分層植皮と同種皮膚を併用して，広い範囲を植皮で被覆するものである[7]．前述のとおり，デブリードマン後の創面に，高倍率メッシュ自家分層植皮，または自家分層パッチ植皮を行い，その上に同種皮膚移植術（一般的に3倍メッシュ植皮が行われている）を行う．

b）培養表皮移植術

前述した同種皮膚による真皮再構築後に培養表皮を移植する方法が一般的であるが，人工真皮で真皮再構築後または良好な肉芽面に，高倍率自家分層メッシュ植皮片と培養表皮を併用して移植することで，上皮化が得られる．

8 植皮部位の管理

植皮片を良好に生着させるには，植皮片の固定，植皮床への接着，植皮部の安静，感染の制御が必要である．植皮片の固定には，メッシュ植皮では一般的にスキンステープラが使用されている．手・足背など骨，腱が直下にある部分では，縫合糸を使用する．植皮床への接着については，フィブリン糊を使用することで，良好な生着が得られる[8]．著者は，パッチ植皮の固定に，フィブリン糊を使用している（図10-18 b, c）．一般的な植皮部の管理は，前述のように固定，接着後に非固着性被覆材（アダプティック®，ソフラチュールガーゼ®など）を貼付，感染制御と湿潤環境保持目的に抗菌薬含有軟膏を塗布する．凹面に植皮した場合は，前述の処置後に綿を置き，縫合糸またはゴムにより綿ごと適度に圧着させるようにタイオーバー固定する（図10-20 a, b）．限局した部分では，綿をスポンジに置き換えて圧着する方法もある（図10-20 c, d）．四肢では，タイオーバーではなく，ガーゼを厚く当てて，その上から弾性包帯を巻き，良肢位に保つようにシーネ固定を行う．術後の腫脹を抑制するため，四肢の挙上も必要である．

[4] 植皮術

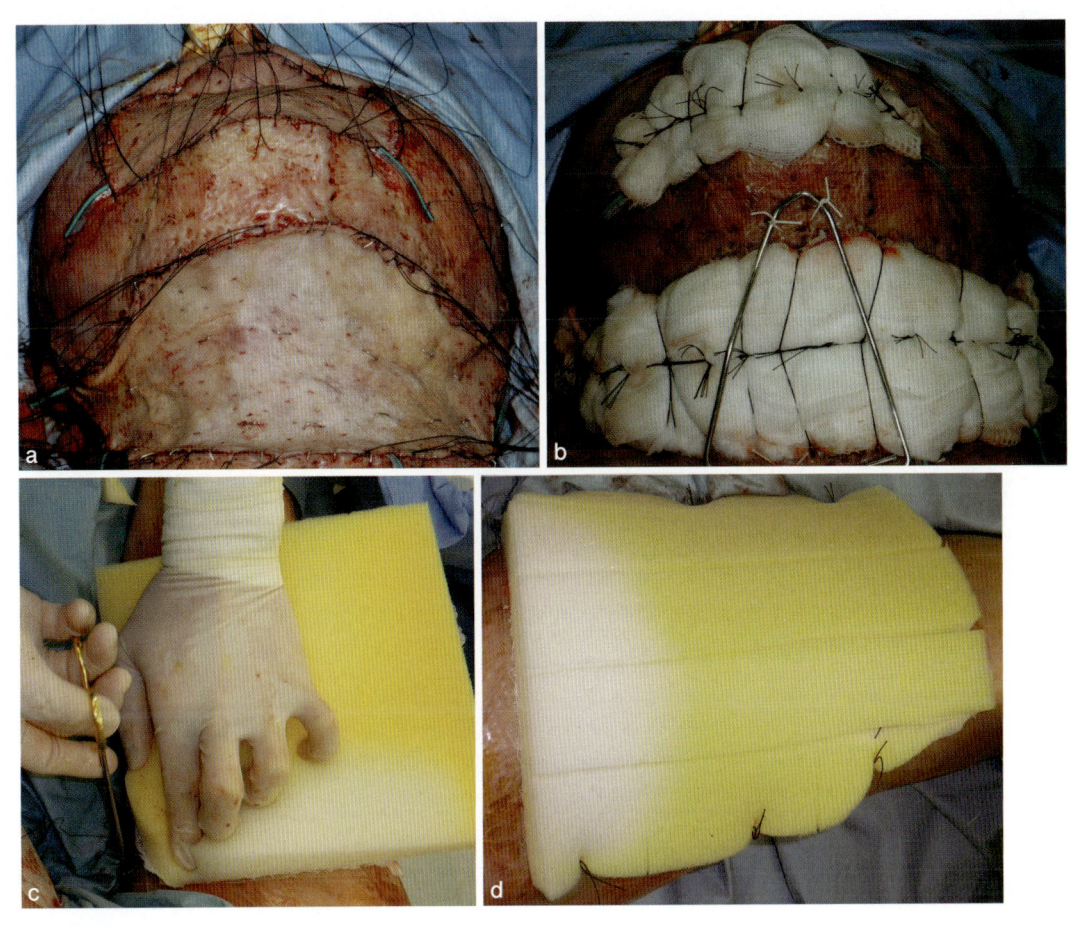

図 10-20 タイオーバー固定法
a： 頸部の陥凹部にシート植皮を行った．
b： シート植皮の上に非固着性ガーゼと綿を置き，植皮片の辺縁に縫合した糸を切らずに，綿を植皮片上に包み込むように，対になる縫合糸と結ぶ．
c： スポンジによるタイオーバー．植皮部上にスポンジを置き，辺縁を縫合して，スポンジを固定する．
d： スポンジによるタイオーバーが完了．

9 採皮創の管理

採皮した直後は，出血するため，エピネフリン添加生食ガーゼを貼付する．暫く経過した後，一般的に創傷被覆材が貼付されている．保険適応上，採皮部に貼付できる創傷被覆材に制限があるので注意する．上皮化するまでは，採皮の厚さに依存するが，約 2 週間で完了する．その間は感染制御に留意する．

C 術後管理

術後は，植皮片の生着に必要な安静，感染防止を重点的に行う．四肢では，シーネ固定を行い，体幹では，安静度を考慮する必要がある．しかし，極度に安静度を制限すると，呼吸器感染症の原因となるため，適度な体交は必要となる．一般的にタイオーバーは，5〜7 日目に開創するが，植皮部の浸出液が膿性，緑色，血性となっている場合は，感染，出血の可能性があり，術後間もない日

数でも開創して，洗浄，止血の処置を行い，植皮片の可及的生着を図る．

D 後療法

　植皮部は，植皮片の厚さにもよるが，瘢痕収縮，色素沈着，皮膚瘙痒感が生じてくる．対策として，植皮片の生着が確認されたならば，植皮部の保湿，遮光，圧迫を行う．保湿は，保湿剤を塗布する．遮光，圧迫については，四肢であれば，チューブ帯を適用する．遮光が困難な部位（顔面など）では，日焼け防止クリームを塗布する．瘢痕拘縮については，理学療法士の介入を行い，装具の装着を検討する．肥厚性瘢痕については，トラニラストの内服，テープによる圧迫を行う．

むすび

　深達性熱傷，広範囲熱傷では，手術の成否が患者のQOL，予後に直結する．手術に際して，綿密な計画，準備，多職種との連携を行い，円滑に手術が行えるチーム医療体制を構築する必要がある．

■文献
1) 日本熱傷学会学術委員会. 1. 早期手術. In: 日本熱傷学会学術委員会，編. 熱傷診療ガイドライン. 1版. 東京: 日本熱傷学会; 2009. p.47-8.
2) Janzekovic Z. A new concept in the early excision and immediate grafting of burns. J Trauma. 1970; 10: 1103-8.
3) Jackson DM. Second thoughts of the burn wound. J Trauma. 1969; 9: 839-62.
4) Farina JA Jr, et al. Absence of pathological scarring in the donor site of the scalp in burns: an analysis of 295 cases. Burns. 2010; 36: 883-90.
5) Ikeda J, et al. A new surgical procedure for aged burn victims: applications of dermolipectomy for burn wounds and donor sites. J Burn Care Rehabil. 1990; 11: 27-31.
6) Cuono C, et al. Use of cultured epidermal autografts and dermal allografts as skin replacement after burn injury. Lancet. 1986; 1: 1123-4.
7) Alexander JW, et al. Treatment of severe burns with widely meshed skin autograft and meshed skin allograft overlay. J Trauma. 1981; 21: 433-8.
8) Currie LJ, et al. The use of fibrin glue in skin grafts and tissue-engineered skin replacements: a review. Plast Reconstr Surg. 2001; 108: 1713-26.

〈春成伸之〉

［5］熱傷手術における局所陰圧閉鎖療法（NPWT）

A 局所陰圧閉鎖療法（NPWT）とは

　近年，創傷管理において wound bed preparation（WBP）という概念が浸透してきている．WBPは「生体が有する治癒力を促進するか，他の治癒因子の有効性を促進させるための創傷管理」と定義されている[1]．すなわち創傷治癒における促進因子と阻害因子の不均衡を是正し，創傷治癒に大きく傾ける状態に管理することである．これらは Schultz ら[2] が提唱した TIME を用いると理解が容易である．TIME とは T（Tissue non-viable or deficit：壊死組織，不活性組織），I（Infection or inflammation：感染，炎症），M（Moisture imbalance：浸出液の不均衡），E（Edge of wound non-advancing or undermined epidermal margin：創辺縁の治癒遅延，ポケット化）である．これらの創傷治癒阻害因子の排除が治癒機転に傾ける第一歩であり，近年，その管理方法において局所陰圧閉鎖療法（negative pressure wound therapy：NPWT）が注目されている．

　NPWT とは創表面を密閉し創面を陰圧に保つ管理方法で，創収縮効果，創傷表面の微小変形による変化，創部環境の保護，湿潤環境の維持，浸出液の除去，創血流の増加など様々な機序で WBP において有利な環境を維持させる管理方法である．NPWT の歴史は古く，1942 年に Johnson が創傷に陰圧を負荷させる装置を開発し報告したものが最初とされている．その後 1993 年 Fleischmann ら[3] が開放骨折患者の創傷に対して陰圧をかけることで創部の肉芽形成などを促進させることを報告した．同年，米国 KCI 社が初めて製品化した NPWT が Vacuum-assisted closure（V. A. C.）ATS（Advanced Therapy System）治療システムである．頻用されている『V. A. C. 療法』という言葉はあくまで商標であり，NPWT とは区別するべきである．1997 年 Morykwas ら[4] が動物実験で V. A. C. ATS 治療システムの肉芽増殖効果，創傷の血流増加，創部の細菌抑制効果などを報告し，Argenta ら[5] がこの V. A. C. ATS 治療システムを用いた 300 例の臨床研究から有用性を報告した．この後に V. A. C. ATS 治療システムは全世界に普及することとなる．本邦においては，これまでハイドロサイト®や中央配管からの吸引装置などを使用したいわゆる「お手製の NPWT」による治療がされていたが，2009 年に KCI 社の V. A. C. ATS 治療システムが薬事承認され，2010 年から「局所陰圧閉鎖処置」として保険が適応される治療システムとなった．

B 「V. A. C. ATS 治療システム」の特徴

　V. A. C. ATS 治療システムは陰圧を発生させ，制御する陰圧維持管理装置（①）と創面を被覆するポリウレタン製のグラニューフォーム（②），陰圧を監視する連結チューブ（T. R. A. C.™ Pad）（③），排液を貯留するキャニスター（④），ドレープから構成されている（図 10-21）．これまでの「お手製の NPWT」との比較を以下に示す．

a）陰圧の維持と監視

　これまでの研究から，肉芽増殖においては創面に対して −125 mmHg の負荷が有効とされている．V. A. C. ATS 治療システムは −50〜−200 mmHg まで 25 mmHg 刻みで陰圧を設定でき，創面

10. 局所療法

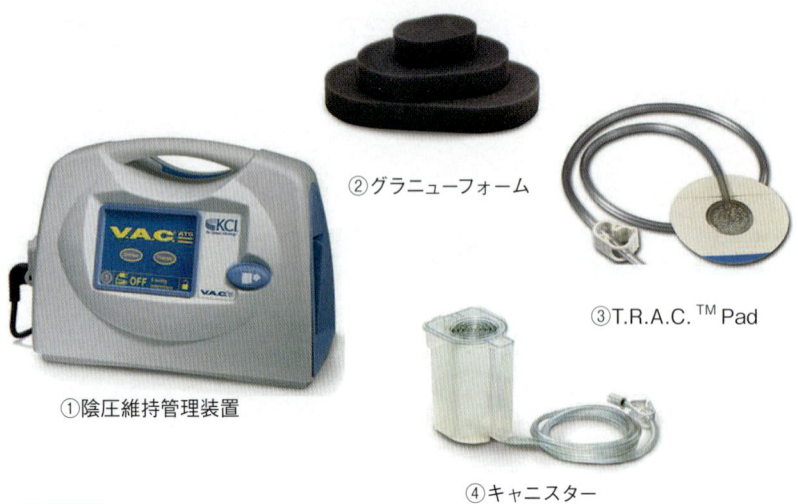

図 10-21 V. A. C. ATS 治療システム
①陰圧維持管理装置
②グラニューフォーム
③T.R.A.C.™ Pad
④キャニスター

を常に一定の圧に維持することが可能である．

b）吸引モード

創傷血流の増加効果において持続吸引より間欠吸引が優位とされている．しかし間欠吸引は圧負荷の際に患者に痛みや不快感をもたらすことが少なくない．また，浸出液が粘稠または多量であると，閉塞アラームやドレーピングからの漏れを招くことになる．上記理由から，臨床では持続吸引モードを選択されていることが多いようである．

c）被覆基材

V. A. C. ATS 治療システムの創被覆基材であるポリウレタン製のグラニューフォームは直径 400～600 μm の小孔を有する網状構造である．この網状構造により創面に均一な圧を負荷し，かつ疎水性であり，負荷時においても小孔の形状を維持することで，浸出液の効果的なドレナージを可能としている．被覆基材の交換は 2～3 日に 1 回の交換が推奨されている．

d）適応創傷面積

1 台の V. A. C. ATS 治療システムがカバーできる創傷面積のデータはない．陰圧維持管理装置に表示される数値は T. R. A. C.™ Pad 直下の圧力であり，同心円状にその圧力は小さくなるとされている．

e）排液容器

排液容器であるキャニスターの容量は 500 mL である．特に，広範囲熱傷や敗血症といった血管透過性が亢進した症例においては，浸出液が多くなり頻回の交換を要するため，コストが高くなる．

f）使用期間

使用期間は 3 週間が標準とされているが，特に必要な場合は 4 週間まで使用可能である．このため適切な時期に導入する必要がある．

使用する医療基材にもよるものの，上記特徴からこれまでの「お手製の NPWT」と比較すると総じて V. A. C. ATS 治療システムが創傷管理においては優位である．ただし，前述のとおり，浸出液が多い症例や，長期間 NPWT を要する症例では，導入時期を考慮すべきである．また，現在の保険診療上，2 台の V. A. C. ATS 治療システムは認められておらず，両下肢といったブリッジング（グ

ラニューフォームで架橋）できない，離れた創部の管理においては使用が困難である．

C 熱傷における NPWT の位置付け

　熱傷における NPWT の報告はほとんどが症例報告もしくは後ろ向き研究である．熱傷に対する NPWT は創被覆を目的としたものと分層植皮術後の植皮片固定を目的にしたものがあげられる．前者においては，Morykwas ら[6]はブタの動物実験において NPWT を受傷後 12 時間以内に導入することで，熱傷創の深度進展を改善させたと報告している．また，Kamolz ら[7]は手の熱傷患者において，NPWT 治療群とスルファジアジン銀治療群を比較し，NPWT 治療群が患部の浮腫を軽減し，創傷の血流維持に有効であったことを報告している．一方，後者の植皮術の固定に関しては，前向き研究が散見されるようになってきた．Moisidis ら[8]は 20 例の熱傷患者において，分層植皮術後に NPWT で被覆し，良質な生着が得られたと報告している．Petkar ら[9]は 30 症例 40 回の分層植皮術後の被覆において NPWT と conventional dressing を比較し，NPWT は有意に生着率が高く，特に創傷の状態が不良であった部位に効果的であったと報告している．植皮片の生着に関しては，NPWT が有効であるという報告が大勢を占めており，全治癒までの時間や入院日数まで短縮させたという報告は少ない．

D 熱傷における NPWT の実際

　われわれの施設では，デブリードマン後の肉芽形成，植皮後の被覆に NPWT を行っている．

症例
患者：40 歳代　女性
病名：火炎熱傷（両側大腿，左上肢，前胸部），Ⅲ 26％，Ⅱd 5％，BSA 31％
現病歴：自宅でオイルライターにオイル注入時に過って引火し受傷した．
既往歴：特記事項なし
来院時の外表所見とその後の経過を図 10-22 に示す．

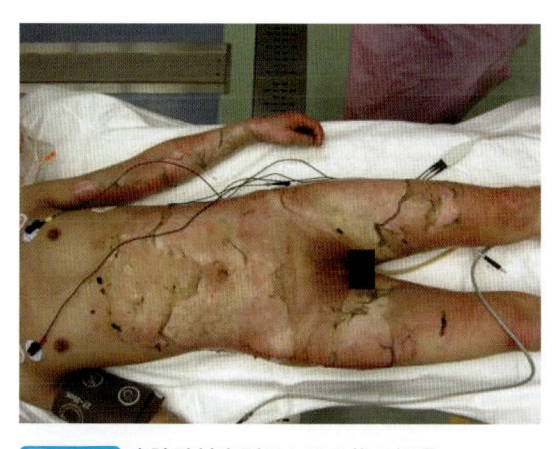

図 10-22 来院時外表所見とその後の経過

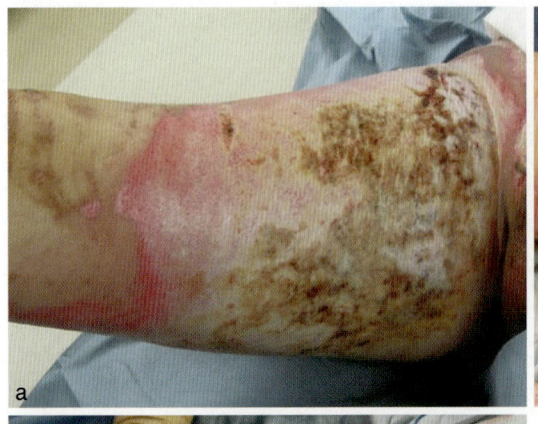

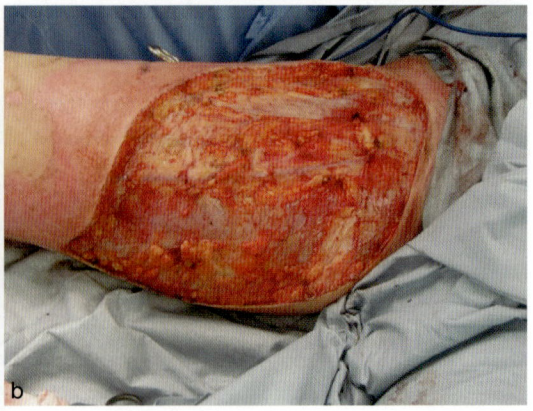

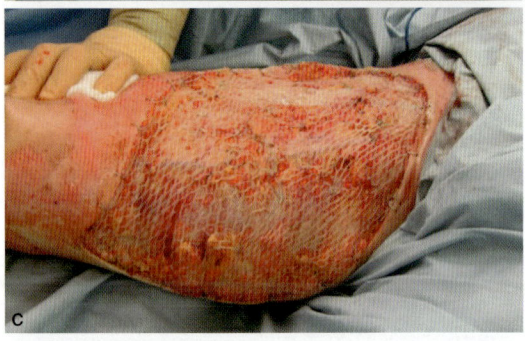

10. 局所療法

図 10-23 右大腿部
a：デブリードマン前．
b：デブリードマン後．
c：植皮片を固定した後に NPWT で被覆した．

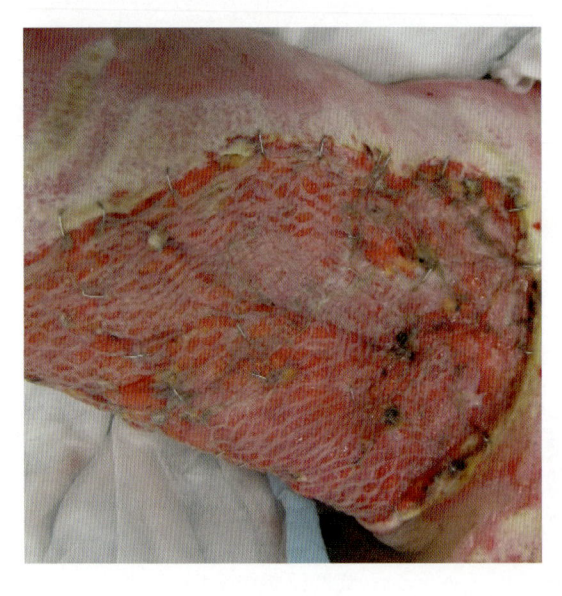

図 10-24 植皮術後 3 日目に右大腿部の NPWT を開放した（第 10 病日）

　初期輸液療法を行い，局所処置（アズノール®軟膏，スルファジアジン銀クリーム，tangential excision によるデブリードマン）を継続した．第 7 病日右大腿部の pre-fascia でのデブリードマンと×3 mesh による分層植皮術を施行した．植皮片の固定，被覆には NPWT を用い，－125 mmHg で持続吸引した（図 10-23）．われわれは植皮片を固定し，その浅層にソフラチュール®を敷き詰めた後に，グラニューフォームを固定することで植皮片に直接陰圧がかからないように工夫している．
　術後 3 日目（第 10 病日）に右大腿部の NPWT を開放した．開放のタイミングは 3〜5 日を目安

250

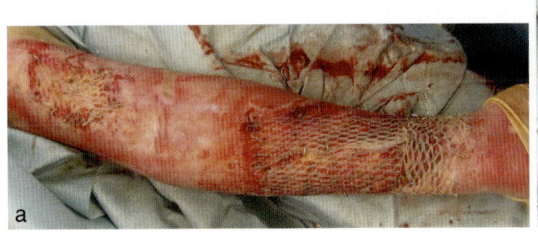

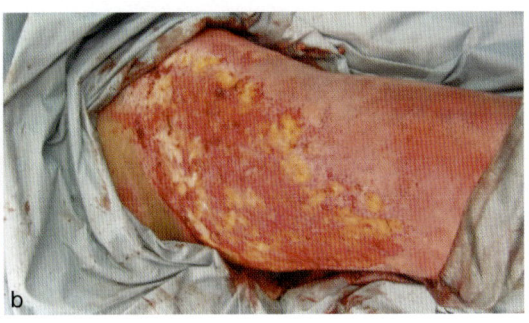

[5] 熱傷手術における局所陰圧閉鎖療法（NPWT）

図 10-25 第 12 病日
a：左上肢の移植片固定後.
b：右大腿部に対しては pre-fat でのデブリードマン後 NPWT を施行して WBP を試みた.

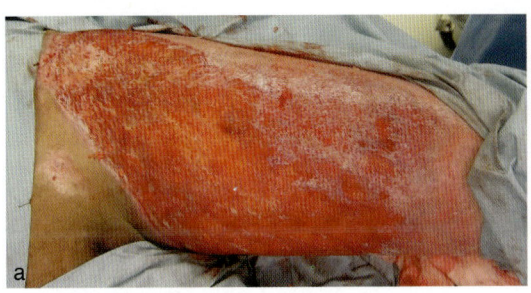

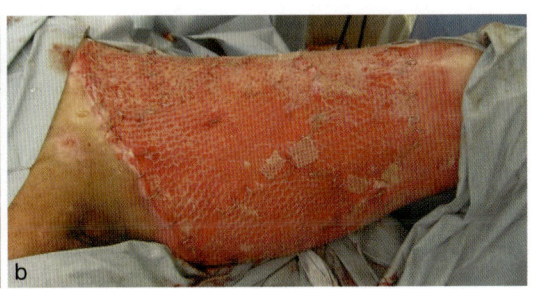

図 10-26 左大腿部 NPWT 開放後（第 21 病日）
a：脂肪の上層に肉芽組織を認める.
b：左大腿部. ×3 mesh と patch 分層植皮固定後. NPWT で被覆した.

にしている．ただし，局所感染が疑われる際はこの限りではない．植皮片は 100％生着していた．植皮の固定に NPWT を併用した際の特徴は，従来までの tie-over dressing と比較して植皮部創面が不整であっても陰圧が均一にかかるため生着が良好であること，また mesh 間の未上皮下部において持続陰圧ドレナージ効果で感染性肉芽がみられないことがあげられる（図 10-24）．

第 12 病日左上肢に対してデブリードマンおよび ×3 mesh による分層植皮術を施行した．同様に植皮片の固定，被覆には NPWT を用いた．また左大腿部においては pre-fat でのデブリードマンを施行して，WBP を目的に NPWT で創被覆した（図 10-25）．NPWT での植皮片の固定は強固であり，関節周辺の植皮においてもギプスなどを用いた外固定を行う必要はない．むしろ術後早期より積極的に関節可動域訓練を行うことが可能である．

第 16 病日（左上肢分層植皮術後 4 日目）に NPWT を開放して 100％の植皮片生着を確認した．

第 21 病日に左大腿部の NPWT を開放するとともに，×3 mesh による分層植皮術を施行した．左大腿部は脂肪層の浅層に肉芽組織の増生を認めており，良好な wound bed となっている．同様に NPWT を用いて植皮片の固定，被覆を行った（図 10-26）．

第 26 病日に左大腿部の NPWT を開放した．植皮片は生着 100％であった．同様に感染性肉芽などはまったく認めなかった（図 10-27）．

第 31 病日に熱傷創のすべてでほぼ上皮化を認めた．NPWT 開放後の創管理において，われわれはメピレックストランスファー®を用いて創被覆している．NPWT 終了後は上皮化促進のため dry side での管理を心掛けている（図 10-28）．上皮化の促進に対する NPWT の評価は定まっていない

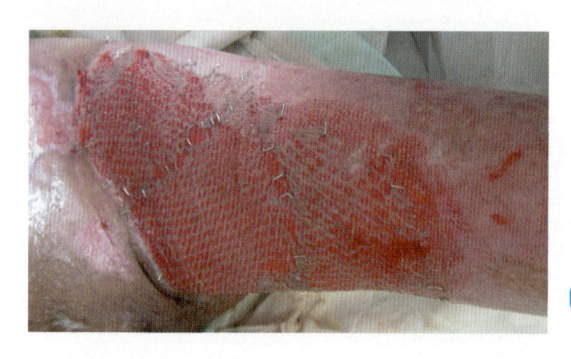

図 10-27 左大腿部植皮術後 5 日目（第 26 病日）

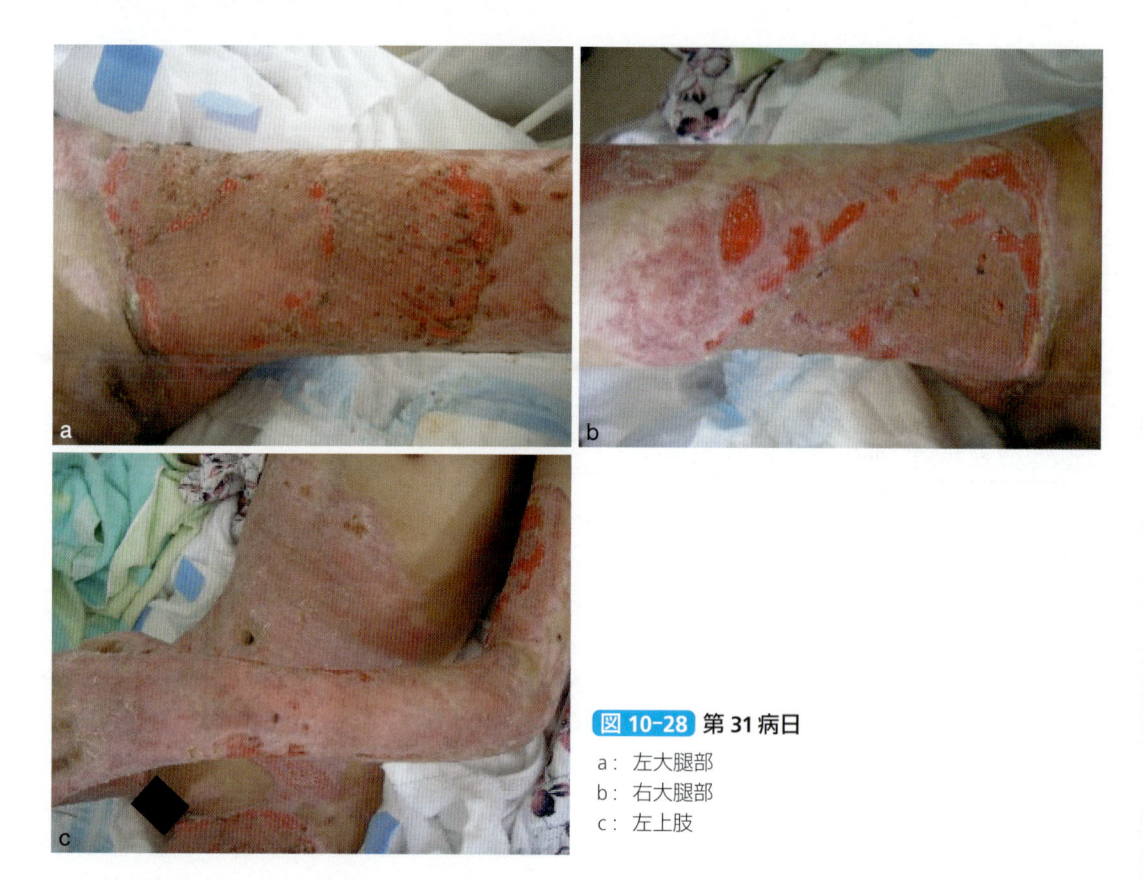

図 10-28 第 31 病日
a：左大腿部
b：右大腿部
c：左上肢

が，否定的な見解が大勢である．以後，速やかに完全上皮化し，リハビリテーションの後に第49病日に自宅退院とした．

まとめ

熱傷創に対するNPWTを用いた分層植皮術は，生着率ならびに植皮片の質ともに従来のtie-over dressingと比較して良好な印象である．Pre-fasciaへの植皮は，術後の拘縮や整容の点からも避けたいところではあるが，救命のため余儀なくされることも少なくない．本症例の左大腿部のようにpre-fatでのデブリードマン後の創被覆にNPWTを使用することで，上記を改善させる可能性があると考える．一方，不十分なtangential debridment後の植皮は生着不良に終わる．火焔熱傷症例のデブリードマン後の創傷のviabilityを評価することは困難なことが多いため，本症例のよ

[5] 熱傷手術における局所陰圧閉鎖療法（NPWT）

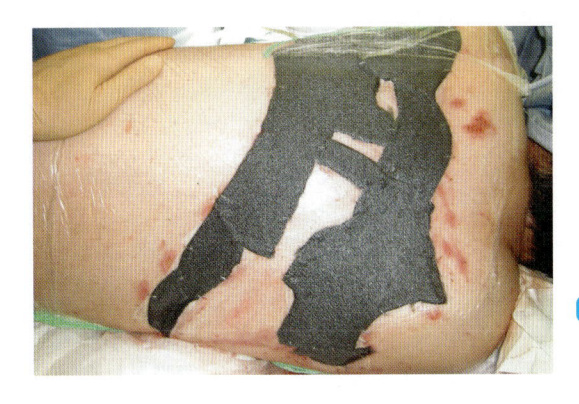

図 10-29 背部のⅡd熱傷症例の分層植皮術後の NPWT による被覆

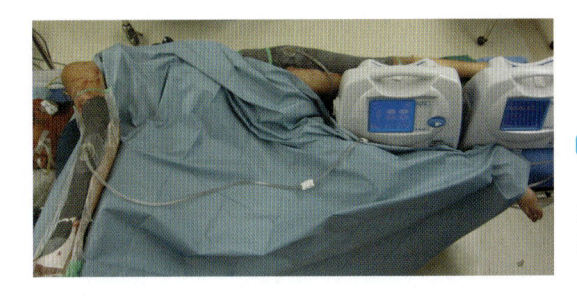

図 10-30 左上肢，左下肢Ⅲ度熱傷症例の分層植皮術後の NPWT による被覆
2台のV. A. C. ATS 治療システムの使用を余儀なくされた．残念ながら保険請求はできない．

うにデブリードマンと植皮術を2期的行うことによって生着不良を防ぐことが可能であると考える．また，植皮術後に NPWT を行う際は，植皮部位を超えて熱傷創が連続することが多く，確実なシーリング（ドレープで固定）が困難な場合も少なくない．われわれは，植皮部の辺縁にハイドロコロイドなどの創傷被覆材を貼付して，確実なシーリングを心掛けている．また，創部が複雑な形状の場合もグラニューフォームを整形し，ブリッジングすることで対応可能である（図10-29）．前述のとおり，植皮部位が多部位あり，距離がある場合においては1台のV. A. C. ATS 治療システムで対応することは困難な症例もあり，今後の適応拡大が望まれる（図10-30）．

■文献
1) Schultz GS, et al. Wound bed preparation: a systemic approach to wound management. Wound Repair Regen. 2003; 11 Suppl 1: S1-28.
2) Schultz GS, et al. Wound healing and TIME; new concepts and scientific applications. Wound Repair Regen. 2005; 13 (4 Suppl): S1-11.
3) Fleischmann W, et al. Vacuum sealing as treatment of soft tissue damage in open fractures. Unfallchirurg. 1993; 96: 448-92.
4) Morykwas MJ, et al. Vaccum-assited closure: a new method for wound control and treatment: animal studies and basic foundation. Ann Plast Surg. 1997; 38: 553-62.
5) Argenta LC, et al. Vacuum-assisted closure; new method for wound control and treatment: Clinical experience. Ann Plast Surg. 1997; 38: 563-76.
6) Morykwas MJ, et al. Use of subatmospheric pressure to prevent progression of partial-thickness burns in a swine model. J Burn Care Rehabil. 1999; 20 (1 Pt 1): 15-21.
7) Kamolz LP, et al. Use of subatmospheric pressure therapy to prevent burn wound progression in human: first experience. Burns. 2004; 30: 253-8.
8) Moisidis E, et al. A prospective, blind, randomized, controlled clinical trial of topical negative pressure use in skin grafting. Plast Reconstr Surg. 2004; 114: 917-22.
9) Petkar KS, et al. A prospective randomized controlled trial comparing negative pressure dressing and conventional dressing methods on split-thickness skin grafts in burned patients. Burns. 2011; 37: 925-9.

〈松田宏樹，中森　靖〉

[6] 創傷被覆材

　水吸収性高分子材，撥水・透湿性膜材，非固着性接着素材などを組み合わせた創傷被覆材（皮膚欠損用創傷被覆材．以下，創傷被覆材）の出現により，発生頻度の多い小範囲の第Ⅱ度熱傷などでは創を保護しつつ上皮化に適した湿潤環境が容易に得られるようになった．その反面，創傷被覆材には細菌繁殖抑制効果が乏しいことから，安易な創管理によって湿潤環境下で細菌が繁殖して障害を引き起こす危険がある．また，創傷被覆材の水吸収能力や非固着性能には製品ごとに特色があって使い分けが必要となることなどから，被覆材の限界や適応について十分な知識をもって治療に導入する必要がある[1]．本稿では，日常の熱傷治療に使われることの多い被覆材について，その特徴と適応について述べる．

　なお，変動の激しい製品群のため製品情報はインターネットなどで確認した．

A　創傷被覆材の目的

　熱傷用の被覆材には，①疼痛を軽減し，②外力を受け止め，③細菌・化学物質の侵入を防ぎつつ体液の滲出や体温低下を抑え，④創の治癒を助けることが期待される．近年，半透過性の膜素材，吸収性ポリマー，固着しにくい接着素材などを組み合わせた機能的被覆材が開発された結果，効果的な熱傷治療が可能となっている．

　このうち創傷被覆材の治癒促進効果は moist wound healing（湿潤療法）によるものであるが，この環境は細菌の繁殖条件でもあるため，感染対策が同時に必要となる．また，現在の創傷被覆材の効果は比較的小範囲の第Ⅱ度熱傷創で大きく，多量の浸出液が出る広範囲/深達性熱傷ではより単機能の被覆材（外科用パッド材）と軟膏の組み合わせが繁用されている．

　保険算定上，皮膚欠損用創傷被覆材は熱傷深度ごとに「真皮に至る創傷用」，「皮下組織に至る創傷用」と，「筋骨に至る創傷用」の使い分けが必要である．外科用パッド材は保険算定できない．

1　疼痛の軽減

　第Ⅱ度熱傷では表皮下の自由神経終末周囲に炎症が起こるため，初期より強い痛みがある．この鎮痛には創部を適度に冷却するのが最も効果がある．

　また，水疱膜が脱落すると自由神経終末が露出し，被覆材の接触で強い痛みを生じる[2]．露出した自由神経終末は滲出した体液で覆われた状態が痛みを少なくするので，水疱膜を温存するか，ハイドロゲル/コロイドなどの浸出液の吸収力が少ないタイプの被覆材がよい．これにより浸出液に含まれる PDGF，TGF-β，ECF などのサイトカインが創部に保持され，創傷治癒にも有利に働く．創面上にフィブリン網が形成された後は，この上から創傷被覆材を適用して創をシールする．これにより神経終末への刺激を避け，細菌の侵入を防ぎつつ湿潤環境下で上皮化が図れる．

2　皮膚機能の代行

　小範囲の熱傷創ならば汚染が起こる前に健常皮膚を含めて粘着性のあるポリウレタン膜やシリコ

ン膜をもつ創傷被覆材を貼付する．これにより表皮機能が代用され，清潔な湿潤環境を保って治癒に導くことができる．またフィルム状のウレタン材は撥水性と水蒸気透過性を有するので，周囲の健常皮膚の蒸れや浸出液による炎症予防にも効果がある．広範囲熱傷で閉鎖性ドレッシングが困難な場合には，様々な被覆材を用いた半閉鎖型のドレッシングが行われる．

3 治癒の促進

a）細菌感染を抑える

感染源となる余剰浸出液と壊死組織を排除・分離し，創をシールして細菌の侵入を防ぐ．感染創では，浸出液は治癒を妨げるので洗浄除去し，浸出液を吸収/透過しやすい被覆材を用いる．深達性熱傷創では不織布型の被覆材には浸出液でゲル化し被覆材中に細菌を包埋固定するものや，銀イオンを徐放して被覆材中の細菌繁殖を防ぐ機能を有するものが使えるが，創の感染治療効果までは期待できない．浸出液が多量の時は，頻回の洗浄と包帯交換を前提に，非固着性外科用パッド材と軟膏で覆うのが使いやすい．

b）適度な湿潤環境を維持する（水分の保持）

創を湿潤させて壊死の進行を防ぎ，白血球などによる壊死組織分離を速めて再生上皮が固着可能な肉芽床の形成を促す．また，湿潤環境は附属器や創周囲からの上皮の増殖を促す効果もある．

c）再生上皮の伸長と剝脱を防止する

被覆材が創面と固着は上皮の伸長を阻害する．また再生上皮に密着/固着すると包交時に上皮剝脱が起こる．浸出液が減少する時期には，水分保持性の高い被覆材を選択して固着を避ける．同様に，非粘着性・非固着性あるいは低粘着性の被覆材の使用と交換間隔の延長により上皮の剝脱を防ぐ．

d）再生上皮を維持する

再生した上皮は外力で容易に剝脱する．適度な乾燥環境で再生上皮の成熟を促す（重層化・角層形成）ことも必要となる．低粘着性被覆材や軟膏とチュール材などで治癒局面を保護する．

B 素材よりみた創傷被覆材の種類と特徴

創傷被覆材は適応の異なる商品群を複数のメーカーが提供している結果，商品数が多く，様々な使い方がされている[3]．選択の幅が大きいので，使用にあたっては素材の特徴や対応する浸出液量，固着性の違いを理解して選択すべきである．

①単ガーゼ

軟膏やチュール材（非固着性シリコンガーゼ）と併用する二次ドレッシング材（浸出液の吸水材，創の保護材）として使用する．

②外科用パッド

創面非固着性の多孔性フィルムと吸収材（ガーゼやポリマーシート）を組み合わせたもの．保湿性に乏しく創面が乾燥しやすいので，軟膏を組み合わせて使用することが多い．

③ポリウレタンフィルム

薄層の透湿性防水フィルムの片面に粘着材を塗布したもの．皮膚に貼ると蒸れずに防水できるが，浸出液の多い創部では単なる防水保護膜として機能する．熱傷初期に短期間直接貼付すると，鎮痛効果と熱傷創面にフィブリン網を形成できる．浸出液が少ない上皮化時期に貼付すると，再生

10. 局所療法

表皮に粘着して交換時に表皮剝脱を起こす．主に他の被覆材の固定や保護材として使用される．

例：テガダーム（3M），オプサイトウンド（スミス アンド ネフュー），バイオクルーシブ（ジョンソン アンド ジョンソン）など

④チュール材/非固着性シリコンガーゼ

ワセリンエマルジョンやシリコンをコーティングした薄い網状の固着防止シート．乾燥や肉芽の増生で固着が起こるため軟膏を併用する．上皮化傾向がはっきりし，創を乾燥させたい時期に適応がある．

薬剤：ソフラチュール（サノフィ・アベンティス）

特定保険医療材料：トレックス（富士システムズ），アダプティック（ジョンソン アンド ジョンソン），ウルゴチュールパッド（日東メディカル）

＜以下5〜9は算定できる特定保険医療材料：創傷被覆材＞

■コロイド材

⑤ハイドロコロイド（図10-31）

ポリウレタンフィルムなどの支持体に吸水ゲル化するコロイド層を組み合わせたもの．粘着性があるので，健常皮膚まで大きく覆って，閉鎖性の湿潤ドレッシングとして用いる．コロイドが溶融ゲル化すると創面に付着するが，溶融ゲルによる疼痛緩和効果も期待できる．比較的浸出液の多い創に適するが，辺縁部までゲル化したら貼替える（創に付着したゲルは洗い流す）．上皮化傾向にある浸出液の少ない創に貼ると，再生上皮と密着して交換時に上皮剝脱の危険がある．

算定対象：剤形により真皮〜皮下組織に至る創傷

商品名：デュオアクティブ（ET，CGF，標準：コンバテック），アブソキュア（サジカル，ウンド：日東メディカル），テガダームハイドロコロイド（ライト，標準：スリーエム）など

■ゲル材

⑥ハイドロゲル（図10-32）

ポリエチレンフィルムなどの支持体にゲル状吸収帯を組み合わせたもの．吸水能力は小さいが，水分を含んでいるので乾燥した創でも保湿効果がある．製材を乾燥させなければ，粘着や固着しない．固定にはフィルム材を併用する．

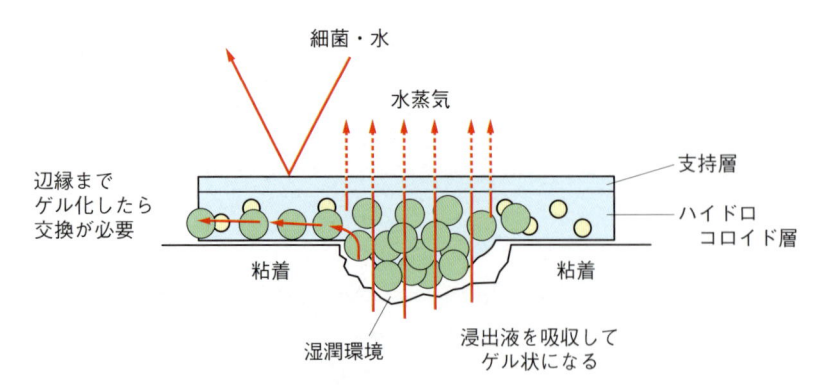

図 10-31 ハイドロコロイド被覆材

よく粘着して創を保護するとともに，ゲル化して浸出液を吸収する．ゲルには疼痛軽減効果や壊死組織の分離促進効果がある．浸出液が多いときには交換は容易であるが，乾燥した創では再生上皮に粘着して，交換時に剝脱を起こす危険がある．

[6] 創傷被覆材

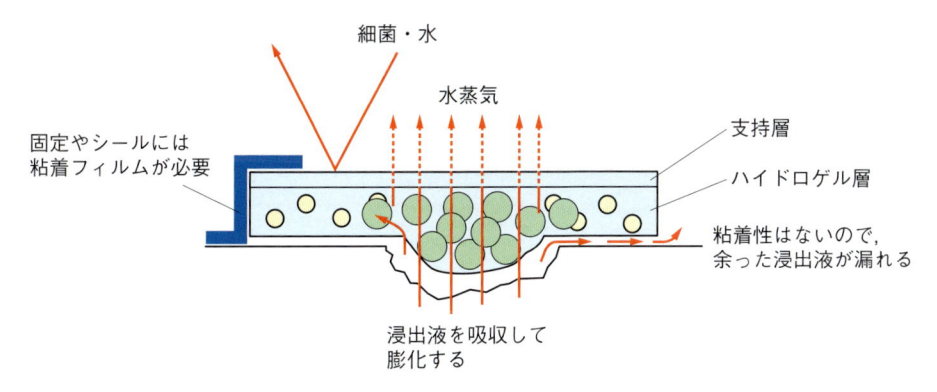

図 10-32 ハイドロゲル被覆材

水分を含んだハイドロゲル層が浸出液を吸収・膨化する．ポリウレタンフォームやハイドロコロイドより吸収力は小さいので，浸出液の多い熱傷創に貼付するときは側縁の一部を密封せずに，漏れ出た浸出液をパッド材に吸収させる．透明性が高いので，装用したまま熱傷創を直接観察できる．

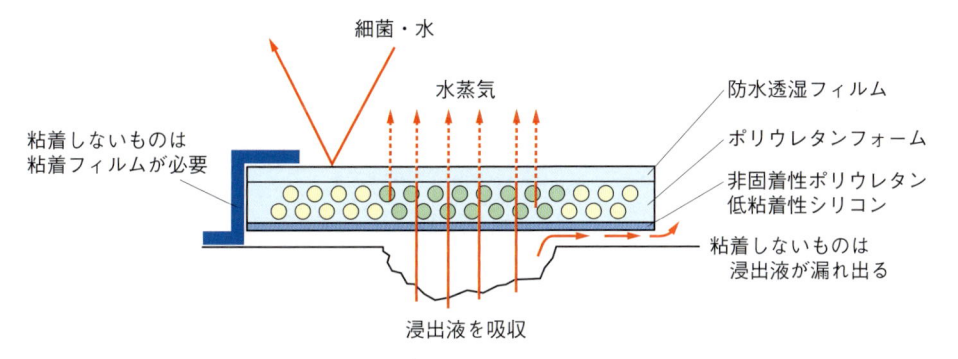

図 10-33 ポリウレタンフォーム被覆材

親水性の高いポリマーが浸出液を吸収・保持して湿潤環境を作り，周囲皮膚の浸軟を防ぐ．溶解物が出ない．クッション性により創部への衝撃緩和効果がある．フォーム層が厚いほど吸収力が高いが，薄いフォーム層と低粘着性シリコンで装着性を高めた製品もある．

算定対象：真皮に至る創傷用
商品名：ビューゲル（大鵬薬品）

■フォーム材

⑦ポリウレタンフォーム（図 10-33）

　三層構造で，接触面には非固着性素材が使われている．固定にはフィルム材が必要だが，ソフトシリコンなどの粘着剤を付加した製品もある．ポリウレタンのスポンジが水を吸いとるので浸出液が多い時期に適するが，新鮮熱傷創では素材が神経終末に触れて痛みが出やすく，局所の冷却もしにくい．フィルム材やハイドロゲル材で熱傷表面にフィブリン網を作ってから使用した方が初期疼痛が減少する．

算定対象：剤形により，真皮～皮下組織に至る創傷
商品名：ハイドロサイト（薄型・プラス・AD プラス・AD ジェントル：スミス アンド ネフュー），
　　　　メピレックス（ライト・ボーダー：メンリッケヘルスケア）

10. 局所療法

■**不織布材**　二次的なトップドレッシングが必要である．
　⑧ハイドロファイバー
　カルボキシメチルセルロースナトリウム（CMC ナトリウム）に銀を付加して抗菌性を持たせた不織布．浸出液を吸収してゲル化して湿潤環境を維持すると同時に銀イオンによる抗菌作用を発揮する．浸出液の多い創傷に適し，少ないと乾燥して固着する．

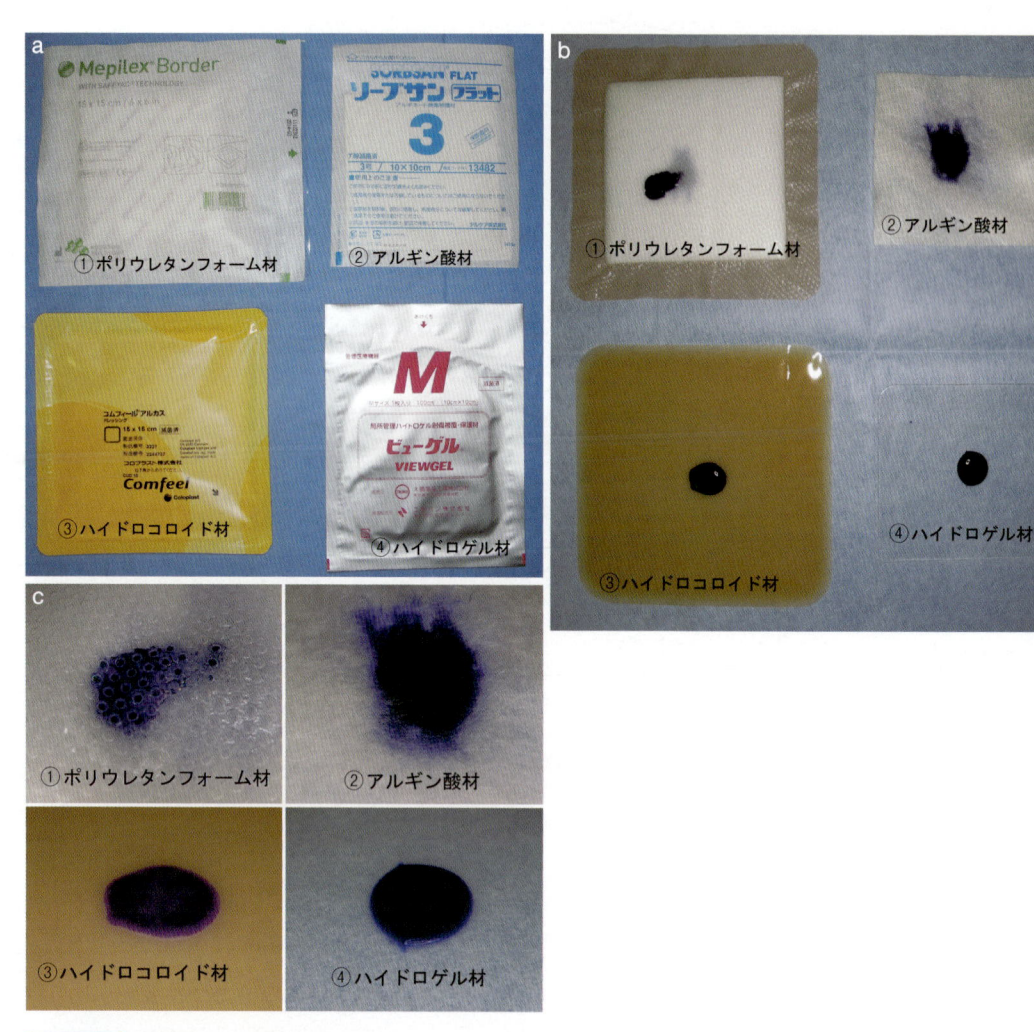

図 10-34　各素材による吸収力の違い

各素材の裏面に色素水（薄めたピオクタニン）を 1 mL 滴下して変化をみた．
a：　使用した製品．①シリコンメッシュ付きポリウレタンフォーム材(メピレックスボーダー)，②アルギン酸材（ソーブサン フラット），③ハイドロコロイド材（コムフィール アルカス），④ハイドロゲル材（ビューゲル）．
b：　色素水 1 mL 滴下直後の状態．シリコンメッシュ付きポリウレタンフォーム材（①）とアルギン酸材（②）では色素水は速やかに吸収された．ハイドロコロイド材（③）とハイドロゲル材（④）では色素水の大半は吸収されず半球状に盛り上がった．
c：　40 分後の状態．色素水はどの素材も目視上は変化がない．コロイド材（③）とゲル材（④）では吸収されなかった色素水を除去して素材面の状態を示した．ポリウレタンフォーム材（①）とアルギン酸材（②）は直後の状態を保った．アルギン酸材では背景の布も染まった．残存した色素水を取り除くと，ハイドロコロイド材（③）では色素水との接触面でハイドロコロイドが溶け出しているのがわかる．ハイドロゲル材（④）では接触面のゲルが吸水膨化している．

算定対象：皮下組織に至る創傷用
商品名：アクアセル AG（コンバテック）

⑨アルギン酸

アルギン酸カルシウムの不織布．適応などはハイドロファイバーと同様．アルギン酸はゲル化時に放出するカルシウムイオンに止血作用がある．銀イオンによる抗菌性を付加した製品もある．

算定対象：皮下組織に至る創傷用
商品名：カルトスタット（コンバテック），ソーブサン（リボン，プラス：アルケア），アルゴダーム（リボン，シート，スミス アンド ネフュー），アルジサイト AG（リボン，シート，スミス アンド ネフュー），クラビオ FG（ライト，標準：光洋産業）など

⑩キチン

キチン（セルロースに似た分子骨格をもつアミノ多糖類）の不織布．吸水膨化して湿潤環境を作るとともに，鎮痛と止血効果がある．生分解性があり，浸出液が多いと融解し，無菌性でも時に黄緑色を呈する．シート状・スポンジ状・綿状の形態がある．

算定対象：剤形により皮下～筋骨まで対応
商品名：ベスキチン（W・WSP・WA・F：ユニチカメディカル）

各素材の吸収力の違いを図 10-34 に示す．

C　熱傷深度と使用被覆材[4]

1 第Ⅱ度熱傷創

a）水疱胞形成前～水疱膜温存

使用目的：保護・汚染防止，疼痛軽減（保湿や非固着性を必要としない）

被覆材：滅菌ガーゼ，外科用パッド材，フィルム材などで汚染を防ぎ，痛みがあればその上から冷却する．

b）清浄な，水疱膜の破れた創（浅達性第Ⅱ度熱傷創：SDB）

使用目的：鎮痛・保護・汚染防止，清浄フィブリン膜の形成，湿潤環境の維持

被覆材：受傷直後ならフィルム材・ゲル材・コロイド材を使用する（粘着力の強いフィルム材は短期の使用に止める）．フィブリン膜形成後は，浸出液の多い時期には吸収力の比較的大きなフォーム材・コロイド材，4～5日して浸出液が減少すれば粘着性の低いフォーム材・ゲル材・キチン材などに変更して再生上皮の剥脱を防止する（貼付したフォーム材やコロイド材の辺縁から浸出がなく，密着していれば上皮化まで維持してもよい）．使用中に感染徴候があれば被覆材を除去して創を確認して対応すること．

2 深達性第Ⅱ度熱傷創（DDB）

使用目的：鎮痛効果，浸出液の排除，壊死組織の除去

被覆材：コロイド材・ゲル材・外科用パッド材＋軟膏処置などに洗浄を併用する．不織布材を数日ごとに洗浄交換する方法は第Ⅱ度熱傷では保険算定できない．感染創では菌の増加を抑えるために連日交換が必要となる．広範囲熱傷創では多量の浸出液処理と大きな材形が必要なため，外科用パッド材と軟膏の組み合わせが多用される．

3 深達性熱傷創（第Ⅲ度・第Ⅳ度熱傷）

使用目的：浸出液の吸収，壊死組織の脱落，肉芽形成促進（植皮床の準備）
被覆材：不織布材，コロイド材，ゲル材，外科用パッド材と軟膏

4 考察

　貼付するだけで創を保護し，余剰の浸出液を吸収し，自動的に湿潤環境を維持する創傷被覆材は，生活上の制限も少なく治癒促進効果があることから，小範囲の第Ⅱ度熱傷の治療に広く使用され，第Ⅲ度熱傷創での壊死組織の除去と肉芽形成目的にも使われている．その一方で素材の組み合わせが多岐にわたる創傷被覆材はエビデンスに基づく評価が困難であったり，軟膏剤などとの比較検討が難しいこと，広範囲熱傷では皮膚欠損用被覆材の利用価値は低くなってしまうことなどから，日本熱傷学会診療ガイドライン（2009年版）では使用基準は示されておらず，日本皮膚科学会の創傷・熱傷ガイドライン（2012年版）でも第Ⅱ度熱傷に対し，推奨度C1（使用を推奨する）との表現に止まっている[5,6]．創傷被覆材の使用にあたって注意すべきは，創傷被覆材の特徴である moist wound healing（湿潤療法）が細菌繁殖の好条件でもあることで，長期間交換がいらない利便性とあいまって，感染を生じた場合の重症化が懸念される．皮膚欠損用の創傷被覆材は基本的には汚染部位には用いず，使用中は常に感染徴候に注意することが必要である[7]．最近，食品用ラップ（薄い防水フィルム）を熱傷治療に用いることがマスコミなどで話題となっているが，MRSAなどの耐性菌が広く市中に存在している現状では，たとえ小範囲の熱傷であっても食品用ラップによる半閉鎖湿潤治療（いわゆるラップ療法）を行うのは重篤感染症を引き起こす危険があるのでやるべきでない[8]．

　このラップ療法は「痛みが少ない」ことが患者に評価された面があり，医療機関も除痛への配慮不足を反省すべきである．外来処置できる範囲の第Ⅱ度熱傷であれば，熱傷初期の鎮痛に配慮したうえで医療用の創傷被覆材を適切に用いれば，痛みを減らし，安全で日常生活の利便性を確保した治療が可能である．

D　症例

　3歳，女児．着衣に高温液体がかかりBSA 4%の熱傷を受傷．大腿部には第Ⅱ度熱傷創（SDBとDDBの混在）を認めた．初期疼痛の訴えが強かった（図10-35）．破損している水疱膜を除去し，ゲル材を貼付して冷却処置を行った．ゲル材周囲から浸出液がドレナージされるよう，固定には綿テープを用いた（図10-36）．受傷9日目には，SDB部は表皮形成が完了した（図10-37）．残存したDDB部は感染傾向も疑われたため，フィブラスト®スプレーと軟膏，被覆には粘着性のない外科用パッド材による治療に変更した（感染傾向がなければ，フォーム材やゲル材の使用も可能．粘着性の比較的強いハイドロコロイド材は周囲の再生上皮の剝脱する危険があるのでこの時期の使用は避ける）．その後，受傷4週間目にDDB部も上皮化した．受傷3カ月目の状態を図10-38に示す．

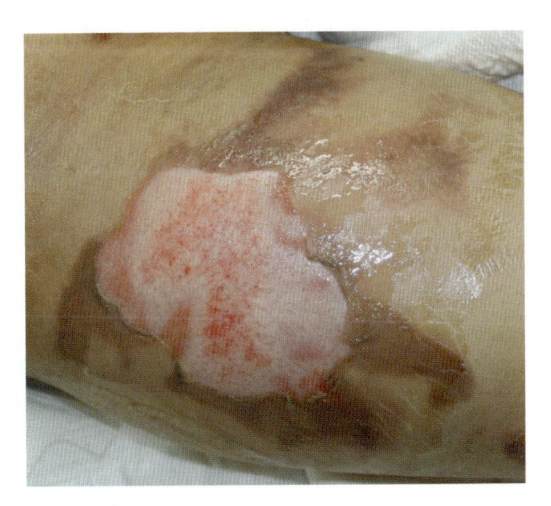

[6] 創傷被覆材

図 10-35 受傷時
大腿部の第Ⅱ度熱傷創．やや発赤した DDB 部とこの周囲の白色調〜水疱膜の SDB 部を認める．

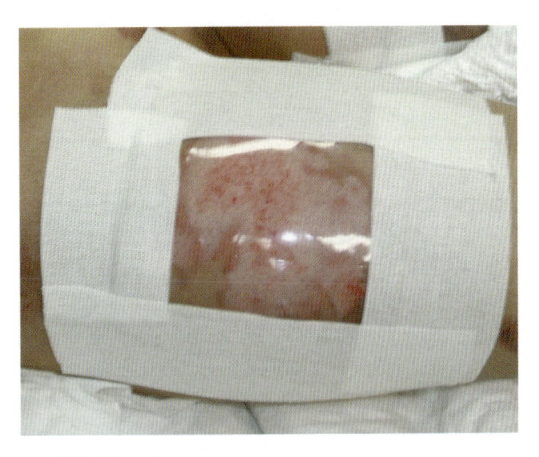

図 10-36 ゲル材とテープによる半閉鎖ドレッシング

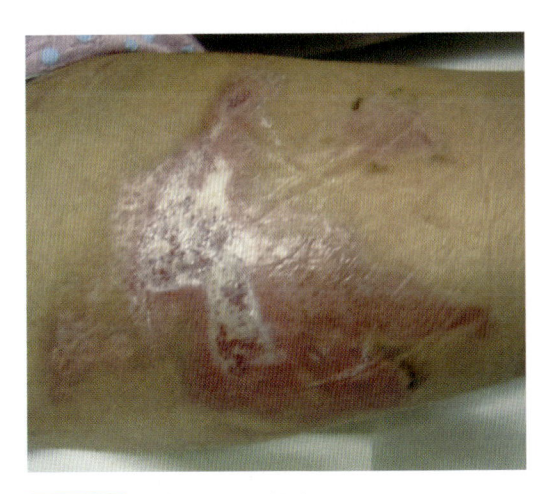

図 10-37 受傷 9 日目の状態

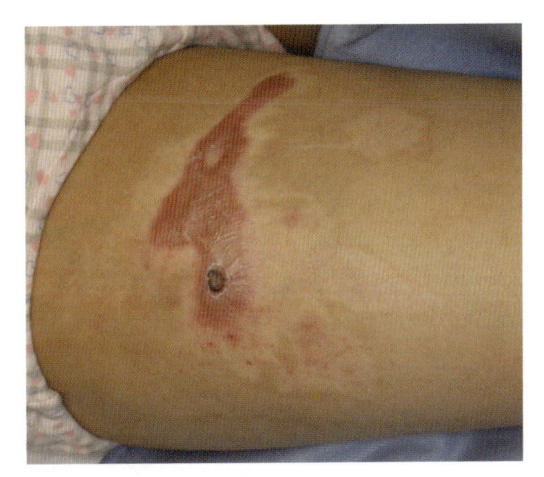

図 10-38 受傷 3 カ月目の状態
DDB 部に一致した肥厚性瘢痕を認める．

■文献
1) 稲川喜一, 他. 創傷被覆材の種類と選択. 形成外科. 2012; 55: 237-46.
2) 松崎恭一, 他. 疼痛管理に基づいた創傷被覆材の選択. 医学のあゆみ. 2011; 237: 33-8.
3) 安田 弘, 他. 熱傷初期の局所療法の現状；日本熱傷学会専門医に対するアンケート結果より. 熱傷. 2011; 37: 1-7.
4) 浅井真太郎. 熱傷創に対する創傷被覆材の選択. 形成外科. 2012; 55: 255-64.
5) 日本熱傷学会学術編集委員会, 編. 熱傷診療ガイドライン. Ⅳ. 初期局所療法. 熱傷診療ガイドライン. 2009. p.39-44.
6) 日本皮膚科学会創傷熱傷ガイドライン策定委員会, 編. 創傷・熱傷ガイドライン. 東京: 金原出版; 2012. p.266-7.
7) 大滋弥裕之. 感染創に対する創傷被覆材. 形成外科. 2012; 55: 287-91.
8) 盛山吉弘. 不適切な湿潤療法による被害 'いわゆるラップ療法' の功罪. 日皮会誌. 2010; 120: 2187-94.

〈渡辺克益〉

[7] 人工真皮

A 人工真皮とは

　人工真皮は皮膚全層欠損創に貼付して，真皮層を再生させる目的で開発された[1-4]．コラーゲンスポンジとシリコーンフィルムの2層構造を持っているので当初は2層性人工皮膚とよばれていたが，下層のコラーゲンスポンジ部分を指す人工真皮という名称が全体の名称として広がり一般化した．コラーゲンは，真皮を構成している主たるタンパクであり細胞親和性が高い．

　コラーゲンスポンジは毛細血管や線維芽細胞の侵入増殖を誘導する足場（scaffold）としての役割を担う．上層のシリコーンフィルムの水蒸気透過性は正常表皮レベルに調整されて設計されており[2]，コラーゲンスポンジ内を湿潤状態に保つ．

　人工真皮を皮膚全層欠損創に貼付すると，母床や創辺縁から毛細血管や線維芽細胞がコラーゲンスポンジの空隙部へ侵入する．侵入した毛細血管は枝分かれしながらコラーゲンスポンジ中層から次第に上層まで伸展し，ネットワークを形成する．線維芽細胞もコラーゲンスポンジ中層から上層まで拡がりながら増殖する．増殖した線維芽細胞がコラーゲン線維を新生するのにつれ元のコラーゲンスポンジは少しずつ分解吸収され，2，3週間で新しい真皮様肉芽組織に置き換わる．この時点

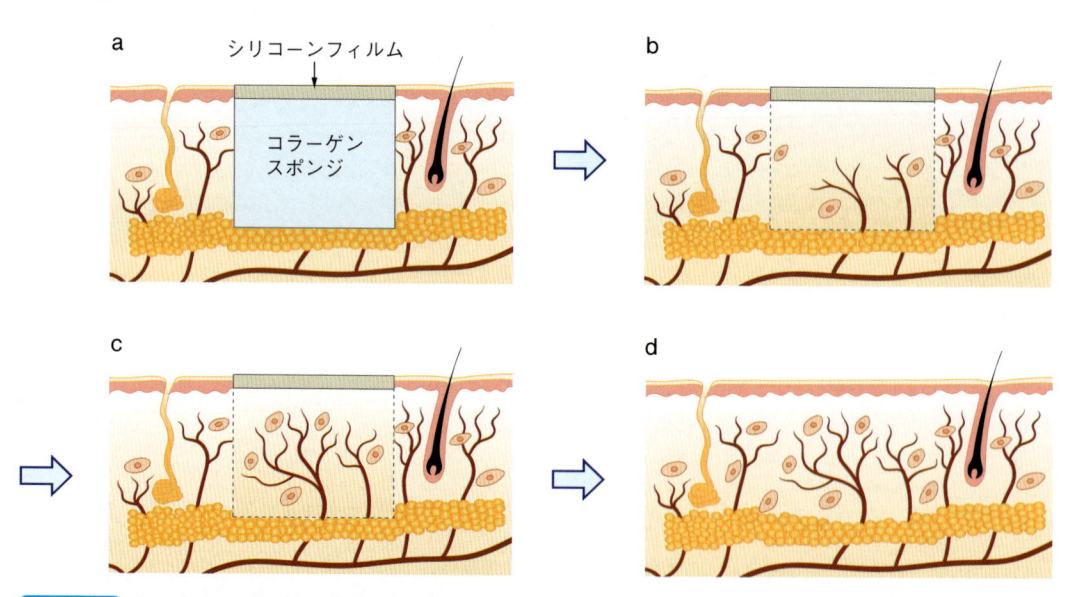

図 10-39 人工真皮を使用した皮膚全層欠損創治療の効果発現メカニズム

- a：皮膚全層欠損創に人工真皮を貼付する．
- b：母床や創辺縁から毛細血管や線維芽細胞がコラーゲンスポンジ内に侵入し，拡がっていく．
- c：毛細血管は枝分かれしながら，さらに伸展し，ネットワークを形成する．線維芽細胞も拡がりながら増殖を続ける．増殖した線維芽細胞が新たにコラーゲンを産生する一方で，元のコラーゲンスポンジの分解吸収が進み，2，3週間で真皮様肉芽組織に置き換わる．
- d：シリコーンフィルムを剥がし，薄い分層植皮を加えることで上皮化が完了する．皮膚欠損創が狭い場合は植皮を加えなくても，周囲からの表皮伸展で上皮化する．

表 10-5 市販されている人工真皮の種類

	ペルナック®	テルダーミス®	インテグラ®
コラーゲン材料	ブタ由来 アテロコラーゲン	ウシ由来 アテロコラーゲン	ウシ由来 不溶性コラーゲン
架橋	化学架橋，熱架橋	熱架橋のみ	化学架橋，熱架橋
保存	乾燥保存	乾燥保存	湿潤保存

でシリコーンフィルムを剥がし，分層植皮を行うことで上皮化が完了する．真皮様肉芽組織が再生しているため植皮の生着性がよく，薄い分層植皮でも術後の収縮は少ないので，採皮部の犠牲は最小限ですむ．人工真皮使用部が小範囲であれば分層植皮を追加しなくても創辺縁部から角化細胞が真皮様肉芽組織の上を伸びて上皮化が完了する（図 10-39）．

ここで述べた真皮様肉芽組織は厳密には肉芽組織であるが，通常の肉芽組織が上皮化後，瘢痕化しコラーゲンの走行は不整であるのに対し，真皮様肉芽組織は，上皮化後，コラーゲンの走行は正常真皮に類似し，弾性線維の再生も認められ，真皮様組織となる[5]．

足場を提供することで，生体内部の線維芽細胞や毛細血管の侵入増殖を促し最終的に真皮様組織を再生させるので，再生医療の先駆といえる治療法である．足場だけで細胞を組み込んでいないため，in vitro での培養操作が不要であり，安全性が高い．また壊死組織を除去して人工真皮に置き換えることで，壊死組織の融解に伴う感染の拡がりが予防できる．

B 人工真皮製品の種類

現在本邦で臨床使用可能な人工真皮としてペルナック®，テルダーミス®，インテグラ® の 3 製品がある．それぞれコラーゲンスポンジの材料や作製方法の違いにより，使用方法，使用経過も異なるため，使用する製品の特性を熟知しておく必要がある．3 製品の材料，保存方法を表 10-5 に示した．

C 熱傷治療における人工真皮の応用

1 早期切除後の被覆

a）使用目的
①超早期，早期切除の際，採皮部が足りず一期的に分層植皮が行えない時に，一時的創被覆と真皮様肉芽組織の形成を目的として使用する．
②あるいは採皮部が足りる場合でも，あらかじめ人工真皮を使用し，真皮様肉芽組織形成後に薄い分層植皮を行うことで，植皮の生着率を上げ，術後の収縮を抑制し，かつ採皮部の犠牲を最小限にする目的で使用することもある．

すでに感染が生じている場合は人工真皮の使用はかえって感染の増悪をもたらすので，適応にはならない．

b）使用方法
受傷後早期，感染が生じる前に壊死組織（図 10-40 a）を切除（デブリードマン）する．脂肪層の生死がはっきりしない場合，筋膜上まで全切除した方が無難である．通常の植皮の時と同様に出血点はていねいに止血する．

10. 局所療法

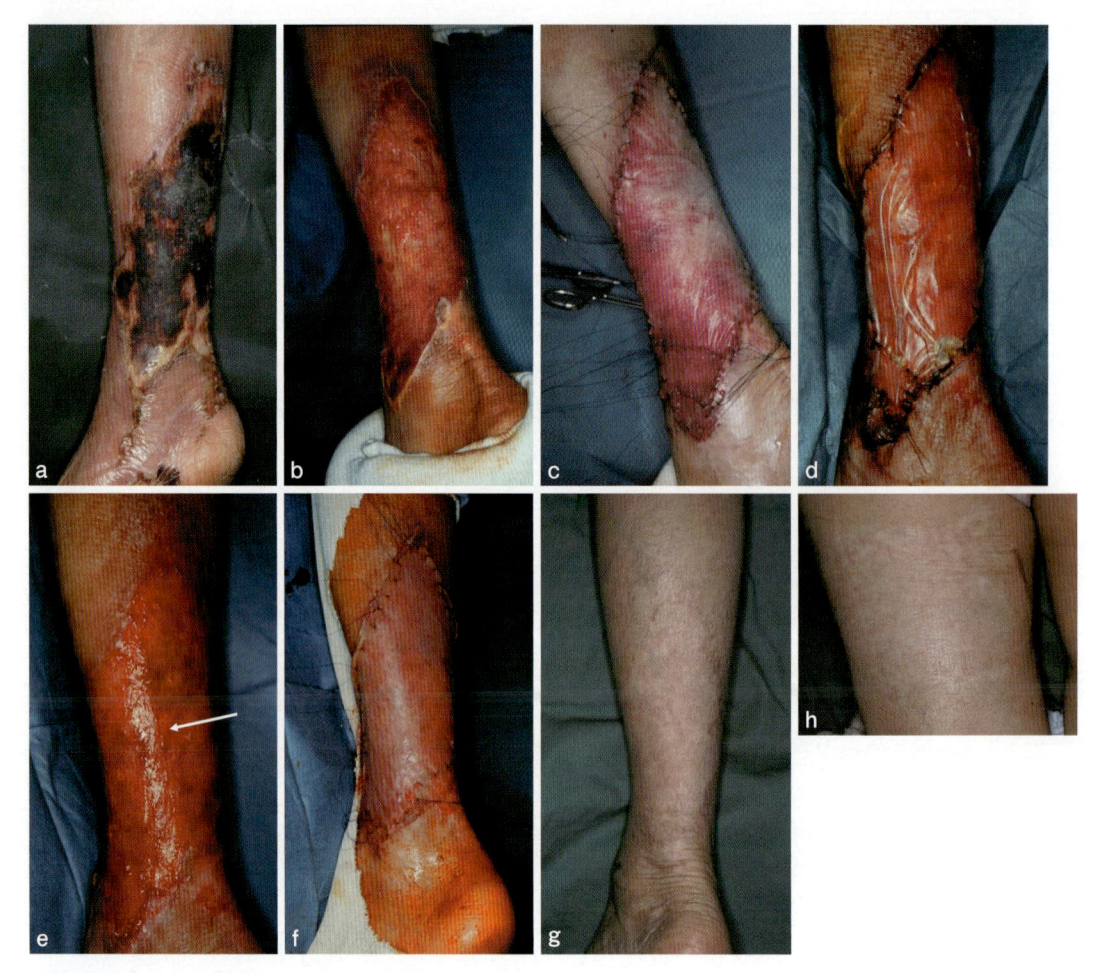

図 10-40 54 歳，女性　左下腿Ⅲ度熱傷
a： 受傷後 20 日の状態．
b： デブリードマン後の皮膚全層欠損創．
c： 人工真皮（ペルナック®）を貼付し，周囲を縫合した．
d： ペルナック®貼付 3 週間後．
e： シリコーンフィルムを除去すると真皮様肉芽組織（→）が形成されていた．
f： 真皮様肉芽組織上に約 0.2 mm の薄い分層植皮を行った．
g： 植皮術後 1 年．植皮は完全生着し，収縮はなく質感も良好である．
h： 採皮部の 1 年後．瘢痕はほとんど目立たない．

　生じた皮膚欠損創（図 10-40 b）の大きさに合わせ必要な人工真皮のサイズ，枚数を決め，包装から取り出す．製品により取り扱い方が異なるが，ペルナック®では貼付前に生理的食塩水に浸しておく．必要な枚数の人工真皮を皮膚欠損創に貼付する．皮膚欠損創の形状に合わせて人工真皮をトリミングしながら周囲の皮膚と縫合する（図 10-40 c）．人工真皮どうしも縫合する．余剰の浸出液を排出しやすくするため，密に縫合しない方がよい．

　縫合後，シリコーンフィルムの上から軟膏メッシュガーゼを被せ，その上からガーゼをあて，血腫形成予防のため軽く圧迫固定する．コラーゲンスポンジ自体多少の止血効果もあるので，植皮の際の圧迫と比べると緩い圧迫でよい．圧迫しすぎるとスポンジが押しつぶされ細胞や毛細血管の侵入が抑制される．

術後は2, 3日ごとに上層のガーゼを除去して人工真皮貼付部を観察する．感染兆候がなく，シリコーンフィルム下に血腫や膿汁を認めなければ，シリコーンフィルム表面と周囲健常皮膚のみ消毒を行い，同様のガーゼ固定を続ける．1週間くらい経つとシリコーンフィルム下のコラーゲンスポンジ部に毛細血管が侵入し赤みが出てくる．2～3週間でコラーゲンスポンジ全体が真皮用組織に置き換われば（図10-40 d），シリコーンフィルムを剥がし，再生した真皮様肉芽組織の表面（図10-40 e）を軽くガーゼで拭った後，生理的食塩水でよく洗浄し分層植皮を行う（図10-40 f）．

分層植皮の厚さは，部位，目的によって異なるが，通常は0.2～0.3 mm程度の薄めでよい．目的に応じてシート，メッシュやパッチが使い分けられる．真皮様肉芽組織上への分層植皮は薄くても術後の収縮が少ないので機能的整容的に優れた結果が得られる（図10-40 g）．ただし，植皮片の収縮予防のためには通常の植皮時と同様に3カ月程度の伸展位圧迫固定は必要である．植皮部に創が残っている間は軟膏ガーゼの上から生理的食塩水で湿らせた綿花をあてて，圧迫を続け，完全に創が上皮化して乾燥すればスポンジ圧迫に切り替える．スポンジ圧迫に切り替える前に硬性ハイドロコロイド創傷被覆材を使用してもよい．広範囲熱傷の場合は，このような後療法を行うことは困難であるが，治癒後のQOLを高めるためには必要である．

人工真皮使用の利点を生かすためには，採皮部の管理にも細心の気を配らなければならない．薄い採皮部にはアルギン酸塩創傷被覆材などの適切な創傷被覆材を使用すれば，2週間程度で上皮化するので，数カ月経てば瘢痕も目立たなくなり，再度の採皮が可能になる（図10-40 h）．採皮が厚くなったり，あるいは薄くても経過中感染したり，いったん上皮化してから掻爬などで剥脱されると，肥厚性瘢痕化する．肥厚性瘢痕化しても長い経過をみると少しずつ平坦化するが，その間の患者の痒みなどの自覚症状，肥厚，赤色化していることに対する整容上の訴えは大きい．このような場合，少しでも肥厚性瘢痕の平坦化を促進させるためにトラニラストの内服やステロイドテープの貼付を行う．

c）人工真皮使用中に生じる合併症の対処

術後の第1回包帯交換時，人工真皮下に血腫形成が認められれば，人工真皮を除去し，血腫除去後，新たな人工真皮を貼付する．

包帯交換時に感染が認められた場合は，ただちに人工真皮を除去し洗浄する．以降は感染が消褪するまで毎日洗浄処置を続ける．持続洗浄が最も好ましいが，一般の病室では難しいので，感染がある程度落ち着くまで，生理的食塩水に浸したガーゼ湿布を1日数回交換するのがよい．感染が生じても早期に発見し，上記処置を行うことで大きな問題にならない．

感染には至っていない，部分的な膿汁の貯留が認められれば，その部分だけシリコーンフィルムを除去し，部分的洗浄と軟膏治療に切り替える．

2 電撃傷など条件の悪い熱傷創への応用

電撃傷，糖尿病患者の熱傷などは経過中感染をきたしやすく治療に難渋する．人工真皮のコラーゲンスポンジは感染に対する抵抗性が少ないため，このような創には単独では適用しにくい．塩基性線維芽細胞増殖因子（bFGF）は血管内皮細胞，線維芽細胞，表皮細胞など様々な細胞の増殖を誘導することにより，血管新生，創傷治癒を促進する働きがあり，すでに皮膚潰瘍治療に臨床応用されている．ただし，bFGFの単独使用では効果が限定的である．このような創に対し，デブリードマン後に人工真皮を貼付して，人工真皮のシリコーンフィルムの上からbFGFを直接スポンジ内に注入する方法あるいはシリコーンフィルムにメスで切り目を入れておき，bFGFを噴霧する方法が

有効である[6]．

小範囲の創の場合は分層植皮を行わず，周囲からの上皮化を待つことも可能である．

bFGFとの併用は有効であるが，広範囲の創では量的にbFGFの最大使用量を超えるために適応外であることや，半減期が短いため頻回に投与しなければならず手技が煩雑であることが欠点である．ただし，ペルナック®のコラーゲンスポンジはbFGFを3日程度保持し徐放する効果が示されている[7]ので，必ずしも毎日投与しなくてもよい．

最近bFGFを2週間程度徐放可能な新型人工真皮が開発され，治験も進められている[8]ので，将来的には人工真皮の適応が拡大されると思われる．

なおbFGFは悪性腫瘍に対しては安全性が確認されていないので，瘢痕癌の疑いのある皮膚潰瘍症例には使用してはいけない[9]．

3 熱傷後瘢痕拘縮治療における応用

熱傷後の瘢痕拘縮に対し，拘縮解除後に生じた皮膚欠損部に通常の植皮を行わず，いったん人工真皮を貼付し，真皮用組織形成後に薄い分層植皮を行う．広範囲熱傷で採皮部に限界がある場合，わずかな採皮部の犠牲を最小限にとどめながら，植皮部の再拘縮を少なくするために行う．ただし，もともと拘縮の生じている部位であるため，人工真皮を使って再建しても，術後の伸展位固定を厳重に行わないと，再拘縮しやすい．

まとめ

人工真皮は細胞を用いず，マトリックスだけで真皮様組織が再生できる点で非常に有用であるが，感染に抵抗力がないことを念頭において慎重に使用する必要がある．

■文献
1) Yannas IV, et al. Design of an artificial skin. 1. Basic design principles. J Biomed Mater Res. 1980; 14: 65-81.
2) 鈴木茂彦, 他. GAG添加コラーゲンとシリコーンの2層構造をもつ新しい人工皮膚の作成と使用経験. 日形会誌. 1986; 6: 221-31.
3) Matsuda K, et al. Re-freeze-dried artificial skin. Biomaterials. 1993; 14: 1030-5.
4) Koide M, et al. A new type of biomaterial for artificial skin: dehydrothermally cross-linked composites of fibrillar and denatured collagens. J Biomed Mater Res. 1993; 27: 79-87.
5) Suzuki S, et al. Long-term follow-up study of artificial dermis composed of outer silicone layer and inner collagen sponge. Br J Plast Surg. 2000; 53: 659-66.
6) Muneuchi G, et al. Combined treatment using artificial dermis and basic fibroblast growth factor (bFGF) for intractable fingertip ulcers caused by atypical burn injuries. Burns. 2005; 31: 514-7.
7) Takemoto S, et al. Preparation of collagen/gelatin sponge scaffold for sustained release of bFGF. Tissue Eng. 2008; 14: 1629-38.
8) Morimoto N, et al. An exploratory clinical trial for combination wound therapy with a novel medical matrix and fibroblasts growth factor in patients with chronic skin ulcers: a study protocol. Am J Transl Res. 2012; 4: 52-9.
9) 鈴木茂彦. 皮膚悪性腫瘍および悪性の可能性のある病変の手術治療における人工真皮の応用. 形成外科. 2009; 52: 685-92.

〈鈴木茂彦，河合勝也〉

[8] 培養表皮

　熱傷の局所治療には2つの大きなテーマ，目標がある．1つは，限りなく100％に近い広範囲Ⅲ度熱傷を治療すること，そしてもう1つは，熱傷の治療後に瘢痕を残さないことである．前者は残されたわずかな健常皮膚から新たな皮膚を再生する救命医療であり，後者は整容面にも配慮した治療である．以前に比べ多くの優れた外用剤や創傷被覆材が開発された．そして，広範囲熱傷患者の救命例が多数報告されるようになった．しかし依然，退院後の社会復帰は難しいのが現実である．救命後のQOLまで考えると，救命医療と整容的治療を分けて考えるのではなく，一体のもの，すなわち"全身の大やけどがきれいに治る"という最終ゴールに向けて研究がすすめられなければならない．そして近年クローズアップされている再生医療が，この分野に大きく寄与するであろうことに疑う余地はない．

　創面を機械的刺激から保護し湿潤環境を提供するだけの被覆材から，培養細胞の持つ多彩な機能を組み込んだ，より積極的な治癒の促進を目指した皮膚代替物が注目されている．培養細胞を組み込んだ皮膚代替物は，その組み込まれた細胞の種類によって名称が異なる．一般に表皮細胞が組み込まれた皮膚代替物は培養表皮，線維芽細胞の場合は培養真皮，表皮細胞と線維芽細胞の両者の場合には培養皮膚とよばれている[1]．また，ドナーとレシピエントの関係から，自己の細胞移植を自家移植，他人の細胞移植を同種移植とよぶ．本稿では，培養表皮による熱傷治療について紹介するとともに，われわれが行っている培養表皮の作製法と保存法についても言及する．

A 培養表皮

　培養表皮による治療は，表皮細胞の大量培養法が開発されたことによって大きな進展をとげた．1975年にGreenらが大量培養法を確立するまでは，臨床に使用し得る厚みのある表皮細胞シートを大量に作製することができず，そのため表皮細胞の培養は実験レベルの域を超えなかった[2]．その後，1981年にGreenらの方法で作られた培養表皮が初めて臨床応用され，1988年には米国の企業によって製品化されたことで症例数は一気に増え，これまで世界で数千例に用いられた[3]．本邦では1985年に初の臨床例が報告されたが[4]，限られた医療施設が独自に培養表皮（図10-41）を作

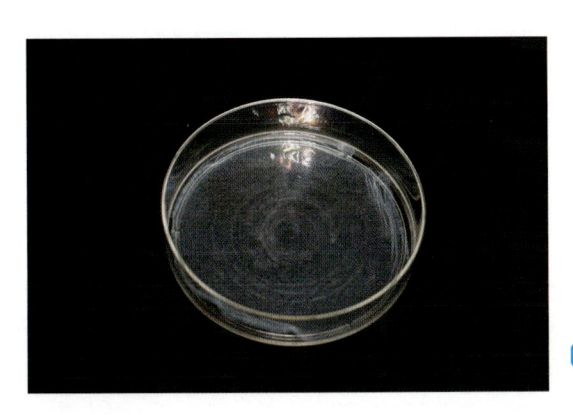

図 10-41 培養表皮シート

製して治療していたため欧米に比べて普及が遅れた．しかし2009年に自家培養表皮「ジェイス®」が製品化されたのを機に，今後多くの医療機関で培養表皮による治療が行われると予想される．

B 治療対象

自家植皮のための採皮面積が確保できない重篤な広範囲熱傷で，かつ，受傷面積として深達性Ⅱ度熱傷創およびⅢ度熱傷創の合計面積が体表面積の30％以上の熱傷がジェイス®の保険適応疾患である[5]．深達性Ⅱ度熱傷創は同種培養表皮で治療可能だが，本邦では同種培養表皮の製品は販売されていない．網状植皮後の瘢痕の治療においても培養表皮の有効性が報告されているが[6]，ジェイス®の保険適応はない．なお，熱傷診療ガイドラインでは「50～60% TBSA以上の重症熱傷では，自家培養表皮シート移植は通常の自家植皮より少ない採皮面積で創の上皮化が得られ，生存率を改善する可能性があるので，使用を考慮してもよい」が推奨グレードBである[7]．

C 深達性Ⅱ度熱傷の治療

培養した表皮細胞は通常の表皮細胞と違い，HLA DR抗原であるLangerhans細胞が培養中に消失しているので抗原性が低下している[8,9]．そのため深達性Ⅱ度熱傷の治療では，自家の培養表皮ではなく同種培養表皮を移植しても，同種皮膚移植でみられるような拒絶反応はみられず，あたかも永久生着したかのように創は上皮化する．そして生着した同種培養表皮は，緩徐に細胞レベルで同種細胞から自家細胞に置き換えられる[10]．このような臨床効果は凍結保存しても影響がないので，利便性の点からも救急対応が可能な凍結保存同種培養表皮を用いている[11]．

1 手技

表面の壊死組織や汚染を除去した創面に，キャリア（滅菌和紙）にのせた凍結保存同種培養表皮を移植する．この際，キャリアは培養表皮の表層にのせてあるのでキャリアの付いていない表皮基底側をそのまま創面に移植する．キャリアを除去後，ハイドロジェル被覆材で培養表皮をカバーする．次に生理食塩水で湿らせたガーゼ，乾ガーゼの順に移植部を覆う．

2 移植後の経過

培養表皮は表皮だけで構成されているため，従来の皮膚移植で用いられる植皮片と比べ薄い．そのためガーゼ交換をていねいに行わないと培養表皮の脱落を招く．また，移植部が感染すると培養表皮は融解しやすいため，感染にも注意しなければならない．

最初のガーゼ交換は術後3，4日目に行う．その際，培養表皮のカバー材を残し，表層のガーゼのみを交換する．術後7日目にはカバー材も除去し，軟膏加非固着性ガーゼで移植部を覆う．その後は3，4日に1回の割合でガーゼを交換する．培養表皮の非生着部がわずかな範囲であれば外用剤で治療することもあるが，基本的に凍結保存同種培養表皮を追加移植する．

術後約3週間は移植部に軟膏を塗布し乾燥を防ぐ．また，ガーゼで被覆し物理的刺激から保護する．その後は通常の皮膚移植の後療法と同様にレストンスポンジやサポーターで圧迫固定する．また，移植部が露出部であれば遮光を行い色素沈着を予防する．

[8] 培養表皮

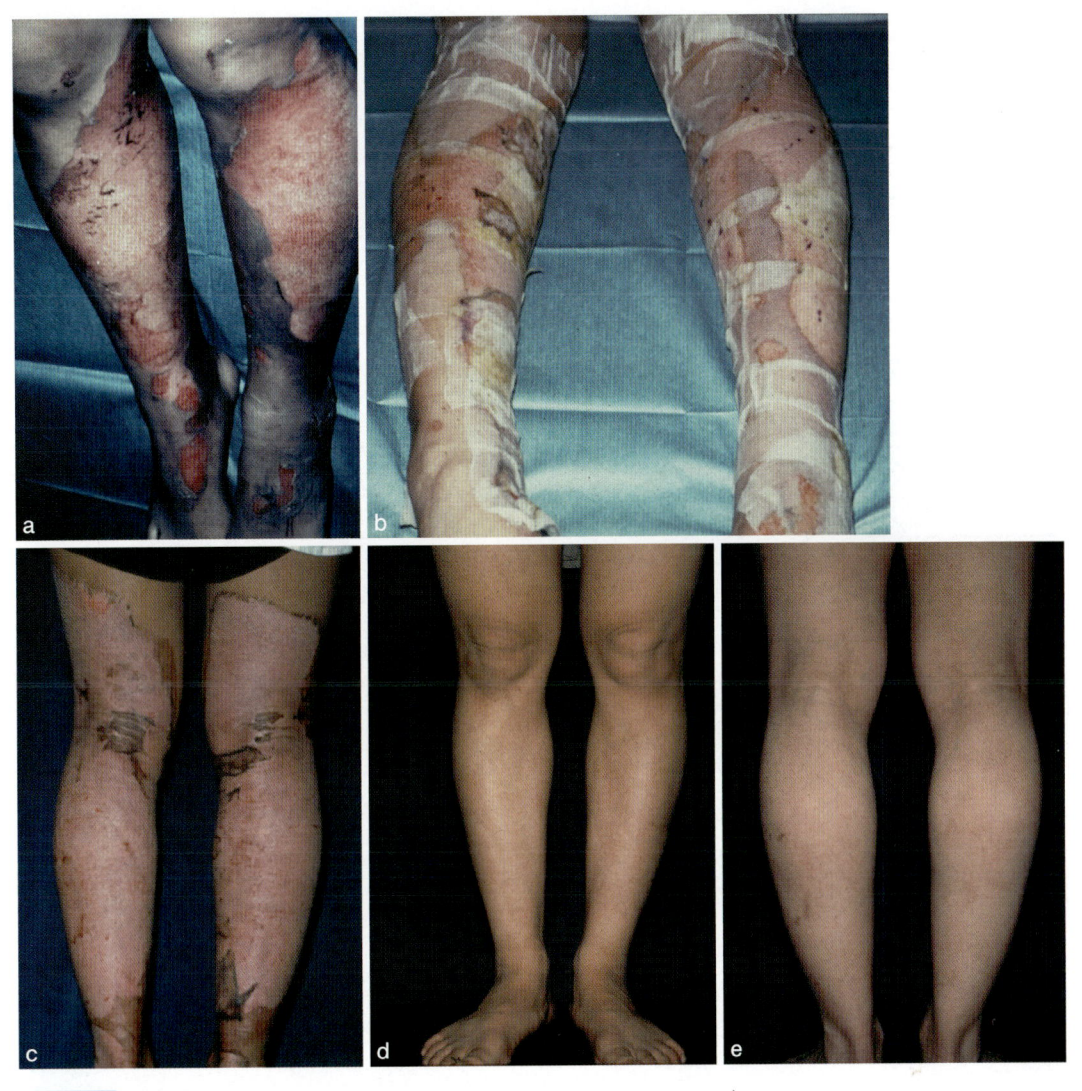

図 10-42 症例1（16歳，女）（松崎恭一，他．形成外科．2002; 45: 611-7）
a： 受傷翌日の初診時の状態．両下腿の深達性Ⅱ度熱傷．
b： 凍結保存同種培養表皮を移植した．
c： 移植後1週．移植部は上皮化している．
d，e： 移植後9カ月．瘢痕は目立たない．

【症例1】16歳，女

　衣服に引火して，両下肢に25％の深達性Ⅱ度熱傷を受傷した．受傷翌日に当科を紹介受診し，凍結保存同種培養表皮を移植した．創部は良好に上皮化した．移植後9カ月，その瘢痕は目立たない（図10-42）．

D 広範囲Ⅲ度熱傷の治療

　Ⅲ度熱傷では深達性Ⅱ度熱傷と違って，母床に表皮再生のための皮膚付属器がないので，移植片は恒久的に生着しなければならない．そのため，同種ではなく自家の培養表皮移植が適応になる．

10. 局所療法

培養表皮は真皮成分のない肉芽での生着はよくないので，われわれは Cuono らの方法[12]に準じて，培養表皮の移植前にあらかじめ同種皮膚移植を行い真皮の再建を行っている．このことは，単なる移植床の再建にとどまらず，壊死組織の早期切除と同種皮膚の生着による全身状態の改善にもつながる．熱傷診療ガイドラインにおいても「皮膚全層欠損創への自家培養表皮シート移植では，あらかじめ創面の真皮化を行うべきである」が推奨グレードBとして記載されている[7]．

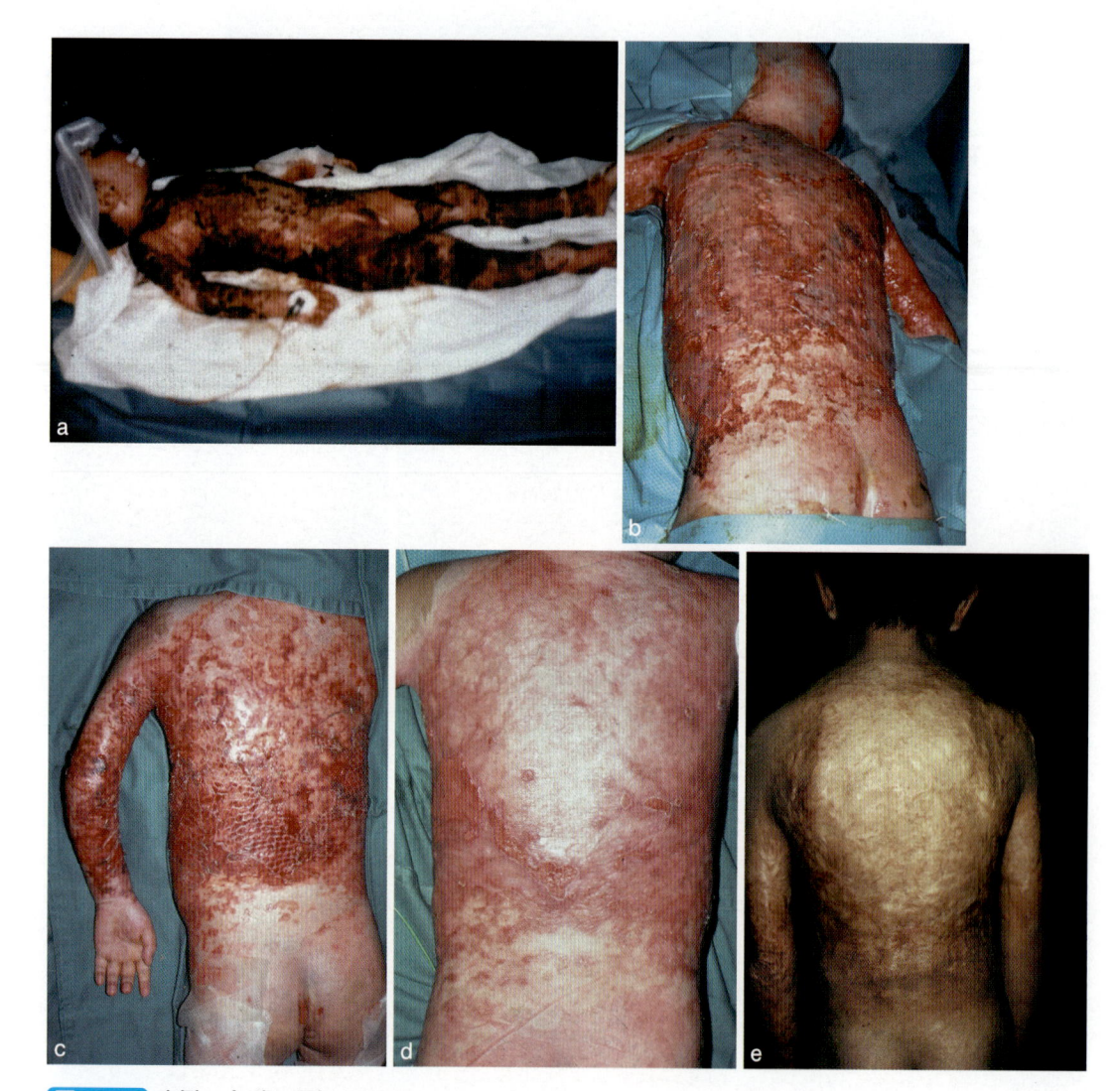

図 10-43 症例2（3歳，男）（松崎恭一，他．形成外科．1995; 38: 193-200）

a：受傷時．
b：受傷後 18 日．背部のⅢ度熱傷をデブリードマンし，同種皮膚を移植した．
c：同種皮膚の表層を切除した同種真皮上に自家培養表皮を移植した．同種皮膚の生着の悪かった下背部には網状植皮を施行後，その上に自家培養表皮を重ねた．
d：自家培養表皮移植後 1 カ月．
e：自家培養表皮移植後 4 年．培養表皮移植部は網状植皮部や保存的に瘢痕治癒させた部位に比べ質感も良好である．

1 手技

患者の入院と同時に，残された健常皮膚（頭皮や腋窩，足底など）を採皮し自家培養表皮の作製を開始する．また，受傷後早期にⅢ度熱傷を切除し，同種皮膚を移植する．自家培養表皮の完成後，同種皮膚の表層を剝削し，その剝削した同種真皮上に自家培養表皮を移植する．本法では同種皮膚のうち抗原性の高い表皮が除去されるため，その後の拒絶反応はみられない．一般に重傷熱傷の患者は免疫能が低下しているので，自家培養表皮が完成するまでの約3週間に同種皮膚の拒絶はみられない．

2 移植後の経過

移植後のケアと経過は深達性Ⅱ度熱傷の治療と同じであるが，物理的刺激で水疱が生じやすいので注意が必要である．

【症例2】3歳，男

風呂に転落して四肢，体幹に85%熱傷を受傷した．背部に同種皮膚を移植し，その後同種皮膚の表層を切除した同種真皮上に自家培養表皮を移植した．背部以外の熱傷創は網状植皮で治療した（図10-43）．

E 熱傷瘢痕の治療

1 手技

色素の沈着あるいは脱失がみられ，表面に凹凸変形のある瘢痕部を，可能な限り真皮成分を下床に残しデルマトームで平坦に切除する．次に創面を止血後，自家培養表皮を移植する．移植部はハ

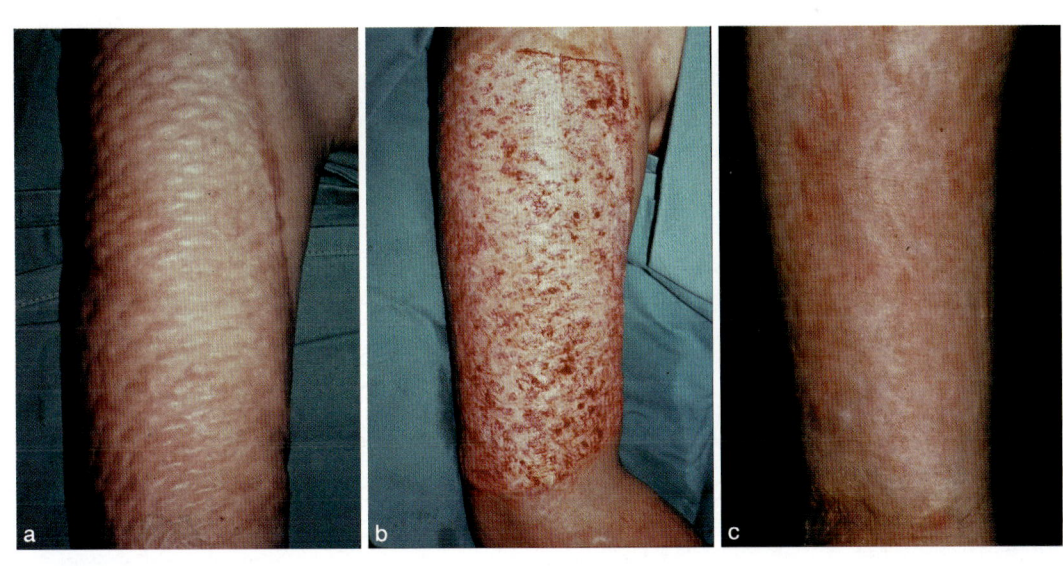

図 10-44 症例3（9歳，女）（Matsuzaki K, et al. J Burn Care Rehabil. 1995; 16: 496-502[13]）

a：術前．右上腕の網状植皮後瘢痕．
b：真皮を可能な限り温存して瘢痕を切除後，自家培養表皮を移植した．
c：培養表皮移植後1年8カ月．網目状外観と質感の改善が得られた．

10. 局所療法

イドロジェル被覆材，生理食塩水で湿らせたガーゼ，乾ガーゼの順に覆う．

2 移植後の経過

　移植後のケアと経過は深達性Ⅱ度熱傷の治療と同じである．培養表皮はメラノサイトを含んでいるので，移植後に色調の改善が得られる．また，移植部の質感が改善されることも，皮膚粘弾性テストと水分保持能テストで確認されている[13,14]．

【症例3】9歳，女

　5年前に網状植皮で治療した右上腕の瘢痕が気になるため当科を受診した．真皮を可能な限り温存して，網状植皮後瘢痕をフリーハンドナイフで切除後，自家培養表皮を移植した．移植後，外観だけでなく質感の改善も得られた（図10-44）．

F 培養表皮シートの作成

1 採皮

　切手1〜2枚程度の大きさの分層皮膚を採取し，これを70％アルコールで除菌後，生理食塩水で洗浄する．この分層皮膚片を2mm角の大きさに細切後，ゲンタマイシン40mgを含む生理食塩水20mLに入れ約2時間，37℃のインキュベータ内で再度除菌する．次に0.02％ EDTA/phosphate buffered saline（PBS）溶液で約10分間，37℃でのインキュベーション後，0.2〜0.25％トリプシン/Dulbecco's modified Eagle's medium（DME）培地（Ca^{2+} free）で一晩，4℃でのインキュベーションを行う．

2 3T3細胞の準備

　採皮当日あるいは表皮細胞を播種する数時間前に6000 radの放射線を照射した3T3細胞を$2×10^4/cm^2$の濃度で培養シャーレに播種する．3T3細胞の培地には10％ bovine serumを含むDME培地を用いる．

3 表皮細胞の播種

　トリプシンで処理をした皮膚を10％ fetal calf serum（FCS）を含むDME培地（Ca^{2+} free）中で約40分間撹拌後，Falcon社製70μm Nylon Cell Strainerで濾過し表皮細胞浮遊液を得る．この表皮細胞を放射線照射後の3T3細胞が接着したシャーレに$2×10^4/cm^2$の濃度で播種し37℃，10％ CO_2のインキュベータ内で培養する．表皮細胞の培養にはDME培地とF-12培地を3：1に混合し，その中に10％ FCS，EGF 10 ng/mL，insulin 5 μg/mL，adenin $1.8×10^{-4}$ M，transferin 5 μg/mL，triiodothironine $2.0×10^{-9}$ M，hydrocortisone 0.4 μg/mL，choreratoxine $1.0×10^{-10}$ Mを添加して作製した培地（cFAD培地）を使用する．培地交換は通常1週間に2回の割合で行う．

4 表皮細胞の増殖

　培養開始3〜5日目には3T3細胞で囲まれた表皮細胞のコロニーが形成される（図10-45）．このコロニーは次第に拡がり周囲のコロニーと融合し，早ければ播種後1週間から10日でシャーレは単層の表皮細胞で覆われる（confluent）（図10-46）．その間に3T3細胞は表皮細胞に押しのけられ

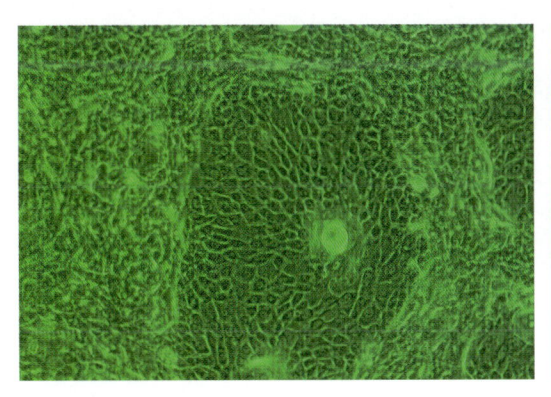

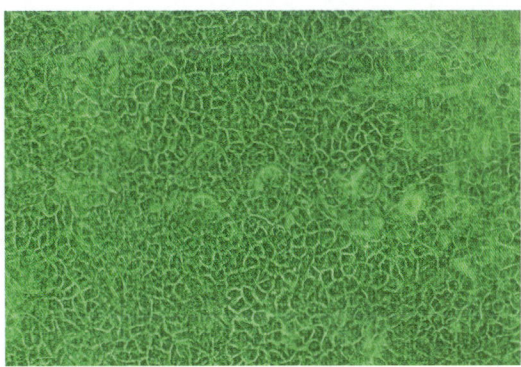

図 10-45 3T3 細胞で囲まれた表皮細胞のコロニー　　図 10-46 Confluent になった表皮細胞

るかのようにシャーレから剥がれ培地交換の際に除去される．その後，表皮細胞は生理的な皮膚と同様に重層化し，confluent 後約 1 週間で数層から 10 層の表皮細胞で構成された表皮シートができる．大量の培養表皮が必要な場合は confluent になる数日前に 0.05％トリプシン/EDTA で表皮細胞をシャーレから剥がし，これを初代培養と同様に放射線を照射した 3T3 細胞と共培養する（継代）．必要とする培養表皮の量に応じてさらに継代を行うことも可能であるが，5 継代目頃には増殖能に乏しい大型化した細胞が出現するため，通常臨床では 3 継代までの培養表皮を使用する．

5 培養表皮シートの剝離

重層化した培養表皮に 300 unit/mL のディスパーゼを加え 37℃，40 分間インキュベーションを行う．その後，PBS で数回洗浄してから培養表皮の上にのせたキャリア（滅菌和紙）と一緒にシャーレから剥がす．

6 培養表皮の凍結保存

培養表皮に 10％グリセロールを含む cFAD 培地を加え，4℃で 2 時間，次いで − 80℃の freezer で一晩冷却後，− 135℃の deep freezer で保存する（図 10-47）．使用時には 25〜30℃の温水で急速解凍する．

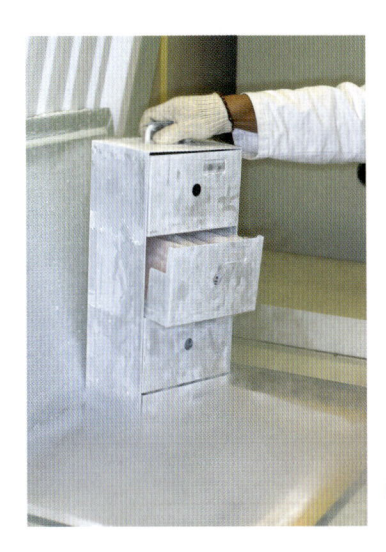

図 10-47 Deep freezer で凍結保存された培養表皮

10. 局所療法

■**文献**
1) 黒柳能光．厚生科学再生医療プロジェクト：同種培養真皮の開発．医学のあゆみ．2002；200：247-51.
2) Rheinwald JG, et al. Serial cultivation of strains of human epidermal keratinocytes: The formation of keratinizing colonies from single cells. Cell. 1975; 6: 331-44.
3) 井家益和，他．自家培養表皮「ジェイス」を用いた重症熱傷治療．PEPARS．2011；50：9-15.
4) 熊谷憲夫，他．ヒト培養表皮移植に関する研究：自家培養表皮移植による広範囲熱傷創の治療．日形会誌．1985；5：463-74.
5) 機械器具 07 内臓機能代用器 高度管理医療機器 ヒト自家移植組織 38745000 特定生物由来製品 ジェイス®（遺伝子組み換え材料使用）添付文書．2010 年 07 月 01 日改訂（第 2 版）.
6) 松崎恭一，他．形成外科領域における自家培養表皮移植の有用性について．形成外科．2000；43：533-40.
7) 日本熱傷学会，編．3．自家培養皮膚移植．熱傷診療ガイドライン．2009；5：51-3.
8) Hefton JM, et al. Loss of HLA-DR expression by human epidermal cells after growth in culture. J Invest Dermatol. 1984; 83: 48-50.
9) Morhenn VB, et al. Cultured human epidermal cells do not synthesize HLA-DR. J Invest Dermatol. 1982; 78: 32-7.
10) Phillips TJ, et al. A randomized single-blind controlled study of cultured epidermal allografts in the treatment of split-thickness skin graft donor sites. Arch Dermatol. 1993; 129: 879-82.
11) 松崎恭一，他．凍結保存した同種培養表皮の臨床応用．医学のあゆみ．2002；201：848-9.
12) Cuono CB, et al. Composite autologous-allogeneic skin replacement: Development and clinical application. Plast Reconstr Surg. 1987; 80: 626-35.
13) Matsuzaki K, et al. Cultured epithelial autografting on meshed skin graft scars: Evaluation of skin elasticity. J Burn Care Rehabil. 1995; 16: 496-502.
14) 大島秀男，他．培養表皮移植部位における皮表角層機能の検討．形成外科．1996；39：47-53.

〈松崎恭一，熊谷憲夫〉

[9] スキンバンク

A スキンバンクとは

　スキンバンクとはヒトから得た皮膚を凍結保存，または培養し皮膚の viability を低下させることなく長期間保存し，必要に応じ供給するシステムで，採皮，凍結，保存，供給の4つの作業からなる．スキンバンクで凍結された同種皮膚は，拒絶反応を起こすまでの2週間から3週間の一時的な生着でも早期創閉鎖や創傷治癒促進効果を有することから重症熱傷患者の救命に寄与する．

　日本スキンバンクネットワーク（JSBN）では年間約30例以上のドナーから1600枚近い同種皮膚が採皮・保存され，毎年100例近くの重症熱傷患者に使用されている．

　近年，日本においてスキンバンクが発展した背景には，①救急医療システムの整備，②脳死や移植医療に対する社会的な認識の変化，③同種死体皮膚移植の急速な増加，④上皮細胞培養技術の進歩，⑤プログラミングフリーザーの開発を含む組織の冷凍保存技術の進歩などがある．特に皮膚の摘出は心臓や肝臓のように脳死下での摘出を必ずしも必要としないので，現行の法律では「遺族の同意」で採皮が可能である．また，腎臓や角膜のようにレシピエントに対し即時性をもった移植を必要とせず，凍結保存できるために時間的に余裕があるのが特徴である．

　本稿ではスキンバンクの歴史からその臨床効果，適応，診療報酬の算定，さらには，スキンバンクの皮膚を得るための皮膚の提供から供給までの手順（組織提供時における家族対応コーディネーターの流れ／組織提供時における待機コーディネーターの流れ／凍結保存操作業務／供給業務／クオリティアシュアランスとクオリティコントロールなど）をまとめた．

B スキンバンクの法的妥当性

　わが国には研究，治療を目的とした死体からのヒト組織採取に関する法律はない．しかし，1997年10月16日に施行された「臓器の移植に関する法律」の運用に関する指針（ガイドライン）には次のように定められている．

> 臓器移植法　第11の6の「組織移植の取り扱い」：法が規定しているのは，臓器の移植等についてであって，皮膚，血管，心臓弁，骨等の移植については対象としておらず，また，これら組織の移植のために特段の法令はないが，通常本人または遺族の承諾を得た上で医療上の行為として行われ，医療的見地，社会的見地等から相当と認められる場合には許容されるものであること．したがって，組織の摘出にあたっては，組織の摘出に係わる遺族等の承諾を得ることが最低限必要であり，遺族等に対して，摘出する組織の種類やその目的等について十分な説明を行った上で，書面により承諾を得ていること．

　このように組織の移植については臓器移植法は対象としていない．したがってガイドラインの示す「本人または遺族の承諾を得た上で医療上の行為として行われる場合は，組織の種類と目的につ

10. 局所療法

いて十分な説明を行った上で，書面による承諾を得れば，組織の提供を受けることが可能である」の文を適用することができる．

C 日本におけるスキンバンクの成り立ち

　同種皮膚移植の歴史は古くヒンズー経典に記載をみることができる．中世では，16世紀から同種皮膚移植が行われてきたとの記録がある．近代医学の発展とともに1881年には世界で初めて自損患者からの同種皮膚移植が行われその効果が示されるようになってきた．この頃は皮膚を凍結しない同種皮膚即時移植が中心であったが，1939年になり世界ではじめて皮膚の凍結保存の成功や1945年には凍結保存した同種皮膚移植の成功が相次いで報告され，1950年代以後には，信頼できる凍結保存法として15％グリセロールと凍結保存（−100℃の液体窒素）が確立した．このように同種皮膚を凍結保存して必要に応じて供給する近代スキンバンクは1949年に米国のベセスダ海軍病院のスキンバンクが始まりである．以来，米国では熱傷センターにスキンバンクが併設され，そして1980年代には30〜35施設が存在した．現在はその多くが組織バンクへの移行を果たした．

　わが国では1991年，米国のクック郡立病院熱傷センターのスキンバンクシステムを杏林大学病院と日本医科大学病院に国内で初めて導入し，この2施設を中心としてドナーから皮膚の提供をうけ熱傷患者へ移植が行われてきた．その後1994年には関東近郊の広範囲重症熱傷治療施設（13施設）がネットワークを結び，前身となる東京スキンバンクネットワークが設立した．その後近畿スキンバンクとの合併を果たし，日本スキンバンクネットワークが設立された．前身の東京スキンバンクネットワークから20年が経過した現在，組織はNPO法人を経て一般社団法人となり，その活動は全国に及び，わが国の熱傷治療施設のほとんどをカバーするに至っている．加入施設は80施設をこえ，広範囲重症熱傷におけるアログラフトを供給する唯一のネットワークとして認識されている．

D アログラフト（凍結同種保存皮膚）とその特徴

　広範囲重症熱傷治療を行いえる創傷被覆材の中で最も有効とされるのがアログラフトである．アログラフト（凍結同種保存皮膚）は亡くなられた方あるいはその家族の尊い提供意思により，ドナーとして提供された皮膚であり，その生理学的活性を低下させることなく長期間クオリティを保ったまま超冷凍保存した皮膚をいう．

　広範囲重症熱傷治療を行う際には，熱傷専門知識と経験を積んだ熱傷専門医や看護スタッフによる創の治療が行われるが，被覆材料の選択が非常に重要となる．創を永久的に閉鎖するためには，患者自身の健常な部位の皮膚を採取して創閉鎖を行うのが最も普遍的な方法で，広範囲の受傷の場合には多くの健常な皮膚を採取することができない．その結果，人工材料やブタ皮膚のように動物由来の材料，あるいはアログラフト（凍結同種皮膚）が選択されている．その中でも生体親和性が高く，広範囲熱傷に対して救命効果が高いのが，凍結同種皮膚移植である（図10-48）．

　われわれ日本スキンバンクネットワークの調査では，凍結同種皮膚移植の効果として，burn index（BI）40〜80までの最も救命困難といわれるレンジにおいて，死亡率を半数以下に改善できることが認められた．現在では，年間30例前後の方から1600枚近い皮膚の提供をうけるまでになった．皮膚の供給に関しても，年間100名近い方へ移植されている（図10-49）．

　アログラフトのもつ他の材料にない特徴として，①凍結同種皮膚の存在により早期の広範囲感染

[9] スキンバンク

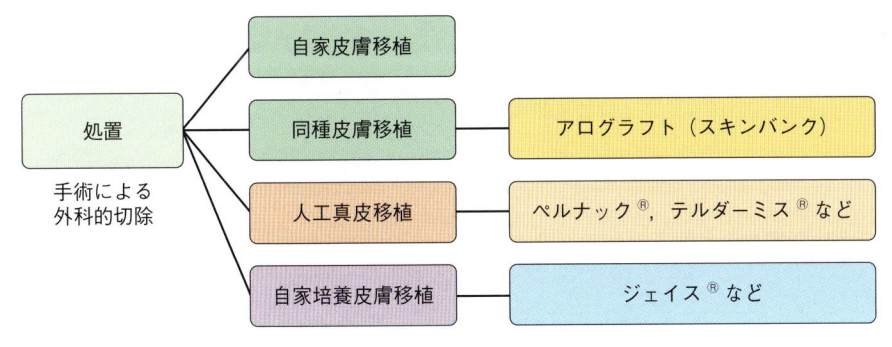

```
処置 ─┬─ 自家皮膚移植
手術による ├─ 同種皮膚移植 ─── アログラフト（スキンバンク）
外科的切除 ├─ 人工真皮移植 ─── ペルナック®，テルダーミス® など
           └─ 自家培養皮膚移植 ── ジェイス® など
```

図 10-48 熱傷創面からみた局所療法と選択（深Ⅱ度〜Ⅲ度創面）

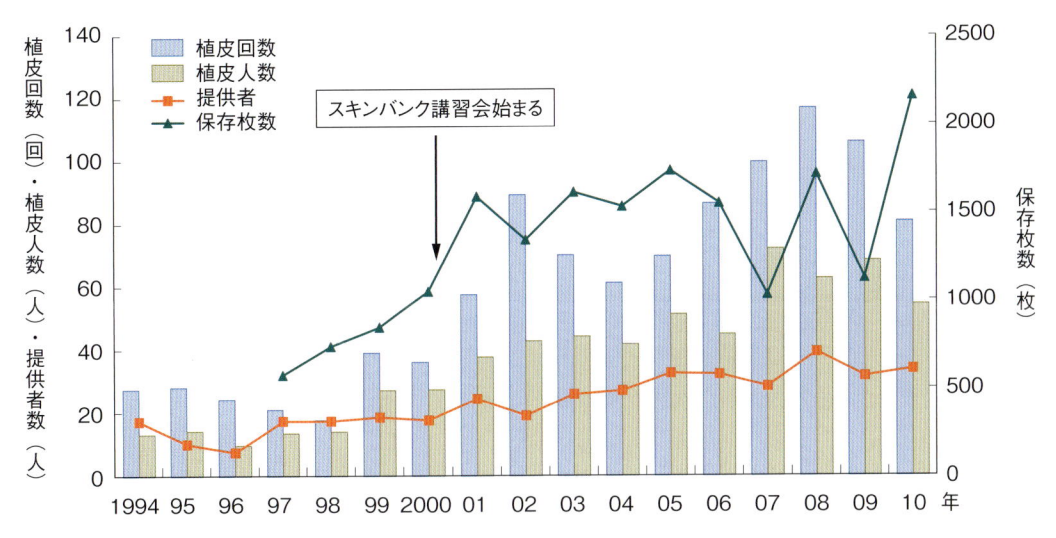

図 10-49 日本スキンバンクネットワークの実績

創切除が可能となり，②永久生着が得られることもあるが多くは数週間で拒絶され脱落する．しかし，多くは拒絶性の少ない同種真皮層のみが生着してその後良好な wound bed の形成が可能となりⅡ〜Ⅲ度熱傷創治療効果は非常に高い．また，③熱傷創からの浸出液過剰漏出防止や電解質異常の防止にもなり，④培養皮膚に比べて細菌感染に強く，人工皮膚では得られない生体親和性を有するため関節面や局面などの部分にも使用できる．さらに⑤自家皮膚パッチグラフト，自家皮膚ワイドメッシュなどの自家皮膚成分と併用することで正着率は飛躍的に改善する．欠点としては，ヒト組織はどんなに詳細にドナー血液をチェックしても，潜在的には感染の危険があることがあげられる．しかしながらこのような欠点を補ってもあまりある効果を有していることから現時点では判明し広範囲熱傷には最も有効な方法とされている．同種皮膚移植の有効な方法としては，(1)同種皮膚の2倍メッシュによる単独移植，(2)同種皮膚2倍メッシュに加え自家皮膚の6倍メッシュ混合移植，(3)同種皮膚の2倍メッシュに加え自家皮膚のマイクロスキングラフトなどがある（図10-50）．

E 同種皮膚移植の効果

図 10-51 に示すように，死体の皮膚を凍結保存して行われる同種ヒト皮膚移植は BI が 40〜80 ま

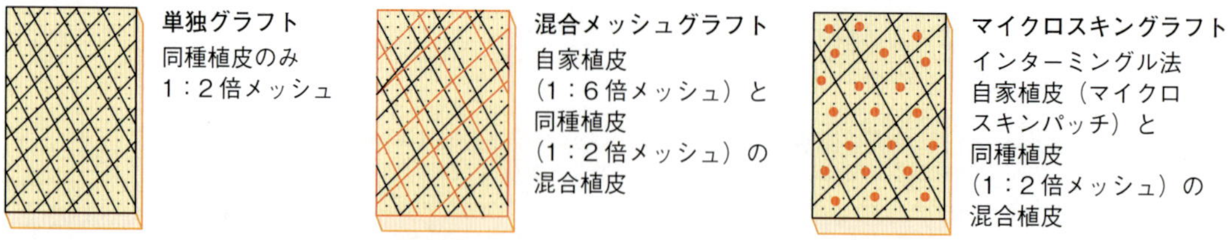

図 10-50 同種植皮を用いた種々の植皮法

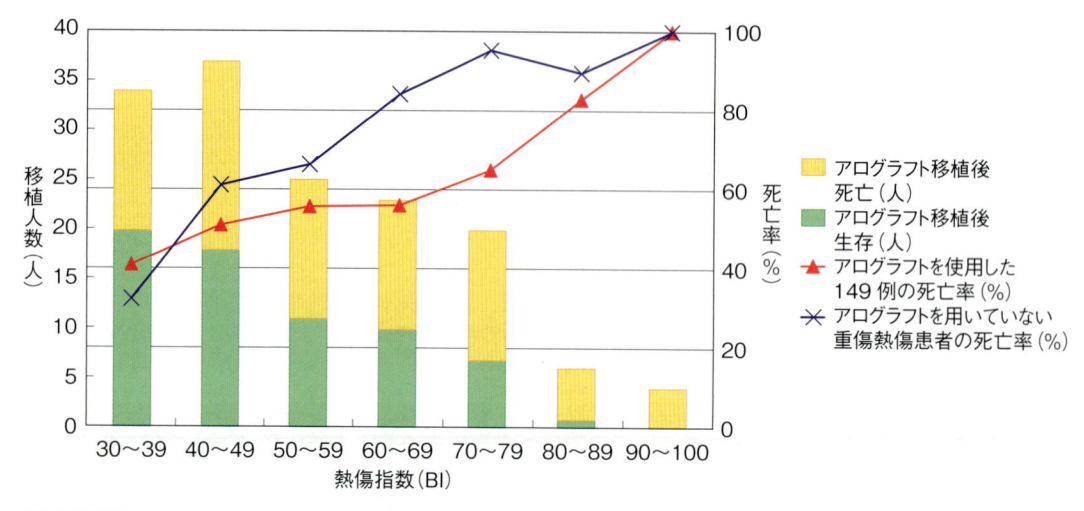

図 10-51 アログラフト使用時の BI 別の死亡率（2005〜2008 年：BI 30 以上）

での最も救命が難しいレンジにおいて，死亡率が 10〜20％と大幅な改善を認めている．

　同種ヒト皮膚移植は同種皮膚の存在により早期の広範囲の感染創切除も可能となり，結果的に熱傷患者生存率を改善する．永久生着が得られることもあるが，多くは通常 3 週〜3 カ月で拒絶され，脱落する．しかし，多くは拒絶性の少ない同種真皮層のみが生着し，その後の良好な wound bed の形成が可能でⅢ度熱傷創治癒効果は高い．培養上皮皮膚（ジェイス®）などのよい母床ともなることが報告されている．ジェイス®を使用する際には，同種皮膚移植から 2 週前後にアログラフトをすべてとり除くことが推奨される．また少ない自家皮膚をマイクロスキングラフトで自家成分と併用すると，同種皮膚の生着率は飛躍的に改善する．したがって，表皮成分の残存する深達性Ⅱ度熱傷にもよい適応である．広範囲熱傷に対する凍結同種皮膚は現時点でもっとも有用な治療方法であるといえる（図 10-52）．

F 皮膚の提供（ドネーション）から熱傷施設に皮膚が供給されるまでのプロセス

　ドナー発生の情報を提供施設から受けると，コーディネーターが派遣され，ドナー候補者の年齢，性別，原疾患，既往歴，感染症の有無などを確認し，さらに詳細な医学的情報の確認を行ってドナーの適応判断をする．その後に家族への皮膚提供についての説明を行う．

　家族へのインフォームドコンセントや主治医や担当看護師から状況などを確認するのが第三者的な立場を有する組織移植コーディネーターである．

[9] スキンバンク

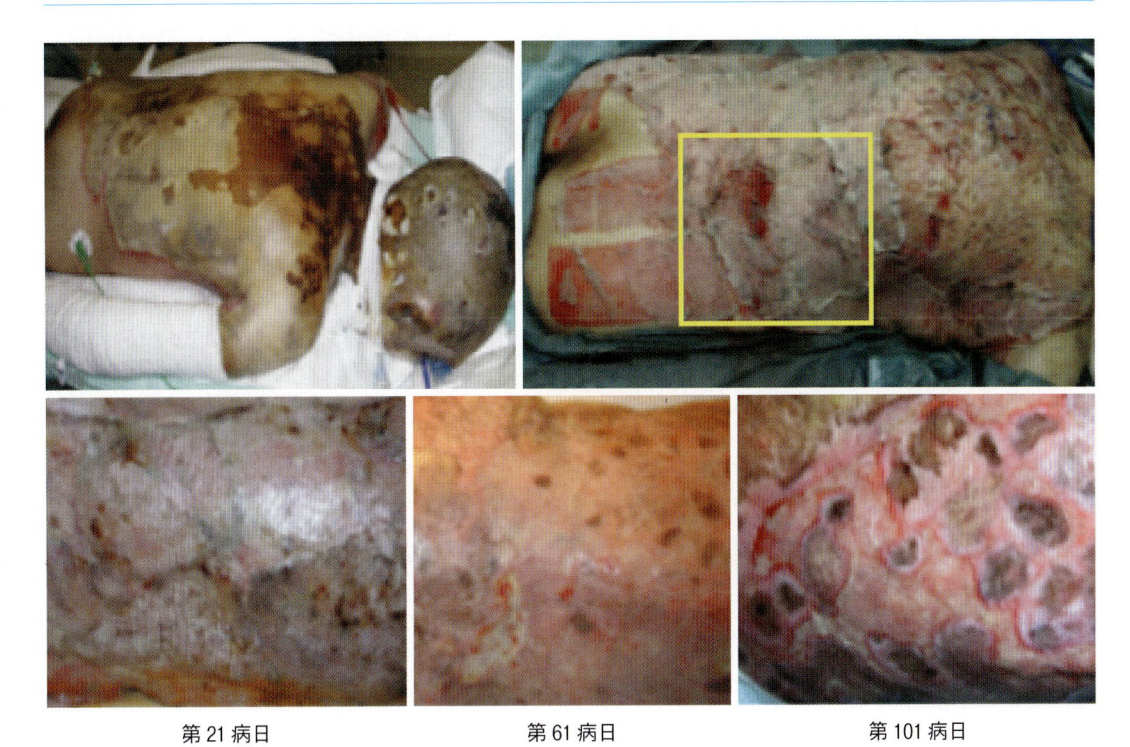

| 第 21 病日 | 第 61 病日 | 第 101 病日 |

図 10-52 高齢者広範囲Ⅲ度熱傷創への同種皮膚移植（黄色の枠内）
同種皮膚移植＋パッチグラフトの効果．

1 ドナー情報の受信から摘出の対応まで

　提供者本人が生前に臓器・組織提供の意思を示していた場合や家族から提供の申し出があった場合，病院から直接，または，日本臓器移植ネットワーク（JOT）などから日本スキンバンクネットワーク事務局へ連絡が入る．日本スキンバンクネットワークでは 24 時間対応でドナー情報を受け付けており，この連絡を受けると組織移植コーディネーターを派遣する（JSBN Co）．この組織コーディネーターは提供者（ドナー）側と移植者（レシピンエント）側を結ぶ唯一の存在であり，誠意をもってドナー家族と接し提供意思を尊重して移植医療が迅速に行われるよう努める存在である．スキンバンクネットワークには 4 名のコーディネーターが常駐しており，日本全国からのドナー情報の対応を行っている．

2 ドナー候補者の情報収集

- 性別，年齢（目安として 75 歳までとするが，皮膚の状態や健康状態によってこの限りではない）
- 原疾患，発症日
- 感染症の有無
- 意思表示カードや登録制ドナーカードの有無
- 心停止前の連絡の場合，ドナーの状態（意識レベル，血圧，心拍数，呼吸状態など）
- 心停止後の連絡の場合，死亡時刻（心停止後，採取までの時間は 6 時間が望ましいが 12 時間以内ならば提供は可能）

3 ドナー家族の状況把握

- 主治医からの組織提供についての説明の有無
- JOT からの組織提供オプション提示の有無
- 組織提供についての家族の受け入れ状況, など

4 スキンバンクドナーの適応

　特定の疾患または状態にドナーが該当する場合には, 皮膚を採取あるいは利用してはならない. また, ドナーに対する詳細な視診と触診を可能な限り行い, 診療録の確認とともに, 家族にも問診を行う必要がある. 病理解剖がある場合にはその結果をドナーの適否の参考にする. スキンバンクドナーとしての適応は以下のように定められている.

- 生前患者本人による皮膚提供の意志が明らかなもの. あるいは, 死後に家族から皮膚提供のための採皮の同意書が得られているもの.
- 年齢は 16 歳から 75 歳を一応の目安とするが, 担当医師の判断によって皮膚の状態や健康状態によりこの限りではない.
- 異状死体（外因死）の場合, 警察医ないし監察による検視が終了しているもの.
- 皮膚組織に対する適切な別に示すスクリーニング検査を終了しているもの.
- 別途示す不適応基準に該当しないもの.

5 ドナーの一次評価

　家族へのインフォームドコンセントを行う前に一次評価としてドナー候補者の状態や状況の情報を収集する.

　JOT コーディネーターとの情報の共有（心停止前の連絡の場合）, 特にコーディネーター自身が直接, 主治医への面会やカルテを閲覧し, ドナーの情報を収集する.

6 原疾患, 感染症の確認

　スキンバンクの不適応基準に基づき, 感染症の血清学的検査データの確認を行う. 提供施設で行っている感染症データおよび薬剤投与状況についてもコピーを可能な限りもらう. 理学的所見は可能な限りコーディネーター自らがドナー候補者を目で見て確認する.

　以下の疾患, ならびに状態はドナーとして不適応と考える.

- 敗血症または菌血症→高熱, 頻呼吸, 頻脈, 白血球増加, CRP 高値
- 髄膜炎または脳炎
- 原因不明の黄疸
- 活動性梅毒→TPHA＜1280, ガラス板法陽性
- Hansen 病
- 皮膚の感染, 皮膚炎→アトピー性皮膚炎など
- 肝炎→B 型肝炎（HBs 抗原陽性）, C 型肝炎（HCV 抗体陽性）
- AIDS→HIV 抗体陽性
- Creutzfeldt-Jakob 病（CJD）などの進行性中枢疾患
- その他伝染性疾患→成人 T 細胞白血病（HTLV-1 抗体陽性）など
- 悪性腫瘍

- 白血病，悪性リンパ腫などの血液腫瘍
- 薬物中毒
- 構造破壊された皮膚→褥瘡など
- 熱傷創または化学熱傷創
- 自己免疫疾患→慢性関節リウマチ，全身性エリテマトーデス（SLE），Sjögren 症候群，強皮症，特発性血小板減少性紫斑病，橋本病，Basedow 病，重症筋無力症，皮膚筋炎，多発性筋炎などこれ以外に
- 死亡原因，死亡時刻が不明なもの（ただし，CPA 症例においては主治医が病名を推定できるものに関してはこの限りではない）
- 海外渡航歴にて感染の可能性があるものも除外規定に当てはまる

上記のいずれも判断に迷う場合はメディカルディレクターにコンサルトすることとなっている．

7 海外渡航歴の確認

表 10-6 に示す．

8 既往歴の確認

- 原則として悪性腫瘍の場合は提供が不可能であるが，原発性脳腫瘍，また治療後 5 年を経過し完治したと判断された悪性腫瘍に関してはこの限りではない．

表 10-6 海外渡航歴の確認（日本組織移植学会ガイドラインより）

ウエストナイルウイルス	アフリカ，中近東，西アジア，ヨーロッパ，北アメリカなどの危険対象地域より帰国後 3 週間以内のもの					
Creutzfeldt-Jakob 病			滞在国	通算滞在歴	滞在時期
	A	①	英国，フランス	1 日以上（1996 年まで）6 カ月以上（1997 年から）	1980〜2004 年
		②	アイルランド，イタリア，オランダ，スペイン，ドイツ，ベルギー，ポルトガル	6 カ月以上	
		③	スイス	6 カ月以上	1980 年〜
	B	①	オーストリア，ギリシャ，スウェーデン，デンマーク，フィンランド，ルクセンブルク	5 年以上	1980〜2004 年
		②	アイスランド，アルバニア，アンドラ，クロアチア，サンマリノ，スロバキア，スロベニア，セルビア・モンテネグロ，チェコ，バチカン，ハンガリー，ブルガリア，ポーランド，ボスニア・ヘルツェゴビナ，マケドニア，マルタ，モナコ，ノルウェー，リヒテンシュタイン，ルーマニア	5 年以上	1980 年〜
重症急性呼吸器症候群（SARS）	10 日以内に WHO が指定している SARS 流行地域より帰国しているもの（2006 年 1 月 13 日現在，WHO が指定する流行地域はない）					

B に掲げる国の滞在歴を計算する際には，A に掲げる国の滞在歴を加算し，A②に掲げる国の滞在歴を計算する際には，A①に掲げる国の滞在歴を加算するものとする．
フランス滞在歴を有する者については，慎重に本措置を実施することとし，当分の間は本表に掲げる時期に通算 6 カ月以上の滞在歴を有する者からの提供を見合わせることとする．

10. 局所療法

- 既往歴に糖尿病があると，それだけでは禁忌ではないが，それにより敗血症などの合併症を引き起こしている可能性があるので注意する．また，皮膚の状態についてもよく確認する．

9 検視・司法解剖・行政解剖の可能性の有無

通常の検視では提供は可能である．また，行政解剖の場合は許可が得られれば提供は可能であるが，司法解剖が必要な場合，提供は不可能である．

10 ドナーの所見

可能な限り，ドナーをコーディネーター自身の目で観察し，皮膚の状態などを確認する．特に交通外傷の場合などは，外傷の位置を確認し，理学的所見を図示しておく．

G 手術室での組織採取術から保存までの対応プロセス

1 ドナーからの皮膚の提供

ドナーが心停止した後，ドナー医学的適応基準，組織提供承諾書を確認して実際に皮膚摘出を行う．無菌操作が必要なため，手術室または手術室に準じる場所での摘出が望ましく，コーディネーターはこれらの摘出場所の調整や摘出医の調整を行う．可能な限り心停止後早い段階（6時間以内）での摘出をすることが望ましく，最大でも12時間以内の摘出が求められる．また，摘出前と後に黙祷をするなど，ドナーに対する礼意を払うことを忘れてはならない．

摘出が可能な部位は，着物を着た際にみえない範囲として胸腹部・背中・臀部・大腿（前後）・上腕（前後）が妥当である．家族の希望で部位が限定される場合もある．組織採取術が始まったら，速やかに採取から死後の処置まで行う．また，多組織の摘出の場合には終了までに時間がかかるため，各チームとの連絡を緊密にし，順次時間を空けないように行う．また，腎臓提供がある場合にはJOTコーディネーターと協力し，提供施設との調整を的確に行っていく．

2 採皮手術

手術室対応コーディネーターと連携を図り，速やかに採皮手術が終了するように努める．また，礼意を損なわないように十分に配慮すること．速やかに採皮の準備を行う．

a）採皮セットを手術室内に運び込む

台車については病院により入れる区域が決まっているので，運び込む場所を確認する．事前に借りている点滴台（2台），バックテーブル（2〜3台）を設置する．

b）消毒とドレーピング（滅菌域の作成）

通常の手術と同様に，手術野を消毒後，滅菌ドレープにて清潔域を作成する．採皮部位のみが出るようにドレーピングを行う．

c）皮下注射

透析用ローターポンプを用いて，体の凹凸が均等になるよう皮下注射を行う．皮下注射量は体格により変わるため，痩せている患者では多めに皮下注入を行う．

d）採皮の方法

採皮の厚さは13/1000〜20/1000 inch（約0.3〜0.5 mm）としているが，できるだけ通常の厚さが望ましい．洗浄を行うコーディネーターが厚さをチェックし，状態を術者へ伝える．原則として，

部位ごとに末梢から採皮してもらう．ただし，体を傷つける可能性が認められる部位は，採皮をしない．

e）皮膚洗浄から一時保存

滅菌ボールを3つ用意し，作成した洗浄液を入れ，採皮した皮膚を十分に洗浄する．その後，作成した一時保存液に，部位ごとに浸潤し洗浄を行う．洗浄液は，部位が変わるごとに交換する．

f）採皮後の処置

採皮後，体から出血や浸出液がみられ，着物を汚す可能性があるため，吸水性に富んだパッド（ポラミー）を巻き，エンゼルケアを行う．また，イソジン®や血液が体に付着しているならば，10%ハイポアルコールを使い十分に拭き取る．採皮後の処置が終了したら，最後に黙祷を行い，終了後，遺体を手術室より移動する．

g）書類の記載

術者は Donor Skin Procurement Sheet，出張採皮証明書の記載を行う．ドナー退室後，採皮セットを収納し，提供施設より清掃道具を借りて床掃除，ゴミの片付けを行う．出たゴミはすべて持ち帰り，提供施設に迷惑がかからないように十分に配慮する．また，その際組織片などがないか細心の注意を払うこと．

H 凍結保存と供給プロセス（図10-53，10-54）

保存皮膚のパッキングと凍結操作も，なるべく低温に保たれた清潔な部屋（たとえばクリーンルーム内）で行う．皮膚のクオリティを保つためにも，パッケージの段階で細菌の混入や増殖をきたさないように操作する．すべてのプロセスが正しく行われ，それがメディカルディレクターにより確認されて初めて保存皮膚が供給可能となる．

1 レシピエント情報の受信

日本スキンバンクネットワーク加入施設，または未加入の広範囲熱傷を扱う施設より日本スキンバンクネットワークへ皮膚供給の依頼が入ると，レシピエント情報を取得し，皮膚出庫の可否の確認を行う．

2 供給の可否の確認

移植施設からの連絡をメディカルディレクターに確認する．不在の場合は電話で確認を行う．供給の可否については，原則として日本熱傷学会スキンバンク委員会にて作成された「日本熱傷学会スキンバンクマニュアル1999年度版」[5]に則り，重症熱傷症例（BI 10以上または深達性II度熱傷以上で15%以上の広範囲熱傷）を対象とする．スキンバンクマニュアルの基準を満たさない場合には，必ずメディカルディレクターに確認し，了承が得られた後に，同種皮膚の出庫準備に入る．適宜，移植施設へ連絡し，Recipient Information Sheet の記載事項について確認する．到着場所，到着日時，供給枚数（最大15単位）を熱傷施設に確認する．

3 供給

レシピエント情報の確認をし，皮膚の供給が可能と判断された後に，皮膚出庫準備を行う．
搬送用タンクで直接手術室へ搬送される．温水で解凍し，あとは通常の皮膚と同様に清潔操作で

10. 局所療法

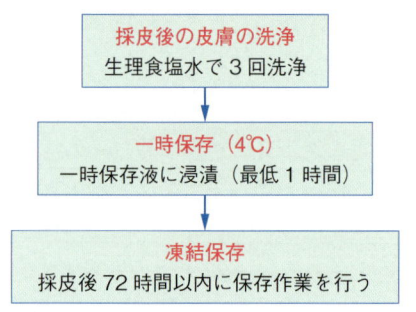

採皮後の皮膚の洗浄
生理食塩水で3回洗浄
↓
一時保存（4℃）
一時保存液に浸漬（最低1時間）
↓
凍結保存
採皮後72時間以内に保存作業を行う

凍結された皮膚の使用期限は5年と定めている

図 10-53 採皮後から凍結保存までの流れ

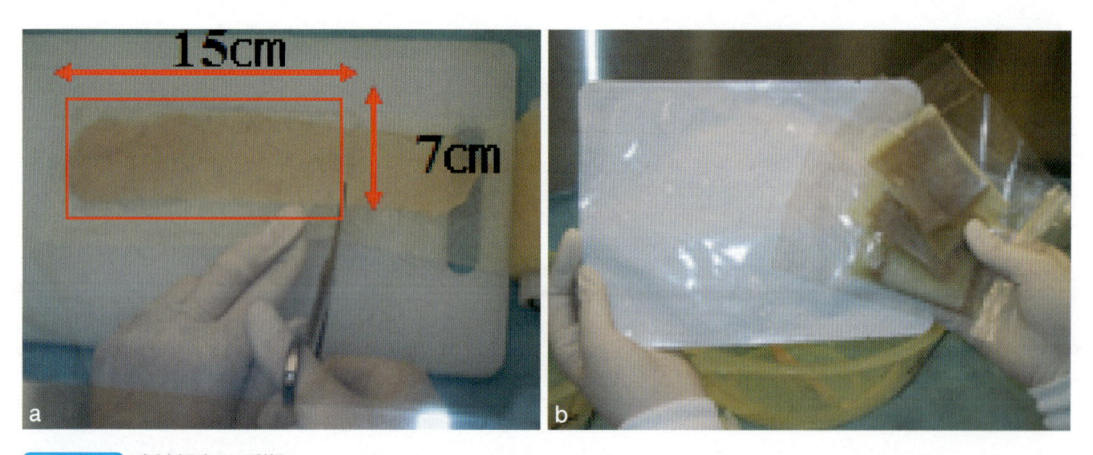

図 10-54 凍結保存の手順
a：洗浄した皮膚は，アダプティックロール上に広げ，約100 cm^{2}の大きさでカット・パッキングされる．
b：個別パックした皮膚は3～6枚を1袋とし2重パックを行う．
2重パッキング後，プログラミングフリーザーにて凍結が行われる．

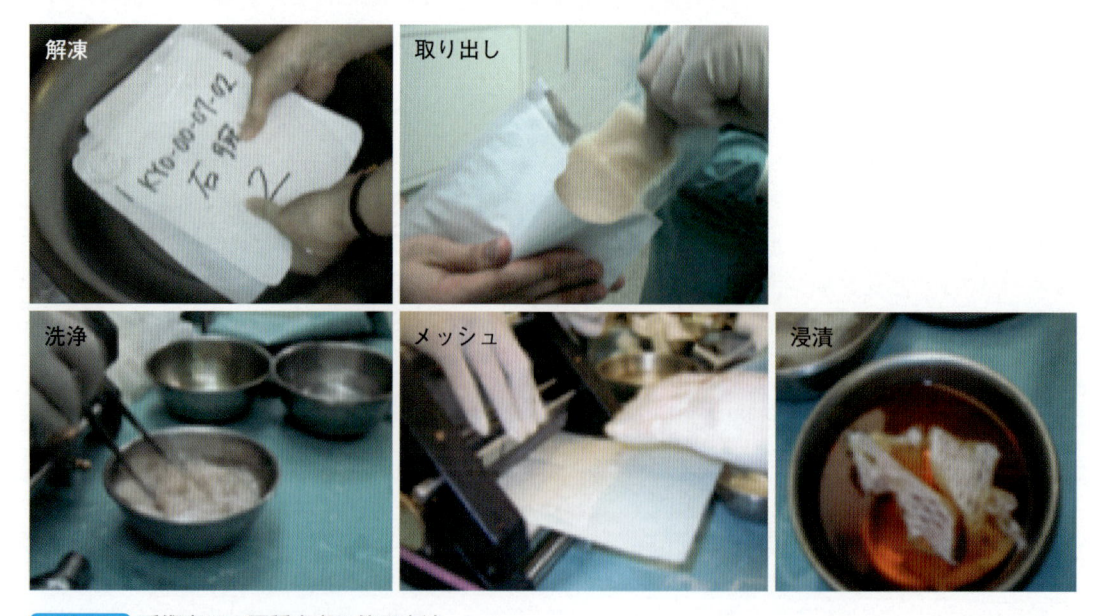

解凍　取り出し
洗浄　メッシュ　浸漬

図 10-55 手術室での同種皮膚の使用方法

使用する（図 10-55）.

I 同種皮膚移植後の結果，副作用，有害事象の確認と報告義務

　移植施設から返却された書類を確認し，問題点などがあった場合には，随時検討を行う．JSBN 事務局に必ず移植後の経過報告の連絡を行う．また，定期的に移植後の成績を確認し，長期的な結果を報告する．

1 シッピングクオリティ調査の検討
　JSBN 事務局では返却されたシッピングクオリティ調査用紙を確認し，有害事象がなかったか確認している．有害事象が記載されていたならば，内容を検討し，場合によっては移植施設へ直接問い合わせることもある．

2 Result Report の検討
　2 週間と 4 週間後，3 カ月後の移植後の報告が書かれたレポートが移植施設から返却されてくる．有害事象がないか確認し，レシピエントファイルにファイルする．

3 有害事象の報告
　植皮されたレシピエントが特殊な感染性疾患に罹患したことが確認された場合には，ネットワーク事務局にすぐに報告されなければならない．

J スキンバンクネットワークの構成とクオリティコントロール

1 スキンバンクネットワークの構成
　スキンバンクネットワークは代表者，運営委員，監事，評議委員，事務局などの組織で構成されている．しかも，クオリティコントロールはスキンバンク業務を行う上で最も重要であるため，薬剤師や検査技師などを含むクオリティコントロール委員会を設け，監視に努めている．事務局は各施設の皮膚の保存状況，使用状況（質ならびに量），供給などを把握し，スキンバンクネットワークを運営・管理する上での実務上の問題点を協議している．

2 クオリティコントロールのプログラム作成
　スキンバンクにおけるクオリティを保証するためにクオリティコントロールプログラムが存在する．①周囲の環境管理，②設備，備品の管理，③ドナー適応の判断基準，④採皮，保存，パッキングなどの作業過程の管理，⑤試薬，薬品の管理，⑥コーディネート業務の管理，⑦メディカルディレクターの責任と職員の範囲，などが含まれる．実際にはスキンバンクに携わるスタッフの技能訓練と実地試験を行っている．クオリティコントロールプログラムを終了した技術スタッフは，少なくとも毎年 1 回主なスキンバンクの業務内容，技術を審査されており（ドナーの適応，採皮，保存，パッキング，スクリーニング検査，分配，記録などの書類）．すべてのクオリティコントロールの責任は，バンクの代表またはメディカルディレクターにあるので，代表者およびメディカルディレクターはスタッフ全員にクオリティコントロールのための教育を行っている．また，このプログラム

には，同種皮膚移植時での事故やミス，苦情，不利になる結果などの対処方法，クレームへの対応なども含まれている．

K スキンバンクの将来展望

　重症熱傷患者は一部地域に限局せず，全国的に発生する可能性が高いので，国民の誰もが享受するべき治療手段であることからその需要は高い．現在日本で唯一の日本スキンバンクネットワークへの参加施設も 80 施設と全国的に広まっているのがよい例といえよう．しかし，バンクの維持には多くの問題を解決しなければならない．われわれの施設では専属のコーディネーターを 4 名設置し，皮膚提供家族とのコミュニケーションから保存プロセスなどの一連の作業を行っているが，業務が多岐にわたり慢性的な人的不足が問題となっている．また，バンクのクオリティ保持という観点から設備基準を厳しくすればするほど保存費用の高騰など財政的な問題が発生する．スキンバンクにおいても費用対効果，クオリティアシュアランスを考えた運営が必要とされている．

　スキンバンクはすでに必要とする国民のすべてに享受できる医療となっている．また本治療法をなくして他の方法では致死的なきわめて重篤な患者を救命し得る治療はない．それゆえ提供される同種皮膚のクオリティに応じた保険点数の算定が今も望まれている．2010 年に行われた同種皮膚移植術の改訂は確かにスキンバンクネットワークの運営に貢献したが，いまだ多くの寄付を集めなければ維持できない状況にある．今後，より財政的な基盤を堅固にしたバンクネットワーク構築が要求される．

■文献
1) 田中秀治, 他. 凍結保存皮膚. 救急・集中治療. 2001; 13 臨増: e109-12.
2) 田中秀治, 他. 東京スキンバンクネットワークの活動と治療成績. MEDICO. 2001; 32: 425-30.
3) Kagan RJ, et al. Human skin banking. Clin Lab Med. 2005; 25: 587-605.
4) 日本組織移植学会. ヒト組織を利用する医療行為の安全性確保・保存・使用に関するガイドライン. 2002.
5) 日本組織移植学会. ヒト組織を利用する医療行為の倫理的問題に関するガイドライン. 2002.
6) 齋藤大蔵, 他. 日本熱傷学会スキンバンクマニュアル　2007 年度版. 熱傷. 2007; 33: 299-312.

〈田中秀治，島崎修次，明石優美，岡野友貴，今野絵美〉

[10] 外来での小範囲熱傷の治療

　熱傷創を外来で治療することが可能か否かを判断する指標となるのは，創の深達度より範囲である．浅達性II度熱傷などの浅い熱傷でも体表面積（BSA）の5％を越えるような範囲であれば，全身への影響や創感染から全身的感染症への拡大を防止する意味でも入院治療が望ましい．古典的なArtzの基準ではII度熱傷15％未満（BSA）は入院を必要としない軽症と分類されているが[1]，日本においては10％を越えるII度熱傷創を持つ患者に対して入院治療を勧めない施設は稀といえよう．当然，Artzの基準でも示されているように，1〜2％程度の創でも顔面，手，足や会陰など創管理に留意が必要な部位では入院が望ましい．

　以上の点に留意して，ここでは，特殊な部位を除いて，創の大きさが5％を越えないような熱傷創について，その創の深達度別にみた外来通院で行う治療法について言及する．

A　浅達性II度熱傷創

　浅達性II度熱傷創は，創に残存する皮膚付属器内の上皮系幹細胞の働きによって，通常受傷後7〜10日で上皮化，治癒する[2]．したがって創治療の主眼は創の自然上皮化が妨げられないように創を管理することである．以下経日的な創管理の要点を述べる．

　受傷当日の処置としては，まず患部の冷却（流水洗浄，冷却したタオルで湿布など）を行い，創の深達化防止と炎症反応の抑制をはかった後，さらに炎症反応の抑制と鎮痛効果を得る目的からステロイド含有軟膏を創に塗布する．その後，創面に非固着性ガーゼを貼付し，その上を綿ガーゼで被覆する．

　受傷翌日の創管理においては水疱膜の処理が重要である．一般的に水疱膜は除去しないほうがよいといわれている．これは，水疱膜の持つ創保護効果と水疱内容液に細胞増殖因子が含有されていることから想定されている．しかし，水疱膜を除去した後に湿潤環境下で管理された熱傷創と水疱

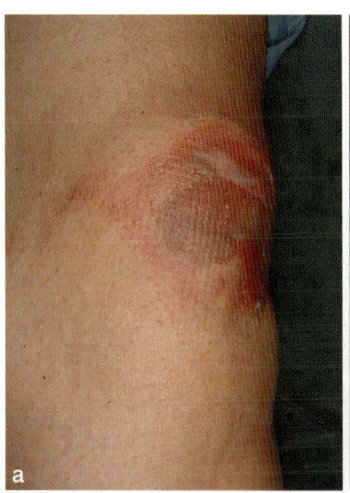

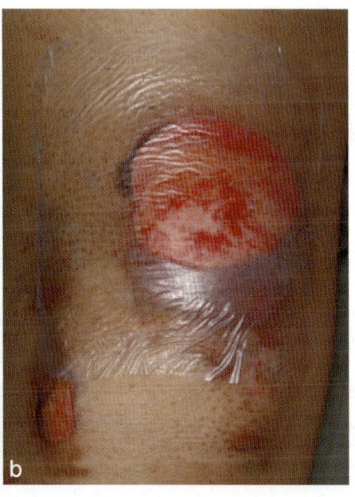

図 10-56 ポリウレタンフィルム材を用いた浅達性II度熱傷創の治療
a: 貼付前の創面，b: 貼付後の創面．創は受傷7日で上皮化治癒した．

10. 局所療法

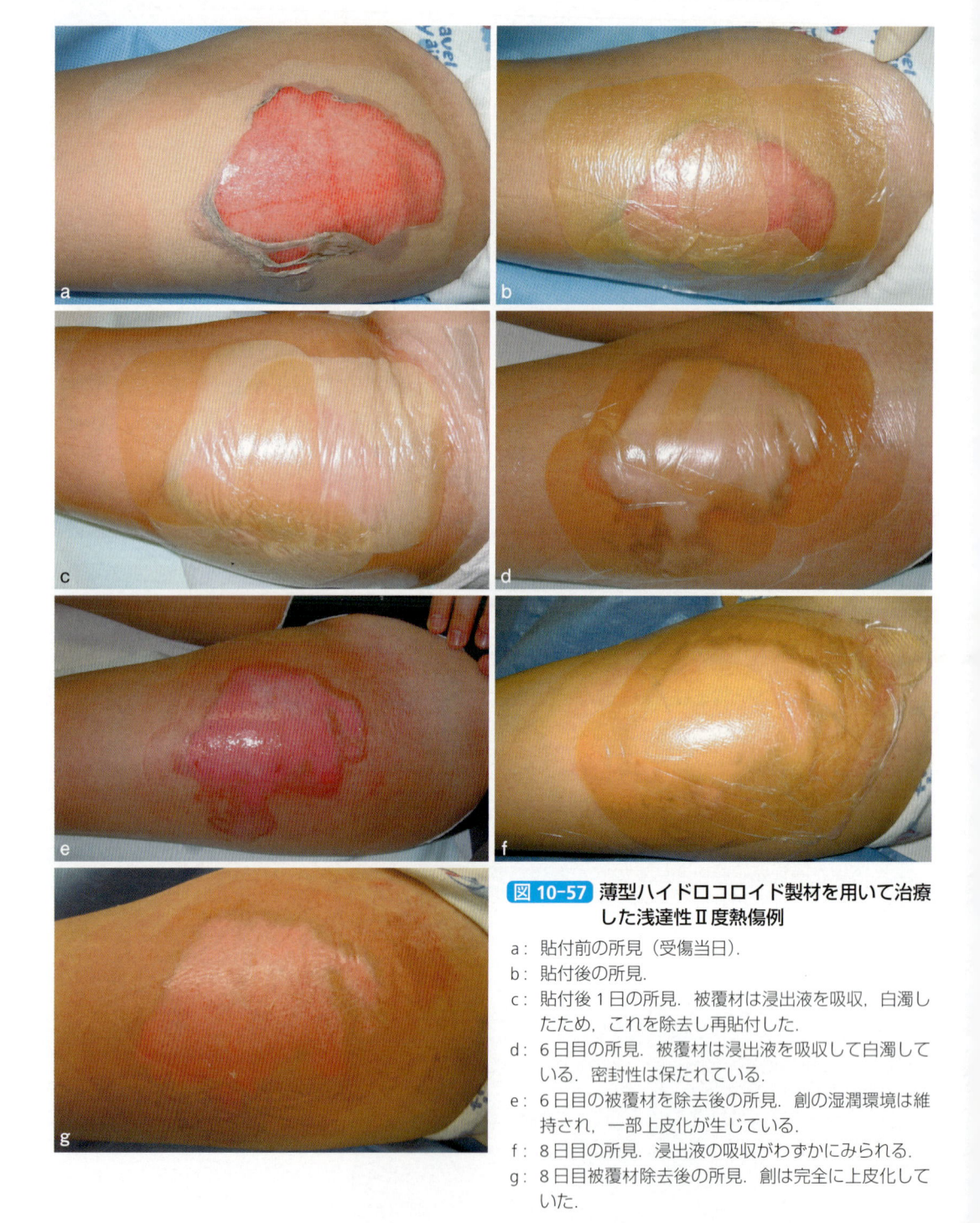

図 10-57 薄型ハイドロコロイド製材を用いて治療した浅達性Ⅱ度熱傷例

a：貼付前の所見（受傷当日）.
b：貼付後の所見.
c：貼付後1日の所見. 被覆材は浸出液を吸収, 白濁したため, これを除去し再貼付した.
d：6日目の所見. 被覆材は浸出液を吸収して白濁している. 密封性は保たれている.
e：6日目の被覆材を除去後の所見. 創の湿潤環境は維持され, 一部上皮化が生じている.
f：8日目の所見. 浸出液の吸収がわずかにみられる.
g：8日目被覆材除去後の所見. 創は完全に上皮化していた.

膜が温存された熱傷創とでその治癒期間に差はないという報告がまとめられており[3], 水疱膜の温存に固執する必要はない. 水疱膜が汚染され感染が危惧される場合は速やかに除去することが望ましい. また, 水疱内容液も注射針などを用いて速やかに排出させるべきである. 長期間内容液を貯留させることによるQOLの低下（日常動作時の不快感など）や内溶液が汚染され感染源となる危

[10] 外来での小範囲熱傷の治療

惧のほうが問題である．

　水疱液を排出させ，水疱膜を温存（もしくは除去）した創に対して行う処置の主眼は，創を湿潤環境に維持することと感染の防止である．湿潤環境を維持することで，創は外的刺激から保護され，治癒に関わる細胞の活動も円滑化する．感染の波及は創治癒を遅延させる．以上の目的から，創面を透過視できるポリウレタンフィルム製材（図10-56）や薄めのハイドロコロイドやハイドロゲル製材（図10-57）を用いて創を被覆，閉鎖し湿潤環境の維持と感染の防止をはかる被覆法が推奨される[4,5]．これは水疱膜の有無にかかわらず行える被覆法である．本法の問題点としては，浸出液の貯留である．浸出液が多いと予想される場合は，創面にアルギン酸製材[6]やハイドロファイバー製材[7]を貼付後にフィルム製材などで創を閉鎖する．この際，貼付したアルギン酸製材などがゲル化して創面に密着しているか観察しなければならない（図10-58）．これが乾燥していれば生理食塩水を添加してゲル化させ湿潤環境の維持をはからなければならない．浸出液によって融解している場合は

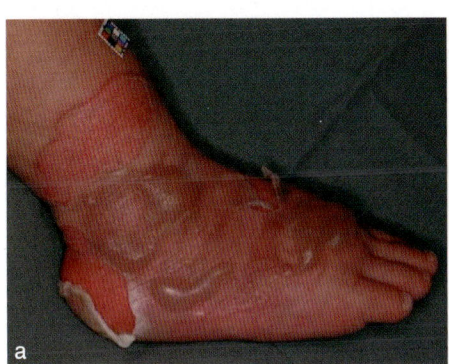

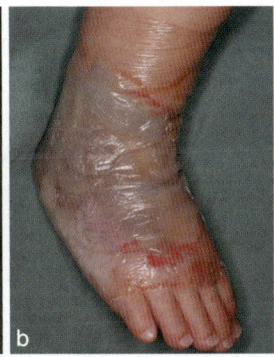

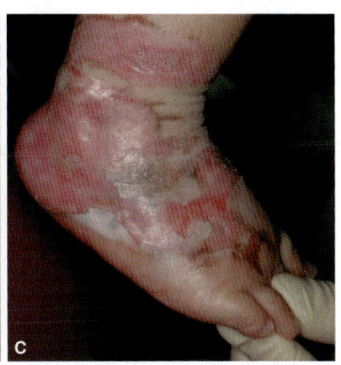

図 10-58 ハイドロファイバーを用いて治癒した浅達性Ⅱ度熱傷創
a：受傷後2日目の所見．
b：アクアセルAg®を貼付．
c：貼付後8日目の所見．創は上皮化した．

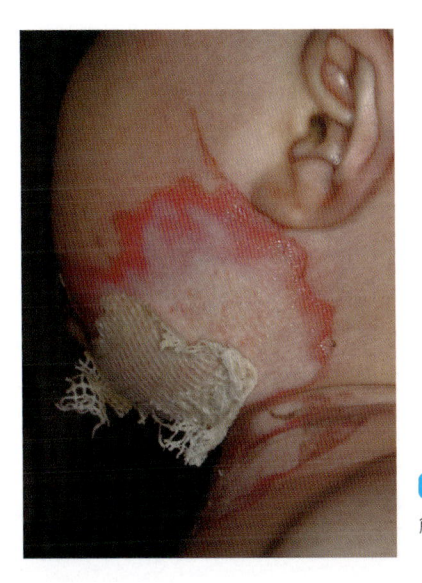

図 10-59 メッシュガーゼが創面に固着した浅達性Ⅱ度熱傷例
創面にメッシュガーゼを直接貼付してはならない．

再貼付が必要である．創面積が5% BSA 未満であれば本被覆法は適応可能である．本被覆法では，日常動作に著しい制限を受けないことやシャワーなども可能であり，QOL の点からも優れた治療法である．しかし，関節可動域を含んでいて十分な創閉鎖ができないなどの理由で本被覆法が適応できないと判断された場合は，ゲル化させたアルギン酸製材やハイドロファイバー製材を創に貼付し，綿ガーゼと弾力包帯で創閉鎖する被覆法を適応することが望ましい．創面にメッシュガーゼを貼付し抗生物質などが含有している軟膏を塗布する方法はメッシュガーゼが創面に固着し，創の上皮化を阻害する一因となる（図10-59）．推奨される創管理法ではない．

ポリウレタン製材などで創を被覆した場合，その2〜3日後に外来にて創を観察する．とくに問題なければ受傷7〜10日後に外来受診をしてもらい上皮化が完了していればドレッシング材を除去，瘙痒を除去する目的から1週間程度ステロイド含有軟膏を塗布するよう指導する．浸出液の貯留がみられる場合はドレッシング材を交換する．アルギン酸製材の併用も検討すればよい．その後，2〜3日間隔で外来受診してもらい創の観察を行う．上皮化後の処置は同様である．また，アルギン酸製材と綿ガーゼによる創管理を行った場合も，同様の管理が必要である．この場合，創の密閉ができないためシャワー浴が不可とされがちであるが，外来受診前にガーゼ類をとってシャワー浴をしてから受診するよう指導すればよい．

創の観察中感染が疑われたら，速やかに被覆材を除去し，抗生剤もしくは抗菌薬含有外用剤を創面に塗布し非固着性ガーゼと綿ガーゼで創を閉鎖する．毎日のガーゼ交換を行い，その際，創は十分洗浄することが望ましい．広域スペクトラムを有する抗生物質の全身的投与を併用することは必須である[8]．

B 深達性Ⅱ度熱傷創

深達性Ⅱ度熱傷では創内に皮膚付属器はほとんど残存しないため，創の上皮化・治癒は主に創縁の表皮細胞による．すなわち，創縁から表皮細胞が創面に伸長して創内の肉芽組織を覆い上皮化が完了する．したがって，深達性Ⅱ度熱傷における創管理の要点は，創周辺の表皮細胞が速やかに創面に伸長するような創環境を設定すること，そして伸長が始まって（上皮化が始まって）からはその表皮細胞の活動を阻害しないような創の保護である．このような創管理を行えば，小範囲の深達性Ⅱ度熱傷創は通常2〜4週間で上皮化，治癒する．以下，経日的な創管理の要点を述べる．

受傷当日の処置は浅達性Ⅱ度熱傷創の処置と同様，創の冷却，ステロイド軟膏による創の深達化防止と炎症反応の抑制である．受傷翌日の時点で，創面の退色反応の消失，pin prick で疼痛を感じない，抜毛可能など，明らかに深達性熱傷と判断されたならば，創管理は感染の防止と肉芽形成の促進が主眼となる．すなわち，抗菌外用剤（抗生剤含有軟膏も含めて）を創面に塗布し非固着性ガーゼと綿ガーゼで創を閉鎖する．入浴などの QOL を考慮してポリウレタンフィルム製材で綿ガーゼを被覆してもよい．また，深達性熱傷が疑わしいが水疱によって適切な判断ができない場合は躊躇なく水疱膜を除去し，創面を観察することが望ましい．受傷後4，5日目まで毎日創処置を行うと創面の壊死組織は融解し，肉芽組織の形成がみられるようになる．

創面から壊死組織がなくなり，肉芽組織が形成されてきたら，創管理は感染防止よりも肉芽組織の増殖と上皮化促進が主眼となる．この時点からは，創を湿潤環境に維持する被覆材の使用を開始する．前述のポリウレタンフィルム製材，ハイドロコロイド製材，アルギン酸製材，ハイドロファイバー製材などが適応となる．また，肉芽組織の増殖を促す外用剤の使用も有用である．とくに，

[10] 外来での小範囲熱傷の治療

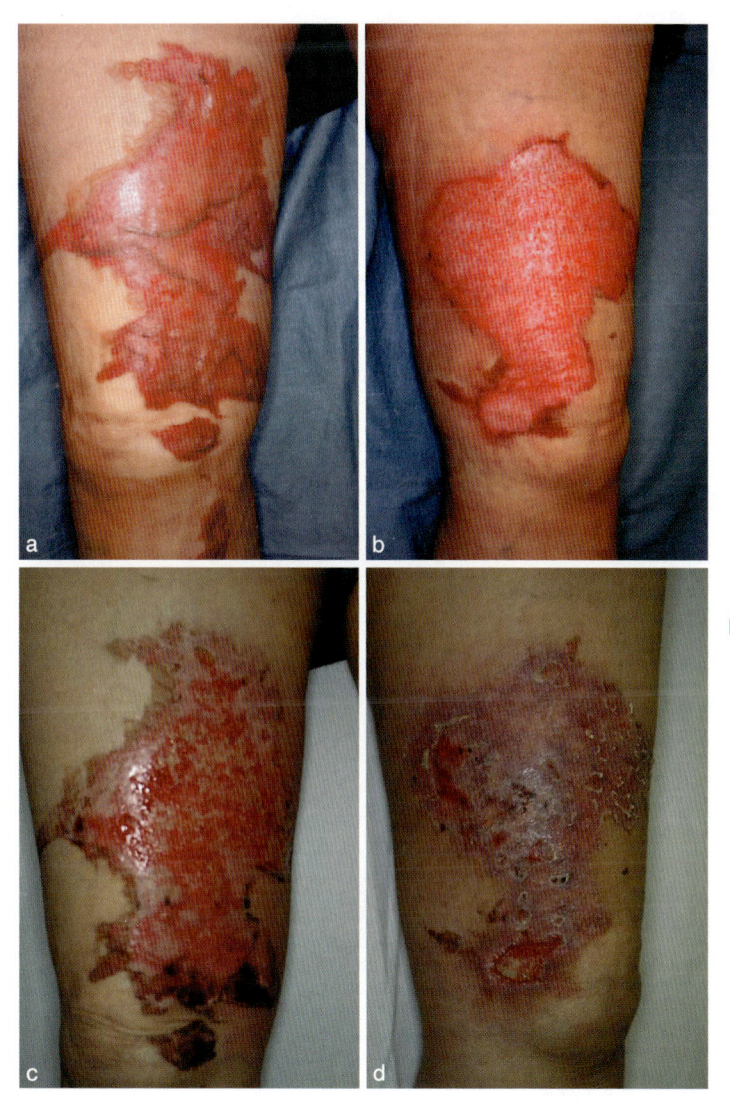

図 10-60 抗生剤含有軟膏とbFGFスプレーを用いて治療した両下肢混在（浅達性，深達性）Ⅱ度熱傷例

a，b：抗生剤含有軟膏使用創（右大腿），bFGFスプレー（左大腿）．使用前の所見を示す．右太腿のほうが水疱が温存され浅達性のような印象を受ける．

c，d：14日目の所見（c：右大腿，d：左大腿）．bFGFを使用した創が早く上皮化している．

　近年線維芽細胞増殖因子（bFGF）製剤が有用との報告[9,10]が多くみられる（図10-60，10-61）．外用剤を創に塗布もしくは噴霧し，非固着性ガーゼと綿ガーゼで創を閉鎖してもよいが，上記被覆材との併用もガーゼ交換時の再生上皮の損傷を避ける意味では有用である．被覆材のみで創管理を行う場合は2，3日間隔で創処置を行えばよい．外用剤を用いるならば毎日の処置が望ましい．可能なら自宅での処置を指導し，2，3日間隔で外来通院してもらうこともよい方法である．なお，浸出液が少なくなった肉芽創面にアルギン酸製材を貼付する場合は十分ゲル化させないと創面に固着してかえって上皮化を妨げる原因となるので注意が必要である．また，ゲル化したアルギン酸製材は数日で融解するため随時交換が必要である．他方，同様の製材であるハイドロファイバーはゲル化しても融解せず，また，その線維内に細菌を取り込む性質から抗菌効果も優れていることから肉芽創に比較的長期間貼付することが可能であり，肉芽創に使用しやすい製材といえよう[7]．

　肉芽組織が十分形成され，周囲からの上皮化がみられたら，創をこのまま保存的に治療するか，外科的に閉鎖をはかるか判断する必要がある．この判断の指標は潰瘍面積の広さである．筆者らは

10. 局所療法

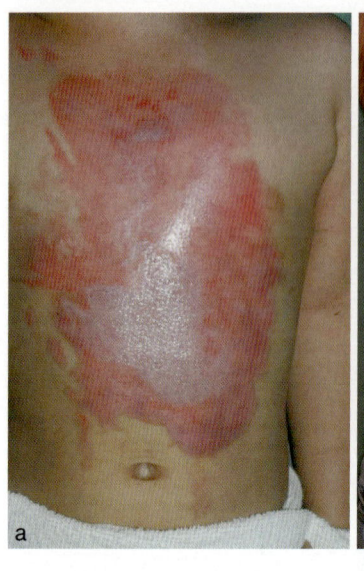

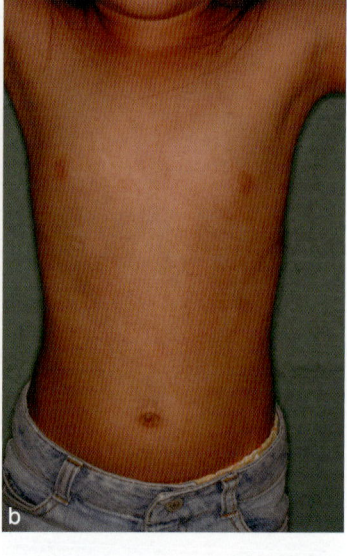

図 10-61 bFGF スプレーとハイドロジェルを用いて治療した深達性Ⅱ度熱傷例

手術が必要かもしれないということで受傷後 10 日目他医より紹介されて受診した．
a： bFGF 開始時（受傷後 10 日目）の所見．
b： 受傷後 1 年の所見．瘢痕をほとんど残さずに治癒した．

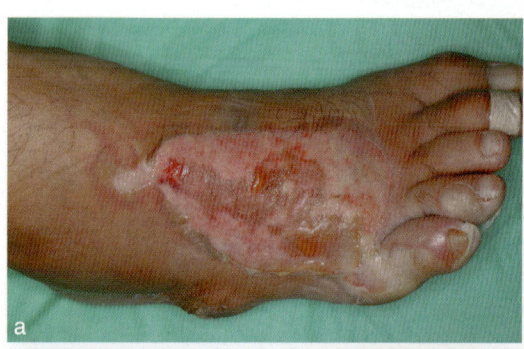

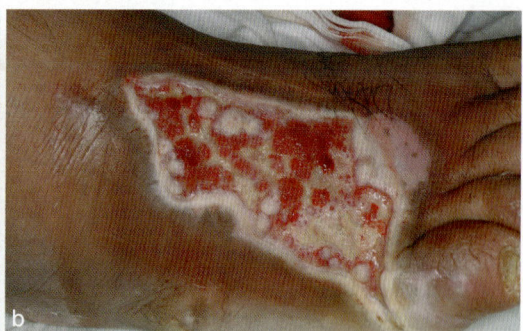

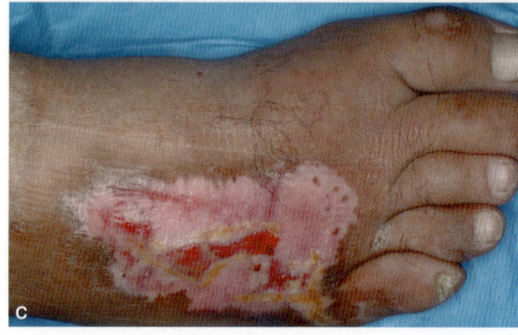

図 10-62 保存的治療を行った深達性Ⅱ度熱傷例

a： 受傷当日の所見．
b： 2 カ月の所見．患者の希望により保存的軟膏治療を行っている．創は周囲および一部の下床から上皮化が始まっている．
c： 3 カ月の所見．創はほぼ上皮化を完了した．

　BSA 1％前後が保存的か外科的かのボーダーラインと考えている．1％前後の創が保存的治療で上皮化するまでには数カ月を要することや（図 10-62）上皮化後に生じる肥厚性瘢痕による拘縮・疼痛・瘙痒などの不具合を考慮すれば，外科的な創閉鎖が優れていると考えている．

　保存的治療で治癒後，創管理の主眼は瘢痕の肥厚化防止のための後療法である．外科的治療でも，移植皮膚の硬化・拘縮防止のための後療法を行うが，基本的には両者とも治癒創の圧迫療法が主療法である．

[10] 外来での小範囲熱傷の治療

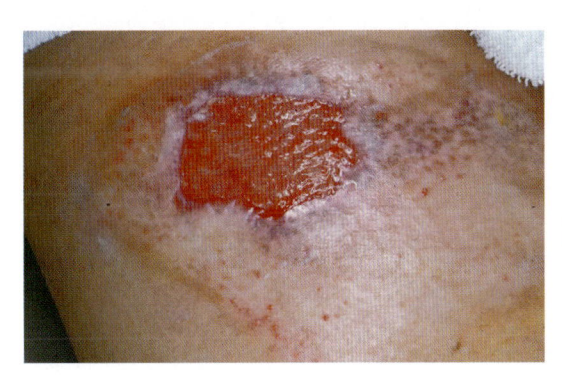

図 10-63 混在創における治癒所見（受傷後 10 日目）
周囲の浅達性Ⅱ度熱創は上皮化し，深達性Ⅱ度熱傷創には肉芽組織の形成がみられる．

C 混在創

　一般的にⅡ度熱傷創は浅達性Ⅱ度と深達性Ⅱ度が混在している場合が多い．この混在創に対しては，まず浅達性創の治癒をはかる管理を行う．すなわち，受傷当日は冷却とステロイド含有外用剤の使用．翌日は水疱の処理（内容液の排出もしくは水疱膜の除去）を行った後，被覆材を用いて創を密封，閉鎖する．受傷早期の混在創では，浅達性Ⅱ度単独の創と比較して浸出液が多いことが特徴である．したがって，使用する被覆材は浸出液の吸収効果に優れているものを選択することが望ましい．

　受傷後 7 日を過ぎると，浅達創では上皮化が進行し，深達創では壊死組織が融解して創面には肉芽組織が形成され始める（図 10-63）．この後の創管理は湿潤環境を維持する被覆材や上皮化を促進させる外用剤を使用することになるが，どの療法を選択するにしても，創面に固着して創の肉芽形成や上皮化を阻害させるような被覆材料を創面に貼付しないことである．また，感染が生じると上皮化は阻害されるので当然留意しなければならない．このような点を考慮すると，湿潤状態を維持するとともに抗菌効果を有して，創面には固着しないゲル化させたハイドロファイバーと上皮化を促進させる外用剤の併用が有用かもしれない．入浴など日常生活での QOL を重視するならば，ポリウレタンフィルム製材，ハイドロコロイド製材などを用いた創の密封療法も選択肢の 1 つとなる．これらの創処置は，適切な指導を行えば患者自身での自己処置も可能ではある．患者の理解力や判断力を考慮して自宅処置を指導するか病院で処置を行うか判断すればよい．自己処置ならば 5〜7 日間隔で外来通院，病院のみならば 2〜3 日間隔で外来通院を指導する．通常は受傷後 2〜3 週間で創は上皮化治癒する．治癒後は瘢痕の肥厚化予防を目的とした後療法を指導する．

D Ⅲ度熱傷創

　Ⅲ度熱傷では皮膚全層さらにはその下層まで壊死が生じるため，創面の壊死組織が融解して肉芽組織が形成され，上皮が完了するまでには相当な期間を要する．したがって，通常は外科的創閉鎖（植皮）の対象となることが多い．外来通院で治療するⅢ度熱傷創の大きさは，2〜3 cm 四方程度までである．

　受傷当日，創部には水疱形成はみられず，灰白色〜黒色を呈し，明らかにⅢ度熱傷と判断されたなら，創感染の予防を目的として抗菌外用剤を塗布し非固着性ガーゼと綿ガーゼで創を閉鎖する．創処置は，受傷後 5 日目までは毎日行う．この頃になると創面の壊死組織は浸軟化してくるので，

鋏刀で可及的に壊死組織を切除する．切除後は抗菌外用剤の使用を継続する．壊死組織の減少がはかられたら，自宅での創部の洗浄（シャワー浴を兼ねて）および自己処置を指導する．外来通院は3〜5日間隔にする．受傷後2週間ほど経過すると創面から肉芽組織が形成されてくる．壊死組織が残存している場合は壊死組織を融解させる外用剤を使用する．壊死組織がみられない場合は肉芽組織の増殖を目的とした外用剤や湿潤環境を維持する被覆材を使用する．すなわち，深達性Ⅱ度熱傷創の治療に準じた治療を行えばよい．

むすび

小範囲熱傷の治療に用いる外用剤と被覆材の特性と適応となる熱傷創を表10-7に示す．外来における熱傷治療においては，患者の日常生活のQOLを低下させることなく，速やかな治癒がえられるような管理が求められる．したがって，表に示す外用剤や被覆材の特性を十分理解し，創の状

表10-7　熱傷治療用外用剤，創傷被覆材の特性

SDDBはSDBとDDBの混在創を示す．

分類	薬剤	特性	適応創
抗菌外用剤	スルファジアジン銀（ゲーベンクリーム®）	抗菌効果大，壊死組織融解 創面が白濁して，観察不能	DDB，DB
	ポビドンヨード（イソジンゲル®など）	抗菌効果大，壊死組織硬化 浸出液の多い創には不可	DB
	抗生物質含有軟膏（ゲンタシン軟膏®など）	抗菌効果小，壊死組織融解 長期使用不可	SDB，DDB，SDDB，DB
創傷治癒促進剤	ブクラデシンナトリウム軟膏（アクトシン軟膏®）	末梢血管拡張，肉芽増殖作用	DDB，DB（肉芽創面）
	プロスタグランディンE₁軟膏（プロスタンディン軟膏®）	末梢血管拡張，肉芽増殖作用	DDB，DB（肉芽創面）
	トラフェルミンスプレー（フィブラストスプレー®）	肉芽増殖作用，上皮化促進	SDB，DDB，SDDB，DB（肉芽創面）
創傷被覆材	ポリウレタンフィルム（バイオクルーシブ®など）	肉芽増殖作用，上皮化促進 湿潤環境維持，密着性有 浸出液吸収せず	SDB，SDDB，DDB，DB（肉芽創面）
	ハイドロコロイド（薄型）（デュオアクティブET®など）	肉芽増殖作用，上皮化促進 湿潤環境維持，密着性有 浸出液吸収はわずか	SDB，SDDB，DDB，DB（肉芽創面）
	ハイドロジェル（ビューゲル®など）	肉芽増殖作用，上皮化促進 湿潤環境維持，密着性なし 浸出液吸収せず	SDB，SDDB，DDB，DB（肉芽創面）
	アルギン酸塩（アルゴダーム®など）	肉芽増殖作用，上皮化促進 ゲル化し湿潤環境維持，密着性なし 浸出液吸収するが融解あり 乾燥すると創に固着	SDB，SDDB，DDB，DB（肉芽創面）
	ハイドロファイバー（アクアセル®など）	肉芽増殖作用，上皮化促進 ゲル化し湿潤環境維持，密着性なし 浸出液吸収するが融解せず 抗菌効果あり 乾燥すると創に固着	SDB，DDB，SDDB，DDB，DB（肉芽創面）

態に応じた治療を選択することが望ましい．

　熱傷創を外来通院で治療する際に最も留意すべきは感染である．治療時，創が十分閉鎖され，汚染に晒される機会がないか，創面に感染の兆候がないか詳細に観察しなければならない．感染の兆候を認めても，熱傷創がそれほど広範でないからと，安易に考えてはいけない．その後，数日間放置されれば感染は増悪し，創の治癒は遷延する．また，ブドウ球菌の外毒素による toxic shock syndrome は小範囲の熱傷例でも惹起され，時に致命的ともなる[8]．常に本症を念頭において治療に従事することが望ましい．

■文献
1) Moylan JA. First aid and transportation of burned patients. In: Artz CP, et al, editors. Burns-A team approach. 1st ed. Philadelphia, London, Tront: W. B. Saunders Co; 1979. p.154-5.
2) 川上重彦，他．Ⅱ度熱傷創に対するリゾチーム軟膏の臨床効果．熱傷．1988；14：211-7.
3) Sargent RN, et al. Management of blisters in the partial-thickness burn: An integrative research review. J Burn Care Research. 2006; 1: 66-81.
4) 川上重彦，他．熱傷創および褥瘡に対するトランスペアレントフィルムドレッシング（バイオクルーシブ®）の臨床効果．基礎と臨床．1988；22：3740-6.
5) 川上重彦，他．ハイドロコロイドドレッシング（B799-TT）の各種創傷における臨床効果．基礎と臨床．1995；29：1967-79.
6) Tsukada S, et al. A clinical evaluation of AlgoDerm® in the treatment dermal ulcers, donor sites, partial thickness burns and other skin trauma. Progress in Medicine. 1994; 14: 2383-98.
7) 岸邊美幸，他．Ⅱ度熱傷創に対するカルボキシメチルセルロース（アクアセル®）の臨床効果．熱傷．2006；32：249-57.
8) Rashid A, et al. On the use of prophylactic antibiotics in prevention of toxic shock syndrome. Burns. 2005; 31: 981-5.
9) 森　雄大，他．熱傷創に対するトラフェルミン（フィブラストスプレー®）の検討．熱傷．2006；32：19-25.
10) 小室明人，他．トラフェルミン（フィブラストスプレー）を用いたⅡ度熱傷創の治療．熱傷．2009；35：13-25.

〈川上重彦，岸邊美幸〉

[11] 抗菌薬

　Ⅲ度熱傷においては厚い熱（壊）死組織が存在するため容易に創感染が発症し，熱傷面積が広い場合には敗血症から死へ至る危険性を有している．また，深達性Ⅱ度あるいは浅達性Ⅱ度熱傷においても，たとえ熱傷面積が小範囲であっても創感染を合併すると熱傷深度が増し，植皮手術が必要となったり，醜い瘢痕を残すことになる．したがって，熱傷創の治療にあたっては常に創感染に対する注意，対策を怠ってはならない．

　熱傷創感染の根本的治療は感染の原因となる熱（壊）死組織を外科的に切除する surgical debridement と自家植皮による創の被覆・閉鎖であるが，この最終ゴールに安全に到達するためには全身的抗菌化学療法とともに的確な局所的化学療法が必要となる．的確な局所化学療法を行うためにはまず，正確な感染起炎菌の同定と感受性検査が必須となる．検査結果を待つまでの間は経験的（empiric）な局所抗菌薬使用を行わなければならない．その際には，一般的に受傷後約1週間以内では黄色ブドウ球菌，表皮ブドウ球菌などが優位を占め，それ以降からは経過とともにグラム陰性桿菌（とくに緑膿菌や *Proteus*, *Klebsiella*, 大腸菌など）やさらにはメチシリン耐性ブドウ球菌（MRSA）などが多くみられるようになることを念頭におく必要がある．現在，最も問題となっている起炎菌は MRSA と（多剤耐性）緑膿菌である．

A　局所抗菌薬[1]（表10-8）

　抗菌作用を目的に使われる外用剤には各種抗生物質軟膏，スルファジアジン銀，硝酸銀，ポビドンヨードなどがある．

　これらの中で0.5％硝酸銀溶液はⅡ度熱傷には有効であるが，浸透性が弱く，深い熱傷には有効ではない[2]．また，ポビドンヨード（イソジン®，ネグミン®など）は MRSA に対する有効性から使用されることがあるが，浸出液や血漿などの有機物によりすぐ不活化してしまうという欠点があり，創面からのヨードの吸収も問題となるので20％以上の熱傷には適応とならない[3]．

　なお，MRSA に対する局所治療剤として色素剤である gentian violet（Pyoktanin blue）（ピオクタニン）[4]の有効性が報告されているが，吸収毒性の問題から広範囲熱傷では使用できない．

　また，MRSA の院内感染予防専用の鼻腔用軟膏としてムピロシン（MUP）（バクトロバン®鼻腔用軟膏）があるが，耐性化が早いのであくまでも本来の目的に限定して使用すべきである．

　ニューキノロン系抗菌薬であるナジフロキサシン（NDFX）（アクアチム®クリーム）やリンコマイシン系抗生物質であるクリンダマイシン（CLDM）（ダラシンT®ゲル）は耐性化が早く，あくまでも本来の適応疾患である尋常性痤瘡や毛包炎に限って使用すべきである．

表 10-8 外用抗菌薬一覧

分類	略号	薬剤一般名	商品名	備考
アミノグリコシド系 (AGs)	KM GM	カナマイシン ゲンタマイシン	カナマイシン®軟膏 ゲンタシン®軟膏 ゲンタシン®クリーム リンデロン VG®軟膏 リンデロン VG®クリーム	（エルタシン®，ゲルナート®） 副腎皮質ホルモン配合（デキサンG®，ベトノバール G®，デビオン VG®，ルリクール VG®他） 副腎皮質ホルモン配合（デルモゾール G®，ベトノバール G®）
	FRM	フラジオマイシン	ソフラチュール® バラマイシン®軟膏	貼付剤 バシトラシンとの複方
マクロライド系 (MLs)	EM	エリスロマイシン	エリスロシン®軟膏	
リンコマイシン系 (LCMs)	CLDM	クリンダマイシン	ダラシン T®ゲル	痤瘡のみ適応
テトラサイクリン系 (TCs)	TC OTC	テトラサイクリン オキシテトラサイクリン	アクロマイシン®軟膏 テラマイシン®軟膏 テラ・コートリル®軟膏	ポリミキシン B との複方 副腎皮質ホルモン配合
クロラムフェニコール系 (CPs)	CP	クロラムフェニコール	クロロマイセチン®軟膏 クロマイ-P®軟膏	フラジオマイシンとの複方，副腎皮質ホルモン配合
ニューキノロン系 (QLs)	NDFX	ナジフロキサシン	アクアチム®クリーム・軟膏	痤瘡，毛包炎のみ適応
ポリペプチド系 (PLs)	CL PL-B BC	コリスチン ポリミキシン B バシトラシン グラミシジン	コリマイフォーム® テラマイシン®軟膏 バラマイシン®軟膏 ケナコルト AG®クリーム	フラジオマイシンとの複方 オキシテトラサイクリンとの複方 フラジオマイシンとの複方 フラジオマイシンとの複方，副腎皮質ホルモン配合
その他の抗生物質	FA MUP	フシジン酸 ムピロシン	フシジンレオ®軟膏 バクトロバン®	 鼻腔用 MRSA 除菌専用
サルファ剤		スルファジアジン	ゲーベン®クリーム	スルファジアジン銀

B 局所抗菌薬の抗菌スペクトルと抗菌力[5]

1 フラジオマイシン（ネオマイシン）(FRM)〔ソフラチュール®（6000 µg/g 含有），バラマイシン®軟膏（2000 µg/g 含有）〕（表 10-9）

　フラジオマイシンは主にグラム陰性菌を有効菌種とするアミノグリコシド系の抗生物質であるが，*Serratia* に抗菌力を示す以外，強い抗菌力はない．なお，本剤（バラマイシン®軟膏）の大量・長期間の使用により副作用として難聴が現れることがあるので注意が必要である[6]．

2 バシトラシン (BC)〔バラマイシン®軟膏（3500 µg/g 含有）〕（表 10-10）

　バシトラシンはグラム陽性球菌に抗菌力を有するポリペプチド系抗生物質であるが，グラム陰性菌はもとより，MRSA に対しても抗菌力は期待できない．フラジオマイシン（グラム陰性菌に有効）とバシトラシン（グラム陽性菌に有効）の合剤であるバラマイシン®軟膏は白色ワセリンを基剤とした油脂性軟膏であるが，基剤が優れており，刺激性が非常に少ないため広く使用されている．しか

10. 局所療法

表 10-9 FRM（フラジオマイシン）の抗菌力

	n	\\ MIC (μg/mL) \\ 0.05	0.1	0.2	0.39	0.78	1.56	3.13	6.25	12.5	25	50	100	＞100
P. aeruginosa	104							1 (1	18 18	11 29	11 39	24 62.5	11 73	28 100%)
Serratia	11					4	7							
Morganella	9												1	2	6
MRSA	16				1		1	3		4	7			
S. epidermidis	11		2	1					2		3		1	2
Enterococcus	13									1		1	5	6

（ ）は累積%

表 10-10 BC（バシトラシン）の抗菌力

	n	MIC (μg/mL) 0.05	0.1	0.2	0.39	0.78	1.56	3.13	6.25	12.5	25	50	100	＞100
P. aeruginosa	104													104
Serratia	11													11
Morganella	9													9
MRSA	16											2	1	13
S. epidermidis	11						1			1	2	3	2	2
Enterococcus	13											4	2	7

表 10-11 TC（テトラサイクリン）の抗菌力

	n	MIC (μg/mL) 0.05	0.1	0.2	0.39	0.78	1.56	3.13	6.25	12.5	25	50	100	＞100
P. aeruginosa	104									2 (2	21 22	24 45	53 96	4 100%)
Serratia	11								2	8	1			
Morganella	9												1	8
MRSA	16		3	8	2		1			1			1	
S. epidermidis	11		2	4	1		3			1				
Enterococcus	13				1	1					7	2	2	

（ ）は累積%

し抗菌薬としての大きな効果は期待できない．また，フラジオマイシンの項で述べたようにバラマイシン®軟膏で難聴をきたすことがあるので長期間連用しないように注意しなければならない[6]．

3 テトラサイクリン（TC）〔アクロマイシン®軟膏．テラマイシン®軟膏（オキシテトラサイクリンとポリミキシンBとの複方）〕（表 10-11）

テトラサイクリンは耐性菌増加のため全身的にはほとんど使用されないが，一部のMRSAに感

[11] 抗菌薬

表 10-12 CP（クロラムフェニコール）の抗菌力

	n	0.05	0.1	0.2	0.39	0.78	1.56	3.13	6.25	12.5	25	50	100	>100
							MIC（μg/mL）							
P. aeruginosa	104											2 (2	16 17	86 100%)
Serratia	11								2	9				
Morganella	9							2	1	3	3			
MRSA	16							4	11	1				
S. epidermidis	11			1	1	1	7					1		
Enterococcus	13							2	11					

（　）は累積%

表 10-13 PL-B（ポリミキシン）の抗菌力

	n	0.05	0.1	0.2	0.39	0.78	1.56	3.13	6.25	12.5	25	50	100	>100
							MIC（μg/mL）							
P. aeruginosa	104						75 (72	28 99		1 100%)				
Serratia	11													11
Morganella	9										3	1		5
MRSA	(16)													(−)16
S. epidermidis	(11)													(#) 5 (−) 6
Enterococcus	(13)													(−)13

（　）は累積%

受性の株が存在するので，細菌学的検査の際に感受性の有無を調べる価値がある．

4 クロラムフェニコール（CP）〔クロロマイセチン®軟膏〕（表 10-12）

クロラムフェニコールもテトラサイクリンと同様，全身的にはほとんど使用されないが，一部のMRSA や *Morganella*, *Enterococcus*（腸球菌）に抗菌力を有しており，局所的に使用できる可能性があることを考慮し，細菌学的検査の際に感受性検査をしておくとよい．

5 ポリミキシン B（PL-B）〔テラマイシン®軟膏（PL-B とオキシテトラサイクリンとの複方）〕
（表 10-13）

ポリミキシン B は *Proteus* 以外のグラム陰性菌に強い抗菌力を有するポリペプチド系抗生物質であるが，非常に毒性が強いため全身的にはほとんど使用されない．しかし，緑膿菌に優れた抗菌力を有し，他系統の薬剤とは交叉耐性を示さないので局所抗菌薬として他剤に耐性の緑膿菌に有用である．ただし，グラム陽性菌にはまったく抗菌力がないので first choice として使用するべきではなく，スルファジアジン銀やゲンタマイシンでコントロールできない緑膿菌感染をターゲットとして使用するのがよい．

10. 局所療法

表 10-14 GM（ゲンタマイシン）の抗菌力

	n	\multicolumn{12}{c}{MIC（µg/mL）}
		0.05	0.1	0.2	0.39	0.78	1.56	3.13	6.25	12.5	25	50	100	>100
P. aeruginosa	104					3 (3	20 22	19 40	31 70	11 81	14 94	1 95	1 96	4 100%)
Serratia	11				1	10								
Morganella	9			2	1	1		2	1		2			
MRSA	16	3		4			1		1	5	1	1		
S. epidermidis	11	2	1								5	2	1	
Enterococcus	13								3	1				9

（ ）は累積%

表 10-15 FA（フシジン酸）の抗菌力

	n	\multicolumn{12}{c}{MIC（µg/mL）}
		0.05	0.1	0.2	0.39	0.78	1.56	3.13	6.25	12.5	25	50	100	>100
P. aeruginosa	(104)													(−)104
Serratia	(9)													(−)9
Morganella														
MRSA	16	15	1											
S. epidermidis	11	7						2	2					
Enterococcus	13						8	3		2				

6 ゲンタマイシン（GM）〔ゲンタシン®軟膏・クリーム（1000 µg/g 含有），エルタシン®軟膏，ゲルナート®軟膏など〕（表 10-14）

　ゲンタマイシンはアミノグリコシド系の抗生物質で，全身的投与の頻度はかなり低下しているが，軟膏としては比較的安易に使用される傾向にある．しかし，MRSA には耐性株が多いものの，いまだに緑膿菌には抗菌力を維持しているので乱用は避けるべきである．トブラマイシン，シソマイシンなどの比較的新しいアミノグリコシド系抗生物質にも交叉耐性がみられるので，これらの薬剤に対する耐性菌の増加を防ぐためにも GM の局所投与には慎重であるべきである[7,8]．あくまでも細菌学的検査で感受性が確認されている場合にのみ本剤を用いるべきである．

7 フシジン酸（FA）〔フシジンレオ®軟膏（20000 µg/g 含有）〕（表 10-15）

　フシジン酸はブドウ球菌に抗菌力を有する抗生物質で，MRSA に強い抗菌力を有する．しかし，グラム陰性菌にはまったく抗菌力がない．ただ，FA は耐性出現の早い薬剤として知られており，本邦でも FA 耐性黄色ブドウ球菌の急増を指摘した報告がみられる[9,10]．この報告者は FA 耐性菌増加防止対策として GM 軟膏との併用を勧めているが，われわれは FA 軟膏とバラマイシン®軟膏との併用を基本とし，感受性検査の結果に基づき，症例に応じて GM 軟膏あるいはテラマイシン®軟膏との併用を考慮するようにしている．

表10-16 AgSD（スルファジアジン銀）の抗菌力

| | n | \multicolumn{12}{c}{MIC (μg/mL)} |
		0.05	0.1	0.2	0.39	0.78	1.56	3.13	6.25	12.5	25	50	100	＞100
P. aeruginosa	104								2 (2	35 36	25 60	22 81	11 91	9 100%)
Serratia	11								1	8	1		1	
Morganella	9										7	2		
MRSA	16									4	3	7	2	
S. epidermidis	11									1	4	4	2	
Enterococcus	13									1		8	2	

( ) は累積%

8 スルファジアジン銀（AgSD）〔ゲーベン®クリーム（10000μg/g 含有）〕（表10-16）

スルファジアジン銀は緑膿菌に優れた抗菌力を有し，熱傷治療には欠くことのできない薬剤である．また，MRSA にも抗菌力を有し耐性化の傾向も少ないので[11]，副作用である白血球減少症に注意して使用するとよい．ただ，乳剤性軟膏（クリーム）であるので潰瘍面の保護作用は劣っており，浅Ⅱ度熱傷には使用しない方がよい．

C 局所抗菌薬の使い方[12]

各薬剤が前述したような特徴ある抗菌スペクトルと抗菌力をもっていることを理解しておくことが必要である．

① 浅達性Ⅱ度熱傷では，汚染された熱傷でないかぎり，局所的化学療法を必要としない．局所抗菌薬を使用する場合には油脂性基剤のバラマイシン®軟膏が適している．GM 軟膏や PL-B 軟膏は最初から使用する必要もないし，むしろ耐性菌誘導の面から使用しない方がよい．

② 深達性Ⅱ度熱傷では感染の機会が多く，いったん感染を起こすとⅢ度に移行してしまうため，局所抗菌薬を使用する．この場合の外用剤は創面保護の上から油脂性基剤のバラマイシン®軟膏やフシジンレオ®軟膏などが適している．治療経過中には創の細菌学的検査を行い，分離細菌と感受性検査の結果に応じて局所抗菌薬を選択していくことが重要である．

③ Ⅲ度熱傷では厚い熱死組織が存在し，創感染が非常に大きな問題となるので熱（壊）死組織の除去とともにゲーベン®クリームなどの乳剤性基剤の抗菌薬を使用する．油脂性基剤の軟膏は浸透性が弱いが，FA, GM, PL-B などの抗菌力が強い抗生物質軟膏はデブリードマン（debridement）後の潰瘍に感受性のあるものを 1〜2 週間など期間を限って使用するのが適切な使い方である．

④ なお，創感染に対して使用する薬剤は耐性獲得の点から全身投与で用いられる薬剤ではないことを原則とすべきである．同じ理由から創面の洗浄などにアミノグリシドを用いることは避けるべきであり，MRSA に対して安易にアルベカシン（ハベカシン®）やバンコマイシンを局所投与することは厳に避けなければならない[13,14]．

10. 局所療法

■**文献**
1) 八木澤守正．抗菌薬一覧．In: 日本感染症学会/日本化学療法学会，編．抗菌薬使用の手引き．東京：協和企画；2001．p.183-93．
2) 相川直樹，他．硝酸銀療法．熱傷．1981；7：38-42．
3) Pietsch J, et al. Complications of povidone-iodine absorption in topically treated burn patients. Lancet. 1976; 1: 280-2.
4) 田口桜子，他．Methicillin-resistant *Staphylococcus aureus* 感染局所治療剤としての各種色素剤の抗菌効果に関する検討．Chemotherapy．1993；41：935-40．
5) 吉田哲憲．熱傷における局所療法剤について．熱傷．1996；22：267-86．
6) 三浦良雄，他．熱傷治療経過中に難聴をきたした2症例．形成外科．1985；28：205-11．
7) 吉田哲憲．熱傷感染症．In: 品川長夫，他，編．外科感染症治療指針．大阪：医薬ジャーナル社；1991．p.120-9．
8) 相川直樹．熱傷治療における抗菌薬の選択．熱傷．1991；17：1-9．
9) 神崎寛子，他．フシジン酸耐性黄色ブドウ球菌の急増．日皮会誌．1989；99：507-10．
10) 本間賢一，他．局所療法における抗菌薬の功罪―フシジンレオ軟膏使用による分離菌の変化―．熱傷．2002；28：255-6．
11) 吉田哲憲，他．形成外科領域における皮膚潰瘍面MRSA感染に対するSilver Sulfadiazine（AgSD：ゲーベンクリーム）の臨床効果についての検討．Jpn J Antibiot．1997；50：39-44．
12) 吉田哲憲．熱傷治療マニュアル抗菌剤．救急医学．2003；27：85-7．
13) Stone HH, et al. The evolution and spread of gentamicin-resistant pseudomonads. J Trauma. 1971; 11: 586-9.
14) Overturf GD, et al. Emergence of resistance to amikacin during treatment of burn wounds. Surgery. 1976; 79: 224-8.

〈吉田哲憲〉

［12］熱傷後肥厚性瘢痕予防と治療

A　熱傷後肥厚性瘢痕の概念

　ある程度の深さ以上の熱傷創の治癒過程では瘢痕化が起こる．瘢痕は多くの場合一時的に肥厚化する．すなわち発赤を帯び硬く肥厚を伴う．通常3ないし6カ月後が最盛期であり，その後徐々に沈静化して白色の成熟瘢痕になるが，その時期を超えても一向に成熟化しないものを肥厚性瘢痕とよぶ．まれに元来の瘢痕の範囲を超えて肥厚性瘢痕が腫瘍状に増殖することがあり，そのようなものは臨床上ケロイドと分類しても差しつかえない．

　ケロイドと肥厚性瘢痕は類似するが，ケロイドは痤瘡や虫刺され後の治癒の遅延が原因で，腫瘍状に増殖し，通常の瘢痕なら鎮静化する時期（通常6カ月から1年）を超えても消退せず，時に有茎のきのこ状となったり周囲に遊走して拡大する傾向がある．自覚症状も一般的に肥厚性瘢痕より強く，瘙痒感や疼痛が持続することが多い．しかし，ケロイドと肥厚性瘢痕の境界は必ずしも明確でなく，前述のように熱傷後瘢痕でもケロイド様の病態を呈することもある[1,2]．

B　熱傷後肥厚性瘢痕の成因

1 熱傷深度

　深達性Ⅱ度熱傷以上の熱傷創の治癒過程では瘢痕化が生じ一時的に肥厚化する．通常3ないし6カ月後が最盛期であり，その過程とその時期を越えても一向に成熟化しないものを肥厚性瘢痕とよぶ．

2 治癒の遷延・潰瘍化

　元々の創が浅くても感染を生じ創傷治癒に時間がかかった場合や，治癒過程でガーゼなどの密着による表皮の剥脱が繰り返したりすれば肥厚性瘢痕となることもある．

3 瘢痕拘縮

　手足を含む四肢関節部，体幹や多方向に運動性を有する部位，たとえば下口唇から頸部などに深達性Ⅱ度以上の熱傷を受ければ，瘢痕拘縮をきたし瘢痕が肥厚化する場合が多い．

4 好発部位

　運動障害は伴わない程度の瘢痕でも常時緊張がかかるような部位では肥厚性瘢痕になりやすい．すなわち，四肢や胸部などの緊張がかかる部位や男性の口唇周囲，陰毛部などの毛包の豊富な部位では毛囊炎などの発生によって瘢痕の肥厚化が生じやすい．あるいは広範囲な肥厚性瘢痕では瘢痕自体の緊張によって肥厚性瘢痕が消退しにくい場合が多い．

5 ケロイド体質

またケロイド体質など体質的素因が関与する場合は瘢痕が年余におよび消退せず肥厚性瘢痕を呈する場合がある．ケロイド体質は白色人種より有色人種に頻度が高いとされており，家族内発生もみられることから，何らかの遺伝的素因も原因とされているがいまだ解明されていない．

C 熱傷後肥厚性瘢痕の予防

肥厚性瘢痕の予防には以下の方法の単独もしくは組み合わせが有効とされる．

1 早期植皮

肥厚性瘢痕の予防の第一は熱傷創の治癒を遷延させないことである．そのためには深達性Ⅱ度熱傷以上の深い熱傷創に対する早期の植皮が有効である．しかし，実際には創が深ければすべて植皮を施すことはせず，たとえ肥厚性瘢痕になっても，後述する種々の治療によって成熟瘢痕となることが多いので，拘縮をきたす可能性のある部位や露出部など以外では，早期の植皮を施行する必要は必ずしもない．

2 感染防御

熱傷創が感染を併発すれば創はより深くなる．そのため，瘢痕治癒しても瘢痕がより肥厚化する傾向にある．したがって，創感染を防御することは，肥厚性瘢痕の予防になる．

3 瘢痕拘縮の分断・植皮

瘢痕が関節部や顔面頸部にできると運動方向の緊張が常にかかるため，瘢痕が縮もうとして瘢痕拘縮になりやすい．この場合，瘢痕は肥厚化しやすい．このような場合，瘢痕をできるだけ切除して拘縮を解除し，かつ植皮や皮弁移植を行うと拘縮解除がされる．しかし，部位や瘢痕の形状によっては瘢痕をすべて切除する必要はなく，拘縮の最も強く起こっている部位に，拘縮の方向と垂直な切開を行うことで，拘縮は解除される．そしてできた皮膚欠損部に植皮などを施せばよい．このように拘縮が解除あるいは軽減された両端の肥厚性瘢痕は徐々に平坦化し成熟瘢痕になる．この手法を拘縮が生じるより早く，瘢痕形成後早期に行えば肥厚性瘢痕や瘢痕拘縮の予防となる．

4 圧迫療法

肥厚性瘢痕の予防や治療にスポンジ，サポーター，compressive garments，sprint あるいは包帯による圧迫療法が有効なことは広く知られている（図10-64）．予防措置としては，瘢痕が形成された時から圧迫療法を開始したほうがよい．期間は最短でも半年，場合によってはそれ以上，ただし小児の場合は長期間の圧迫包帯や装具装着などが成長障害を引き起こすおそれがあるので注意を要する．

5 外用剤塗布療法

特効薬があるわけではないが，ステロイド含有軟膏やヘパリン類似物質外用剤の塗布が肥厚性瘢痕の予防に効果があるとされている．ステロイド含有テープの貼付も若干の圧迫効果が加わりより有効といえる．

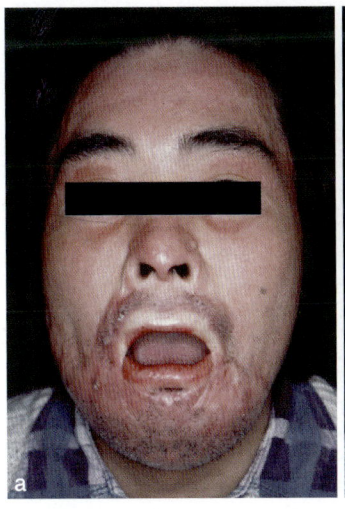

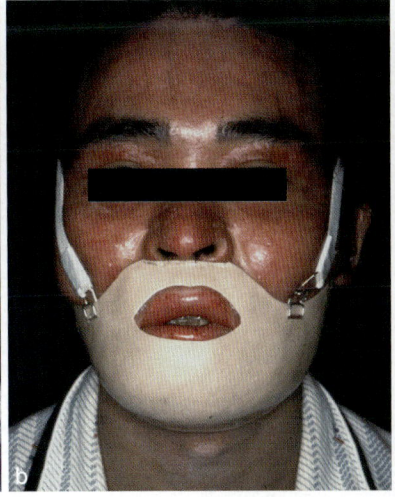

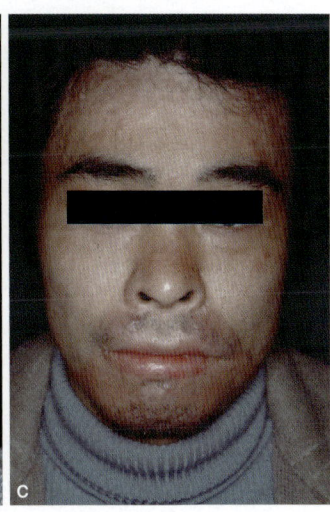

図 10-64 26歳男性，火炎熱傷後の口囲の熱傷後肥厚性瘢痕症例
a：初診時．
b：圧迫装具の装着を6カ月間施行した．
c：肥厚性瘢痕は沈静化した．

6 内服療法

トラニラスト製剤の内服が一般的に行われているが，症状の軽減に寄与こそすれ肥厚性瘢痕の消失までは望めないようである[3]．

D 肥厚性瘢痕の治療

予防法と同様に以下の方法の単独もしくは組み合わせを行う．

1 熱傷後肥厚性瘢痕の保存的治療

いったん肥厚性瘢痕と診断したら，その治療は予防に準ずる．すなわち，

a）圧迫療法
一般的にはスポンジとサポーターなどによる圧迫が行われる．

b）ステロイド剤・ヘパリン類似物質の外用
範囲が限られていればステロイド含有テープの貼付を勧めるが，活動性の低い夜間ははずして外用剤の塗布をさせる方が接触皮膚炎の回避にもよい．

c）被覆材貼布
シリコンなどによる肥厚性瘢痕の被覆を数カ月続けると瘢痕の成熟化・平坦化が早く得られるとされる（図10-65）．

d）注射療法
トリアムシノロンなどのステロイド剤を直接注入する．ステロイド軟膏などの塗布よりはるかに有効だが，注射の痛みを考慮すれば難治性のケロイド以外では勧められない．また，中止すると再発することが多い．その他外国では5FUの局所注射も試みられているが一般的ではない．

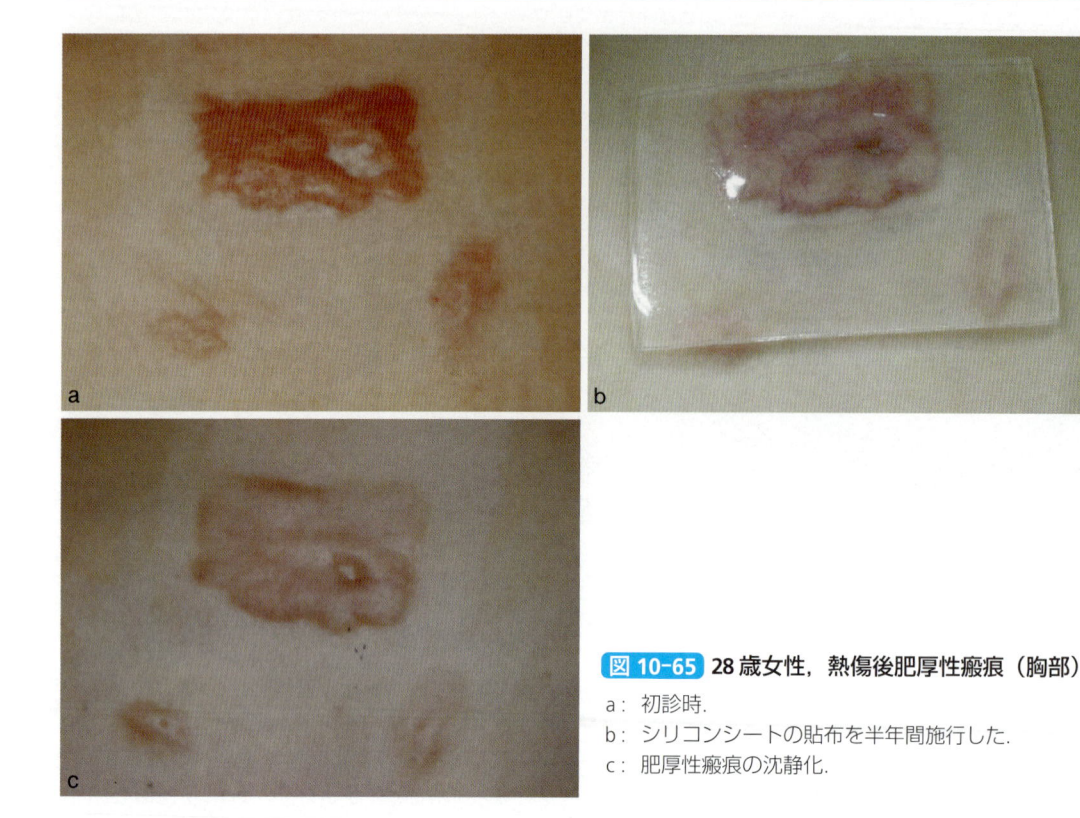

図 10-65 28歳女性，熱傷後肥厚性瘢痕（胸部）
a：初診時．
b：シリコンシートの貼布を半年間施行した．
c：肥厚性瘢痕の沈静化．

e）光線療法

　レーザーなどの光線により血管を焼灼する方法も熱傷後肥厚性瘢痕の治療に効果があるとされる．また，複雑な面状瘢痕に対して多数の小孔を穿つフラクショナルレーザーの効果も認められつつあるが，効果には個人差があり保険適用もないので，治療に当たっては適応の選別を慎重に行い，かつ十分なインフォームドコンセントを行う必要がある[4]．

2 熱傷後肥厚性瘢痕の外科的治療

a）単純切除縫縮

　肥厚性瘢痕の全摘出後に縫合面に対する張力を最小限にする目的で三層縫合（バイクリル™などによる皮下縫合，PDS™などによる真皮縫合，ナイロン糸などによる表皮縫合）を行っている．最近ではできるだけ愛護的に皮膚を扱う目的で表皮縫合を running suture とし，皮膚接着剤を用いることもある．なお耳部に関しては，通常裏表の表皮縫合だけで十分である．われわれは，長い直線になる場合，直線方向の緊張をゆるめるために small-wave incision を用いることが多い[5]．

b）植皮や局所皮弁法あるいは皮弁移植による瘢痕拘縮の解除

　瘢痕拘縮を解除して植皮を行う．あるいは，Z形成術や正方弁法などの2点間延長術を加えて瘢痕拘縮を解除する．瘢痕の幅が広い場合は，横転皮弁やプロペラ皮弁法を行うこともある．さらに広範囲の瘢痕を切除して瘢痕拘縮を解除する必要のある場合は，区域皮弁や遊離皮弁あるいは超薄皮弁も適用される（図 10-66，10-67）[6,7]．

c）手術＋放射線照射療法（電子線または小線源治療）

　これは，ケロイドに対する療法であるが，難治性の肥厚性瘢痕にも適応がある．術後3日以内に

[12] 熱傷後肥厚性瘢痕予防と治療

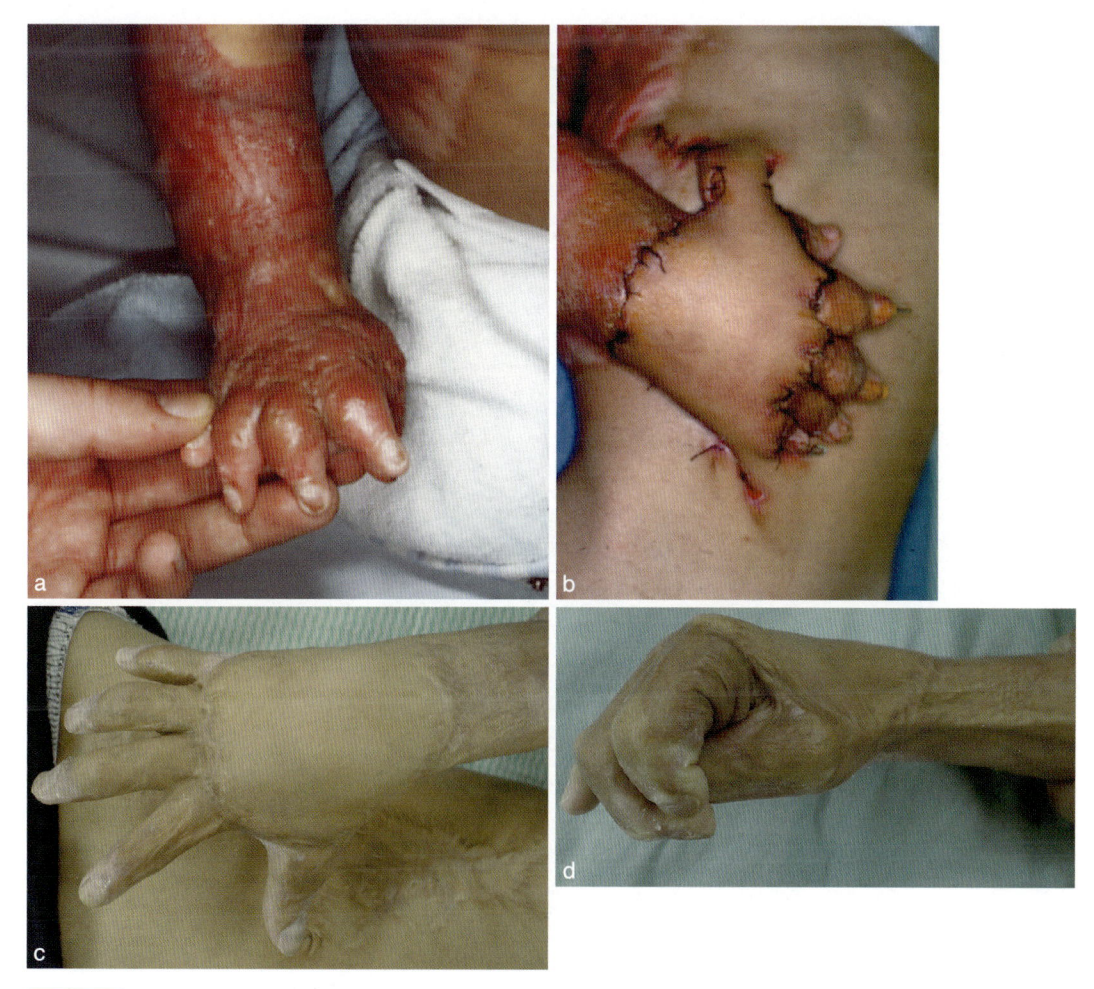

図 10-66 1歳男児，手の熱傷後肥厚性瘢痕拘縮の遠隔皮弁による再建症例
a：初診時.
b：腹部の双茎超薄皮弁の移植による瘢痕拘縮の解除.
c：8年後の状態．瘢痕は沈静化した.
d：機能的にも良好な結果である.

照射すべきとの報告があるのに対し，切除後早期に開始するのが望ましいが，2週間以内ならさほど効果は変わらないとの報告もある．当施設では，術後 48〜72 時間以内が線維芽細胞の増殖が開始され放射線感受性が高い時期であるとする報告[2]に基づき，この時期に照射を開始するようにしている（図 10-68）．半年以上の保存的治療に抵抗する肥厚性瘢痕やケロイドの性状を合併するものには，十分な説明と同意（表 10-17）の上で，切除後術後放射線照射を行うが，形状，部位などから考えて再発の懸念が少ない肥厚性瘢痕では切除縫縮のみで術後は保存的治療を加えるにとどめる．線量は 15 Gy を 3 分割して術後翌日から 3 日間照射するのを原則とするが，部位によって照射量を増減すべきとの意見もある[8,9].

E 後療法

肥厚性瘢痕の予防と同様の後療法を行うと再発のリスクが軽減する．たとえば，瘢痕創に緊張の

10. 局所療法

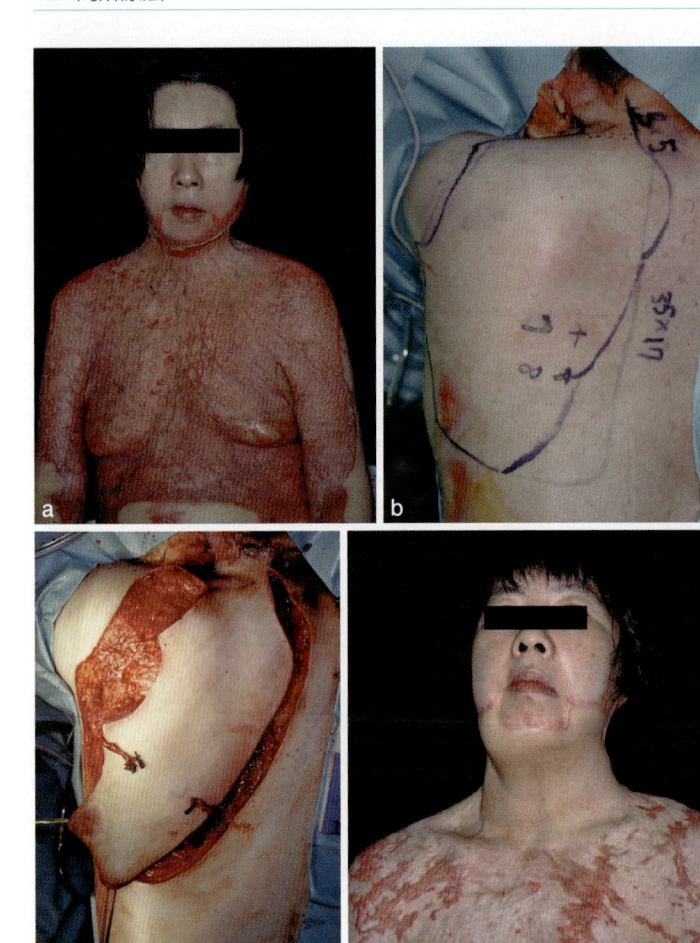

図 10-67 42歳女性，広範囲熱傷後頸部瘢痕拘縮例

第7背部肋間穿通枝と肩甲回旋血管を付加吻合した後頭頸背部（occipi-to-cervico-dorsal：OCD）超薄皮弁によって一期的に再建した．なお超薄皮弁なので除脂術は1回も行っていない．
a： 術前の状態．
b： 皮弁のデザイン．
c： 皮弁の挙上（2つの付加血管）．
d： 術後半年の状態．機能的にも整容的にも優れている．

図 10-68 4歳女児，難治性の熱傷後肥厚性瘢痕症例
a： 初診時．
b： 肥厚性瘢痕切除＋電子線照射後半年の状態．
c： 16歳時の状態．成長障害はみられない．

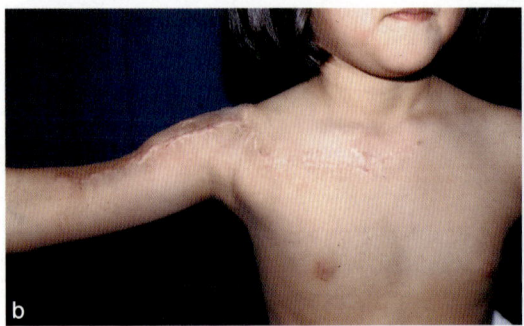

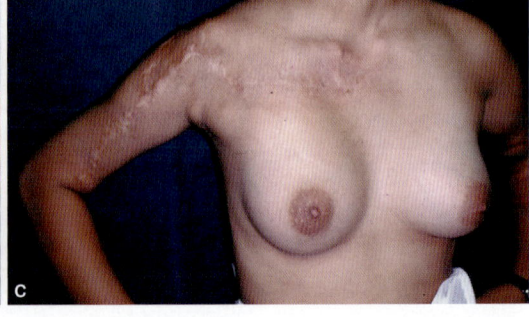

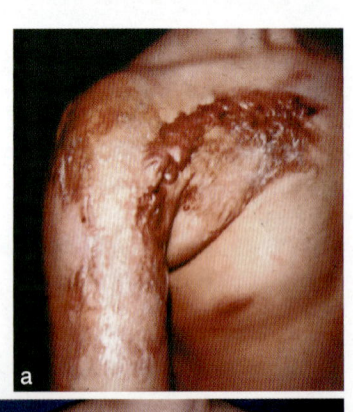

308

表 10-17 放射線治療のインフォームドコンセント

インフォームドコンセントの骨子は
　　①切除縫合の方法
　　②放射線の説明
　　③放射線照射の方法と総線量
　　④放射線照射後の副作用
　　⑤再発の確率である．

具体的には，①については完全摘出か一部摘出か，前述の三層縫合を行うこと，②については表皮面からきわめて浅い層にまでしかX線が到達しないこと，③については術後翌日から3日間，部位によって10〜20 Gyを3分割照射すること，④については時に色素沈着あるいは脱失や脱毛が起こるが一時的であること，発癌の危険性は何もしないよりは高まるが，今までに報告はないこと，万が一発生しても皮膚の癌であると思われるから，早期発見完全摘出がしやすいこと，などを説明し同意を得る．

かかる運動の禁止，瘢痕部位の圧迫，シリコンシートなど被覆材の貼布あるいはステロイド剤・ヘパリン類似物質の外用，トラニラストの内服は続けた方がよい．その期間はおよそ半年から1年と考えるが，肥厚性瘢痕の再発や患者の希望によってはより長期になることもある．

■文献

1) Ketchum LD. Hypertrophic scars and keloids. Clin Plast Surg. 1977; 4: 301.
2) 大浦武彦．ケロイドと肥厚性瘢痕の治療．形成外科手術手技シリーズ．東京：克誠堂出版；1994. p.170-82.
3) 早稲田豊美．ケロイド・肥厚性瘢痕の基礎と臨床．Scarless Healing をめざして．3版．東京：中外医学社；2000. p.64-7.
4) Kono T, et al. The flashlamp-pumped pulsed dye laser (585 nm) treatment of hypertrophic scars in Asians. Ann Plast Surg. 2003; 51: 366-71.
5) Hyakusoku H, et al. The small wave incision for long keloids. Plast Reconstr Surg. 2003; 111: 964-5.
6) Gao JH, et al. Usefulness of narrow pedicled intercostal cutaneous perforator flap coverage of the burned hand. Burns. 1994; 20: 65-70.
7) Hyakusoku H, et al. The microvascular augmented subdermal vascular network (ma-SVN) flap: its variations and recent development in using intercostal perforators. Br J Plast Surg. 2002; 55: 402-11.
8) 小川　令，他．われわれのケロイドに対する術後電子線照射療法の治療成績—18ヵ月以上の経過観察症例について—．日形会誌．2002; 22: 357-61.
9) Ogawa R, et al. Postoperative electron-beam irradiation therapy for keloids and hypertrophic scars: retrospective study of 147 cases followed for more than 18 months. Plast Reconstr Surg. 2003; 111: 547-53.

〈百束比古〉

[13] 熱傷瘢痕癌

　各種外傷，皮膚疾患，放射線照射後などに生じる瘢痕を発生母地とする悪性腫瘍を総称して瘢痕癌とよぶ．これらについての詳細な記載は，1828年Marjolinによるとされ，以降Marjolin's ulcerの名称は瘢痕癌と同義語として使われている．このうち熱傷瘢痕から発生するものを熱傷瘢痕癌とよび，深達性熱傷が自然治癒した瘢痕が発生母地になりやすいことが知られている．熱傷瘢痕癌としては有棘細胞癌，悪性黒色腫，基底細胞癌，肉腫などが報告されている[1]が，その中でも圧倒的に多い有棘細胞癌を中心に熱傷瘢痕癌について述べる．

A　発生機序

　詳細な発生機序についてはいまだ明らかではないが，血行に乏しい瘢痕組織に慢性的な物理的・生理的刺激が加わることにより局所の血行障害や栄養障害を引き起こし，それによって生じた難治性潰瘍辺縁の再生上皮が変異するなどの外的刺激を要因とするもの[2,3]，瘢痕組織内の弾力線維の欠如や変性が関与しているとする局所因子を要因とするもの[4]，さらに瘢痕組織はリンパ系の低形成または欠如状態にあるため腫瘍を早期に異物として認識する免疫学的応答の遅れが癌発生に関与するとした局所的免疫不全を要因とするもの[5]などが報告されている．

B　性差

　一般的に男性が女性に比べて多いとされている．その理由として男性の方が職場などで重傷熱傷を受ける機会が多く，さらに女性より活動的であるため瘢痕部への慢性的な外的刺激を受けやすいことなどがあげられる．

C　発生部位

　四肢，特に下肢が最も発生頻度が高く[6,7]，次いで頭部に多い．その原因として，四肢の場合は熱傷受傷頻度が高く，生じた瘢痕が外傷を受けやすいこと，関節運動などにより瘢痕部に常に緊張が加わることなどがあげられる．一方，頭部の場合は熱傷の受傷頻度が低いが，頭部皮膚は球状の頭蓋骨表面を被っているため張力を常に受けていることや，露出部位であるため外的刺激を受けやすく，さらに瘢痕が骨に密着し血行に乏しく一度病変を生じると難治性となりやすいことなどがあげられる．また，頭部の熱傷瘢痕による禿髪を隠す目的で使用した義髪の使用による慢性的刺激が関与することも考えられる．

D　発生頻度

　本邦の皮膚有棘細胞癌中に占める熱傷瘢痕由来のものの割合は，近年の報告例をみると約5〜

15%[8-10]と若干減少傾向にあり，熱傷瘢痕癌の少ない欧米での統計報告[6]との差が縮まっている．国内での地域差をみると南日本に比べ北日本に熱傷瘢痕癌の頻度が高い傾向がみられる．これは囲炉裏や炬燵など使用する暖房器具の種類や使用頻度の差や安全な暖房器具の普及率の差などにみられる生活様式の差によるものと考えられる[9]．

E 熱傷受傷から悪性化までの期間

熱傷受傷から癌が発生するまでの期間は40年前後と長いのが一般的であるが，まれに受傷後1年以内に癌化する症例[11]も報告されている．梅林ら[12]は，悪性化までの期間と受傷年齢を2群に分けて調査し，これら両群の瘢痕癌発生年齢はほぼ同じであり，発癌が一定の年齢で起こるとすれば，癌年齢に到達するまでの期間は受傷年齢が高くなるほど必然的に短くなるとの考え方を述べている．いずれにしても高齢者の熱傷瘢痕例では熱傷受傷から悪性化までの期間が短いこともあるので注意しなければならない．

F 原発巣の進行度

熱傷瘢痕癌の進行度は，一般の有棘細胞癌の場合に比べきわめて速く，増大傾向，深部組織への浸潤傾向が強い．特に好発部位である四肢では主要血管・神経周囲，さらに骨や関節にまで浸潤が及ぶことがあり，やむなく四肢切断に至ることもある．また頭部では脂肪組織が少ないため深い瘢痕を生じやすく，また頭髪で瘢痕部を隠すため発見が遅れることがあり，直下にある頭蓋骨への浸潤はもちろん，脳硬膜や脳実質などの頭蓋内組織にまで浸潤することもまれではない[13-15]．

G 転移

熱傷瘢痕癌の転移は，一般の有棘細胞癌と同様に所属リンパ節にもっとも多くみられる．遠隔転移も含めた発生頻度は約16～36%[1,6,16,17]と報告されており，一般の有棘細胞癌における転移の発生頻度0.5～11%と比べて圧倒的に高い．このことは瘢痕組織がbarrierとなり免疫学的に腫瘍が異物としての認識がなされないまま増大浸潤するため，腫瘍細胞が急激に所属リンパ節に到達するためではないかとの仮説や[18]，あるいは，病理組織学的特徴としてリンパ球浸潤が著しい症例は転移が少なく，反対にリンパ球浸潤の少ない症例では転移や局所再発が多いとの報告[19]もみられる．

H 治療

熱傷瘢痕癌の治療は一般の有棘細胞癌と同様に，原発巣および所属リンパ節の外科的治療を中心とし，症例に応じて化学療法や放射線療法などを併用するのが一般的である．

1 外科的治療

a）原発巣の切除

治療で最も重要なのは原発巣の根治的切除である．熱傷瘢痕癌の原発巣は増大傾向，浸潤傾向ともに非常に高度であるため，一般の有棘細胞癌よりも広範囲で深く切除することが重要である．ま

10. 局所療法

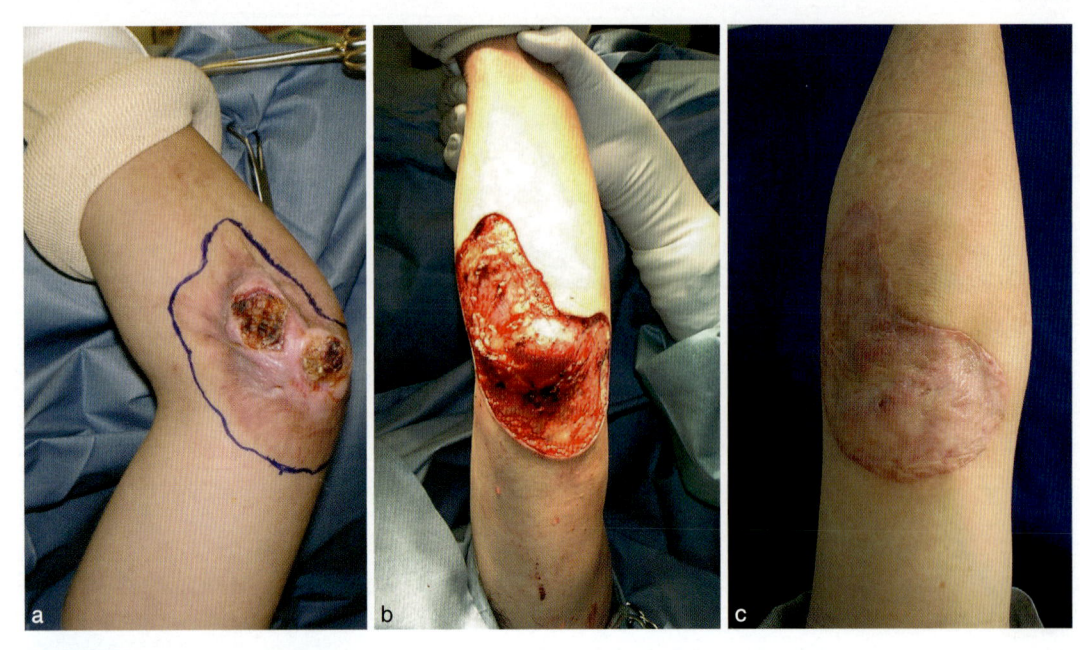

図 10-69 症例 1　41歳，男性

4歳時熱湯で左肘部に熱傷受傷し瘢痕治癒．40歳時より瘢痕部に潰瘍が出現し，難治性のため外来受診，生検でSCCであった．
a：左肘伸側に 60×90 cm の瘢痕と2カ所の潰瘍を認める．腋窩リンパ節は触知せず，筋層への浸潤は認めなかった．
b：瘢痕辺縁から約 10 mm 離し，潰瘍直下は筋膜上および骨膜上で切除して，分層植皮で再建した．
c：術後 1.5 カ月の状態．

た周囲の硬い瘢痕組織も，新たな発生母地となる可能性があるので可能な限り切除すべきである．切除後の再建は局所再発の有無を早期に発見できる点から遊離植皮が基本となるが，骨や腱が露出した場合には各種皮弁を用いて再建する．四肢では比較的浅層にある重要な血管，神経などに直接腫瘍が浸潤することがあり，根治術を考えて四肢切断術をすることもある．頭部では頭蓋骨や硬膜などへの腫瘍の浸潤の有無や腫瘍の位置などを考慮する必要がある．CT所見上明らかに頭蓋骨への浸潤がみられる場合，頭蓋骨の全切除を行うが，頭蓋骨に明らかな浸潤はないが頭蓋骨骨膜までの浸潤がある場合は，頭蓋骨外板を削り，遊離植皮あるいは皮弁で修復する．また頭蓋骨を越えて硬膜から脳実質まで浸潤が及ぶ場合は根治的切除が困難となる．また大脳表面と大脳内側の静脈が流入する主幹静脈である上矢状静脈洞付近に腫瘍がある場合，頭蓋骨の冠状縫合より後方に位置する上矢状静脈は切除できなく根治手術は困難となる[14,20-23]．

b）所属リンパ節郭清

熱傷瘢痕癌の転移頻度は一般の有棘細胞癌に比べて圧倒的に高く，その転移は所属リンパ節に最も多い[24]ため所属リンパ節郭清は重要となる．所属リンパ節転移が認められるか疑わしい症例では所属リンパ節郭清を行うが，予防的リンパ節郭清についてはいまだ意見が分かれている．熱傷瘢痕癌は転移の確率が高いため積極的に郭清を行うという考え[25]や，広範囲切除を行い，その後，経過観察中に転移を疑う所見を認めてから郭清を行うという意見もある．また原発巣の組織型が未分化な場合，所属リンパ節転移が高頻度にみられるため予防的郭清を行う[18]とする原発巣の組織学的所見に基づいた検討も報告されている．悪性黒色腫のようにセンチネルリンパ節所見をもとにリンパ

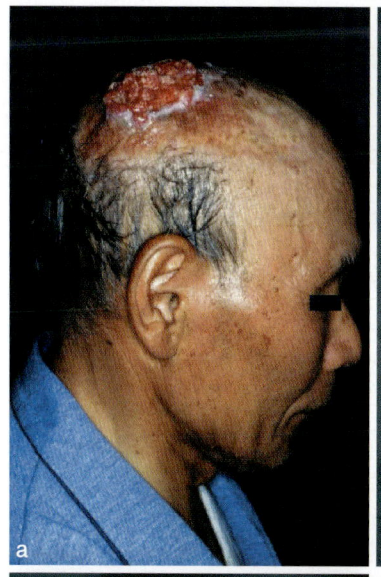

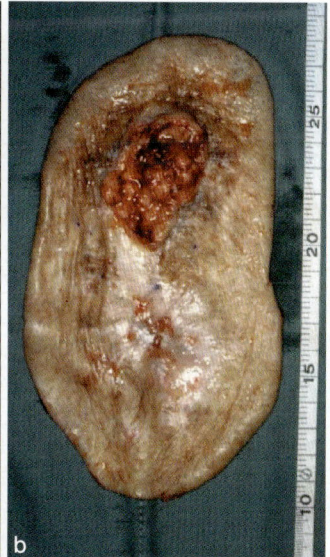

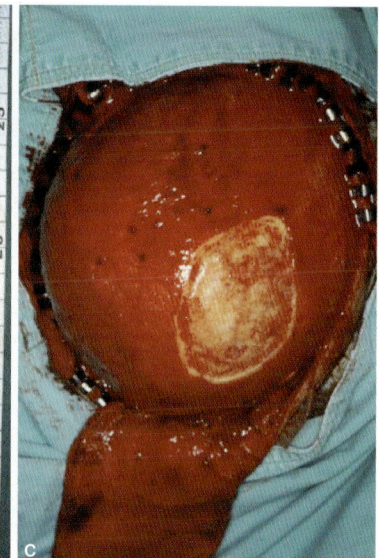

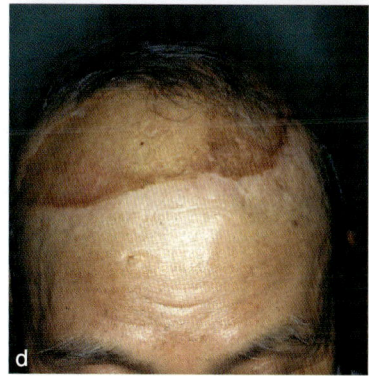

図 10-70 症例 2　75 歳，男性

幼少期に右頭部に熱傷受傷し瘢痕治癒した．同部に潰瘍が出現したため外来受診し，生検で SCC と診断した．
- a： 右頭頂部付近に瘢痕を認め，一部に潰瘍と隆起する腫瘤を認める．
- b： すべての瘢痕組織を骨膜上で全切除する．
- c： 腫瘤直下では骨膜への浸潤が疑われたため，腫瘤辺縁から 3 cm 離して骨膜を切除し頭蓋骨外板を削った．局所皮弁および植皮で再建した．
- d： 再発は認めない．

郭清を行うかどうかも検討されるであろう．ともあれ，現時点ではこれらを個々の症例に応じて総合的に判断するが，早期の再発[13]や積極的な外科的治療にもかかわらず転移を繰り返す症例[25]も報告されており，治療が遅れないように注意しなければならない．

2 化学療法

熱傷瘢痕癌の原発巣は周囲瘢痕の血流が悪いことなどから，一般の有棘細胞癌に比べると化学療法の効果は低いとされている．ブレオマイシンやペプレオマイシンが主に用いられているが，最近はペプレオマイシンがよく用いられている．共に副作用として肺線維症を発症することがあるので，高齢者には肺機能検査を行うなど投与前に全身状態を検討しなければならない．その他，ペプレオマイシンとマイトマイシン C を併用した PM 療法や，シスプラチン，アドリアシン，ビンデシンを併用する P-CAV 療法などもある．

3 放射線療法

放射線治療については周囲瘢痕の血流が悪いことから一般の有棘細胞癌に比べて有効性が低いと考えられている[26]．放射線治療としては電子線への感受性が高いことから Linac などの高エネルギー電子線が用いられる．しかし熱傷瘢痕癌の治療の主体は外科的治療であり，根治手術不能な原

10. 局所療法

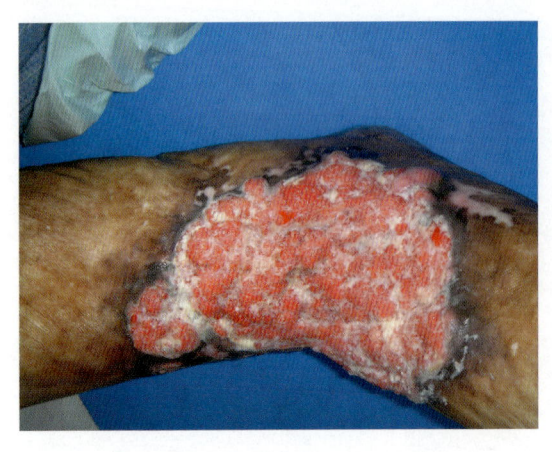

図 10-71 症例 3　69 歳，男性
6 歳時両側下肢に原因不明の熱傷受傷し瘢痕治癒した．20 歳頃より左側膝窩の瘢痕部で小潰瘍の再燃と軽快を繰り返したが，68 歳頃より潰瘍が急速に増大して隆起した．左側膝窩の SCC．腫瘍は深部筋層，血管，神経まで達し，左側大腿部で切断した．

発巣や所属リンパ節郭清後の術後療法として放射線治療が行われるのが一般的である．

I　予後

熱傷瘢痕癌は他の有棘細胞癌にくらべて予後不良とする報告が圧倒的に多いが，必ずしも不良とはいえない報告も散見される．しかし近年の本邦報告例の 5 年生存率をみると 61.0〜64.3％[8,9]と一般の有棘細胞癌よりも明らかに低く，この傾向は国外ではさらに顕著で，瘢痕癌の 5 年生存率が 37％であったとの報告[7]もみられる．予後を左右する因子としては原発巣の進行度，転移の有無，原発巣におけるリンパ球浸潤の程度，腫瘍細胞の分化度，血管内への浸潤の有無などがあげられるが，やはり根治的に切除できるかどうかが最も大きなウエイトを占めており，早期発見が重要となる．

むすび

熱傷瘢痕癌はその破壊的特徴を考えると，予防と早期発見が大切となる．予防としては，3 週間以上の上皮化を要する広範囲深達性熱傷では，長期間の保存的治療を行うのでなく広範囲の熱傷瘢痕を残さないように早期に積極的に植皮を行う．また四肢の関節部周囲の広範囲の瘢痕では，保存的治療や植皮を行っても後に瘢痕拘縮を生じやすいので，受傷後（3〜6 カ月）積極的に瘢痕拘縮を除去して遊離植皮か皮弁で修復する．また乳幼児の広範囲の熱傷瘢痕例では植皮がなされていても成長とともに関節部周囲の瘢痕に拘縮が生じやすいので，必要であれば植皮か皮弁で拘縮を除去する．一定期間経過した熱傷瘢痕部に難治性の潰瘍を認めれば，悪性化を念頭に積極的に生検し組織を検査する．また良性所見であっても潰瘍を繰り返す場合，潰瘍のみならず瘢痕部を含めて切除して悪性化を予防する．ともあれ，熱傷瘢痕癌は一般の有棘細胞癌に比べ原発巣の進行度や転移の発生率が高く，予後不良であるので積極的に外科治療することが大切である．

■文献
1) Kowal-Vern A, et al. Burn scar neoplasm: a literature review and statistical analysis. Burns. 2005; 31: 403-13.
2) Arons MS, et al. An experimental study with special reference to burn scar carcinoma. Ann Surg. 1966; 163: 445-60.
3) Treves NA, et al. The development of cancer in burn scars: An analysis and report of thirty-four cases.

Surg Gynecol Obstet. 1930; 51: 749-84.
4) Lawrence EA, et al. Carcinoma arising in the scars of thermal burns. Surg Gynecol Obstet. 1952; 95: 579-88.
5) Pendergrast WJ, et al. Biologic determinants of tumor growth in healing wound. Ann Surg. 1979; 189: 181-8.
6) Gul U, et al. Squamous cell carcinoma developing on burn scar. Ann Plast Surg. 2006; 56: 406-8.
7) Jellouli-Elloumi A, et al. Cancers arising from burn scars: 62 cases. Ann Dermatol Venereol. 2003; 130: 413-6.
8) 菊池英維, 他. 宮崎医科大学皮膚科学教室開講以来25年間の熱傷瘢痕癌の統計的観察. 西日皮膚. 2003; 65: 479-82.
9) 岩崎泰政, 他. 熱傷瘢痕癌の治療経験. 西日皮膚. 1995; 57: 483-9.
10) 大竹直樹, 他. 熱傷瘢痕癌. 西日皮膚. 1995; 57: 1049-52.
11) Love RL, et al. Acute squamous cell carcinoma arising within a recent burn scar in a 14-year old boy. Plast Reconstr Surg. 2000; 106: 1069-71.
12) 梅林芳弘, 他. 熱傷瘢痕有棘細胞癌. 西日皮膚. 1990; 52: 671-6.
13) Horch RE, et al. Unusual explosive growth of a squamous cell carcinoma of the scalp after electrical burn injury and subsequent coverage by sequential free flap vascular connection-a case report. BMC Cancer. 2005; 28: 150.
14) 堀田健人, 他. 巨大な頭部熱傷瘢痕癌の1例. Skin Cancer. 2005; 20: 14-8.
15) 金子高英, 他. 頭蓋骨破壊をみた熱傷瘢痕癌の1例. 臨床皮膚科. 2004; 58: 851-4.
16) Lenz O, et al. Surgical treatment of cicatrical carcinoma-methods and results. Chirurg. 2001; 72: 690-6.
17) Ozek C, et al. Marjolin's ulcer of the scalp: report of 5 cases and review of the literature. J Burn Care Rehabil. 2001; 22: 65-9.
18) Stromberg BV, et al. Scar carcinoma: prognosis and treatment. South Med J. 1977; 70: 821-2.
19) Crawley WA, et al. Does host response determine the prognosis in scar carcinoma? Plast Reconstr Surg. 1978; 62: 407-11.
20) 沼原利彦, 他. 頭部熱傷瘢痕癌の頭蓋内浸潤例. Skin Cancer. 1994; 9: 156-60.
21) 窪田 卓, 他. 熱傷瘢痕より生じた扁平上皮癌の秋田大学皮膚科における集計. Skin Cancer. 1994; 9: 322-6.
22) 床嶋 薫, 他. 巨大腫瘤を呈した熱傷瘢痕有棘細胞癌. Skin Cancer. 1994; 9: 317-21.
23) 川上泰二, 他. 熱傷瘢痕癌の2例. 西日皮膚. 1997; 59: 45-7.
24) 杉原平樹, 他. 熱傷瘢痕を発生母地とした有棘細胞癌. 形成外科. 1982; 25: 202-12.
25) Agrressive squamous cell carcinoma originating as a Marjolin's ulcer. Dermatol Surg. 2004; 30: 229-30.
26) 晴山雅人, 他. 皮膚悪性腫瘍に対する放射線療法. Skin Cancer. 1993; 8: 28-34.

〈中西秀樹〉

[14] Microvision system (Hi-Scope®)による早期熱傷深度判定方法

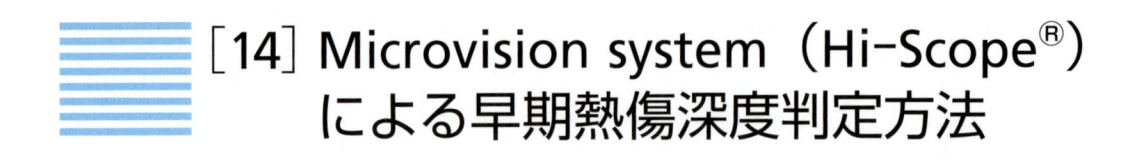

　熱傷深度は日本熱傷学会用語集（1994年度版）により，Ⅰ〜Ⅲ度に分類され，Ⅱ度熱傷はさらに浅達性Ⅱ度熱傷（superficial dermal burn：SDB）と深達性Ⅱ度熱傷（deep dermal burn：DDB）に分類されている．SDBは通常1〜2週間で表皮化し治癒となり，肥厚性瘢痕を残さない．一方，DDBはおよそ3〜4週間を要して表皮化し治癒するが，肥厚性瘢痕ならびに瘢痕ケロイドを残す可能性が大きいため整容的に問題となる．しかしながら，受傷早期における両者の鑑別診断はきわめて困難であり，従来行われてきた視覚法，圧迫法，pin prick testなどの主観的方法では不完全なことも多く，臨床上の問題となることも多数経験した．

　近年，広範囲重症熱傷に対する超早期手術[1,2]，skin bankの設立による同種皮膚移植の普及[3]，培養表皮移植の臨床応用[4]など熱傷治療の進歩に伴い，早期の正確な深度判定が必要不可欠となってきている．筆者らはⅡ度熱傷創面に対しmicrovision system（Hi-Scope®）を用いた受傷早期の熱傷深度判定法を行い，良好な結果を報告してきた[5,6]ので，本法による診断法の実際および治療方針について詳述する．

A　Hi-Scope®による熱傷深度判定法の実際

　Ⅱ度熱傷創の水疱膜や浸出液，創表面に付着した凝固物質を生理食塩水にて洗浄除去した後，microvision system（Hi-Scope®，Hirox製：Compact Micro Vision System KH-2200）を用いて観察する（図10-72）．本システムはプローベを創面に当てるのみで拡大像をモニター上に表示するだけでなく，ビデオ記録が可能である．250倍のレンズを用い，熱傷創面の表面構造と乳頭内毛細血管，乳頭下血管叢や真皮内血管の状態，血流の有無（赤血球の運動）について観察する．受傷後24時間以内での観察所見からタイプ1〜4に分類し，さらに，受傷3日までの経時的変化によりタイプ3を3Sと3Dのサブタイプに分類する（表10-18）．

B　Hi-Scope®によるタイプ別分類と深度判定

1 タイプ別分類

　熱傷創面を受傷後可及的早期に前述した方法で創面の微細構造の状態を観察し以下のように4つのタイプに分類する（表10-18）．

　a）タイプ1
　熱傷創面に皮丘，皮溝が残存し，一部には角化組織と思われる構造を認める．血管構造は乳頭内毛細血管，乳頭下血管叢や真皮内血管が残存し，血管内に良好な血流が確認できる．受傷2〜3日で角化組織の急速な拡大が始まり，1週間前後で上皮化が完成する（図10-73 a）．

　b）タイプ2
　表面が不明瞭な形態となり，乳頭内毛細血管（係蹄），乳頭下血管，真皮内血管は残存し，血管内には良好な血流（赤血球の移動）が確認できる．受傷3〜5日で角化組織が出現し，2週間前後で上

[14] Microvision system（Hi-Scope®）による早期熱傷深度判定方法

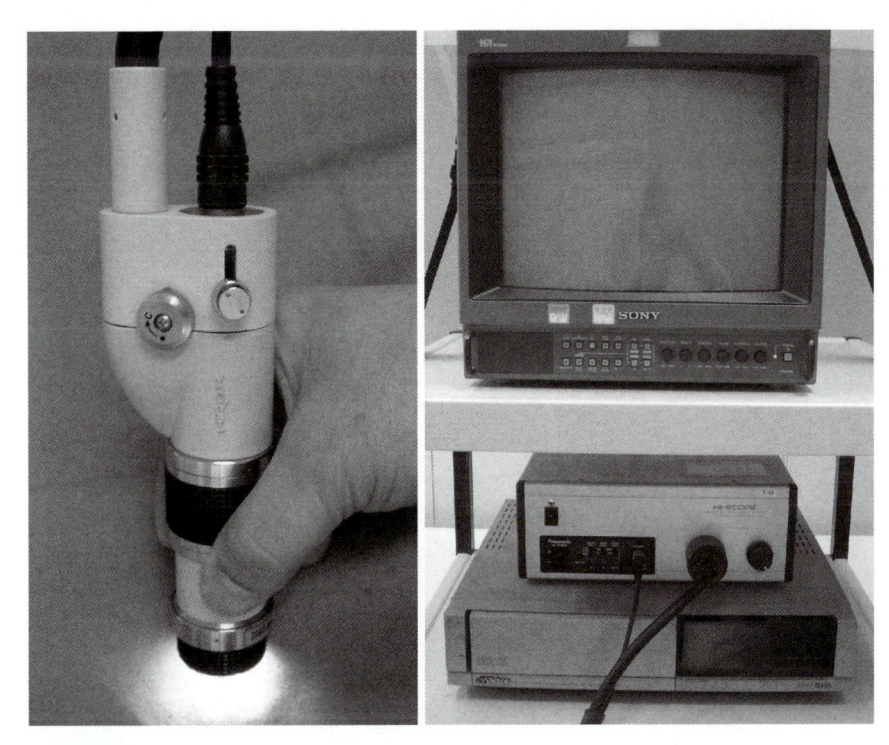

図 10-72 Hi-Scope®（Hirox 製 Compact Micro Vision System KH-2200）

表 10-18 Hi-Scope®分類（磯野伸雄，他．Hi-Scope®を用いた熱傷深度判定法．熱傷．1998: 24: 11-8）

タイプ	表面構造	血管	血流
タイプ1	皮丘，皮溝が残存 角化組織の残存	乳頭内毛細血管＋ 乳頭下血管　　＋ 真皮内血管　　　＋	良好
タイプ2	多少凹凸のある 不明瞭	乳頭内毛細血管± 乳頭下血管　　＋ 真皮内血管　　　＋	良好
タイプ3	多少凹凸のある 不明瞭	乳頭内毛細血管± 乳頭下血管　　＋ 真皮内血管　　　＋	うっ滞 停滞
タイプ4	平坦	乳頭内毛細血管－ 乳頭下血管　　－ 真皮内血管　　　±	なし

皮化が完了する（図 10-73 b）．

c）タイプ3

受傷時，表面の皮丘・皮溝はなく不明瞭な形態であるが，乳頭内毛細血管，乳頭下血管叢や真皮内血管も残存している．血管内の赤血球はうっ滞しており，部分的には停滞している．このタイプは受傷3日までの経時的変化により以下の2つのサブタイプに分かれる（図 10-73 c）．

10. 局所療法

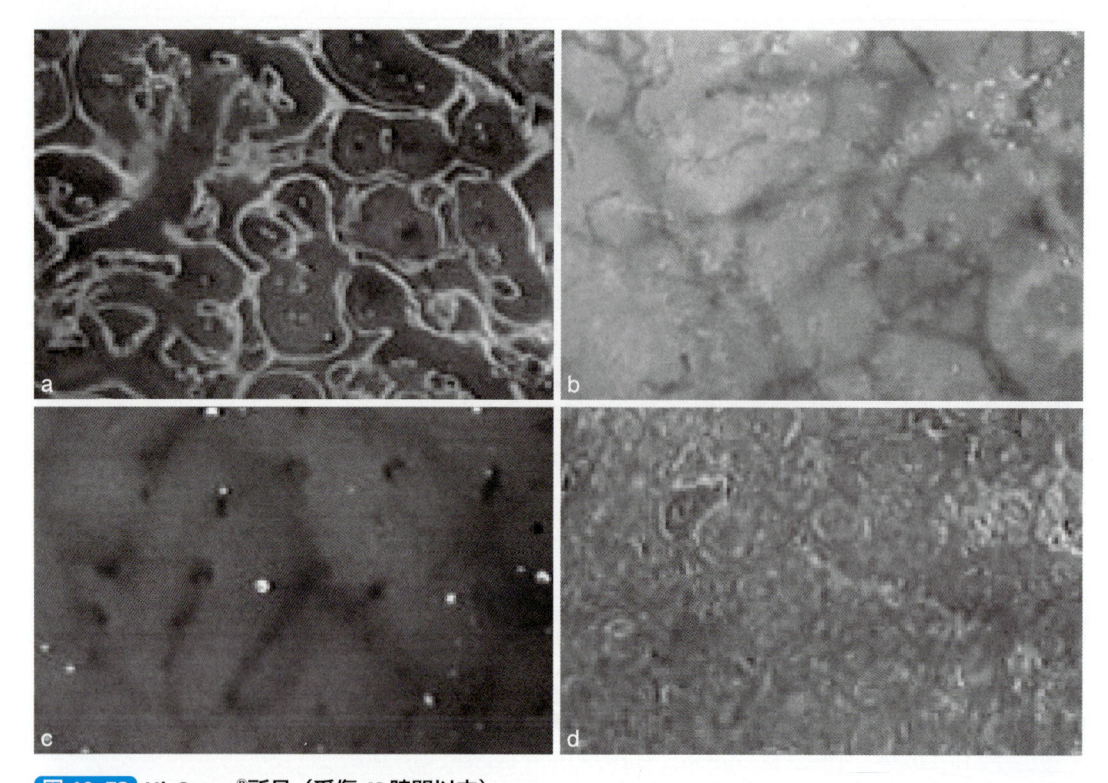

図 10-73 Hi-Scope®所見（受傷 48 時間以内）
a: タイプ 1, b: タイプ 2, c: タイプ 3, d: タイプ 4

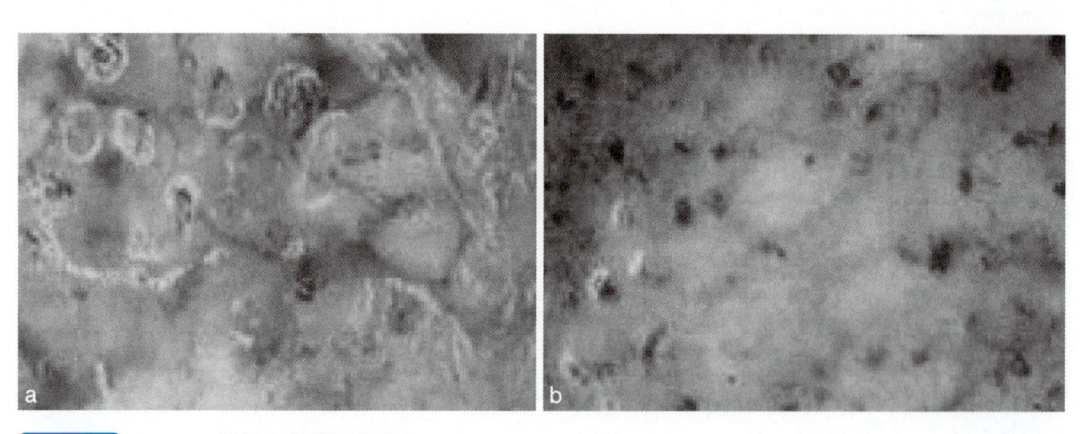

図 10-74 Hi-Scope®所見（受傷 3 日目）
a: タイプ 3S, b: タイプ 3D

①タイプ 3S
　うっ滞または停滞した血流は徐々に血流が再開する．3～5 日で角化組織の出現を認め，2 週間前後にて上皮化は完了する（図 10-74 a）．
②タイプ 3D
　血流が受傷 2～3 日より途絶し，真皮内血管が徐々に減少し，受傷 5～7 日にほとんど消失する．受傷 1 週間前後で角化組織の出現を認めるが，上皮化は 3 週間以上経っても完了しない（図 10-74 b）．

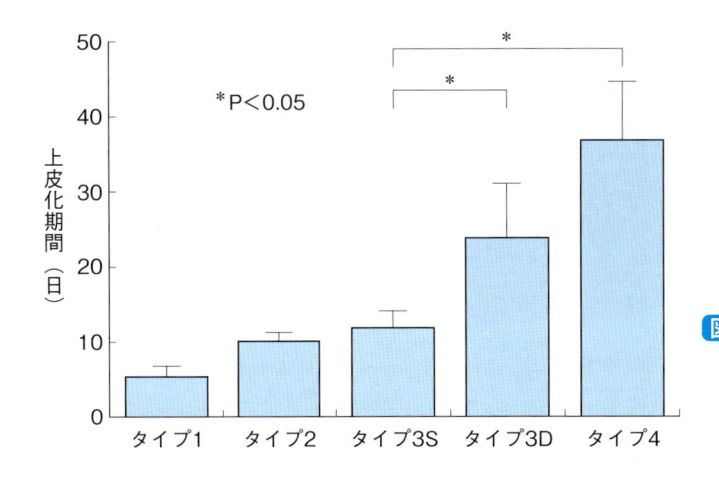

図10-75 Hi-Scope®分類と上皮化期間（日数）（磯野伸雄，他．Hi-Scopeを用いた熱傷深度判定法．熱傷．1998; 24: 11-8）

d）タイプ 4

表面は平坦な構造となり，真皮内の血管構造はほとんど認めず，血流もなく白色を呈する．1週間経過しても角化組織は出現せず，上皮化は3週間以上経っても完了しない（図10-73 d）．

2 深度判定

タイプ別分類と日本熱傷学会が定める深度分類と比較検討し，タイプ1，タイプ2，タイプ3SはSDB，タイプ3D，タイプ4はDDBに判別する（図10-75）．

組織損傷の程度について Jackson は zone of hyperemia, stasis, coagulation の3つの反応帯に区分したが[7]，時間的経過により zone of stasis が zone of coagulation に移行し壊死が進行するとされている．本法でのタイプ3は，zone of stasis に相当し，特にタイプ3Dでは血流のうっ滞と停滞が経時的に血管内凝固，血栓形成に進展し，無菌性進行性壊死に陥ることが観察される．

C Hi-Scope®深度判定法による治療方針

原則として，本法を用いた早期深度判定の結果，図10-76に示すような治療方針に従い治療を開始する．タイプ1と2はSDBと診断され，原則として保湿を目的とした軟膏療法や創傷被覆剤による保存療法のみを施行するが，タイプ3に対する治療が問題となる．タイプ3には経過中にDDBに陥るタイプ3Dを含んでいるが，受傷時にはSDBの経過をとるタイプ3Sとの診断が困難なため，tangential excision の対象にはならない．DDBにおいては，経時的に血流が途絶し24～48時間以内に不可逆的変化を生じるとされており[8]，タイプ3Dとなる創においても早期に capillary stasis を改善できれば熱傷深度の進行を予防することができると考えられる．副島らは，タイプ3の熱傷創（24例）に対し受傷後48時間以内に凍結保存同種培養表皮移植を行ったところ，上皮化期間が平均6.3±1.2日（mean±SD）と著明な改善を得た[9]．培養表皮がbFGF，TGF-βをはじめとするさまざまな細胞増殖因子やIL-1，6，8などの生活活性物質を自ら産生放出し，創傷治癒機転を修飾していることが関与していると考えている．培養表皮移植は創面の血流が途絶し，不可逆的変化が成立しない48時間以内に施行することが肝要である．また，アルプロスタジル（プロスタンディン®軟膏）やブクラデシンナトリウム（アクトシン®軟膏）などの血行改善効果のある軟膏も capillary stasis の改善が期待できる．

10. 局所療法

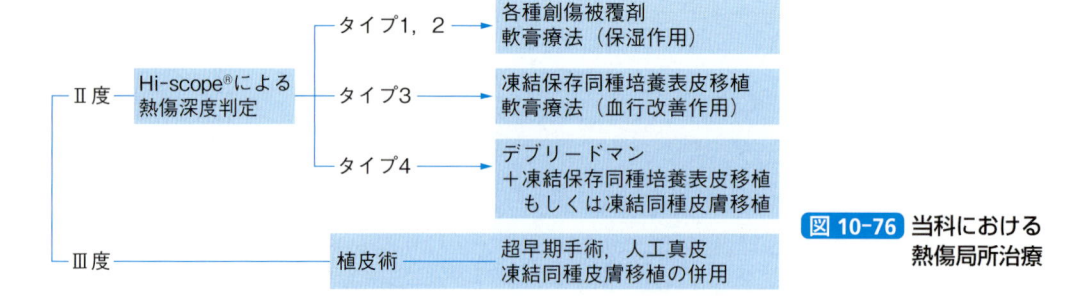

```
                    ┌─ タイプ1,2 ─→ 各種創傷被覆剤
                    │              軟膏療法（保湿作用）
      Hi-scope®による
─Ⅱ度─ 熱傷深度判定 ─┼─ タイプ3 ──→ 凍結保存同種培養表皮移植
                    │              軟膏療法（血行改善作用）
                    │
                    └─ タイプ4 ──→ デブリードマン
                                   ＋凍結保存同種培養表皮移植
                                    もしくは凍結同種皮膚移植

─Ⅲ度─────────────── 植皮術 ────→ 超早期手術，人工真皮
                                   凍結同種皮膚移植の併用
```

図 10-76 当科における熱傷局所治療

タイプ4では真皮内血管は観察されず，すでに凝固壊死に陥っているため，保存同種培養表皮移植は tangential excision を施行した後に行う（図 10-76）．また，熱傷創が広範囲に及ぶ場合は超早期手術の適応となり，skin bank より提供される凍結保存同種皮膚の移植も有用な方法である[10]．

D 代表症例

22歳女性．Ⅱ度熱傷 15%．

コーヒーメーカーの熱湯が背部〜臀部にかかりⅡ度 15%の熱傷を受傷し，救急車にて当科へ搬送された（図 10-77 a）．初診時，Hi-Scope®を用いた深度判定を行い，腰部の3%はタイプ3（図 10-77 b），他の部位はタイプ1もしくは2と診断した．翌日，タイプ3の領域に対し，凍結同種培養表皮移植を施行し（図 10-77 c），タイプ1もしくは2と診断された領域についてはワセリン（白色ワセリン）による軟膏療法を行った．タイプ2の領域に対し，受傷後3日目に再度，Hi-Scope®による創の観察を行ったが，うっ血，停滞は改善傾向にあり，保存的療法を継続した．移植された培養表皮は生着し，タイプ3の領域においても2週間で上皮化が完了し，肥厚性瘢痕を生じることなく治癒

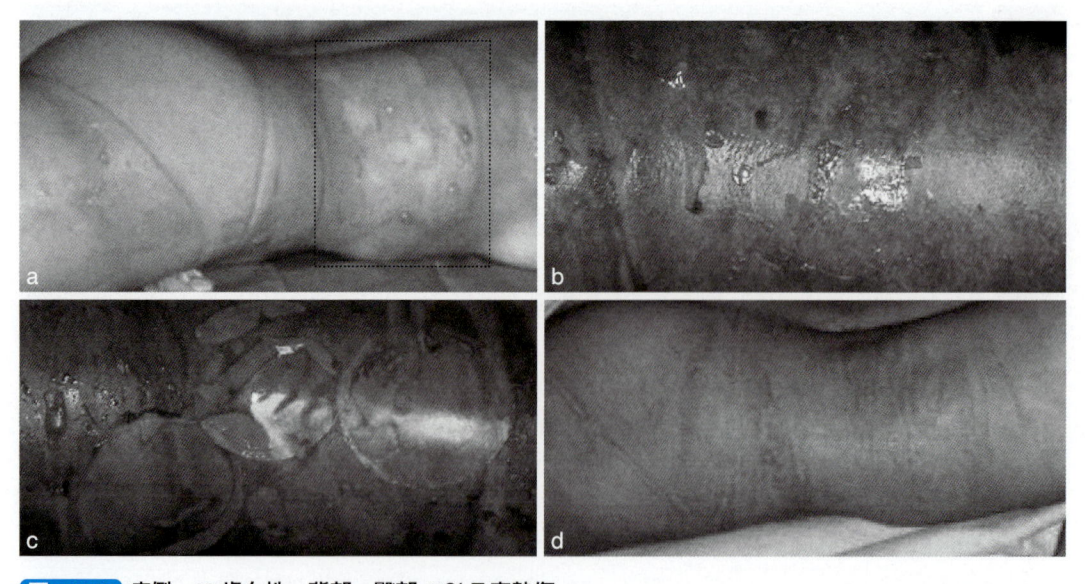

図 10-77 症例　22歳女性　背部〜臀部 15%Ⅱ度熱傷
a: 受傷時，b: 受傷 24 時間，c: 同種培養表皮移植後，d: 受傷 3 カ月後

した（図 10-77 d）．

むすび

Ⅱ度熱傷創面に対し microvision system（Hi-Scope®）を用いた受傷後早期の深度判定法の実際について紹介した．本法は，受傷後早期に SDB と DDB の正確な診断が可能であるだけでなく，その診断により，同種培養表皮移植術や超早期手術の適応基準を選択できる有用な方法である．

また，本方法は，熱傷診療ガイドライン[11]（日本熱傷学会発行，2009 年）に，「熱傷深度の精度のよい推定方法として，レーザー・ドップラー血流計測法の併用，あるいはビデオマイクロスコープの併用が推奨される．」と記載されている．

■文献
1) 仲沢弘明, 他. 広範囲熱傷に対する超早期手術. 熱傷. 2005; 31: 239-46.
2) Herndon DN, et al. A comparison of conservative versus early excision. Ann Surg. 1989; 209: 547-52.
3) 田中秀治, 他. 東京スキンネットワークにおけるスタンダードマニュアル. 熱傷. 1995; 21: 57-70.
4) 片平次郎, 他. 当科における培養表皮移植の臨床成績. 形成外科. 2000; 43: 547-55.
5) 磯野伸雄, 他. Hi-Scope を用いた熱傷深度判定法. 熱傷. 1998; 24: 11-8.
6) 井砂 司, 他. Hi-Scope について. 救急医学. 2003; 27: 90-1.
7) Jackson DM. Second thought on the burn wound. J Trauma. 1969; 9: 839-62.
8) 亀井康二, 他. 熱傷皮膚の早期進行性壊死変化について. 熱傷. 1979; 4: 145-51.
9) 副島一孝, 他. 凍結保存同種培養表皮による新鮮 DDB の治療. 形成外科. 2002; 45: 629-37.
10) 中野貴光, 他. 幼小児広範囲重症熱傷に対する凍結保存同種皮膚移植の有用性の検討. 熱傷. 2003; 29: 72-8.
11) 日本熱傷学会学術委員会. 熱傷診療ガイドライン. 1 版. 東京: 日本熱傷学会; 2009. p.17.

〈仲沢弘明〉

11 小児熱傷

[1] 小児熱傷の管理

　熱傷は，日常において小児が受傷する外傷の中でも最も頻度が高いものの1つである．その治療にあたっては，全身的にも局所的にも小児としての生理学的特徴を考慮した上で治療を始めることが大切である．

　また，小児熱傷では，初期治療に引き続いて生じてくる瘢痕拘縮や醜形によるQOLの低下，集団生活への不適合などに対しても積極的に対処していく必要がある．これらのためには，受傷直後の時点から，長期的展望を考慮した初期治療計画をたて，各科の医師から構成された総合的な治療チームを形成して対応することが重要である．

A 初期全身管理

1 熱傷面積の算定

　小児の体型的特徴は，成人と比較して頭部が大きく胴長で，上肢に比して下肢が短いことである．熱傷面積の算定にあたっても，この体型的特徴を考慮しなければならない．成人における最も簡便かつ一般的な熱傷面積算定法である「手掌法」や「9の法則」は小児には適応できない．小児の体型

5の法則（Blocker）（数字は％）

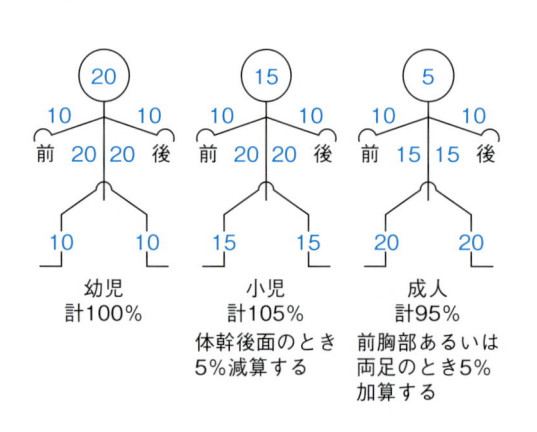

幼児 計100%

小児 計105%
体幹後面のとき5%減算する

成人 計95%
前胸部あるいは両足のとき5%加算する

Lund & Browderの公式

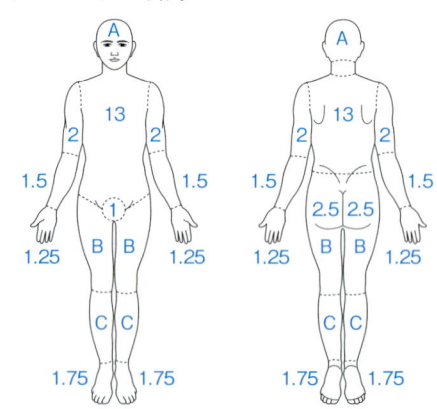

年齢（歳）	0	1	5	10	15	成人
A：頭部の1/2	9.5	8.5	6.5	5.5	4.5	3.5
B：大腿部の1/2	2.5	3.25	4	4.25	4.5	4.75
C：下腿部の1/2	2.5	2.5	2.75	3	3.25	3.5

図11-1 熱傷面積算定公式

（Lund CC, Browder NC. Surg Gynecol Obstet. 1944; 79: 352-8; Blocker TG Jr. Lancet. 1951; 260: 498-501）

表 11-1 小児熱傷の輸液公式（一部改変）

輸液公式	最初の 24 時間	次の 24 時間	投与速度
Baxter（Parkland）小児・成人	乳酸リンゲル 4 mL×% BSA×体重（kg）（小児は＋1日水分維持量）	コロイド 0.3〜0.5 mL×% BSA×体重（kg）＋5%グルコースで血清 Na135〜145 mEq を目標に	時間尿量 50〜100 mL 初日は全量の 1/2 を最初の 8 時間，残り 1/2 を次の 16 時間
revised Brooke（変法）小児・成人	乳酸リンゲル 2〜3 mL/kg/% BSA で投与し，循環動態に応じて乳酸リンゲルを増減する	コロイド 0.3〜0.5 mL×% BSA×体重（kg）＋適正尿量を得るのに必要な 5%グルコース	時間尿量 30〜50 mL 循環の安定
Shriner（Galveston）小児用	5%デキストロース加乳酸リンゲルに 12.5 g/L のアルブミンを加えた液 5000 mL×（熱傷面積 m^2）＋2000 mL×（体表面積 m^2）	コロイド 3750 mL×（熱傷面積 m^2）＋5%グルコース 1500 mL×（体表面積 m^2）	初日は全量の 1/2 を最初の 8 時間，残り 1/2 を次の 16 時間

BSA：体表面積

表 11-2 適正時間尿量と輸液指標

年齢	0〜2 歳	2〜10 歳	10 歳以上
適正尿量（mL/時）	10〜20	20〜30	30〜50

尿量：1.0〜1.5 mL/時を維持する
血圧：収縮期血圧 100 mmHg 以上
脈圧：30 mmHg 以上
CVP：3〜10 cmH₂O 以上

的特徴を考慮した「5 の法則」や「Lund & Browder の公式」などを用いて熱傷面積を算定する（図 11-1）．

2 初期輸液法

　小児は体液における細胞外液，特に組織間液の割合が高く，組織間の水分貯留の容量が大きい．したがって，熱傷受傷後の血管透過性亢進による循環血漿の組織間への移動量が多くなり，これを補う輸液量も多くなる．成人に用いる Baxter の公式で算出された量に 1 日水分維持量を加えるか，Shriner などの小児用輸液公式を用いる（表 11-1）．

　輸液速度の調整に用いるモニターとして，小児では CVP や PWP はカテーテルの挿入手技が困難なことも多く，必ずしも必要ではない．最も安全かつ確実なのは時間尿量である．一般的には 1.0〜1.5 mL/kg/時を維持するように輸液速度を調整する．1 歳以後の小児は，心肺機能が良好で水負荷には強く，十分な量を投与して wet side に管理する（表 11-2）．

3 気管挿管と呼吸管理

　小児熱傷では成人に比較して浮腫が高度に生じる．気道熱傷を伴う顔面熱傷や熱液体による口腔・咽喉頭熱傷では，口腔，咽喉頭に急速に高度の浮腫をきたすことがある[1]．浮腫をきたしてから

11. 小児熱傷

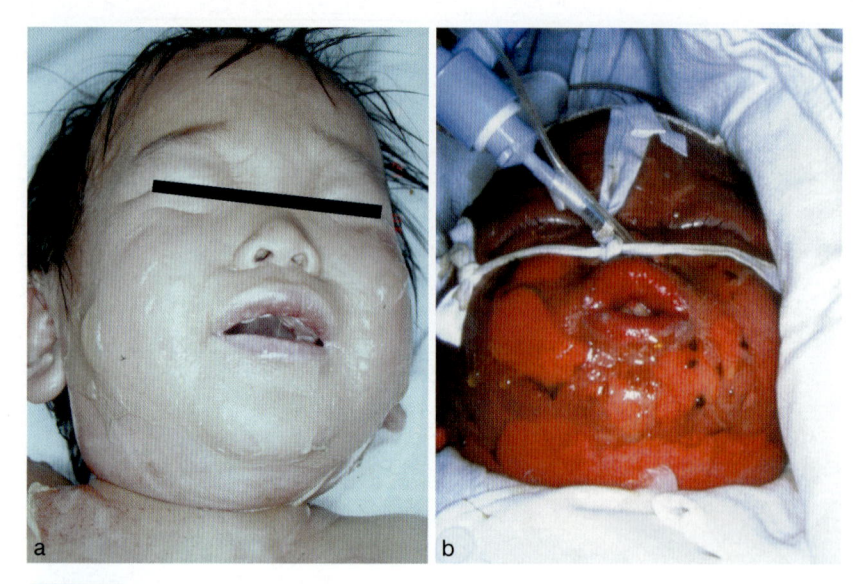

図 11-2
小児の顔面・咽喉頭の熱傷は浮腫が生じる前に挿管しておいたほうが安全である.
a: 受傷直後, b: 翌日

では挿管はきわめて困難である．小児の気管切開が合併症の多いことを考慮すると，上記のような症例では上気道閉塞に対する予防的挿管を行っておくべきである（図11-2）．

また，小児の広範囲熱傷では，利尿期に大量の組織間貯留液が循環血漿として戻るため，心肺機能に大きな負担がかかることが多い．小児では，比較的よくこの負担に耐えうるが，血液ガスなどの悪化が著しいときは，挿管下に人工呼吸器による補助呼吸を行ったほうが管理の容易なことが多い．高齢者と異なり，人工呼吸器からの離脱は容易であるため，挿管を躊躇することで状況を悪化させてはならない．

4 初期手術

小児の広範囲熱傷に対する初期植皮法に関しては，採皮部を含めた瘢痕形成の問題を念頭において，その方法を計画する必要がある．具体的な植皮法としては，メッシュ植皮とパッチ植皮があげられるが，これを単独で用いるか，同種植皮と併用して用いるかによって，救命的効果も変化する．

a）植皮法
①頭部からのパッチ植皮

小児広範囲熱傷に頭部からのパッチ植皮を用いる利点は，頭部は毛根に富み採皮後の上皮化が早いため，10/1000 inch 以下の厚さで採皮すれば，繰り返して行われる初期手術に何度でも採皮できること，小児の場合，頭部の体表面積に占める割合が高いため，頭部全体で約10％の熱傷面積に対応できること，採皮部に瘢痕を形成せず，植皮部の瘢痕も人工的な感が少なく白色調が維持されるため，患児の精神的負担が比較的少ないこと，体幹や四肢の皮膚を再建するために温存できることなどである[2]（図11-3）．

注意点としては，厚すぎる採皮をすると，採皮部に禿頭を形成した上に，頭髪が植皮部に移植されることがあることである．

採皮にあたっては，採皮予定部の頭皮下に10万倍エピネフリン添加食塩水を十分に浸潤させた

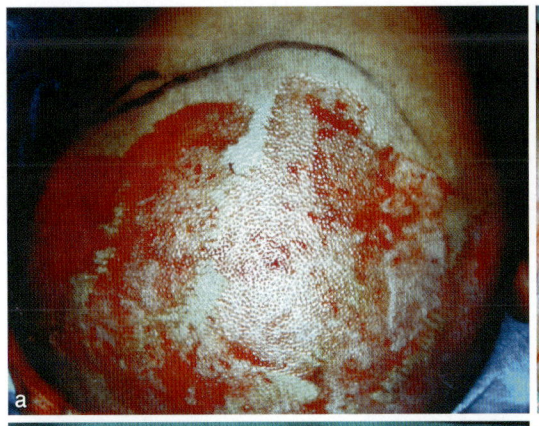

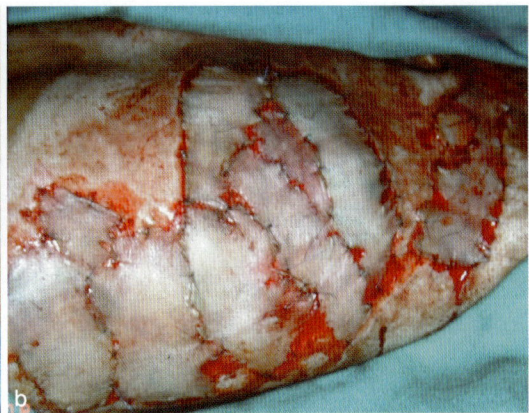

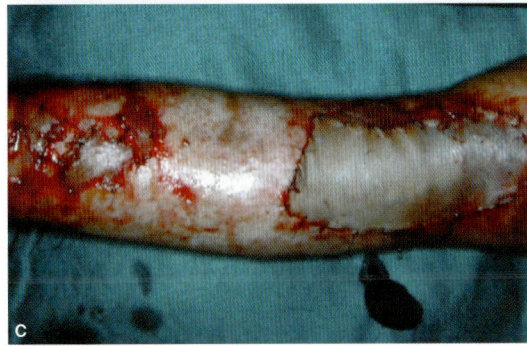

図 11-3
頭部からの採皮で体表面積の 10％程度の創面まで植皮可能である．a：採皮部，b，c：植皮部

後で，フリーハンドダーマトームか電動式ダーマトームを用いて採皮する．
　②自家メッシュ植皮
　メッシュ植皮の利点は，手技的な取り扱いやすさにある．ステープラーを用いて簡略に固定できるため，パッチ植皮よりは手術時間の短縮が図れる．また，凹凸のある創面にも圧着しやすく，ドレナージも十分になされるため，血腫などで植皮が失われることが少ないことも，熱傷創面には適している．引き伸ばし率は 3 倍が最も扱いやすい．
　しかし，小児熱傷にメッシュ植皮を適応することには，成人と異なる特別な配慮が必要である．そのひとつは，メッシュ植皮は取り扱いにあたって，ある程度の強度を必要とするため，パッチ植皮より若干厚めの 10/1000 inch 以上の厚さの採皮が必要であり，小児の場合，理想的な厚さより少しでも厚い皮膚を採皮してしまうと，採皮部に肥厚性瘢痕を形成し，同部が後の瘢痕拘縮再建時の採皮部として使用できなくなることである．もうひとつは，植皮部の人工的な外観が長期にわたって残存することが，小児の精神的負担になる場合が多いことである．
　以上をまとめると，小児熱傷では自家メッシュ植皮は，熱傷面積が比較的小範囲の場合は可及的に避けるべきである．広範囲熱傷の場合も，後述する自家植皮と同種植皮の併用をまず用いるべきで，同種植皮が利用できない場合や不足する場合の救命的植皮にのみ自家メッシュ植皮を適応する．
　③自家植皮と同種植皮の併用
　自家植皮と同種植皮を混合して植皮する方法である．自家植皮の不足を補い，同種植皮も一時的に生着することにより，全身状態の改善が得られる．また，同種植皮表皮成分の拒絶後も残存する

11. 小児熱傷

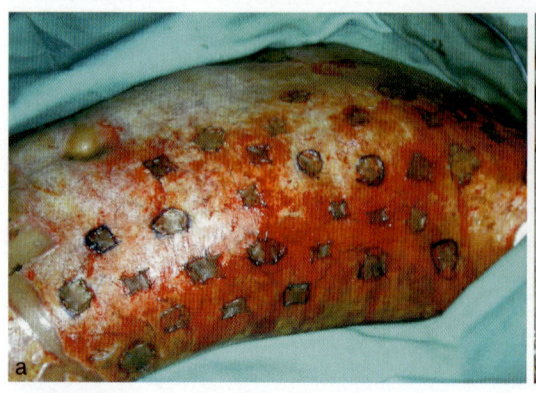

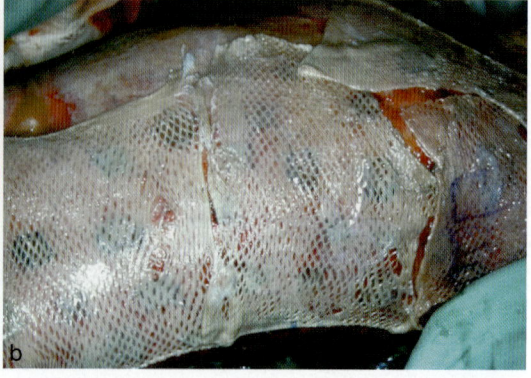

図 11-4
創面をデブリードメンしたあとにパッチ植皮を行い（a），その上に同種メッシュ植皮を行う（b）．

真皮成分上は，自己植皮からの表皮の伸展にとって良好な条件を備えており，創面の閉鎖を早めるといった局所的効果もある[3]．

植皮の方法は，自家植皮と同種植皮のパッチ植皮を混在させる方法や6倍メッシュの自家植皮の上を3倍メッシュの同種植皮で覆う方法，穴を開けた同種植皮に自家植皮の小片を埋め込む方法などもあるが，間隔をあけた自家パッチ植皮の上を3倍の同種植皮で覆う方法が最も効率がよく，手技も簡単である[4]（図11-4）．

同種植皮の提供は，スキンバンクに依頼するが，小児の場合必要とする皮膚の量が比較的少なくてすむため，やむをえない場合は両親や親族から提供を受けてもよい．

④培養表皮移植

わが国では，2009年より商業ベースに乗った作成・供給が可能となった．培養表皮は，真皮成分を持たないため，適応される創面には真皮成分の存在が条件となる．また1 cm^2の表皮から1000 cm^2程度の大きさの表皮の形成に2週間程度の待機時間を必要とする．培養表皮の最もよい適応は広範囲のDDB創面である．手術においては，壊死層の切除を行って培養表皮を移植する．DB創面に用いるには壊死組織切除後，人工真皮もしくは同種植皮で創面を覆い，培養表皮が作成された時点で，人工真皮にはその上に，同種植皮では表皮成分を除去した真皮成分上に培養表皮を移植する．培養表皮植皮時には，その上から6倍メッシュの同種植皮を行っておくと安定した生着が得られる．

b）初期植皮法選択基準

各熱傷施設における治療成績の均一化を図るには，初期植皮法の選択の基準を作っておくことが大切である．

前述した植皮法の特徴から作成した選択基準の一例を示す（表11-3）．

- 植皮面積10％以下のときは頭部からのパッチ植皮を第一選択とする（頭部が使用できない場合は他部位を採皮部とする）．
- 植皮面積が10％を越えるときは，頭部（不足する場合は他部位からも）からのパッチ植皮＋同種メッシュ植皮とする．
- 植皮面積が10％を越え同種植皮が利用できない場合は，自家メッシュ植皮とする．
- 再手術時に植皮の不足が予測される場合は，培養表皮移植も考慮する．

表 11-3 小児広範囲熱傷初期植皮法の選択基準

植皮面積 10%以下　→　頭部よりの自家パッチ植皮
　　　　　　　　　　　　↓
　　　　　　　　　　頭部が利用できない場合　→　他部位からの自家パッチ植皮

植皮面積 10%以上　→　自家パッチ植皮（頭部からが第一選択）＋同種メッシュ植皮
　　　　　　　　　　　　↓
　　　　　　　　　　同種植皮が利用できない時　→　自家メッシュ植皮

表 11-4 小児熱傷の投与カロリー計算式（Galveston method）

年齢	投与カロリー
0〜12ヵ月	2100 Cal/m^2（体表面積）＋1000 Cal/m^2（熱傷面積）
1〜11歳	1800 Cal/m^2（体表面積）＋1300 Cal/m^2（熱傷面積）
12歳以上	1500 Cal/m^2（体表面積）＋1500 Cal/m^2（熱傷面積）

5 栄養管理

広範囲熱傷の代謝亢進はあらゆる外傷のなかで最大である．この代謝亢進は創面の閉鎖まで持続し，この間に十分な栄養が供給されないと，体蛋白や体脂肪からの糖新生が続いて体力は消耗する．

必要カロリー量は小児用の計算式を用いて算出する（表11-4）．間接熱量測定が可能であればその1.2〜1.5倍のカロリーを投与する．カロリーN比はCal/N（g）＝100〜110がよい．

投与法はTPN（完全静脈栄養）にのみ頼ると，腸粘膜上皮の萎縮をきたし，bacterial translocationによる感染の原因となるため，経腸投与を主な栄養ルートとし，不足分を点滴で補う．栄養の質的には必須アミノ酸，必須脂肪酸，ビタミン，微量元素，食物繊維などを過不足なく投与する．小児の場合，ストレス下でも食欲が落ちないことがあり，このような場合，患児の欲するものを自由に摂取させたほうが栄養的に有利なことが多い．

6 急性期の精神衛生管理

小児は日常から保護者に対する精神的依存度が高いため，熱傷受傷後に救命センターや熱傷ユニットに隔離されることは，大きな精神的負担となる．患児をリラックスさせ医療スタッフに対する信頼感を持たせるためには，救命医，形成外科医，看護師でチームを形成し，両親を含めて患児に治療の必要性や方法についてわかりやすく説明することが大切である．

その他，テレビなどの制限も緩和し，日ごろ慣れ親しんだ玩具や本も滅菌のうえ持込みを許可するといった工夫も必要である[5]．

B 局所管理

1 深達性Ⅱ度熱傷（deep dermal burn: DDB）の治療

浅達性Ⅱ度熱傷（superficial dermal burn: SDB）とⅢ度熱傷（deep burn: DB）における治療法は，小児熱傷においても成人熱傷の場合の治療法と基本的に同様である．SDBは軟膏療法か創傷被覆材を用いて保存的に扱い，DBでは小範囲のもの以外は早期に焼痂を外科的に切除し，植皮を行う．

小児熱傷の局所治療で特殊な考え方が必要なのはDDBである．DDBの治療法における論点は，

11. 小児熱傷

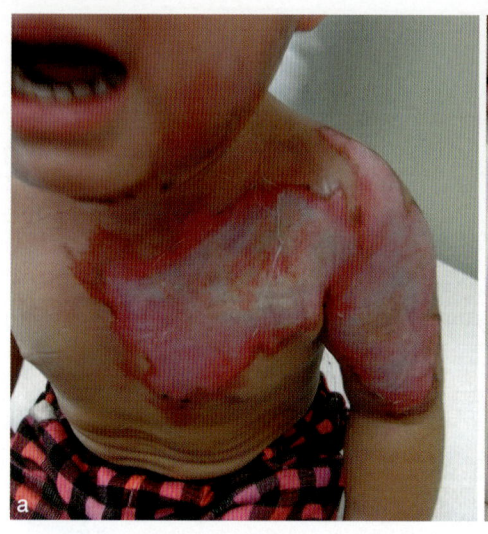

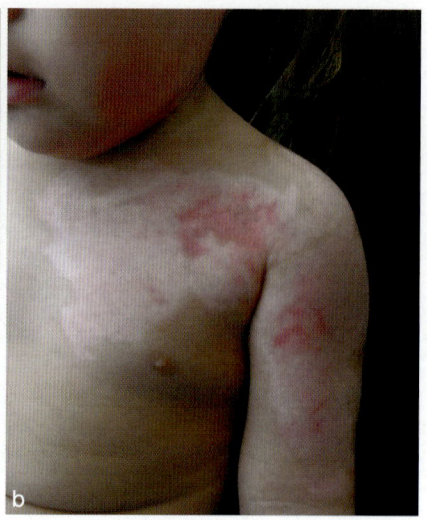

図 11-5 DDB 創面に対する bFGF 療法
a: 受傷直後, b: 2 カ月後

創面の上皮化を保存的に図るか，早期に手術療法を選択するかにある．早期手術を選択した場合には治療期間の短縮が得られるが，初期には SDB か DDB かの鑑別が困難な創面に対しオーバートリートメントになる可能性がある．また，採皮に伴う新しい創面も作ることになる．

一方，保存的治療を選択した場合，採皮に伴う新たな創面を作ることなく治癒が得られる．しかし，保存的治療に固執しすぎると，治療の遷延により患児や家族の精神的負担を大きくしたり，感染が高度となり全身状態を悪化させたりする危険性がある．また，治癒後に高度の肥厚性瘢痕を形成することも欠点である．

原則的には，生命予後に影響を与えるような広範囲 DDB では手術療法を選択し，そうでない場合は，特殊部位を除き，保存的治療を選択する．

a）DDB の保存的治療

DDB 創面の保存的治療では，受傷早期より bFGF を使用する．創面を洗浄後，bFGF を噴霧し，創面上をハイドロジェルやポリエチレンフィルムで覆うか，ワセリン基剤軟膏を厚く塗布し，湿潤療法を行う．処置は連日行うことが望ましい．bFGF の効果により，うっ血帯の血流改善，血管新生が生じ，上皮化までの短縮が得られる．結果的に，肥厚性瘢痕の形成も抑制される（図 11-5）．

b）DDB の早期手術療法

DDB が体表の 20%を超えるような場合は，保存的に治療すると，感染により生命予後にリスクを生じることがあるため，積極的に早期手術を行う．

手術法は壊死した真皮上層を健康な真皮が露出するまで層状に切除する．露出した真皮は同種のメッシュ植皮を行う．残存する真皮がほとんどない場合は，自家パッチ植皮を行った上を同種メッシュ植皮で被う．

2 特殊部位の局所治療

a）顔面熱傷

顔面の熱傷において最も問題となるのは，口周囲や眼瞼などのいわゆる自由縁を含む部位の深達

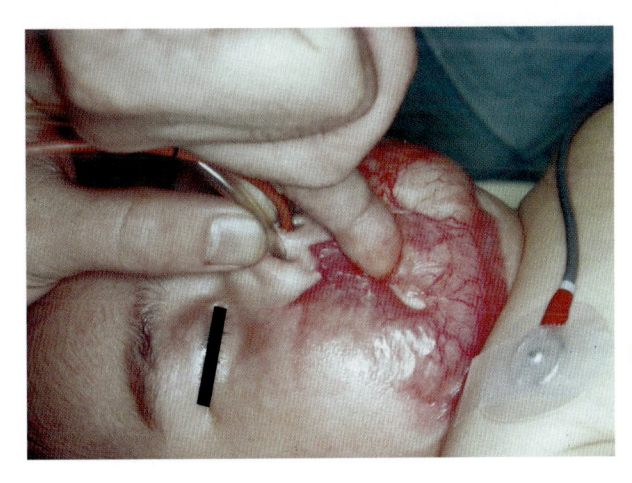

[1] 小児熱傷の管理

図 11-6
口周囲の DDB を保存的に治癒させると拘縮により開口・摂食障害をきたすことがある．

性熱傷である．この部位の DDB を保存的に治療すると，開口制限や眼瞼外反が生じることが多い．これらを放置すると摂食障害や角膜損傷を起こすことがある（図 11-6）．また，高度の拘縮に至ると，形成外科的な再建も困難なことがある．これらの部位の DDB は初期治療において植皮を行うほうがよい．初期植皮が不可能で，保存的上皮化を余儀なくされた場合も，瘢痕拘縮が高度に生じる以前に植皮に置き換える．

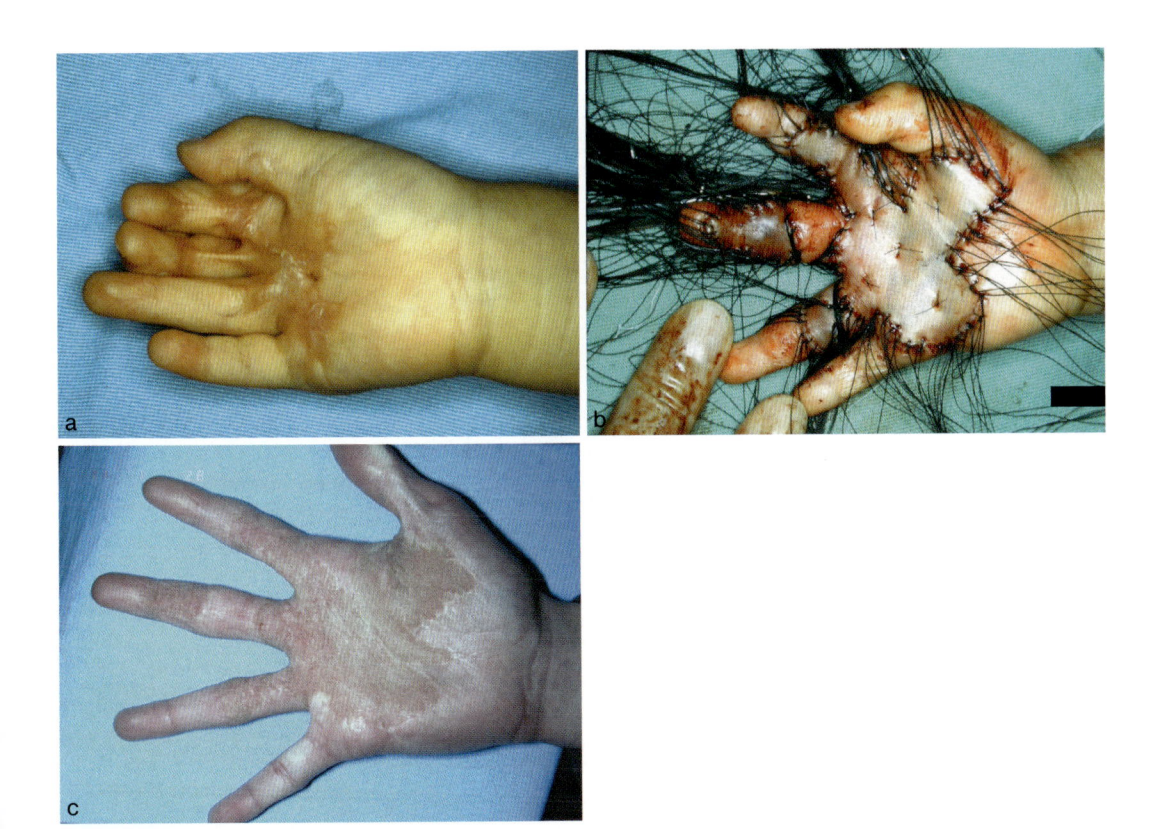

図 11-7
小児手掌部の DDB による屈曲拘縮（a）に対し鼠経部からの全層植皮で再建した（b）．c は植皮後 17 年の状態．

b）手熱傷
①手掌部熱傷

　手掌部は角質が厚く，豊富なエクリン汗腺が存在するため，上皮化は良好である．したがって手掌部の熱傷は，まず保存的に治療を行う．その結果，瘢痕拘縮が生じても，小児の場合は関節の拘縮を起こすことはなく，適切な手術を行えば良好な機能を再建できる．

　再建に用いる植皮の採皮部に関しては，鼠径部か足底非荷重部などが選択される．手掌の広範囲に植皮を行うときは，量的制限がなく成長につれての伸展も良好な鼠径部皮膚を選択するほうが安全である[6]（図11-7）．足底非荷重部の皮膚は texture match がよく小範囲の植皮には薦められる．

②手背部熱傷

　成人の手背部深達性熱傷は早期手術を行うが，小児の手背部熱傷は成人よりは若干の時間的な余裕を考えてよい．小児の手背部は皮下組織が厚いため，感染が腱や腱膜に及び難い．したがって，DDBや小範囲のDBは保存的に閉鎖させることも可能である．この場合，背屈拘縮により手機能が障害される傾向が出れば，瘢痕の切除と全層植皮を行うことで再建が可能である（図11-8）．

③手の重度熱傷

　広範な手の重度熱傷の初期治療で大切なのは，減張切開を適切に行うことである．小児の指動脈は細く循環障害を起こしやすい．循環障害が予想されたら，ためらわず手背，指側部に減張切開をおく．

　手術を行う場合，感染が成立している創面では，薄い分層植皮を用いて一次的創閉鎖を行う．後

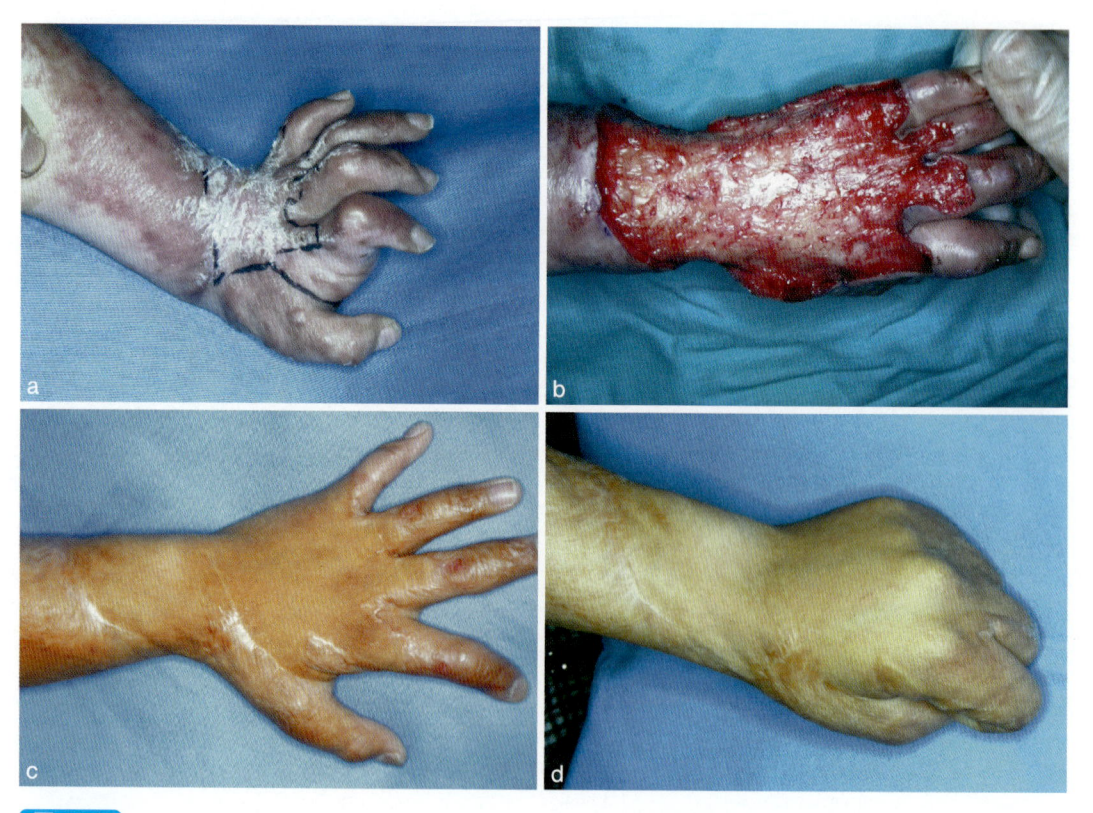

図 11-8

手背DDBによる背屈拘縮（a）に対し全層植皮で再建を行った（b）．c, dは植皮後7年の状態．

に，よい条件のもとで，拘縮の除去と厚い植皮で再建を行う．

c）陰股部熱傷

深達性の陰股部熱傷治癒後に問題となるのは，陰股部の内転拘縮である．排便・排尿障害を認めることがあり，成人まで放置されると性交・分娩障害をきたすことがある．拘縮を認める場合は早期に拘縮の解除と植皮を行うが，小児は成長に伴う再拘縮を生じることが多いため，十分な経過観察を行う．

■文献
1) 野本猛美, 他. 乳幼児の加熱液体誤飲による気道閉塞の危険性. 熱傷. 1991; 17: 138-42.
2) 飯島三佳, 他. 小児熱傷における頭皮分層植皮の長期観察. 熱傷. 2000; 26: 268-72.
3) Yang CC, et al. A Chinese concept of treatment of extensive third-degree burns. Plast Reconstr Surg. 1982; 70: 238-54.
4) 菅又 章. 小児熱傷の特殊性. 日小皮膚会誌. 1996; 15: 9-18.
5) 菅又 章. 小児熱傷の全身管理における注意点. 小児看護. 2004; 27: 37-42.
6) 菅又 章. 小児手掌熱傷後瘢痕拘縮に対する鼠径部よりの全層植皮の長期予後. 形成外科. 2005; 48: 911-8.

〈菅又　章〉

[2] 小児虐待と熱傷

　小児虐待事例の児童相談所への通告件数の増加には驚愕さえ覚える現状となって，平成2年の通告頻度から平成23年は60倍弱となり，5万9千件を突破している．その中でもやはり最も多いのは身体的虐待であり，次いでネグレクトの順である．この身体的虐待において，熱傷の頻度は少なくないし，その特徴も医学的に示されている．一言で表せば，成傷器である熱傷源が容易に推定できる熱傷面であり，境界明瞭，一様な熱傷深度である，といえる．このような熱傷痕を認めた場合には養育背景・環境，児の発育・発達や言動，保護者の態度など総合的な評価を行いながら，常に虐待を考慮した社会医学的な対応を行わなければならない時代になったことを小児医療関係者は忘れずに診療を行う必要がある．

A 身体的虐待における熱傷頻度

　身体的虐待における各臓器損傷の頻度として，打撲・あざ36.6％，頭部損傷29.0％，骨折13.7％の順で，次いで熱傷は8.9％との報告[1]がある．しかし，現実的には身体的虐待の多くにたばこ熱傷を認めることが多く，臨床的にはもっと高頻度で熱傷を経験しているように感じている．いずれにせよ，新旧混在した人為的外傷痕の中に熱傷によるものが混じっているという意識を持つ必要がある．

B 虐待による熱傷痕の特徴

　一般的に，アクシデントで受傷する熱傷では熱さを感じた瞬間に避ける・逃げるなどの逃避・回避運動を行うことから熱傷面の重症度が不均一で，健常部との境界が不鮮明であることが通常であり，この点を観察することで虐待による人為的な熱傷かどうかの識別は可能な場合が多い．また以上の理由からも，熱源が容易に推定できることも虐待による熱傷の大きな特徴である

　不慮の事故による熱傷は子どもの運動能力の発達度に多くは起因しているものであり，虐待の多い乳児～幼児における子どもたちは，すべてのものに興味津々の状態である．これゆえに，必ず，手で触れて物を確かめる行動を取るといえる．このため，手掌の熱傷が最も多い．もちろん，テーブルクロスなどを引っ張っての卓上の加熱液体の入った容器をこぼす，ポットなどをひっくり返すなどの熱傷も少なくないが，飛び散ったり，かぶったりの受傷のために，熱傷痕が散在する，あるいは熱傷度が部位などでまちまちなどの特徴がある．加えて，年齢・体長・体型から顔面・肩・上半身・腕など，上半身の熱傷が多いことも事実である．いずれにせよ，乳幼児のアクシデントによる熱傷は手掌を中心に，上半身を中心に受傷していることが多いが，部位の特徴より，熱傷面の特徴のほうが，虐待の熱傷に，より特異度が高いといえる．

C 主な熱源（成傷器）別の特徴

　熱傷痕から熱源（成傷器）が容易に推定できるという点が虐待による熱傷痕の最大の特徴と考えてよいが，現実的に虐待の熱傷痕として多い家庭用品がいくつか知られている（図11-9）．

1 タバコ，車のシガレットライター

　最も高頻度に経験される虐待による熱傷痕であり，臀部など衣類による被覆部や足背，手掌などに熱傷を負っていることが多い（図11-10）．虐待が疑われる場合には，裸にして（下着も脱がせて）の観察が不可欠である．中には，タバコ熱傷と即断できない熱傷痕（図11-11）もあるが，受傷部位，新旧混在の外傷痕，などから総合的に診断する症例もある．シガレットライターによる熱傷痕も多くはその形状から一目瞭然であり，不慮の事故として誤って熱傷した場合には形状が崩れているが，虐待による場合は円形で，形状そのものがしっかり残っているという点が鑑別点である．

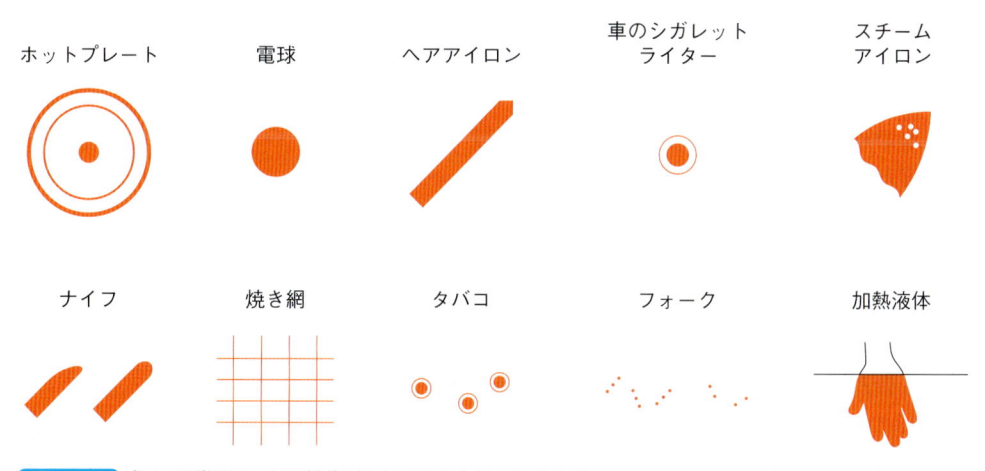

図 11-9 主な日常品による熱傷痕（市川光太郎. 児童虐待イニシャルマネージメント. 1版. 東京: 南江堂; 2006. p64-8[2])）

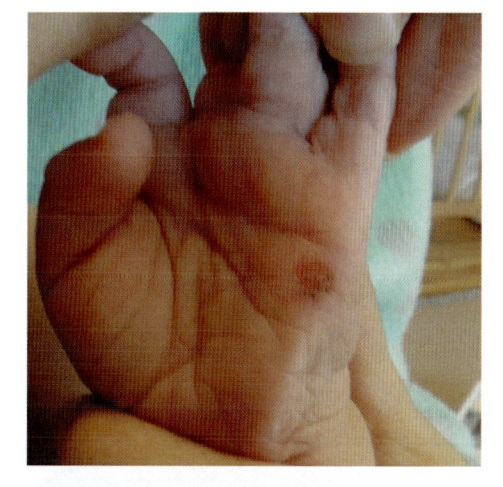

図 11-10 手掌のたばこ熱傷痕（1歳女児）

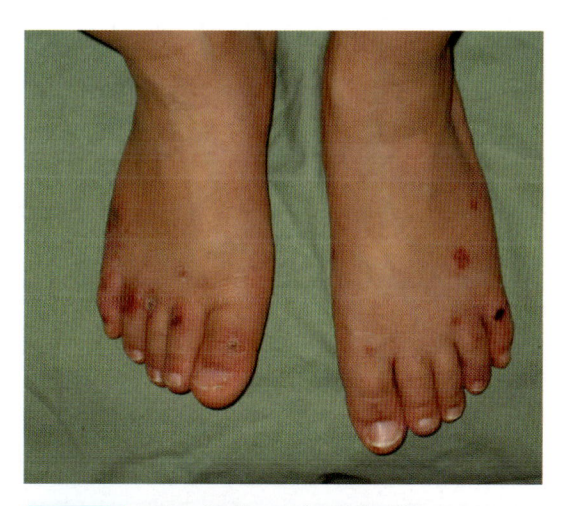

図 11-11 足背・指趾のたばこ熱傷痕疑い（4歳男児）

2 家庭用品

　火箸，焼き網，アイロン，カールゴテなどが経験されるが，時にはクリーニングで使用される金具製ハンガーなどでも経験される（図11-12）．熱傷を受ける部位は胸部・腹部の躯幹の前面ではなく，背部が多く経験されるし，四肢も少なくない．いずれにせよ，身体部位の凹凸に無関係に熱傷面が一様の重症度・深達度であり，境界明瞭であることから熱傷源の推定が可能である．このような熱傷だけで虐待の診断が可能とさえいえよう．逃避・回避行動の影響が熱傷面にみられるかどうかを見極めることが虐待による熱傷の診断に最も必要である．

3 加熱液体（熱湯など）

　乳幼児において，熱湯での熱傷は不慮の事故による熱傷の原因としても多い．実際に63.8℃のお湯では1秒間の接触でⅡ度熱傷を起こし，10秒間の接触でⅢ度熱傷まで起こすことが知られている（表11-5）．この浸漬時間を念頭に家族の説明との食い違いがないかを検討する必要がある．

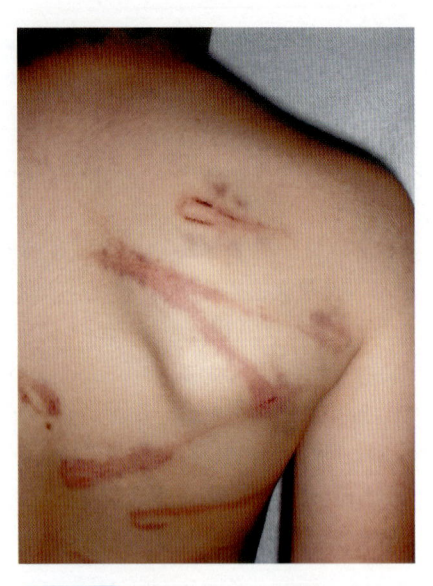

図 11-12 簡易ハンガー（鉄製）による熱傷痕（5歳男児）
肩胛骨部など凹凸の激しい部位に一様に熱傷痕を認めることにより，人為的熱傷痕（虐待による）と判断可能である．

　これらの熱傷源（熱湯）温度と接触（浸漬）時間との関係を知っておくことは虐待における熱傷の診断には欠かせないと思われる．いずれにせよ，虐待による熱傷の場合は，不慮の事故と異なり，回避・逃避行動ができないため，液体による熱傷なのに，境界が明瞭であり，熱傷の重症度が一定であるという，最大の特徴がある．実際に，不慮の事故による液体熱傷では経験されない部位，すなわち，躯幹〜臀部，四肢など，部位的特徴もある．

　旧式の風呂などに漬けられると，上部の湯温が高く，下部の湯温は低いことが特徴のために，熱傷の上部部位が境界明瞭・熱傷度均一，左右対称であり，下部になると熱傷度も軽くなり，不均一になるという特徴がある．また，被虐待児が抵抗できないとはいえ，身を丸めて痛みをこらえるなどの動作にて，腹部の皺部分は熱傷度が低いために，皺に沿って健常皮膚が残ったりすることも特

表 11-5 熱湯熱傷における熱湯温度と接触時間の関係（市川光太郎．児童虐待イニシャルマネージメント．1版．東京：南江堂; 2006. p64-8[2]）

温度	時間（成人）→小児ではもっと短時間
49℃	5〜10分間
52℃	2分間
54℃	30秒間
57℃	10秒間
60℃	5秒間
63℃	3秒間
66℃	1〜5秒間
68℃	1秒間以下
70℃	1秒間未満

と報告されている．
（Scald Burn Prevention Strategy Manual. Washington. D. C.; 1990 より一部改変）

徴である．あるいはもがいて手足の熱傷度が軽いことも経験される．いずれにせよ，熱傷部の上部が境界明瞭であり，熱湯が飛び散っての熱傷痕である，splash burn がないこと，あるいは少ないことが特徴である．さらに，臀部から熱湯に浸漬されると周囲の熱傷度が強く，中心部の熱傷度が弱いためにドーナツ現象を起こすことも虐待の熱傷として知られている．また，手足を熱湯に浸漬されると，手は手袋（グローブ）状に，足は靴下（ソックス）状に一様に熱傷することも虐待に特徴的である．

　これらの熱湯による熱傷にて受診した患児の保護者の説明の多くは，子どもが勝手にお湯の蛇口をひねった，お湯の温度を確かめずに入れた，子どもが勝手に入ったなどである．しかし，2歳未満の乳幼児が，一人で風呂に入ったり，蛇口をひねってお湯を出すなどはできないことであり，保護者の言葉に迷わされないために，乳幼児の発達行動能力を熟知しておく必要がある．

　口腔内熱傷も乳幼児では一般的には起こりえない熱傷であることから，口腔内熱傷（特に軟口蓋や口蓋垂や咽頭壁まで熱傷している場合）では強く虐待を疑うべきであり，加熱液体をむりやり飲ませての熱傷の可能性があるといえる．

4 その他

　その他の熱傷では，あらゆる物体が熱源となりうることが知られている．特に，夏場の直射日光で加熱されたアスファルト，鉄板，あるいは車体などがあり，他にはエンジンを始動しているバイクのマフラーなどがある．いずれにせよ，日常的にはありえない受傷機序であり，熱傷面が均一の重症度であることが疑いの第一歩になる．

　さらに，虐待による熱傷の診断補助に，熱傷から受診までの時間の遅れがある．この点も正確に把握する必要がある．あるいは民間療法や放置などによる，熱傷面の感染・汚染を認める場合は強く虐待を考えるべきであり，熱傷面は感染しやすい特徴があり，感染している場合には受傷から受診までの時間が必要以上に経過していると考えるべきである．

D　実際の虐待症例における熱傷

1 けいれん・無呼吸発作症例の 4 歳男児

主訴：けいれんと無呼吸発作．

現病歴：実母と継父の 3 人暮らし．母親が仕事に出掛けている最中の患児が 10 円硬貨を誤嚥したので逆さにして叩いたら，けいれんが起こって，呼吸が止まったということで救急隊要請にて，救急搬送となる．

身体所見：顔面頭部に新旧混在した打撲痕と臀部にたばこ熱傷痕が散在し，腹部には靴跡を認めた（図 11-13）．

診断：びまん性脳腫脹による虐待死．

2 腕・躯幹の熱傷症例の 1 歳 9 カ月女児

主訴：お湯をこぼして，腕をやけどした．

現病歴：両親と 3 人暮らし．ミルクを再度温めようと卓上にお湯を張ったボールを置いた（手が届かないと思っていた）が，泣き声で振り返るとボールに手をかけ，お湯をこぼして，やけどしていたので，すぐに受診した．

11. 小児熱傷

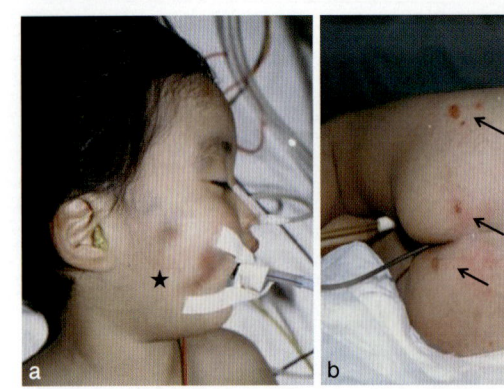

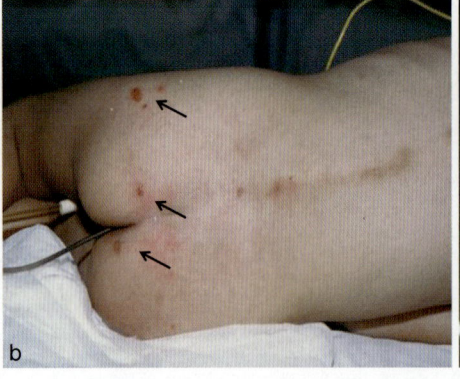

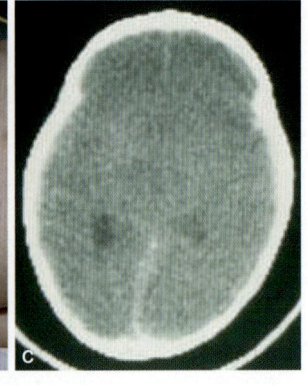

図 11-13 臀部のたばこ熱傷痕と顔面の打撲痕，びまん性脳腫脹（5歳男児）
a，b：たばこ熱傷痕（↑）と顔面の打撲痕（★）
c：びまん性脳腫脹

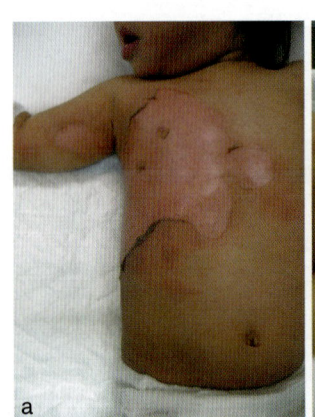

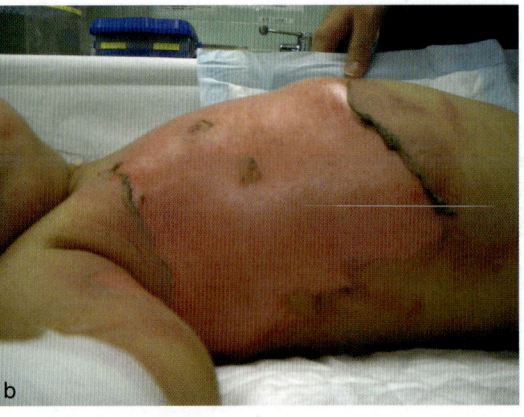

図 11-14 腕と躯幹（胸郭）の広範囲熱傷（1歳9カ月女児）
加熱液体による熱傷だが，境界が明瞭である，熱傷面の程度が一様である，splash burn がない，などが特徴的な熱傷である．

身体所見： 母親は腕だけのやけどと思って，腕を冷やして受診したが，救急室で衣類を切り取ると胸郭の右半分も広範囲に熱傷が認められた（図 11-14）．熱傷面が一様であること，境界が明瞭であること，さらに手が届かないと思った卓上でお湯をこぼしたのであれば，顔面などの熱傷があるはず，あるいは splash burn があるべきではないか？ などから虐待が疑われた．

診断： 母親は泣き崩れ，その後も献身的に看護していたことから，虐待疑いとして児童相談所と相談して，多くの機関での見守りという形でフォローすることになった．

3 低温熱傷（寝返りしたら，顔の傍に電気ストーブがあった）の9カ月女児

主訴： 電気ストーブで顔をやけどした．
現病歴： 両親と兄との4人暮らし．寒いと思ってベビー布団の横に電気ストーブを置いて暖を取っていた．気付いたら，子どもが寝返りして，電気ストーブの真ん前に顔があり，やけどしていたのであわてて受診した．いつ寝返りして，どのくらいの時間，顔が電気ス

[2] 小児虐待と熱傷

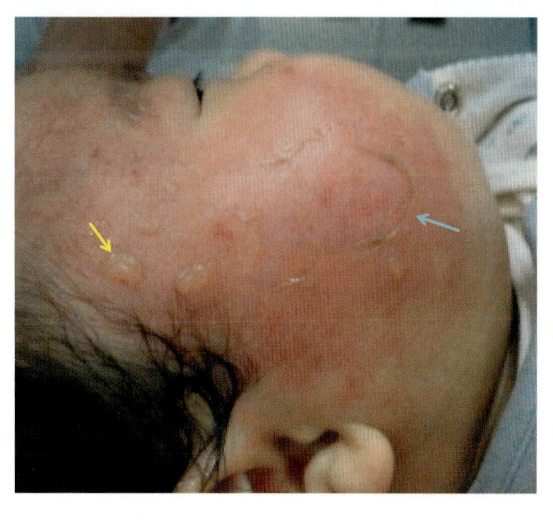

図11-15 電気ストーブによる低温熱傷（9カ月女児）
やや低温熱傷気味のため，境界が明瞭だが……．表皮剥離の部分（↑）と水疱部分（↑）があり，Ⅰ度とⅡ度熱傷が混在．

- **身体所見**： トーブの前にあったのかはわからないという．
- **身体所見**： 顔以外に打撲痕などの外傷痕は認めず，身長体重の発達も問題なかった．顔の右半分がまだらに熱傷しており，深度Ⅰ度とⅡ度とが混在し，一部水疱化，皮膚剥離を認めた（図11-15）．母親にはまったく悪気はない感じを受けた．
- **診断**： 意図的な行為ではないので，積極的虐待とは判断できないが，ベビー布団のすぐ傍にストーブを置くなど，非常識的な一面もあるので，消極的なネグレクトとして児童相談所に通告相談した．

4 不自然な外傷痕が絶えないと保育園からの通報の1歳3カ月男児

- **主訴**： 2～3カ月前から不自然な外傷が多く，今回は左手の傷が変である．
- **現病歴**： 実母と養父との3人暮らし，母親は養父の子どもを妊娠中（24週），保育園からの通報で児童相談所職員が診断のために受診した．母親に尋ねても要領を得ず，外で遊んで帰っ

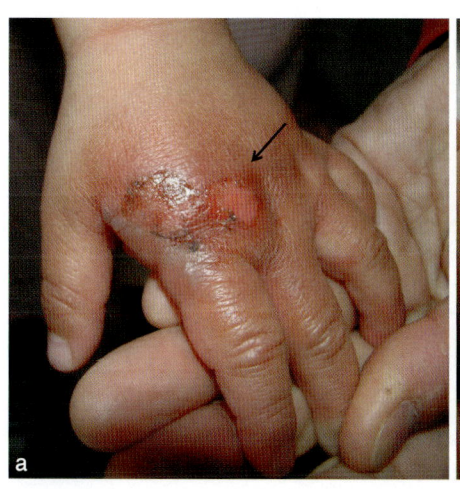

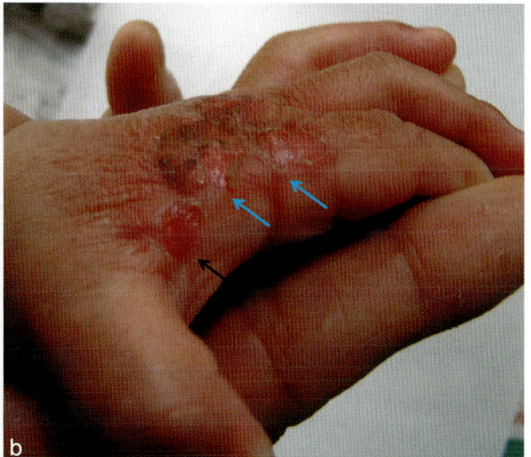

図11-16 不審な外傷痕（1歳3カ月男児）
たばこ熱傷痕（↑）が新旧混在（↑）していると最終判断した．

身体所見：てきたらこんなになっていたと受傷機転ははっきりしないとのことであった．
左手の第1指と第2指基関節部から拇指にかけて外傷痕を認めた．側面では受傷日時の異なる新旧混在した傷であること，拇指に近い部位にたばこ熱傷痕を強く疑わせる傷痕があることから複数回のたばこ熱傷痕と判断した（図11-16）．

診断：他の外傷痕はなかったが，明らかに虐待によるたばこ熱傷と診断した．

おわりに

身体的虐待症例の10％近くに人為的熱傷を認めるが，熱傷源（成傷器）が推定できる熱傷痕はまず一番に虐待による熱傷を疑うべきである．その上に，熱傷面における熱傷深度が一様である，あるいは境界明瞭であるなどの有無を確認して，傷痕から虐待であるか否かの判断が可能かを考慮する．いずれにせよ，虐待による熱傷痕も虐待初期にはみえにくい部位（衣類での被覆部位）に多くみられるが，虐待が進行するにつれ，目に付く身体部位，顔面などにも認められるようになる．すなわち，虐待か否か迷う初期ほど，身体のすべての部位に虐待による熱傷痕や不自然な傷痕がないかどうかを調べる必要がある．

■**文献**
1) 日本医師会, 監修. 子どもの虐待の現状. In: 児童虐待の早期発見と防止マニュアル—医師のために—. 東京: 明石書店; 2002. p.25.
2) 市川光太郎. 児童虐待イニシャルマネージメント. 1版. 東京: 南江堂; 2006. p.64-8.

〈市川光太郎〉

12 高齢者熱傷

　わが国の少子高齢化が問題視されて久しい．臨床の現場においても 80 歳代，90 歳代の高齢者の受診の増加を実感する．

　実は高齢者とは何歳以上であると定義されているわけではない．たとえば，道路交通法に基づく高齢運転者標識（いわゆる，もみじマーク，四つ葉マーク）は 70 歳以上を対象としているが，後期高齢者医療制度では，前期高齢者を 65 歳以上 75 歳未満，後期高齢者を 75 歳以上としている．また，WHO（世界保健機関）は 65 歳以上を高齢者としている．

　では，現在日本人の平均寿命（0 歳時における平均余命）はというと，厚生労働省が平成 23 年 7 月に発表した「平成 22 年簡易生命表」によると，男性 79.64 歳で世界第 4 位，女性 86.39 歳で 26 年連続世界一である．1947 年に約 50 歳だった平均寿命は，食糧事情・衛生環境の改善，そして医療の進歩・高度化により，わが国は世界有数の長寿国となった．

　先日総務省が 2011 年 10 月 1 日現在の日本の総人口を発表した．それによると，総人口 1 億 2779 万 9000 人で，老年人口（65 歳以上）は 2975 万 2000 人と過去最高となり，総人口に占める割合は 23.3％ と，およそ 4 人に 1 人が 65 歳以上となっている．さらに深刻なのは 24 道県で 75 歳以上の人口が年少人口（0〜14 歳）を上回っていることで，全国的に少子高齢化の進展を示す結果となったことである．このことは，医療にも直結しており，患者の高齢化と高齢患者の増加，それに伴う医療経済の問題など，さまざまな問題が山積している．

A 当院における熱傷治療の現状

　当院は福岡市南隣の春日市に位置し，年間約 1 万台の救急車を受け入れる救急病院である．0 歳児から 100 歳を超える高齢者まで様々な受傷原因による熱傷患者を当科で診療している．しかし筆者が勤務していた期間で ICU 管理を必要とした患者は 1 年に 1 名程度しかなかった．これは福岡市が九州の政治・経済・商業の中心都市であり，その周辺地域はいわゆるベッドタウンであるため，爆発事故のような労災事故や，農家の「野焼き」[1]などの受傷が少なく，生命を脅かすような広範囲熱傷は火災と焼身自殺以外にはそもそも発生が少なく，家庭内での受傷がほとんどであるためと思われる．また別の要因として，当院から自動車で 30 分程の距離に救命救急センターがあるため，広範囲熱傷患者は救急隊の判断でそちらに収容されているのであろうと推測される．

　当科における熱傷患者の入院適応であるが，
　　①輸液管理を要すると判断したもの
　　②気道熱傷があるか疑われるもの
　　③手術を要すると判断したもの
はもちろんであるが，それ以外に，比較的軽症であっても，

④下肢の熱傷で安静が望ましいもの（通院そのものが安静にならない）
　⑤頻回の通院が困難なもの（遠方の患者）
などである．

　しかし最近は高齢熱傷患者の増加により認知症（徘徊や不穏）のため入院治療が困難な患者が増えつつある．認知症患者で上記④⑤に該当する熱傷患者はやむを得ず通院治療となるが，上記①や③の入院治療が必要な患者は，極力家族の協力を依頼し可能な限り付き添ってもらい精神的安定を得られるよう対応している．それでも難しい場合は鎮静薬などの薬物治療を行うこととなるが，当院には精神科医が在籍しないため主治医と心療内科医が対応しているものの，やはり限界がありこの点が今後の大きな課題と思われる．

B　当院での高齢者熱傷入院患者の統計

　筆者が当院に勤務した2006年6月から2012年3月までの5年10カ月間における，65歳以上の高齢者（「老年人口」の定義にしたがった）の熱傷による入院患者の集計を行った．

　患者は男性39例，女性39例の計78例．最高齢は101歳女性で，平均年齢は男性73.5歳，女性75.1歳で，男女あわせると74.3歳であった．

　受傷機転は，高温液体が最も多く45例(57.7%)で，火炎が16例(20.5%)，低温熱傷9例(11.5%)，高温個体接触が6例(7.7%)，不明が2例(2.6%)であった．内訳としてはやかん・ポットのお湯が21例と最も多く，以下は鍋のスープや飲食物が13例，風呂場で熱湯がかかったが6例，風呂で追いだきが4例，仏壇のろうそくの引火[2]が3例，コンロの火の引火が3例などであった．特に風呂で追いだきあるいはたし湯中に動けなくなり受傷した症例と，着衣への引火による受傷は初診時より重症であった．

　転帰としては，「保存的に治癒」が31例（39.7%），「手術し治癒」が41例（52.6%）と「治癒」は72例（92.3%）であった．また「死亡」が3例（3.8%）であった．

C　高齢者の皮膚の特徴

　成書[3]に皮膚の老人性徴候（老徴）について述べてある．以下に列記する．
①皮膚表面の乾燥・粗糙化：角層水分含有量の低下による．
②皮膚の萎縮(atrophy)，③しわ（皺）(wrinkles)，④皮膚のたるみ(laxity)：表皮の厚さの減少，真皮の厚さの減少による．
⑤黄褐色調の皮膚色，⑥皮膚の蒼白化・皮膚温低下：真皮成分の減少と皮膚血流の減少による．
⑦軟毛化と脱毛，⑧白髪(white hair)，⑨毛の伸長と硬毛化（男性の眉毛，耳毛）
⑩爪の縦溝・縦線，⑪爪甲の肥厚と黄色化
⑫その他：脂腺の縮小，汗腺の萎縮，感覚受容能の低下，皮膚再生能の低下

D　高齢者熱傷の特徴

　高齢者はその動作の緩慢さや反応の鈍さなど身体機能の低下により，受傷状況からの回避・離脱が困難で，より広範囲でより深い重症の熱傷となりやすい．また独居高齢者の増加により，周囲の

発見が遅れたり受傷者本人が受診をためらったりして，医療機関への受診が遅れることもしばしば経験する．

初診時に熱傷自体はさほど深くない印象であっても，経過とともに深達化することをよく経験する．これは前述の高齢者皮膚の特徴である，皮膚の菲薄化や皮膚付属器の萎縮・減少による皮膚再生能の低下に由来する．

そもそも高齢者は呼吸・循環器系をはじめ各臓器の予備能の低下により，熱傷受傷により容易に全身のバランスがくずれ全身状態が悪化しやすく，さらに基礎疾患を有する患者はその傾向がより強い．また精神面においても同様で，認知症の発症や増悪がある．

高齢者は絶妙のバランスで生きている．ちょっとしたやけどでそのバランスが崩れて生命の危機に陥ったり，一気に認知症が進行してしまう．そのことを常に念頭において診療し，家族にも厳しく説明しなければならない．

筆者は認知症対策として，患者自身へ入院時に「お年寄りは入院すると一晩でボケてしまうことがあるからね．気持ちをしっかり持っていてね！」と声かけし患者を奮い立たせている．また家族へも可能な限り見舞いに来て患者の精神的安定と認知症の発症・悪化の予防に協力するよう依頼している．このような声かけや家族の協力がとても重要であると考えている．

E 受傷初期の輸液管理

一般的輸液管理の詳細は，別項を参照されたい．高齢者では，心肺機能に予備能がないので，すぐに肺水腫，心不全に陥ってしまうため，高齢者熱傷の輸液管理の原則は「dry side」である[4]．「利尿期になれば出るからいい」というのは間違いである．

大まかな目安として筆者の考えを示す．飲水ができる患者で，受傷面積が5％以下であれば「こまめな飲水指導」で十分．5〜10％ならば念のための維持輸液（1000 mL/日程度）＋「こまめな飲水指導」．10％以上であれば，Baxter法に従い輸液管理を行うが，飲水ができる患者であれば，計算量より少なめ（2/3程度）に設定して足りない分を飲水で補うようにしている．

次に気管挿管した患者は，当然飲水ができないため，より厳密な管理が必要となる．その最もわかりやすい指標は時間尿量である．熱傷学会が示しているガイドラインでは0.5 mL/kg/hrの尿量を指標にするとしているが，高齢者の場合は，「時間尿量は体重の1/4〜半分程度」で十分と考えている．つまり，体重40 kgの患者であれば，時間10〜20 mLの尿量が確保できればよい．Baxter法で計算した必要輸液量の2/3程度から開始して[4]，尿量を逐一チェックしながら微調整する．ただし，正常な人間は夜間の時間尿量が減少する，あるいはほとんど出ない時間帯もある．睡眠中におしっこに行かなくていいように濃縮されるからである．よって，若手医師にありがちな誤りとして，その時間帯に焦ってむやみに輸液を増量してはいけない．翌朝の尿量が増える時間帯まで待つ心の余裕が必要である．それでも増えないときは，朝の採血結果と胸部X線写真を確認して輸液を増量する．

F 呼吸管理

一般的な呼吸管理は別項を参照されたい．高齢者の場合は安易な「念のための挿管」は禁物である．受傷原因が火災・爆発で，気管支鏡検査で煤の付着や気道粘膜の浮腫が確認された場合に限ってよ

い．それ以外は少々の顔面熱傷があっても極力待ちたい．最大の理由は上述のとおり，輸液管理が難しくなること，そして，鎮静が必要になり肺炎など呼吸器合併症を併発しやすくなること，さらに治癒後も抜管困難症になりやすいことである．挿管した場合も，極力早期抜管を心がけなければならない．

G 局所管理（保存的加療）

高齢者だからと言って基本的には何ら変わらない．フィブラストスプレー®，プロスタンディン軟膏®などや各種創傷被覆材で上皮化を目指した治療を行う．しかし，前述の通り，経過とともに深達化することも多く，リフラップ軟膏®やブロメライン軟膏®での壊死組織除去や，局所感染対策としてゲーベンクリーム®を使用することが多い．その場合は全身状態が落ち着き次第，手術療法を考慮する．

H 手術

全身状態に問題がなく面積が小さい場合は，2〜3週間ほど待って熱傷創が十分にデマルケートしてから手術を行う．全身状態に問題を及ぼすある程度広い面積の場合は，全身状態が落ち着いた受傷1〜2週間程度で手術を行っている．

低温熱傷のような小範囲で深い熱傷の場合は，局所麻酔で行うことも多い．皮膚にゆとりがあるので熱傷創を縫縮できる場合は縫縮する．その際は創感染予防目的にペンローズドレーンを必ず挿入する．

以下，通常当科で行っているデブリードマンと植皮術について述べる．

1 採皮について

高齢者の分層採皮部の上皮化遅延や潰瘍化はしばしば経験することである．それを未然に防ぐ工夫が必要である．手術ではまず採皮から行う．

高齢者の採皮方法は以下に述べる5つがある．

①腹部や大腿部から全層皮膚を採取し，はさみでdefattingする方法．採皮部は縫縮する．高齢者の皮膚は薄いのでしっかりdefattingするとメッシュにも加工できる．
②腹部や大腿部から全層皮膚を採取し，採取した皮膚をパジェットダーマトームで分層化する方法[5]．採皮部は縫縮する．シートでもメッシュでも使用できる．
③採皮部をメスで縁取りした後，フリーハンドダーマトームで分層採皮し，残存真皮を切除し縫縮する方法[6]．
④分層採皮した後，採皮創の周囲で切除縫縮する方法．
⑤必要と思われる量より少し多めに分層採皮し，余剰皮膚をパッチ植皮などで採皮創へ「戻し植皮」する方法[7]．

広範囲熱傷の場合はあまり選択の余地はないが，当科では上記①②⑤を適応部位に応じて使い分けている．

全層皮膚を採取する時はエピネフリン入り1%リドカインを生理食塩水で2倍希釈したものを皮膚切開部に局注し出血を減少させる．

フリーハンドダーマトームで分層皮膚を採取する場合は，テープかぶれ予防のための皮膚保護材を採皮部に塗布すると表皮がコーティングされて皮膚が少し硬くなり採れた皮膚がチュルチュルと収縮せずに採りやすくなり，「より薄い皮膚」を採取できる．

　採皮部の縫縮は，真皮縫合の後，スキンステープラーを利用して手術時間短縮に努める．縫縮と同時に別チームが皮膚のメッシュ加工などの準備を行うようにする．

2 デブリードマンについて

　全層採皮の場合は採皮部の縫縮が終わったのち，分層採皮の場合は一時的なガーゼ保護ののちデブリードマンにうつる．詳細は迎の論文[8]を参照されたい．原則的に1回の手術ですべての熱傷創をデブリードマンするようにしている．ある程度広範囲の場合はそのためにも極力出血量を減らす努力と工夫が必要であるし輸血の準備は不可欠である．もちろんデブリードマンの途中で出血が大量になってしまった場合は深追いせず断念することも重要な判断である．植皮片が足りない場合は人工真皮を使用し，2回目の手術に備える．

　四肢であれば出血予防の目的でターニケットやエスマルヒを用いて駆血下にフリーハンドダーマトームを用いて sequential excision を行う．この時のポイントは，「赤い真皮は切除，白く光沢のある水分を十分に含んだ真皮は健常，オレンジ色の脂肪は切除，光沢のある淡黄色の脂肪は健常」である．またデブリードマン後，駆血を解除する前にいわゆる「squeeze 法」でていねいに止血する．ついで，トロンビンガーゼを創面に貼付し圧迫包帯し駆血を解除する．出血の勢いが治まるまで患肢を挙上し待つ．落ち着いたところで末梢側から少しずつ包帯を外して止血を行う．皮膚からの出血はある程度仕方がないが，血管からの出血は必ず止血しなければならない．

　体幹など駆血できない部位であれば，当然ながら毛細管性出血が得られるまで，sequential excision を行う．しかしこの場合は大量の出血を予想しておかなければならない．少しでも出血を抑えるために複数の医師がデブリードマンする係と止血する係に分かれて手術を行う．

　当科では，術前に明らかにⅢ度熱傷であると判断した場合は電気メスを用いて焼痂切除術（escharectomy）を選択することもある．肉眼的に健常な脂肪層（熱傷深度によっては筋膜上になることもあるが）で止血をしながら壊死組織を電気メスで切除する．この方法は少し時間がかかるという欠点はあるが，出血をコントロールできることが最大の利点であり，可能な限り健常な脂肪層を残すことで術後の瘢痕拘縮を少なくすることができる．

　デブリードマンが終わるまでに別チームは植皮片の準備を終わらせておかなければならない．

3 植皮について

　植皮の生着と整容性と瘢痕拘縮を考慮し採取した皮膚を選択する．

　「露出部」のうち「手背と足背」は必ず分層シート，「前腕と下腿」は皮膚に余裕がある時は分層シート，余裕がない時は分層メッシュ植皮する．

　「関節部」は全層メッシュ植皮あるいは全層皮膚を採取しなかった場合で皮膚に余裕がある時は分層シート，余裕がない時は分層メッシュの隙間を極力広げずに使用する．

　その他の部位は分層メッシュとしている．

　小範囲の場合は部位にかかわらず分層シートとしている．

　皮膚の固定には手部・足部はナイロン糸を使用するが，それ以外はすべてスキンステープラーを利用し時間短縮に努める．また，植皮片のズレ防止に anchoring の縫合やステープラーを多用する．

「明日から歩いてもずれないくらいたくさん打て」である．

最後にメッシュ植皮部と分層採皮部にフィブラストスプレー®を噴霧し，軟膏ガーゼを貼付し，ドレッシングする．

4 術後の固定

手部〜上腕部，足部〜下腿部はシーネ固定を，膝関節周囲はニースプリントを使用するが，体幹部〜上腕部の肩関節部（腋窩部）のシーネ固定は困難であるため，包帯固定とビーチボールを抱かせるようにする．

5 切断について

筆者は幸運にも救命目的に熱傷患者の四肢の高位切断を行ったことはない．しかし救命を第一に考えればやむを得ない選択である．救肢にこだわり救命できなければ本末転倒である．しかし，仮に四肢すべてを切断して救命できたとしても一人の人間としては本当にそれでよいのかという思いもある．家族を含めた慎重な議論が必要となるだろうが，きわめて難しい問題である．

I 術後の包交と管理

われわれはメッシュ植皮後に毎日フィブラスト®噴霧を行うことで拘縮の少ない良好な術後瘢痕を得ることができると以前の熱傷学会で発表している．よって，メッシュ植皮後は毎日包交しフィブラスト®を噴霧している[9]．しかし，患者がひどく痛がることと，医師やスタッフの負担が大きいことが欠点である．シート植皮した場合は1日おきくらいに交換し，創感染がないことを確認する．

抜糸・抜鉤は10日から2週間程度で行っているが，メッシュ植皮のanchoringに使用したスキンステープラーは皮下に埋没しやすいので1週間で抜去するようにしている．抜去後は必ずX線単純写真で遺残がないことを確認し，あった場合は次回包交時に抜去する．どうしても発見できない場合は，透視室で抜去している．

術後2週間目頃，ある程度植皮の生着が得られたところで，創部の洗浄を目的に創部オープンシャワー浴させる．基本的には看護師に行ってもらうが，若手医師や研修医に手伝わせることもある．それ以後は創部の経過を見ながらフィブラスト®噴霧とプロスタンディン®軟膏の外用治療や創傷被覆材貼付へと移って創閉鎖を得る．しかし，なかなか創閉鎖が得られない場合や植皮の生着があまりよくなかった場合は，少しリハビリ期間（全身状態の回復期間）を置いたのち再手術を行う．

2週間以上のベッド上安静を強いた時は必ず静脈エコーを行い，深部静脈血栓の有無をチェックする．必要があれば循環器内科へ相談し，フィルター留置をしてもらう．

J リハビリについて

高齢者熱傷の場合は，入院時から理学療法士，作業療法士に介入させ，創部にあまり影響のない部位の関節拘縮の予防に努める．歩行が可能な患者は，あまり安静指示を厳しくせずにある程度自由に生活させる．手の熱傷の場合は，包交の際に主治医が関節可動域訓練を行う．

手術の際は麻酔導入後，術前の種々の準備の際に麻酔科医の邪魔にならない範囲でしっかりと関節授動を行う．

術後の安静期間も前述の通り，翌日から歩いてもいいくらいにスキンステープラーを多用し，極力早期に安静解除する．また創部にあまり影響しない部位は引き続き術翌日からリハビリを再開する．術後2週間を経過したら，安静フリーとしリハビリを積極的に進め受傷前のADLの再獲得をめざす．創閉鎖が得られれば渦流浴も許可する．しかしながら創閉鎖が得られず創部を何かしら保

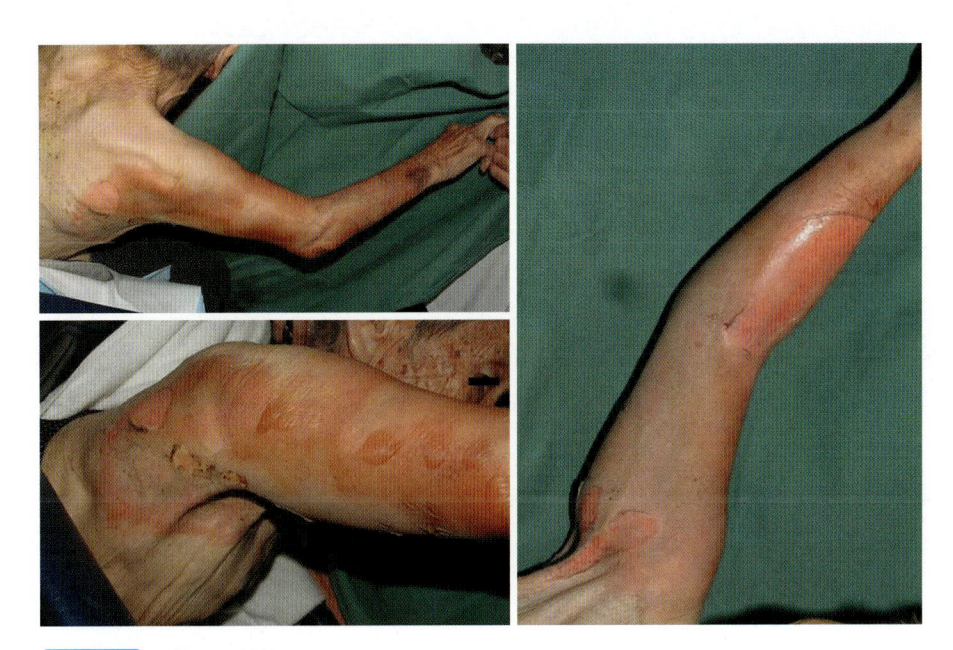

図12-1 初診時の状態
右前腕，右上腕，右腋窩，背部に深達性Ⅱ度（6% TBSA）およびⅢ度熱傷（4% TBSA）を認める．

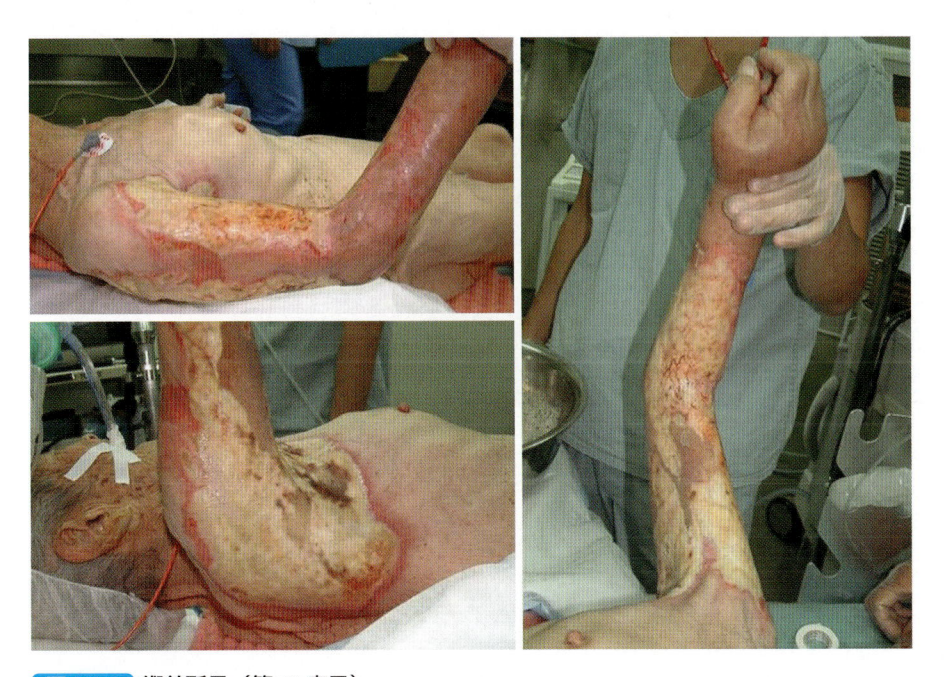

図12-2 術前所見（第10病日）
ほぼ全範囲が深達化している．

護された状態が続くとどうしてもリハビリが進まず経過が長引くことになりがちである．よって，いかに短時間でより生着率のよい植皮を行うかがやはり重要である．

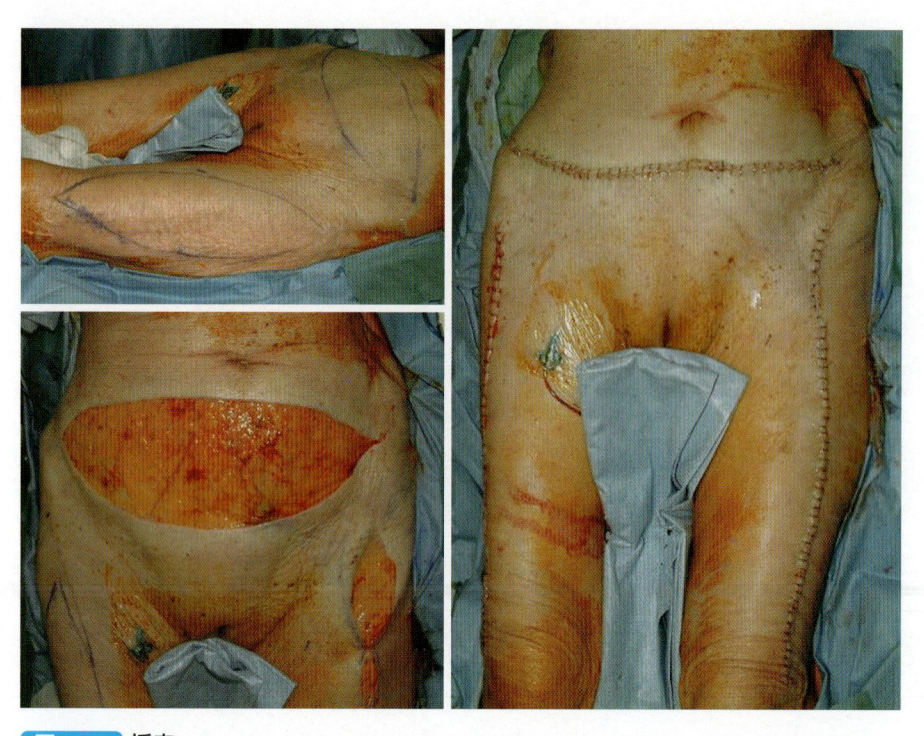

図 12-3 採皮
腹部（26×12 cm）と両大腿（右 30×9 cm，左 27×9 cm）より全層採皮し，採皮部は縫縮した．

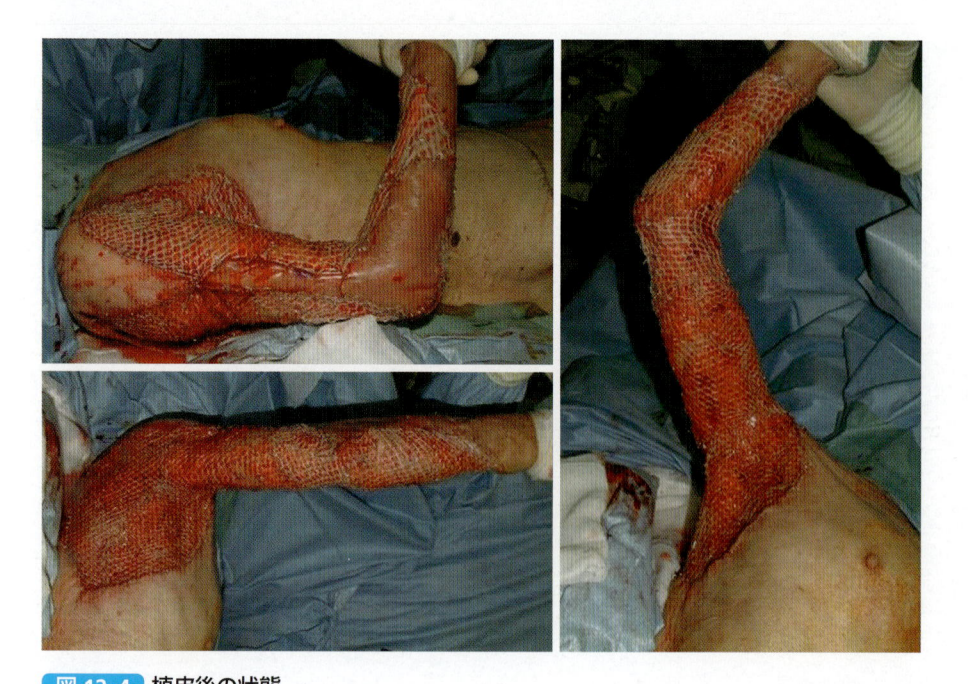

図 12-4 植皮後の状態
全範囲に全層皮膚でのメッシュ植皮を行った．

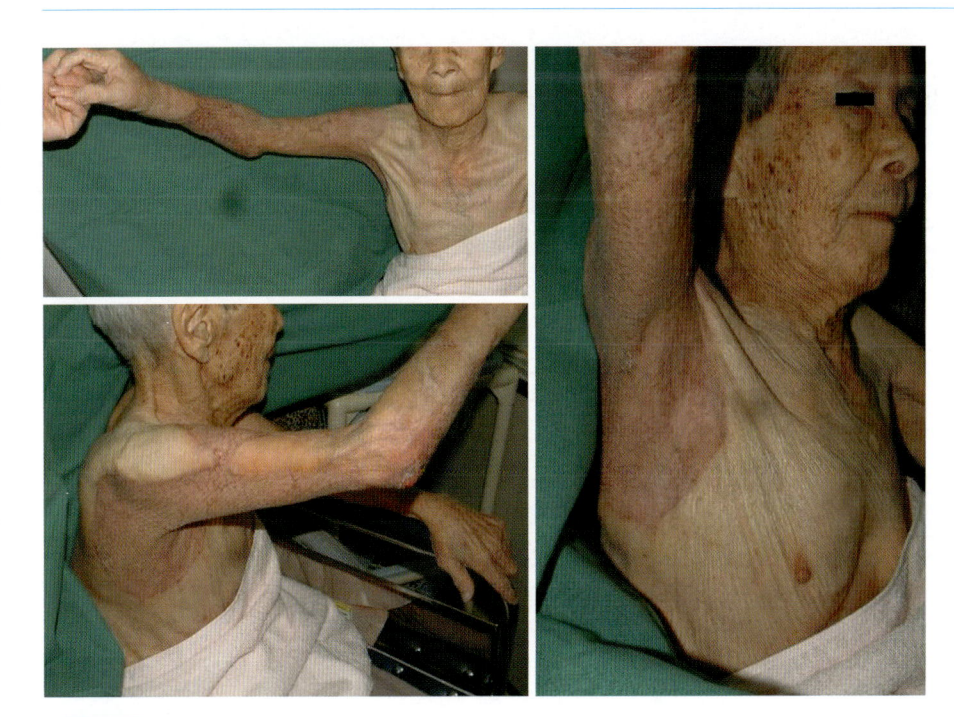

図 12-5 術後 2 カ月の状態
肘・肩関節に大きな拘縮はみられず，日常生活に支障を認めない．

おわりに

当科で経験した最高齢の熱傷患者を紹介する（図 12-1〜図 12-5）．詳細は川浪の論文[10]を参照されたい．

患者は 101 歳女性で，仏壇のろうそくに着衣が引火し，右上肢〜腋窩〜側胸部のⅢ度熱傷を受傷した．経過中さまざまなトラブル（中心静脈路確保の際の血胸，深部静脈血栓症など）に見舞われたが，全層メッシュ植皮手術と患者自身の強い意志と，熱心な家族，主治医，看護スタッフ，リハビリスタッフの努力により，きわめて良好な結果が得られた．この患者の経験から非常に多くのことを学ぶことができ，われわれの高齢者熱傷の手術管理は今まで述べてきたような考えが確立された．

文献

1) 藤岡正樹, 他. 野焼きによる重症熱傷の検討. 熱傷. 2011; 37: 276-80.
2) 大石正雄, 他. 仏壇のろうそくによる熱傷の 3 例. 熱傷. 2003; 29: 44-9.
3) 伊藤雅章. 老人の皮膚疾患. In: 池田重雄, 他, 編. 標準皮膚科学. 5 版. 東京: 医学書院; 1997. p. 460-2.
4) 菅又 章. 老人熱傷. In: 平山 峻, 他, 編. 最新の熱傷臨床—その理論と実際—. 1 版. 東京: 克誠堂出版; 1994. p.392-7.
5) Ikeda J, et al. A new surgical procedure for aged burn victims: Applications of dermolipectomy for burn wounds and donor sites. J Burn Care Rehabili. 1990; 11: 27-31.
6) 今村禎伸, 他. 高齢者熱傷における分層採皮に関する工夫. 熱傷. 2011; 37: 309-13.
7) 仲村 健, 他. 高齢者植皮患者に対する採皮創への戻し自家植皮法—Skin Grafting Back to Donor Site 法: SGBD 法—. 熱傷. 2007; 33: 66-73.
8) 迎 伸彦, 他. 熱傷壊死組織のデブリードマン. 熱傷. 2011; 37: 265-75.
9) 秋田定伯, 他. 塩基性線維芽細胞増殖因子は熱傷潰瘍への植皮の質を向上させる. 熱傷. 2006; 32: 132-6.
10) 川浪和子, 他. 101 歳熱傷患者の治療経験. 熱傷. 2011; 37: 157-63.

〈今泉敏史，西村剛三〉

13 特殊部位の熱傷

[1] 顔面・頸部熱傷

　顔面・頸部は露出部であるため，手とともに熱傷の好発部位である．顔面は眼瞼，外鼻，口唇，外耳などの組織学的特徴の異なる重要な器官が集中しており，同じ受傷機転でも部位により治癒経過が違ってくる．つまり，顔面・頸部の深達性熱傷のなかには保存療法で経過観察できる部位と，比較的早期に手術を行ったほうがよい部位があり，それぞれの組織学的特徴を考慮した治療を行う必要がある．また，瘢痕拘縮や変形をきたすと社会生活が著しく制限されることがあり，再建手術では機能以外に整容的な配慮も必要である．本稿では，初期から後遺障害に至るまでの顔面・頸部熱傷の保存療法と手術療法について述べる．

A　顔面・頸部の解剖学的特徴

　顔面・頸部の体表面積は成人で約10％，乳幼児で15〜20％である．顔面・頸部は外頸動脈系と内頸動脈系で養われているため血流が豊富で，皮膚付属器も多く存在するので創傷治癒には有利である．比較的狭い範囲に組織学的特徴の異なる器官が複数存在していることも特徴である．皮膚には顔面表情筋が停止しており，皮膚の厚さも部位によりさまざまである．眼瞼は人体の皮膚の中で最も薄く，深達性熱傷では拘縮をきたしやすい．外鼻の皮膚は厚く，皮膚付属器が豊富である．口唇は骨性支持組織に乏しく口輪筋に囲まれており，拘縮，開口制限をきたしやすい．外耳も皮膚，皮下組織が薄いため，深達性熱傷では軟骨炎や耳介変形を起こしやすい．頸部は薄い皮膚の直下に広頸筋が広がっているため，拘縮をきたすと短頸様の顔貌になりやすい．

B　初期評価と初期治療

　顔面・頸部熱傷においても，一般の外傷と同じように安定した呼吸・循環動態が確保された後に熱傷の評価を行う．

1 気道熱傷の確認と気道確保

　顔面・頸部熱傷を受傷した場合，気道熱傷の合併を疑い，気道熱傷の有無を確認しなければならない．

　口腔・咽頭内スス付着，嗄声，ラ音聴取などの臨床所見があれば，気管支ファイバースコープによる気道熱傷の診断が推奨されている[1]．成人では気管支ファイバースコープで気道熱傷が認められれば，予防的な早期気管挿管を考慮してもよいが，慎重なモニタリングのうえ，上気道閉塞症状が出現した時点で挿管する方針でもよい[2]．

2 熱傷の評価

　気道・循環動態が管理可能になってから行う．熱傷が頭髪や髭に及んだり，局所処置の障害になるようなら剃毛を行う．ススや異物が付着している場合は，生理食塩水またはシャワーにて愛護的に洗い流す．熱傷の局所処置をする前に，眼内異物（コンタクトレンズ）の有無の確認と眼球損傷，鼓膜および外耳道損傷の評価を行う．眼球は瞬目反応によって損傷されることは少ないが，眼瞼の浮腫が進むと損傷の評価は困難となるので，早めに眼科医の診察を受けるようにする．高度に眼瞼の浮腫が進むと閉瞼が困難になるので点眼薬や眼軟膏で角膜の保護を行うが，急性期での瞼板縫合は行わない．水疱を形成している場合には，初期は水疱内容液の除去のみを行い水疱膜は温存する．受傷直後の顔面・頸部熱傷は熱傷深度が診断しにくいので，われわれは乾燥を防ぐためワセリン基剤抗生物質含有軟膏を熱傷創に塗布する半開放療法で受傷後数日間は経過を観察し，浅達性熱傷であれば半開放療法を続け，深達性熱傷であれば閉鎖療法に変更している．

3 輸液療法

　熱傷面積に応じて，初期輸液を行う．顔面・頸部のみの熱傷でも成人と乳幼児では体表面積が違うので，小児の初期輸液は注意が必要である．

C 治療

1 熱傷に対する治療

　顔面熱傷は血流が良好で，皮膚付属器も豊富なことから，比較的深い熱傷でも上皮化するため，保存療法が選択されることが多い．また，広範囲熱傷では全身状態に影響の少ない，確実で，早い手術が大切であり，出血量の多い顔面熱傷は初期の手術部位に選択されることは少ない．この項目では熱傷創に対する保存療法と手術療法について述べる．

a）保存療法

　顔面は血流が良好であり，皮膚付属器も豊富なため，深達性Ⅱ度熱傷でも上皮化が期待できるが，上皮化するまでに時間を要すると兎眼や外耳変形の原因となる．保存治療の目的は浅達性Ⅱ度熱傷を深達性Ⅱ度熱傷に，深達性Ⅱ度熱傷をⅢ度熱傷に増悪させないことである．治療法には開放療法と閉鎖療法，これらの中間である半開放療法がある．いずれの保存療法でも2～3週間以内に上皮化が期待できるものはよいが，受傷早期でも明らかに3週間以内の上皮化が望めない場合や3週間以上経過しても上皮化しないときには手術を考慮すべきである．また，急性期を過ぎても眼瞼の外反が進行するようであれば，瞼板縫合（図13-1）を考慮する．外耳はチューブ固定用の紐や枕による圧迫に注意する．包帯交換時に疼痛や不安状態が強く，処置に支障をきたすような場合には入院管理下で鎮痛・鎮静薬を使用する．呼吸・循環状態に注意しながら，鎮静にミダゾラム，プロポフォールなど，鎮痛にケタミン，フェンタニルなどを経静脈投与する．ただし，小児や保険適応で使用が制限されている薬剤もある．

①開放療法

　熱傷創を痂皮化させることによって，感染や外的刺激を防ぐ方法である．創観察が容易であり，疼痛を伴う包帯交換が不要である．痂皮下の感染には注意を要する．

②閉鎖療法

　湿潤環境で上皮化させる方法である．熱傷深度によりワセリン基剤抗生物質含有軟膏やスルファ

13. 特殊部位の熱傷

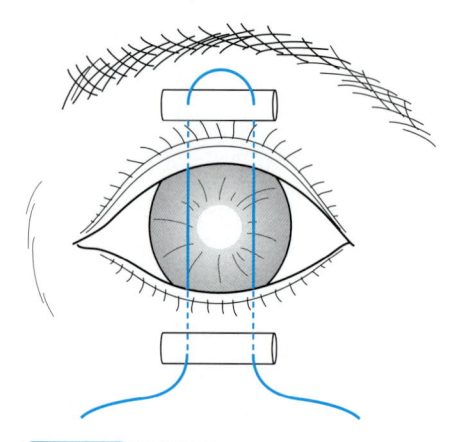

図 13-1 瞼板縫合
Gray line を合わせるように縫合する．シリコンドレーンなどを加工して縫合糸がくい込まないように工夫する．また，結紮部で角膜を損傷しないようにする．

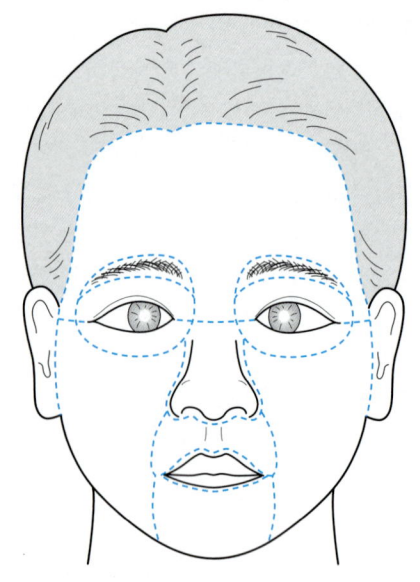

図 13-2 Esthetic unit
植皮の継ぎ目が長い直線で目立つようであれば継ぎ目を zigzag にしてもよい．

ジアジン銀クリームなどを選択して塗布し，眼瞼，外鼻孔，口唇部に穴を開けたガーゼで被覆する．包帯交換がやや煩雑である．浅達性Ⅱ度熱傷では軟膏の代わりにキチン膜などの各種創傷被覆材による被覆も有用であるが，膿の貯留に注意を払わなければならない．

③半開放療法

開放療法と閉鎖療法の利点を生かした方法である．1日数回，創部が乾燥しないようにワセリン基剤抗生物質含有軟膏やエキザルベなどを熱傷深度から選択して塗布する．創観察が容易であり，包帯交換に伴う疼痛は少ない．

b）手術療法

顔面熱傷は積極的なデブリードマン，植皮を行わず，Ⅲ度熱傷のみに手術を行うという考え方[3]と早期から積極的にデブリードマン，植皮を行う[4]という2つの考え方がある．われわれは保存療法の項目で述べたように，受傷早期でも明らかに3週間以内の上皮化が望めない場合や3週間以上経過しても上皮化しないときに植皮を行っている．採皮部に余裕があれば，esthetic unit の概念（図13-2）に基づいた植皮を行えるが，広範囲熱傷では採皮できる皮膚に限りがあるので，2次的な再建も考慮して薄めの分層植皮を行うことになる．植皮する範囲が esthetic unit より小さく健常な皮膚の犠牲が多い場合や真皮成分が温存されている場合には，esthetic unit にこだわらなくてもよいとされている．術後は血腫を形成しやすいので tie over 固定を行い，植皮部の安静をはかる．術後出血による血腫形成の不安がある場合には，術後3～4日目に植皮部の確認を行い，血腫が形成していれば小切開を入れドレナージを行う．その後，新たな出血がないことが確認できれば，閉鎖療法に準じて植皮部の管理を行う．顔面・頸部熱傷は兎眼や耳介変形，瘢痕拘縮などの後遺障害をきたしやすく，これらの予防に配慮した手術が必要である．次に部位別の注意点について述べる．

①眼瞼

眼瞼の皮膚は薄いため瘢痕拘縮をきたしやすく，兎眼や角膜潰瘍を起こしやすい．拘縮による閉

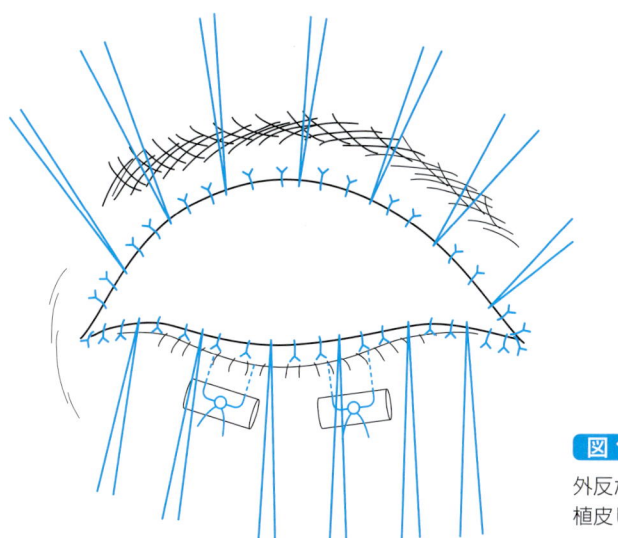

図 13-3 上眼瞼への植皮
外反が強いようであれば瞼板縫合を 2 カ所におく．植皮した皮膚は 5〜7 日間，tie over 固定をする．

瞼障害が起こるようなら，眼軟膏による角膜潰瘍の予防を行っておく．植皮は採皮部に余裕があれば，耳介後部からの全層植皮または鎖骨上窩からの分層植皮を行い，術後は瞼板縫合で角膜潰瘍と瘢痕拘縮の防止をはかる（図 13-3）．

②外鼻

外鼻の皮膚は皮膚付属器が豊富なことから，治癒しやすい部位である．しかし，拘縮をきたすと鼻背の短縮，平坦化が起こる．鼻翼の熱傷では鼻翼の変形が起こりやすく，鼻孔の狭小化を予防するためリテイナーを使用する．軟骨炎になる前に植皮することが大切で，外鼻の変形，欠損をきたすと再建手術は煩雑である．また，経鼻胃管の固定による圧迫には注意する．

③口唇

口唇は骨性支持組織に乏しく，口輪筋に囲まれた遊離縁なので拘縮による外反，開口障害を起こしやすい．植皮を行った後は創部の安静を保つために，5〜7 日程度経口摂取の制限を行う．その間の経口摂取はストローによる飲水程度にとどめ，経管栄養または経静脈栄養とする．拘縮予防には口角スプリントが有効である．

④外耳

外耳の軟骨上の皮膚は薄く，熱傷では容易に軟骨が露出する．包帯や各種チューブの固定用紐による圧迫にも注意する．軟骨は感染に弱く，軟骨炎を起こしやすく，耳介変形や欠損の原因となる．耳介変形や欠損を防ぐためには軟骨炎を起こす前に分層植皮を行う必要がある．軟骨炎を起こしたら，速やかにデブリードマン，創閉鎖を行い感染が拡大しないようにする．外耳道狭窄は再建が困難なことが多いので，可塑性素材でリテイナーを作製し狭小化の予防を行う．

⑤頸部

頸部は拘縮をきたしやすいので，採皮部に余裕があれば全層植皮や厚目の分層植皮を行ってもよいが，広範囲熱傷では分層植皮になることが多い．頸部の植皮術後には頸部伸展装具の着用による拘縮予防が大切である．また，広範囲熱傷で長期呼吸管理が予想される場合には，初回手術で気管切開予定部位に植皮を行い，気管切開を行いやすいようにしたほうがよい．

2 後遺障害に対する治療

　顔面・頸部熱傷後の肥厚性瘢痕や瘢痕拘縮，変形は予防することが大切である．しかし，瘢痕や変形の程度は熱傷の状態や経過によって変わり，すべてを予防することは困難である．不幸にして生じてしまった顔面・頸部熱傷の後遺障害は露出部でもあり，機能的，整容的に配慮した治療を進めなければならない．ここでは後遺障害に対する予防を含めた主な保存療法と手術療法について述べるが，これらの治療は単独で行われることは少なく，実際にはいくつかの方法を組み合わせて治療が行われている．

a）保存療法
①薬物療法
（a）保湿剤

　皮膚付属器の失われた皮膚は乾燥しやすいので保湿目的にヘパリン類似物質（ヒルドイド®軟膏），ビタミンA軟膏（ザーネ®軟膏）などを使う．

（b）紫外線防止剤

　顔面・頸部は露出部なので色素沈着予防目的に紫外線防止剤の併用も行う．

（c）副腎皮質ホルモン

　線維芽細胞の増殖を抑制する．局所皮内注射，テープ，軟膏の3つの方法がある．最も効果のあるのが局所皮内注射で，1回当たりトリアムシノロン5 mg（0.5 cc）と疼痛予防のための1％リドカイン（0.5 cc）を混合して1 ccとし，適量を1カ月に1～2回局注する．ステロイドテープは3～6カ月続ける．ステロイド軟膏の外用は前の2つに比べ効果が少ない．副腎皮質ホルモンの使用にあたっては月経異常や局所の皮膚変化に気をつける．

（d）トラニラスト

　ケミカルメディエーターの遊離抑制，コラーゲンの合成抑制作用がある．1日量は小児5 mg/kg，成人300 mgである．膀胱炎，肝障害の副作用に注意する．症例によっては術前より内服を開始し，6カ月以上継続する．

②圧迫療法
（a）スポンジ

　スポンジ（レストン）を適宜瘢痕の大きさに合わせて切り，テープで固定する．3～6カ月間継続する．

（b）シリコンシート

　適宜瘢痕の大きさに合わせて切り，テーピングの追加なしにそのまま貼付して使うことができる．3～6カ月間継続する．

（c）顔面用ガーメント

　顔面全体にはガーメントによる圧迫が有効である．3～6カ月間継続する．

③装具

　頸部は瘢痕拘縮をきたしやすいので頸部伸展装具の着用が必要で，3～6カ月間継続する．

b）手術療法

　瘢痕拘縮，変形に対する手術は，可能であれば瘢痕拘縮の状態が落ち着く受傷後6カ月以降がよい．兎眼や開口制限のような日常生活に影響するような瘢痕拘縮は，優先的に再建手術を行ったほうがよい．また，小児に再建手術を行う場合には成長を考慮した再建をしなければならない．再建手術にはZ形成術やW形成術などの簡単なものから遊離皮弁などの高度なものまでさまざまな方

法がある．この項では熱傷後の瘢痕拘縮や変形に用いられている再建法の概略について述べる．

①遊離植皮による再建

顔面の瘢痕拘縮や変形では機能的，整容的再建が重要であり，esthetic unit に準じた厚目の分層植皮や全層植皮が一般的である．採皮部は耳介後部，鎖骨上窩，上腕内側などから採取される．大きな植皮では継ぎ目が直線になると拘縮の原因となり目立つこともあるので，部位によっては植皮の継ぎ目を zigzag にする．植皮後は tie over 固定を行う．顔面の広範な瘢痕拘縮や変形には植皮の継ぎ目のない single sheet による植皮[5]も有用である．採皮部に制限がある場合には tissue expander により伸展させた皮膚を全層植皮してもよい[6]．ただし，tissue expander の使用は2回の手術を要することや感染をはじめとする tissue expander 関連の合併症の危険性もあるため，すべての症例に適応できるわけではない．また，遊離植皮後には後療法が重要である．保存療法の項で述べたように植皮部の保湿，遮光，圧迫は植皮部が落ち着く3～6カ月間は継続したほうがよい．

②有茎皮弁による再建

顔面の再建に用いられる有茎皮弁には前額皮弁や頬部皮弁，鼻唇溝皮弁，後耳介皮弁，側頭筋膜弁などがある．頸部の再建には広頸筋皮弁，胸三角筋部皮弁，広背筋皮弁などがある．顔面・頸部の再建に用いる皮弁は薄くて，色調，質感ともに顔面・頸部の皮膚に近いことが望ましく，さまざまな工夫が行われている．そのなかでも通常真皮下血管網で養われている薄い皮弁に血管吻合を付加することで，頸部に大きな薄い皮弁を安全に移植することを可能とした微小血管束付加真皮下血管網皮弁[7]は有用性が高い．

③遊離皮弁による再建

顔面の熱傷後瘢痕拘縮に対する遊離皮弁の適応は少なく，これまでは外鼻の再建や外耳の再建，頭蓋骨露出部の被覆に用いられる程度だった．用いられる皮弁も顔面の再建には前腕皮弁や遊離側頭筋膜弁など，頸部再建には鼠径皮弁や広背筋皮弁，腹直筋皮弁などと限られていた．しかし，遊離皮弁領域の進歩は著しく，穿通枝皮弁や thinning の技術導入により顔面・頸部の質感に近い再建が可能になった．そして，両側肩甲皮弁による全顔面の再建まで報告されるようになった[8]．問題点は，熱傷により広範に瘢痕化した顔面や頸部では遊離皮弁の移植に適した吻合血管がないこともあり，再建チームには微小血管吻合をはじめとする高度な再建技術が要求されることである．

④その他の再建法

顔面はさまざまな特徴を持つ組織から構成されており，これまでは1つの皮弁で複合組織を再建することは困難であった．この問題を解決するために開発されたのが prefabricated flap の概念である．眉毛や髭，外耳や外鼻などの複合組織の再建が可能になってきた．皮弁手術に精通していることや複数回の手術が必要であることなど煩雑さはあるが，組織工学の技術進歩と相まって今後の発展が期待される分野である．

むすび

顔面・頸部熱傷は露出部であることから，患者は熱傷の程度にかかわらず不安になることが多い．特に急性期では経過とともに腫脹が強くなり，さらに開瞼障害も加わることで精神的に不安な状態に陥りがちである．熱傷創に対する局所治療も重要であるが，不安を軽減するために熱傷の状態や経過，予後についてわかりやすく，繰り返して説明することが大切である．また，社会生活に影響を及ぼすような瘢痕拘縮や変形が予想される場合には，受傷後早期から精神科的対策を行っておくことも大切である．

■**文献** 　1）日本熱傷学会学術委員会．気道熱傷の診断法と重症度判定．In：熱傷診療ガイドライン．東京：春恒社；2009．p.17-9．
2）日本熱傷学会学術委員会．成人気道熱傷の初期治療．In：熱傷診療ガイドライン．東京：春恒社；2009．p.21-3．
3）難波雄哉．特殊領域の熱傷．In：熱傷の治療．東京：克誠堂出版；1981．p.83-9．
4）野﨑幹弘，他．顔面熱傷．外科MOOK．1983；34：121-8．
5）Feldman JJ. Facial resurfacing: The single sheet concept. In: Brent B, editor. The artistry of plastic surgery. St. Louis: Mosby; 1987. p.327-42.
6）Bauer BS, et al. Expanded full-thickness skin grafts in children: case selection, planning, and management. Plast Reconstr Surg. 1993; 92: 59-69.
7）Hyakusoku H, et al. Microvascular augmentation of the super-thin occipito-cervico-dorsal flap. Br J Plast Surg. 1994; 47: 465-9.
8）Angrigiani C, et al. Total face reconstruction with one free flap. Plast Reconstr Surg. 1997; 99: 1566-75.

〈根本　充，内沼栄樹〉

［2］手指熱傷

A 疫学

　手指は熱傷受傷部位の中で最も高頻度な部位であり，また機能障害，整容面での問題を起こしやすい部位であり注意を要する．手指の熱傷受傷においては特徴的な受傷機序による受傷も多く，その受傷パターンをよく理解することは，その予防においても重要である．乳幼児においては，ストーブなどの加熱固体への接触，加熱液体の入った物をひっくり返す，炊飯器の蒸気に手をあてるなどが典型的な受傷機序である[1]．特に炊飯器の蒸気によるものは最近よく経験する．この場合，手掌から指腹のⅡ度深達性熱傷となる場合も多く，後の瘢痕拘縮につながることも少なくない．

　小児ではカップ麺などによるものも比較的多い[1]．成人になると火災，事故も多いが，天ぷら油に火が入った際に消火しようとして手指に受傷することも高頻度に見受けられる．この天ぷら油による受傷の多くは，手背部のⅡ度深達性熱傷となり，早期のデブリードマンと分層植皮の適応となる．

　また，電撃傷，化学熱傷などの特殊熱傷の多くは労働災害で，指部に受傷することが多い．

B 解剖学的特殊性

　手指は露出部であり，特にその整容的配慮が必要な部位である．さらに，皮膚直下には，腱，関節，神経，血管など重要組織が存在し，複雑な手指の機能にかかわっている[2,3]．

　指背，手背は，比較的薄く，しなやかで伸展性に富んだ皮膚の直下には複雑な伸筋腱機構，関節があり，深達性熱傷では容易に損傷が及ぶ．

　これに対し，手掌の皮膚は厚い角質層があり伸展性に乏しく，外的刺激に強い特殊な皮膚で他の皮膚では置換しがたい特性を持つ．また，豊富なエクリン汗腺が存在するため上皮化が良好であり，初診時一見，植皮を必要とするような創面でも，保存的加療で上皮化することも多く，瘢痕も目立ちにくい[3]．

C 緊急の処置を要する状態

1 減張切開

　四肢の全周性のⅢ度熱傷では，緊急の減張切開の適応となる．これは，熱傷により伸展性のなくなった焼痂に囲まれた軟部組織に浮腫，腫脹が起こると，神経拘扼，血管の閉塞が起こるためである．このため，指部の神経・血行障害が認められる場合には，できるだけ早期に減張切開を施行しなければならない．手部では側正中と各伸筋腱間，指部では側正中などに切開をおく．また，手関節掌側では，正中神経管・尺骨神経管の開放も適宜行う[4]（図13-4，13-5）．

2 化学熱傷での対応

　化学熱傷ではできるだけ正確に接触物質の確認を行う．直後より多量の流水による洗浄が必要と

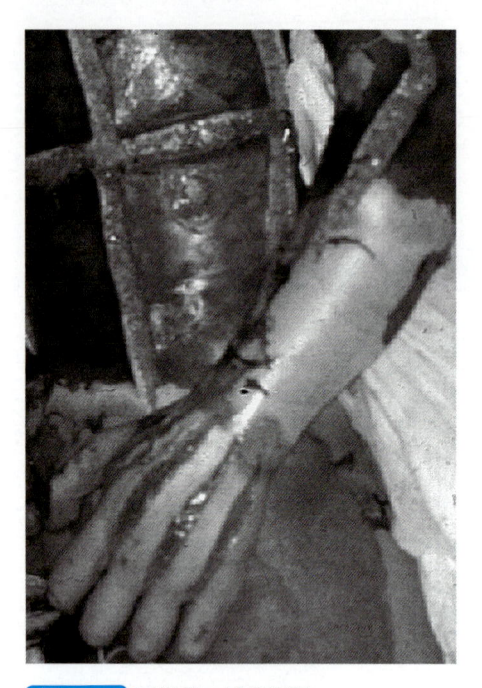

図 13-4 手指部の減張切開
広範囲熱傷例，手部側正中と手背部各伸筋腱間で減張切開している．

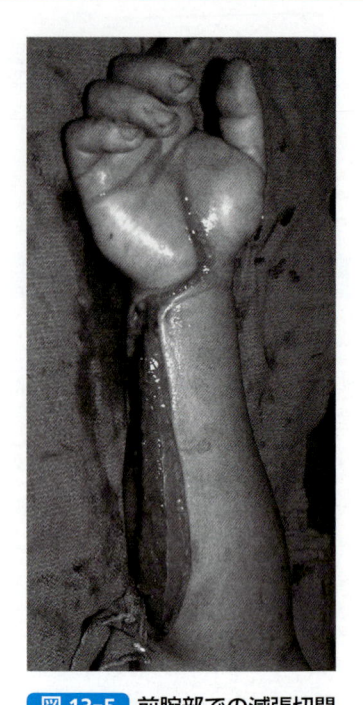

図 13-5 前腕部での減張切開
前腕尺側から手関節部で Guyon 管，手根管を切開，開放している．これにより正中神経・尺骨神経の拘扼を解除している．

なる．特にアルカリでの受傷では，時間とともに深達化することがあるので，長時間・繰り返しの洗浄が推奨される．また，ガラス工場などでよく使用されているフッ化水素による受傷が確認されれば，グルクロン酸カルシウムの局所注入，場合によっては動脈注入を行う[5,6]．指尖部での受傷では，爪下への薬物侵入が疑われれば，抜爪も考慮する．フッ化水素による受傷は疼痛が激しいのが特徴であるが，カルシウム製剤の投与は疼痛がおさまるまで行う必要がある．

D 手術適応症例と保存的加療例の判断

　初期治療方針の決定には，植皮術を主とする手術治療が必要であるか否かを判断することが必要である．Ⅲ度熱傷はもちろんであるが，手背，指背においてはⅡ度深達性熱傷においてもよい手術適応である．これは，手背・指背の皮膚は薄くしなやかで伸展性に富むという機能的特徴を持つため，Ⅱ度深達性熱傷により瘢痕治癒した場合には，手指の屈曲が制限される可能性が大きいためである．また，整容的にも植皮のほうが優れる場合も多い（図 13-6）．

　乳幼児，小児においては，さまざまな意見があるものの，明らかなⅢ度熱傷以外は保存的に扱い，保存的に創閉鎖ができないときに限り手術適応とするのが一般的である．これに関しては，後に詳述する．

[2] 手指熱傷

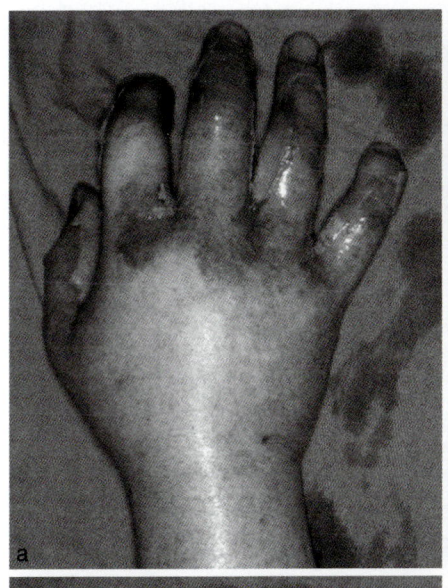

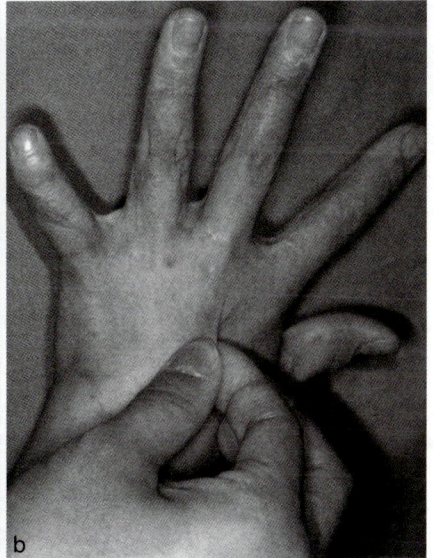

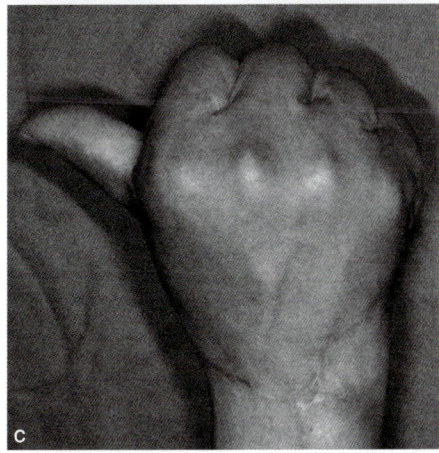

図 13-6 手背部Ⅱ度深達性熱傷
a：天ぷら油に火が入り，消火しようとして，油を手背部にこぼして受傷した．
b，c：Tangential excision を行った．植皮後の機能，整容とも満足にいく結果を得られる．

E 保存的療法と早期リハビリテーション

　保存的治療を選択した場合も，手術適応とした場合も，受傷から手術までの間では，創の深達化の防止，感染の制御，浮腫の軽減，関節可動域の確保に努める．Ⅱ度熱傷では，原則として水疱膜は温存する．水疱膜を温存した上で，可能なら内溶液は穿刺除去を行う．創面の保護と湿潤環境を維持するような dressing を行う．一方，手部に限らず，小児のⅡ度熱傷に対する bFGF 製剤トラフェルミンにて早期の上皮化が得られる．また，瘢痕の質がよいなどの報告があり[7,8]，1つの治療として考慮してよい．一般的には非固着性ガーゼとワセリン基剤軟膏にて行うことが多いが，各種創傷被覆剤も有効である．上肢は挙上位として，手指は intrinsic plus position か functional position とする[9]．これは，腫脹により，MP関節伸展，PIP関節屈曲の intrinsic minus position となり，手指の拘縮の原因となりやすいことや，PIP関節背側で皮膚の緊張がかかることで熱傷創の血行障害による創が深達化し，関節・伸筋腱の露出を避けるためである．拘縮や浮腫の軽減には，早期からの指の自動運動を中心とするリハビリテーションが大切である．Dressing の中で自動運動を患者本人にしてもらうことに加え，温浴処置時の自動運動も併用するのがよい（図 13-7）．

13. 特殊部位の熱傷

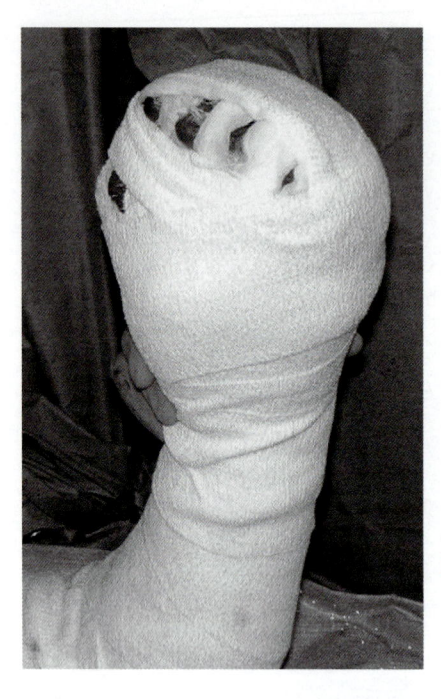

図 13-7 手指部熱傷の dressing
指間ガーゼにより，bulky dressing として挙上する．各指は functional position（PIP 関節，MP 関節軽屈，母指対立位）としている．

F 手術時期

　手術適応と判断されたなら，なるべく早期に行う．一般的には，浮腫がある程度軽減し，感染の危険の少ない受傷後 3 日目から 7 日目ぐらいまでが望ましい．Janzekovic[10]は，受傷後 5 日目ぐらいまでに，上層の壊死に陥った真皮上層を切除し植皮することでその下層のうっ血した組織が壊死に陥るのを救済できるとしている（図 13-8）．これはⅡ度深達性手背熱傷において，点状に出血点をみるまでの組織をデブリードマンし，植皮母床に真皮を残して薄めの分層植皮を施行する tangential excision として知られ，その後に良好な手指機能が確保できる．

　広範囲熱傷に合併した手指の熱傷では，当然ながら救命することを優先するため必然的に手指の手術時期は遅れる．この場合でも 2 週間以内に手術を施行できればある程度良好な術後の手指機能が温存される[11]．

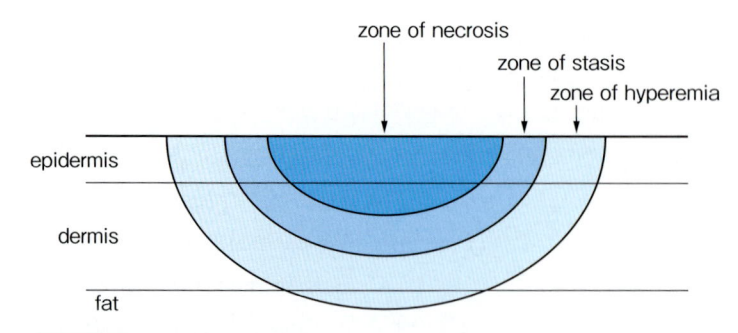

図 13-8 熱傷創での凝固帯・うっ血帯・充血帯
うっ血帯では，凝固壊死した組織よりの微小血栓により組織の血流障害が進行する．これにより，熱傷創の深達化が起こると考えられている．このうっ血帯はⅡ度熱傷でもっとも顕著である．

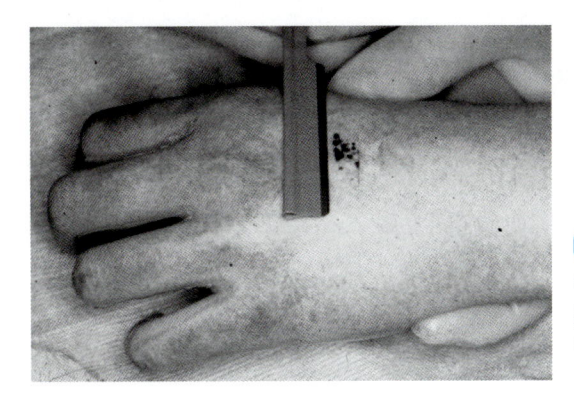

図 13-9 Sequential excision
手指部熱傷創のデブリードマンは，sequential に行う．通常，空気駆血帯を用いるため，駆血前に小範囲をデブリードマンして，熱傷深度を確かめてから施行する．

G 手術方法および術後管理

　手指のデブリードマン・植皮術は，駆血帯下に行うのが原則である．駆血する前に小範囲をカミソリで切除し，熱傷深度を確かめる．ついで，駆血下に，カミソリなどで sequential に壊死組織を切除し健常組織が露出するまでデブリードマンを行う（図 13-9）．この時，カミソリなどの切れが悪くなると刃が思わぬ深い組織までに入ってしまうことがあるので注意を要する．II 度深達性熱傷で真皮成分を母床に残せる場合には，植皮縁のデザインにそれほどこだわる必要はないが，III 度熱傷で真皮成分を残せなかった場合には，植皮片辺縁の瘢痕による拘縮の可能性があり配慮を要する．具体的には，指背では，植皮縁が指側正中に来るように，また指間では，植皮片辺縁の瘢痕拘縮で水かき変形とならないようにデザインする．デブリードマン終了後，駆血帯を解除する前に創面はエピネフリン加生食ガーゼにて覆い，軽く圧迫包帯を巻いてから駆血帯を解除し十分な止血操作を行う．止血時間の短縮には，フィブリン糊を創面に撒き止血してから駆血帯を解除する方法も有効である．植皮は原則としてシート状とし植皮片の厚さは真皮成分を残せた場合には 10〜12/1000 inch 程度の分層植皮，真皮成分が存在しない場合には，15/1000 inch 以上の分層植皮あるいは全層植皮を用いるのが一般的である．

　植皮後は，術前と同じように intrinsic minus position を避け bulky dressing とし必要に応じて splint を追加して挙上する．植皮の生着が確認できたなら，できるだけ早期に関節可動域拡大のリハビリテーションを施行する．さらに，植皮を施行した場合には，植皮辺縁部，特に指間部の圧迫療法などを追加していく．

H 小児の手掌・指腹熱傷

　近年，小児の炊飯器による受傷が多く，治療する機会も多い．前述したように自然上皮化がよいため初療時には温浴，moist dressing にて可能な限り保存的に取り扱う．しかしながらこの場合には，後に瘢痕拘縮に対する加療が必要であることを患者家族に十分説明し理解を得る．上皮化後，瘢痕拘縮が予想される場合は，まずシリコンパッドなどを併用したスプリントを行う．その後，瘢痕拘縮が残存した場合には，瘢痕拘縮除去し植皮術の適応となる．この時に選択する恵皮部に関しては，症例に応じ鼠径部，足底非加重部，内果部などが選択される[12,13]（図 13-10）．

13. 特殊部位の熱傷

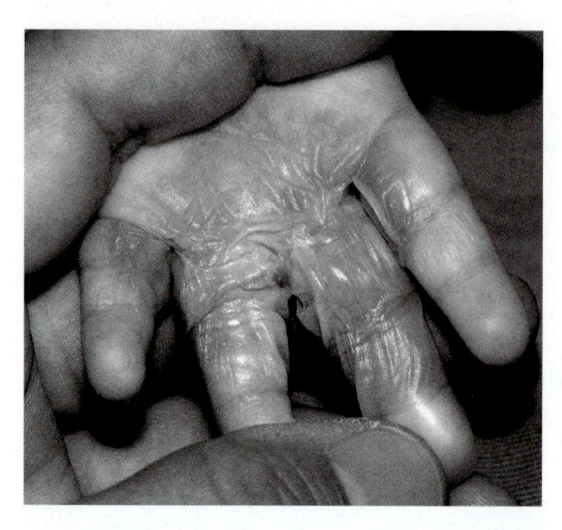

図 13-10 1歳児の炊飯器の蒸気による熱傷
Ⅱ度深達性熱傷である頻度が高いが，一般的には，まず保存的上皮化を目指し，上皮化後に拘縮をきたしたならば，拘縮除去を考える．

I 超深達性熱傷と特殊な治療法

　手指部の超深達性熱傷で，腱，関節，骨が露出するような熱傷の頻度は少ないものの遭遇する．このような症例では遊離の筋膜皮弁と植皮，超薄遊離皮弁などの適応となる．しかしながら，このような症例の多くは電撃傷で，周囲血管の不安定性があったり，前腕熱傷を伴う広範囲熱傷であったりすることが多く，それらの適応はかなり限られる．このような症例では，小範囲では関節のピンニングを良肢位で行い肉芽形成を待つ方法[14]，腹壁皮弁などの遠隔皮弁にて閉鎖する方法がある．このような方法では，術後の機能が十分ではない場合が多く，多数回の手術を要し，整容的にも劣る（図 13-11）．このような欠点を改善する crane method も症例を選べばよい方法である[15]．この方法は，必要最小限にデブリードマンした手部を腹部脂肪組織内に移植しておき，10日から2週間後に周囲の脂肪組織をつけて手部を腹部より挙上し分層植皮を行う（図 13-12）．

　創感染がなく，腱・骨・関節の露出部が比較的小範囲であれば，人工真皮の貼付もよい方法で，

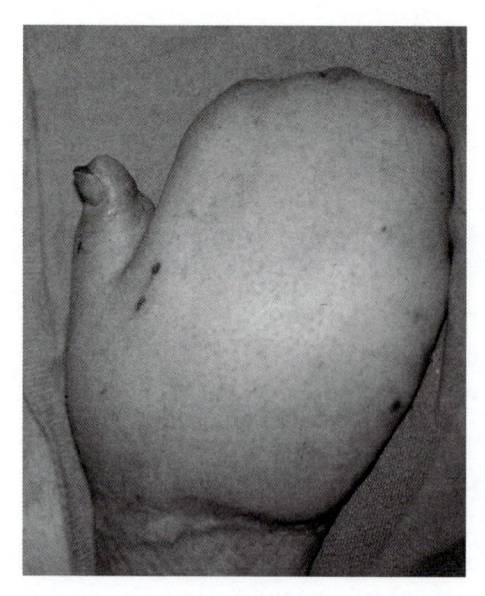

図 13-11 遠隔皮弁にて再建した超深達性手指熱傷
腱・関節の露出部を腹壁皮弁にて覆った．一般的な腹壁皮弁の方法では，複数回の defatting，指分割手術を要する．

360

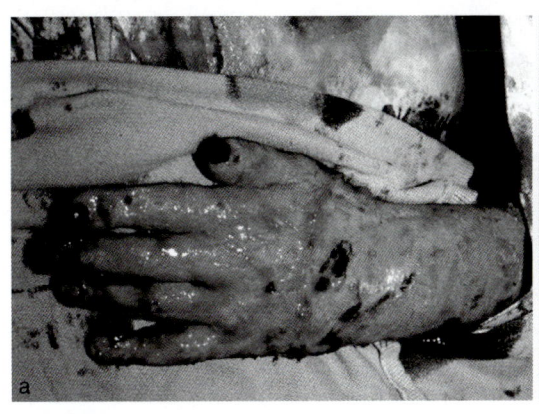

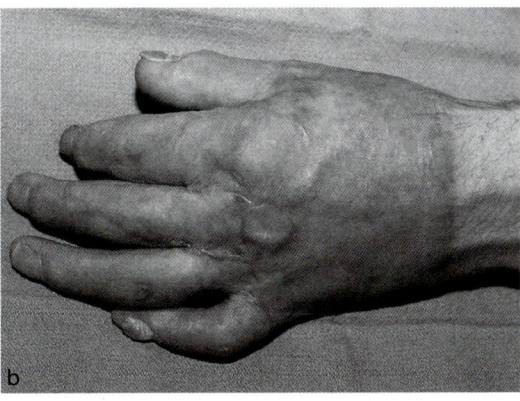

図 13-12 超深達性手指熱傷での crane method
腹壁に移植した手指を，周囲の脂肪組織をつけて再度挙上し，その上に分層植皮を行う．この方法では，比較的よい整容的結果が得られ，手術回数も少ない．

近年汎用されるようになってきた．しかし，その長期成績に関しては現時点で十分な報告がない．

■ 文献
1) 菅又　章, 他. 小児熱傷の発生状況の分析　学童期以下における調査. 小児科臨床. 1991; 44: 1011-8.
2) 松村　一. 特殊部位の熱傷—手指の熱傷. 救急医学. 2003; 27: 106-8.
3) 松村　一. 特殊領域の熱傷の早期処置—顔面, 手部, 会陰部, 肛門部. In: 波利井清紀, 編. 形成外科 ADVANCE シリーズⅡ-10　熱傷治療の最近の進歩. 東京: 克誠堂出版; 2003. p.141-51.
4) 松村　一. 迷わないための基礎知識. Ⅲ処置のための知識. 23. 減張切開. 救急医学. 2001; 25: 1481-8.
5) 田中克己. 特殊な熱傷・損傷の診断と治療（圧坐熱傷・電撃傷・化学損傷など）. In: 波利井清紀, 編. 形成外科 ADVANCE シリーズⅡ-10　熱傷治療の最近の進歩. 東京: 克誠堂出版; 2003. p.85-98.
6) 橋本　彰, 他. グルコン酸カルシウムの動脈内注射が有効であったフッ化水素酸による手指の化学熱傷の1例. 臨床皮膚科. 2004; 58: 274-6.
7) 森　雄大, 他. 熱傷創に対するトラフェルミン（フィブラストスプレー）の検討. 熱傷. 2006; 32: 33-9.
8) Akita S, et al. The quality of pediatric burn scars is improved by early administration of basic fibroblast growth factor. J Burn Care Res. 2006; 27: 333-8.
9) Kealey GP, et al. Aggressive approach to physical therapy management of the burned hand. A clinical report. Phys Ther. 1988; 68: 683-5.
10) Janzekovic Z. A new concept in the early excision and immediate grafting of burns. J Trauma. 1970; 10: 1103-8.
11) 松村　一, 他. 手背熱傷手術における手指機能の follow up study. 日本手の外科学会雑誌. 1994; 10: 927-30.
12) 難波雄哉. 〔手背と手掌の植皮〕手の熱傷瘢痕拘縮に対するわれわれの再建手技と考え方. 形成外科. 1988; 31: 1113-22.
13) 菅又　章, 他. 小児手掌熱傷後瘢痕拘縮に対する鼠径部よりの全層植皮の長期予後. 形成外科. 2005; 48: 911-8.
14) Nuchtern JG, et al. Treatment of fourth-degree hand burns. J Burn Care Rehabil. 1995; 16: 36-42.
15) Matsumura H, et al. The use of the Millard "crane" flap for deep hand burns with exposed tendons and joints. J Burn Care Rehabil. 1999; 20: 316-9.

〈松村　一〉

[3] 会陰部・肛門部熱傷

　会陰部および肛門部の熱傷は，以前は掘り炬燵やいろりへの転落や追い焚きした浴槽内への転落などによる受傷などのように日常診療において比較的多く経験する熱傷であった．最近では生活様式の変化などにより，会陰部および肛門部の熱傷は広範囲熱傷の中の一部位として治療する場合が多く，また，その数もそれほど多いものではなくなってきている．しかしながら，この部位の熱傷では熱傷創の治療だけではなく，同時に排尿や排便の管理を常に考慮しておく必要があり，そのことが局所の状態だけではなく，全身状態の改善にも大きく関係してくる．受傷直後には尿カテーテルによる排尿管理が行われ，また，腸管の運動減弱による排便機能の一時的な停止が起こるため，会陰部および肛門部の熱傷創の管理は比較的容易である．その後，早期からの経口あるいは経腸摂取による栄養管理が始まるにつれて，排便の管理が不十分な場合には熱傷創が感染の母床になり，全身状態の悪化を招くことも予想される．さらに創治癒の遅延を生じると瘢痕拘縮による変形をきたし，機能障害により患者の社会生活に大きな影響をおよぼすことになる．そのため特殊部位として，受傷早期より適切な局所処置を行うことが重要と考えられる[1]．

A　会陰部・肛門部熱傷の特徴

　この部位を解剖学的にみると，腹側には男性では陰茎・陰嚢，女性では膣・外陰部といった外性器が位置し，背側には肛門が位置している．これらは排尿，排便，性交あるいは分娩といった重要な機能を持っているため，新鮮熱傷時の創の治療だけではなく，治癒後の機能の維持も考慮しなければならない．皮下組織を越える明らかな深達性熱傷では，外尿道口，陰嚢，陰茎および肛門括約筋へ熱による損傷がおよぶこともあり，初診時に十分な診察が必要である．

　治療時期に関しては，会陰部・肛門部に局在している場合には早期からの綿密な治療計画と適切な治療が比較的容易に行われる．しかしながら，広範囲熱傷に合併する場合では，この部位の治療優先度は低くなり，結果としてしばしば局所管理が不十分となってしまう．このことは感染の原因になるばかりでなく，結果として創傷治癒遅延による高度の瘢痕拘縮につながってしまう．会陰部・肛門部は他人の目にふれるところではないものの，患者本人にとっての羞恥心は非常に強く，心理的な問題を残すこととなる．

　この部の熱傷の特徴として注意しなければならない点を以下に記す．①両大腿部や臀部により隠されていることもあり，受傷早期に熱傷創面の適切な評価が難しい，②熱傷創の処置の際に創部の適切な展開や観察が難しい，③排泄物による創面の汚染が生じやすい，④比較的深達性の熱傷が多いため，初期からの局所治療が必要であるものの，実際にはしばしば治療時期が遅れてしまう，⑤両大腿部を含む広範囲熱傷に合併することが多いため，会陰部・肛門部が比較的浅い熱傷の場合であっても周囲の瘢痕拘縮により，変形が引き起こされる，などがあげられる[2-5]．

[3] 会陰部・肛門部熱傷

B 会陰部・肛門部における熱傷創の治療

　会陰部・肛門部の熱傷においては，会陰部・肛門部をいかに清潔に維持するか，ということと適切な治療により早期に創を閉鎖する，ということを常に考慮していなければならない．そのためには基本的な肢位と適切な排尿・排便管理を行い，また，創状態に適した局所治療を行う．

1 肢位と排尿・排便管理

a）排便時の肢位と処置

　この部位の管理において，排尿・排便などによる熱傷創の汚染やそれに伴う感染を制御することが最も重要な点と考えられる．排尿はほとんどの例で受傷直後に尿道カテーテルを挿入されている．受傷直後には排便機能は停止しているが，受傷直後数日からはほとんどの症例で排便の管理が必要となるため，排便時の創の汚染防止と排便後の熱傷創を含めた洗浄・消毒の工夫が必要となる．会陰部あるいは肛門部に限局している場合には，離床し，室内の便所やポータブル便器での排尿・排便も可能であるが，広範囲熱傷の場合には移動不能のため，ベッド上で行うことになる．この際，空気流動ベッドを使用すると，下肢および股関節の位置を調整することで，比較的容易に排便の管理が可能となり，患者の苦痛の軽減も図られる．また，周囲に汚染を広げないためのフィルムドレッシングも有用との報告もある[6]．われわれは包帯交換の際にあらかじめ肛門周囲の熱傷創面あるいは非熱傷部位にポリウレタン製などの創傷被覆材を貼付し，肛門との間に境界を作っておく．患者が排便を訴えた場合には，空気流動ベッドのビーズの位置を調節し，肛門部周囲にスペースを作り，便器やおむつを差し込む．排便後は微温湯で肛門を洗浄し，必要に応じて，創傷被覆材の交換を行う．熱傷の部位や程度に応じて，このような処置を適切に選択し，創汚染を最小限にとどめることで局所の清浄化を維持している[7]．

b）栄養管理

　栄養管理としては，低残渣食への変更や阿片チンキなどを使用して，一時的に排便を制御することもある．しかしながら，このような管理を行っても，その効果は数日から1週間程度のことで，必要以上の使用は患者の不快感や腹痛などにつながるため，長期間の使用は現実には難しい．したがって，受傷直後の管理よりも，むしろ植皮術を行った際に植皮片の生着までの数日間の排便管理に有用と考えられる．

c）Skeletal suspension

　この部の熱傷管理に有用な方法に skeletal suspension がある．Skeletal suspension は四肢の骨に鋼線を刺入して，適当な方向に suspension することによって，四肢を一定の肢位に保持し，局所の管理を容易にする[8]．下肢に使用した場合には，両下肢を開排および挙上することで砕石位を維持し，熱傷創の管理を容易にすることが可能となる．具体的な手技としては，成人では踵骨あるいは脛骨・腓骨遠位部と脛骨中枢部あるいは大腿骨末梢部の2カ所に Kirschner 鋼線を刺入し，2カ所のそれぞれの suspension の高さを変化させることで下肢の挙上度や膝関節の屈曲度を調節する（図13-13）．小児では1カ所で十分なことが多く，その場合には踵骨に刺入する．Skeletal suspension の利点としては，①局所の観察・処置，特に排便の管理が容易となる，②会陰部，肛門部，大腿内側面および後面など植皮後の dressing が困難な部位の安静が保持される，などがある．一方，合併症としては，①鋼線刺入部の感染が起こることがある，②鋼線刺入部に骨変化が発生し，時として異所性骨化をみることがある，③膝関節が過伸展してしまうと腓骨神経麻痺を生じることがある，

13. 特殊部位の熱傷

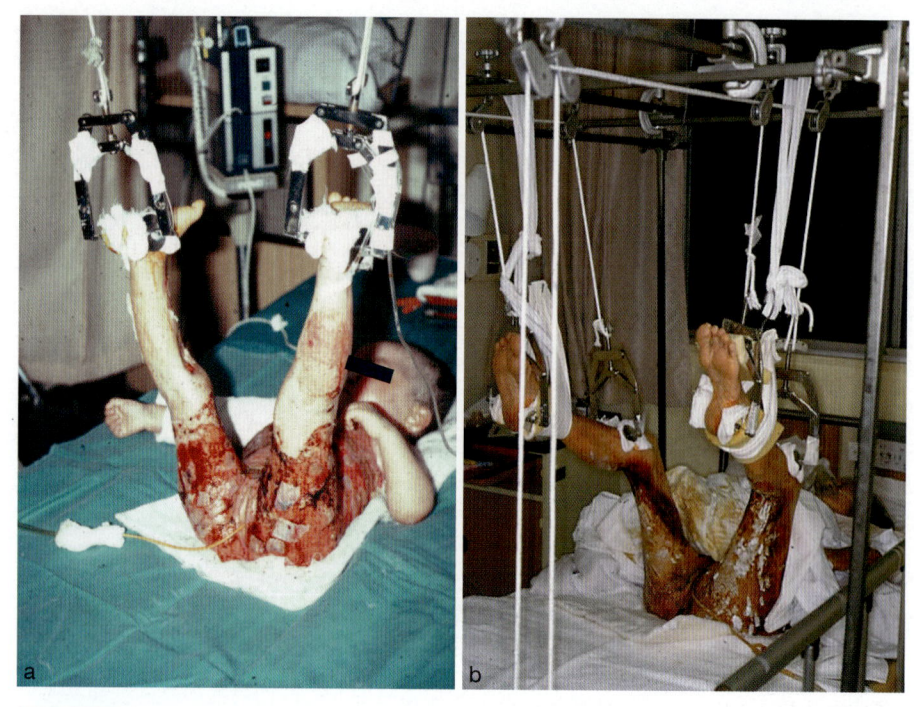

図 13-13 Skeletal suspension
a: 小児, b: 成人

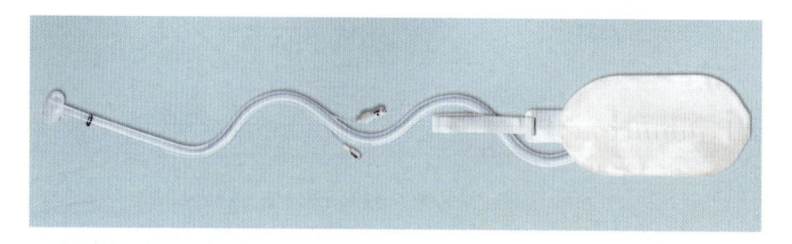

図 13-14 便失禁管理システム（Flexi-Seal®：フレキシシール）

④脳浮腫の発生，肺浮腫や肺炎などの呼吸器合併症，循環障害などの全身合併症の発症に注意が必要であり，そのため合併症の危険性を考慮すると高齢者への適応は少ないと考えられる，といったことが考えられる．空気流動ベッドや後述する排便用具，さらには陰圧閉鎖療法を用いることで，本法の使用する機会はそれほど多くないかもしれないが，会陰部・肛門部熱傷の創管理法として，非常に有用であり，理論ならびに手技を習得しておくことは必要と考える．

d）排便用具による管理

肛門に直接人工肛門用のストーマバッグを貼付したり，肛門内にチューブを挿入するといった排便管理を行うこともあったが，ストーマバッグの密着が不良であったり，肛門とチューブの隙間から便が漏れやすいといった問題点のため，現在は行っていない．

最近，このような問題点を改善した排便用具が開発され，熱傷患者，特に会陰部・肛門部熱傷患者に使用されるようになった[9]．便失禁管理システム（Flexi-Seal®：フレキシシール）（図 13-14）およびbowel management system（ザッシーチューブ）（図 13-15, 13-16）が現在使用されている．

[3] 会陰部・肛門部熱傷

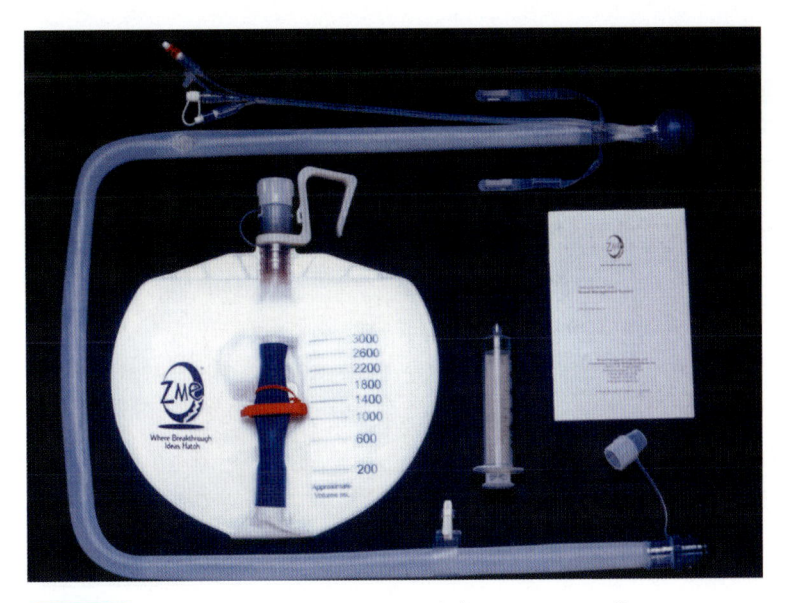

図 13-15 Bowel management system（ザッシーチューブ）

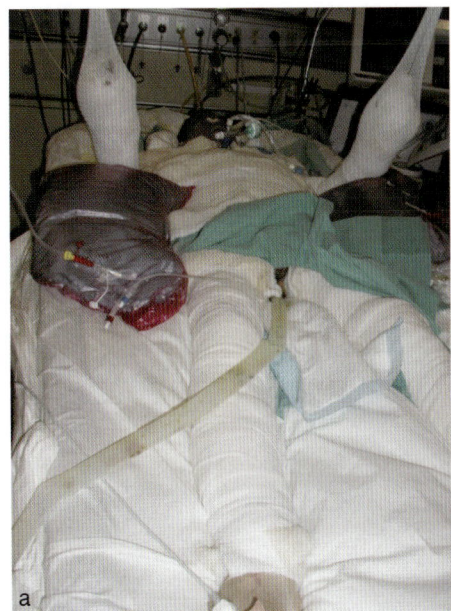

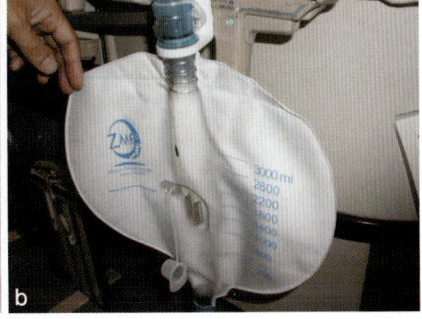

図 13-16 ザッシーチューブによる排便管理
a: 使用時の状態．肛門部からバッグまでドレーンでつながっている．
b: 排便および排液を収集するバッグ．

　いずれも肛門内に柔らかい低圧のバルーンを挿入し，そこからドレーンチューブを通して便が専用のバッグに収集される．肛門内のバルーンは約4週間程度の長期間の留置が可能である．肛門括約筋に傷害を与えることが少なく，当科での使用例でも粘膜および肛門括約筋にまったく影響がなかった．固形便の場合には使用が難しいが，水様便や泥状便の際に非常に有用と思われる．Bowel management system では，外側から薬液などを直腸内に注入できるようにイリゲーション用のコ

ネクターが付いているため，便の固形状態により適宜洗浄・回収することが可能となっている．いずれのシステムも小児での使用は適応となっていない．

e）人工肛門による管理

広範に肛門周囲に深達性熱傷がある症例や肛門括約筋まで熱傷がおよんでいるような重傷例では，一時的に人工肛門を作成し，排便管理が行われることもある．人工肛門の作成により，①便による熱傷創面の汚染を予防できる，②排便の管理が容易である，③会陰・肛門部の熱傷創を考慮する必要がなく，全身状態に合わせた栄養管理が可能となる，などが利点としてあげられる．一方，問題点としては，①人工肛門作成による身体的ならびに心理的な面での負担が生じる，②腹部に熱傷創が合併する場合には，人工肛門の作成が難しいことがある，③人工肛門の閉鎖手術が必要になる，などが考えられる．

会陰部・肛門部熱傷例における人工肛門の作成に関しては意見が分かれている．小児[10]や高齢者[11]の会陰部・肛門部熱傷の創管理や植皮後の管理などに有用性を述べているものもあるが，人工肛門の作成が創傷治癒にとってそれほど影響を与えない[12]，との意見もある．患者の年齢や熱傷の部位や程度に応じて検討し，その適応を決定する．

2 熱傷創の管理

会陰部・肛門部の熱傷創に対しては軟膏あるいは軟膏ガーゼや創傷被覆材を用い，その上をガーゼや包帯で被覆する閉鎖療法を行っていることが一般的には多いように思われる．しかしながら，被覆材料がずれやすいことや排便による汚染などが生じやすいため，開放療法による管理が有用で

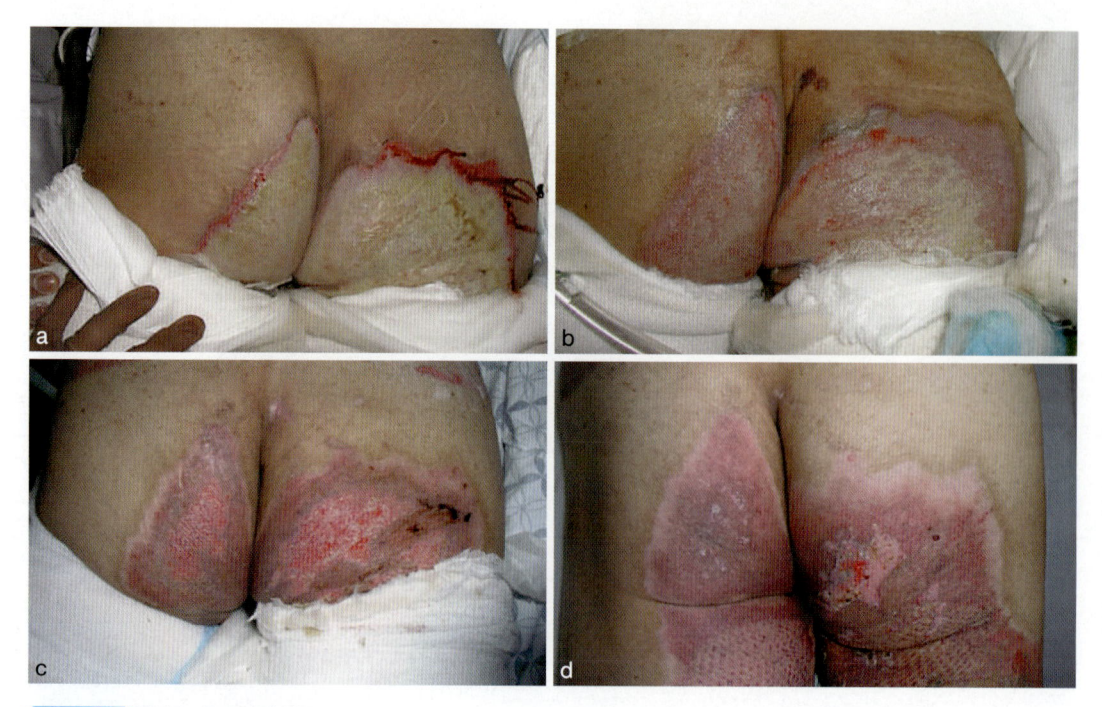

図 13-17 臀部・肛門部熱傷
大腿後面は第 12 病日に遊離植皮術で閉鎖．臀部・肛門部は保存的に治療.
a: 第 7 病日（当科初診時），b: 第 15 病日（bFGF 使用開始），c: 第 30 病日（bFGF 使用 2 週間後），
d: 第 42 病日（bFGF 使用 4 週間後）

[3] 会陰部・肛門部熱傷

ある[6]．空気流動ベッド上での管理の場合，股関節をやや開排位となるように維持し，熱傷創面には軟膏ガーゼを貼付するだけにとどめ，ガーゼや包帯は使用しない．離皮架などを利用して，寝具が熱傷創に直接触れないように工夫し，浸出液や便による汚染に対してすぐに対応することが可能となる．Skeletal suspension を用いている場合には，開放療法は容易に行うことができる．会陰部・肛門部の局所に限定されている場合には，腹臥位での管理も有効と考えられる．

会陰部・肛門部の熱傷で浅達性の場合には上皮化により容易に治癒する．深達性の場合でも，まずは保存的治療による創治癒を図ることが望ましい．とくに全身状態の改善などの理由で他の部位の植皮が優先されることも多く，保存的治療にあたっても適切な方法を選択することが重要となる．壊死組織や感染が存在しない場合にはbFGF 製剤（basic fibroblast growth factor，商品名：フィブラスト®スプレー）の使用も有用な治療法と考えられる（図13-17）．深達性熱傷であっても創の上

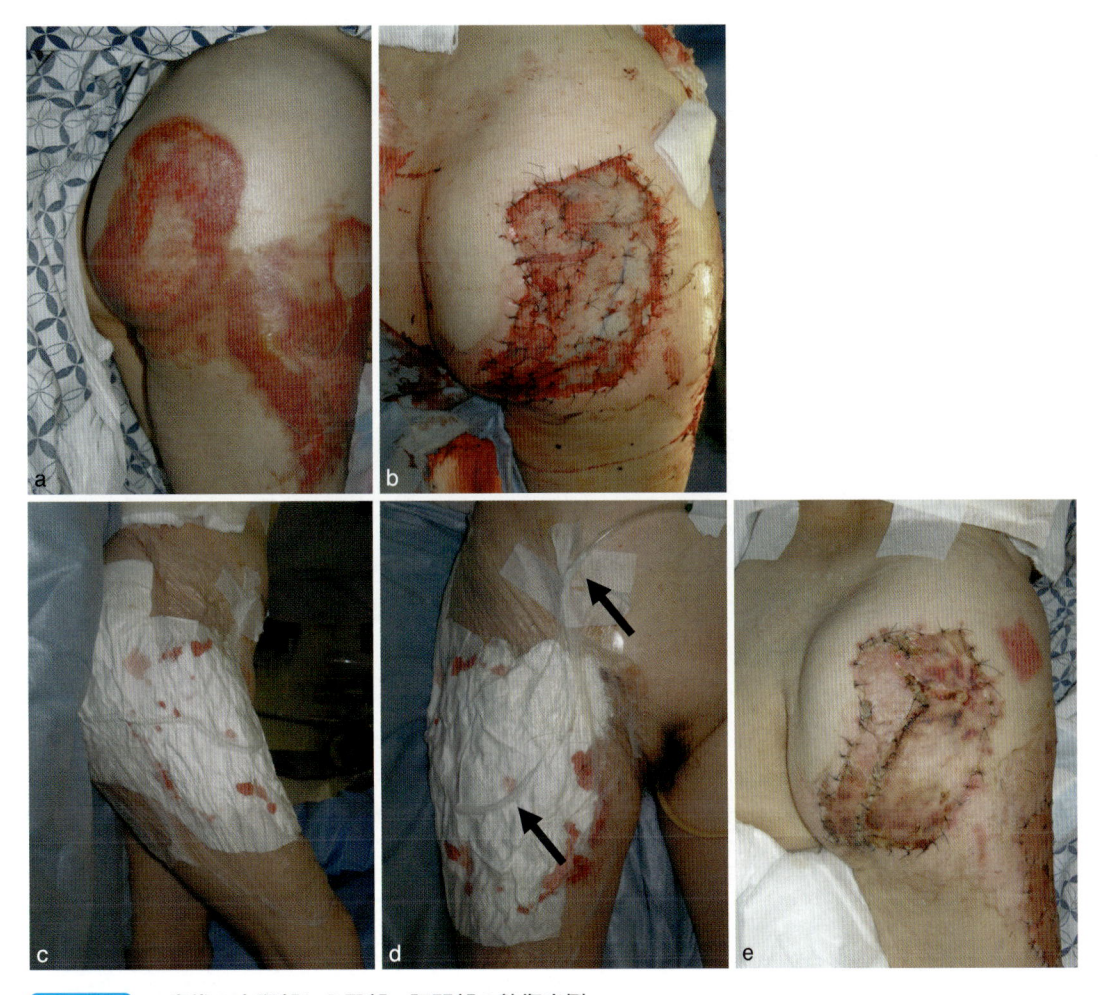

図13-18 70歳代の大腿部から臀部・肛門部の熱傷症例
a：受傷後1週．DDBと考えられたが，深達化した．
b：受傷16日目にデブリードマン・遊離植皮術を施行．
c，d：陰圧閉鎖療法による植皮片の固定．植皮片の上に軟膏ガーゼおよびガーゼを置き，その上に側孔を開けた吸引用のシリコンチューブ（矢印）を留置する．これらを密閉するようにフィルムドレッシングを貼付し，壁からの吸引する．吸引圧は100～120 mmHg 程度とする．
e：術後10日目．植皮は完全生着した．

皮化や収縮により比較的早期に閉鎖可能な場合もあるため，手術に関しては待機的な意見もみられる[13]．ただし，明らかなIII度熱傷が比較的広範囲に存在する場合には，保存的に治癒は望めず，また，高度の瘢痕拘縮による後遺症が避けられないため，全身状態を考慮しながら早期の植皮術を検討する．植皮術は分層植皮片を用いて，状態に応じてパッチ植皮，網状植皮，シート植皮のいずれかを使用する．熱傷の範囲にもよるが，この部の植皮には網状植皮が使用しやすい．植皮後は開放療法を原則とする．浸出液が多い場合にも管理が容易であり，また，植皮後に排便があった場合にも局所を生理食塩水で洗浄することで，良好な状態を維持することが可能である．

従来，この部位に遊離植皮術を行った後の管理は安静の維持が難しく，植皮片のずれが問題となっていた．最近，陰圧閉鎖療法による創管理が行われており，熱傷の管理にも使用されている[14]．われわれも体幹部から腋窩や臀部・肛門部におよぶ症例で植皮術後の管理に使用し，良好な成績が得られた（図13-18）[15]．症例によっては有用な方法と考えられる．

C 瘢痕ならびに瘢痕拘縮に対する治療

この部の深達性熱傷，保存的治療を中心に行われた場合では瘢痕拘縮による変形をきたしやすい．とくに陰茎・外陰部の偏位，股関節の内転拘縮，水かき変形などを生じる．小児では成長につれて顕著となることもあり，注意深い観察が必要となる．治療は軽度の場合にはZ形成術などの皮弁形成術で改善するが，高度な場合には拘縮の解除により広範囲の皮膚欠損が生じるため多くの場合に遊離植皮術が必要となる．陰毛の欠損に対しては，植毛術も考慮される．

この部位の瘢痕拘縮ではさまざまな方向に拘縮が認められるため，拘縮の解除が予想しにくい場合もあり，皮膚欠損も広範囲に及ぶことも多い．不十分な再建では拘縮が残るだけではなく，新たな方向に拘縮が発生してしまうこともあり，術前の十分な検討が必要である．

D 治療上の注意点

会陰部・肛門周囲部熱傷の多くは，全身管理に注意が向きすぎるあまり，熱傷創面の観察が不十分となりやすい．また，受傷直後から深達性とわかっていても，他の部位の治療が優先されやすいために，治療が遅れがちとなる場合も多い．そのため瘢痕拘縮による著しい変形が残存し，患者にとっては身体的ならびに心理的に大きな負担が生じ，社会生活の上で大きな障害が残ることになる．したがって，局所熱傷の場合であっても，また，広範囲熱傷例においても全身状態を考慮しながら，受傷直後から機能的ならびに整容的な面に配慮した治療が重要であると考えられる．

■文献
1) 田中克己，他．熱傷の局所療法．MB Orthop. 2000; 13: 30-40.
2) 藤井　徹，他．熱傷の局所処置II．形成外科．1992; 35: 1255-8.
3) 難波雄哉．特殊領域の熱傷．In: 熱傷の治療．1版．東京：克誠堂出版；1982. p.83-103.
4) McCauley RL. Reconstruction of the trunk and genitalia. In: Herndon DN, editor. Total Burn Care. 1st ed. Philadelphia: Saunders; 1996. p.492-8.
5) 田中克己，他．重症熱傷の集中治療—集中治療室での形成外科的治療．集中治療．1998; 10: 201-8.
6) 松村　一．顔面，手部，足部，会陰部，肛門部．特殊領域の熱傷の早期処置．In: 熱傷の治療—最近の進歩．1版．東京：克誠堂出版；2003. p.149-50.
7) 田中克己，他．会陰部・肛門部熱傷．救急医学．2003; 27: 109-11.
8) 難波雄哉．Skeletal suspensionの手技と適応．In: 熱傷の治療．1版．東京：克誠堂出版；1982. p.79-82.

9) Bordes J, et al. A non-surgical device for faecal diversion in the management of perineal burns. Burns. 2008; 840-4.
10) Quarmby CJ, et al. The use of diverting colostolies in paediatric peri-anal burns. Burns. 1999; 25: 645-50.
11) Nakazawa H, et al. The use of temporary diverting colostomy to manage elderly individuals with extensive perineal burns. Burns. 2002; 595-9.
12) Angel C, et al. Genital and perineal burns in children: 10 years of experience at a major burn center. J Pediatric Surg. 2002; 37: 99-103.
13) Alghanem AA, et al. Management of pediatric perineal and genital burns: twenty-year review. J Burn Care Rehabil. 1990; 11: 308-11.
14) Argenta LC, et al. Vacuum-assisted closure: state of clinic art. Plast Reconstr Surg. 2006; 117: 127-42S.
15) 三枡律子, 他. Negative-pressure dressing を用いた体幹部熱傷患者の植皮術後管理. 熱傷. 2011; 37: 57-63.

〈田中克己〉

[4] 下肢熱傷

　下肢は身体の他の部位と比較して受傷しやすく，広範囲にわたる場合が多い．また関節の拘縮や変形など起立・歩行の運動障害を生じることもあるため，創面の被覆のみでなく，適切に治療し早期に歩行を開始させることが重要である．下肢熱傷の受傷原因は熱湯や火炎による小範囲のものの他に，従来は風呂の追い炊きによる広範囲熱傷の一部として受傷する症例もみられたが近年は少なく，代わって火災や爆発に伴う広範囲熱傷の一部として受傷したり，湯たんぽ，ホットカーペット，床暖房，保温便座あるいは非接触性のストーブ，ファンヒーター，コタツなどによっても低温熱傷がみられる[1,2]．高齢者では基礎疾患として糖尿病，知覚障害，閉塞性動脈硬化症などを持っている患者もしばしばみられるので注意する[3]．

　治療は受傷初期の保存的療法や植皮術による創閉鎖と，その後の瘢痕拘縮および醜形に対する再建術やリハビリテーションに分けられる．

　下腿前面や足背では皮下組織が薄く，広範囲の深い熱傷では難治性潰瘍を生じやすい．また，下肢の熱傷瘢痕からの潰瘍発生に際しては，熱傷瘢痕癌の可能性も念頭に置く必要がある．

A 創部の処置

　受傷初期は小範囲から中等度の症例は創部の冷却および各種外用療法による経過観察でよい．ただし低温熱傷や電撃症では，範囲が小さくても深度判定は困難なこともあり，2週間程度の経過観察が必要な場合もある．

　広範囲の症例では各種バイタルサインのチェックや補液療法などによる全身管理を併用し，創部は熱傷深度に応じた被覆剤などにて被覆し，浮腫や疼痛を軽減させるために挙上位にする．また，全周性におよぶ深達性の熱傷では受傷初期の浮腫と壊死組織の伸展性不良により組織内圧が亢進し，コンパートメント症候群を起こし筋肉や神経が障害されることがある．

　最初に局所の安静や挙上など腫脹を軽減させる処置を施行し，症状の改善がみられなければ可及的早期に減張切開（escharotomy）を施行する必要がある（図13-19）．手遅れになると不可逆的な

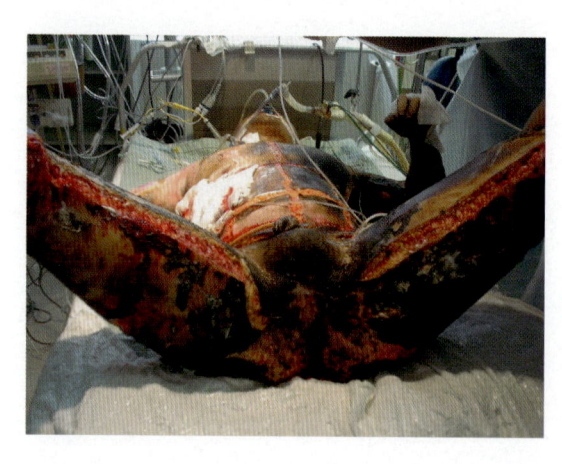

図 13-19 減張切開
主要血管や神経の走行に注意し，下肢の長軸方向に電気メスにて焼痂に切開を加える．この際，明らかなIII度熱傷の痂皮を切開する場合，局所麻酔は不要である．

変化を生じ，重篤な後遺症を残すことがある．

　末梢動脈の拍動は主要動脈の閉塞がない限り触知可能であり，拍動が触知可能だからといって減張切開が不要というわけではない．また全周性でなくても発生することに留意するべきである．

　その際，局所麻酔はⅢ度熱傷創のため痛覚も鈍麻しているため不要か，切開線の両端の正常皮膚部位のみで十分である．

　直接，電気メスにてⅢ度熱傷創の焼痂のみを切開し，皮下組織や筋膜は切開する必要はない．切開は四肢の長軸に平行に施行する．

　切開線の長さや本数は，足趾に装着した血中酸素飽和モニター値の上昇などを参考に必要最小限にとどめ，必要に応じて早期に追加切開する．

　切開時は大伏在静脈などの主要血管や神経は可能な限り温存し，骨・腱・神経を露出させないよう切開線を考慮し，また出血がある場合は確実に電気メスまたは結紮にて止血する．

　減張切開後は，コンパートメント内圧が減圧されたかどうか効果を確認することが重要であり，次に切開創の感染と乾燥を予防するために軟膏処置や創傷被覆材を貼付し，症状が軽快し次第分層植皮術などを施行する必要がある．

　従来下肢の保存的および手術後の創部の安静を保つ目的で行われていた骨格牽引（skeletal suspension）は創管理や排便管理などが容易であったり，拘縮予防に有用であるが，現在では感染や患者の苦痛のためあまり用いられていない．受傷部位が足関節周囲に及んでいる場合尖足になりやすいので，治療初期から足底板やシーネなどによる良肢位固定を行い，尖足を予防する．

　創部は小範囲から中等度の症例では1〜2週間保存的療法を施行し，上皮化傾向が認められない症例に対して手術療法を検討する．

　保存的療法は従来の軟膏による創処置の他に，処置の回数や手間を軽減する目的などで各種創傷被覆剤が開発され，使用されることも多くなっている[4,5]．この場合，浅達性Ⅱ度熱傷などでは有用であるが，深達性熱傷Ⅱ度熱傷以上の深い熱傷では感染などに注意を要する．

　広範囲熱傷に伴った症例では，利尿期を過ぎれば可及的早期に壊死組織除去および創閉鎖の目的にて手術を行う．

　ただし，いずれの症例でも受傷部位が膝・足関節周囲やアキレス腱部・足背などの深達性熱傷の場合は，将来の拘縮予防のためにも，早期の植皮や皮弁による被覆が必要である．

　熱傷の治療においては足趾を切断することはまれではないが，広範囲熱傷においては下肢切断も有効な治療法の1つとなる．その適応は，①広範囲の熱傷面積を減少させ，感染を予防して救命する場合，②温存できても機能障害を残し，ADLの低下をきたす場合である．実際には高齢者の下肢をふくむcriticalな症例が適応となる．救命のため，あるいは手術侵襲が軽減でき長期入院が避けられる．その時期は感染が起こる前，1週間から10日頃の早期手術が望ましい[6]．

B 創閉鎖手術

　植皮術を早期に施行することにより，感染や全身状態の悪化などの合併症を最小限にし，また早期に歩行などの運動機能の回復をはかることができる．通常は利尿期を過ぎた3〜7日目に行われる．

　下肢の植皮術の場合，体位は仰臥位にて抑制帯などを用いて天井から下肢を挙上して施行すると後面も操作しやすい（図13-20）．

13. 特殊部位の熱傷

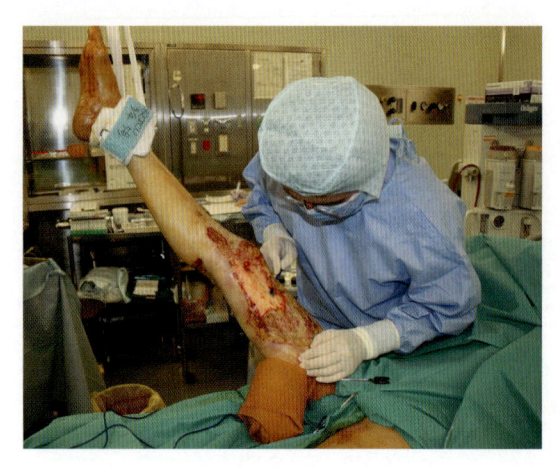

図 13-20 下肢の吊り上げ
デブリードマンや植皮術を施行する場合，下肢は抑制帯などで天井から吊り下げて施行すると後面も操作しやすい．その際，駆血帯などにて駆血し，出血量の軽減を図るとよい．

　手術は手術時間を短くし出血を少なくするため，段取りを考え，必要な器具をあらかじめ準備してから行う．デブリードマンをする際，駆血帯にて駆血すると出血量を軽減でき，手術も容易になる．また，10万倍に希釈したエピネフリン含有生食水ガーゼを使用することにより出血量を軽減することができ有用である．

　デブリードマンは植皮用カミソリあるいはフリーハンドダーマトームで行う．デブリードマンの深度は必要最小限とし，不十分であれば繰り返す．壊死していない主要血管や神経は可能な限り温存し，また植皮の生着率を向上させるためにも筋膜は温存し，骨は露出させないよう注意する．

　広範囲熱傷の場合，植皮片の生着率の向上や出血量の軽減をはかる目的で筋膜上切除をすることもあるが，出血は駆血帯や各種止血法を用いて軽減でき，特に下肢の場合将来の瘢痕拘縮が高度になるため不必要に施行すべきではない．採皮部位は小範囲から中等度の症例では，健側を温存するためにも患側の大腿部から採皮することが多いが，広範囲熱傷の場合，デブリードマンの前に腹臥位にて背部または頭部より必要量を採皮し，体位変換の後に仰臥位にて植皮術を施行するとよい．

　植皮片の厚さは，小範囲または関節部や腱露出部では全層植皮または厚めの分層シート植皮がよいが，広範囲熱傷の場合はメッシュ植皮術や極薄分層植皮がよい（図 13-21）．

　また，家族からや日本スキンバンクネットワークを利用した他家植皮術や自家培養表皮移植[7]を併用することにより救命率の向上を図ることもできる．

　植皮片に非固着性ガーゼなどを貼付し，さばいたガーゼあるいは厚い綿花で覆い伸縮包帯による軽度の圧迫固定をする．

　体幹と違いタイオーバー固定は不要なことも多く，また糸やステープラーなどによる固定も必要最小限とする．

　関節可動部で創部の安静が保てない場合はシーネやギプスによる固定を併用することもある．

　術後は植皮面積が小さければ，創部の安静を保ちながら早期より歩行を開始する．

　広範囲熱傷で，特に背部から採皮した症例ではずれを防ぎ，感染を予防するため空気流動ベッドを使用するとよい．

　術後5〜7日目にはガーゼ交換をし，可能であれば同時に温浴療法やリハビリテーションを開始する．

　全身状態が良好で，熱傷創が関節部や腱露出部に限られた限局性の深達性熱傷では，受傷早期より創閉鎖およびその後の機能低下を予防する目的で局所皮弁または遊離皮弁による再建を施行する

[4] 下肢熱傷

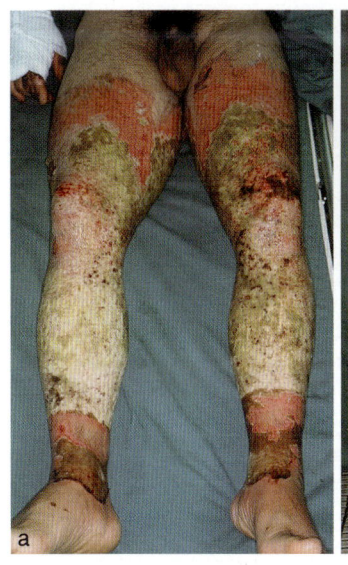

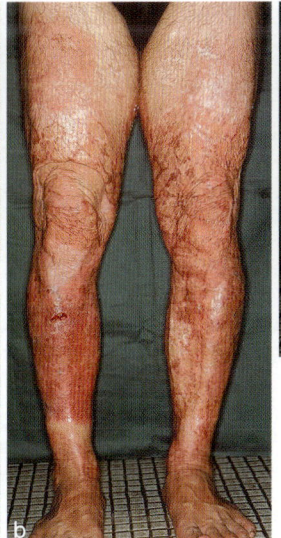

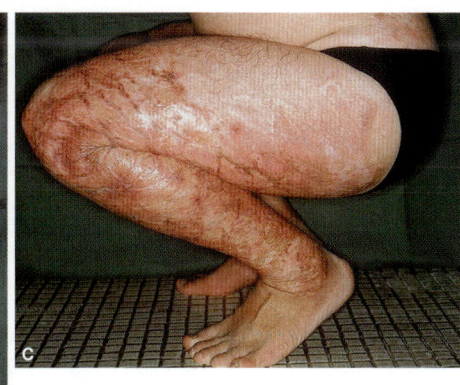

図 13-21 下肢の植皮症例
a：着衣に引火し，両下肢全周性Ⅲ度30%熱傷を受傷．受傷7日目の手術直前の状態．
b：手術後3年目の状態．極薄分層植皮術のみで，再建術を要することなく拘縮や肥厚性瘢痕を生じることなく治癒した．
c：手術後3年目の状態．手術後のリハビリテーションを積極的に施行することにより，屈伸動作も可能となった．

のもよい．またアキレス腱部や足背部などのⅢ度熱傷で腱が露出した部位には，人工真皮を併用した2次的分層植皮が行われることもある[8]．

皮弁の選択は下肢においては，基本的に皮膚を主体とした薄く，主要血管や筋肉を犠牲にしない皮弁を選択するのがよい．

C 再建

下肢においては，創が閉鎖しても，しばしば瘢痕拘縮により関節の運動制限が生じる．この場合単純X線写真を撮影し，関節周囲の異所性骨化（heterotopic ossification）を鑑別しておく[9]．

瘢痕拘縮の治療方針は，①局所皮弁，②植皮術，③遊離皮弁の順である．

線状の拘縮ではZ形成術などの各種局所皮弁術が第一選択となるが，拘縮が高度な場合は全層植皮術などを併用する必要がある．

熱傷においては瘢痕皮弁も有用である．

面状の瘢痕拘縮では拘縮を十分に切除した後，組織欠損部に全層または分層シート植皮術や皮弁が必要となる．広範囲の瘢痕拘縮の場合，瘢痕に割を入れ拘縮を解除して，生じた欠損に植皮術を施行する．この場合辺縁は斜めに切開し，厚い創縁瘢痕部の植皮の生着を容易にする．残った厚い瘢痕は緊張がとれ次第，平坦化する．局所皮弁はZ形成術，planimetric Z形成術，V-Y形成術，ティッシュエキスパンダーの併用などがある[10]．

全層植皮術は採皮面積に限界があるが，機能的，整容的に優れているため関節可動部や足背部など小範囲の症例に用い，それ以外では分層シート植皮術を用いることが多い．

皮弁は薄い皮弁である各種穿通枝皮弁や遊離皮弁として鼠径皮弁，前外側大腿皮弁，広背筋皮弁

13. 特殊部位の熱傷

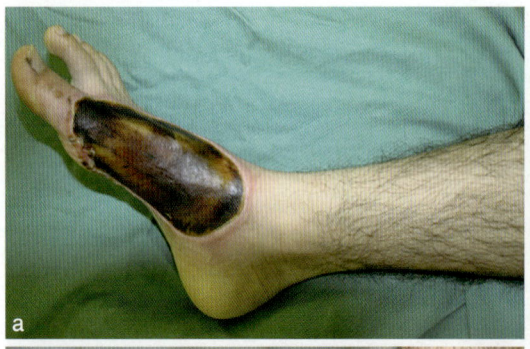

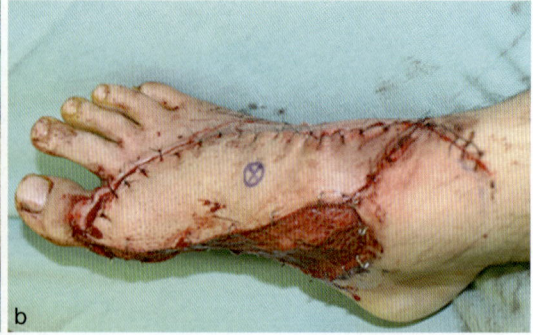

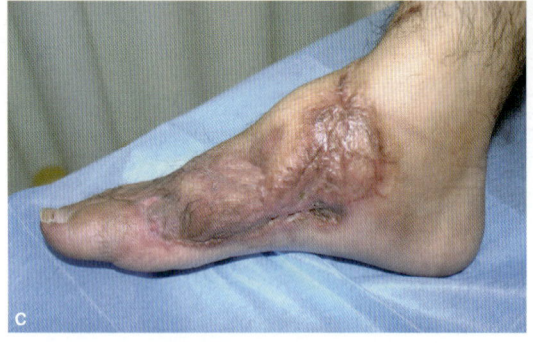

図 13-22 21歳男性　足背の一部骨に至るⅢ度熱傷
a: 受傷時．
b: 壊死組織をデブリードマンし，骨，腱露出部は前外側大腿皮弁にて被覆．それ以外の部分はメッシュ植皮術を追加．
c: 手術後3カ月目．皮弁は完全生着し，靴の装着や歩行も問題ない．

などを利用する．足背部は皮膚，皮下組織が薄く容易に腱が露出するため機能障害を生じやすく，可能であれば遊離皮弁による再建が望ましい（図 13-22）．

下腿交差皮弁（cross leg 皮弁）は長期安静を要し，患者の苦痛も大きく使用されなくなっている．

D　リハビリテーション

下肢は，受傷初期および手術後早期からの立位・歩行を目指した可及的なリハビリテーションが大変重要である．特に高齢者は早期より車椅子の使用や歩行など早期離床を勧める．

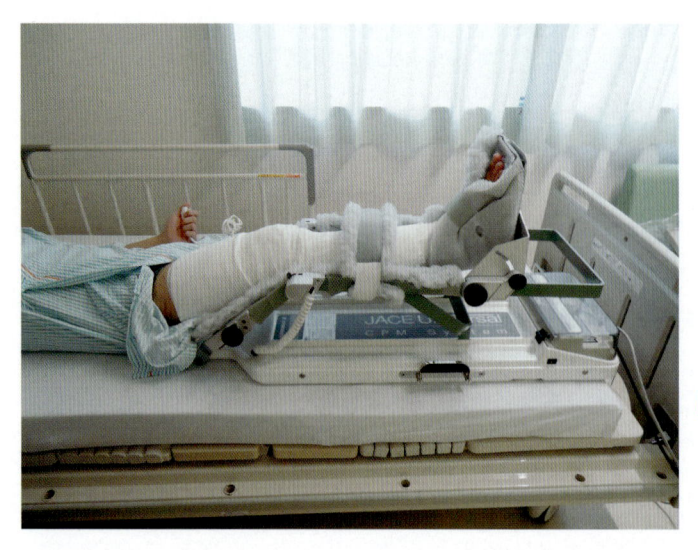

図 13-23 持続的他動関節運動（CPM）を利用した，下肢の熱傷後瘢痕拘縮に対するリハビリテーション

小範囲から中等度の症例では可能であれば受傷初期および植皮術後早期より歩行を開始し，筋力の低下を予防すると同時に，関節可動域の制限を防ぐ．

広範囲の症例でも手術後1週間より可能な限りベット上でも筋力低下防止および関節可動域の拡大を目的にリハビリテーションを開始する．拘縮が高度であったり疼痛を伴う場合は，持続的他動関節運動（CPM）や温浴療法などを併用して行うとよい（図13-23）．

足底部の熱傷では疼痛を訴える場合は，足底板を利用するとよい．

■文献
1) 田崎　公，他．暖房器具による低温熱傷症例の検討．熱傷．2007; 33: 8-14.
2) 竹中基晃，他．湯たんぽによる低温熱傷の特徴と対策．熱傷．2007; 33: 8-14.
3) 浅井真太郎，他．岐阜県立多治見病院における高齢熱傷患者の特徴．熱傷．2007; 33: 267-72.
4) 浅井真太郎．熱傷創に対する創傷被覆材の選択．形成外科．2012; 55: 255-64.
5) 加藤　敬，他．新しいハイドロゲル創傷被覆材を熱傷に使用した経験．熱傷．2006; 32: 152-9.
6) 松村　一，他．熱傷治療における下肢Amputation 特にその有効性，適応について．熱傷．1992; 18: 130-5.
7) 大島秀男，他．培養表皮移植による熱傷治療．熱傷．2010; 36: 125-31.
8) 浅井真太郎，他．熱傷創に対する人工真皮・皮膚同時移植の試み．形成外科．2001; 44: 27-34.
9) 池上みのり，他．広範囲熱傷後の重度異所性骨化の3例．熱傷．2010; 36: 168-74.
10) 鈴木茂彦．熱傷，下肢熱傷後の瘢痕拘縮—多彩な局所皮弁の応用—．形成外科．2002; 45: S179-87.

〔浅井真太郎〕

14 低温熱傷

A 概念

　低温熱傷とは，短時間の接触では問題とならない程度の温度の熱源が，長時間にわたって接触部に作用することによって生じる熱傷である[1]．英語表記では cold burn（injury）あるいは moderate temperature burn であるが，前者は凍傷（congelation, frostbite）と誤解されやすいので後者を用いるのが一般的である[1]．

　低温熱傷の病態生理を検討した報告は少ないが，1947年 Moritz らは，豚皮を使用してその皮膚壊死を生じさせる時間と温度の関係を調べ，接触温度が44℃の場合約6時間で皮膚壊死を生じさせると報告している[2]．さらに Suzuki らはラットを用いて詳細な実験を行っている[3]．35℃から60℃までの各温度での加熱接触実験を行い皮膚損傷程度の経時的観察を行ったところ，Ⅱ度浅達性熱傷（superficial dermal burn：SDB）を生じるためには37.8℃，Ⅱ度深達性熱傷（deep dermal burn：DDB）を生じるためには41.9℃，Ⅲ度熱傷が生じるためには47.9℃以上の熱源との接触が必要であるとしている．しかし圧迫や循環不良による局所皮膚血流の低下が存在すると前述の条件以下でも低温熱傷が生じる可能性があるとしている．これは皮膚接触部に圧迫や血流障害が存在すると，血流による熱希釈機能，熱放散機能が低下して，熱が蓄積して組織が損傷を受けやすくなるためと推測されているが，熱以外の因子による組織損傷の可能性も考えられる．2000年に Rawlingson ら[4]は低温熱傷組織中に一酸化窒素（nitric oxide：NO）の活性酸素代謝産物である peroxynitrite（ONOO⁻）が多く存在することを示し，NO の組織損傷への寄与を示唆している．

B 疫学

　低温熱傷の原因熱源としてはさまざまなものが報告されている．湯たんぽ[5-7]，使い捨てカイロ[8,9]やホットパック[10]による報告をはじめ，近年では電気カーペット[11-15]，保温機能付便座[16-18]，温風ヒーター[19]によるものの報告もみられる（図14-1, 14-2）．

　このような暖房器具によるものはもっぱら冬季にみられ[7]，従来下腿の受傷例がほとんどであるとされたが[5,20,21]，暖房器具の多様化により受傷部位も多様化しつつある．電気カーペットや床暖房では大転子部や仙骨部，後頭部，顔面などにみられ，保温機能付き便座では臀部から大腿にみられる．電気カーペットの表面温度について，国民生活センターが行った「電気カーペットの表面温度に関する実験」では，各製造メーカーの電気カーペットで，設定を「強」にした場合，温度上昇の速さおよび最終的な温度に若干の差があったものの45℃付近まで上昇し，最高では45.6℃まで上昇した．前述の動物実験の結果を考慮すると長時間接触で DDB を生じる可能性が危惧される．受傷のリスク因子としては高齢者や乳幼児，糖尿病などによる末梢の知覚障害，動脈硬化症などによ

図 14-1 湯たんぽによる受傷
（ASO 合併例）

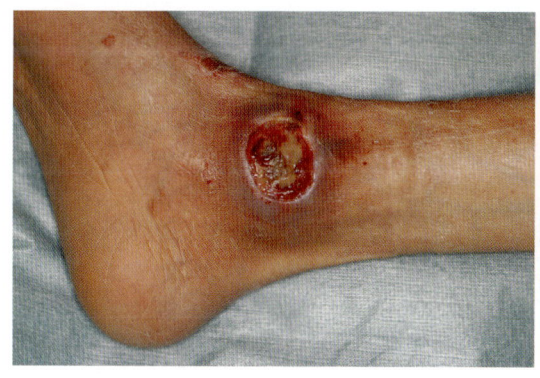

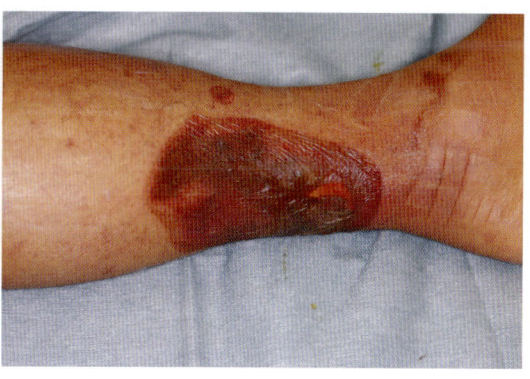

図 14-2 温風ヒーターによる受傷
（腎不全・肝硬変合併例）

る循環障害，飲酒や睡眠導入薬服用による熟睡などがあげられる．

　一方，暖房器具によらないものとしては手術中の加温マット[22]，関節鏡[23]や手術用顕微鏡[24]の光源による受傷例の報告がみられる．

C 臨床での診断と治療

1 診断

　低温熱傷の特徴は，受傷初期の皮膚所見は軽度にみえたとしても，損傷がすでに深部に及んでいることがあり，経時的に壊死部分が明確になってくるという点である[25]．それゆえ，視診上無変化でも組織学的にはすでに表皮壊死や真皮内血管周囲細胞浸潤をきたし SDB を生じている場合がある．また，発赤程度でも組織学的には DDB の可能性もある．通常のⅡ度熱傷のような水疱形成をみることは少なく，皮膚表面が赤色から灰白色を呈することが多く，初診時に視診のみで正確な熱傷深度を判定することは困難である[25]．

　診断には問診が重要であり，湯たんぽや使い捨てカイロ，電気カーペットなどの熱源による典型的な病歴が聴取できれば容易であるが，時に患者自身も低温熱傷であるとわからずに褥瘡や難治性潰瘍として治療を受けている場合もある．また，合併症の有無が重要であり，特に糖尿病や動脈硬化などによる末梢知覚障害，循環障害の有無の確認も重要である[26]．

　低温熱傷は限局性の病変であることが多い．しかしながら，老人（特に認知症を有する）では広範囲低温熱傷例の報告もみられる．菅又ら[27]は熱傷を受傷するほどの高温ではない湯に長時間入浴した例や電気こたつで就寝したことなどにより受傷した9例の広範囲低温熱傷例を報告している．これらの症例の平均年齢は83.4歳であり，平均熱傷面積は27.8％であった．初診時に DDB と思われたが，結果的にはほとんどがⅢ度熱傷であり，9例中5例が死亡したとしている．このような重症低温熱傷も急速な高齢化社会に伴い今後増加する可能性も危惧されるため注意が必要である．

2 治療

a）保存的治療

　軟膏による治療が基本となり，一般の小範囲熱傷に対する局所治療に準じて行う．ワセリン基剤の軟膏が上皮化促進作用を期待して多く使用される．しかしながら，前述したように低温熱傷は受

傷早期に深達度の判定が難しく，初期の視診での印象よりも深達性であることが多い．時間経過により深達性熱傷であることが確定し壊死組織が明確となったら，組織浸透性に優れ抗菌作用とケミカルデブリードマンの作用が期待できるスルファジアジン銀クリームなどに変更するとともに，外科的治療の適応も検討する必要がある．

b）外科的治療

十分にデブリードマンを行い，植皮あるいは局所皮弁により創閉鎖する．糖尿病や動脈硬化による循環障害を合併している症例では，手術に備えて保存的治療と必要に応じて外科的デブリードマンを行って肉芽増生をはかり，移植床を準備してから手術を行った方が植皮の生着率を高められ安全である．

D 症例

【症例1】（図14-3）

湯たんぽによる左下腿伸側の低温熱傷．保存的治療により治癒傾向が得られず，壊死組織も明瞭

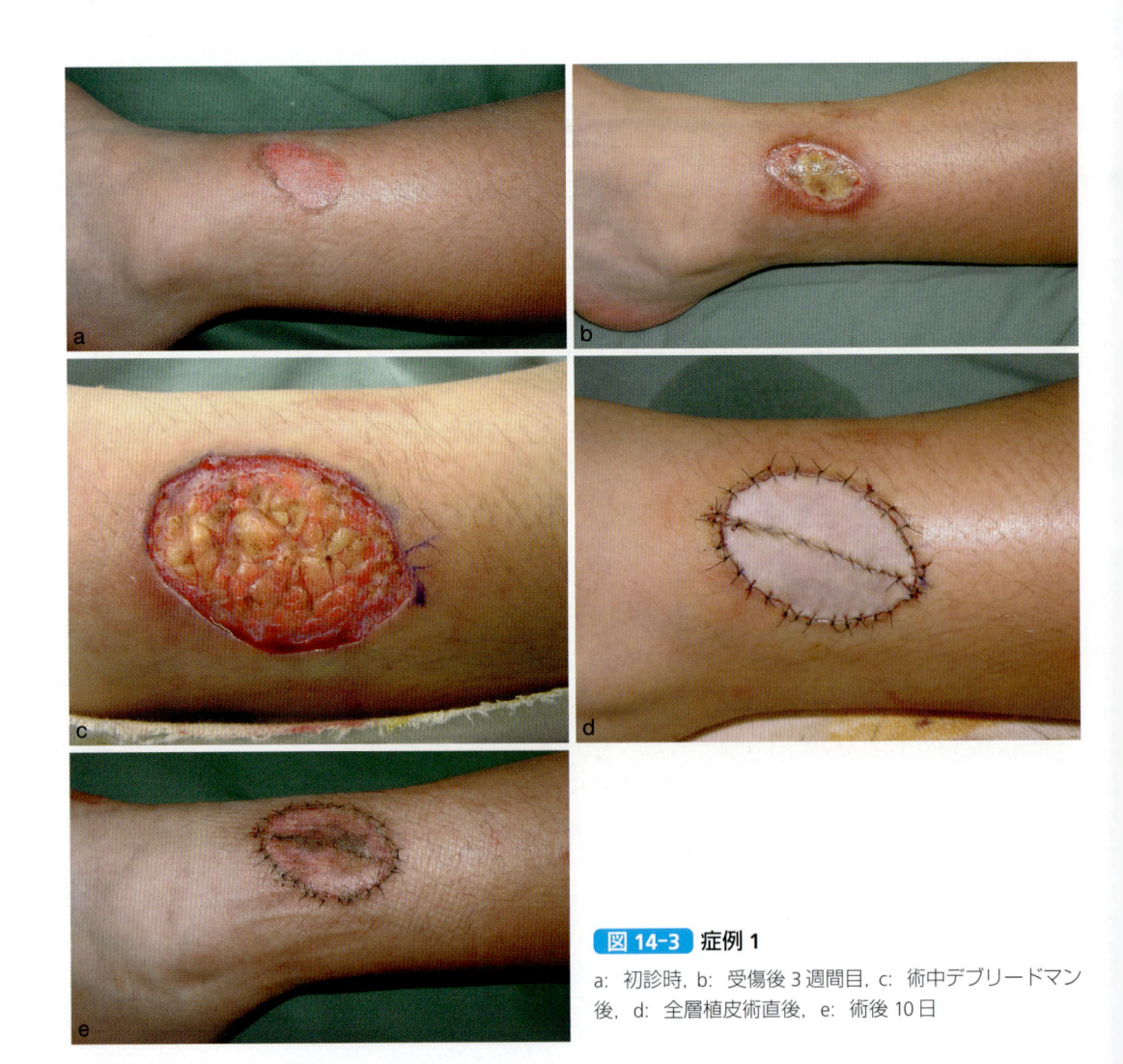

図14-3 症例1

a：初診時，b：受傷後3週間目，c：術中デブリードマン後，d：全層植皮術直後，e：術後10日

となったので受傷後3週間目に手術を行った．デブリードマンを行うとⅢ度熱傷であり全層皮膚欠損となった．鼠径部より全層植皮を行って創を閉鎖した．

【症例2】（図14-4）

睡眠導入薬を服用後に電気カーペットの上で熟睡し，右大転子部に生じた低温熱傷．他医を初診して褥瘡と診断され当科に紹介されたが，病歴聴取により低温熱傷と診断した．2週間の保存的治療後に腰椎麻酔下に手術を行った．壊死組織をデブリードマンして局所皮弁（Limberg flap）により創閉鎖した．

【症例3】（図14-5）

睡眠導入薬を多量に内服して電気カーペット上で熟睡し右下腿に生じた低温熱傷．電気カーペットに埋入されている熱伝導線によると考えられる等間隔の線状の熱傷であった．本人の強い希望に

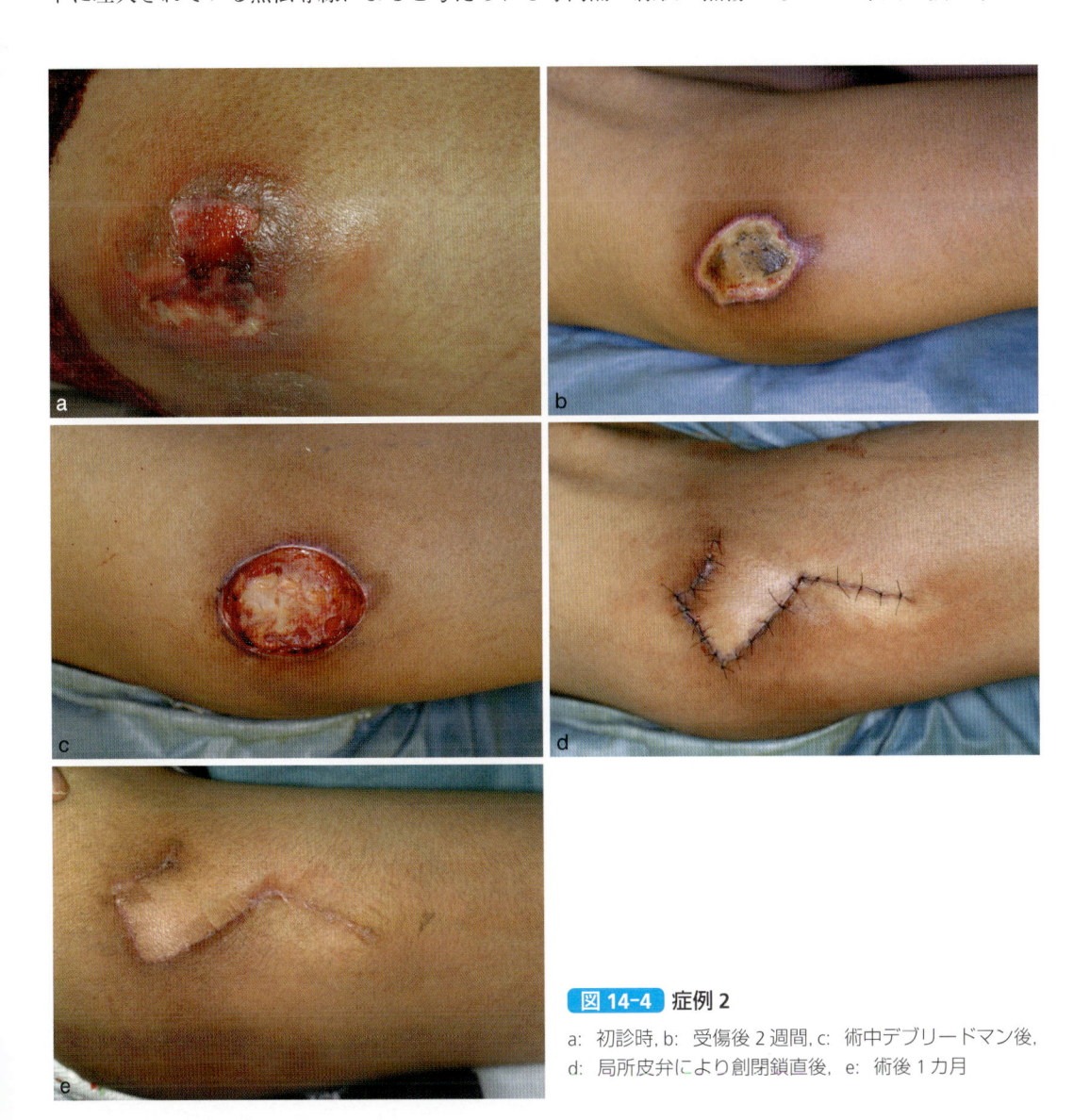

図 14-4 症例2
a：初診時，b：受傷後2週間，c：術中デブリードマン後，d：局所皮弁により創閉鎖直後，e：術後1カ月

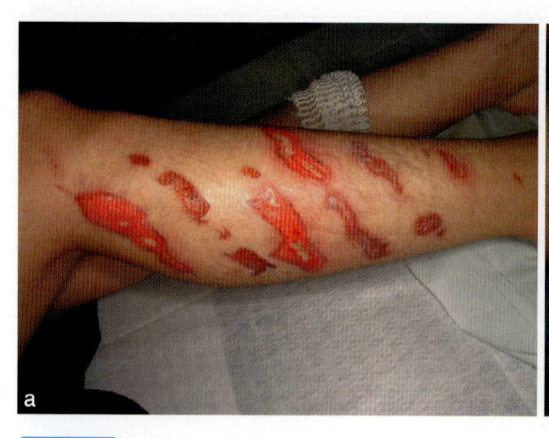

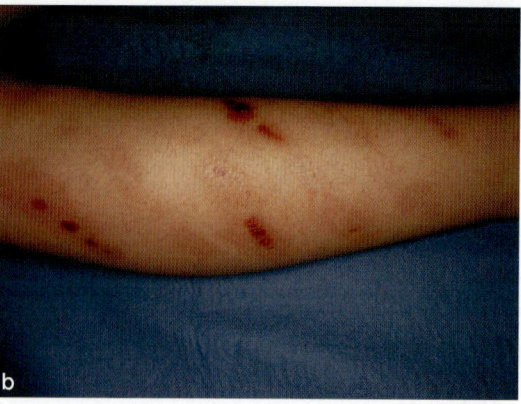

図 14-5 症例 3
a：受傷後 4 日，b：受傷後 2 カ月

より保存的に加療した．

■ 文献
1) 日本熱傷学会用語委員会，編．日本熱傷学会熱傷用語集．1996.
2) Moritz AR. Studies of thermal injury, the pathology and pathogenesis of cutaneous burns, experimental study. Am J Pathol. 1947; 23: 915-41.
3) Suzuki T, et al. Experimental studies of moderate temperature burns. Burns. 1991; 17: 443-51.
4) Rawlingson A, et al. Generation of peroxynitrite in localised, moderate temperature burns. Burns. 2000; 26: 223-7.
5) 吉岡敏治．低温熱傷とその治療．綜合臨牀．1988; 37: 177-8.
6) 森野一真，他．暖房補助器具による熱傷．熱傷．2002; 28: 181-5.
7) 臼田俊和．冬に多い皮膚疾患．低温熱傷．Derma. 2002; 57: 63-9.
8) 小林朋子，他．植皮術を要した使い捨てカイロ（貼用タイプ）による低温熱傷の 1 例．熱傷．2003; 29: 103.
9) 今村裕三，他．貼付型携帯用カイロによる低温熱傷の 1 例．皮膚科の臨床．1996; 38: 351-3.
10) 笹田昌宏，他．湿布貼付部へのホットパックによる低温熱傷の 1 例．皮膚の科学．2004; 3: 120-1.
11) 田中正敏．老人の電気カーペットによる低温熱傷．老年医学．1992; 30: 1653-5.
12) 井砂　司，他．電気カーペットによる低温熱傷の 1 例．熱傷．2005; 31: 204.
13) 高津州雄，他．昏睡後に生じた電気カーペットによる低温熱傷の 1 例．熱傷．2004; 30: 126.
14) 木村　中，他．床暖房が原因と考えられた低温熱傷の 1 例．熱傷．2001; 27: 154-7.
15) 小川正美，他．服薬自殺未遂患者の電気カーペットによる低温熱傷の一例．精神保健．2001; 46: 8.
16) 大谷津恭之，他．神経麻痺を来した低温熱傷に関する考察　保温機能付便座による熱傷．日本災害医学会会誌．1990; 38: 82-92.
17) 土井美果，他．温便座による低温熱傷の 1 例．皮膚科の臨床．2004; 46: 637-9.
18) 田中　祝，他．保温機能付き便座による低温熱傷の 1 例．熱傷．2004; 30: 287-92.
19) 中島正幸，他．セラミックファンヒーターで重度の低温熱傷（低温やけど）をきたした乳児の 1 例．日本小児科学会雑誌．2002; 106: 541.
20) 井上貴昭，他．低温熱傷．綜合臨牀．1999; 48: 2164-7.
21) 横尾和久，他．熱傷局所療法の基本　低温熱傷．形成外科．2004; 47 増刊: S98-101.
22) 関口弘昌．術中合併症としての低温熱傷．日本手術医学会誌．1984; 5: 191-2.
23) 川田高士．関節鏡光源による低温熱傷を起した 1 例．整形外科と災害外科．1997; 46: 562.
24) 武田　睦，他．手術顕微鏡照野の皮膚温上昇の検討　キセノンランプ照野に生じた低温熱傷の経験から．日形会誌．2005; 25: 236-7.
25) 平山　峻，他．最新の熱傷臨床　その理論と実際．東京：克誠堂出版；1994.
26) 吉永理香，他．肢急性動脈閉塞症に低温熱傷を合併したと考えられた 1 例．熱傷．2001; 27: 113.
27) 菅又　章，他．老人における広範囲な低温熱傷の検討．熱傷．1989; 32: 781.

〔副島一孝〕

15 化学熱傷

A 基礎的知識

1 定義
酸，アルカリ，重金属，毒ガスなどの化学物質が皮膚粘膜に付着，接触して生じる組織破壊を伴った種々の腐食現象を化学熱傷（損傷）という．

2 頻度
現在約25000種以上の生産物が重篤な化学損傷を起こす物質として家庭，農業，工業部門で販売使用されている[1,2]．本邦での詳細な集計はないが，米国の集計では年間約200万人が熱傷を受傷し，8000人が死亡しているが，このうち約6万人が化学熱傷を受傷し，そのうち毎年3000人が死亡している（これには皮膚のみでなく誤飲による消化器系の化学損傷も含む）[2]．

3 原因
一般的には化学薬品などを使用する職場・工場・実験室での事故による受傷原因が多いが，家庭内での薬品類（洗浄剤，漂白剤，消毒薬，錆落とし剤）の誤使用や，無知な乳幼児，子供の接触，誤飲，また自殺企図による飲用などが原因としてあげられる．

4 損傷部位
薬品薬剤を取り扱う手や上肢の皮膚がもっとも頻度が多く，ついで曝露されやすい顔面が多い．顔面の損傷では皮膚以外の眼損傷や，気化物質の吸入，誤嚥により気道粘膜損傷が生じることもある．自殺企図による飲用では口腔粘膜，上部消化管へ損傷がおよぶ．

5 影響因子
重傷度，組織への影響は原因物質の①強度（濃度），②量，③曝露（接触）方法と接触時間，④物質の温度・性状・浸透性，⑤作用メカニズム，および⑥初期治療の適否に左右される．

6 注意点
化学損傷を治療する場合には，局所のみならず全身的中毒，影響に留意すべきである．また初期治療では二次的被害・損傷の防止に努める．

B 化学損傷の特性

1 特徴

化学損傷では通常の熱傷による損傷と異なり，作用した化学物質が除去，中和されるか，組織と反応して完全に消費，代謝，分解吸収されるまで破壊作用が長時間にわたり続く．酸によるものでは2時間，アルカリによる損傷では5～6時間にもわたり作用する．

2 全身的影響と毒性

化学損傷を治療する場合には，局所のみならず全身的中毒，影響にも留意する[2]．蓚酸，フッ化水素酸，リン酸では低カルシウム血症を引き起こす．タンニン酸，蟻酸，ピクリン酸，リン酸では肝臓・腎臓の障害を生じる．

フェノールや炭化水素化合物（灯油やガソリン）では皮膚の損傷は炎症程度でも吸収により全身的中毒を生じる．

閉鎖環境における強い酸やアンモニウムの曝露では気道損傷をきたすこともある[3]．

C 化学損傷の病態

化学損傷では組織の蛋白凝固変性を生じるが，その作用機序から，①腐食（アルカリ，フェノール，白リン，重クロム酸塩），②脱水（硫酸，塩酸），③酸化（次亜塩素酸ナトリウム，過マンガン酸カリウム，過酸化物，クロム酸），④変性（蟻酸，酢酸，タンニン酸，フッ化水素酸），⑤発疱（ガソリン，毒ガスなど）に分類される[3,4]．組織学的には微小血管の血栓を伴う凝固壊死の状態であり，コラーゲンの著明な減少を認める．

D 初期救急治療

1 初期救命処置と評価

気道状態の確認および確保，呼吸状態やバイタルサインのチェック，循環動態の評価など通常の外傷・救急処置に準じて行う．

2 受傷機転の聴取と原因物質の特定

受傷状況（室内か室外か，閉鎖環境での受傷か，着衣や予防衣の有無など），受傷機転（転落や爆発の有無），使用していた化学物質や薬品の種類および原因物質の状態（固体，液体，気体，高温蒸気など），受傷現場での処置の状況（水洗の有無）を聴取しながら，合併損傷の推定と原因物質を特定する．工場などの事業所では化学物質排出把握管理促進法に基づく化学物質のデーターシート（material safety data sheet: MSDS）がある．これにはヒトへの毒性や治療法を含めた化学物質に関する基礎データが記載してあるのでこれを入手し，治療に役立てる．また原因物質としては，使用されていた化学物質そのものに加え，工場などでは化学物質を処理（加熱，加圧やほかの化学物質と反応させるなど）した結果生じた反応物質が原因となっている場合もあり，産業医の協力も求め原因物質の特定を行う．家庭内の化学薬品成分や成分が不明な物質については以下の中毒センターの情報を利用する．

日本中毒情報センター　http://www.j-poison-ic.or.jp
大阪中毒110番　　　TEL 072-726-9923
つくば中毒110番　　TEL 029-851-9999

3 二次被害，損傷の予防

　治療指示者は救助者・救急隊・医療従事者への二次的損傷を発生させないように，適切な予防手段の指示を出す．具体的には原因物質を推定，考慮し，必要なら予防衣や手袋・ゴーグル着用などの防御手段を採るように指示し，患者から除去した化学物質・汚染衣類などの隔離処理，洗浄水の飛沫汚染など二次被害防止への適切なアドバイスを行う．

　また原因となる化学物質が気化し，洗浄時の残留水による二次的被害も生じることもあるため，洗浄水の排水処理，治療室の換気などをも考慮した部屋で治療を行う．

4 初期治療の基本原則

　化学損傷ではその進行を止めることがまず重要な治療となる．①化学物質の除去，②汚染された可能性のある衣類の除去，③大量の流水による洗浄（希釈）を行う．初期の多量の水洗は損傷の拡大と深度が進行するのを止めるのに役立つ．

5 初期治療の実際

　皮膚などに残存し付着した物質は愛護的に拭き取る．タールの場合は脂肪融解剤（鉱物油，不燃性の有機溶媒，ワセリンなど）を使用する．付着物などがなければ早急に大量の水で洗浄する．水洗の量について定説はない．洗浄排液や受傷部位のpH値（検尿テープで検査）も参考になるが，30分から2時間は洗浄する．場合によっては12時間必要な場合もある．患者の愁訴（疼痛，灼熱感，刺激感など）の消失は目安となる．初療での一刻も早い洗浄が予後に大きく影響する．受傷面積が広範囲で長時間の水洗においては，洗浄は微温湯で行い低体温をきたさないように注意する．中途半端な洗浄では化学物質を健常体表皮膚面に拡大させ，かえって創面積を拡大させ，薬剤の吸収を助長することもあるので注意する．

6 中和剤の使用について

　特殊な化学損傷を除いて中和剤は使用すべきでない[3,5]．中和熱などによりさらなる損傷をきたす可能性もあり，これらの中和剤を求める時間的損失は損傷の進行を助長するばかりである．化学損傷では大量の流水による洗浄が最も有効な初期治療である．

7 合併損傷のチェック

　転落，爆発などの受傷機転では，外傷（骨折，頭部外傷），副損傷はもちろん，広範囲症例や受傷状況によっては嚥下・吸入による上部消化管・気道損傷の可能性を念頭に置く．顔面では眼損傷についても確認する．

8 入院基準

　一般の熱傷に準ずるが，化学損傷は面積・深度の判定が初期には困難な場合もある．化学損傷が特殊熱傷であることを念頭に置き，薬品の特性・毒性，患者の症状・全身・局所観察の必要性，治

療内容に応じて入院の適応を決定する．

小児では体重に比し体表面積が広いので，皮膚からの化学物質の吸収量も多くなる点を入院の適応に際して考慮すべきである．

また呼吸器への曝露の場合，吸入物質によっては長時間経過して症状が出現する場合もあるので，このような状況では予防的な入院措置もぜひ考慮すべきである．

E 全身管理

1 輸液・循環管理

一般的救命処置後，広範囲の損傷では，通常の熱傷に準じて輸液管理を行う．臓器循環が良好であれば適正尿量（0.5～1.0 mL/kg/hr）が得られる．意識レベル，バイタルサインの頻回のモニター，血液ガス値，電解質検査，尿量などから輸液を補正してゆく．

血圧低下，尿量減少などあれば，輸液負荷，昇圧薬などの投与などにより血圧維持をはかる．薬剤による全身的中毒が明らかになれば血漿交換，血液透析も必要となる．

2 呼吸管理

閉鎖環境での，強酸・アンモニア・次亜塩素酸塩・シアンガスによる受傷では気化蒸気による気道損傷が生じる．症状としては上気道の灼熱性の激しい痛みが特徴であるが，高濃度では受傷直後より症状が出現するが，低濃度では初期には皮膚を含め症状が軽いため初期の評価で軽視しないよう注意が必要である．

口腔の腫脹上気道閉塞や自発呼吸の抑制，換気量低下，血液ガス検査値の悪化などあれば気管内挿管，適切な呼吸管理を行う．前述したように，ある種の化学物質（窒素酸化物，フッ化水素，水銀蒸気など）による呼吸器曝露では初期に症状が軽くとも遅発性に進行し呼吸管理が必要となることもある[6]．

また曝露された化学物質によっては（芳香族ニトロアミノ化合物，フェノールなど），化学物質が皮膚から吸収されてメトヘモグロビン血漿を生じる可能性があり注意を要する[6]．メトヘモグロビンは酸素と結合しないヘモグロビンであるので，酸素を投与しても低酸素状態を引き起こす．メトヘモグロビンの血中濃度が30％以上の場合にはメチレンブルー療法など特殊な治療が必要になる．

重症化学損傷の死亡原因は低血圧と腎不全であり，これには初期診断の過小評価も影響している．

F 局所治療

1 局所の評価

損傷面積を熱傷面積の計測と同様に計測する．しかし受傷面積は頻回に再検査，再評価する．創の見落とし，過小評価（発赤が時間の経過で水疱へと変化する，など）がないか，また逆に発赤が水洗により消退する場合もある．損傷の深さも通常の熱傷と異なり外見だけでは判定が困難な場合が多く，適時再評価する必要がある．化学損傷では損傷深度は一般的に進行性であり深達性となることが多い．

2 局所治療

　十分な洗浄後に疼痛，灼熱感など改善すれば，通常の熱傷治療に準じて局所処置を行う．大きな水疱では吸収された薬剤の残存の可能性があるので，水疱を破って内容液を排出除去し十分洗浄する．薬剤によっては抜爪も必要となる．

　創面に適用する dressing 材は，初期には局所の再評価をすることもあり，創面に固着せず，創の観察時に容易に除去でき，処置時の創面への適用が簡便で浸出液のドレナージがよい被覆材（軟膏ガーゼ，impregnated ointment gauze など）を使用するとよい．

　明らかにⅢ度相当の創は，通常の熱傷より創の痂皮の分離が遅く，上皮化，治癒が遷延するため，受傷部位，受傷面積，全身状態などを考慮し，早期の植皮を施行する．

　化学損傷の植皮手術に際しては，特に損傷部位のデブリドメンが重要であり，植皮に適した母床を確実に作成することが肝要である．

G　皮膚以外の化学損傷

1 上部消化管の化学損傷

　自殺企図や幼小児の誤嚥による．死亡率は上述したように高い．治療として催吐させるのは，逆流により障害が広がるので禁忌である．早期であれば牛乳を洗浄剤として使用し胃洗の施行をする場合もあるが，誤嚥性肺炎の誘発や腐食性の薬剤では上部消化管穿孔の危険性もあるので，その適応選択は慎重に行う．

2 眼の化学損傷

　眼瞼の損傷は皮膚の損傷に準じる．角膜や結膜の化学損傷は虹彩毛様体炎，眼球穿孔などの重篤な合併症を生じるため眼科専門医の診察が必須であるが，初期治療としては水や生理的食塩水など刺激性のない液体でただちに洗浄を開始し長時間施行する．点滴バッグ，輸液セットを利用した持続洗浄も有用である．

H　一般的な化学損傷

1 一般的な酸による損傷

　組織の脱水と蛋白の変性による深達性の皮膚損傷を引き起こす．外見は発赤から黄色や黒色のなめし皮状となり激痛を伴う．

　実験的にも受傷直後（10 分以内）の洗浄が予後に大きな影響を与えるとの報告があり，臨床上でも早急な洗浄が望まれる．

2 アルカリによる損傷

　アルカリは酸と異なり組織へ急速には損傷を与えない．しかし組織を融解し残存するアルカリは，深部へ浸透していくため，結果的には酸よりも組織損傷が強くなる．このような原因で多くのアルカリ損傷は初期には軽傷と誤って判断され，放置され治療開始が遅れて治療が不十分となり，深達性となりやすい．吸収による全身的な影響はまれである．

I 特殊な化学損傷

化学物質の中には特殊な毒性を有し，毒性効果が長時間継続するものがある．これらの化学物質では適切な解毒や中和剤が必要となる．しかし多量の流水による洗浄が化学損傷にもっとも適切な初期治療であることを忘れてはならない．

1 フッ化水素酸

灼熱性の激しい痛みが特徴である．高濃度では受傷直後より疼痛があるが，低濃度では初期には皮膚症状は軽いため，受傷後疼痛がひどくなって受診する場合もあり治療が遅れる場合が多い．

a）治療
水洗，カルシウムグルコネートで洗浄する．水疱内容は除去し洗浄，爪下浸潤では抜爪し洗浄を十分行う．

b）特殊治療
①局所適用剤（カルシウムグルコネートゲルの局所適用）

2.5％のカルシウムグルコネート3.5 gを約150 gのジェリーに混じ，これを1日4〜6回，3〜4日間使用する[4]．

②カルシウムグルコネート（カルチコール）の局所注射

10％のカルシウムグルコネート溶液を損傷部位へ，30 Gの針を使用し0.1〜0.2 mL注射（0.5 mL/cm^2）する．疼痛消失が注射回数の指標となる．

③動脈注射（四肢のフッ化水素酸損傷へ施行）

動脈カテーテルを適切に留置し希釈したカルシウムグルコネートもしくは塩化カルシウム（10％の溶液10 mL＋40〜50 mLの5％ブドウ糖液）を動注ポンプにて4時間以上かけて注射する．カテーテルは留置しておき4時間観察し，疼痛が消失するまで同様に繰り返し動注する[7]．

2 フェノール

消毒薬，農業，化粧品工業，殺虫剤の原材料に有機ポリマーとして使用される．

〈特殊治療〉

中和剤はポリエチレングリコールで水洗後創面に適用する[2,4]．

全身的吸収により心室性不整脈などの心臓，中枢神経毒を生じる．

神経学的観察，心電図によるモニターが必要である[4]．

3 灯油類

本邦においては，日常家庭での使用が多いため，受傷頻度も多く，主に一次刺激反応としての接触性皮膚炎がしばしば報告されている．長時間の接触により発症するが，局所的にはびらん・水疱を伴う浅い熱傷創であり，通常ステロイド軟膏類の外用で上皮化し予後はよい．

灯油は主に鎖状炭化水素80％，芳香族炭化水素20％で構成されているが，長時間の接触で経皮的に吸収され，吸収された炭化水素類は呼吸のsurfactantを破壊し上気道障害を引き起こすのみならず多臓器不全を引き起こすことがあるので注意が必要である．呼気に灯油の臭いがするのは前兆とされる．また実験的にも構成比率が少ない芳香族炭化水素がより血中に多く吸収され，脂肪組織に取り込まれた成分は体外排出に長時間かかるので，治療に当たってはこれらの影響も考慮しておく

必要がある[8].

4 リン

砲弾火薬，花火，殺虫剤，肥料，殺鼠剤に使用される．創面は疼痛が著しく，壊死性，黄色，ニンニク臭．爆発ではリンが埋入，沈着する．付着したリンは酸化作用により熱を生じる．

〈初期治療〉

発火・着火の恐れがあるのでただちに衣類を除去する．水で洗浄し認める粒子を除去する．創面は生食もしくは水浸したドレッシングで覆い専門施設へ搬送する．

〈特殊治療〉

0.5～1.0%硫酸銅の溶液で洗浄し黒い被膜（リン酸銅）を形成させる．これにて同定したリン物質をできる限り除去する[5].その後銅の中毒もあるので水洗する．電解質異常の危険性があり，小範囲の損傷でも輸液管理を行う．

低カルシウム血症，高リン酸血症，不整脈，突然死などが報告されている[4].

5 重クロム酸塩

皮のなめしや化学工業で使用．しばしば蒸気パイプで供給され熱湯による熱傷と同時に生じることもある．

猛毒（腎毒性，心毒性）である．吸収されると組織にキレート化され透析でも除去不能となる．10%体表面積以上の重クロム酸損傷では状況が許す限りただちに切除植皮を施行する[9].

6 化学兵器

マスタードガス，ルイサイト，ホスゲンなど，発疱性の薬物で皮膚，眼，呼吸上皮をふくむ組織上皮を損傷する．二次的呼吸器感染，骨髄抑制を生じ致死的となる．

〈治療〉

洗浄．抗ヒスタミン薬・鎮静薬の投与．水疱は除去洗浄，抗生剤含有軟膏などで処置する．

〈特殊治療〉

キレーティング剤のジメルカプロール（British anti lewisite）を軟膏，点眼，筋注として使用する[4].

■文献
1) 大島良夫．化学熱傷．救急医学．1996; 20: 94-6
2) Mancusi-Ungaro HR Jr. Chemical burns in children. In: Carvajal HF, et al, editors. Burns in Children: Pediatric Burn Management. Chicago: Year Book Medical; 1988. p.33-41.
3) Curreri PW. Chemical Burns. In: Artz PC, et al, editors. Burns-A Team Approach. Philadelphia: W. B. Saunders; 1979. p.363-9.
4) Milner SM, et al. Chemical Injury. In: Herndon D, et al, editors. Total Burn Care. 2nd ed. Philadelphia: W. B. Saunders; 2002. p.415-24.
5) Sanford AP, et al. Chemical Burns. In: Herndon D, et al, editors. Total Burn Care. Philadelphia: W. B. Saunders; 1996. p.475-80.
6) 郡山一明．化学災害の健康危機管理．J Natl Inst Public Health. 2003; 52: 122-5.
7) Vance MV, et al. Digital hydrofluoric acid burns: Treatment with intra-arterial calcium infusion. Ann Emerg Med. 1986; 15: 425.
8) 辻野佳雄，他．灯油による化学熱傷―血液分析をした1例―．皮膚臨床．2002; 44; 1583-5.
9) Munster AM. Burn Care for the House Officer. Baltimore: Williams & Wilkins; 1980. p.83-5.

〈迎　伸彦〉

16 電撃症と雷撃症

A 電撃症

　感電は生体に電気が通電し，しびれなどの何らかの反応を示す現象で，感電，電気スパーク，弧光（アーク）などにより発生する解剖学的損傷を電撃症（electric injury）と呼ぶ．特殊なものに落雷による雷撃症（lightning injury）がある．電撃症の電流量は雷撃症と比較し圧倒的に少ないが接触時間が長いため，重篤な皮膚損傷，横紋筋融解症や重篤な内部組織損傷が生じやすい[1]．一方，落雷電流は数 μsec 以内に最高値2万Aに達し，約40 μsec で半減する衝撃波である（表 16-1）．このため高エネルギーであるが，被雷しても大きな損傷を受けないこともある．

1 疫学

　電撃症は成人では労働作業中に多く，子供では家庭内で生じることが多い．本邦では労働者を中心に年間50名程度の感電による死亡者が発生している[2]．

2 基礎知識

　電撃症は，アーク（arc）やスパーク（flash）の熱による損傷の他，電流自体，生体内で発生する Joule 熱により内部から発生する熱損傷で生じる点が，通常の熱傷と異なる点である．電撃症の程度は電圧，電流，周波数，通電時間，通電経路，電気抵抗，直流か交流かによって異なる．周波数 15～100 Hz の交流電流では，約1 mA 以上の電流が体内を流れることで感電が生じる．人体がしびれを感じ始める電流を感知電流（約1 mA の交流電流），電流の増加に伴って筋肉の痙攣が発生する

表 16-1 低電圧・高電圧の電撃症と雷撃症の比較
〔Koumbourlis AC. Crit Care Med. 2002; 30(11 Suppl): S424-30[3]〕

	雷撃症	電撃症（高電圧）	電撃症（低電圧）
電圧（V）	$>30\times10^6$	>1000	<600
電流（A）	>200000	<1000	<240
時間	瞬時	短	長
電流種類	直流	直流，交流	交流が主体
心停止波形	心静止	心室細動	心室細動
呼吸停止原因	中枢神経障害	呼吸筋麻痺，外傷損傷	呼吸筋強直
筋収縮	1回	直流：1回，交流：膠着	膠着
熱傷	稀，表在	高頻度，深在性	表在性
横紋筋融解	稀	高頻度	高電圧より低頻度
外傷原因	爆傷	筋強直，転倒	稀に転倒
死亡率	高	中	低

表 16-2 電流の強さによる生体反応〔Koumbourlis AC. Crit Care Med. 2002; 30(11 Suppl): S424-30[3]〕

電流	生体反応
1 mA	感知電流
16 mA	最大離脱電流
7〜9 mA	男性の平均離脱電流
6〜8 mA	女性の平均離脱電流
3〜5 mA	小児の平均離脱電流
16〜20 mA	膠着電流
20〜50 mA	呼吸筋麻痺
50〜100 mA	心室細動閾値
>2 A	心静止

が自力で接触部から離れることができる電流を可随電流または離脱電流（約 10 mA の交流電流），離れることができない膠着電流，心停止が生じる電流を心室細動電流（約 100 mA の交流電流），と呼ぶ（表 16-2）．直流では痙攣性収縮が生じ，感電した人が電源からはね飛ばされ，外傷を受傷する場合もある．一般的に直流より交流が，交流では周波数が低い方が危険（一般家庭電源 50〜60 Hz は最も危険），男性より女性の方が感電の感受性が高い（表 16-2）．人体では，神経，血管，筋肉の電気抵抗は低く，皮膚は中間，脂肪，腱，骨は高い．電圧が低ければ電気抵抗が高い組織では熱傷の程度は低いもしくは生じないが，電気抵抗の低い組織では電気エネルギーが放散され，電流による熱傷が生じやすい．したがって視診上，皮膚に熱傷がなくても，電気抵抗の低い神経，血管，筋肉に熱傷が生じる場合があり，burn index による熱傷表面積で電撃症の重症度は予測できない．また神経・血管損傷により遅発性に生じる組織障害に留意すべき点が通常の熱傷と異なる．

3 臨床症状

a）通電経路の入口・出口熱傷など

電流の接触した皮膚は電気抵抗が高いため，高圧電流の場合，Joule 熱が高く発生し，強い熱傷がその部分に生じる．また，体内の電気抵抗が低い組織（神経や血管）を電流が通過した後，生体の出口部分の皮膚にも熱傷が生じることがある．接触部は手の作業中に感電する上肢に圧倒的に多く，体内を通過した場合の出口部分は下肢や体幹に多い．出口部分は分流するため接触部に比べ損傷は少ない．電撃症では，皮膚に接触した金属が蒸発して黒い付着を皮膚に残すことがあり，皮膚が熱傷で炭化したようにみえても付着を除去すると浅い熱傷であることが判明する場合もある．強い電圧の場合，人体で生じた電弧〔アーク放電（electric arc）〕により体表に様々な熱傷が多数生じることもある．皮膚が汗などで湿って電気抵抗が減少している場合，皮膚にほとんど異常がなく，内部組織に強い熱傷が生じることがある．

b）循環器系

心臓には 2 種類の機序で障害が生じうる．通電による心停止，心室細動，伝導系損傷による心房細動，ブロックなどの不整脈発生と，電流の直接作用や冠動脈閉塞に伴う心筋壊死である．これらにより心不全となりショックが遷延することもある．手から通電し，他方の手から出た場合，心停止になりやすい．電撃症の死亡原因の多くは心室細動である．不整脈は受傷直後から起こるが，心筋壊死や伝導障害により，遅発性に不整脈が生じることもある．心筋壊死や梗塞の診断は，他の筋肉損傷による横紋筋融解を合併することも多いため，心電図，トロポニン，超音波などを用いて総

表 16-3 高電圧に伴う熱傷以外の合併損傷頻度（Arnoldo BD, et al. J Burn Care Rehabil. 2004; 25: 479-84[4]）

合併症	頻度（%）
失神	36
壊死による末梢の切断	36
Compartment syndrome に対する筋膜切開	33
筋壊死	25
不整脈	14
骨折	8
神経学的異常	8
敗血症	4
頭部外傷	3
腎不全	2.6
白内障	1.9
気胸	0.7
心停止	0.7

合的に診断する．

　通電による血管損傷は，中膜壊死が生じやすいため，血管の狭窄，動脈瘤形成，出血，血栓形成による閉塞が起こり得る．血管閉塞により，脳梗塞，心筋梗塞，四肢の壊死などの臓器虚血障害を合併したり，遊離血栓による肺動脈塞栓，動脈瘤破裂による遅発性内出血を生じる場合もある．組織壊死に伴う感染症の併発で死亡することもある．

　c）神経系に対する影響

　電撃症による中枢神経系の障害は稀で，転倒による頭部外傷や呼吸・循環の異常から中枢神経系の異常を続発することが多い．中枢神経系が電流により直接障害されれば，意識消失，錯乱，健忘，痙攣，呼吸停止，神経麻痺が生じることがある．脳に外傷や低酸素脳症による不可逆的な損傷が生じていなければ，これらの症状は一過性であることが多い．手から他方の手へ電流が通過した際に，頸髄損傷を合併することがある．熱傷，コンパートメント症候群，血管損傷，炎症組織の瘢痕化により末梢神経障害が生じることもある．てんかん，麻痺，うつ病などの精神疾患が後遺症になることがある．

　d）筋骨格系

　電流による直接障害，血管閉塞に伴う虚血，筋強直に伴う骨折，外傷による筋骨格筋損傷，コンパートメント症候群に伴う損傷が原因としてあげられる．感電による呼吸筋強直により呼吸停止で死亡することもある．重度の横紋筋融解に伴い，急性腎不全を合併し，血液浄化法を必要とすることがある．

　e）その他

　胸腔・腹腔内臓器損傷，口腔損傷（幼児が電源コードをくわえた時など），白内障，鼓膜穿孔などを合併することがある．表 16-3 に Arnoldo らが報告した高電圧に伴う熱傷以外の合併損傷頻度を示す．

　f）死亡原因

　死亡例のほとんどは心室細動である．中枢神経障害もしくは呼吸筋強直による呼吸停止，合併外傷，敗血症，腎不全，突然の大出血により死亡することもある．

4 診断

　電撃症の診断は，本人の見当識が保たれ，健忘症状が出現していなければ，診断は容易である．意識障害があった場合は，現場の状況で判断する．電流の質と量を本人もしくは関係者から聴取する．意識障害を伴っている場合，電撃症以外の脊椎を含めた全身の外傷合併に留意する．全身観察する際，入口・出口の熱傷の有無を確認し，体内を通過した電流の経路と臓器損傷を推察する．血算・生化学検査，動脈血液ガス分析，尿検査では，横紋筋融解症・ミオグロビン尿症の有無とトロポニン T 値，腎不全の有無に特に留意する．心電図では不整脈，ST 変化に留意し，必要であれば超音波検査などを実施する．意識障害があれば，電撃症と外傷の合併の評価のため，頭部・体幹部の CT 撮影を行う．視診上判断が困難な血管損傷，深部軟部損傷の評価のために，MRI，MR angiography などを考慮する．

　現場や来院時に心電図異常，失神や神経学的異常の存在，重症熱傷，重症外傷の合併は入院適応である．また，皮膚の熱傷は軽度でも，血管損傷や深部軟部組織損傷の合併から，遅発性に重症化する可能性を考慮する．

5 治療

　最優先に行うことは，電流遮断により受傷者と電源の接触を絶つことである．高圧電流の流れている伝導体では直接接触しなくても，接近することで火花放電により熱傷を受けるので，負傷者救助の前に電流遮断が必須である．救援者が感電することがあってはならない．救出後，受傷者に心室細動を生じている場合は速やかに除細動を含めた心肺蘇生術を行う．皮膚の熱傷部位に関しては通常の熱傷と同様に対応する．電撃症の場合，輸液は Parkland（Baxter）法では，皮膚の熱傷面積以上に内部損傷が生じている場合，尿量が確保できない可能性があり，急性期は注意を要する．横紋筋融解症を合併した場合は，尿のアルカリ化に留意する．筋肉損傷や神経・血管壊死により軟部組織損傷が生じ，その結果，四肢にコンパートメント症候群を合併した場合は減張切開，四肢が壊死した場合は切断を考慮する．切断時は血管・神経損傷範囲，切断と温存の機能的得失を考慮する．

B 雷撃症[1]

1 疫学

　2010 年（平成 22 年）版警察白書では，災害事故を引き起こした落雷数は平成 16〜21 年で年間 35〜661 件，年間負傷者数は 3〜26 名，死者・行方不明者数を死亡例とすれば，年間死亡率は 16〜75％になる．

2 落雷による損傷機序

　落雷による損傷機序は，①直撃，②落雷を受けた物体からの側撃，③地表面に流れる電流で損傷する歩幅電圧障害，④電線や金属を伝わる高電圧による障害，⑤大地から大気へのお迎え放電による障害，⑤落雷に伴う爆傷がある[1]．

3 臨床症状

　落雷直撃では大部分の電流は体表を這う沿面放電として流れ，体表に樹枝状の皮膚病変が生じる．これを電紋と称し，電流の流れた方向の推測に役立つ（図 16-1）．直撃の場合，即死，意識障害や

391

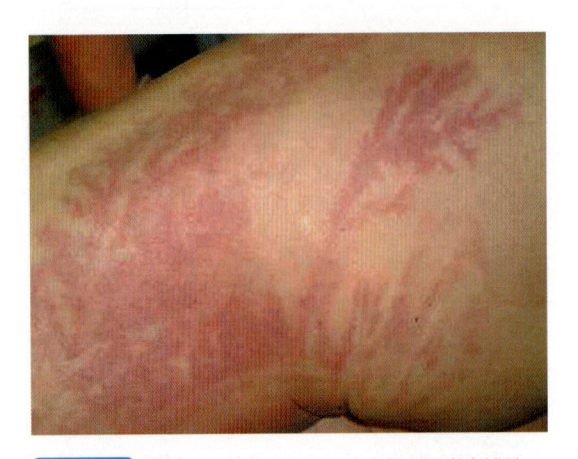

図 16-1　電紋（臼元洋介，他．日本救急医学会雑誌．2008; 19: 174-9 より許諾を得て転載）

落雷直撃時の沿面放電で生じた電紋．電流の流れた方向の推測に役立つ．

ショックの他，体内を電流が通過し，骨折・脳内出血・肺出血・実質臓器破裂を生じることもある．雷撃による死亡原因の第1位は雷撃の直接作用による心室細動もしくは心静止である．爆傷による鼓膜穿孔，気胸，外傷も生じうる．直撃を受けても解剖学的異常がないか治癒可能な損傷であれば，重大な後遺症を残さず回復する場合もある．

雷撃症時の各臓器障害を述べると，皮膚病変に関しては，①皮膚表面の水分の蒸発に伴う線状熱傷，②体内を通過し，放電の際に生じる点状熱傷，③樹枝状電紋，④被災者が金属を身に着けていた場合に同部位に生じる熱傷が生じ得る．循環器の障害としては心停止の他，不整脈，心筋梗塞，再発性心膜炎，たこつぼ心筋症が起こり得る．神経・感覚器官の障害としては，痙攣，脳内出血，脊髄損傷，末梢神経障害，網膜損傷，白内障，聴覚障害（鼓膜損傷を含む），神経痛，自律神経失調が起こり得る．数日以内に消失する一過性麻痺を keraunoparalysis と称することがある．精神症状として被雷後に post traumatic stress disorder に類似した症状が出現しうる．内臓損傷に関しては，消化管出血，肺出血，肝破裂，脾破裂が生じうる．

4　治療

雷撃症では心停止症例の瞳孔散大，対光反射の消失所見は予後に相関しない．雷撃症による心停止で，蘇生開始まで時間が経過していても蘇生に成功することがあり，心肺蘇生術を行うべきである．雷撃による心停止は他の原因による心停止よりも蘇生に成功する確率が高く，雷撃により多数の傷病者が発生した場合には，呼吸停止，心停止の治療を優先する．これをリバーストリアージと呼ぶ．合併損傷が脳内や体幹部に生じうるので，重症例には全身 CT による損傷検索と，採血・心電図による心臓の評価が必要である．合併損傷が明らかになれば，それに対する対症療法が必要である．直撃を受けた傷病者は遅発性に痙攣などを生じることがあり，たとえ無傷であっても経過観察入院が望ましい．

5　予防

雷光の視認や雷鳴が聴取可能な場合は被雷する可能性があり，安全な場所へ避難すべきである．

■文献
1) 柳川洋一，他．雷撃症．順天堂医学．2011; 57: 395-402.
2) 労働安全衛生総合研究所安全資料．2009 年．
3) Koumbourlis AC. Electrical injuries. Crit Care Med. 2002; 30(11 Suppl): S424-30.
4) Arnoldo BD, et al. Electrical injuries: a 20-year review. J Burn Care Rehabil. 2004; 25: 479-84.

〈柳川洋一，田中　裕〉

17 凍傷

A 総論

　凍傷は，氷点下の寒冷刺激に皮膚が曝露されることにより生じる外傷で，手指，足趾，耳介などの末梢組織が侵されやすい．冬季登山事故，寒冷地での遭難，液体ガスによる事故などにより発生するが，比較的まれな疾患である．

　凍傷の組織障害のメカニズムは熱傷とは大きく異なり，種々の外的因子（環境温度，皮膚表面の湿度，風力など），内的因子（年齢，栄養状態，血管病変，薬物投与など）の両方が，重症度を左右する要因となる．

　凍傷においては初期治療の重要性はもちろんであるが，"slow growing necrosis"という言葉が示すように，徐々に進行性に病状が悪化していくことが特徴であり，診断が困難で，治療方針が立てにくく，治療が後手にまわることが少なくない．

B 好発部位

　手，足が侵されることが圧倒的に多く，耳介，鼻，頬部など顔面の突出部の他，膝，陰茎の報告もみられる[1,2]．

C 凍傷の重症度に影響する因子[3]

　凍傷の重症度に影響する因子として報告されているものを表 17-1 に示す．
　凍傷患者にこれらの因子が含まれている場合には，重症化することを十分考慮に入れて治療にあたるべきである．

表 17-1 凍傷の重傷度に影響する因子（Biem J, et al. CMAJ. 2003; 168: 305-11[3]）

general	infancy, advanced age, malnutrition, exhaustion
drug use	alcohol, sedatives, meperidine, clonidine, neuropeptide
endocrine system	hypoglycemia, hypothyroidism, adrenal insufficiency, diabetes
cardiovascular system	peripheral vascular disease, nicotine use
neurologic system	peripheral neuropathy, spinal cord damage, autonomic neuropathy, hypothalamic disease
trauma	falls（head or spinal injury）, fracture causing immobility
infection	sepsis（diaphoresis, hypothalamic dysfunction）

D 凍傷の病態

凍傷の組織障害のメカニズムは，①凍結による直接的細胞障害と②循環不全に伴う2次的組織障害に分けて考える必要がある[2]．

1 凍結による直接的細胞障害

氷点下の寒冷刺激により，細胞外に ice crystal が生じ，直接細胞膜を破壊して細胞傷害を生じる．また細胞外の ice crystal により，細胞内外の浸透圧の差が生じ，細胞内脱水，細胞傷害・壊死を引き起こす．寒冷刺激の温度がより低ければ，細胞内にもより大きな ice crystal を生じ，機械的に細胞を破壊する．

2 循環不全に伴う2次的組織障害（図 17-1[2]）

寒冷により末梢血管が収縮し，組織の血流が停滞し，血栓ができやすい状態となる．凍結した組織を加温し，虚血部位の血流が回復することで，ischemia/reperfusion injury 様の病態が生じる．図のごとく，障害組織において好中球が活性酸素を放出し，内皮細胞が傷害され，内皮細胞より発生した炎症性の chemical mediator は浮腫を増強させ，血小板凝集を引き起こし血栓の形成がより起きやすくなる．血栓が形成されると血管閉塞を引き起こし組織傷害，壊死に至ると考えられている．このため，いったん血流が回復してもまだなお循環不全をきたす可能性がある．Chemical mediator のうち $PGF_{2\alpha}$ と Thromboxane A_2 が組織障害に強く関与していると考えられている[4]．

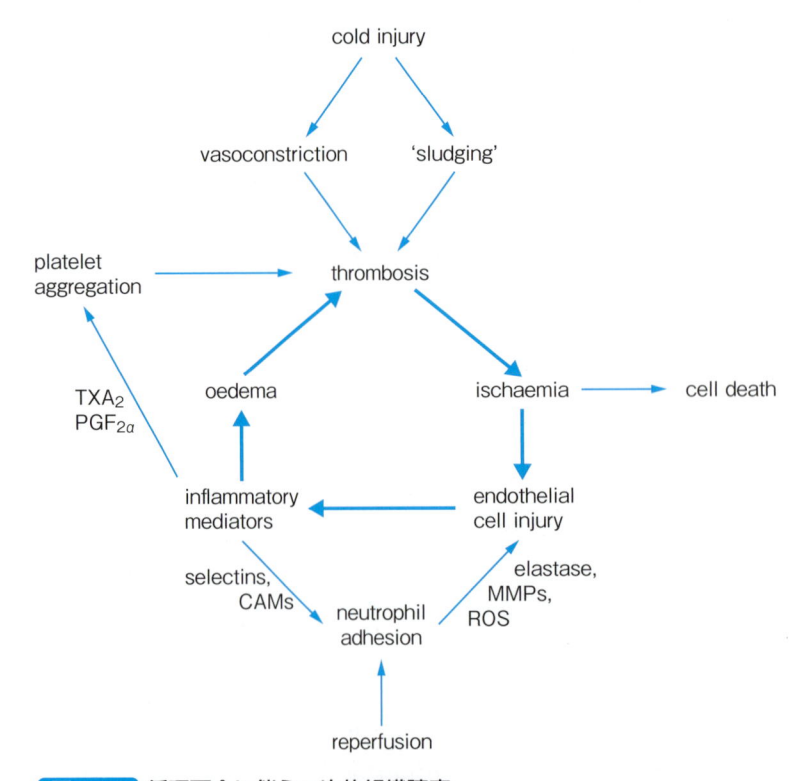

図 17-1 循環不全に伴う2次的組織障害
(Murphy JV, et al. J Trauma. 2000; 48: 171-8[2])

E 凍傷の分類

凍傷に関してはこれまでいくつかの分類が報告されている[2]．これらのうち，表17-2は従来からよく用いられてきた古典的な分類である．これは，retrospective なものであり，初期に予後を予測したり，治療方針を立てるのには適切とはいえない．また superficial frostbite と deep frostbite と単純に分けて治療を行った方がよいという意見や（表17-3）[3]，創は時間経過で変化するため急性期，亜急性期，慢性期と分類した方がよいという意見もある（表17-4）[5]．しかし上述の分類をしても，受傷直後の凍傷の治療方針や予後判定にはあまり有用ではない．なぜなら，受傷直後は重症度にかかわらず，同様の皮膚症状（皮膚が暗紫色であるか水疱を形成している）を呈していることが多いからである〔症例1〜4（図17-3〜17-6）を参照〕．

病態が完成しつつある重度の凍傷は，不可逆性で治療にほとんど反応せず，demarcation がはっきりした後に，植皮術，切断などの手術を待つだけである．

このため受傷直後の病態が完成する前に重症か否かを見極め，即時に適切な治療を開始できるかどうかが凍傷の予後を決める最も大切なポイントとなる．したがって，後述するように診断と治療のプロトコールを提言したい．当施設では本プロトコールにより早期診断，早期治療を開始し，良好な結果を得ている．

表 17-2 凍傷の古典的な分類

Ⅰ度	皮膚の発赤・腫脹
Ⅱ度	浮腫・水疱形成
Ⅲ度	皮膚壊死・潰瘍
Ⅳ度	筋肉・骨までの壊死

表 17-3 凍傷の深度による分類

superficial frostbite	pallor, edema, blistering, desquamation
deep frostbite	hemorrhagic blisters and anesthesia, followed later by hyperesthesia, ulceration and gangrene

表 17-4 凍傷の経過分類

acute stage	freezing thawing, and beginning of necrosis
subacute stage	necrosis is resolved and vasospasm and acrosclerosis start
chronic stage	vasospasm and acrosclerosis continue and pain and recurrent ulceration may occur

F 診断と検査[2]（表17-5）

1 Pin prick test

最も簡便に指の血流があるかどうかを確認できる．19 G 程度の太い針がよい．重症例では知覚が低下しているので，pin prick test をしてもあまり痛がらない．皮下組織まで針をしっかりと刺入し，血流の有無を確認する．

> **表 17-5** 診断と検査
>
> 1）pin prick test
> 2）画像診断法
>   血管造影検査，ドップラー血流検査，^{99m}Tc bone scintigraphy，MRI，MRA
> 3）血液生化学的所見

2 画像診断法

受傷部位の血管の閉塞の状態を判定する．重症凍傷では，末梢血管の途絶がみられる．
切断部位の判定には骨シンチグラフィーが行われてきたが，MRI，MRAの方がより有効であるとの報告がみられる．

3 血液生化学的所見

軽症の症例では凍傷によるデータ異常はみられないが，重症例ではAST，LDH，CPKの一過性上昇をみることがある．重症度の簡便なマーカーになり得る．

G 凍傷の治療─対策（表17-6）

1 全身管理

低体温など，全身状態のチェックを行い適切な治療を行う（全身状態不良の患者に対する治療は他書に譲る）．創の深度が深い場合には，抗生物質の投与，破傷風トキソイド・免疫グロブリンの投与を行う．脱水がある場合は乳酸加リンゲル液，酢酸加リンゲル液を投与する．創から多量の浸出液が発生し，低蛋白血症を引き起こすことがあるが，適宜アルブミンなどを投与する．経過中，偶発性低体温症の発生や重症軟部組織感染症を引き起こす可能性があるので注意深く経過観察する．

2 Rapid rewarming

きわめて大切な初期治療で，受傷後可能な限り早く行うのがよい．40〜42℃の湯に患部を入れて急速に温める．温度が低すぎると効果が少なく，高すぎると熱傷をきたす可能性がある．20〜30分くらい温めるのがよい．緩徐に解凍すると障害がより大きくなるため，急速解凍できる状況になるまでは解凍しないようにする[2]．

> **表 17-6** 凍傷の治療
>
> 1）全身管理
> 2）rapid rewarming
> 3）末梢循環の改善
>   ①プロスタグランディン E_1（PGE_1），②低分子デキストラン，③抗凝固薬，血栓溶解薬，
>   ④高圧酸素療法，⑤交感神経ブロック，⑥tissue plasminogen activator
> 4）鎮痛
> 5）局所療法
> 6）手術
>   植皮，切断，断端形成術，各種皮弁
> 7）リハビリ

3 末梢循環の改善
a）プロスタグランディン E₁（PGE₁）

近年，末梢抵抗低下，血管拡張，血流量増加作用，血小板凝集抑制作用を有する PGE₁ が ASO などの血管性病変に用いられ[6]，凍傷にもその有効性が報告されている[7]．凍傷の組織障害の病態が末梢血管の収縮，血小板凝集，血栓の形成であることから考えても PGE₁ はもっとも有効な治療薬であるといえる．PGE₁ は重症度に応じて静脈内あるいは動脈内に投与を行う．動脈内投与は，診断検査時に用いたカテーテルをそのまま用いる．凍傷が下肢の場合は大腿動脈より，上肢の場合は上腕動脈より経皮的にカテーテルを挿入する．持続注入速度は動脈圧により逆流しない程度に，またカテーテルが凝血しないように適宜ヘパリンを加える．患者の状態によっては鎮静を行うこともある．投与量は症状により異なるが 40〜120 μg/day で投与する．投与量は症状の改善がみられたら漸減する．カテーテル挿入が困難な症例，安静が困難な場合は，リポ化 PGE₁（10 μg）を one shot で動注するのもよい．末梢動脈の途絶がみられるような重症例では，症状が固定するまで（2〜3 週間）持続動注することで改善が期待できる．重篤な心不全のある患者には慎重に投与する．副作用として持続動注開始後より，動注側の肢に疼痛がみられる．また，巨大な水疱を認めることがある

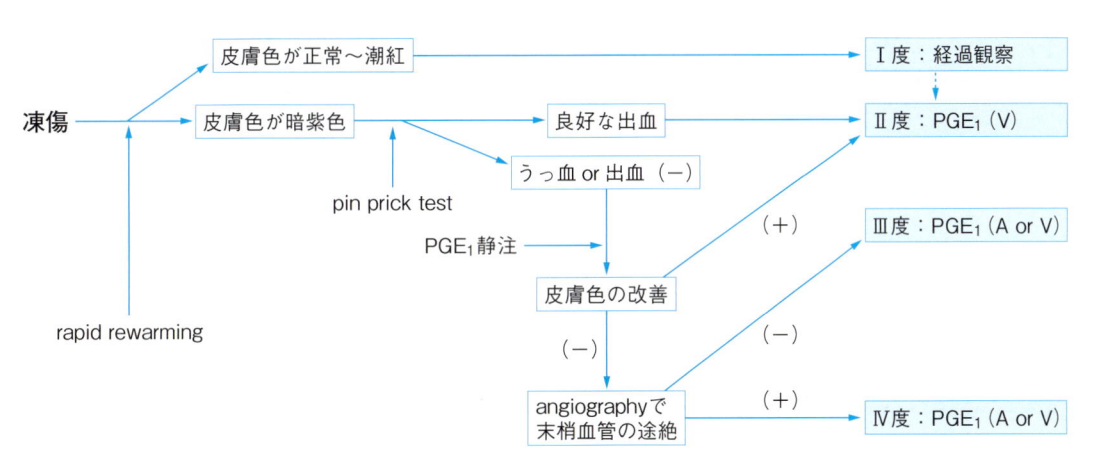

図 17-2 札幌医大式凍傷治療のプロトコール

①凍傷患者が搬入されたとき，まず rapid rewarming を行う．
②診断
　1）皮膚色が正常〜赤色に復帰するのを I 度．
　2）皮膚色が暗紫色〜紫のままのときは pin prick test を行い，良好な bleeding のみられるものは II 度と診断する．pin prick test でうっ血，あるいは出血のみられないものは PGE₁ の点滴静注を 1 時間ほど行い，再度 pin prick test を行い良好な bleeding がみられるものは II 度とする．
　3）PGE₁ の点滴静注を行っても bleeding のみられない場合は緊急に血管造影を行う．血管造影で末梢血管の閉塞所見のないものを III 度とする．
　4）血管造影で末梢血管の閉塞のあるものを IV 度と分類する．
③治療
　1）I 度は経過観察でよい．先述の risk factor のある患者では，数日間は慎重に経過をみる．
　2）II 度は PGE₁ の静注を症状が回復するまで行う．水疱を形成した場合は，先述の局所処置を行う．症状が改善するとともに投与量を漸減する．
　3）III 度は出血がみられるようになるまで PGE₁ の動注がよい．血行の改善とともに（pin prick test で確認）静注に変更する．Risk factor のあるものは，動注期間を長くするのがよい．
　4）IV 度は，PGE₁ の動注を行う．皮膚壊死を伴ってくるので，皮膚の色による判断は不可能である．経過中，何度か血管造影を行い，血行の改善度をチェックする．症状が固定してきたら静注に変更する．
適宜，症例に応じて先述の治療の項に列記した方法を付加している．

17. 凍傷

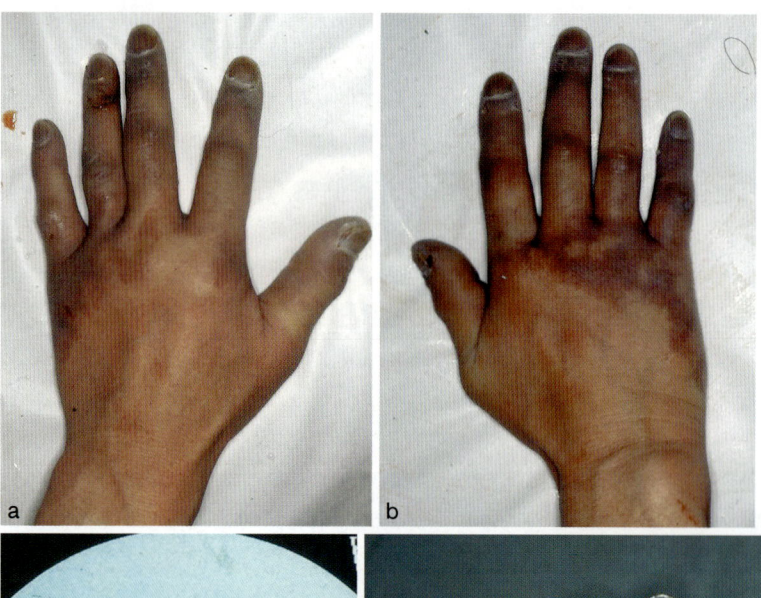

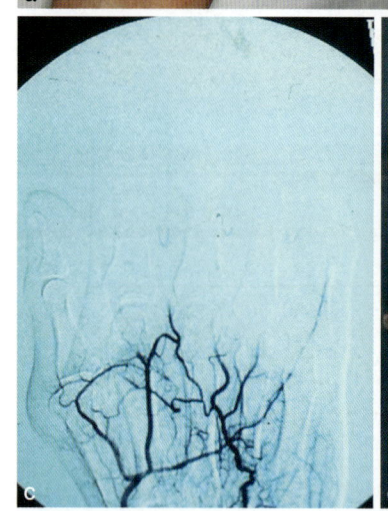

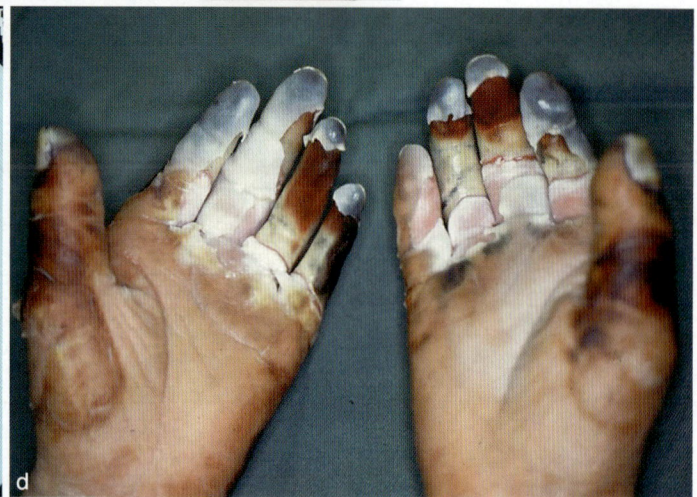

図 17-3 症例1　46歳男性，薬物中毒疑い

a，b：外気温−7℃の中を手に防寒具を装着せず11時間歩き続ける．両手の皮膚の色が暗紫色である．
c：この症例は本稿のプロトコールを作成する前の症例で，末梢血管の途絶がみられたにもかかわらず，PGE$_1$の静注を長期間行ってしまった．
d：PGE$_1$の静注を継続するも両手指の壊死をきたし，切断となった．

が除去せず温存するようにする．浮腫の増強をきたし血行障害をきたさないか，連日経過観察することが重要である．

b）低分子デキストラン

血液の粘度を減少させ，初期の赤血球のclumpingを抑制するのには有効である．血栓が形成されてからは有効ではない[2]．

c）抗凝固薬，血栓溶解薬

ヘパリン，ウロキナーゼについては意見の分かれるところであるが，否定的な報告もある[2]．用いるなら初期がよいと考えられる．最近，虚血再灌流障害において，白血球と血管内皮細胞の接着に対し，抗接着分子を投与することで，障害の改善がみられたという報告もあり，凍傷においても臨床応用が期待されるところである[8]．

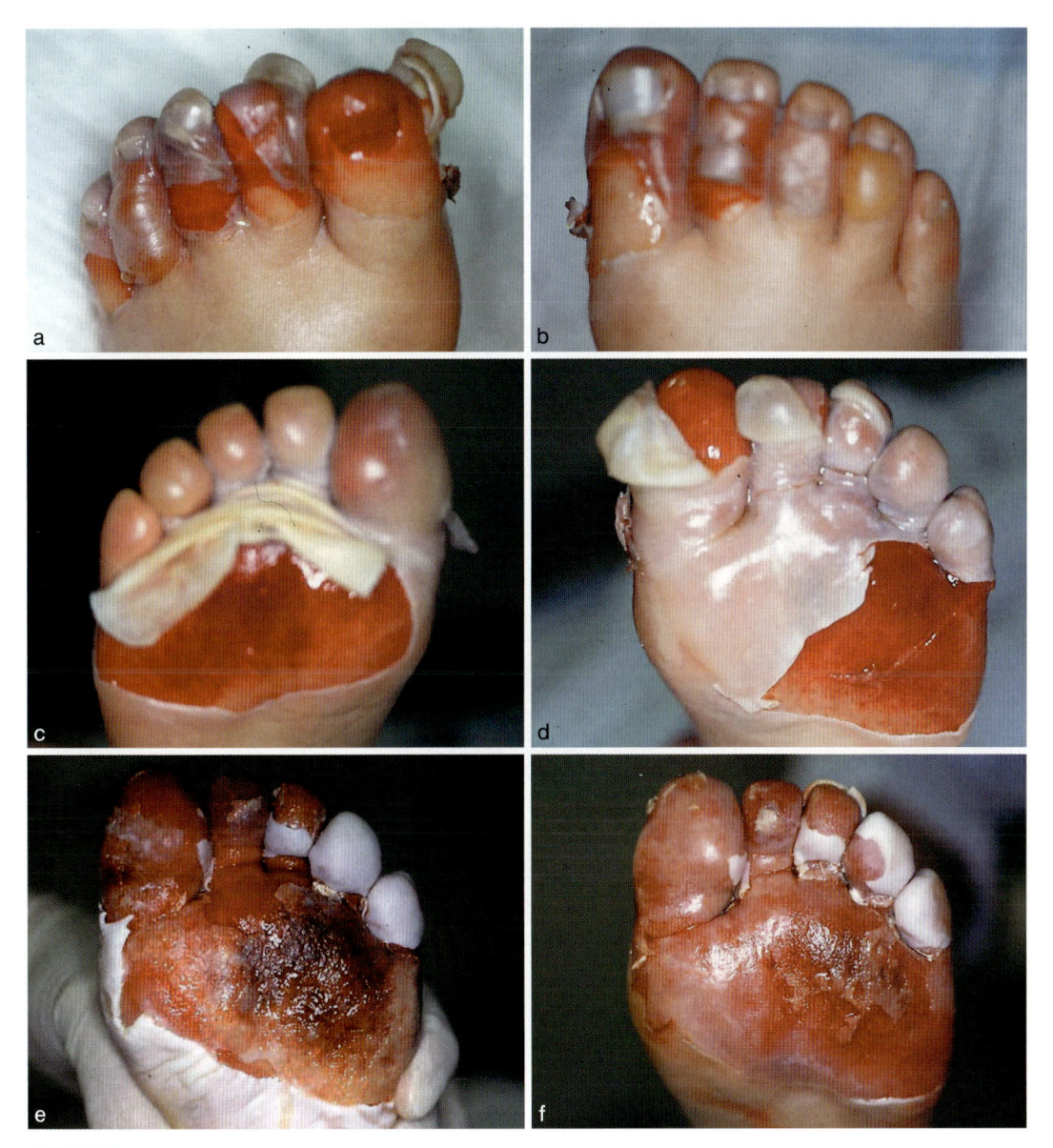

図 17-4 症例2　44歳女性，psychiatric disease

a～d： 夜中に家に人が侵入してきたと妄想が起き，窓から裸足のまま飛び降り，外気温−17℃の雪道を数時間裸足で歩き続ける．両足趾の水疱形成，爪剥離，両足底の水疱破裂を認める．当院のプロトコールに従い治療を行う．Pin prick test（−）であり，PGE₁静注を試みるも皮膚色の改善なく，血管造影を施行．末梢血管の途絶を認めたためⅣ度と診断し，PGE₁動注を長期間行う．
e： 軟部組織壊死を経過中認めたが，
f： PGE₁動注により改善を認め，
g～i： 保存的に治癒した．

d）高圧酸素療法

受傷後数日経過してから行っても有効であったという報告がみられる[9]．

e）交感神経ブロック

賛否両論であるが，硬膜外持続ブロックは鎮痛効果もあるので，初期から用いてもよい．

17. 凍傷

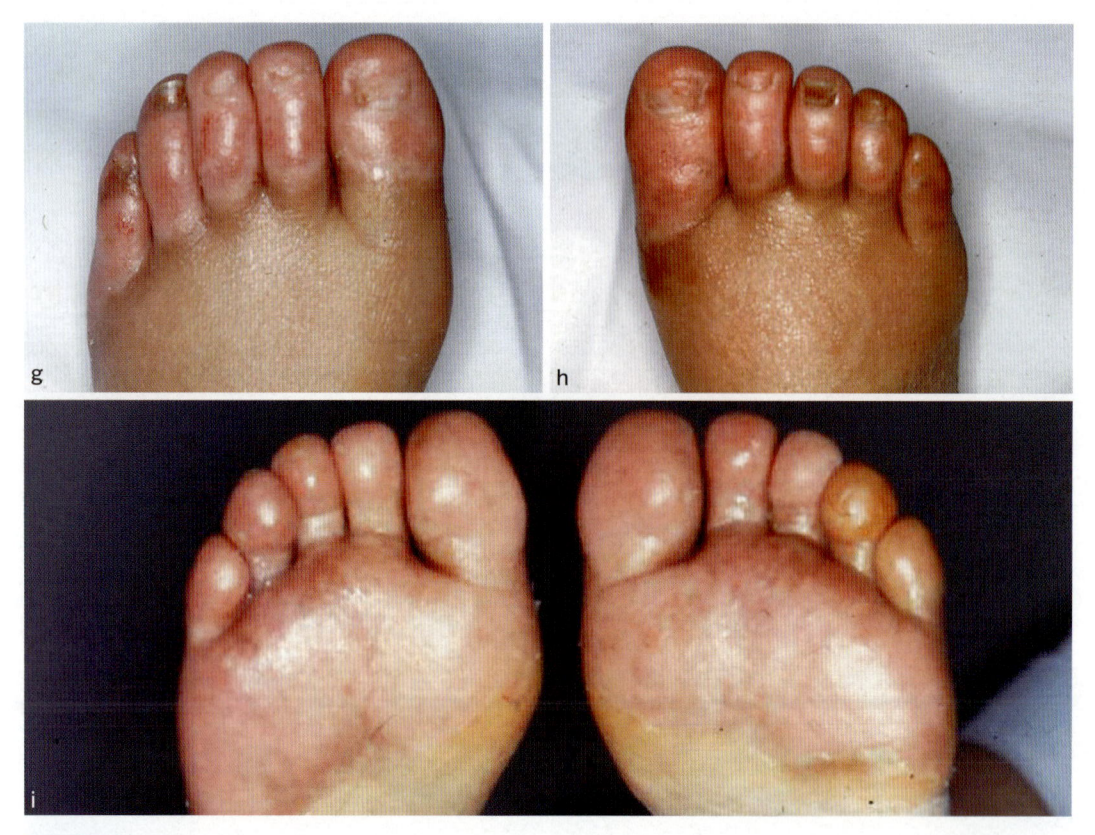

図 17-4 つづき

f）Tissue plasminogen activator
ヘパリンと併用して重度の凍傷に有効であったという報告がある[10].

4 鎮痛

オピオイド，非ステロイド系抗炎症薬を用いるが，この中には血管収縮をきたすものがあるので注意して用いる．イブプロフェン（400 mg/day）は凍傷の組織障害をきたすと考えられているトロンボキサン[4]の合成を抑制するので，有効と考えられる．

5 局所療法

急性期の処置を行った後は基本的に熱傷の局所処置に準ずる．

　a）局所の洗浄
ヒビテン温浴をし，創面を清潔に保つ．

　b）局所循環のチェック
経過中，浮腫が増大して，局所の血流があったものが，消失した場合（pin test やドップラーなどで確認）は，減張切開が必要になることもある．浮腫が増大しないように患肢の挙上を行う．

　c）水疱の処置
水疱を除去するかどうかは賛否両論である．疼痛緩和，感染防御の観点からも温存し，感染兆候がみられた際には除去するという意見が多いようである．しかし，水疱内に含まれる $PGF_{2\alpha}$ と

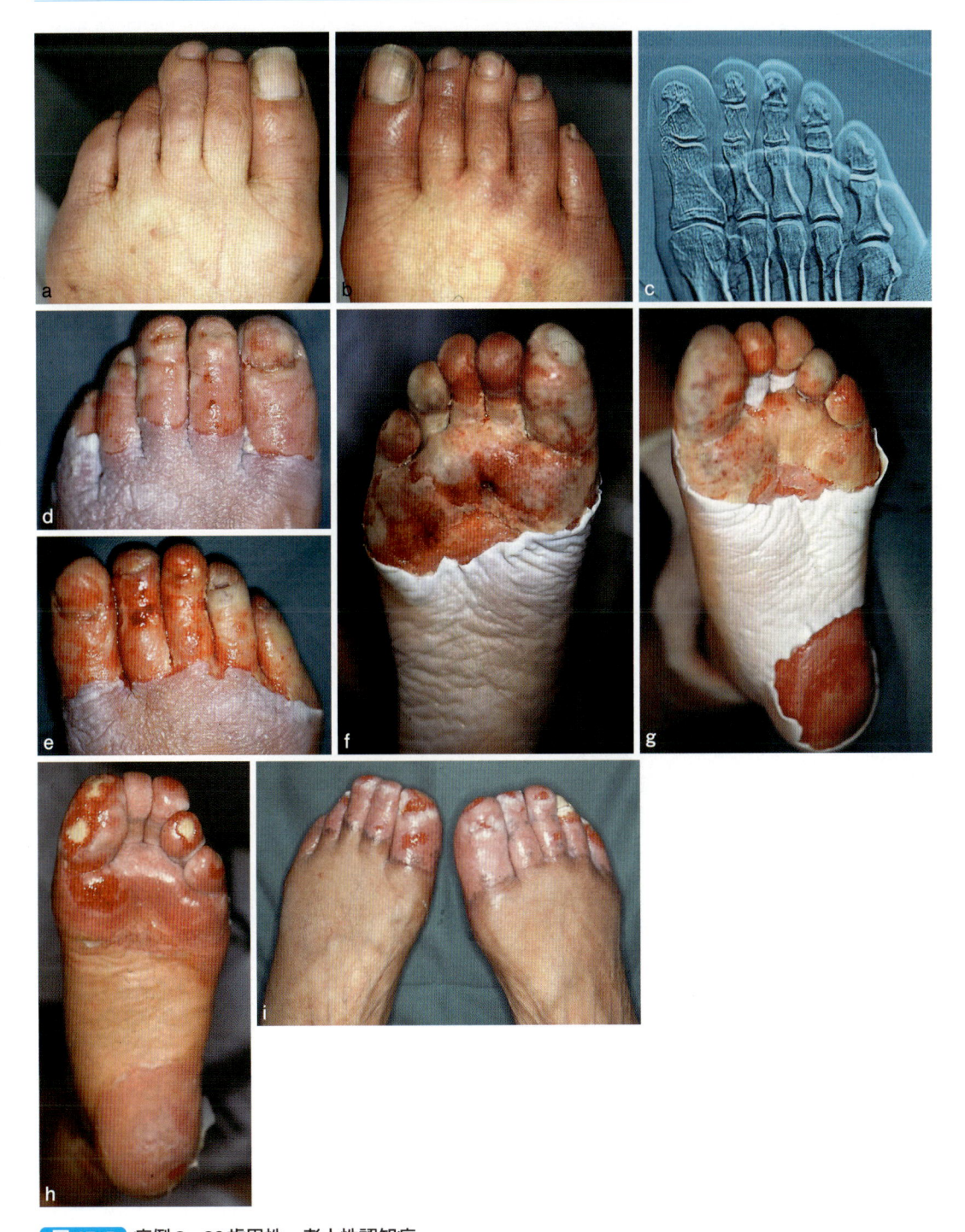

図 17-5 症例3 86歳男性，老人性認知症

a, b: 夕方から自転車にのったまま行方不明となり，約15時間後道路にうずくまっているところを発見される．外気温−15℃．靴は履いていた．初診時，両足趾の皮膚が暗紫色を呈している．

c: 当院のプロトコールに従い治療を行う．Pin prick test（−）であり，PGE$_1$静注を試みるも皮膚色の改善なく，血管造影を施行．末梢血管の途絶を認めたためⅣ度と診断．PGE$_1$動注を長期間行う．

d〜g: 軟部組織壊死を経過中認めたが，

h: PGE$_1$動注により改善を認め，

i: 右4趾末節骨が露出するも，先端のみデブリドマンを行ったのみで，保存的に治癒した．

17. 凍傷

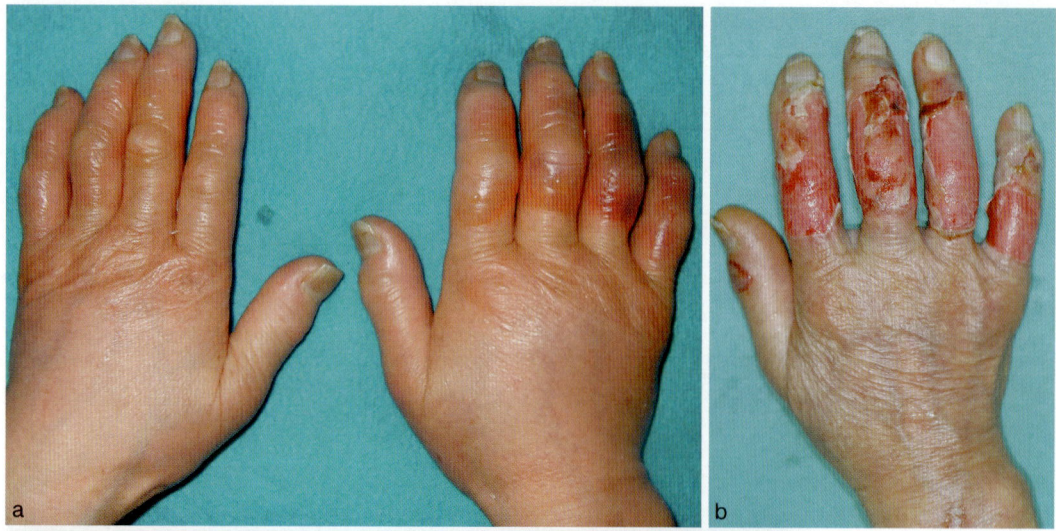

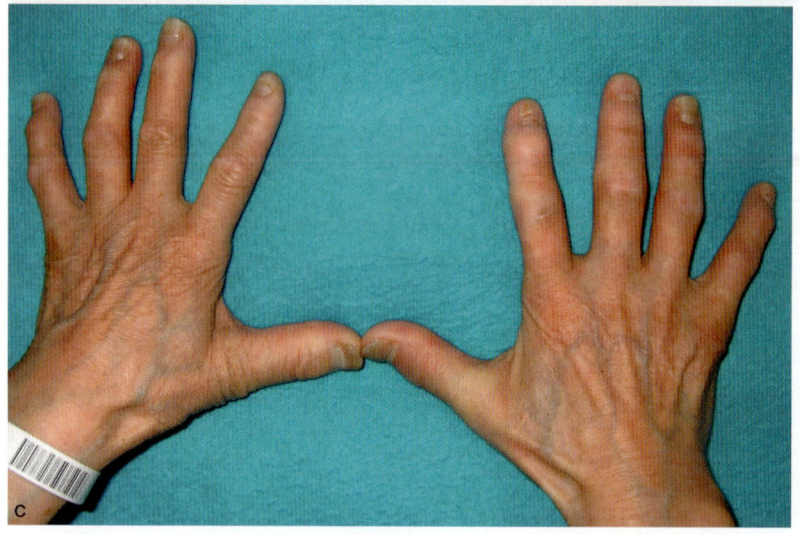

図 17-6 症例4　77歳女性，糖尿病
a： 一晩中，外気温−10℃の戸外を歩き，座り込んでいるところを朝方発見される．手の防寒具はつけていなかった．すでに水疱形成がみられた．寒冷暴露時間が長く，糖尿病もあったが，pin prick test で bleeding がみられたため，プロトコールに従い，Ⅱ度と診断し，PGE$_1$を静注した．
b： 経過中，潰瘍をきたしたが，
c： 整容的にも機能的にも問題なく治癒した．

thromboxane A$_2$が組織障害に強く関与しているという見地から考えて[4]除去すべきだという意見もあり，統一見解は今のところない[3]．われわれは，水疱を抗生剤入り軟膏を塗布した非固着性シリコンガーゼ（トレックス）を用いて愛護的に扱って，できるだけ温存している．経過中，水疱液が破れて水疱内容物が喪失した部分と，温存した部分が共存する場合があるが，特に水疱内容液を残した方が組織障害が強いという印象はみられない．

6 手術

保存的治療を行っても症状が増悪し，潰瘍，壊死をきたしてきているような場合でも，壊死部と

正常部の境界部がはっきりするまで（3〜4週間）手術は控える．この間に，感染の発生には十分留意し，感染兆候が出現したら，適宜デブリドマンなどの処置を行うが感染がコントロールできる程度に最小限にとどめる．Demarcationがはっきりした段階で，植皮，切断，断端形成術，各種皮弁を検討する．

7 リハビリ

重症例では受傷後から治癒まで長期間を有することが多いので，浮腫がある程度ひいてきた段階で積極的にリハビリを開始する．

H 凍傷治療のプロトコール

凍傷のプロトコール（図17-2）とそれに基づき早期診断早期治療を行った症例（図17-3〜17-6）を提示する．

むすび

凍傷においては早期診断，早期治療が予後を大きく左右する．これを言い換えれば，適切な対処によって多くを救済できる可能性もあるということを改めて強調しておきたい．したがってスタッフは病態をよく理解し，適切な対処から行えるよう平素よりシミュレーションを行っておくことを勧める．

■文献

1) Koljonen V, et al. Frostbite injuries treated in the Helsinki Area from 1995 to 2002. J Trauma. 2004; 57: 1315-20.
2) Murphy JV, et al. Frostbite: pathogenesis and treatment. J Trauma. 2000; 48: 171-8.
3) Biem J, et al. Out of the cold: management of hypothermia and frostbite. CMAJ. 2003; 168: 305-11.
4) Robson MC, et al. Evaluation of hand frostbite blister fluid as a clue to pathogenesis. J Hand Surg. 1981; 6: 43-7.
5) Edwards EA, et al. Frostbite: an analysis of seventy-one cases. J Am Med Assoc. 1952; 149: 1199-205.
6) Carlson LA, et al. Femoral-artery infusion of prostaglandin E_1 in severe peripheral vascular disease. Lancet. 1973; 20: 155-6.
7) 坂野哲哉, 他. 重症凍傷に対するPGE$_1$持続動注法. 現代医療. 1986; 18: 2721-4.
8) Tosa Y, et al. Monoclonal antibody to intercellular adhesion molecule 1 protects skin flaps against ischemia-reperfusion injury: an experimental study in rats. Plast Reconstr Surg. 1998; 101: 1586-96.
9) von Heimburg D, et al. Hyperbaric oxygen treatment in deep frostbite of both hands in a boy. Burns. 2001; 27: 404-8.
10) Twomey JA, et al. An open-label study to evaluate the safety and efficacy of tissue plasminogen activator in treatment of severe frostbite. J Trauma. 2005; 59: 1350-5.

〈四ッ柳高敏〉

18 放射線による皮膚障害

　放射線による皮膚障害は，放射線熱傷とよばれることもあるが，その病態はDNA損傷であり，温熱による熱傷とは異なっている．温熱による熱傷では皮膚が表面からの深さに応じて物理的な損傷を受けていくが，放射線では個々の部位の線量と細胞の増殖能（未成熟な細胞，活発に分裂している細胞ほど障害を受けやすい）によって異なってくる．さらに，その障害が顕在化する時期も組織を構成する個々の細胞の細胞周期に従って細胞死や組織死が徐々に進行していくため，被ばくより一定の潜伏期をおいて症状が悪化して，放射線皮膚障害の症状を呈してくる．

　温熱による熱傷と放射線皮膚障害の差は以下のように要約できる．
　①早期に重症度予測をすることが困難：初期には疼痛などの自覚症状もなく，暴露範囲や線量の評価をしない限り，今後起こる障害の範囲や重症度を予測することが難しい．
　②γ線などの深達性の放射線の場合，深部まで障害され，進行性・難治性・反復性である：線量に応じた潜伏期があり，重症な場合で植皮などの外科療法を考慮する場合も症状が長期に固定しないので判断が難しい．

　放射線による皮膚の障害が問題になるのは以下のような場合が想定される．
　①被ばく事故による全身被ばく
　②被ばく事故による局所被ばく
　③放射線診断の有害事象
　④放射線治療の有害事象

　この中で最も頻度が多いのは④であるが，その多くは放射線腫瘍医によって診断と治療が行われており，救急医や形成外科医などの熱傷を扱う外科医が診るのは，頻度は多くないが①②と③と考える．

　本稿では，放射線による皮膚障害の病態を概説し，①〜④の場合の診断と治療法について概説した．

A　放射線皮膚障害の病態

　放射線を被ばくすると，組織を構成する原子に励起や電離が起こる．特に，人体を構成する主要成分である水と反応して生じる酸素のフリーラジカルが，細胞内のDNA損傷を引き起こす．表皮のうち基底細胞は活発に増殖しており，放射線感受性が高く放射線損傷を受けやすい．皮膚の放射線感受性は，皮膚の部位，受傷者の年齢などによっても異なっているが，放射線障害の重症度は，主として放射線の線量と線質，被ばく面積によって決まる．放射線障害の症状と発症線量，時期について表18-1に示した[1]．線種別では，α線は皮膚表面からの進達度が浅く基底層に達しないため皮膚障害を起こさないが，X線，γ線，中性子線などは進達度が深く，基底層を通過して皮下組織や

表 18-1 皮膚障害の症状と線量範囲・発症時期 (IAES Safety reports Series No. 2. Diagnosis and Treatment of Radiation Injuries. Vienna: IAEA; 1998. p.10[1])

症状	線量範囲（Gy）	発症時期（日）
紅斑	3～10	14～21
脱毛	>3	14～18
乾性落屑	8～12	25～30
湿性落屑	15～20	20～28
水疱形成	15～25	15～25
皮膚潰瘍	>20	14～21
壊死	>25	>21

他臓器にも達するため皮膚以外にも障害が及ぶ．一方，β線も基底層に達するが，深達度が中程度で皮下組織への影響は少ないため，障害が比較的皮膚に限局する（β線熱傷）．放射線により引き起こされたDNA損傷は，受傷直後には症状としては現れず，細胞のターンオーバーと共に1週間から数カ月かかって顕在化していく．

1 超急性期

受傷直後から1週間以内．いわゆる前駆期とよばれる．フリーラジカルによる血管内皮細胞障害で細胞透過性が亢進し，細胞外液が間質に移動すると共に，ケミカルメディエーターが放出される．それにより初期紅斑・浮腫などが起きるが，2～3日で消退する．

2 急性期

1週間から6カ月の間．被ばくにより基底層の細胞は障害を受けるが，有棘層・顆粒層の細胞はすでに分裂を終えているため障害を受けにくく，表皮として分化しながら表層に上がってくる．そのため被ばく後約1～3週間までは，障害は顕在化しない．障害の程度は表18-1にあるように線量に依存し，10 Gy程度であれば被ばく後2～3週間にはすでに基底層が回復を始めているため乾性落屑となるが，15 Gy程度になると基底層の回復が間に合わず表皮が脱落して，水疱形成や湿性落屑となる．この程度の線量では2カ月程度で上皮化するが，20 Gyを超えるような線量では回復せずに潰瘍形成などの重篤な皮膚障害を呈し，25 Gy以上の線量は壊死を引き起こす．

3 慢性期

受傷から6カ月以降．10 Gy以上の線量で皮下組織まで達した被ばくでは，真皮の血管内皮や線維芽細胞などが障害を受ける．代謝障害により膠原線維が増生するため真皮が厚みを増して表皮表面が光沢を呈するようになり，再生した表皮も軽微な刺激などにより剥離や潰瘍を繰り返す．血管内皮細胞の障害により，微小循環障害が生じ，それが原因の循環不全による組織の萎縮，潰瘍形成と創傷治癒不全が起こる．

表18-2に線量別の障害の経時的変化を示した[2]．

表 18-2 低エネルギー放射線局所被ばくによる手の臨床症状 (IAES Safety reports Series No. 2. Diagnosis and Treatment of Radiation Injuries. Vienna: IAEA; 1998. p.10[1])

急性期臨床症状の出現時期					晩期反応の経時的変化(日)	遷延反応	推定線量域 (Gy)
初期紅斑	二次紅斑	水疱	びらん潰瘍	壊死			
なしあるいは 12～24時間	12～20日				30～35 乾性落屑	なし	12～18[a] 10～15[b]
6～12時間	6～14日	8～15日			40～50 湿性落屑 上皮化	なしあるいは軽度の萎縮	20～13[a] 18～25[b]
4～6時間	3～7日	5～10日	10～18日		50～70 上皮化	萎縮, 色素脱失, 毛細血管拡張	35～80[a] 30～70[b]
1～2時間	0～4日	3～5日	6～7日	6～10日	60～80 瘢痕形成, 手術なしで回復せず	萎縮, 色素脱失, 毛細血管拡張, 機能不全の可能性	>80

[a]指のみ, [b]手全体

B 被ばく事故による全身被ばくの診断と治療

　全身被ばく事故は，原発関連施設での臨界事故のほか，照射施設や紛失線源が原因でも発生している．最初にその事故が放射性物質による汚染を伴うものか否かを判定する必要がある．もし，放射性物質による汚染を伴う場合は，医療者の放射線防護が必要になる．日本の緊急被ばく医療体制は，原子力施設が立地あるいは隣接する19道府県に初期および二次被ばく医療機関を指定し，東日本ブロックと西日本ブロックの2つの地域ブロックに分け，それぞれ放射線医学総合研究所（放医研）と広島大学を三次被ばく医療機関として指定している．被ばく事故の場合はまずこれらの指定医療機関に連絡を取ることも可能である[3]．広範な皮膚障害の場合は，体幹深部の臓器被ばくが軽微でも，全身管理が必要となることは温熱による熱傷と同様である．

C 被ばく事故による局所被ばく

　図18-1にあるように，被ばく事故で最も多いのは密封線源による被ばくである[3]．多くは，放射線源取り扱い作業中に誤って手や線源を入れていたポケット部分の皮膚が被ばくするのだが，受傷時に気付いていないこともあり，原因不明の熱傷様の皮膚病変を診た場合，放射線取り扱い歴や不明の金属の保持を念頭において病歴聴取を行うことが重要である．放射線性の皮膚障害が疑われる場合には，必要に応じて被ばく医療機関へ相談する．暴露した線源と時間から線量を推定してその後の障害の重症度を予測して，治療方針を組み立てる必要がある．

D 放射線診断の有害事象

　Interventional radiology (IVR) では，同じ部位に繰り返し透視撮影やCTを行うが，診断用のX線は100 KV程度で皮膚の基底層への線量が高いため，1時間以上の透視などの場合に皮膚障害が生じることがある．循環器内科的な透視（心臓カテーテル検査や治療），脳神経外科的な透視（動脈瘤や血管奇形の処理など），カテーテルによるがんの局所動注療法などの治療歴を患者から聴取し

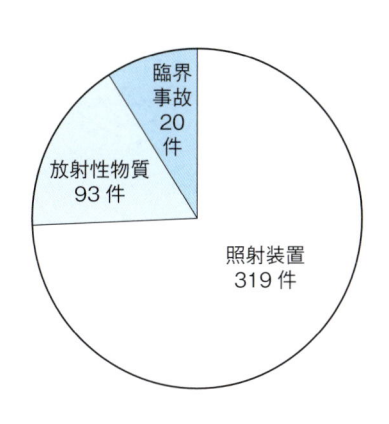

照射装置		319 件
密封線源	210	
X 線装置	83	
加速器	25	
レーダー電池	1	
放射性物質		93 件
治療診断	38	
超ウラン元素	28	
核分裂生成物	11	
トリチウム	2	
ラジウム汚染	1	
その他	13	
臨界事故		20 件
臨界実験装置	8	
加速器	6	
化学反応	6	
計		432 件

図 18-1　放射線被ばく事故の頻度（1944〜2009 年）（出典：REAC/TS Registry）

て，それらの医療を行った医療機関に連絡を取り，放射線部門で曝射時間から線量を推定計算してもらうことが肝要である[3]．まれではあるが，CT による被ばく事故の報告もある．

　PET などの核医学検査や放射線医薬品を用いたがん治療で，放射線医薬品が注射部位の皮膚に漏出して，局所の放射線障害を生じる可能性もある．

E　放射線治療の有害事象

　放射線治療に用いる線源は通常 4 から 15 MV 程度の高エネルギー X 線で，ビルドアップにより皮膚基底層より深部に線量のピークがあるが，投与線量が 30 から 70 Gy 程度と他の被ばくと比較して格段に多いため，皮膚障害の頻度は少なくない[4,5]．特に，4 MV などの比較的低いエネルギー

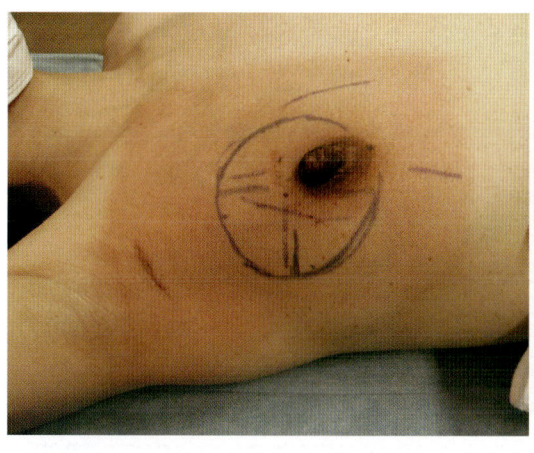

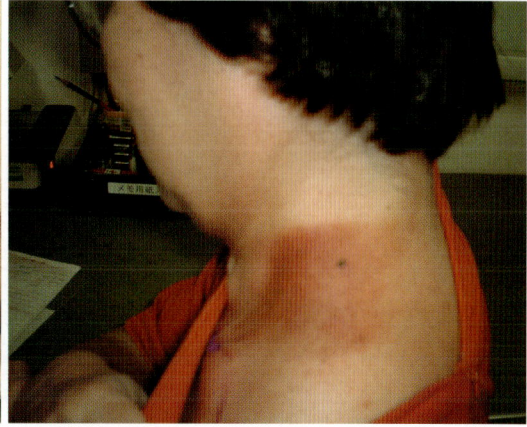

図 18-2　放射線治療による 2 度の皮膚反応
皮膚線量が高くなる比較的低エネルギーの X 線や電子線，皮膚線量が高くなる部位，抗がん剤併用，衣服の摩擦がある部位などで起きやすい．

表 18-3 放射線治療に伴う皮膚有害事象のスコア
〔RTOG/EORTC Acute/Late Radiation Morbidity Scoring Schema（Cox JD, et al. Int J Radiat Oncol Biol Phys. 1995; 31: 1341-6[6]）より著者訳〕

	1度	2度	3度	4度
急性反応	毛孔性の淡いあるいは境界不明瞭な紅斑/脱毛/乾性落屑/発汗減少	中等度〜鮮明な紅斑、斑状の湿性落屑/中等度の浮腫	皮膚のひだを除く一面の湿性落屑、圧痕浮腫	潰瘍、出血、壊死
晩期反応	軽度の萎縮 色素沈着 部分脱毛	斑状の萎縮/中等度の毛細血管拡張/全脱毛	顕著な萎縮/重度の毛細血管拡張	潰瘍

を用いる．頭頸部，乳房などの照射で皮膚障害の頻度が高い（図 18-2）．この場合も，照射開始から数週後から症状が現れ，治療終了後 1 カ月程度で消退する．重症なものは少なく，多くは発赤や色素沈着であるが，化学療法併用や栄養状態が不良な場合などに湿性落屑（びらん）や水疱を生じることがある．放射線による有害事象のスコアには表 18-3 のようなものがある[6]．

F 放射線皮膚障害の治療

1 前駆症状

紅斑・浮腫で，24 時間以内に一時的に起こる．被ばく線量が高いほど発症時期が早まる．基本的に特別な治療を必要とせず，対症的に対応する．抗ヒスタミン薬の使用は潜伏期後に現れる皮膚症状の緩和に有効である[7]．例外的に，臨界事故の高線量被ばくによる高度浮腫例が報告されているが，ステロイド全身投与と両上肢の切断が行われた[8]．

2 I 度熱傷相当の皮膚障害

紅斑・浮腫，乾性落屑などで，10 Gy 以下の線量で起こり，数週から数カ月で消退する．基本的に特別な治療を必要としないが，患部の乾燥や摩擦を防ぎ，疼痛を軽減させ，湿性落屑へ悪化させないことを目的に対症的に対応する[9]．紫外線は皮膚の刺激になるため避けるべきで，衣服，帽子，サンスクリーンなどを利用する．入浴時はぬるめの湯を使用し，石鹸やシャンプーは使用できるが，刺激の少ないものを少量使用する．保湿目的にワセリンなどの刺激の少ない軟膏やローションを擦らずやさしく塗布するとよい．紅斑・浮腫が強い場合は抗ヒスタミン薬の内服およびステロイド含有の軟膏を外用する．

3 II 度熱傷相当の皮膚障害

湿性落屑，水疱などが 10〜20 Gy の線量で 1 カ月程度で発症する．刺激を避け，I 度同様の処置を実施すると共に，オピオイドを含む薬剤による疼痛コントロールと感染防護対策を行う．創部は壊死組織のデブリードマンや洗浄を行って細菌感染の予防に努め，ハイドロコロイドなどのドレッシング材で被覆し湿潤環境を保つ．増殖因子の使用は肉芽形成に有用である[7]．創の感染が認められた場合は抗生剤の全身投与や抗生剤含有軟膏の塗布を行う．保存的な処置で上皮化できるが，再潰瘍化の可能性も高いため，早期に植皮や皮弁形成を検討する．

4 Ⅲ度熱傷相当の皮膚障害

　20 Gy以上の線量では1カ月程度で皮膚全層から筋層にかけて傷害され壊死が起こる．さらに骨への影響も警戒し，単純X線などで骨密度を経時的に観察する．創は徹底的な外科的デブリードマンが必要である．デブリードマンの範囲は壊死部分だけでなく周囲の放射線障害部位を含み，健常部の境界まで最低限行うべきである．肉芽の形成を待って植皮を行うか，皮弁などで皮膚の再建を行う[7,10]．放射線熱傷の場合，患部の微小循環障害は必発であり，植皮後でも組織の萎縮，潰瘍形成，創傷治癒不全の悪循環に陥る．それを防止するために，正常組織までの十分なデブリードマンは重要であり，MRIや超音波検査で病変境界を決める試みがなされている[7]．さらに，皮膚再建も有茎皮弁や筋皮弁など局所に十分な血流供給できる方法が望ましい．

■文献
1) IAES Safety reports Series No. 2. Diagnosis and Treatment of Radiation Injuries. Vienna: IAEA; 1998. p.10.
2) 田中秀治．局所被ばくの診断と治療．In：青木芳朗，他，監修．緊急被ばく医療テキスト．東京：医療科学社；2004．p.59-73.
3) 医学教育における被ばく医療関係の教育・学習のための参考資料．放射線医学総合研究所．http://www.nirs.go.jp/publication/igaku_siryo/igaku_siryo.pdf
4) 三橋紀夫．放射線治療の有害事象．In：唐澤久美子，他，編著．がん放射線療法2010．東京：篠原出版新社；2010．p.93-108.
5) 長井優子，他．有害事象の治療法―皮膚炎・脱毛．In：唐澤久美子，他，編著．がん放射線療法2010．東京：篠原出版新社；2010．p.93-108.
6) Cox JD, et al. Toxicity criteria of the Radiation Therapy Oncology Group (RTOG) and the European Organization for Research and Treatment of Cancer (EORTC). Int J Radiat Oncol Biol Phys. 1995; 31: 1341-6.
7) Peter RU. Cutaneous radiation syndrome in multi-organ failure. BJR Suppl. 2005; 27: 180-4.
8) The criticality accident in Sarov. Vienna: IAEA; 2001.
9) Sharon R, et al. Radiation dermatitis: Clinical presentation, pathophysiology, and treatment 2006. J Am Acad Dermatol. 2006; 54: 28-46.
10) Barabanova AV. Local radiation injury. In: Gusev IA, et al, editors. Medical Management of Radiation Accidents. 2nd ed. Boca Raton: CRC Press; 2001. p.223-40.

〈唐澤久美子，中山文明，立崎英夫，鎌田　正〉

19 壊死性筋膜炎

[1] 四肢・体幹壊死性筋膜炎
（Fournier 症候群を含む）

軟部組織の重篤な感染症である壊死性筋膜炎は，全身いずれの部位にも発生しうるが，救命救急センターでの治療を要する重症例は下肢（36％）および頸部・縦隔（29％）に最も多く，次いで会陰部（12％），腹壁・臀部（11％），上肢（10％）の順である[1]．本稿ではこのうち頸部・縦隔を除いた四肢および体幹，会陰部に発生した壊死性筋膜炎について述べる．

A 名称と分類

軟部組織の感染症として日常よく遭遇するのは，毛包脂腺系の感染である癤（furuncle）や癰（carbuncle），あるいは真皮皮下組織に炎症が波及した蜂窩織炎（phlegmon）などである．一方，軟部組織の感染が筋膜より深部に波及した場合には壊死性筋膜炎あるいはガス壊疽とよばれ，その発生頻度は低いが，診断や治療が適切に行われなければ，今日でも死亡率は高い（図 19-1）．

軟部組織の重篤な感染症は慣習的に，組織内のガスの有無によりガス壊疽（gas gangrene）と壊死性筋膜炎に大別されてきた（表 19-1）．しかし，歴史的に様々な名称が用いられており，その混乱を避けるために今日では壊死性軟部組織感染症（necrotizing soft tissue infections）と総称されるよ

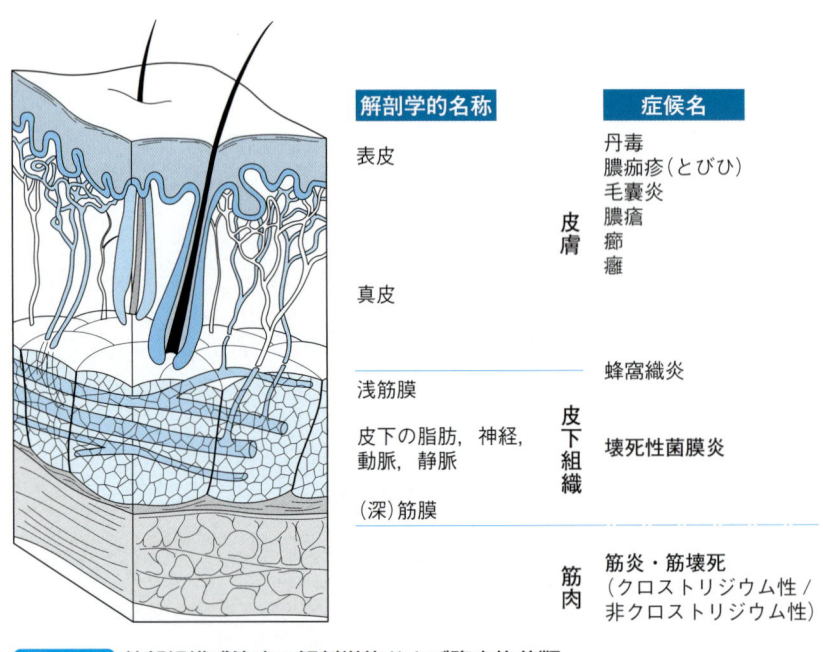

図 19-1 軟部組織感染症の解剖学的および臨床的分類
（Green RJ. Chest. 1996; 110: 219-29）

[1] 四肢・体幹壊死性筋膜炎（Fournier 症候群を含む）

表 19-1 壊死性軟部組織感染症の分類

1. ガス壊疽（広義）
   - クロストリジウム性ガス壊疽（狭義）
   - 非クロストリジウム性ガス壊疽
2. 壊死性筋膜炎
   - 通常の壊死性筋膜炎
   - 特異な壊死性筋膜炎*

*劇症型 A 群溶連菌感染症，ビブリオ・バルニフィカス，アエロモナス属など

うになった[2-4]．同様に，壊死性筋膜炎（necrotizing fasciitis）も総称として用いられる場合がある．

B ガス壊疽

　ガス壊疽は狭義にはクロストリジウム（Cl）菌によるものを指すが，それ以外の菌によっても組織内にガスを生じる場合があり，非クロストリジウム（非 Cl）性ガス壊疽と総称される．Cl 性と非 Cl 性では病態および治療法が異なるため，できるだけ早期に両者の鑑別を行うことが必要である（表 19-2）[5,6]．

1 ガス壊疽

　偏性嫌気性グラム陽性桿菌であるクロストリジウムが原因となる．外傷後に発症する例が大半であるが，筋肉内注射後，手術後，直腸癌，直腸異物（魚骨）が原因となった例も報告されている．Cl 属は動物の糞便や土壌中の常在菌であり，健常人の下部消化管などにも存在する．Cl 属のなかでもガス壊疽の起炎菌となるのは 6 種類のみであり，そのうち *C. perfringens* による感染が最も多い．Cl 性ガス壊疽の特色は，特徴的な局所所見を呈することと強い全身症状を伴うことである（表 19-2）．これらは菌が産生する外毒素（phospholipase C，溶血毒素など）が複合的に関与して惹起される．潜伏期間は 6 時間〜3 日程度で，初期には患部に強い疼痛が出現する．創部は黒色，暗赤色を呈し，周囲の皮膚も暗紫色となり水疱を生じる．組織内ガスは触診により皮下の握雪感として触

表 19-2 クロストリジウム性と非クロストリジウム性ガス壊疽の鑑別

	クロストリジウム性	非クロストリジウム性
原因	汚染創，異物の混入，不十分な創の処置	原因は不定（う歯，扁桃炎，虫垂炎，痔核，鶏眼）
起炎菌	クロストリジウム属	大腸菌，バクテロイデス，嫌気性レンサ球菌など
局所症状		
疼痛	初期に激痛，後に消失	軽度
色調	黒色，暗赤色	通常の発赤，浮腫
臭	特有の猛烈な腐敗臭	通常の感染臭
膿	腐肉汁様，ドブの水様	膿様
X 線	皮下から筋肉内へのガス像	皮下に限局したガス像
進展	きわめて急速	緩徐
全身状態	急速に悪化	ゆっくりと悪化
基礎疾患	特になし	糖尿病，肝疾患，悪性腫瘍，ステロイド使用，など

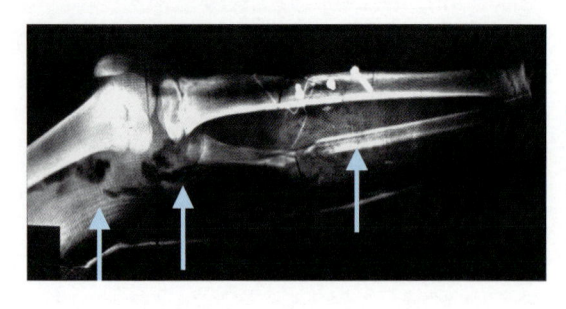

図 19-2 外傷に対する手術に発生したクロストリジウム性ガス壊疽

C. perfringens が分離された．単純 X 線で下腿から大腿にかけて多数の組織内ガス像を認める．前医での手術 2 日後．矢印はガス像を示す．

れる（図 19-2）．膿は通常の膿汁とは異なり，漿液性ないし肉汁様で，特有の猛烈な腐敗臭がある．Cl 感染では筋壊疽（myonecrosis）が主体で，病状の進行はきわめて急激である．血管透過性の亢進のために浮腫が増大し，循環血液量は減少する．さらに毒素による心筋抑制も加わって循環不全（ショック）や呼吸不全をきたしやすい．また，溶血に伴うヘモグロビン血症や筋崩壊によるミオグロビン血症のために腎不全を生じる危険性が高い．

2 非クロストリジウム性ガス壊疽

非クロストリジウム性ガス壊疽の病態および治療方針は組織内ガスを伴わない壊死性筋膜炎と同等である．

C 壊死性筋膜炎

1 壊死性筋膜炎

大腸菌，クレブジエラ，嫌気性連鎖球菌やバクテロイデスなどの菌が原因となるが，混合感染が大半を占める．ほとんどの場合に糖尿病などの宿主の免疫不全が背景にある．高齢者に多く，外傷の既往は通常認められない．う歯，扁桃炎，虫垂炎，痔核，鶏眼，靴ずれ，糖尿病性壊疽などが原因としてみられるが，原因不明の場合も少なくない．創局所の所見は，Cl 性ガス壊疽と大きく異なり，初期には疼痛は軽度であり，通常の感染と同様の発赤・浮腫・感染臭が認められ，膿も通常の膿汁様である．重篤感は少なく，進行は遅いものの，予後は一般に不良である（表 19-2）．人口の高齢化に伴い壊死性筋膜炎に遭遇する機会は増加しつつある．

2 特殊な壊死性筋膜炎

a）激症型感染症

急激な経過をたどる特殊な壊死性筋膜炎が近年注目されている．劇症型 A 群 β 溶血連鎖球菌感染症（toxic shock-like syndrome, streptococcal toxic shock syndrome）は「人食いバクテリア」とよばれ，四肢に発症して急速に進行し予後が非常に不良である．同様に，ビブリオ・バルニフィカス（*Vibrio vulnificus*）も，肝硬変などで免疫能の低下した患者を中心に，四肢の重篤な感染症をきたす．他にはアエロモナス（*Aeromonas hydrofila*）による感染症も同様に急激な経過をたどり予後不良であることが知られている．

b）Fournier 症候群

会陰部の壊死性筋膜炎は Fournier 症候群とよばれる．Fournier は 1983 年に，①原因不明で，②基礎疾患を有さない若年健康男子の陰嚢・陰茎部に突然発症し，③急速に壊疽に進展することを特

[1] 四肢・体幹壊死性筋膜炎（Fournier 症候群を含む）

徴とする男性性器の特発性電撃性壊疽を報告した．今日ではこれらの条件を厳密に満たさない場合，すなわち中高年者，基礎疾患（糖尿病，肝疾患）を有する例や女性も含めて Fournier 症候群とされている．

原因としては会陰部皮膚の外傷，尿道周囲腺よりの尿路感染，肛門周囲からの感染，などの巣がほとんどの症例で認められる．予後は必ずしも良好ではなく，死亡率は 13～45% に及ぶ．発生頻度は低いが，HIV 感染症を基礎疾患として有する場合が多いので近年欧米で注目されている．

D 診断

1 臨床症状

創の感染所見からガス壊疽，壊死性筋膜炎の可能性を疑うことが必要である．表 19-2 に示した局所および全身の症状が参考となる．

2 細菌学的検査

疑わしい場合には，まず Cl 性であるか否かの鑑別を行う．すなわち膿汁や壊死組織の塗抹標本のグラム染色，検鏡を実施してグラム陽性桿菌や芽胞の有無を確認する．これは劇症型溶連菌感染症の診断にも有用である．細菌培養には数日を要するため，初期の診断には間に合わないが，通常の培養に加えて最初に必ず嫌気培養を行う．

3 X 線・CT 検査

X 線および CT による検索では，組織内のガス像や皮下組織および筋・筋膜の浮腫，膿の貯留などが参考となる．ガスや炎症の広がりとその正確な解剖学的部位（層）を把握するために CT 検査が有用である．Cl 性の場合は皮下から筋肉内にまでガスが侵入している（図 19-3）が，非 Cl 性では通常ガスは皮下に限局し筋膜に沿って分布することが特徴である（図 19-4）．

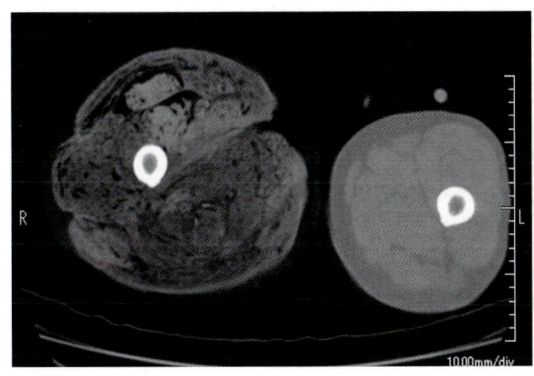

図 19-3 クロストリジウム性敗血症（非外傷性）の大腿部のガス像	図 19-4 非クロストリジウム性ガス壊疽（非外傷性）の CT 像
筋肉内にガス像が広く分布していることが認められる．血液培養で C. septicum が分離された．	左大腿の皮下および筋組織の浮腫と筋膜に沿ったガス像を認める．患者は糖尿病と肝疾患の既往を有した．創部より E. coli, Ec. avium, Ec. faecalis, S. aureus, Corynebacterium などが分離された．

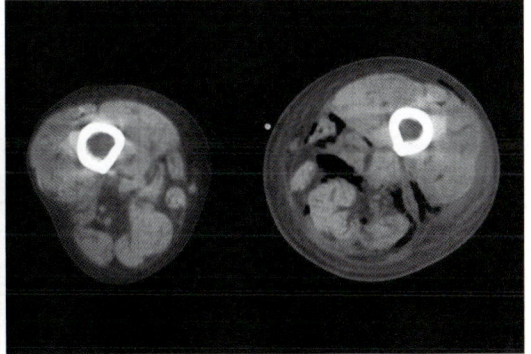

413

E 治療

　ガス壊疽，壊死性筋膜炎に対する治療としては，十分な外科的治療と抗生物質療法が中心となり，Cl性の場合には高気圧酸素療法（HBO: hyperbaric oxygen）が適応となる．

1 外科的処置

　創の開放はCT像を参考にして十分に大きく行う．Cl性，非Cl性にかかわらず，嫌気性菌の増殖に適した環境を取り除くために，壊死組織や創内の異物を徹底的に除去することが不可欠である．感染巣が広くて深い場合には，開放創として管理し，連日創処置を繰り返す必要がある．創処置時には疼痛対策が重要である．

2 抗生物質

　Cl属に対してはペニシリンが有効である．Cl性が否定されない場合には，ペニシリンGの大量投与（1回400万単位，1日6回，静注）とともに，混合感染を想定して抗菌スペクトルの広い薬剤（通常はセフェム系）を併用する．壊死組織や血行の悪い組織へは抗生物質の移行が不十分であることに留意する必要がある．

3 高気圧酸素療法（HBO）

　HBOはCl性ガス壊疽に対して有効であり，Cl性の診断がついた場合には必須であるとされてきた．しかし，その根拠（エビデンス）は必ずしも明確ではなく，今日ではむしろ補助療法の1つと位置付けられる．

4 その他

　創局所の治療のみではなく，全身管理や基礎疾患に対する治療，疼痛対策，精神的なサポートが重要である．なお，ガス壊疽の抗毒素血清は今日では用いない．

むすび

　壊死性筋膜炎は「軟部組織への侵襲」という点で熱傷と共通点を有する．特に深達性熱傷創に感染をきたした場合とは類似点が多く，病態および治療法を考える上でも参考となる[7]．

■文献
1) 嶋津岳士．四肢軟部組織外傷と感染．日本外科感染症学会雑誌．2011; 8: 359-66.
2) Darke SG, et al. Gas gangrene and related infection: Classification, clinical features and aetiology, management and mortality, A report of 88 cases. Br J Surg. 1977; 64: 104-12.
3) Elliott DC, et al. Necrotizing soft tissue infections. Risk factors for mortality and strategies for management. Ann Surg. 1996; 224: 672-83.
4) HcHenry CR, et al. Determinants of mortality for necrotizing soft-tissue infections. Ann Surg. 1995; 221: 558-63.
5) 西出和幸，他．ガス産生菌感染症（ガス壊疽）．救急医学．1986; 10: 1457-66.
6) 西出和幸，他．非クロストリジウム性ガス壊疽．救急医学．1986; 10: 833-44.
7) Endorf FW, et al. Necrotizing soft-tissue infections: differences in patients treated at burn centers and non-burn centers. J Burn Care Res. 2008; 29: 933-8.

〈嶋津岳士〉

[2] 頸部壊死性筋膜炎・降下性壊死性縦隔炎

頸部壊死性筋膜炎（cervical necrotizing fasciitis）は，壊死性筋膜炎の中では，約3〜4%とその頻度は少ないものの[1,2]，咽頭および歯牙周囲から炎症が急激にひろがり，筋膜およびその周囲の組織が壊死に至る重症の軟部組織感染症である．男性のほうが女性より多く，50歳代が好発年齢である．進行すると，重力および胸腔内陰圧のために，深頸部間隙を伝って縦隔〔降下性壊死性縦隔炎（descending necrotizing mediastinitis）〕や胸壁に炎症がおよび，敗血症性ショックを呈する．迅速に診断し，適切な治療を早期に開始しなければ致命的になる．初期の段階では，特徴的な臨床症状や皮膚所見がなく，過小評価されたり，蜂窩織炎や膿瘍と誤診されたりすることも多い．診療科は，耳鼻科，歯科，口腔外科，皮膚科そして縦隔炎を併発すると胸部外科，敗血症になると救急診療科と多岐にわたるため，重症の感染症であるという共通の認識が重要である．

A 原因

齲歯，扁桃炎，咽頭炎が代表的で，その他に唾液腺炎（耳下腺，顎下腺など）や，魚骨などの異物も誘因となる．原因が同定できないこともある．

B 起因菌

多くの場合が，好気性菌と嫌気性菌の混合感染である．*Streptococcus* 属，*Staphylococcus aureus* や嫌気性菌の *Peptostreptococcus*, *Prevotella/Bacteroides*, *Propionibacterium*, *Fusobacterium* などの頻度が多い．人食いバクテリアといわれるA群溶血性連鎖球菌やクロストリジウム菌，そしてカンジダ属などは頸部壊死性筋膜炎の起因菌として検出されることはまれである．

C リスクファクター

易感染性になる病態はすべてリスクファクターとなるといわれている．糖尿病が代表的であるが，ステロイド剤や免疫抑制薬投与中，腎不全，肝硬変，肥満，アルコール，低栄養，担癌患者，高齢者などもあげられる．縦隔炎合併のリスクファクターは，咽頭扁桃炎 origin，糖尿病，ステロイド剤服用，CTでのガス像などがあげられている[3,4]．

D 臨床症状

主訴は，発熱，咽頭痛，嚥下痛，歯痛，頸部痛，皮膚の発赤・熱感，頸部腫脹，嚥下困難感，呼吸苦，胸痛などであり，初期症状に特徴がないこと，症例が少ないことからも診断が遅れてしまいがちである．発症まで数時間から数日といわれている．炎症や壊死が深部から皮膚にまでおよんでから，握雪感，水泡，皮膚潰瘍，血管閉塞に伴う皮膚壊死を呈するため，これらは進行した時の症

19. 壊死性筋膜炎

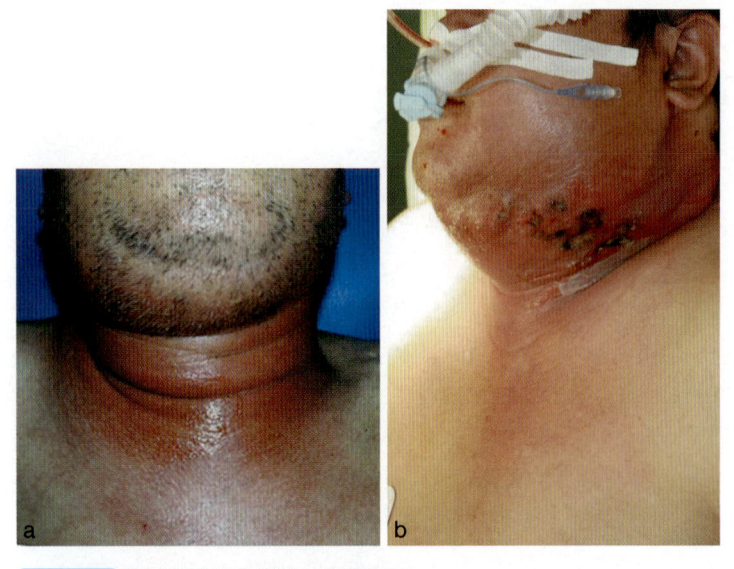

図 19-5 頸部壊死性筋膜炎の外表所見
a: 正面像．頸部から前胸部にかけ，皮膚の発赤，腫脹を認める．
b: 側面像．経鼻挿管され，NG tube が挿入されている．発赤は，左下顎部から前胸部におよび，左頸部の腫脹および皮膚潰瘍・壊死を伴っている．

状である（図 19-5）．

E 深頸部間隙[5]

頸部壊死性筋膜炎そして縦隔炎の origin，進展経路を知るには，頭頸部の疎な組織や深頸筋膜で

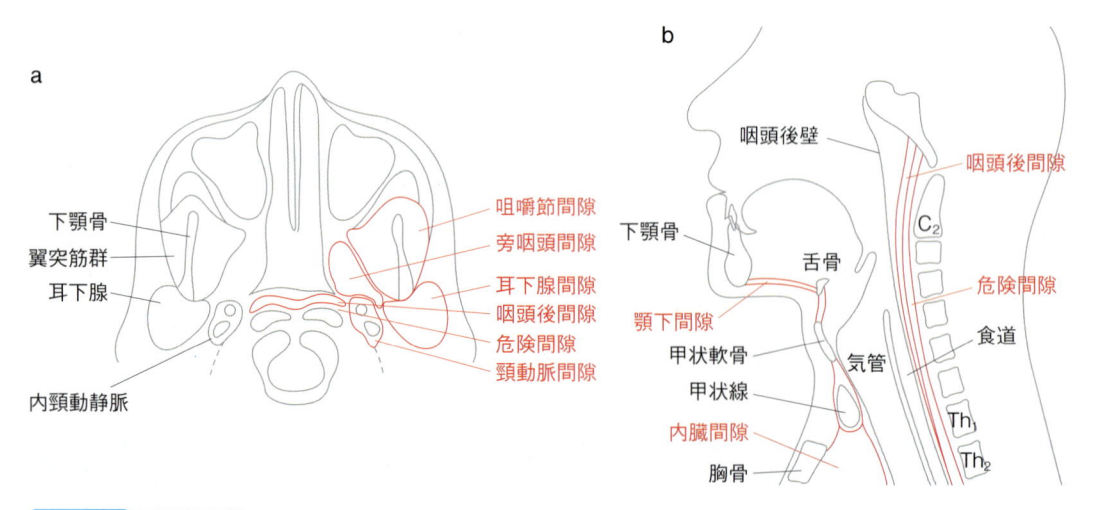

図 19-6 深頸部間隙シェーマ
a: 横断像．傍咽頭間隙を介して，咀嚼筋間隙，耳下腺間隙，頸動脈間隙，咽頭後間隙が密接な関係にあることがわかる．
b: 矢状断像．顎下間隙から内臓間隙を介して前縦隔へ，咽頭後間隙から後縦隔へ進展する経路が解剖学的に示されている．

416

[2] 頸部壊死性筋膜炎・降下性壊死性縦隔炎

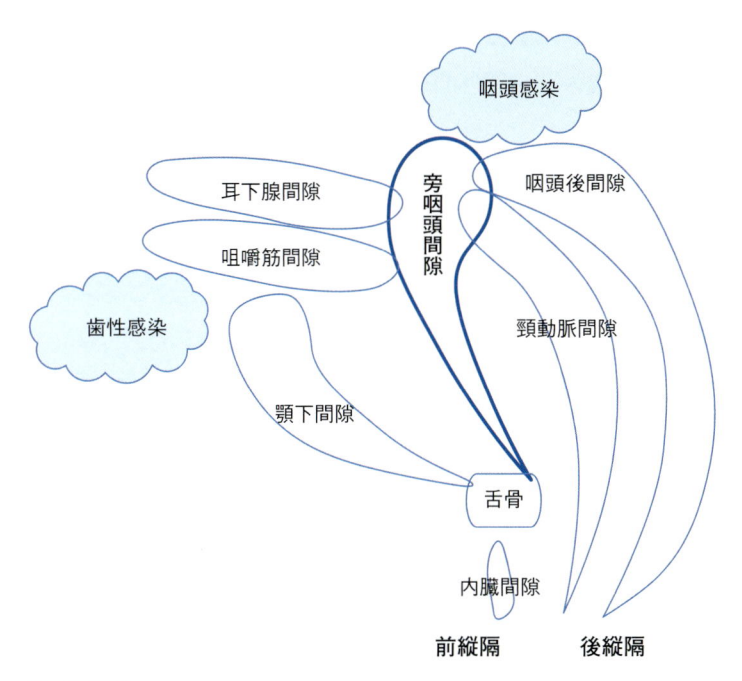

図 19-7 深頸部間隙と縦隔への進展経路
咽頭感染は，咽頭後間隙，頸動脈間隙を介して後縦隔へ，齲歯は咀嚼筋間隙，顎下間隙から気管前間隙を介して前縦隔へ進展しやすい．旁咽頭間隙は，その中間に位置し，各 origin の感染を前後縦隔へ伝えるハブとなる．

囲まれる間隙（space）の解剖を理解することが重要である．深頸部間隙は，咽頭後間隙，旁咽頭間隙，頸動脈間隙，咀嚼筋間隙，耳下腺間隙，顎下間隙などがある（図 19-6，19-7）．

1 咽頭後間隙（retropharyngeal space）

深頸部筋膜の deep layer で囲まれ，食道後面，椎体前面で頭蓋底から Th 2, 3 level まで広がる間隙で，リンパ節が含まれる．咽頭後間隙の椎体側は，"危険間隙（danger space）"とよばれ[6]，頭蓋底から横隔膜へつながる．咽頭後間隙の感染（咽後膿瘍など）は，嚥下障害や呼吸困難の原因となり，容易に危険間隙に波及し，後縦隔へ進展する．

2 旁咽頭間隙（parapharyngeal space）

頭蓋底（蝶形骨）から舌骨までつながる逆三角錐状の間隙で，頸動脈間隙の前，耳下腺間隙および咀嚼筋間隙の内側，咽頭後間隙の外側に位置し，頸部間隙の解剖学的ハブである．扁桃咽頭炎が原因となって炎症を起こすことが多く，片側咽頭壁の突出，嚥下困難や開口障害をきたす．

3 頸動脈間隙（perivascular space，carotid space）

旁咽頭間隙の背側，咽頭後間隙の外側，耳下腺間隙の内側に位置する．内頸静脈，頸動脈，第 9〜12 脳神経を含み，胸部大血管と交通する．頸動脈間隙から前縦隔・中縦隔に進展する経路を，"Lincoln's highway"とよぶ[7]．この部位の炎症により，嗄声，同側の Horner 症候群，第 9〜12 脳神経麻痺をきたすことがある．

417

4 咀嚼筋間隙（masticator space）

下顎骨体部・後部を中心として，深頸部筋膜のsuperficial layerで囲まれ，咀嚼筋，三叉神経第3枝，顎動静脈を含む．齲歯が原因で炎症を起こすことが多い．

5 顎下間隙（submandibular space）

下顎骨，口腔底および舌骨で囲まれた間隙で，顎下腺，顔面動静脈，舌下神経を含む．齲歯が原因で炎症を起こすことが多いが，その他に唾液腺炎，リンパ節炎などがある．この部位の感染は，"Ludwig's angina"ともよばれ，口腔底の腫脹や，嚥下困難，流涎をきたしやすい．

6 内臓間隙（anterior visceral space）

甲状腺や気管，食道などを取り巻く中頸筋膜と，気管前葉との間の間隙．舌骨をこえてこの間隙へ炎症がおよぶと，気管，食道周囲とつながるため，前上縦隔へ進展しやすい．この部位の炎症により，嗄声，呼吸困難，嚥下困難をきたすことがある．

F 診断

臨床症状から疑い，血液検査，画像診断，グラム染色，組織検査を行う．

1 血液検査

炎症所見（白血球数，分画，CRP，プロカルシトニンなど）だけでなく，栄養状態，腎機能，明らかになっていないリスクファクター（HbA1cなど），播種性血管内凝固症候群（急性期DIC診断基準に基づく）の合併を診断する．敗血症，多臓器不全の診断は重要であり，動脈血血液ガスで酸素化だけでなく，代謝性アシドーシスの有無を評価する．

2 画像診断

胸部X線で，急性肺障害，肺炎や胸水の有無を診断するだけでなく，気道の偏位の有無も評価する．臨床症状あるいはX線で気道の危険性が予測された際には，CTで詳細な画像検査をする前に，気道を確保する．

敗血症では，腎前性腎不全を合併していることもあるが，頸部から胸部にかけての造影CTが診断および進展度の判定のgold standardである．軟部組織の浮腫，皮下脂肪組織の肥厚および濃度上昇，筋膜の肥厚，広頸筋や胸鎖乳突筋の肥厚，深頸部間隙の液貯留，筋膜に沿ったガス像などが頸部壊死性筋膜炎の所見である[8]（図19-8）．その他に気道の偏位，縦隔への進展の有無，頸動静脈への炎症の波及（血栓症）などの評価がポイントである．Multidetector CTによる冠状断，矢状断が炎症の進展経路の理解やoriginの同定に役立つ．MRI T2強調画像での，筋膜のhigh intensityが，特徴的な所見といわれているが，敗血症で循環動態不安定な患者の検査には不向きである．

3 グラム染色

起因菌の同定は必須であり，創部および血液の培養をとり，グラム染色を迅速に行う．嫌気性菌の混合感染が多いため，嫌気培養も行う．自壊して開放創がある場合には，その部位の培養，なければ炎症がある部位の穿刺吸引あるいは切開を行い，検体を採取する．

[2] 頸部壊死性筋膜炎・降下性壊死性縦隔炎

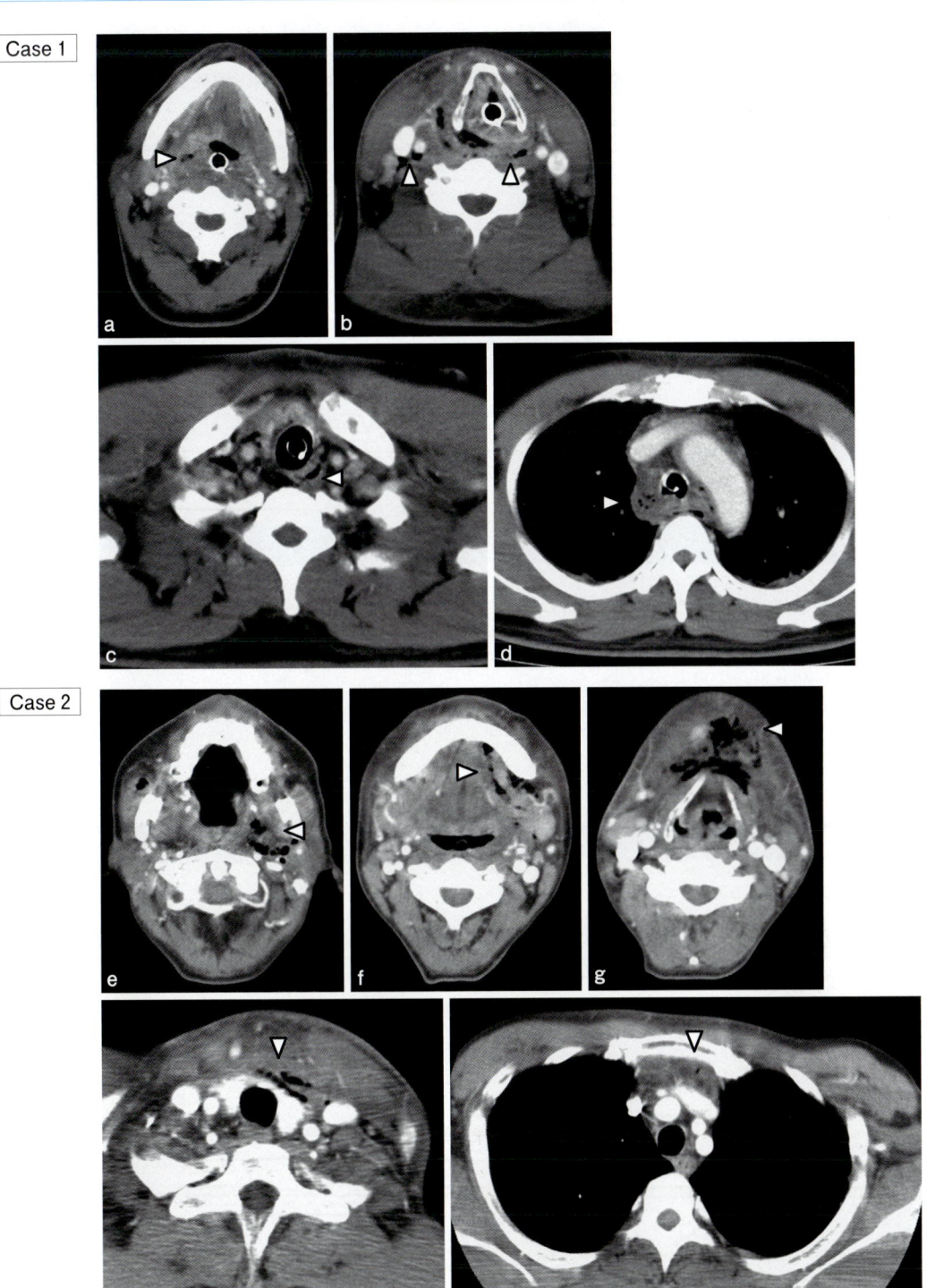

図 19-8 頸胸部造影 CT

Case 1（a～d）: 後縦隔波及例．右後咽頭間隙，右頸動脈間隙をつたって，後縦隔まで炎症がおよぶ．軟部組織の浮腫，濃度上昇，筋膜に沿ったガス像を認める（矢頭）．

Case 2（e～i）: 前縦隔波及例．左傍咽頭間隙，左舌下間隙，顎下間隙から気管前間隙を伝って，前縦隔へ炎症がおよぶ．皮下脂肪組織の肥厚および濃度上昇，広頸筋の肥厚，筋膜に沿ったガス像を認める（矢頭）．

4 組織診

外科的手術を行う際には，組織診断を行う．好中球の浸潤を伴う筋膜の壊死が，典型的な所見であるが，その他に皮下脂肪組織の浮腫，血管の塞栓などの炎症所見がみられる．

5 Origin の評価

Origin の評価は重要であり，必ず口腔内診察を行う．齲歯や異物が origin である場合は，抜歯や異物の除去が必要であったり，咽後膿瘍の際には，口腔内から切開処置を追加したりする．

G 合併症

気道閉塞，膿瘍気管支瘻，頸静脈血栓症，血栓性静脈炎（Lemierre syndrome）[9]，頸動脈瘤，頸動脈破裂などである．気道閉塞は致命的となるため，早期気道確保は最も念頭におくべきである．

H 予後

頸部壊死性筋膜炎の死亡率は 10～20％であるが，炎症が縦隔に波及し，降下性壊死性縦隔炎を合併すると 40～60％と高くなる[10]．縦隔炎症例では，敗血症性ショックに至る率も 3 倍になる[10]．高齢者，toxic shock syndrome の合併，易感染性が予後を悪くするが，最も予後に影響するのは，発症から診断，治療開始までの時間といわれており[11]，頸部壊死性筋膜炎の可能性を疑ってかかること，ドレナージ術をためらわずに行うことが重要である．

I 治療法

1 気道確保

頸部壊死性筋膜炎，縦隔炎では容易に気道が確保できなくなる．Airway emergency を避けるために，気道の確保は最優先である．頻呼吸，呼吸補助筋を使った浅呼吸，起坐呼吸などの症状がある際には，早期に気管支鏡下で挿管を行う．挿管に際し，鎮静薬，鎮痛薬は使ってもよいが，上気道浮腫による挿管困難の可能性を予測して，決して筋弛緩薬は使わない．Difficult airway に備え，緊急気管穿刺，切開セットを準備しておく．

抜管のタイミングは，非常に難しいが，呼吸機能を評価の上，血液検査および画像上の炎症の改善を確認できたら，上気道狭窄に対する再挿管に対応できるよう，気管支鏡下で抜管をするようにしている．長期人工呼吸管理になる症例は気管切開が必要になってくるが，頸部に外科的処置を加えることをできるだけ避けるために，経鼻挿管を継続することも多い．

2 早期ドレナージ，デブリードマン

壊死性筋膜炎に対し，壊死組織をとりのぞく切開開放デブリードマン術が治療の基本であるという概念から，われわれの施設でも，頸部壊死性筋膜炎に対しても，鎖骨上と下顎骨下に横切開，正中に縦切開を加える"観音開き"とよばれる皮膚切開を行っていた．感染が波及した解剖学的間隙を開放し，縦隔炎合併例では，頸部より用手的に洗浄用ドレーンを挿入，連日洗浄デブリードマン術を繰り返していた（図 19-9 a）．術中所見から，切除すべき壊死組織が，他部位の壊死性筋膜炎に

[2] 頸部壊死性筋膜炎・降下性壊死性縦隔炎

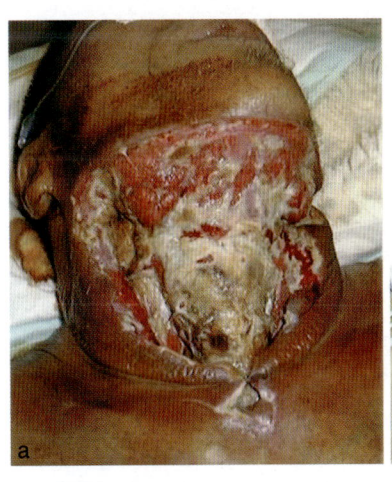

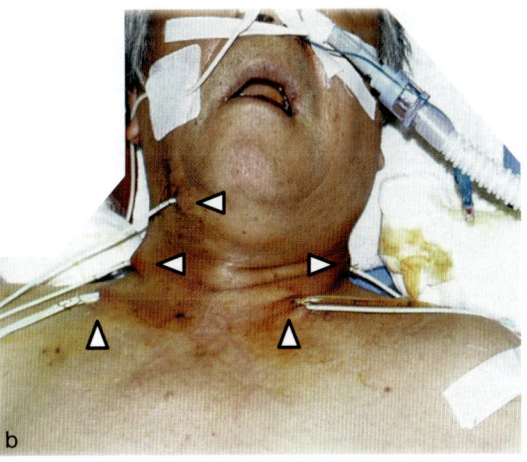

図 19-9 切開デブリードマン術からカテーテルドレナージ術へ
a：切開デブリードマン術後頸部外表所見．頸部が観音開きされ，甲状腺および気管前面がむき出しになっている．
b：カテーテルドレナージ術後頸部外表所見．右頸部より計4本，左頸部より計3本カテーテルが挿入されている（矢頭）．

比し少ないが，外科的処置のみで容易に達することができない解剖間隙があることがわかり，1998年より経皮的カテーテルドレナージ法の試みが始まった（図19-9 b）．非侵襲的なカテーテルドレナージ術群は，二次感染の頻度，タンパク製剤使用量，鎮痛薬使用量に関して，手術群に比べ有意に良好な成績を収めた[12]．また，美容機能面でもほとんど瘢痕拘縮が残らないため，現在われわれの第一選択としている．頸部・縦隔領域では，筋膜・結合組織の絶対量が少ない，組織の血流が豊富で抗菌療法に適している，クロストリジウムなど破壊的に筋壊死を起こすような菌が原因菌にならないことが，カテーテルドレナージ術が効果を示す所以と考えている．

　画像上，頸部壊死性筋膜炎，縦隔炎が疑われたら，ためらわずカテーテルドレナージ術を施行する．CTで炎症の範囲を同定，気道を確保後，透視下，エコーガイド下で，甲状腺の外側，頸動静脈の内側に位置する前頸間隙に穿刺を行う（図19-10 a）．エコーは，浅くひろく視野を得ることができる5～8 MHzのマイクロコンベックスプローブを用いる（図19-10 b）．液貯留がないことも多く，ガス像（high echoic lesion）をめがけて，エラスター針をすすめる（図19-10 c）．解剖学的間隙に沿って炎症の一番深部までガイドワイヤーを進め，造影しながら8 Frピッグテールカテーテルを留置する（図19-10 d）．頭側に1本，足側に1本の少なくとも2本が必要になることが多い．ドレナージが十分であるかどうかの効果判定は，処置後に単純CTを撮影し間隙に入った造影剤のひろがりによって判断する（図19-11 a～d）．カテーテルは，ボトルかバッグにつなぎ，吸引はせず自流でドレナージとする．1日1回少量の生理食塩水で，閉塞予防をする．縦隔炎併発例でも，同様にドレナージを行うが，カテーテル数や人工呼吸管理期間は長くなる（図19-11 e, f）[3,4]．皮膚壊死や開放創がある際には，その部位のデブリードマンのため，手術を選択する．切除範囲は，出血する健常組織がみえてくるまでといわれている．

　縦隔炎に対する処置は，文献的にはまだ積極的な切開ドレナージ術が主流であり，進展度によって頸部アプローチ，胸骨正中切開，剣状突起下アプローチ，クラムシェルアプローチ[13]，縦隔鏡ドレナージ，胸腔鏡補助下ドレナージなどの様々な報告がある[14-16]．デブリードマン術後は，感染が落

19. 壊死性筋膜炎

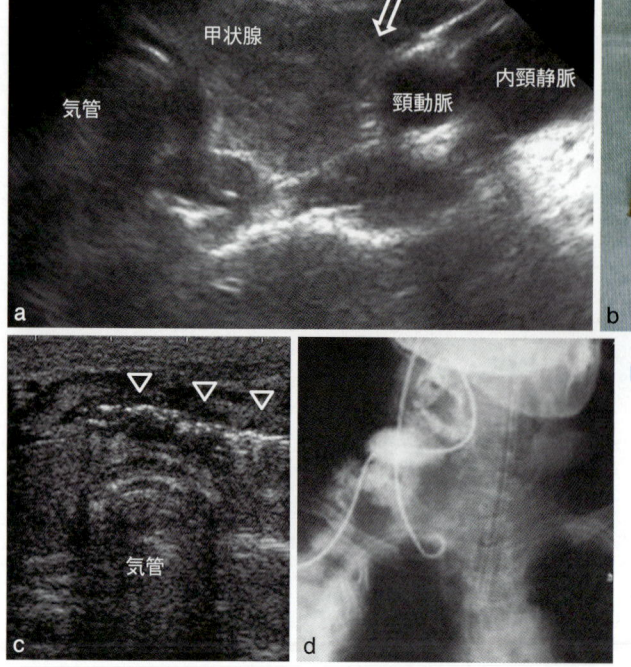

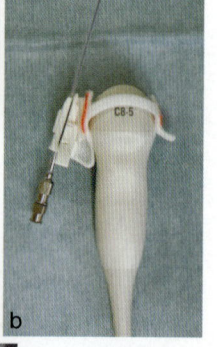

図 19-10 エコーガイド下穿刺

a： 頸部の正常エコー像．甲状腺と頸動静脈の間の前頸間隙をめざす．
b： 穿刺用エコープローブ．穿刺ガイドにエラスター針がセットされている．
c： 壊死性筋膜炎の頸部エコー像．気管前面にガス像による high echoic lesion を認める．
d： カテーテルドレナージ後の透視画像．右下顎部と鎖骨上にピッグテールカテーテルが留置され，間隙が造影されている．

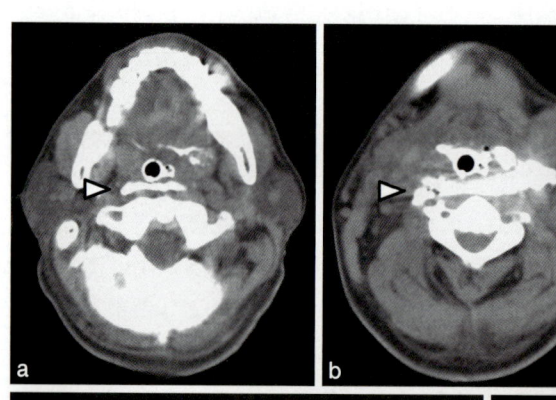

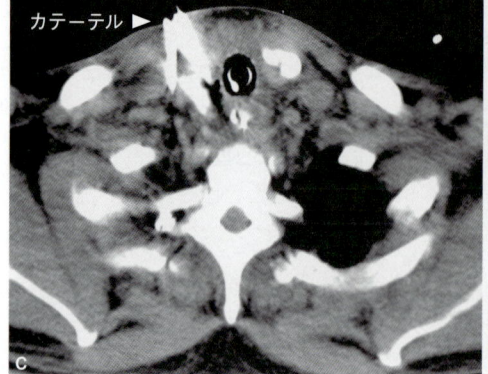

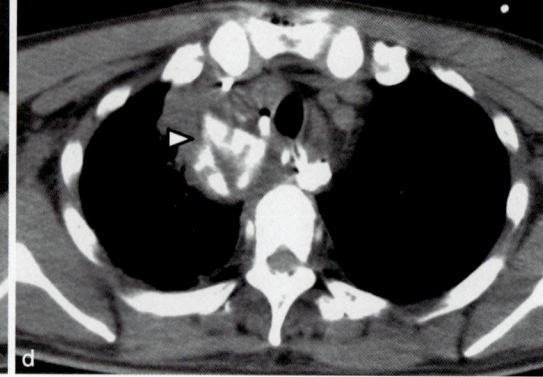

図 19-11 カテーテルドレナージ術の効果判定

a〜d： カテーテルドレナージ後の CT．前頸間隙からカテーテルが挿入されており（c），後咽頭間隙，および後縦隔に造影剤が描出されている（矢頭）．

[2] 頸部壊死性筋膜炎・降下性壊死性縦隔炎

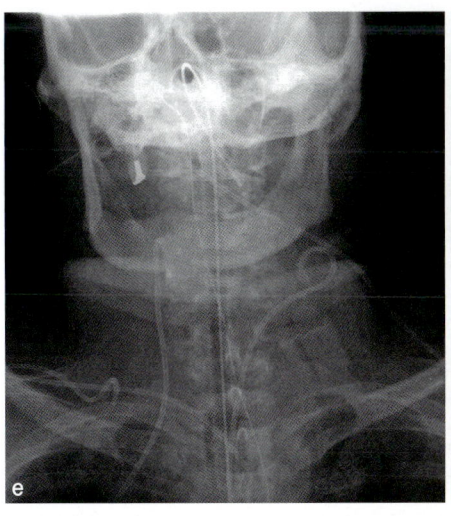

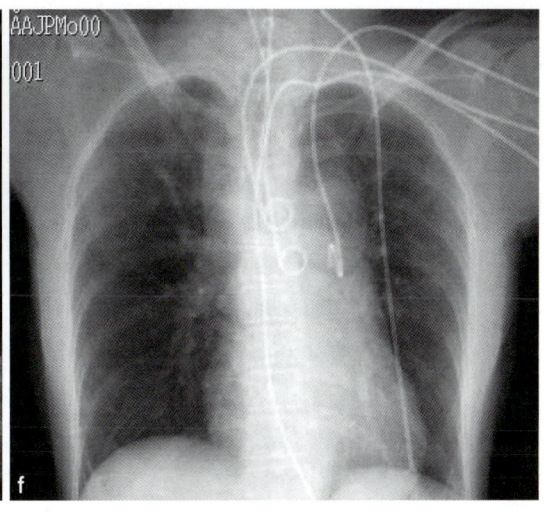

図 19-11 カテーテルドレナージ術の効果判定（つづき）

e，f：カテーテルドレナージ後の X 線像．
頸部 X 線（e）では両側下顎部，右後咽頭，右鎖骨上カテーテルが留置されている．
胸部 X 線（f）では左頸部から縦隔に 3 本カテーテルが留置されている．

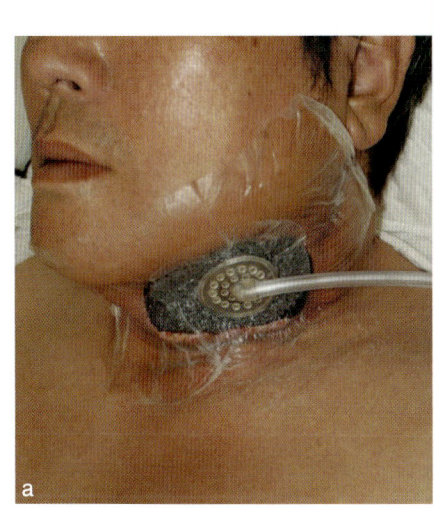

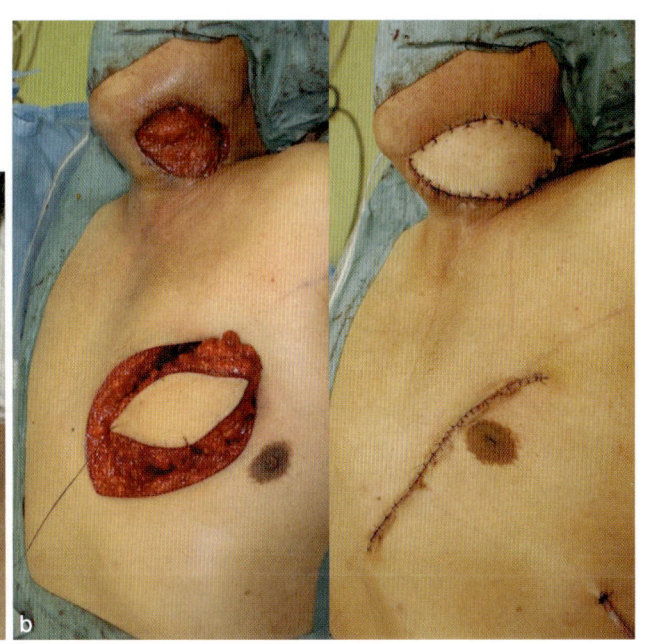

図 19-12 左頸部外表所見

a：側面像．図 19-5b の頸部デブリードマン後，感染が収まった時点で，皮膚欠損部に対し，持続陰圧療法を行っている（V.A.C.®Therapy 使用）．
b：左頸部・前胸部側面像．同症例に対し，大胸筋有茎皮弁術を施行した．

ち着いた時点で再建手術となる．最近では，創部の肉芽形成促進のために持続陰圧療法を施行後[17]，皮弁形成術を行う（図 19-12）．外科的にデブリードマンすると，全身麻酔下で毎日洗浄が必要で侵襲も大きいため，われわれはカテーテルドレナージ術を推奨する．カテーテルドレナージでは，壊

死組織がすべて除去できないのではないかと疑問視する声もあるが[9]，良好な治療成績をおさめていることから必須ではないと考える[3,12]．

3 広域抗生剤の投与

頸部壊死性筋膜炎では，グラム陽性球菌，グラム陰性桿菌，そして嫌気性菌のカバーが必要である．決まったレジメはないが，文献上，ペニシリン系・βラクタマーゼ阻害合成薬，カルバペネム，クリンダマイシン，第3・4世代セフェムなどが推奨されている[5]．以前われわれは，高用量ペニシリン，カルバペネムの併用投与としていたが，最近では，ピペラシリン・タゾバクタムを第一選択とすることが多い．嫌気性菌が遅れて同定されることもあるため，抗生剤の de-escalation は，急いで行わないようにしている．抗生剤投与期間は，文献によって10日間から2週間とされているが，われわれは，画像所見，臨床症状から総合判断し，最短1週間としている．

特に外科的デブリードマン例では，開放創のため，治療経過が長くなると，二次感染を起こしてくることが多い．創部の培養およびその他の部位の監視培養は定期的に行い，臨床症状をみながら必要に応じて抗生剤の変更を行う．

4 積極的な輸液療法

血液ガスの乳酸値，時間尿量，および心エコーによる左室拡張末期径，下大静脈径の推移をみながら細胞外液で十分な輸液を行う．来院時，一見バイタルサインが安定しているようにみえても，痛みや呼吸苦によって血圧が上がっていることも多く，鎮静薬・鎮痛薬の投与により末梢血管抵抗が低下したり，陽圧換気によって静脈還流が低下すると，低血圧に陥ることも多い．また，ドレナージ術やデブリードマン術後，侵襲に伴い敗血症性ショックになることもある．心機能，肺酸素化能，末梢血管抵抗などを評価しながら，コロイド液やカテコラミンの投与も必要になる．

5 頻回の画像による評価

ドレナージ術やデブリードマン術は一度で完結できないことも多く，炎症所見や臨床症状に加え，CTによる評価が必要である．最初の処置から24～48時間以内に一度評価し，ドレナージできていない部位がないか，炎症の進展がないか確認し，さらなる処置の追加が必要か判断する．その後順調な経過であれば，抜管前（1週間前後）に気道周囲の浮腫の程度の評価もあわせて，CTを撮影するとよい．

6 早期からの経管栄養

敗血症治療において，早期からの腸管を使った栄養が重要であるのはいうまでもない．挿管症例に対しては，血糖管理に留意しながらできるだけ早く，少量からでも経管栄養を行う．非挿管症例には，嚥下機能が低下していたり，気道周囲の腫脹が悪化し数日以内に挿管になる可能性も留意しながら経口摂取のタイミングを図る．

7 補助治療

組織の酸素分圧を上げることで，嫌気性菌の広がりを抑えるという考えから，高気圧酸素療法の効果の報告があるが，まだその根拠は十分ではない[18-20]．

> **まとめ**
>
> 頸部壊死性筋膜炎および降下性壊死性縦隔炎は，決してよく遭遇する疾患ではない．しかし，診断や治療の遅れが，致命的になる．
> ① 臨床症状から疑う．
> ② 頸胸部造影 CT で早期診断をする．
> ③ 気道を確保する．
> ④ 早期ドレナージ術，デブリードマン術，敗血症に対する集中治療を行う．行える施設に紹介する．
> ⑤ 十分な輸液，抗生剤投与，栄養など集学的治療を行う．
> ⑥ 繰り返し CT を行い，必要ならば再度ドレナージ術を行う．
> この 6 点が，稀であるが致命的になりうる頸部壊死性筋膜炎の患者を救命する key points である．

謝辞：壊死性筋膜炎・縦隔炎は，切開開放デブリードマン術を施行しないと治らないといわれていた常識をくつがえし，1998 年にカテーテルドレナージ術を始めた植田俊夫先生に敬意を表します．また，症例を重ね，カテーテルドレナージ術の効果を明確に示しただけでなく，本執筆にあたって，温かくご指導いただいた中森 靖先生に敬意と感謝の意を表します．

■文献
1) Hohlweg-Majert B, et al. Cervicofacial necrotizing fasciitis. Diabetes Res Clin Pract. 2006; 72: 206-8.
2) Wong CH, et al. Necrotizing fasciitis: clinical presentation, microbiology, and determinants of mortality. J Bone Joint Surg Am. 2003; 85: 1454-60.
3) Sumi Y, et al. Nonoperative catheter management for cervical necrotizing fasciitis with and without descending necrotizing mediastinitis. Arch Otolaryngol Head Neck Surg. 2008; 134: 750-6.
4) Petitpas F, et al. Factors associated with the mediastinal spread of cervical necrotizing fasciitis. Ann Thorac Surg. 2012; 93: 234-9.
5) Reynolds SC, et al. Life-threatening infections of the peripharyngeal and deep fascial spaces of the head and neck. Infect Dis Clin N Am. 2007; 21: 557-76.
6) Smith JK, et al. Danger space infection: infection of the neck leading to descending necrotizing mediastinitis. Emerg Radiol. 1999; 6: 129-32.
7) Mosher HP. The submaxillary fossa, approach to deep pus in the neck. Trans Am Acad Ophthalmol Otolaryngol. 1929; 34: 19-26.
8) Becker M, et al. Necrotizing fasciitis of the head and neck: Role of CT in diagnosis and management. Radiology. 1997; 202: 471.
9) Dool H, et al. Lemierre's syndrome: three cases and a review. Eur Arch Otorhinolaryngol. 2005; 262: 651-4.
10) Sarna T, et al. Cervical necrotizing fasciitis with descending mediastinitis: literature review and case report. J Oral Maxillofac Surg. 2012; 70: 1342-50.
11) Elliot DC, et al. Necrotizing soft tissue infections: risk factors for mortality and strategies for management. Ann Surg. 1996; 224: 672-83.
12) Nakamori Y, et al. Conventional open surgery versus percutaneous catheter drainage in the treatment of cervical necrotizing fasciitis and descending necrotizing mediastinitis. AJR Am J Roentgenol. 2004; 182: 1443-9.
13) Ris HB, et al. Descending necrotizing mediastinitis: surgical treatment via clamshell approach. Ann Thorac Surg. 1996; 62: 1650-4.
14) Min HK, et al. Descending necrotizing mediastinitis: a minimally invasive approach using video-assisted thoracoscopic surgery. Ann Thorac Surg. 2004; 77: 306-10.

15) Chen KC, et al. Descending necrotizing mediastinitis: A 10-year surgical experience in a single institution. J Thorac Cardiovasc Surg. 2008; 136: 191-8.
16) Karkas A, et al. Optimal treatment of cervical necrotizing fasciitis associated with descending necrotizing mediastinitis. Br J Surg. 2010; 97: 609-15.
17) Gorlitzer M, et al. Descending necrotizing mediastinitis treated with rapid sternotomy followed by vacuum-assisted therapy. Ann Thorac Surg. 2007; 83: 393-6.
18) Shupak A, et al. Necrotizing fasciitis: an indication for hyperbaric oxygen therapy? Surgery. 1995; 118: 873-8.
19) Kamiyoshihara M, et al. Hyperbaric oxygen as an adjunctive treatment for descending necrotizing mediastinitis: report of a case. Kyobu Geka. 2000; 53: 715-7.
20) Whitesides L, et al. Cervical necrotizing fasciitis of odontogenic origin: A case report and review of 12 cases. J Oral Maxillofac Surg. 2000; 58: 144.

〔角　由佳〕

20 熱傷のクリニカルパス

A クリニカルパスとは

「医療チームが共同で開発した患者にとって最善の方法と信じられる仮説」(Spath) と定義された，エビデンスに基づき医療の「質」と「効率」を追求するツールであり，ツールとしての正当性は，システムなどの構造"structure"，ケアの種類やタイミングなどの過程"process"，治療方法に対する結果"outcome"の3つの観点から評価される．構造や過程はバリアンス分析より問題点を特定し，結果はクリニカルインディケーターを用いて測定する．到達目的であるアウトカムに影響を与える因子を収集し，仮定のコースから外れた要因"バリアンス"が医療上重要なものか否かを判断しフィードバックすることにより，パスの完成度が上がる．バリアンスには「許容範囲」を設定しておくことが重要で，単なる揺らぎを与えた「変動」と完全に仮定のコースから外れた「逸脱」を判定しなければならない．

B パスのメリット・デメリット

パスの意義は，治療の標準化や，安全性の向上，無駄な検査・処置の減少による医療のレベルアップに加え，薬剤費や人件費を含む医療資源の節約，在院期間の短縮，一日入院単価の向上により病院経営上の利点がもたらされ，結果的に患者の満足度が向上するというメリットの供与である．医療事情の変化に伴いサービスも多様化する中で，タイムリーな対応が可能であるが，作成や導入に多大な労力と時間が必要なことは重大なデメリットといえる．またマニュアル方式の弊害として作業や治療方法がルーチン化されること，「逸脱」を避けるために「変動」として許容し，異なるコースをパスにあてはめる可能性も危惧される．

C パスの構成

パスは，①運用マニュアル・バリアンスコード表，②医療従事者用の時系列で医療内容を示したパスシート，③患者説明用の入院診療計画書から構成される．運用マニュアルには医療チーム内の役割分担や，指示・実施・訂正・時刻などの記載方法，バリアンスや逸脱時の取り決めなどが規定されている．バリアンス表には対象者別に想定されるバリアンスがコード化されている．パスシートには時系列で短期の目標（アウトカム），治療・処置，薬剤，検査，観察項目・看護活動，日常生活行動（食事・排泄・清潔・安静度），指導・教育を記載する．複数日をまとめたオーバービュー型と日めくり型，両者混合型があり，用途に応じて使用されている．入院の目的・ゴール・治療期間を明示し治療内容を時系列で示した入院診療計画書により，病気や治療に対する不安が軽減し，ス

ムーズな医療につながっている．

D 熱傷治療の特徴

　熱傷は面積・深度の重症度に加え，気道熱傷の合併や熱傷部位により，多様なアプローチが要求される．全身管理が不要な小範囲熱傷の場合は，創面の治療に主眼をおいた治療が可能であるが，広範囲熱傷では，超急性期から急性期における輸液療法や人工呼吸などの全身管理に加え，減張切開や超早期手術も行われる可能性があり，治療内容が多岐にわたる．経過中の合併症も循環不全，腎不全，呼吸不全，肺水腫，感染などが時期によって軽重を問わず起こりうる．また，熱傷創部に対する処置も，深度や感染の有無はもとより，浸出液の量や汚染により使用する薬剤や処置の回数と質が異なる．手術は，時期に応じて超早期，早期，待期に分類され，病状に応じてタイミングが決定されることも多い．また，手術室や麻酔科などのシステム的な要因が大きく影響する．術後管理は，退院時期は熱傷面の上皮化の完了を待って決定されるが，熱傷面積はもとより，感染や栄養状態によって容易に延期されるため，入院初期に予測することは不可能である．

　以上より，広範囲熱傷に対するパスは通常の疾患用パスと異なる性質を有し，①重症度対応，②病期対応，③治療方法準拠のいずれを重要視するかによってパスの記載内容や様式が異なる．重症度を主眼とした場合，熱傷面積や熱傷指数，気道熱傷の合併の有無などを用いて適用を決定し，それぞれに対応した観察項目や処置を規定する．重症の場合は，生理学的に望ましいアウトカムを設定した場合，逸脱にならないような運用規定が必要になる．病期対応の場合，初療室，ショック期，refilling 期，周術期，慢性期（リハビリ期）など，それぞれの時期に応じた観察項目と介入項目の設定が可能であり，患者・家族説明も複数回になるため気配りのきいたものとなるが，症例ごとに異なる重点項目の統一性が難しい．治療法準拠型は手術部位に応じて対応が異なる場合に特に有効である．

E 熱傷用パスの実際

　パスの形式としてオールインワン型や日めくり型があるが，いずれも電子カルテの導入前の施設で使用可能な「印刷物」として開発されてきた．われわれの施設で開発した，全症例に使用可能な初療室用パス（図 20-1）や重症度別に治療期別にワークシートを用いて作成したオールインワン型（図 20-2），カルテに似た形式を重視した日めくり型（図 20-3）を提示する[1,2]．オールインワン型は記載すべき項目数が増加するほど使用者にとってみづらく使いづらいものになり，日めくり型はフォーマット重視のため経過を把握しがたいという欠点に加え，指示・実施記録簿の意味合いが強くなる感がある．「印刷物」としてのパスは，運用では解決しがたい問題を抱えている．

F 電子化によりパスは変貌する

　合併症や治療手段にバリエーションが多い熱傷では，目的別にアウトカムを設定できる copathway の有用性が高く，病状を段階的に評価管理するためのアルゴリズムや 1 日 1 枚のインワートデイ形式としてパスに組み込むことが可能である．しかし，従来の紙を用いたカルテでは労力が要求されるばかりで，copathway としてのメリットが活かしづらい．その点，電子カルテとしてパスを

重症熱傷患者用クリニカルパス　　　　大阪府立急性期・総合医療センター　書式1　Ver 3.0

患者 ID ＿＿＿＿＿＿（カルテ番号　　　　）　　受傷日時　200　／　／　　，　：
患者氏名 ＿＿＿＿＿＿　　搬入日時　200　／　／　　，　：
年齢 ＿＿＿＿＿＿才

初診時診断	Ⅱs　　%，Ⅱd　　%，Ⅲ　　%
	Total BSA　　%
	Burn Index
	Prognostic Burn Index
	気道熱傷　　有 ／ 無

	搬入前（救急隊からの情報）	搬入直後	20分後	病棟入室時
観察 Vital sign	■ 意識レベル ■ 血圧 ■ 脈拍 ■ 体温　（℃） ■ 呼吸数	■ モニター装着 ■ 意識レベル　E　V　M　（　　） ■ 血圧　／ ■ 脈拍 ■ 体温　℃ ■ 呼吸数　／min ■ 推定身長　cm ■ 推定体重　kg	■ 意識レベル低下 ○有 ○無 ■ 体温下降 ○有 ○無 ■ 脈拍変化 ○有 ○無 ■ 血圧 ○有 ○無 ■ 呼吸数 ○有 ○無 ■ Hb尿 ○有 ○無	■ 意識レベル　E　V　M　（　　） ■ 体温　℃ ■ 脈拍　／min ■ 血圧　／ ■ 呼吸数　／min ■ 尿量　ml／min ■ Hb尿　○有　○無
熱傷	■ Flame ／ Scald ／その他（　　） ■ 出血 ／ 頭部外傷 ／ 薬剤 ／ その他（　　） ■ 総熱傷面積　（約　　%） ■ 気道熱傷の可能性　（◇有　◇無）	■ 熱傷面積 ■ Burn Index ■ Prognositic Burn Index ■ 気道熱傷の評価 □ 気管支ファイバー　所見：		
処置		■ 酸素投与 □ 気管内挿管／気管切開 ■ 末梢静脈(1)　G 部位 □ 末梢静脈(2)　G 部位 □ 中心静脈(1)　G/ Single/ Double/Triple 部位 □ 中心静脈(2)　G/ Single/ Double/Triple 部位 □ A-line　G 部位 □ 温度センサー付き尿道バルーン □ 胃チューブ		
検査		■ 検血 ■ 電解質 ■ 生化学 ■ 胸部XP ■ 腹部XP ■ 血液ガス ■ CO-Hb	□ 血液ガス □ CO-Hb	□ 血液ガス □ CO-Hb
治療	準備物品 ■ ヒビテン（温）　3本 ■ ソフラチュール（大）　枚（救急隊報告熱傷面積%／2） ■ ヴィーンF　6本（保温） ■ ハプトグロビン　2本（外来処置用） ■ 熱傷パッド　2組	Parkland formula ■ ＜乳酸加リンゲル液＞ 受傷後24時間総輸液量　ml／day 受傷後8時間以内の時間当たり輸液量　ml／hr 8〜24時間の時間当たり輸液量　ml／hr 24〜48時間の時間当たり輸液量　ml／hr ＊ ＜血漿製剤＞ 24〜48時間の使用方法は参考資料3参照 ■ 破傷風トキソイド ■ テタノブリン ■ ヴィーンF □ PPF ■ 鎮痛剤（ソセゴン30mgiv） □ 鎮静剤 □ ソフラチュール（大）　枚 □ □ ■ 熱傷パッド　枚	■ ヴィーンF □ PPF □ ハプトグロビン	輸液量小計 @ER ■ ヴィーンF　計　ml □ PPF　計　ml ■ ハプトグロビン　計　本
情報		■ 既往歴（該当項目を○で囲む）：中枢神経 ／ 心臓 ／ 呼吸器 ／肝臓 ／ 消化器 ／ 腎臓 ／ 精神疾患 ／ その他（　　） □ 患者本人への病状説明 □ 家族への病状説明		
アウトカム	◇ スムーズな処置			
バリアンス（逸脱）	◇Lethal burn(BI>60 or PBI≧100)　◇大量出血　◇頭部外傷　◇治療拒否			

■絶対実施項目，□指示下実施項目，◇医師判定項目，○看護師判定項目　　医師（サイン）　　看護師（サイン）

図 20-1 初療室用パス

すべての症例が対象になる．

JCOPY 498-06659

<第1回手術まで>　患者ID　（カルテ番号　）　患者氏名　再評価 BI　(PBD#6)　大阪府立急性期・総合　書式2 Ver3

		入室から受傷後48時間まで(PBD#0〜#1)							PBD#2	PBD#3	PBD#4	PBD#5	PBD#6
200 年		月 日 4時間(時)	8時間(時)	12時間(時)	18時間(時)	24時間(時)	36時間(時)	月 日 48時間(時)	月 日	月 日	月 日	月 日	月 日
一般項目	Vital check	1時間毎	■ 時間毎	■ 時間毎	■ 時間毎	■ 時間毎	■ 時間毎	■ 時間毎	■ 時間毎	■ 時間毎	■ 時間毎	■ 時間毎	■ 時間毎
	ECG	■要	■要	■要	■要	■要	□要	□要	□要	□要	□要	□要	□要
	SpO2	■要	■要	■要	■要	■要	□要	□要	□要	□要	□要	□要	□要
	呼吸器	□要	□要	□要	□要	□要	□要	□要	□要	□要	□要	□要	□要
	クリニシステム	□要	□要	□要	□要	□要	□要	□要	□要	□要	□要	□要	□要
観察項目	収縮期血圧(80以下, 4時間)	○YES	○YES	○YES	○YES	○YES	○YES	○YES	○YES	○YES	○YES	○YES	○YES
	乏尿・無尿(0.6ml/kg/hr以下, 4時間)	○YES	○YES	○YES	○YES	○YES	○YES	○YES	○YES	○YES	○YES	○YES	○YES
	多尿 (1.5ml/kg/hr以上, 4時間)	○YES	○YES	○YES	○YES	○YES	–	–	–	–	–	–	–
	SpO2 (90以下, 4時間)	○YES	○YES	○YES	○YES	○YES	○YES	○YES	○YES	○YES	○YES	○YES	○YES
	TP or Ab (<3 or <1.5)	○低蛋白	○低蛋白	○低蛋白	○低蛋白	○低蛋白	○低蛋白	○低蛋白	○低蛋白	○低蛋白	○低蛋白	○低蛋白	○低蛋白
	滲出液	○多い	○多い	○多い	○多い	○多い	○多い	○多い	○多い	○多い	○多い	○多い	○多い
	創感染 (感染臭 or 膿汁)	–	–	–	–	–	–	–	○YES	○YES	○YES	○YES	○YES
	体重測定	□要	–	–	–	□要	–	□要	□要	□要	□要	□要	□要
治療	ヴィーンF	■	■	■	■	■	■	■	■	■	■	■	■
	PPF	■	■	■	■	■	■	■	■	■	■	■	■
	FFP	■	■	■	■	■	■	■	■	■	■	■	■
	MAP-w	–	–	–	–	–	–	–	–	–	–	–	–
	カタボン	□	□	□	□	□	□	□	□	□	□	□	□
	ハプトグロビン	□	□	–	–	–	–	–	–	–	–	–	–
	ドルミカム	□	□	□	□	□	□	□	□	□	□	□	□
	抗生物質	□	□	□	□	□	□	□	□	□	□	□	□
	H2ブロッカー	□	□	□	□	□	□	□	□	□	□	□	□
	IVH	–	–	–	–	–	–	–	□	□	□	□	□
	その他( )	□	□	□	□	□	□	□	□	□	□	□	□
創処置準備用	①入浴/②シャワー/③ベッドサイド	□① □② □③	□① □② □③	□① □② □③	□① □② □③	□① □② □③	□① □② □③	□① □② □③	□① □② □③	□① □② □③	□① □② □③	□① □② □③	□① □② □③
	鎮痛剤(ソセゴン30mgiv)	□要	□要	□要	□要	□要	□要	□要	□要	□要	□要	□要	□要
	洗浄用生理食塩水1L6本	□ ml	□ ml	□ ml	□ ml	□ ml	□ ml	□ ml	□ ml	□ ml	□ ml	□ ml	□ ml
	消毒薬(ヒビテン)	□ソフラ大 枚	□ソフラ大 枚	□ソフラ大 枚	□ソフラ大 枚	□ソフラ大 枚	□ソフラ大 枚	□ソフラ大 枚	□ソフラ大 枚	□ソフラ大 枚	□ソフラ大 枚	□ソフラ大 枚	□ソフラ大 枚
	ゲーベン500g	□ゲーベン 本	□ゲーベン 本	□ゲーベン 本	□ゲーベン 本	□ゲーベン 本	□ゲーベン 本	□ゲーベン 本	□ゲーベン 本	□ゲーベン 本	□ゲーベン 本	□ゲーベン 本	□ゲーベン 本
	イソジンゲル500g	□イソジンゲル 本	□イソジンゲル 本	□イソジンゲル 本	□イソジンゲル 本	□イソジンゲル 本	□イソジンゲル 本	□イソジンゲル 本	□イソジンゲル 本	□イソジンゲル 本	□イソジンゲル 本	□イソジンゲル 本	□イソジンゲル 本
		□	□	□	□	□	□	□	□	□	□	□	□
		□	□	□	□	□	□	□	□	□	□	□	□
		□Exudry 枚	□Exudry 枚	□Exudry 枚	□Exudry 枚	□Exudry 枚	□Exudry 枚	□Exudry 枚	□Exudry 枚	□Exudry 枚	□Exudry 枚	□Exudry 枚	□Exudry 枚
		□熱傷パッド 枚	□熱傷パッド 枚	□熱傷パッド 枚	□熱傷パッド 枚	□熱傷パッド 枚	□熱傷パッド 枚	□熱傷パッド 枚	□熱傷パッド 枚	□熱傷パッド 枚	□熱傷パッド 枚	□熱傷パッド 枚	□熱傷パッド 枚
検査	血液検査	□検血 □電解質 □生化学 □ABG □CO-Hb	□検血 □電解質 □生化学 □ABG □CO-Hb	■検血 ■電解質 ■生化学 ■ABG □CO-Hb	□検血 □電解質 □生化学 □ABG □CO-Hb	■検血 ■電解質 ■生化学 ■ABG □CO-Hb	□検血 □電解質 □生化学 □ABG	■検血 ■電解質 ■生化学 ■ABG □CO-Hb	□検血 □電解質 □生化学 □ABG	■検血 ■電解質 ■生化学 ■ABG	■検血 ■電解質 ■生化学 ■ABG	□検血 □電解質 □生化学 □ABG	□検血 □電解質 □生化学 □ABG
	尿検査	□尿化学	□尿化学	■尿化学	□尿化学	■尿化学	□尿化学	■尿化学	□尿化学	■尿化学	□尿化学	□尿化学	□尿化学
	XP	□胸部	□胸部	■胸部	□胸部	■胸部 □腹部	□胸部	■胸部 □腹部	□胸部 □腹部	■胸部 □腹部	■胸部 □腹部	□胸部 □腹部	□胸部 □腹部
	気管支ファイバー	□要	□要	□要	□要	□要	□要	□要	□要	□要	□要	□要	□要
	細菌	□MRSA鼻腔								□喀痰 □創部			
合併症	①ショックの持続, ②腎不全, ③肺炎, ④肺水腫, ⑤創感染	◇① ◇② ◇③					◇① ◇② ◇③		◇① ◇② ◇③ ◇④	◇① ◇② ◇③ ◇④ ◇⑤ ◇⑥	◇① ◇② ◇③ ◇④ ◇⑤ ◇⑥	◇① ◇② ◇③ ◇④ ◇⑤ ◇⑥	◇① ◇② ◇③ ◇④ ◇⑤ ◇⑥
安静度	①体位変換, ②ベッド上, ③歩行可, ④その他( )	□① □② □③ □④( )	□① □② □③ □④( )	□① □② □③ □④( )	□① □② □③ □④( )	□① □② □③ □④( )	□① □② □③ □④( )	□① □② □③ □④( )	□① □② □③ □④( )	□① □② □③ □④( )	□① □② □③ □④( )	□① □② □③ □④( )	□① □② □③ □④( )
清潔	①BedBath, ②口腔ケアー								□① □②深 日 準	□① □②深 日 準	□① □②深 日 準	□① □②深 日 準	□① □②深 日 準
食事	①絶飲食, ②指定食(経腸栄養/)	□① □②( )	□① □②( )	□① □②( )	□① □②( )	□① □②( )	□① □②( )	□① □②( )	□① □②( )	□① □②( )	□① □②( )	□① □②( )	□① □②( )
内服	( )												
排泄	グ浣(創処置前)								□グ浣	□グ浣	□グ浣	□グ浣	□グ浣
特記事項	医師 (サイン)												
	看護師 (サイン)	○鎮痛・鎮静(No!)	○鎮痛・鎮静(No!)	○鎮痛・鎮静(No!)	○鎮痛・鎮静(No!)	○鎮痛・鎮静(No!)	○鎮痛・鎮静(No!)	○鎮痛・鎮静(No!)	○鎮痛・鎮静(No!)	○鎮痛・鎮静(No!)	○鎮痛・鎮静(No!)	○鎮痛・鎮静(No!)	○鎮痛・鎮静(No!)
アウトカム	臓器機能が保たれている ①ショック, ②腎不全, ③呼吸不全, ④心不全, ⑤敗血症	◇① ◇② ◇③ ◇④ ◇⑤					◇① ◇② ◇③ ◇④ ◇⑤		◇① ◇② ◇③ ◇④ ◇⑤	◇① ◇② ◇③ ◇④ ◇⑤	◇① ◇② ◇③ ◇④ ◇⑤	◇① ◇② ◇③ ◇④ ◇⑤	◇① ◇② ◇③ ◇④ ◇⑤
バリアンス	(変動)コード入力												
	(透析)	◇無し ◇有り	◇無し ◇有り	◇無し ◇有り	◇無し ◇有り	◇無し ◇有り	◇無し ◇有り	◇無し ◇有り	◇無し ◇有り	◇無し ◇有り	◇無し ◇有り	◇無し ◇有り	◇無し ◇有り
書類・その他		□入院診療計画書 □輸血同意書					□手術承諾書 □手術伝票 □手術表 □手術準備表 □麻酔前調査票 □麻酔依頼票					□近畿スキンバンク依頼書	

■絶対実施項目, □指示下実施項目, ◇医師判定項目, ○看護師判定項目

図 20-2 治療用パス

重症度や治療時期に応じて観察項目やアウトカムが異なる.

使用すると，電子化のメリットの１つである空間の拡がりを利用できるため，copathway の概念が十分に発揮できる.

具体例として仮想のパスシート上に A から E の５個のタスクとアウトカムを設定する（図 20-4）．それぞれのタスクのアウトカムや複数回のアウトカム設定を要求される場合，クリティカルインディケーターとしは一定間隔で評価されてよいが，A から E のタスクはそれぞれの治療・観察期間の後に独立してアウトカムが判定されるべきである.

JCOPY 498-06659

患者氏名		主治医									
年　月　日（　） 病日 ＜入室〜24時間＞											

クリティカルインディケーター

治療をスムーズに行える		担当者サイン	深夜								
	OC		1時	2時	3時	4時	5時	6時	7時	8時	医師サイン
治療・処置 薬剤・検査 介入項目：A		鎮痛処置	○	○	○	○	○	○	○	○	
		熱傷処置用鎮痛処置									
		追加熱傷処置									
		血液検査						□			
		Hct									
		WBC									
		BE									
		CRP									
		熱傷ベッド	□	□	□	□	□	□	□	□	
観察項目：B		最高体温（＜□	□	□	□	□	□	□	□		
		収縮期血圧(torr)									
		拡張期血圧(torr)									
		脈拍(/min)									
		呼吸(/min)									
		SatO2									
		尿量(ml)									
		ガーゼ滲出液（＋／−）									
		疼痛									
		食欲									
		食事摂取量（主食／副食）									
		補食摂取量									
		飲水量									
機能：C		ベッド上安静									
言動：D		苦痛（有・無）									
		要望（有・無）									
		不満（有・無）									
		質問（有・無）									
		不安（有・無）									
説明教育 指導：E 知識：F		病状説明									
		家族説明									
		治療の必要性を理解している									
合併症：G											
他科受診その他 システム＊H											
Critical Indicatorを達成できた・できていない			医師				看護師				

図 20-3　日めくり型パス

記載項目を整理し，カード形式の印刷物としたパスでカルテとして利用可能である．自由記載部分を裏面としたものが多い．

タスクが単数に近い場合は想定されるアウトカムの組み合わせごとに，別のパスに移行する「患者適応型パス」が評価を得ているが，複数のアウトカムが要求される熱傷では，電子カルテ上でcopathwayを展開することにより，患者に適応したパスが完成すると考えられる[3]．

むすび

熱傷用パスは対象となる熱傷の重症度やパスを展開する手段により，使用するパスは異なるが，医療の標準化や効率的なマンパワーの利用，リスク管理，経営効果，患者満足度向上を達成することがパスの目的であることを念頭に，施設ごとに完成度の高いものを目指していただきたい．

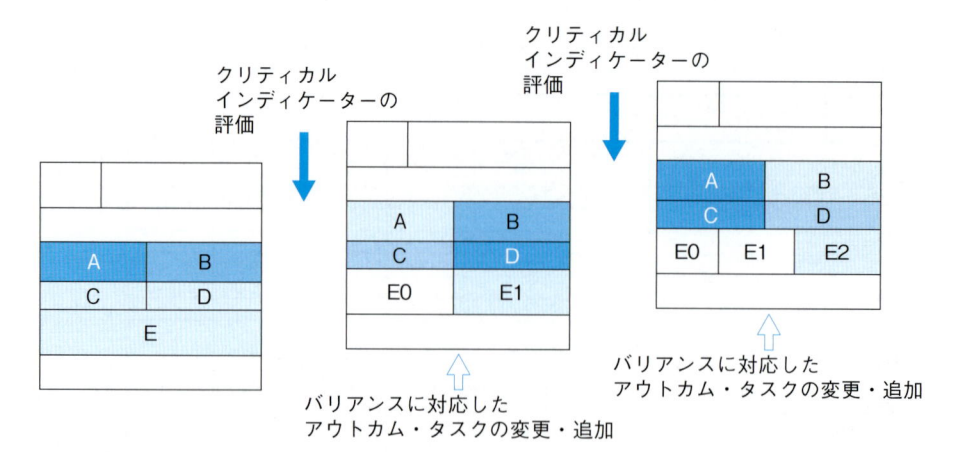

図 20-4　電子カルテとパスの融合

電子カルテ上ならば重症化や複数回の手術に対し，それぞれに適した複数のパスを展開し細かなアウトカムの設定が可能になる．また，各項目を時系列として表現できるため，症例間の比較も容易になる．

■**文献**
1) 池内尚司, 他. 広範囲熱傷に対するクリニカルパスはいかにあるべきか. 熱傷. 2002; 28: 249.
2) 池内尚司, 他. 日めくりパスによる重症熱傷管理. 熱傷. 2004; 30: 228.
3) 池内尚司, 他. クリニカルパス開発による急性期熱傷治療の標準化への道. 熱傷. 2006; 32: 186-7.

〈池内尚司〉

21 熱傷患者の麻酔

　広範囲重症熱傷患者に対しては，早期より循環・呼吸管理を中心とした積極的な全身管理が必要となるが，一方で熱傷創が感染すると敗血症や多臓器不全に移行する危険性が高くなるため，早期より感染源となりうる熱傷病巣のデブリードマン，植皮術を並行して繰り返し行わなければならない．下肢のみに限局した熱傷を除けば，基本的に全身麻酔管理が必要となり，術前の全身状態評価や術中の麻酔管理において他の手術とは異なる特殊な点に注意を払わなければならない．

　本稿では広範囲熱傷患者のデブリードマン，植皮術の麻酔管理において特に注意すべき点について，われわれの経験をもとに解説する．

A 術前評価

　広範囲熱傷早期の患者が手術を受ける場合に，術前評価として注意すべき点について表21-1にまとめた．一般的に初回手術は，受傷早期の血管透過性亢進に伴う体液変動，循環変動，呼吸不全などがピークを越えた受傷後3～5日程度で行われることが多い．そこで第一に循環動態が安定して，十分な尿量が確保されているか確認する必要がある．術前の循環動態が，術中の循環作動薬の

表21-1 術前評価のポイント

①循環動態は安定しているか？
　・血圧が維持され安定しているか？
　・尿量が1 mL/kg/hr以上確保されているか？
②呼吸状態は？
　・気管挿管の有無
　　　挿管されている場合……気管チューブの種類，固定の方法や深さ
　　　挿管されていない場合…顔面の状態（開口・頸部後屈の可否，程度）
　・酸素化は維持されているか？
　・胸部X線所見は？
③感染徴候は？
　・白血球数やCRPの上昇は？
④肝・腎機能障害は？
⑤確保されているルートは？
　・十分太い静脈ルートがあるか？
　・中心静脈ルートは？
　・動脈ラインは？
　・新たに血管確保する場所があるか？
⑥熱傷面積と手術部位，範囲
　・術中体位は？
　・採皮部位は？
⑦家族からの病歴聴取

21. 熱傷患者の麻酔

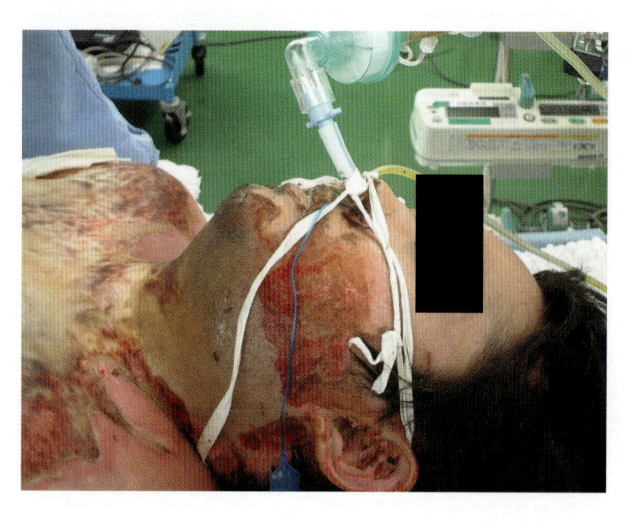

図 21-1
顔面に熱傷がある場合，気管挿管チューブをテープで顔面に直接固定することができないため，固定は写真のように綿テープなどで頭部を一周するように固定することが多い．手術室入室時に，チューブの深さや固定の状態について再度確認する必要がある．また，腹臥位にする場合にチューブが屈曲閉塞する可能性があれば，らせん入りのチューブなどに入れ替える必要がある．顔面に熱傷がある場合，開口が困難であったり，顔面や口腔内の浮腫などで通常の喉頭展開が困難である可能性があるため，気管チューブの安易な入れ替え操作は危険である．気管チューブ交換用カテーテルを使用するなど，十分な準備をした上で行うべきである．

必要性や輸液管理に大きく影響してくるからである．次に，呼吸状態・気道の状態を詳細に評価する．受傷後早期の手術の場合は，すでに気管挿管されていることが多い．この場合，顔面の状態と気管チューブの固定法などを確認しておくとよい．特に顔面に熱傷がある場合，チューブを直接顔面にテープなどで固定することはできないため，通常は綿テープなどで頭部を一周するように縛って固定してある（図 21-1）．受傷後早期は顔面がかなりの浮腫をきたしており，チューブの入れ替えは困難を極めるため，可能な限り術中はそのままで使用し，途中で抜けるようなことがあってはならない．急性期を過ぎてからの手術では，すでに気管チューブを抜かれていることも多い．この場合，開口や頸部後屈の程度をしっかり評価する．マスク換気や気管挿管が可能かどうかによって，麻酔の導入方法がまったく異なってくる．適切な酸素化が維持されているかどうかも，術中の呼吸管理に大きな影響を与えるので確実に評価しておく必要がある．その他，術前に必ずチェックしておくべきことは，ルート確保の状態である．熱傷の手術は時としてかなりの出血を伴うため，急速に大量の輸血が可能な太い静脈ルートの確保が必須である．できれば中心静脈に太いカテーテルが留置されていることが望ましい．また，熱傷患者ではしばしばマンシェットでの血圧測定が不可能であり，術中の血圧変動と出血に迅速に対応するために直接動脈圧測定用のルートも必須といえる．これらのルートが術前に確保されていない場合には，麻酔導入時に確保する必要があるため，可能な場所があるか確認しておく必要がある．熱傷の手術は通常，何度にも分けて行われるため，その都度手術部位や範囲と採皮部位について確認し，出血量を推定した上で，必要ならば十分な輸血の準備をしておくべきである．

B 術中麻酔管理

広範囲熱傷に対するデブリードマンはかなり侵襲の大きな手術であるため，術前評価を十分に行った上で万全の準備を整えてから患者を手術室に迎えるべきである．術前の評価と準備が不十分なままに麻酔・手術を開始すると，全身状態のダイナミックな変化に即座に対応することができずに，すべてが後手に回って術後管理を困難にするばかりでなく，予後を悪化させることにもなりかねない．術中管理の良否が予後に大きな影響を与える．術中の麻酔管理において注意すべき点を表 21-2 にまとめた．

表 21-2 術中麻酔管理のポイント

① 循環管理—出血に対する対策を万全に
　・輸血製剤は十分に準備できているか？
　・急速に輸血できる太い静脈ルートは確保されているか？
　・直接動脈圧や中心静脈圧はモニターできるか？
　・血圧と尿量の維持—輸液・輸血が遅れないように
② 呼吸管理—気道の確保が最大のポイント
　・すでに気道挿管されている場合…可能な限りそのまま使用
　　　　　　　　　　　　　　　　　チューブ固定が適切か確認
　・気管挿管されていない場合………マスク換気可能か確認できるまで筋弛緩薬は使用しない
　　　　　　　　　　　　　　　　　挿管困難を想定した準備
③ 体温管理—低体温に注意！
　・室温を高く設定
　・入室直後から送風式加温装置などで積極的な加温
　・輸液はあらかじめ加温し，さらに加温回路を使用
　・術野に使用する消毒液などもできるだけ暖めて使用
④ 麻酔薬の選択
　・ケタミン：体表面の鎮痛作用があり有用
　・脱分極性筋弛緩薬：カリウム濃度上昇の危険性あり，使用は避ける
　・非脱分極性筋弛緩薬：必要量が増加する可能性

1 循環管理—出血量に注意！

　出血のない植皮床には植皮片は生着しないため，熱傷の手術では出血するところまで十分なデブリードマンが行われる．そのためデブリードマンの面積にもよるが，通常は出血量がある程度多くなる手術であるとの認識が必要である．われわれは広範囲デブリードマンの時には，いつでも輸血できるように最初から輸血フィルターに輸液を充填し，加温回路を装着して輸液ルートに接続した状態にしている．ある程度以上の出血が最初から予想されるような面積の手術の場合には，あらかじめ手元に相当数の血液製剤を確保しておく．予想出血量は1％切除あたり200 mL以上として計算する[1]．出血量に常に注意を払い，輸血の開始が遅れないようにする．

　特に初回手術の場合は，受傷直後のショック期を離脱したかどうかの微妙な時期である．出血に対して容易に血圧低下をきたす可能性があり，中心静脈圧などをモニターしながら慎重な循環管理を行う必要がある．尿量を1 mL/kg/hr以上維持するように，輸血だけでなく細胞外液補充液による輸液を十分に行う．また術中の血圧・尿量維持のためにドーパミンなどの循環作動薬が必要となる可能性もあるため，いつでも投与できるように準備しておく．

2 呼吸管理—気道の確保に注意！

　術前から気管挿管されている場合には，使用されている気管チューブに何か問題がない限り，基本的に術中はそのまま使用する．チューブの深さや固定を再度確認し，途中で抜けることのないように注意する．もし仮にチューブの入れ替えが必要な場合は，かなり慎重な対応が必要である．受傷早期はかなり顔面や口腔内の浮腫が強く，通常の気管挿管操作はきわめて困難であることが多いため，気管チューブ交換用カテーテル（Cook Airway Exchange Catheter®）を使用した方が安全である．

　手術室で気管挿管しなければならない場合は，特に顔面や頸部に熱傷創がある症例では挿管困難を想定した麻酔導入法の検討が必要である．開口制限や頸部の後屈制限がある症例では，決して安

易に筋弛緩薬を使用するなどして自発呼吸を止めてはならない．まず緩徐に麻酔導入し，マスク換気が可能であることを確認すべきである．容易にマスク換気を行うことができるならば，筋弛緩薬を使用してもまず問題ないであろう．次に喉頭鏡を用いて喉頭展開を試みるが，困難であることを想定して気管支ファイバースコープや Airway Scope®（Pentax）などの補助器具を準備しておく．顔面にかなりの熱傷創がある症例では，マスク換気すら困難であることが予想されるため，麻酔は軽い鎮静程度に止め，自発呼吸下に気管支ファイバースコープなどを用いた気管挿管を最初から試みる方が安全である．

3 体温管理―低体温に注意！

皮膚は，水分や熱が体表面から逃げるのを防ぐ重要なバリアである．広範囲熱傷では，このバリアが破壊されてしまうため，大量の熱喪失が起こり，体温維持が困難となる[2]．手術中は，この広範囲の皮膚が術野になるため保温や加温は容易ではない．さらに，手術中は止血目的でデブリードマンを行った皮膚をエピネフリン入りの生理食塩水を浸したガーゼで何度も覆うため，これも体温を奪う原因となっている．また前述したように，出血量が多いことも体温低下に寄与している．一方，熱傷創の炎症や感染，さらに全身性の感染症などを合併していると発熱をきたす可能性もある[2]．このように広範囲熱傷患者の熱代謝は複雑であり，手術中の体温管理は困難を極める．

体温は一度低下してしまうと，復温は容易ではない．したがって，できる限り体温の低下を防止するような術中管理を心がけなければならない．まず手術室の室温を通常より高く設定する（25℃以上，できれば30℃以上）[2]．患者が入室したらただちに送風式加温装置などで積極的な加温を開始する．手術中は術野が広いため体表面からの加温が難しいが，麻酔導入から消毒が始まるまでの間だけでも，できる限りの加温に努める．輸液はあらかじめ加温したものを用い，さらに輸血用加温器などを通してしっかりと加温したものを投与するように心がける．消毒液や術野に使用するエピネフリン入り生理食塩水なども，できる限り暖めたものを使用するようにする．これだけ細心の注意を払って体温の保持に努めたとしても，通常かなりの体温低下は避けられない．致命的な体温低下とならないように，全力で少しでも体温の低下を抑えるように努力するしかない．

4 麻酔薬の選択

ケタミンは体表面の鎮痛作用を有することから，熱傷の麻酔に古くから使用されている．交感神経を刺激して昇圧作用を示すため，循環が不安定な時期にも麻酔導入薬として適している．ケタミンと比較して，吸入麻酔薬は末梢血管拡張作用により熱の放散が増加して，体温が低下しやすくなる可能性があるため注意が必要である[2]．熱傷により筋細胞膜上のアセチルコリンレセプターが増加することが知られており[3]，したがって非脱分極性筋弛緩薬は通常より必要量が増加し，一方で脱分極性筋弛緩薬の効果は増強する可能性が高い[4]．広範囲熱傷患者に脱分極性筋弛緩薬を用いると，骨格筋細胞から多量のカリウムが放出され，カリウム濃度が急激に上昇する可能性があるため使用は避ける[5]．

C 術後管理

前述した通り広範囲熱傷の手術は，多量の出血，輸血，そして低体温といった状況の中で終了することも多く，したがって手術直後はまだ hypovolemia のために循環動態が不安定であること，さ

らに末梢循環障害やアシドーシスといった病態が進行中であることも多い．積極的に全身を加温すると同時に，輸液や輸血を継続することで全身の循環動態や末梢循環の改善を図るが，なかなか短時間のうちに回復してくるものではない．したがってわれわれの施設では，術前から気管挿管，人工呼吸管理をされていた症例はもちろんであるが，それ以外の症例においても通常，手術直後にすぐ麻酔から覚醒，抜管ということはせず，気管挿管のまま集中治療室において引き続き人工呼吸管理を継続する．全身の状態やデブリードマンの面積，今後の治療計画などを考慮に入れた上で，麻酔からの覚醒時期を決定する．

広範囲に皮膚のデブリードマンが行われた後は，疼痛管理も重要である．十分な鎮痛が行われなければ，アシドーシスなどの病態はさらに進行し悪循環に陥ってしまうからである．術後の疼痛管理という面からも，しばらく人工呼吸管理を継続することは意味がある．人工呼吸中はプロポフォールなどによる鎮静と同時に，フェンタニルなどの麻薬を用いて積極的な鎮痛を図る．体表面の鎮痛という点において，ケタミンを適宜併用することも有用であろう．

むすび

広範囲熱傷のデブリードマン，植皮術の術前評価と術中・術後管理において注意すべき点について述べた．特に循環管理，呼吸管理，体温管理において，他の手術とは異なる特殊性を有していることを理解した上で，早めの準備と対処を心がけることが大切である．

■**文献** 1) 佐伯　昇，他．熱傷患者の麻酔．救急医学．2003; 27: 124-6.
2) 山内正憲．熱傷患者の体温管理．In: 並木昭義，他，編．図解─体温管理入門．東京: 真興交易医書出版部; 1998. p.79-84.
3) Ward JM, et al. Burn injury-induced nicotinic acetylcholine receptor changes on muscle membrane. Muscle Nerve. 1993; 16: 348-54.
4) 弓削孟文，他．熱傷患者のデブリードマン手術における麻酔管理のポイント．形成外科．2002; 45: 733-9.
5) Maclennan N, et al. Anesthesia for major thermal injury. Anesthesiology. 1998; 89: 749-70.

〈濱田　宏〉

22 熱傷看護

　熱傷は，外傷の中でも生体へ最大の侵襲を与え生命への危機を伴う代表的な病態である．熱傷は，物理的な熱作用，化学薬品による損傷（化学熱傷），放射線による損傷（放射線熱傷），電撃による損傷（電撃症）などの外的因子による皮膚損傷で様々な原因により受傷する．熱傷の多くの原因は，タバコやローソクなどの火による衣服への引火や火事などである．また，加熱した風呂や熱湯，熱い蒸気や高温の油などへの接触によるもの，湯たんぽや電気アンカなどの高温物体への接触によることもある（表22-1）．

　熱傷患者の治癒経過は，長期的で看護の役割が重要な位置を占めている．熱傷患者が社会復帰するまでには，身体的変化とともに激痛の持続・長期的な治療や看護・身体機能の変化や整容上の問題の克服などさまざまな困難を乗り越えなければならない．これらの困難を乗り越えるための支援が看護上重要である．

　熱傷患者への看護の役割は，全身状態の観察と評価・創傷面の治癒の促進と感染防止や疼痛除去・早期からのリハビリテーションにより社会復帰をめざして援助することである．熱傷患者の看護においては，①循環・呼吸管理に注意し異常の早期発見と対応，②患部および全身の感染防止と環境整備，③迅速なガーゼ交換や水治のための手順や必要物品の熟知と人員の確保，④早期からのリハビリテーションによる拘縮予防，⑤闘病生活の苦痛・創痛による身体的・精神的苦痛の除去，⑥必要カロリーと摂取カロリーの評価をした栄養管理などに注意して看護展開しなければならない．そのために幅広い知識と熱傷の病態と看護上の問題に関する知識を修得し，個々の患者の問題を早期にアセスメントし適切かつ迅速に対応しなければならない．

　本稿においては，熱傷患者に対する看護上の問題に対しての看護ケア介入について記述する．

表 22-1 熱傷の種別

熱傷の種別	原因
Ⅰ．熱傷（burns, thermal injury）	
①火炎熱傷（flame burn）	火事，煙草やローソクによる衣類への引火
②熱湯熱傷，湯傷（scald burn）	高温の浴槽への転落，熱湯や熱い蒸気への接触
③接触熱傷（contact burn）	電気アンカや熱いストーブへの接触
④圧挫熱傷（heat press injury）	
Ⅱ．低温熱傷，凍傷（cold injury）	電気毛布やホットパックとの長時間の接触
	寒冷と湿潤に長時間さらされたとき
Ⅲ．化学熱傷（chemical injury）	酸・アルカリ・腐食性芳香族・脂肪族化合物などの化学薬品
Ⅳ．電撃傷（electrical burn）	高圧配電線などへの接触
Ⅴ．雷撃傷（lightning injury）	雷の直撃
Ⅵ．放射線損傷（radiation injury）	放射線の被ばくにより受傷
Ⅶ．摩擦損傷（friction injury）	

表 22-2 熱傷患者の一般的経過（渡邊淑子．熱傷．In: 高橋章子，編．救急看護―急性期病態にある患者のケア―．東京: 医歯薬出版; 2005. p.242-59[1]）

病態各期	急性期・ショック期		ショック期離脱期・利尿期	感染期（敗血症期）	回復期
日数	受傷初期	受傷〜48時間	2〜3日くらいまで	受傷後1週間	創閉鎖まで
病態	局所周辺や創面中心に大量のNa・水・蛋白の移動 →血液の濃縮と循環血液量や細胞外液の減少	毛細血管の透過性亢進 血漿成分の血管外漏出 非機能的細胞外液の増加（浮腫） 低容量性ショック	毛細血管透過性の回復 循環血液量の増加 →利尿（refilling）	合併症がなければ通常循環動態は安定する 代謝亢進（エネルギー・蛋白代謝）	肥厚性瘢痕 局所の真皮内にコラーゲンを主体とした結合組織の過剰増殖
治療・看護	冷却 輸液療法 急性腎不全	輸血・血漿成分の投与 適量の尿量維持	輸液療法と心不全・肺水腫予防 呼吸管理 手術療法（熱傷壊死組織の切除と植皮術）	栄養管理 ストレス潰瘍の防止	保存的療法 ・外用剤や内服薬 ・局所注射や圧迫療法 外科的療法（切除術） リハビリテーション
合併症	腎臓：乏尿，多尿，高血圧，高尿素血症，アシドーシス 呼吸障害（換気障害，無気肺，肺炎）——→肺水腫 受傷時感染（破傷風予防） 消化器合併症——→ストレス胃潰瘍・低栄養 （麻痺性イレウス，急性胃拡張）		創部感染・カテーテル感染 日和見感染 興奮，うつ状態，退行現象	低体温 ARDS，敗血症 免疫系変動	ボディイメージの障害 リハビリテーション意欲の低下
看護上のポイント	(1) 呼吸・循環管理 　①バイタルサインに異常がないか 　②気道熱傷の有無 　③尿量（特に乏尿の有無） (2) 熱傷部位・面積 　①脱衣と衣類の管理，創部の観察 　②重症度判定 (3) 情報収集 　①受傷機転，年齢と性別，身長と体重，既往歴，初期の処置など (4) 創部の局所管理 　①除痛	(1) 循環管理（特に輸液療法の評価） 　①バイタルサインを30分〜1時間ごとに評価 　②適正尿量の評価（量・比重・CVP），輸液量の増減を評価 (2) 呼吸管理（特に気道内熱傷時） 　①分泌物の量と性状の評価，呼吸療法 (3) 創部の局所管理 　①創面の深度や面積の進行，浸出液 　②創部保護状態と被覆材の固着程度 　③疼痛の評価	(1) 循環管理（特にrefillingの早期評価 　①バイタルサインの評価（血圧上昇，脈圧拡大，深大性呼吸，中心静脈圧の上昇） 　②尿量の評価（急激な尿量増加，尿比重の低下，水分出納） (2) 合併症予防（肺水腫や心不全の徴候） 　①湿性ラ音の有無 　②分泌物量と血液泡沫痰の有無 　③血液ガスデータの悪化 　④呼吸困難の自覚症状 　⑤尿量の減少や血圧低下の有無 　⑥中心静脈圧の上昇 　⑦疼痛の評価	(1) 循環管理 　①発熱と熱型 　②バイタルサインと尿量の評価 (2) 呼吸管理 　①分泌物の量と性状 　②血液データの評価 (3) 栄養管理 　①腹部症状と腸蠕動運動 　②食事量と摂取カロリー 　③TP・ALBの評価 (4) 創部の局所管理 　①疼痛の評価	(1) リハビリテーション 　①関節可動域の評価 　②リハビリテーション意欲の評価 　③疼痛の評価 (2) 循環管理 　①発熱と熱型 　②バイタルサインの評価 (3) 精神的援助 (4) 創部の局所管理 (5) 退院に向けての患者教育

22. 熱傷看護

A 熱傷の一般的経過と看護（表 22-2）

熱傷患者の看護は，身体機能の変化と患者の精神的苦痛への対応が重要である．熱傷の治療・看

表 22-3 熱傷患者の観察ポイント

観察項目	観察内容
体液移動による循環動態の変動	意識レベル，血圧・脈圧，尿量，中心静脈圧 肺動脈楔入圧，混合動脈酸素分圧，酸塩基平衡 尿比重，水分出納評価，体温
呼吸系変動	呼吸状態（数，呼吸パターンなど） 気道熱傷（痰への煤混入・焦げた鼻毛，CO-Hb） 胸郭熱傷の有無（気道閉塞，胸郭運動制限など） 血液ガス（PaO_2，$PaCO_2$）
腎機能の変動	尿量，尿性状（ヘモグロビン尿の有無） 血液検査（BUN，クレアチニンなど）
内分泌，栄養代謝	必要エネルギーの摂取状態と評価（カロリー，蛋白，窒素，脂肪） 血糖値の変動，総タンパク（アルブミン）の変動
消化器症状	腸管の蠕動運動，経管栄養吸収状態 胃・十二指腸潰瘍の有無（胃液の性状）
創部状態	熱傷創部の面積と深度，浸出液の量や性状 創面の変化（感染所見，植皮部の生着状態など）
感染症状	局所感染（創面の分泌物，色，創部培養） 全身感染（血液検査：WBC，CRP，血液培養） 発熱，顔色，全身倦怠，悪寒，食欲不振，傾眠状態などの全身所見
疼痛状態	安静時疼痛（弱い持続性疼痛，処置間の疼痛） 処置による疼痛（処置，リハビリ，手術などによる疼痛）
精神状態	身体的要因（熱傷受傷によるもの，合併症によるもの，加齢によるもの） 精神的要因（受傷原因，自殺企図など） 入院生活要因（孤独，処置による疼痛，医療費の心配，予後への悲観・不安・美的問題など）

表 22-4 精神症状が出現しやすい原因・要因

（中村恵子．最新の熱傷臨床．東京：克誠堂出版；1994．p.478 より改変）

身体的要因	精神的要因
1．熱傷によるもの 　①循環血液量の過不足 　②水分・電解質の不均衡 　③激痛の持続 　④心拍出量，肺胞換気量の減少 　⑤腎障害・肝障害 　⑥感染・免疫不全 2．合併症や合併損傷 　①糖尿病 　②動脈硬化症，高血圧 　③骨折，内臓損傷 　④加齢によるもの	1．受傷原因 　①自己の喪失（自分は大変なことをしてしまった） 　②他人の過失や事故（相手を恨んだり憎む気持ちが増大する） 　③自殺企図（生きる希望を持たない） 2．精神科疾患の既往 3．入院生活によって 　①家族や外界との接触が少ない 　②体動や会話ができない 　③単調な刺激，生活リズムの乱れ 　④社会的立場や家庭内での存在の喪失 　⑤予後への悲観，不安，美的問題 　⑥医療者とのトラブルや信頼関係の欠如 　⑦治療処置への苦痛 　⑧疼痛コントロールがうまくできていない 　⑨訴えや感情の表出ができない

護は，生体反応や合併症を最小限にくい止めるために各病期に応じた生態変化を早期に発見するための観察と迅速な対応が重要である（表22-3）．

熱傷病態の一般的な経過は，ショック期・ショック離脱期（refilling期）・感染期・回復期の4期に分類され，表22-2に示すような経過をたどる．また精神的変化も様々な要因や原因により各期において症状の現れ方も様々である（表22-4）．ショック期，ショック離脱期では，入院による環境変化・身体拘束・カテーテルの留置・持続点滴・睡眠障害などによる不安・興奮・恐怖・不眠・せん妄などの症状が出やすい．感染期・回復期では，長期臥床や疼痛，単調な生活に加えて外界との接触がないなどの入院環境などのストレスや関節拘縮や皮膚瘢痕による体動制限のための焦燥や無力感などの症状が出やすい．

表22-5 広範囲熱傷患者の呼吸・循環に関する看護介入と理論的根拠

看護診断：広範囲熱傷に伴う呼吸・循環動態の変動
看護目標：バイタルサインを悪化させずショック期を離脱できる

看護介入	理論的根拠
①1〜2時間ごとに血圧，脈拍，脈圧を測定し評価する	①熱傷による全身の血管透過性の亢進と血漿成分の血管外漏出により循環血液量の減少が起こりショックを起こす可能性が高い
②尿量・尿比重を1時間ごとに測定し，毎時間の水分出納をチェックし適切な輸液量の管理をする．受傷24時間以内は5〜30分ごとに測定する	②尿量は循環血液量を評価する重要な指標のひとつである．成人の適正尿量は0.5〜0.8 mL/kgで尿量が減少しているときには輸液量の調節をする
③毎時間CVPのチェックを行い循環血液量の評価をする	③CVPは最も簡単な循環の指標である．CVPの低下は血管内容量の減少，CVPの上昇は過剰輸液を意味する
④室内温度を25〜26℃に調節し，毎時間体温測定をする	④広範囲熱傷では体温調節が十分働かずまた体表のほとんどを処置の際に露出するため低体温となりやすいために室温の調節と保温を行う．さらに大量輸液により体温が低下しやすいので保温した輸液を投与する

看護診断：換気・血流不均衡に関連したガス交換障害
看護目標：肺野に異常所見がなくSaO$_2$の低下をきたさない

看護介入	理論的根拠
①パルスオキシメーターを装着し連続的酸素飽和度（SaO$_2$）のモニターおよび呼吸状態・呼吸音などによる酸素化を評価する ・痰貯留によるSaO$_2$の低下時は気管吸引を行い気道の浄化を図る ・低酸素によるSaO$_2$の低下時は医師に報告し酸素濃度の検討をする	①パルスオキシメーターは，収縮期血圧80 mmHg以上ないと脈波を感知できないことから組織酸素化や組織循環のモニターとして応用できる．連続測定することにより低酸素血症の早期発見につながる．ショック期に起こる肺水腫や気管挿管などが原因で分泌物が多くなる．気道分泌物が貯留すると酸素不足を悪化させ低酸素となる．また肺水腫でガス交換が障害され低酸素ともなる
②2時間ごとの体位変換による体位ドレナージを行う	②体位ドレナージは排痰したい肺区域に重力のベクトルがかかる特定の体位をとり分泌物を太い気管支まで移動させることを目的として行う．通常同一体位を30分以上持続させる
③1時間ごとに呼吸音を聴取し必要時には気管吸引を行い泡沫状の痰・煤混入の有無を観察する	③生体に浮腫として貯留した大量の非機能的細胞外液の血管内への再分布が起こり肺水腫となり気管よりピンク色泡沫の痰が吸引される．また，気道内熱傷がある場合には気管への煤の付着があり排痰に煤が混入する
④気管チューブのカフ圧は，各勤務ごとに測定する	④適切なカフ圧は口腔やカフ上部から気管内に唾液や分泌物の垂れ込みを防止する

B 熱傷患者への看護師の役割

　熱傷患者の看護は，患者の病態や治療を把握し創部状態，呼吸・循環動態，検査所見などから合併症を予測し合併症を未然に防止し，経過に応じた看護援助が必要である．以下に看護師の役割と看護過程の展開について述べる．

1 循環・呼吸管理への注意による異常の早期発見と対応

　広範囲熱傷は，受傷初期から感染期を離脱するまで呼吸・循環動態の変動を起こしやすい．受傷初期からショック期は，熱傷血管透過性の亢進による血漿成分の血管外漏出で全身の浮腫と血管内の血漿成分の減少による血管内脱水を起こす．この時期は，血圧の低下や急激な尿量の減少がみられるためにモニターによる呼吸・循環をアセスメントし異常の早期発見を行う．また，ショック期離脱期には毛細血管の透過性回復により循環血液量が増加してくるために肺水腫や心不全徴候の観察に留意する必要がある．感染期では，創部の治癒状態や感染徴候と発熱や熱型の観察が重要である．広範囲熱傷患者の循環・呼吸管理に関する看護介入と理論的根拠を表22-5に示す．

2 患部および全身の感染防止と環境整備

　熱傷創面に対する感染防止は，入室直後から厳重に行わなければならない．特に受傷後1週間以降は，図22-1に示すように創面，尿路，血管留置カテーテル，呼吸器系などが感染源となり敗血症を起こし生命予後を左右する．広範囲熱傷患者は，液性および細胞性免疫能の低下や好中球・単球・マクロファージなどの食細胞機能低下，細網内皮系の機能低下など易感染性宿主となる．感染を防止するためには，熱傷創の継続的な観察や感染の早期発見と定期的なサーベイランスカルチャーを行うことが必要である．看護師は，熱傷患者の感染経路の把握と同時に熱傷の感染熱傷創を含めた全身の感染対策に加え適切な栄養管理および口腔ケアや室内環境の汚染防止を行わなければならない．また陰部周辺に熱傷創部がある場合は，創部汚染を考慮した排便管理を行うことが必要となる．感染防止に関する看護介入と理論的根拠を表22-6に示す．

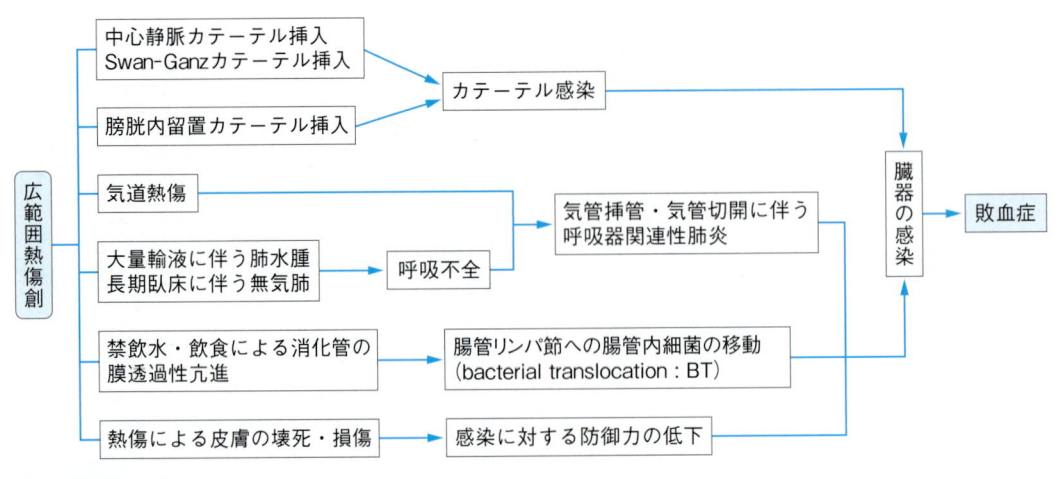

図22-1 感染の成立

表 22-6 感染防止に関する看護介入と理論的根拠

看護診断：広範囲熱傷による壊死組織や皮膚の曝露面積の増加に関連した感染のリスク
看護目標：感染の徴候がなく経過できる

看護介入	理論的根拠
①体温・熱型・血圧・脈拍などをモニターし評価する	①熱傷では全身栄養状態の低下や免疫反応の低下，壊死組織による細菌の培地などの原因で容易に感染症を合併する．感染徴候は体温の上昇や頻脈となり敗血症時には血圧低下を起こすためにバイタルサインをモニターすることが重要である
②定期的に創部の培養検査を行う	②医師と培養計画をたてガーゼ交換時に創部の培養を行う．一般的に創部からは黄色ブドウ球菌，表皮ブドウ球菌，化膿連鎖球菌などのグラム陽性菌が分離されることが多い
③患者の病室への入室時は，手洗いを行いディスポガウンを着用する．特にガーゼ交換時には専用のディスポガウンを着用し室外に出るときにはガウンを着用したままにしない	③易感染状態の患者へはガウンを着用し感染伝播を防止する．また，ガーゼ交換時は，浸出液などの体液がガウンに付着するためガウンは室外に出るときには脱ぐことを徹底する
④創部からの浸出液や排便後の創部汚染時には随時ガーゼ交換を行う	④浸出液が多くガーゼが汚染した状態や便による創部の汚染を長時間放置することで細菌の温床となる
⑤ガーゼ交換時は，創部の色・浸出液の性状や臭い・出血などの有無を観察し記録する	⑤ガーゼ交換は創部の上皮化状態の評価，浸出液の色や臭いで感染徴候を判断する指標となる
⑥ガーゼ交換時は使用する物品の不足がないよう準備する	⑥物品の不足はガーゼ交換時間の延長につながり患者の体温低下や苦痛の要因となる
⑦排便後は，創面の汚染を確認し洗浄・消毒を随時行う ・陰部や肛門部に熱傷がある場合には，排便後速やかに創面の洗浄と消毒を行いガーゼ交換する ・熱傷創面には，被覆材などを添付し直接汚染を防止する	⑦便による創面やルート汚染は，感染の要因となる．創面の清浄化を維持することが重要である．創面の感染の徴候として，発熱・創面の状態を毎日観察し記録に残し，その推移をみる
⑧下痢で泥状便や水様便があるときは，便失禁管理システムの挿入を医師と検討する ・毎日ドレナージチューブの洗浄を行い，閉塞・臭気防止をする ・便漏れの確認を行い，バルーンの位置の調整をする ・適宜，カフ内の固定水の確認をする ・便の清浄は毎日評価し，便失禁システムの抜去時期の評価をする	⑧便失禁管理システムは，便汚染による創面の感染防止に繋がり頻回にガーゼ交換による患者への負担の軽減に繋がる．さらにガーゼ交換やシーツ交換などのマンパワーの節約に繋がる
⑨毎日のガーゼ交換時にシーツ交換を行う	⑨広範囲熱傷になるほど浸出液でシーツが汚染される．リネンを常に清潔な状態にしておくことが感染伝播防止に繋がる
⑩口腔ケアは3～4時間ごとに実施する	⑩口腔内は3時間経過すると細菌が繁殖する．気管挿管時には口腔内の自浄作用の低下や口腔内出血などで細菌が増殖しやすい．さらに口腔内分泌物の気管への垂れ込みで肺炎などを合併する
⑪室内環境整備を徹底する ・ガーゼ交換後には床の清拭を行う ・各勤務帯でベッド柵や患者の使用中の各機器やドアノブを70%エタノールで清拭する	⑪ガーゼ交換時には汚染されたガーゼが床に落ちたりして床が汚染しやすい．また患者が使用しているベッドの柵など汚染されるために清拭しておくことで水平感染防止となる

3 排便管理

　熱傷患者は，治癒の過程で数多くの問題を克服していかなければならない．その中の1つに排便コントロールによる創部感染防止がある．特に広範囲全身熱傷や陰部・肛門部熱傷では，便による創面の汚染から感染を惹起し，予後に影響を及ぼす場合もあるため特に注意して排便管理をする必要がある．熱傷患者は，早期から腸管における bacterial translocation を防止するために経口・経腸栄養が開始される．重症広範囲熱傷では，受傷後早期には腸管機能の低下により排便機能は停止しているために排便を認めることは少ない．しかし経腸栄養が経口・経管から開始されると浸透圧の関係から下痢を起こすことが多い．受傷部位が陰部や肛門に限局している場合には，離床を促し室内のウォシュレット付トイレやポータブルトイレを使用し排便を促す．ウォシュレット付トイレは，排便後に創部の洗浄ができるために感染防止に有用である．重症熱傷患者の場合は，離床が困難なために床上排泄となる．通常床上排泄には便器を用いて排便を促すが，創面が汚染しやすく排便後に創面の消毒やガーゼ交換などが必要となり，患者の苦痛を伴う．また下痢をしている場合には，便器挿入が間に合わずオムツに失禁することが多く，創面が汚染し感染の要因となる．創面の汚染防止には，陰部や肛門の熱傷部位に被覆材を貼付し保護するなどの方法が用いられている．また水様便や泥状便のときには，便失禁管理システム（Flexi-Seal：フレキシール®やバードデグニケア®）などが用いられ創面の汚染防止には有用である（図22-2）．便失禁システムは，成人患者に対して直腸に低圧の軟らかいバルーンを挿入しチューブを介して水様便や泥状便を誘導および排出しバッグに収集されるもので，約1カ月留置可能で最近では創面の便汚染防止に使用している施設が多い．重症広範囲熱傷患者に対しては，創面の汚染防止としてその患者に適した排便用具を選択し，汚染を最小限にとどめ創面の清浄化を維持する必要がある．便失禁システムの管理は表22-6に示す．

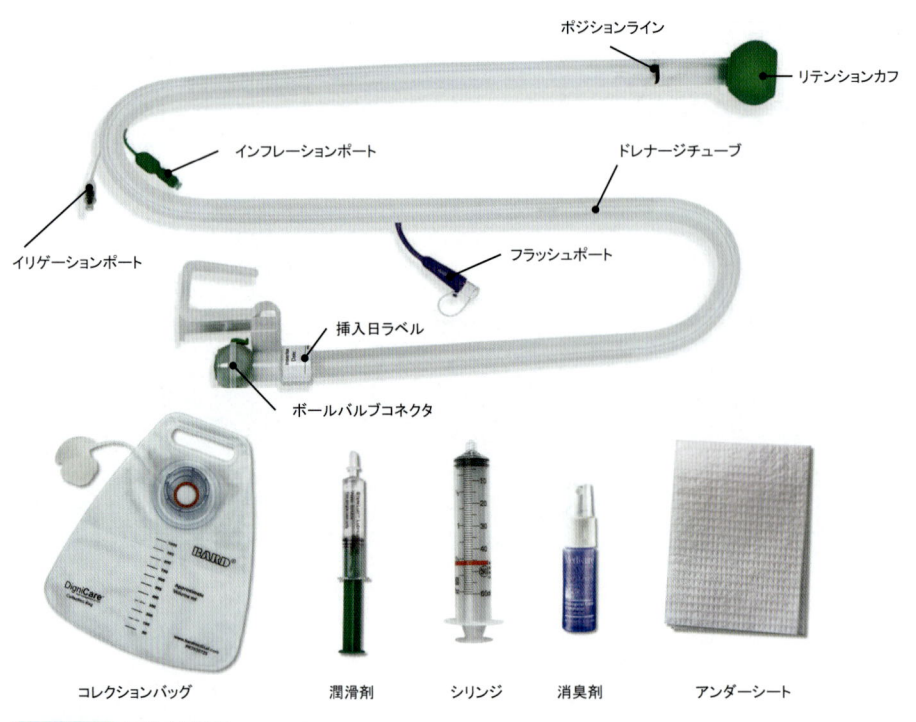

図 22-2 便失禁管理システム

4 迅速なガーゼ交換や水治のための手順や必要物品の熟知と人員の確保

熱傷処置は患者の身体を露出し室内温度に曝されるため体温の変化が起こりやすい．体温管理を効果的に行うには，室温調節と処置に必要な物品の不足がないよう事前準備の徹底および処置に必要な人員の確保により短時間にするよう万全の体制を整えることが必要である．また日ごろから熱傷患者の看護にあたる看護師のガーゼ交換や水治の手順や必要物品の熟知に対する教育も大切であ

表 22-7 ガーゼ交換に関する看護介入と理論的根拠

看護診断：広範囲熱傷による壊死組織・浸出液による創部の消毒に伴う循環動態の変動の可能性
看護目標：バイタルサインの変動がなくガーゼ交換が終了する

看護介入	理論的根拠
①熱傷のガーゼ交換前は医師とカンファレンスを持ち必要物品と消毒部位・ガーゼ交換に必要な人員の確認をする	①ガーゼ交換時に必要物品が不足することはガーゼ交換時間が延長し，患者の体温変動や疲労の蓄積につながる．また消毒部位を確認をすることで必要な診療材料の量を予測できる．広範囲熱傷のガーゼ交換時は，最低2名以上の看護師の介助が望ましい
②ガーゼ交換前は室温を 27〜28℃に上げておく	②高室温は，患者の身体が室内温度に曝露され体温の低下を防止し，また，余分な熱産生の防止となる
③消毒薬を体温程度に保温をする	③消毒薬は保温をしておくことで患者への冷刺激や体温の低下を防止することができる．処置中は体温をモニターし保温をしながら処置を行う
④疼痛の評価を行い鎮痛薬の使用について検討する	④疼痛は，処置部位の範囲・熱傷深度さらに植皮術後の時間などでその程度が異なる．熱傷では，熱傷分類のⅠ度およびⅡ度熱傷（浅達性）が疼痛を自覚する．熱傷処置でⅠ度・Ⅱ度熱傷部位の処置時は，患者の疼痛評価を行い鎮静薬の検討を行う必要がある．鎮痛薬使用の場合，坐薬は30分前に静脈注射の場合には直前に投与する
⑤スタンダードプリコーションの徹底 ・処置の前後は手洗いまたは速乾性消毒剤で手・指消毒を行う ・ガーゼ交換に入る医療者はディスポガウン，マスク，滅菌手袋の着用を徹底する ・汚染ガーゼは感染用医療廃棄物容器に破棄する	⑤熱傷患者は皮膚損傷により生体の防御機構機能が低下し細菌感染を起こしやすい状態にある．スタンダードプリコーションの徹底により抵抗力の落ちた患者の防御システムを助け感染伝播を防止することができる．また浸出液の付着した汚染ガーゼは感染の有無にかかわらず感染廃棄物として処理しなければならない
⑥ガーゼ交換中は血圧，心拍をモニターする	⑥ガーゼ交換中は疼痛や患者の状態により血圧や心拍が変動しやすい．特に熱傷受傷後7日前後は毛細血管の透過性が回復し循環血液量が増加してくる．この時期は心不全や肺水腫を起こす可能性があり処置中の体位変換などで呼吸，循環に変動をきたしやすい
⑦ガーゼ交換後にシーツの交換を毎日行う	⑦人手の多い処置時のリネン交換は患者への負担が少ない
⑧ガーゼ交換後は患者に挿入されているチューブの固定位置の確認および整理をする	⑧処置中は患者の体位変換などでカテーテルルートの屈曲や抜去の危険性が高い．特にカテコールアミンを持続点滴しているときには血圧の低下がないよう厳重な注意が必要である
⑨ガーゼ交換終了後はバイタルサインのチェック，体温の変化をモニターする	⑨急性期であればあるほど体位変換などでバイタルサインが変動しやすい．熱傷処置後には，皮膚からの熱放散の増加や代謝亢進が起こるので体温が上昇しやすくなる
⑩創面の観察状況を記録に残す	⑩ガーゼ交換時は介助を行いながら創面の観察を行う．必要に応じて創面の写真を撮り変化をモニターすると評価しやすい

る．熱傷処置時の看護上の注意点としては，①体温を下げないよう室温の調節による体温管理，②疼痛評価を行い適切な鎮痛薬の投与とその効果の観察,③傷処置中の体位の変換による,気管チューブの刺激や疼痛により循環・呼吸状態が変動しやすいため,処置中のライン管理と持続監視モニターによる観察を行いながら異常の早期発見に努める，④処置前の医師とのカンファレンスによる処置範囲や必要物品および必要人員の確認など行うなどがある．ガーゼ交換時の看護介入と理論的根拠を表 22-7 に示す．

5 早期からのリハビリテーションによる拘縮予防

熱傷受傷後早期からのリハビリテーションは，機能回復，社会復帰のために重要不可欠である．熱傷患者のリハビリテーションは,熱傷創の受傷範囲や深度などで治癒状況や援助内容が変化する．看護師は，患者の状況と段階に応じてその時期に適したリハビリテーションの計画立案・実施・評価を行わなければならない．熱傷治療過程においては，植皮術が数回にわたり行われるため皮膚の

表 22-8 リハビリテーションと拘縮に関する看護介入と理論的根拠

看護診断：長期臥床や疼痛・関節拘縮・皮膚瘢痕による ADL 拡大の制限
看護目標：リハビリテーションや ADL 拡大時に意欲的言動がある

看護介入	理論的根拠
①リハビリテーション計画を作り計画的に運動を行う	①熱傷は受傷直後から OT，PT などの職種の介入によりリハビリテーションが開始される．リハビリテーションが後回しになると関節拘縮が強くなり機能回復が遅れる原因となる
②日常の看護ケア時に四肢の関節運動を行う ・全身浴の際に各関節の運動を実施 ・ガーゼ交換中に手浴を行う ・体位変換時に関節を曲げて良肢位を取る	②関節は拘縮を起こしやすい．受傷早期から可能な範囲で四肢の関節や指の関節運動をケアに取り入れて行うことで拘縮の防止ができる．全身浴は，痂皮のつっぱりによる痛みを除去し関節運動を容易にする．全身状態が安定しているようであれば自動運動を促す
③急性期には 1〜2 時間ごとの体位変換を行う	③熱傷の疼痛と受傷部位の包帯などで自動運動が困難な状態である．体位変換により背部の除圧を行うと共に良肢位を保持する
④疼痛評価を行い鎮痛薬の使用を検討する	④不十分な疼痛コントロールは，痛みが原因でリハビリテーション意欲が低下する．疼痛は，患者の恐怖心や治療意欲の低下を招くため正しく疼痛評価を行い適切な鎮痛薬の使用が必要である
⑤リハビリテーション後や ADL 拡大後の疲労状態を評価し，適切に休息時間を設ける	⑤リハビリテーション後は疲労が増大するために安楽位での休息時間を設けることが患者の意欲低下防止に繋がる．また，リハビリテーション後は，飲水を促し水分補給を行う必要がある
⑥リハビリテーション後は，上皮化した皮膚や健常皮膚の清拭を行う	⑥機能訓練後は，清拭を行い気分転換を図るとよい．清拭は患者の皮膚の状態に応じて冷タオルや乾タオルを選択する
⑦理学療法士と定期的にカンファレンスを行い患者の機能評価を行う	⑦理学療法士の専門的機能評価をもとに看護師が日常実施するリハビリテーション計画を修正する．またリハビリテーション上の問題を共有することで適切なリハビリテーション介入が可能となる
⑧ベッドサイドでのリハビリテーション計画は，患者と共に立案し患者の目に付くところに置いておく	⑧患者と共に計画を立てることは，患者の意欲を高める要因となる．また，単調な入院生活の中で患者自身がいつ・何をしなければならなかがわかり意欲的にリハビリテーションを進めることができる

上皮化に時間を有することから治療が長期化し，安静臥床からの筋力低下，廃用性萎縮も進行していく．機能回復においては，関節可動域訓練，筋力トレーニングを継続していくことが必要となる．自動，他動運動は，作業療法士（occupational therapist：OT），理学療法士（physical therapist：PT）との連携を密にとり日常の看護ケアにリハビリテーションを取り入れ計画的に実施しなければならない．熱傷患者へは，個々の専門職が積極的に介入し患者が意欲的にリハビリテーションに取り組めるよう支援することが重要である．リハビリテーションに関する看護介入と理論的根拠を表22-8に示す．

6 闘病生活の苦痛・創痛による身体的・精神的苦痛の除去

熱傷の受傷原因には，不慮の事故と自殺企図に大別されるが，いずれの原因で受傷しても熱傷患者の身体的・精神的苦痛は計り知れないものがある．患者の苦痛の増悪因子としては，①死への不安，②身体拘束や不自由な体，③疼痛やなれない環境下における睡眠不足，④隔離された環境や孤独感，⑤受傷時の恐怖，⑥将来に対する不安などがある．熱傷患者の苦痛を軽減するためには，苦痛因子を評価し家族を含む医療者チームで患者を支えなければならない．精神的援助としては，患者の訴えをよく聞き支持的に接すること，さらに家族の協力を得て患者を孤独にさせないようにすることなどが必要である．常時患者の傍にいる看護師は患者の言動に注意を払い苦痛の要因の存在を医師に報告し身体的・精神的苦痛の緩和対策を立てることが大切である．身体的・精神的苦痛の要因となる疼痛に関する看護介入と理論的根拠を表22-9に示す．

表22-9 疼痛に関する看護介入と理論的根拠

看護診断：熱傷受傷や創痛に不安や恐怖に伴う安楽の変調
看護目標：患者が不安や恐怖心を表出できる

看護介入	理論的根拠
①疼痛スケールを用いて適切に痛みを評価する	①疼痛評価は、患者が痛みをどう感じているのか主観的かつ客観的に評価する faces pain rating scale, visual analog scale（VAS）などがある
②疼痛の性質を適切に観察する	②疼痛は，安静時疼痛（Ⅱ度熱傷創や採皮創の痛み）と処置による痛み（ガーゼ交換やリハビリテーション時の痛み）に分けられる．また不安や恐怖心などの心理的要素により疼痛の強弱が左右される
③疼痛を自制させず，適切な鎮痛薬の使用を行う	③疼痛を我慢させると闘病意欲の低下や治療拒否を起こすので適切に鎮痛薬を使用する必要がある
④処置の前には鎮痛薬の投与を行う	④処置前には，事前に鎮痛薬の指示を仰いでおく．坐薬の場合には15分から30分前に挿肛，静脈注射の場合には直前に鎮痛薬を投与すると効果的である
⑤患者とゆっくり話す時間を作る	⑤患者の不安や恐怖が表出できるよう日ごろから人間関係をつくるようにしておく．患者との会話の時間を設けリラックスして話せる雰囲気を作ること大切である
⑥患者の好きな音楽やテレビなどにより気分転換を図る	⑥音楽やテレビは，患者の気分転換を図り痛みから注意をそらすことができる
⑦家族面会の後は家族との面接を行う	⑦家族面接は，家族から情報収集ができ患者の精神的苦痛などの問題を明らかにすることができる大切な時間となる
⑧できるだけ同一の看護師が担当し患者が苦痛を表出しやすい雰囲気をつくる	⑧毎日担当看護師が替わることは，患者との人間関係が作りにくい．患者の心身状態を把握しやすいようできるかぎり同一看護師が担当すると効果的である

7 必要カロリーと摂取カロリーの評価をした栄養管理

　熱傷は，生体に加わる侵襲の中でも最大の侵襲である．熱傷患者は，不感蒸泄に伴う気化熱の影響やカテコラミンなどの内分泌系の反応によりエネルギー代謝亢進が増大する．熱傷患者の栄養管理は，皮膚の上皮化を進める上で重要不可欠である．熱傷のエネルギー消費量は，健康人の安静時エネルギーの1.5～2倍，熱傷創面から喪失する水分量は，健康人の10倍近くといわれ不感蒸泄に1mL気化熱として0.58kcalが消費され著しい代謝亢進が起こる．熱傷患者の必要栄養量は，蛋白質20%，糖質50～60%，脂肪20～30%の比率で投与され，広範囲熱傷になると2500kcal以上の熱量が必要となる．熱傷患者の栄養管理では，腸管におけるbacterial translocationを防止するため

表22-10 栄養管理に関する看護介入と理論的根拠

看護診断：熱傷創や手術侵襲によるエネルギー代謝と蛋白代謝亢進に伴う必要栄養量の不足
看護目標：経口的に2000 kcal/日以上の栄養摂取ができる

看護介入	理論的根拠
①適切な栄養摂取の方法を選択する．経口摂取または経腸栄養を主体として栄養投与する	①受傷後早期の循環不全の時期は，体液循環管理が優先され中心静脈栄養による栄養管理が行われる．しかし状態が安定してきたら腸粘膜の損傷や萎縮，熱傷ショックに伴う腸管リンパ節への腸管内細菌の移動（bacterial translocation）を防止するために可能な限り早期に経口栄養あるいは経腸栄養に切り替えられることが望ましい
②経口摂取または経腸栄養の際には，体位を工夫し坐位や半坐位とし誤嚥を予防する	②患者の上体を起こした姿勢は，食物を胃に送るのを助け誤嚥の機会を減少する
③毎日の患者の食事摂取量を計算し必要カロリーの摂取状況を評価する	③熱傷患者の栄養不足は，熱傷創の治癒の遅れ，免疫防御機能低下などを起こす．経口栄養を行う際には1日の摂取量を確実に把握し必要栄養が摂取できているかを把握することが大切である
④患者の食事摂取量が少ない場合には，栄養士と相談し調理方法や患者の嗜好品などを考慮する	④広範囲熱傷患者の1日に必要な栄養量は2000 kcal以上の熱量が必要といわれている．食欲がない場合には，患者の好きな食べ物や調理方法を変えることで摂取量が増える
⑤間食や経腸栄養剤の摂取時間の工夫をする	⑤間食は患者の嗜好にあわせて提供する．水治やガーゼ交換後，リハビリテーション後などにアイスクリームや経腸栄養剤を摂取するように勧める
⑥経腸栄養剤を経口摂取または経腸投与を行う場合は腸蠕動運動に注意し下痢や嘔吐に注意し観察する	⑥経腸栄養剤の浸透圧は300～1000 mOsm/Lと血液の浸透圧に比べ高い．経腸栄養剤が急速大量に投与されると小腸上皮の毛細血管から水分が腸管内腔に拡散し腸蠕動運動を亢進させ下痢を起こす．経腸栄養剤の投与速度は，100 mL/時以内で投与することで下痢を予防できる．また経腸栄養剤は暖めて投与することが大切である
⑦定期的に体重測定を行う	⑦体重測定は，体液管理のみならず栄養管理上でも重要である．一般に受傷前体重の20%を超える体重減少をみる場合には除脂肪体重（lean body mass）の喪失が非常に大きいと考えられ栄養管理が悪いことを意味している．体重測定は患者の栄養状態と水分バランスが適切かを決めるのに役立つ
⑧家族に患者の好きな食物の差し入れや食事介助などの協力を得る	⑧家族がケアに参加することは，隔離された環境の中での孤独感の軽減につながり緊張感をほぐしリラックスするきっかけとなる

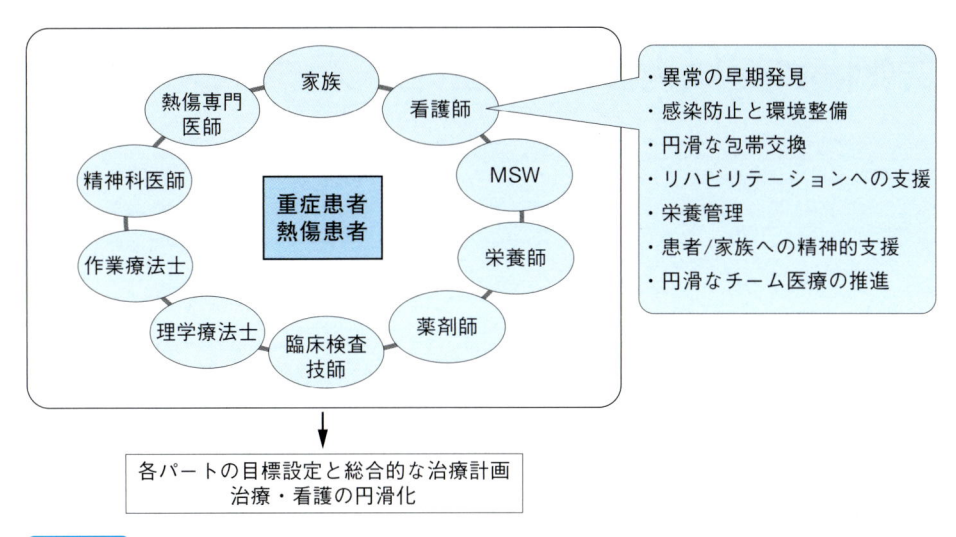

図 22-3 看護師の役割とチーム医療

にも可能な限り経口・経腸摂取を主体として行われる．しかし，患者は，様々な要因（疼痛や発熱など）やストレスから食欲不振に陥りやすく，必要栄養量を経口から摂取するのが困難となる．熱傷患者の栄養管理上の看護のポイントは，患者個々の必要なエネルギー量を把握し毎日の摂取カロリーを算定しなければならない．また食欲不振の患者に対しては，栄養摂取方法や摂取時間などを工夫し日々の摂取カロリーや栄養バランスを評価して摂取カロリーを上げることである．栄養管理に関する看護介入と理論的根拠を表 22-10 に示す．

むすび

熱傷患者に対する看護師の役割について，看護問題に対して看護ケア介入とその理論的根拠について記述した．熱傷は，単に皮膚の損傷だけでなく全身的な変化をきたすために救急医療に関する幅広い知識と熱傷の病態や感染に関する知識を備え異常の早期発見と迅速な看護の提供が重要である．熱傷患者の看護は，身体的・精神的に複雑な問題を抱える患者をアセスメントして 24 時間継続的な看護実践が必要である．ひとりの熱傷患者が社会復帰するまでには，多くの人的・物的資源を必要とするが，各分野の専門家との情報交換を密に行い円滑なチーム医療の展開が患者の救命と社会復帰に重要不可欠である（図 22-3）．

■文献
1) 渡邊淑子．熱傷．In: 高橋章子，編．救急看護―急性期病態にある患者のケア―．東京：医歯薬出版；2005. p.242-59.
2) 島崎修次，他，編．最新熱傷の臨床．東京：克誠堂出版；1994.
3) 田中秀治．熱傷治療のハンドブック―プレホスピタルからリハビリテーションまで―．東京：総合医学社；2004.
4) 塚田貞夫．熱傷看護ハンドブック．大阪：メディカ出版；1988.
5) 廣野二美．熱傷．In: 高橋章子，編．救急患者の観察・アセスメント・対応．大阪：メディカ出版；1998. p.199-205.

〈渡邊淑子〉

23 熱傷後のリハビリテーション

　治療技術の進歩や熱傷ユニットの形成により熱傷患者の生命的予後は改善されている[1,2]．わが国においても急性期病院に熱傷ユニットが形成されその実績を上げている[3]．しかし，広範囲熱傷の生命予後の改善が，逆に，機能的制限をもつ患者の割合を高めているとも考えられる．この点で，熱傷の治療に当たる医師とリハビリテーションに関わる職種の協調は患者の熱傷治癒後の社会復帰を考える上で大切である．

　熱傷と一言でいっても，表在性熱傷では機能的制限を生ずることは少ないが，深達性の熱傷の機能的予後については，種々の因子が関与するといわれる．受傷原因，熱傷深度，熱傷面積，年齢，気道熱傷など特殊熱傷，合併症などは考慮する必要がある．ここでは，熱傷深度としては深達性Ⅱ度熱傷，Ⅲ度熱傷の比較的広範囲な症例，もしくは特殊部位熱傷や熱傷リハビリテーションの特殊問題について述べる．

A　リハビリテーションの考え方：医学モデル，障害モデルと国際生活機能分類[4]

　熱傷の急性期は，補液管理，感染予防など生命を護るための全身管理が中心となる．ここでは，体温上昇や下降，脱水症状，血圧の上昇・低下は熱傷によってもたらされた病理学的変化に対する身体の防御機構の表れである．医師は，これらの反応に対して補液，抗生物質，血液凝固系の治療などを通じて対処していく必要がある．このような対応は，病理指向的アプローチといわれ，その基本には，〔病因―病理―発現（症状）〕という関係からなる医学モデルがある．

　リハビリテーション専門職の立場からは，関節の可動域制限や筋力低下といった特徴が最初の関心事になる．可動域も筋力も骨関節，神経，筋などの臓器の働きを示すものであり，この限りにおいては〔熱傷―軟部組織の蛋白変性―運動制限〕という医学モデルの枠で理解することができる．リハビリテーションでは，さらに，熱傷を負った患者の日常生活の制限の有無や社会復帰に向けての心理的なケアの必要性を考慮することが重要であると考えられている．リハビリテーションの観点からは，〔疾病/変調：機能障害―能力低下―社会的不利〕という考え方が必要である．熱傷をこのモデルに当てはめると，熱湯を浴びてしまったとか，爆発事故にまきこまれて，皮膚や気道に変化が生じ，熱傷を負うことが疾病である．その結果生じた手の瘢痕や手・指関節の拘縮，小口症（microstomia）が機能障害であり，その結果，箸が持てない，手が口元に運べない，大きな口が開けられないことで食事ができないとなれば，これは能力低下にあたる．このような制約のために職場に出られない状況になれば社会的不利が生ずる．

　リハビリテーションの治療では，もっぱら機能障害の改善に努めるが，結局，可動域制限の改善が十分に得られない場合には，利き手の交換や自助具（柄の太いスプーンや遠くのものを取るためのリーチャーなど）の使用で食事動作や日常生活活動（ADL）の自立を目指すことになる．環境整

医学モデル－病理指向的モデル　　　　　障害モデル－機能指向的アプローチ

【問題点の例】　　　　　　　　　　　　　　　　　【問題点の例】

発現（症状）　皮膚の防御機能などの喪失　　　社会的不利　　復職困難
　　　　　　　関節拘縮，可動域制限，　　　　　　　　　　　自宅への引きこもり
　　　　　　　筋萎縮

病理　　　　　　　　　　　　　　　　　　　　能力低下　　　移動能力，食事動作の困難など
　　　　熱傷の病理
病因　　　　　　　　　　　　　　　　　疾患/変調：機能障害　皮膚の防御機能などの喪失
　　　　　　　　　　　　　　　　　　　　　　　　　　　　　関節拘縮，可動域制限，
　　　　　　　　　　　　　　　　　　　　　　　　　　　　　筋萎縮

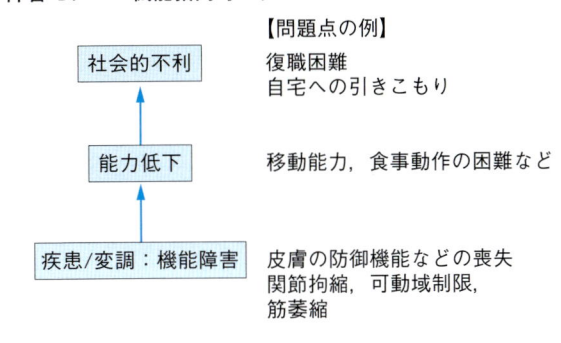

国際生活機能分類（ICF）

健康状態（変調または疾病）

心身機能・身体構造 ←→ 活動 ←→ 参加

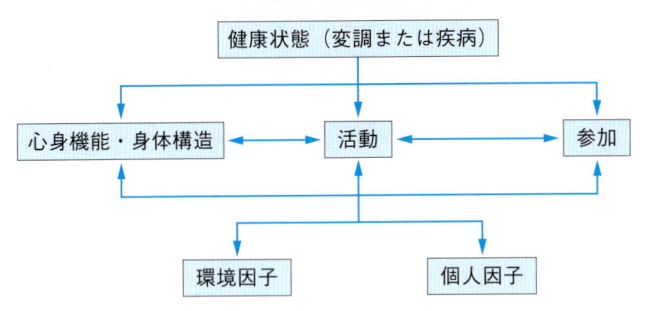

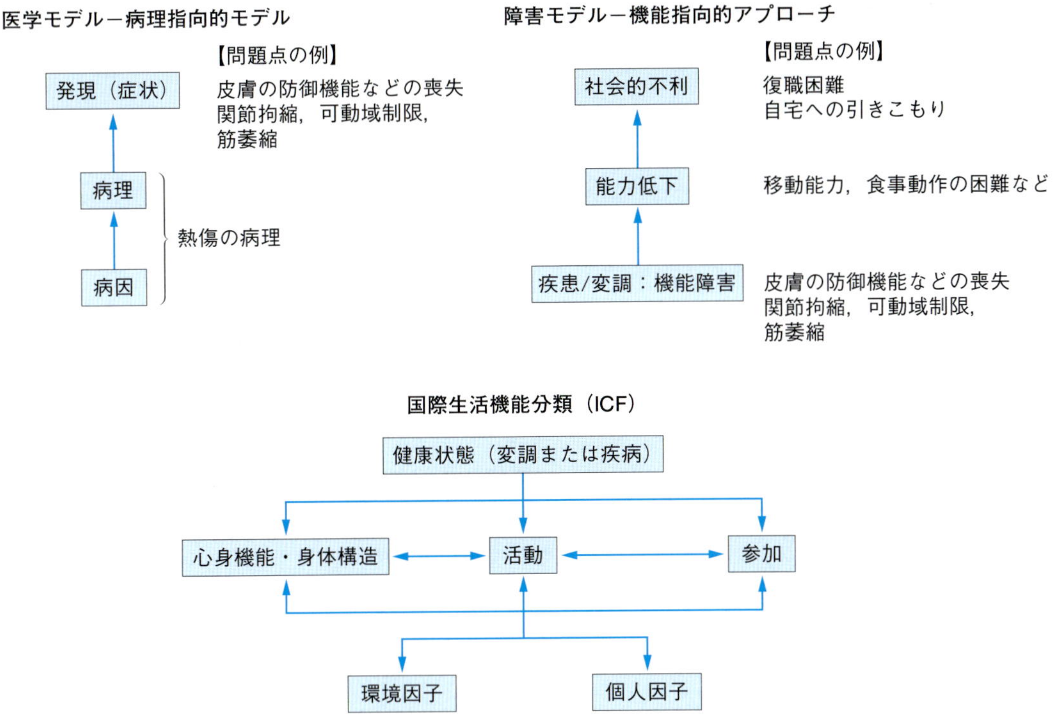

環境因子　　　個人因子

図 23-1 国際生活機能分類（ICF）

熱傷に伴う皮膚の防御機能などの喪失，関節拘縮，可動域制限，筋萎縮などは，医学モデル・障害モデルと違いはない．熱傷を受けたものの活動，社会参加を考える場合に，熱傷がもたらす美容上の問題が妨げになっているとすれば，母斑やケロイドに対するユニークフェイスの活動は，ICF の環境因子への働きかけにあたる．

備や人的・経済的サービスの利用によって復職を実現するよう努力することになる．リハビリテーションで用いる〔疾病/変調：機能障害─能力低下─社会的不利〕の考え方は，障害モデルとよばれ，もっぱら人間の機能を中心に考えており機能指向的アプローチである．

　2つの考え方は，患者にとってはともに重要であり，急性期の病理指向的アプローチ─医学モデルから慢性期には機能指向的アプローチ─障害モデルへの切り替えが必要になる．

　障害モデルはできないことに着目しているためにマイナスのイメージが強かった．たとえ同じレベルの機能障害があったとしても環境因子を整備することによって活動や参加のレベルが向上する可能性がある．障害を持った者の周囲の状況を評価できるように構成された国際生活機能分類（ICF）の考え方が 2001 年 WHO 総会において採択された．ICF では人間の生活機能と障害について，「心身機能・身体構造」，「活動と参加」，それに影響を及ぼす「個人・環境因子」よりなっている（図 23-1）．

B　熱傷がもたらす医学的問題：特に機能障害の原因として

　熱傷で問題になる症状には，表 23-1 のようなものがある．それぞれについて特徴，頻度，対応方法などを述べていく．

| 表 23-1 | 熱傷にみられる医学的・心理学的問題（Esselman PC, et al. Am J Phys Med Rehabil. 2006; 85: 383-413[1]）|

a．筋萎縮と関節拘縮
b．瘢痕
c．異所性仮骨
d．切断
e．末梢神経障害
f．瘙痒感
g．疼痛
h．心理学的問題
　　外傷後ストレス
　　うつ状態
　　身体像の歪み
　　睡眠障害
i．社会復帰に関する問題

1 筋萎縮と関節拘縮

　熱傷による直接の筋組織の破壊のほかに，熱傷に伴う全身の異化作用（catabolism）の亢進の結果生ずる．出現頻度は明らかではないが，将来の機能回復にとって大きな制約因子になる可能性がある．治療として，可動域訓練と運動療法がある．筋力や体力の維持と関節拘縮の予防が目標となる．具体的な方法は後に述べる．蛋白同化ホルモンを用いることもあり，実際に体重増加に有効とする報告もあるが，実際の筋力回復に有効かどうかは不明である．

2 瘢痕

　創傷・潰瘍などの組織欠損が肉芽組織と薄い表皮によって修復され生じたものが瘢痕である．皮膚面から隆起する場合と，同じ高さ，あるいは陥凹する場合とがある．瘢痕部の表皮は萎縮して付属器を欠く．肥厚性瘢痕，萎縮性瘢痕およびケロイドに分けられる．ケロイドははじめの外傷部位を超えて増殖するが肥厚性瘢痕は外傷部位を超えて周囲に拡大しない．

　深達性熱傷を負った患者では肥厚性瘢痕が生ずる危険がある．また，白人より有色人種に発生しやすいとされている．瘢痕は，皮膚から隆起し，赤い色調をもち，周囲の皮膚に比べて硬いという特徴がある．瘢痕が関節に生ずると，拘縮や関節の変形の原因となる．瘢痕部分の赤みを取る程度に持続的な圧迫（少なくとも 25 mmHg 以上）を加えて瘢痕を平坦化することができると肥厚性となることが予防できる．瘢痕の重症度を測定するためにバンクーバー瘢痕スケール（Vancouver Scar Scale: VSS）[5]（表 23-2）が用いられる．

　各部位ごとの拘縮の実際について解説する．

　a）顔面

　顔面の熱傷では，皮膚病変の結果，小口症，下口唇や下眼瞼の外反などの変形をもたらし摂食障害や角膜に対する二次的損傷の危険をもたらすほか，美容上または心理上の問題を残すことがある．

　b）頸部・体幹

　瘢痕による側彎をきたしたり，胸・腹壁の瘢痕拘縮により呼吸運動の低下をきたしたり，腋窩の瘢痕拘縮により肩関節の可動域制限をきたし ADL の大きな妨げとなる．

　c）上肢と手（図 23-2）

　ボタン穴変形，槌指，スワンネック変形などにより機能面，美容面での問題となる．

　d）下肢と足

　足部の瘢痕により足関節の可動域制限をきたし歩行障害をきたす．

表 23-2 バンクーバー瘢痕スケール（VSS）(Draaijers LJ, et al. Plast Reconstr Surg. 2004; 113: 1960-5[5])

1. vascularity（血管分布）	
normal	0
pink	1
red	2
purple	3
2. pliability（柔軟性）	
normal	0
supple（柔らかい）	1
yielding（やや硬い）	2
firm（硬い）	3
ropes（索状）	4
contracture（拘縮）	5
3. pigmentation（色調）	
normal	0
hypopigmentation〔脱色素斑（白斑）〕	1
mixed	2
hyperpigmentation	3
4. height（隆起）	
flat	0
<2 mm	1
2〜5 mm	2
>5 mm	3

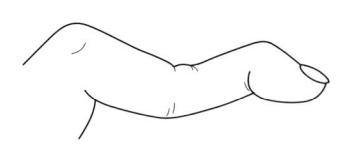

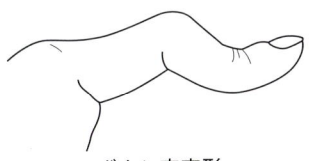

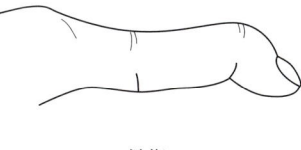

スワンネック変形　　ボタン穴変形　　槌指

図 23-2 指の変形

3 異所性仮骨

　重症熱傷では身体各部のどの関節にも起こりえる．肘関節に起こることが最も多い．仮骨の程度は種々であるが進行すると上腕骨と前腕骨の骨癒合に至り関節変形，関節可動域制限をきたし能力低下となる．X線撮影により検出される．

4 切断

　電撃傷に合併することが多い．通常の熱傷に伴う切断は頻度としては多くなく，感染症の合併などが原因となることが多い．しかし，切断は能力低下の原因となりやすく，また，美容上も大きな問題となる．また，幻肢痛の合併も多いといわれている．

5 末梢神経障害

　末梢神経の合併症はまれではない．熱傷に伴う疼痛や皮膚病変のためその存在が見逃されていることがある．糖尿病やアルコール嗜癖を既往に持つ患者ではさらに頻度が多い．老人では，末梢神

経自体の圧迫に対する脆弱性により神経損傷を起こす可能性が高い．手術中の姿勢で，腕神経叢や橈骨神経などが障害される可能性もある．また，麻酔下にある患者の低緊張も危険性を増している．単神経損傷，多発単神経障害，多発神経障害など種々の型がある．

6 瘙痒感，疼痛

瘙痒感や疼痛の正確な出現頻度はわからないが，熱傷患者の多くが傷の回復過程で瘙痒感や疼痛を訴える．瘙痒感にたいしては薬物療法，マッサージ，電気刺激が用いられる．疼痛は，生物学的な痛みの機序のほか，不安など心理的要因も影響すると考えられている．薬物として，オピオイドが用いられる．急性期には創傷の治療に伴う疼痛があり，クエン酸フェンタニルが有効と報告されている．薬理学的治療以外には，心理学的手法，例えば，認知療法，運動療法，マッサージなどが用いられる．

7 心理学的問題

瀕死の重傷を負うような出来事を，一度または数度，または自分または他人の身体の保全に迫る危険を，その人が体験し，目撃し，または直面し，それによって強い恐怖，無力感または戦慄を呈するものは，DSM-IVでは外傷後ストレス症候群（PTSD），急性ストレス症候群（ASD）などと定義されている．その他に，うつ病，容姿・相貌の変化に対する身体像のゆがみ，睡眠障害などが指摘されている．

受傷後早期からの継続的なカウンセリングが必要である．

C 熱傷のもたらす機能障害の影響を評価すること

熱傷患者のこれまで述べてきたような機能障害はさまざまの日常生活活動（ADL）に影響を及ぼす可能性がある．その程度は，該当する部位の担う機能を調べる適切な評価方法を用いることによって測定することができる．これによって実際の日常生活を送るために必要な訓練は何か，どのような支援を必要とするかなどを予測することができる．

1 上肢機能

上肢機能を評価する測定法として，上肢機能スケール（MFS），STEF，Jebsen 手機能検査などがある（図 23-3）．

2 下肢機能

下肢機能としては移動能力が最も大きな問題になる．ベッドと車椅子の移乗，平地の歩行，階段昇降，入浴の際の湯船の出入り，トイレ動作などが問題になる．熱傷に限らずこれらの日常生活活動の自立度は，バーセルインデックス，FIM によって測定される．Sliwa らの報告では，約 29 日の入院リハビリテーションの実施により，FIM の運動スコアは平均で 42.95 から 63.49 に改善した．熱傷面積が大きいほど入院期間が長い傾向がみられたが，機能的な改善の程度には，熱傷面積の違いは関係なくほぼ一定であり，必要に応じて理学療法，作業療法，言語聴覚士，臨床心理士，精神科医，看護師からなる包括的リハビリテーションが有効であると報告している[6]．

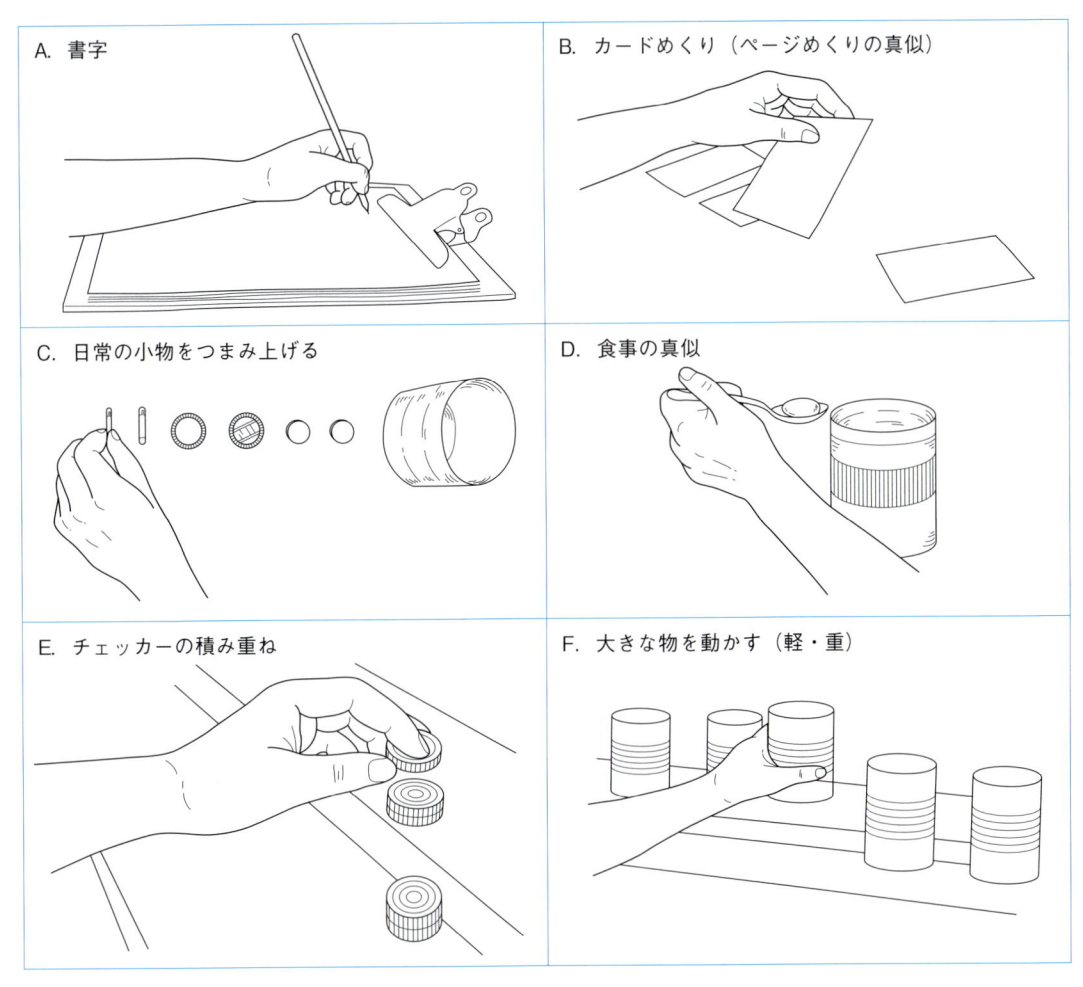

A. 書字
B. カードめくり（ページめくりの真似）
C. 日常の小物をつまみ上げる
D. 食事の真似
E. チェッカーの積み重ね
F. 大きな物を動かす（軽・重）

図 23-3 Jebsen 手機能検査の模式図（Jebsen RH, et al. Arch Phys Med Rehabil. 1969; 50: 311-9[9]より改変）

D 経過に沿った熱傷のリハビリテーション

ステージにあわせて次のように対応が必要である．

1 急性期：全身状態が落ち着くまでの受傷後 48〜72 時間以内の時期

急性期，亜急性期は何より救命が優先されなければならない．リハビリテーションとしては予想される二次的障害の予防を行っていく．気道熱傷や広範囲熱傷の肺合併症の予防のための呼吸リハビリテーション，循環障害による浮腫予防のためや，鎮痛のため，良肢位確保のためのポジショニング，各関節可動域の確保のための可動域訓練．

【予想される障害の防止】
　　鎮痛
　　四肢・手部の浮腫防止
　　各関節可動域の確保
　　良肢位の保持

呼吸器合併症の予防

2 亜急性期：積極的な局所治療の時期
【予想される障害の防止】
　瘢痕拘縮の予防（関節可動域の維持）
　筋萎縮の防止
　手指巧緻性運動の維持，改善
　植皮部の柔軟性の保持

3 回復期：表皮化完成，植皮完成の時期
【急性期より積極的なリハビリテーション】
　筋力増強
　関節可動域の改善（拘縮に対しては装具を作成）
　全身回復（持久力の獲得）
　起立，歩行訓練
　身の回りの動作の自立

4 慢性期：退院前および退院後の時期
【心理的サポートを含む社会復帰へのサポート】
　積極的な関節可動域訓練
　移動能力の獲得
　全身持久力の改善
　手指の巧緻性のさらなる獲得
　皮膚の色素沈着・肥厚性瘢痕の防止の指導
　心理的サポート
　社会復帰へのサポート

E 特殊な問題

1 気道熱傷の合併に対して
a）呼吸

　気道熱傷を合併した場合，気道浮腫，分泌液増加による閉塞性換気障害が発生する．また前胸部，背部，肩関節部に熱傷が及ぶ場合，瘢痕による可動域制限や拘縮のため，胸郭運動障害による拘束性換気障害が起こりやすい．

　気道熱傷の合併は生命予後にとって重要な因子になる．例えば同じ受傷面積であっても，気道熱傷合併例では7倍の死亡率になると報告されている．気道熱傷のない成人例であっても，70〜80%の広範囲熱傷のものでは上記の理由により呼吸障害が発生する危険性が高い．

　呼吸機能訓練は，肺炎・低酸素血症など呼吸合併症の予防を第一の目的とし，肺の末梢気管に貯留している分泌物の除去を促し酸素化の改善を目的に排痰法（図23-4）や胸郭・肩関節，脊柱の可動性を高める訓練を行う．

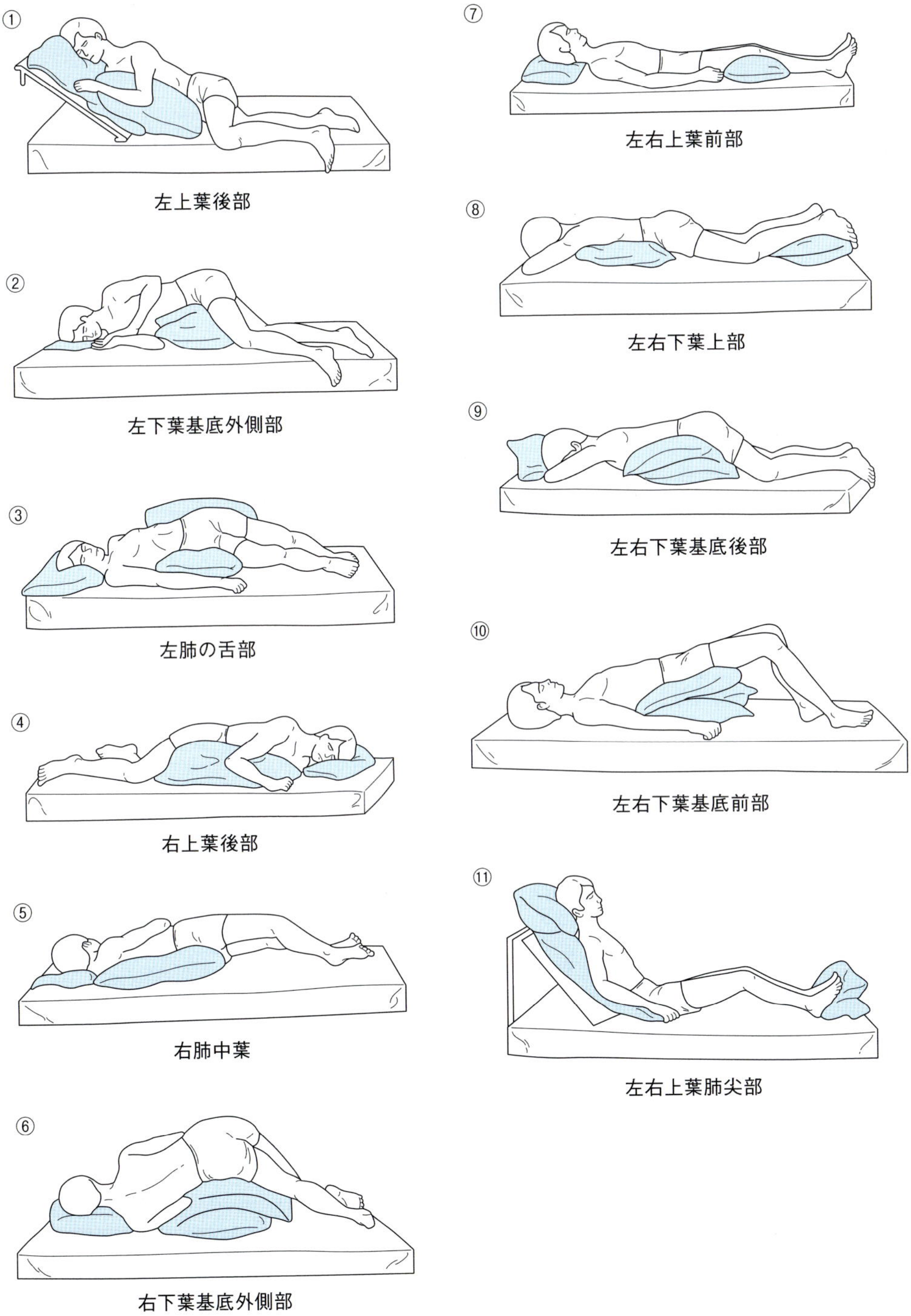

① 左上葉後部
② 左下葉基底外側部
③ 左肺の舌部
④ 右上葉後部
⑤ 右肺中葉
⑥ 右下葉基底外側部
⑦ 左右上葉前部
⑧ 左右下葉上部
⑨ 左右下葉基底後部
⑩ 左右下葉基底前部
⑪ 左右上葉肺尖部

図 23-4 体位排痰法（渡辺英夫, 編. リハビリテーション診療必携. 3版. 東京: 医歯薬出版; 2003[8]）

b）嚥下

様々な原因により嚥下障害が発生すると熱傷治癒に必要なカロリーの摂取が困難になることがある.

ベッドサイドでの観察でむせや食事摂取量の減少などの嚥下障害が疑われたときには嚥下の検査

23. 熱傷後のリハビリテーション

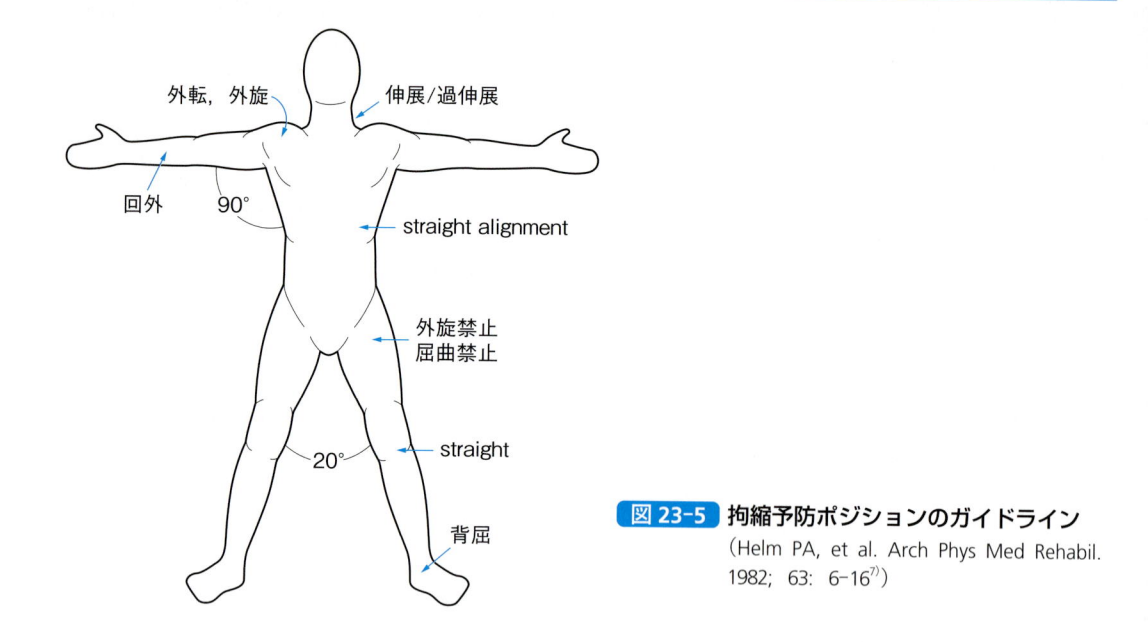

図 23-5 拘縮予防ポジションのガイドライン
(Helm PA, et al. Arch Phys Med Rehabil. 1982; 63: 6-16[7])

などによる評価が必要となる．顔面熱傷などでの口唇運動性の低下や咀嚼の障害による口腔相，気道熱傷や挿管の影響による咽頭相，挿管や気管切開による2次的障害による食道相のそれぞれに注意が必要である．

誤嚥の危険性を減らし必要カロリーを摂取するために適切な食形態の選択と摂食時のポジショニングに配慮が必要である．

2 ポジショニング（図 23-5）

ポジショニングは熱傷の部位や面積，深度の評価から，将来起こりうる皮膚性の拘縮，変形および予後を最善な状態に保つ肢位をとるようにしなければならない．

ポジショニングの開始時期は，全身状態が安定した段階（受傷後約72時間）から始める．受傷部位，面積，深度などに配慮しつつ，副子（スプリント），連続ギプスや鋼線牽引などによる圧迫および伸張を加え，体位変換と合わせながら，良肢位に保つことが大切である．顔面，腋窩，肘，手，会陰部，膝関節，足関節は機能障害を引き起こしやすい特殊領域であり特に注意を払う必要がある．

患者の意識レベル，ポジショニングに対する協力の可否には注意しなければならない．意識レベルが清明で協力的であれば，装具などで1日中固定をする必要はない．しかし，意識が不清明でポジショニングに協力が得られない場合には，1日数回のROMチェックを並行して行い，装具によるポジショニングを行う必要がある．そのほか合併症として骨折があったり，以前から拘縮があったような場合は，それぞれ適切なポジショニングを施行する．

人工呼吸器や輸液のルート確保が最優先することはいうまでもないが，できる限り最良のポジショニングに近づけるような工夫が必要である．さらに浮腫の予防・改善のために，四肢の挙上なども忘れてはならない．

3 副子（スプリント）の使用（図 23-6）

植皮後の安静保持や拘縮予防肢位が保持できない場合などはスプリントを利用することによって

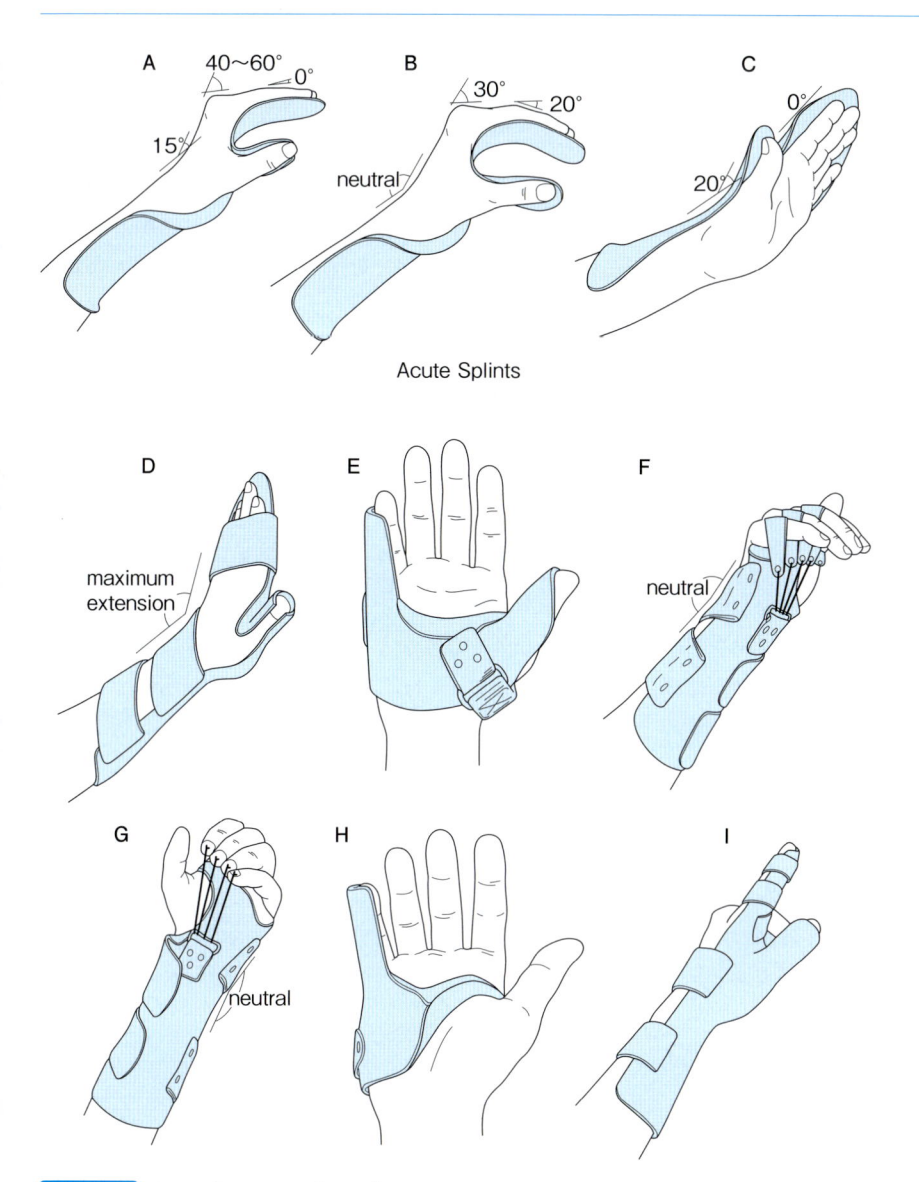

図 23-6 **Convalescent splints**（Helm PA, et al. Burn Rehabilitation. In: Delisa JA, et al, editors. Principles of Physical Medicine and Rehabilitation. vol. 2. 4th ed. Baltimore: Lippincott Williams & Wilkins; 2005. p.1867-89[2]）

変形，関節拘縮を予防できる．
　小児の場合にはデザイン・材質，装着時間などに特に配慮が必要となる．

4 可動域訓練

　自動運動や他動運動は受傷後できるだけ早期より関節拘縮の予防を目的に開始され，慢性期，回復期においても継続される．関節可動域を低下させる因子としては皮膚性の瘢痕拘縮，疼痛による逃避肢位から筋緊張亢進を引き起こすことによっても起こる．創傷処置の機会，温浴（burn bath）あるいはデブリードマン中に皮膚の状態を確認しながら関節可動域運動を行うことが望ましい．さらに患者の意識が改善し精神状態が安定している場合には，ベッドサイドでの訓練が拘縮の予防の

みならず心理的な動機づけともなる．1日最低2回は実施する．

5 早期離床

　全身状態（血圧，脈拍，酸素飽和度など）が落ち着けば，座位，車椅子への移乗，立位保持，歩行などの基本訓練を積極的に取り入れる．常にバイタルサインの確認を怠らず，呼吸循環モニター監視下での運動療法を行う．ティルトテーブルを用いた立位訓練も有用である．特に筋力増強訓練に際しては，熱傷に伴う末梢神経障害の有無に十分注意を払う必要がある．これらの配慮によって早期離床が促され，日常生活動作の拡大，早期社会復帰へと導くことができる．

6 水治療

　温水による水治療の目的は，①創面の清浄化（分泌物・痂皮の除去）と循環の改善，②創処置に伴う疼痛を軽減させる，③関節可動域訓練の実施可能などである．温水の温度は代謝賦活や神経刺激作用の最も少なく体温と近い，34〜37℃の不感温度に設定するとよい．注意すべき点は深部体温の上昇，血圧の下降，脈拍の変化などである．必ず水治療の前・中・後にチェックを行う．水治療中の疼痛に対しては，創面の状況や治療法，あるいは湯の温度などに注意して，患者の疼痛を最小限に抑えるようにする．もし訓練中冷汗，顔面蒼白，チアノーゼ，悪心，嘔吐・呼吸困難，不整脈などの症状が出たら速やかに中止する．

7 コスメテックス

　熱傷患者はその外見や受傷時の心理的なショックなどで精神状態が安定していないことがあり，治療上大きなマイナス因子になりやすく，精神的な配慮が必要である．受傷部位が顔面，上肢露出部であるとき，患者に与える精神的苦痛は予想外に大きく瘢痕やケロイドの醜形のため，ときに患者を自殺企図に追いやることもある．

8 年齢による配慮（小児と高齢者）

a）熱傷の特徴

　解剖学的に皮膚の構造が菲薄で重傷化しやすい特徴がある．

　また，小児の気管は成人とは異なり細く短く気道熱傷では閉塞しやすい．また特に1歳未満，先天性心疾患，気道熱傷などを合併する重傷熱傷後は心機能障害を示すので特別な配慮が必要である．

　高齢者では受傷前の健康状態がリハビリテーションのゴール設定に重要である．特に加齢による心肺機能の低下が潜在する可能性がある．

b）訓練

　小児では年齢発達に応じた遊び（スポーツ，ゲームなど）を訓練に取り入れる．

　高齢者においては筋力の低下，筋萎縮や骨量減少も伴うため，訓練では心肺機能をモニターし軽い運動から開始する．

むすび

　熱傷に対するリハビリテーションは熱傷の種類・重症度によって方法はさまざまであるが，その目標は急性期を脱した後，機能障害を最小限として早期に自立した生活に復帰できるよう合併症の予防に最大限の注意を払うことである．良肢位保持，可動域訓練，筋力増強訓練などの基本的動作

能力の改善と，それに伴い日常生活活動を向上させ，生活の質をよりよいものとなるようにすることが重要である．そのために，実地で熱傷の治療に当たる医師のリハビリテーションに対する理解が深まり，早期からリハビリテーションが実施されることが必要であろう．

■文献
1) Esselman PC, et al. Burn rehabilitation: State of the science. Am J Phys Med Rehabil. 2006; 85: 383-413.
2) Helm PA, et al. Burn Rehabilitation. In: Delisa JA, et al, editors. Principles of Physical Medicine and Rehabilitation. vol. 2. 4th ed. Baltimore: Lippincott Williams & Wilkins; 2005. p.1867-89.
3) 村松正久, 他. 東京都の11熱傷ユニットにおける過去10年間の熱傷統計. 熱傷. 1996; 22: 55-61.
4) 中村隆一, 編. 入門リハビリテーション概論. 東京: 医歯薬出版; 2006.
5) Draaijers LJ, et al. The patient and observer scar assessment scale: a reliable and feasible tool for scar evaluation. Plast Reconstr Surg. 2004; 113: 1960-5.
6) Sliwa JA, et al. Inpatient rehabilitation following burn injury: patient demographics and functional outcomes. Arch Phys Med Rehabil. 2005; 86: 1920-3.
7) Helm PA, et al. Burn injury: rehabilitation management in 1982. Arch Phys Med Rehabil. 1982; 63: 6-16.
8) 渡辺英夫, 編. リハビリテーション診療必携. 3版. 東京: 医歯薬出版; 2003.
9) Jebsen RH, et al. An objective and standardized test of hand function. Arch Phys Med Rehabil. 1969; 50: 311-9.
〔理学療法の実際を知るために〕
10) 細田多恵, 他. 理学療法ハンドブック. 第3巻 疾患別理学療法プログラム. 東京: 協同医書出版; 2000. p.757-81.
11) 細田多恵, 他. 理学療法ハンドブック・ケーススタディ. 東京: 協同医書出版; 1994. p.321-38.

〈林　康子, 長岡正範〉

24 多数熱傷患者を伴う災害への対応

　災害により多くの傷病者が発生すれば，地域の医療資源を消費する．特に広範囲熱傷患者の治療は，平時においても多くの医療資源を必要とするため，広域災害時に被災地域内で治療を完結することは難しい．そのため，医療資源を被災地内へ投入する一方で，広域医療搬送がひとつの戦略となる．本稿では多数熱傷患者を伴う災害への対応について記述する．

A 多数熱傷患者を伴う災害

　平成 22（2010）年度の出火件数は 46620 件であり，火災による死者（火災現場で死亡したもの，または火災により負傷した後 48 時間以内に死亡したもの）は 1738 名であった．そのうち熱傷によ

表 24-1 火災死亡の比較（2006～2008 年）(The Geneva Association. World fire statistics. 2011. No. 27. Volume 27)

国	人口 10 万人あたりの死亡数（単位: 人）
シンガポール	0.11
スイス	0.30 [2006-2007]
オーストリア	0.46
イタリア	0.46
オーストラリア	0.48
スロベニア	0.50
オランダ	0.52
スペイン	0.58
ポルトガル	0.66 [2006-2007]
ドイツ	0.68 [2006]
ニュージーランド	0.75
英国	0.80
フランス	0.98
アイルランド	1.09
カナダ	1.15 [2000-2002]
スウェーデン	1.20
ベルギー	1.21 [2004]
米国	1.21
デンマーク	1.28 [2006-2007]
ノルウェー	1.33 [2006-2007]
ギリシャ	1.36
チェコ	1.41
ポーランド	1.56
日本	1.62
ハンガリー	1.81
フィンランド	2.08

る死亡は531名，一酸化炭素中毒・窒息で死亡したものは559名と報告されている（平成23年版消防白書）．本邦の人口10万人あたりの火災死亡数は諸外国と比較し高い傾向にある（表24-1）．平成22年度の交通事故死亡者数が4863名（平成23年版警察白書）であることを考えれば，臨床医は，交通事故による患者に対応する頻度よりは低いが，日常診療の中で多数熱傷患者の対応に迫られる可能性がある．

　本邦で多数熱傷患者を発生した災害に雲仙普賢岳の事例がある．1991年6月3日，長崎県・雲仙普賢岳で発生した大規模火砕流により，警戒中の警察官・消防団員・取材中のマスコミ関係者など52名の被災者が発生した．そのうち30名が現場死亡，1名が行方不明，21名が熱傷を受傷した．21名のうち，最寄りの医院で処置を受けた軽症4名を除いた17名が，救急車・消防車・自家用トラックなどで被災者発生現場より約6km離れた長崎県立島原温泉病院に搬送された．搬入された17名のうち，気道損傷を伴うものは12名であり，うち10名は熱傷面積80％，Burn Index 70以上であった．長崎大学病院ではこのうち5名を受け入れるとともに，島原温泉病院へ医師1名を派遣し，トリアージの協力を行った．最終的に気道損傷を合併した12名は受傷から3カ月以内に全員が死亡した[1]．その後の学会などで，患者を長崎県内だけに搬送するのではなく，ヘリコプターなどを用いて他府県にも搬送するべきではなかったかと議論が繰り返されたという[2]．しかし当時は医療情報共有システムや広域医療搬送の枠組みが整備されていなかったため，調整は困難であったと想像される．

　その他，関東大震災（1923年）では焼死者が10万人以上発生したとされる．阪神・淡路大震災（1995年）では504名が火災により死亡し，44名が熱傷により入院加療を必要としたという[3]．東日本大震災（2011年）では，各地で火災が発生し，2011年3月11日から4月11日まで岩手，宮城，福島の3県を対象とした死者13135名の検視結果では，1.1％に相当する148名が焼死であったと報告された（平成23年度警察白書）．

　Potinらは1997年から2009年までの間に多数熱傷患者が生じた災害（戦争は除く）34件をまとめている[4]．発生頻度は森林火災，ディスコ火災，テロによるものが高く，1件あたりの傷病者も多かった．1件あたりの現場死亡数はショッピングセンター火災，鉄道火災，航空機関連火災，テロで高かった．

　臨床医は日常診療から広域災害まで，多数の熱傷患者対応を行う可能性があり，そのための準備が求められる．

B 諸外国の対応[4]

　米国では米国熱傷学会（American Burn Association：ABA）による計画が策定されている．外科医，麻酔医，看護師，呼吸療法士，業務調整員からなる熱傷専門チーム（Burn Specialty Teams：BSTs）を配備し，12時間以内に対応できるよう準備をしている．ABAと熱傷センターが緊密な連携をとりながら，受け入れ病院でのトリアージや患者評価，搬送などを行う．米陸軍にはSpecial Medical Augmentation Response Teams（SMART）の一環として，熱傷対応チームがある．これまでアフガニスタンとイラクでの戦争関連熱傷患者の航空機搬送と，多数熱傷患者対応に関して外国政府を支援した経験がある．その他，オーストラリア，英国，ベルギー，オランダ，スイスでもそれぞれ多数熱傷患者対応計画が策定され，発災時には熱傷専門チームによる活動が行われることになっている．

C 多数熱傷患者対応の原則

　多数熱傷患者対応の原則は，一般の災害対応と同様，CSCATTT で考えるとよい（図 24-1）．指揮命令系統の確立，安全確保，通信手段の確保とそれを用いたコミュニケーションの実践，現場や状況を評価した上（CSCA の確立）で，トリアージ，治療，搬送といった実際のサポートに入る（TTT の実施）ことが重要である．CSCA の確立がなくては有効な TTT を実施することは難しい．また多数傷病者対応の際には，個々の傷病者に最良の医療を提供する視点が必要な一方で，集団全体に対し最良の医療を提供する視点も求められる．

C : Command & Control	指揮と連携	
S : Safety	安全	Medical
C : Communication	情報伝達	Management
A : Assessment	評価	

T : Triage	トリアージ	
T : Treatment	治療	Medical
T : Transport	搬送	Support

図 24-1 大規模事故・災害への体系的な対応に必要な項目：**CSCATTT**（Advanced Life Support Group. Major Incident Medical Management and Support: The Practical Approach at the Scene. 3rd ed. Wiley-Blackwell; 2012 より改変）

D 多数熱傷患者が発生した場合の状況分類と対応

　自病院が被災地内もしくは被災地周辺に存在する場合，発災直後から病院に患者が殺到する可能性がある．多数熱傷患者が発生した場合，来院する熱傷患者数と適切な熱傷処置を行える自病院のキャパシティーと他の被災地域内もしくは被災地周辺病院（以下，地域病院）のキャパシティーのバランスに応じて，以下の4つの場合が考えられる（図 24-2）．病院のキャパシティーは熱傷ベッド数，熱傷に対応できる医療スタッフ数（熱傷専門医，救急専門医，形成外科専門医，熱傷に対応できる看護師，など），使用可能な手術室数，医療資材の供給状況などにより規定される．病院のキャパシティーを受診患者の数と重症度が凌駕すれば，病院の診療レベルは低下する．

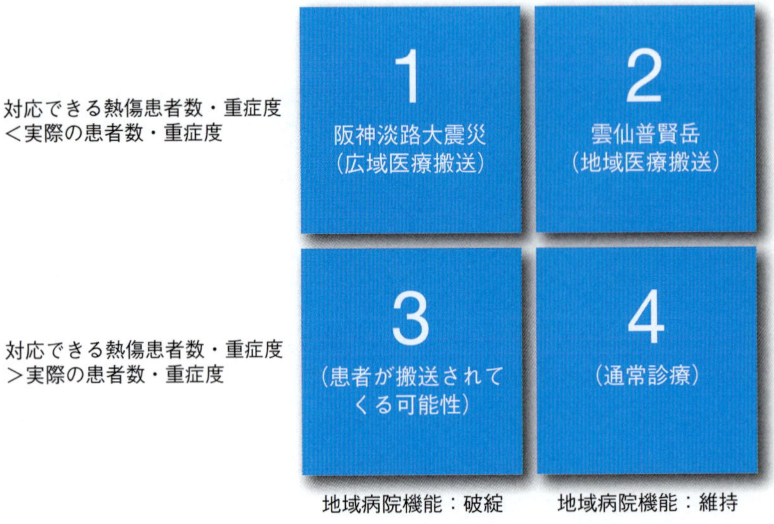

対応できる熱傷患者数・重症度
＜実際の患者数・重症度

1 阪神淡路大震災（広域医療搬送）	2 雲仙普賢岳（地域医療搬送）

対応できる熱傷患者数・重症度
＞実際の患者数・重症度

3 （患者が搬送されてくる可能性）	4 （通常診療）

地域病院機能：破綻　　地域病院機能：維持

図 24-2 状況分類と対応

464

表 24-2　多数熱傷患者発生に関連する危険因子（Medical Algorithm Project. Risk factors for a burn mass disaster. www.medal.org）

1．可燃物の存在（建築構造，家具・備品，衣類，ゴミ，科学物質，燃料）
2．可燃物や爆発物質の輸送経路（道路，鉄道）の存在
3．防火対策の不備，失効
4．閉鎖空間への人口集中
5．閉じ込めが起こりそうな状況（鍵のかかったドア，開かないドア，限られた出口）
6．パニックや中毒につながる危険素因に気づかない人々
7．現場へのアクセス困難（物理的なもの，気象によるもの）
8．医療や緊急対応サービスの機能停止や低下（天候，他の因子で）
9．避難できない人々（昏睡，麻痺，拘束，個室への隔離，など）

[パターン1] 実際の患者数・重症度が自病院で受け入れ可能な熱傷患者数・重症度を超え，かつ地域病院の機能も低下・破綻している場合：広域災害であり，自病院および地域病院で治療を完結することが困難である．広域医療搬送により地域外へ搬送する必要がある．広域医療搬送の要請は被災都道府県が行う．

[パターン2] 実際の患者数・重症度が自病院で受け入れ可能な熱傷患者数・重症度を超えるが，地域病院の機能は保持されている場合：自病院ですべての患者を診療するのは困難であり，地域病院へ患者搬送を行う．

[パターン3] 実際の患者数・重症度が自病院で受け入れ可能な熱傷患者数・重症度を超えないが，地域病院の機能は低下・破綻している場合：地域病院から患者が搬送される可能性がある．自病院で受け入れ準備を整えるとともに，自病院のキャパシティーを超えることがあるので，地域の状況をモニターしながら，地域外への搬送も検討する必要がある．

[パターン4] 実際の患者数・重症度が自病院で受け入れ可能な熱傷患者数・重症度を超えず，地域病院の機能も保持されている場合：通常診療で対応可能である．

　災害対応でまず難しいことは，災害と多数傷病者発生を覚知することである．傷病者の情報は初期からすべて揃うとは限らず，災害の種類や規模，場所などの情報から多数傷病者発生を推測し，多数傷病者がいるものとして対応を開始することが重要である．多数熱傷患者発生の危険因子を表24-2に示す．その上で傷病者が少なければ対応の規模を縮小し，通常対応とすればよい（de-escalation and nomalization）．また多数熱傷患者の存在を覚知したとしても，医師は医療機関で傷病者の治療に手をとられ，地域病院の機能や傷病者数など，地域全体の状況を把握することが不十分となる可能性がある．災害救急医療情報システム（Emergency Medical Information System: EMIS）などの情報共有ツールを使用し，関係機関と連携しながら全国や地域の状況をリアルタイムに把握することが必要である．

　平時には，地域内で医療情報の共有方法，指揮命令系統の構築など，関係機関で事前計画を立てておく必要がある．東日本大震災後，災害医療のあり方検討会が設置され，その中で地域防災会議や災害医療対策関連協議会などへの医療関係者の参加促進が求められている（平成24年3月21日，厚生労働省医政局長通知「災害時における医療体制の充実強化について」）．災害を含めた地域健康危機管理の枠組みの中で，継続的に協議や訓練を繰り返していく必要がある．

表 24-3 熱傷患者の現場・初期医療機関トリアージ

Immediate（赤）	合併症のある 20〜60% TBSA 熱傷 顔面，手，足，生殖器，主要な関節など，重要な機能部位の熱傷 全周性の熱傷 重篤な損傷か気道損傷を合併した＜20% TBSA 熱傷
Delayed（黄色）	気道損傷や重篤な損傷のない 20〜60% TBSA 熱傷
Minimal（緑）	小児では＜10% TBSA 熱傷　成人では＜20% TBSA 熱傷
Expectant（黒）	気道開通によっても呼吸・循環を認めない患者 ＞60% TBSA 熱傷 人口呼吸管理の資機材不足の場合，重篤な吸入損傷 高齢者 重篤な合併症

E　多数熱傷患者のトリアージ

　多数熱傷患者が発生し医療の対応能力を超える場合には，現場や初期対応病院において，トリアージにより治療や搬送の優先順位を決定する必要が生じる．

　雲仙普賢岳の例では長崎県立島原温泉病院において，長崎大学からの派遣医師の協力のもと，熱傷面積，気道損傷の有無，気道確保の方法（挿管・気管切開）により，専門医療機関への搬送トリアージが行われた[1]．

　災害が発生した場合，熱傷も含めて様々な病態の傷病者が発生する．そのため一般には START トリアージによる生理学的評価が行われ，熱傷患者に対しては年齢・熱傷面積・気道損傷の有無・重症合併症の有無により優先度が決定される[5,6]．TBSA 40% 以上，年齢 60 歳以上，気道損傷があると予後は悪化する．ABA では病院前および初期医療機関での熱傷患者トリアージに関して，表 24-3 に示すトリアージ区分を提案している[6]．現場・病院のいずれにおいても，トリアージは経験のある医師により行われるのが望ましい．また患者を Expectant（黒）へ分類することは死亡診断ではないので，その取り扱いには十分注意する必要がある．

F　多数熱傷患者の治療

　個々の治療は熱傷診療ガイドラインなどを参考に行う．しかし，災害時には医療資機材，医療スタッフ，安全確保，時間などの観点から平時の医療水準を維持できないこともある．個々の症例へ配慮しつつ，最大多数の利益を考える視点が必要となる．

G　特に広域災害時（パターン 1）の多数熱傷患者対応

　1995 年の阪神・淡路大震災以降，本邦では災害拠点病院の整備，DMAT（Disaster Medical Assistance Team）の配備，EMIS の整備が進んだ．2012 年 6 月末現在，国内に災害拠点病院は 648 病院，DMAT チーム数は 1030 チーム，隊員数 6416 名を超え，EMIS 加入都道府県も 42 都道府県になった．これらにより重症傷病者を被災地内から被災地外に搬送する枠組みが整備された（広域医療搬送）．広域医療搬送適応疾患の 1 つに広範囲熱傷があげられている．適応患者の熱傷指数

(Burn Index) は 20 以上 50 未満とし，受傷から 24 時間以内の搬送を目標としている[7]．東日本大震災（2011 年）では，被災県からの要請に基づき傷病者の広域医療搬送が行われた[8]．花巻空港および福島空港に SCU（Staging Care Unit）が設置され，被災地内から SCU へ地域医療搬送ののち，自衛隊機を用いて全国へ患者が搬送された．一部の患者は SCU 周辺の医療施設へ搬送された．今回の広域医療搬送の中に広範囲熱傷患者はいなかったが，本邦で初めての広域医療搬送が実施された意義は大きく，広範囲熱傷患者が多数生じた場合も同様に広域医療搬送が行われることが期待される．

H 全国の熱傷患者受け入れキャパシティー

EMIS（http://www.wds.emis.go.jp/）には災害拠点病院管理項目があり，平時の診療能力情報を提供している．この中に「広範囲熱傷を同時に根本治療できる患者数」が示されている．これは各病院の申告によるものである．2012 年 6 月末の段階で災害拠点病院 648 病院 308 名程度の熱傷患者受け入れが可能である．辺見らの調査（1997 年）[9]では 313〜318 名であった．両者の調査対象病院は若干異なるが，本邦全体で受け入れることのできる広範囲熱傷患者数は 15 年前とほぼ同等であると考えられる．EMIS などの情報共有システムは災害時だけではなく，日常的に使用することが望ましい．これらを有効に活用することで，15 年前と同じ全国の受け入れキャパシティーであっても，搬送の効率化から患者予後改善に寄与すると考えられる．

しかし課題も多い．東京都は，首都直下地震の 1 つとされる東京湾北部地震において，都内での死者は 9642 名，負傷者は 147611 名と試算している（冬 18 時想定）．そのうち火災被害によるものは，死者 4081 名，負傷者 17709 名（うち重傷者 4944 名）と計算され，火災による影響は大きい（図 24-3）．全国の熱傷に対応できる病床数が約 300 程度であることを考えれば，緊急時の熱傷対応ベッドの増床や国外搬送などの長距離輸送も検討する必要があるかもしれない．

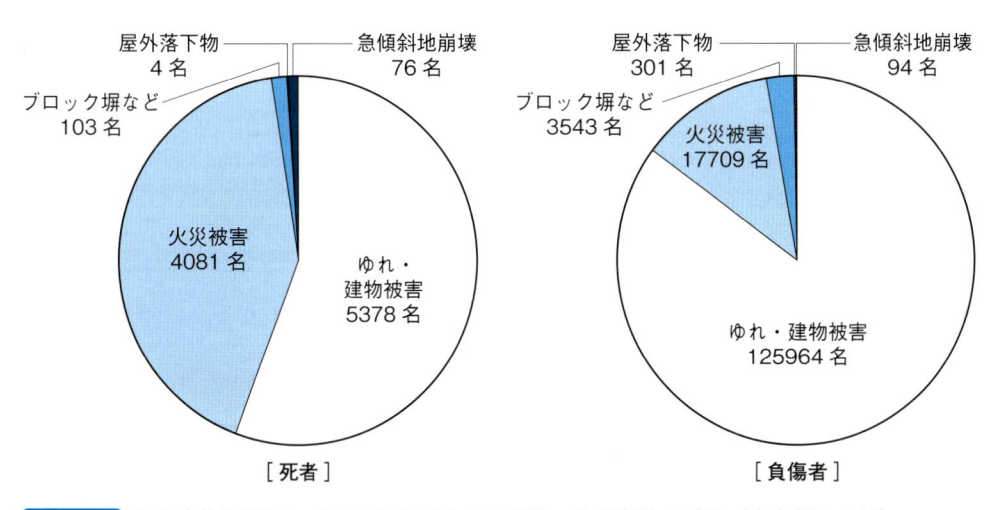

図 24-3 東京湾北部地震における東京都内の死者数・負傷者数の試算（東京都による）

I 熱傷対応の標準化コース：Advanced Burn Life Support

多数熱傷患者対応を学べるコースとして，ABLS（Advanced Burn Life Support）コースがあげられる．ABLSコースはABAが作成した種々の熱傷のプライマリーケアを学ぶためのコースである．受傷後24時間以内に必要に応じて熱傷専門施設へ転送するまでの適切な対応ができることを目標としている．本邦では2006年から日本熱傷学会が年1回行っており，受講生の満足度も高い[9]．個々の症例対応の他，熱傷災害に対するマネージメントに関する内容が含まれている．災害対応の観点からもBLS（Basic Life Support），ACLS（Advanced Cardiovascular Life Support），JPTEC（Japan Prehospital Trauma Evaluation and Care），JATEC（Japan Advanced Trauma Evaluation and Care）などのコースと共に，受講をするべきコースであるといえる．

むすび

東日本大震災では実際に広域医療搬送が行われ，熱傷患者の広域医療搬送は現実味を帯びるものとなった．今後10年以内に首都直下型地震や東南海・南海地震などの巨大地震が発生するといわれており，多数熱傷患者が発生する可能性は高い．個々の患者に対し最良の治療を展開するためには広域医療搬送による患者の分散化が必須であり，プレホスピタルケアから根治治療までを見越した初動体制の構築が急務である．

また本邦には諸外国のように熱傷専門チームは存在しないが，DMAT指定医療機関の中には熱傷治療で指導的な立場にある医療機関もあり，これらのチームの活躍が期待される．

多数熱傷患者の対応は一病院だけでは難しく，地域病院や公衆衛生部門，行政を巻き込んだ対応が必要となる．平時においては事前計画と準備，訓練が重要であり，現行システムにおいても，より有効性の高い運用をはかっていく必要がある．

■文献

1) 山本光宏，他．普賢岳火砕流による多数熱傷患者への対応とその問題点．熱傷．1993; 19: 18-25.
2) 浅井康文，他．2000年有珠山噴火における重症患者多数発生時の救急医療の確保について．日本集団災害医学会雑誌．2000; 5: 17-20.
3) 吉岡敏治，他．阪神・淡路大震災時の傷病構造．In: 集団災害医療マニュアル．1版．東京: へるす出版; 2000. p.19-43.
4) Potin M, et al. Mass casualty incidents with multiple burn victims: Rationale for a Swiss burn plan. Burns. 2010; 36: 741-50.
5) McManus J, et al. Burn patient management. In: Koenig KL, et al, editors. Disaster Medicine. 1st ed. New York: Cambrige University Press; 2010. p.423-9.
6) American Burn Association. Advanced Burn Life Support Course Provider Manual. 2011.
7) 日本集団災害医学会．DMATが実施する診療．In: 日本集団災害医学会DMAT編集委員会，編．DMAT標準テキスト．1版．東京: へるす出版．2011. p.195-248.
8) 小井土雄一，他．東日本大震災におけるDMAT活動と今後の研究の方向性．保健医療科学．2011; 60: 495-501.
9) 辺見 弘，他．熱傷患者大量発生時の対応—日本熱傷学会災害対策委員会の活動概要より—．熱傷．1997; 23: 17-27.
10) Sasaki J, et al. Experiences in organizing Advanced Burn Life Support（ABLS）provider courses in Japan. Burns. 2010; 36: 65-9.

〈小早川義貴，小井土雄一〉

索引

あ

アウトカム	427
握雪感	411, 415
アクトシン®	210
足場	262
アセチルコリンレセプター	436
圧迫療法	304
圧量曲線	54
アミノ酸	125
アメリカ熱傷学会	102
アラニン	62
アルカリ	385
アルギン酸	259, 289, 294
アルコール乱用	159
アルドステロン	63
アルブミン	101, 112, 124
依存状態	124
アログラフト	276
安静時エネルギー消費量	169
アンモニア	49

い

医学モデル	450
異化作用	452
維持液	120
萎縮性瘢痕	452
異種植皮	225
維持用飲用液	123
移植床	237
異所性仮骨	453
異所性骨化	363
一次救命処置	85
Ⅰ度熱傷	27, 207
一回拍出量バリアンス	135
一酸化炭素中毒	49, 134
一酸化窒素	53, 376
遺伝子多型	8
入口熱傷	389
陰圧閉鎖療法	368
インスリン	62
持続静脈内投与	174
咽頭炎	415
咽頭後間隙	417
インフラマソーム	17

う

齲歯	415
うっ血帯	213
うつ病	155, 157
ウリナスタチン	118

え

栄養管理	131, 448
会陰部熱傷	362
壊死性筋膜炎	410
壊死性軟部組織感染症	410
壊死組織	213, 420
塩基性線維芽細胞増殖因子	265
嚥下	457
塩酸	49
塩酸ケタミン	204
炎症制御物質	24
炎症性色素沈着	210
炎症性メディエーター	99
エンドトキシン	68
エンドトキシン吸着療法	142
エンピリック療法	182

お

横紋筋融解	128, 390
オールインワン型パス	428
汚染	406
オプソニン	173
温浴療法	372, 459

か

ガーゼ交換	445
開口制限	352
外傷後ストレス症候群	454
外毒素	411
回復期	155
解剖間隙	421
開放創	421
開放療法	349
外用剤	267
火炎熱傷	2, 222
加温輸液	87
化学熱傷	84, 355, 381
化学物質	3
化学兵器	387
化学療法	313
顎下間隙	418
下屈曲点	54
角膜潰瘍	350
下肢熱傷	370
過剰輸液	87, 101
ガス壊疽	410, 411
ガス像	421
過大侵襲	229
カテーテル関連感染症	54
カテーテルドレナージ術	421
可動域訓練	459
化膿レンサ球菌	177
カフリークテスト	162
カルチコール	386
カロリー窒素比	125, 168
間欠的空気圧迫法	150
観血的動脈圧モニタ	94
カンジダ感染症	189
カンジダ血症	189
カンジダ属菌	189
間質組織内圧	99
関節可動域訓練	251
関節拘縮	452
間接反応	23
感染予防策	165, 177, 442
顔面熱傷	348
顔面用ガーメント	352

き

気管支粘膜組織検査	15
気管支ファイバースコープ	14
気管チューブ交換用カテーテル	435
危険間隙	417
希死念慮	157
基礎エネルギー消費量	97, 125
キチン	259

索引

気道確保	348	頸静脈血栓症	420	膠質浸透圧	33
気道損傷	382, 384	経腸栄養	123	拘縮予防	446
気道内ヘパリン	164	頸動脈間隙	417	抗生物質含有ワセリン基剤軟膏	
気道熱傷	3, 6, 13, 48, 49, 85,	頸部壊死性筋膜炎	415		209
	102, 105, 133, 162, 456	頸部伸展装具	351	拘束性障害	51
気道閉塞	420	頸部熱傷	348	高窒素血症	125
機能指向的アプローチ	451	ゲーベン®	181, 301	高張乳酸食塩水	101
ギプス	251	外科用パッド	255	広範囲汚染熱傷	184
偽膜	163	劇症型A群β溶血連鎖球菌		広範囲重症熱傷	276
虐待	11	感染症	412	広範囲低温熱傷	377
キャノピー	170	ケタミン	436, 437	広範囲熱傷	37, 84
急性胃粘膜病変	139	血液浄化法	121, 129	高メディエーター血症	129
急性期DIC	418	血管拡張薬	47	肛門内留置型排便管理チューブ	
診断基準	75	血管確保	87		58
急性呼吸促迫症候群	49	血管作動性物質	99	肛門部熱傷	362
急性腎障害	127	血管透過性	52	高用量ビタミンC	101, 117
急性腎不全	127	亢進	99, 229	後療法	246
急性ストレス症候群	454	血中COヘモグロビン濃度	14	高齢者熱傷	339
吸入麻酔薬	436	下痢	123	採皮方法	342
9の法則	11, 86, 91	ケロイド	303, 452	輸液管理	341
胸郭コンプライアンス	94	ケロイド体質	304	呼吸商	169
胸郭熱傷	133	減圧切開	209	国際生活機能分類	451
凝固帯	213	原因別死亡率	3	コスメテックス	460
恐怖	156	幻覚妄想	154, 155, 158	骨髄間葉系幹細胞	64
局所陰圧閉鎖療法	247	嫌気性菌	415, 424	骨髄由来幹細胞	63
局所抗菌薬	301	嫌気培養	413, 418	5の法則	11
局所的化学療法	296	検鏡	413	コラーゲンスポンジ	262
局所被ばく	404	ゲンタシン®	300	コルチゾル	60
拒絶反応	227	ゲンタマイシン	300	コロイド輸液	47, 101, 102
筋萎縮	452	減張切開	92, 96, 124, 136,	混合移植	227
筋壊疽	412		209, 223, 355, 370	混合感染	412
菌交代現象	223	現場処置	84	混在創	293
筋弛緩薬	436	原発巣切除	311	コンセンサスガイドライン	84
筋蛋白	62	瞼板縫合	349	コンパートメント症候群	
					36, 130, 370, 391

く

空気流動ベッド	364	高圧酸素療法	399, 414		
クオリティコントロール		広域医療搬送	466	災害救急医療情報システム	465
プログラム	285	広域抗生剤	424	災害拠点病院	466
グラム陰性菌	68, 424	高温液体	3	罪業妄想	157
グラム染色	413, 418	高温固体	3	再自殺企図	160
グラム陽性菌	424	降下性壊死性縦隔炎	415	再生医療	263, 267
クリニカルパス	427	交感神経	60	サイトカイン	60, 66, 129
グルカゴン-インスリン療法	144	交感神経ブロック	399	採皮器具	239
グルクロン酸カルシウム	356	好気性菌	415	採皮創	245
		抗菌薬	296	採皮刀	239
		予防投与	164	採皮部	237

け

経管栄養	424	口腔内熱傷	335	左室圧-容積関係	44
経験的治療	192	膠質液	120	左室拡張期終末容量	135

索引

酸	385
3T3 細胞	272
酸素消費量	42
酸素摂取率	110
Ⅲ度熱傷	28, 207, 268, 293
三・四環系抗うつ薬	157

し

シアン中毒	49, 162
シート植皮	244
ジェイス®	268, 278
自家移植	267
紫外線防止剤	352
耳介変形	351
自家培養表皮移植	372
時間尿量	46, 95
自殺企図	154, 155, 157
自殺念慮	157
自傷行為	154, 160
持続陰圧療法	422
持続的血液濾過透析	130, 142
持続的腎代替療法	169
失見当識	156
湿潤環境	210, 267
至適輸液量	116
シベレスタットナトリウム	136
死亡率	2
社会期	155
社会復帰	456
尺骨神経管	355
シャワー浴	223
重クロム酸塩	387
充血帯	213
重症度評価	86
修正電気痙攣療法	157
手指熱傷	355
受傷原因	2
手掌法	12
術後管理	232, 245
術前評価	433
手熱傷	330
循環血液量減少性ショック	94
循環・呼吸管理	442
循環作動薬	116
障害モデル	451
焼痂切除術	343
上気道障害型	134
上気道閉塞	94
上屈曲点	54
上肢機能スケール	454
晶質液	120
上腸間膜動脈症候群	144
小児熱傷	322
静脈血栓塞栓症	146
初期輸液	101
褥瘡	221
植皮	235, 249
所属リンパ節郭清	312
ショック期	94
徐放	266
所要熱量	97
シリコンシート	352
人為的熱傷痕	334
人格障害	154, 159
真菌感染症	165, 187
真菌性眼内炎	192
神経内分泌反応	30
深頸部間隙	415, 417
人工肛門	366
人工呼吸器関連肺炎	138
人工真皮	262
深在性真菌症	187
心収縮性	42
侵襲性カンジダ感染症	189
浸出液	120
新鮮凍結血漿	111
身体的虐待	332
身体表現性障害	158
深達性Ⅱ度熱傷	212, 268, 290
心的外傷後ストレス障害	158
伸展位圧迫固定	265
真皮再構築	244
真皮様組織	263
真皮様肉芽組織	262
深部静脈血栓	146, 344
腎不全	412
深部体温	46, 95
心理学的問題	452, 454
心理期	154
心理的サポート	456
心理的適応段階	154

す

水疱	208
水疱蓋	208
睡眠障害	157
スキンステープラ	244
スキンバンク	275
ステロイド	164
スプリント	458
スポンジ圧迫	265, 352
スルファジアジン銀	181, 213, 294, 296, 301

せ

成傷器	332
精神医学的問題	154
精神運動興奮	154, 158
精神障害	154
精神遅滞	159
静水圧	32
生体反応	23
正中神経管	355
成長ホルモン	64
生理期	154
癤	410
切開開放デブリードマン術	420
切開ドレナージ術	421
赤血球濃厚液	109
切断	453
セロトニン・ノルアドレナリン再取り込み阻害薬	157
線維芽細胞	267
線維芽細胞増殖因子	291
前頸間隙	421
洗浄処置	208
全身性炎症反応症候群	25, 52, 129
全身被ばく	404
全身浮腫	122
全層植皮術	238
全層切除術	224
全層メッシュ植皮	343
選択的 Xa 因子阻害薬	151
選択的消化管殺菌	58
選択的セロトニン再取り込み阻害薬	157
浅達性Ⅱ度熱傷	212, 287
せん妄	154, 155

そ

挿管困難	435
創感染	296
臓器移植法	275
早期手術（切除）	224, 235, 263
早期離床	460
爪床圧迫試験	97

索引

創傷被覆材	28, 254, 265, 267
増殖因子製剤	208
送風式加温装置	436
瘙痒感	454
組織移植	275
組織移植コーディネーター	278
咀嚼筋間隙	418
蘇生輸液	91
ソフラチュール®	297

た

第Ⅰ期呼吸障害	133
体位排痰法	457
体液シフト	36
タイオーバー固定	244
体温管理	235, 436
退行	155, 157
第Ⅲ期呼吸障害	133
代謝亢進	60
代謝性アシドーシス	418
退色反応	290
耐性菌	165, 223
第XII因子	25
第Ⅱ期呼吸障害	133
多剤耐性緑膿菌	183
多数熱傷患者	462
タスク	430
多臓器不全	128, 418
タバコ熱傷	333
単ガーゼ	255
段階的弾性ストッキング	150
蛋白異化	62
蛋白凝固変性	382
蛋白同化ホルモン	174

ち

チーム医療	78
窒素酸化物	49
窒素平衡（バランス）	60, 171
中心静脈圧	37
昼夜逆転	156
チュール材	256
中和剤	383
超早期手術（切除）	224, 228, 235
直接反応	23

て

低アルブミン血症	124
低一回換気量換気	164

低温熱傷	207, 220, 376
低K血症	121
定型抗精神病薬	155
低血糖	104
低酸素性肺血管攣縮	53
低体温	48, 86
低分子デキストラン	398
低分子ヘパリン	150
低容量未分画ヘパリン	150
適応障害	158
出口熱傷	389
テトラサイクリン	298
デブリードマン	124, 236, 343, 459
テラマイシン®	298, 299
電解質輸液	101
電撃症	3, 85, 105, 388
転送判断基準	11

と

東京都熱傷救急連絡協議会	1
凍結保存同種培養表皮	268
統合失調症	158
同種移植	267
同種死体皮膚移植	275
同種皮膚移植	225, 232, 244, 270
凍傷	293
疼痛	201, 437, 454
疼痛性障害	158
糖尿病	412
灯油類	386
ドーナツ現象	335
兎眼	350, 352
ドクターカー	87
ドクターヘリ	87
ドップラー聴診器	223
ドパミン	47
ドブタミン	47
塗抹標本	413
トラニラスト	352
トラフェルミン	294
ドラム式デルマトーム	240
トリアージ	466

な

内臓間隙	418
内皮細胞傷害	99
ナトリウム	100
軟骨炎	351

難治性潰瘍	221

に

2階建てメニュー	121
二酸化硫黄	49
二次感染	424
日常生活活動	454
Ⅱ度熱傷	27, 207
日本スキンバンクネットワーク	225, 275, 372
日本中毒情報センター	383
乳酸	31
認知症	154, 340

ね

ネグレクト	332
熱傷関連痛	202
熱傷源	332
熱傷指数	4
熱傷受傷面積	4
熱傷ショック	37, 41, 52
熱傷深度	9, 10, 27
推定法	12
熱傷診療ガイドライン	8, 101
熱傷創感染菌	217
熱傷トキシン	231
熱傷入院患者レジストリー	1
熱傷瘢痕癌	310
熱傷面積	8, 9, 10
推定法	11
熱傷予後指数	4
熱性液体熱傷	222
ネフローゼ症候群	124
年齢別死亡率	4

の

濃厚血小板	111
膿瘍気管支瘻	420
ノルアドレナリン・セロトニン作動性抗うつ薬	157

は

バーセルインデックス	454
敗血症	36, 129, 141, 418
敗血症性ショック	420
肺血栓塞栓症	146
肺実質障害型	134
肺水腫	122
肺スキャン検査	14

肺動脈楔入圧	37	非必須アミノ酸	173	分層植皮	238, 252, 263
ハイドロゲル	256, 289, 294	皮膚壊死	415	分層メッシュ植皮	343
ハイドロコロイド	256, 289, 294	被覆	85	分離菌感受性情報	182
ハイドロファイバー	258, 289, 294	皮膚代替物	267	\multicolumn{2}{c}{へ}	
排便管理	170, 363, 444	皮膚の老人性徴候	340	米国熱傷学会	463
排便用具	364	非麻薬性鎮痛薬	202	閉鎖療法	120, 349
肺保護換気	52	日めくり型パス	428	閉塞性障害	50
廃用症候群	125	病院前輸液	87	併用植皮	244
培養上皮皮膚	278	標的治療	193	ペニシリンG	414
培養真皮	267	表皮細胞	267	ヘモグロビン血症	412
培養皮膚	267	病理指向的アプローチ	450	ヘモグロビン尿	95, 101, 102
培養皮膚移植	225	貧困妄想	157	扁桃炎	415
培養表皮	267	\multicolumn{2}{c}{ふ}		\multicolumn{2}{c}{ほ}	
培養表皮移植	244, 326	不安	154, 155, 156	旁咽頭間隙	417
爆傷	391	フェノール	386	防衛機制	157
爆発	3	フェンタニル	203, 437	蜂窩織炎	410
バシトラシン	297	フォンダパリヌクス	151	膀胱内圧	95
白血球減少症	216	不感蒸泄	96, 120	放射線診断	404
パッチグラフト	277	腹臥位管理	52	放射線治療	306, 309, 313, 404
パッチ植皮	225, 243	腹腔内圧	36, 95, 101, 128	放射線熱傷	404, 409
ハプトグロビン	101, 118	副子	458	放射線皮膚障害	404
バラマイシン®	297	副腎皮質ホルモン	352	放射線防護	406
バリアンス	427	腹部灌流圧	39	ポジショニング	458
パルスオキシメータ	96	腹部コンパートメント症候群	36, 128, 143	保湿剤	352
バロトラウマ	163	腹部膨満	123	ホスゲン	49
半開放療法	349	ブクラデシンナトリウム	294	ポビドンヨード	294, 296
晩期手術（切除）	224, 235	フシジン酸	300	ポリウレタンフィルム	255, 289, 294
バンクーバー瘢痕スケール	452	フシジンレオ®	300	ポリウレタンフォーム	257
瘢痕	208, 452	フッ化水素酸	386	ポリミキシンB	299
瘢痕拘縮	208, 266, 304	復帰ECF	122	\multicolumn{2}{c}{ま}	
搬送手段	2	物質乱用	159	マイクロスキングラフト	277
\multicolumn{2}{c}{ひ}		物理的障害	207	麻酔	433
非機能的細胞外液	41	不眠	156	末梢神経障害	453
非クロストリジウム性ガス壊疽	413	ブラウンデルマトーム	241	麻薬性鎮痛薬	203
肥厚性瘢痕	208, 265, 303, 452	フラジオマイシン	297	\multicolumn{2}{c}{み}	
非固着性シリコンガーゼ	256	フラッシュバック	158	ミオグロビン血症	412
腓骨神経麻痺	363	フリーハンドデルマトーム	239	ミオグロビン尿	95, 102, 130
微小循環障害	26	フリーフロート血栓	149	水治療	177, 181, 460
非侵襲的陽圧換気療法	51	プレホスピタルケア	84	\multicolumn{2}{c}{め}	
悲嘆反応	157	プロスタグランディン E_1	294, 397	メッシュエキスパンダー	242
非定型抗精神病薬	155	プロスタンディン®	210	メッシュ植皮	242
ビデオマイクロスコープ	13	プロトンポンプ阻害薬	141	メトヘモグロビン血漿	384
人食いバクテリア	412	プロプラノロール	64		
ヒト組織採取	275	プロポフォール	437		
ヒドロキソコバラミン	162	分岐鎖アミノ酸	173		
被ばく事故	406	分層シート	343		

索引

も

毛細血管圧の上昇	99
網状植皮	225
妄想	158

ゆ

有棘細胞癌	310
遊離植皮術	213
輸液	87, 100, 120, 164
輸液公式	102
ユニークフェイス	451
指の変形	453

よ

癰	410
溶血	128
抑うつ	155, 157
予後推定因子	8
予防的気管挿管	162

ら

雷撃症	388

り

利尿期	40, 41
利尿薬	121
リバーストリアージ	392
リハビリテーション	374, 446, 450
緑膿菌	165, 296
リン	387
臨界事故	406
リンパ球	63

れ

冷却	85, 208
冷凍保存技術	275
レーザー	306
レーザードップラー血流計測法	12
連続分層切除術	224

A

A/C モード	137
A 群 β-溶血レンサ球菌	177, 412
A. hydrophila	178
Abbreviated Burn Severity Index（ABSI）	9

abdominal compartment syndrome（ACS）	33, 36, 101, 128, 143
ABLS（Advanced Burn Life Support）	11, 89, 102, 104, 177, 468
acute gastric mucosal lesion（AGML）	139
acute kidney injury（AKI）	127
acute respiratory distress syndrome（ARDS）	49, 66
ADH	62
ADL	454
Airway Scope®	436
AKIN 分類	127
Alarmin	21
American Burn Association（ABA）	463
AMPLET 法	90
anabolic steroid	174
antibiogram	182
antibiotic heterogeneity	182
APRV	137
Artz の基準	11
ASD	454
ASPEN	167
AUC/MIC	196
AVPU 法	90

B

β ブロッカー	174
β-D グルカン	135
β 線熱傷	405
bacterial translocation（BT）	57, 141, 180
basal energy expenditure（BEE）	97, 125, 168
Baxter 公式	46, 91, 104, 129
Belgian Outcome in Burn Injury（BOBI）	10
bFGF	210, 211, 265, 291, 328, 367
BiPAP	137
breakthrough fungal infection	197
bulky dressing	359
burn bath	459
burn index（BI）	4, 8
Burn Sheet	11
burn shock	30
Burn shock resuscitation	102
burn wound sepsis（BWS）	179

C

C. perfringens	178, 411
C. tetani	178
Candida	189
candidemia	189
candidiasis	189
capillary refilling time	96
catabolism	452
catheter-related blood stream infections（CRBSI）	179
catheter-related infections（CRI）	179
closing capacity	51
closing volume	51
Cmax/MIC	196
CO-Hb	14, 96
colonization	192
compensatory anti-inflammatory reaction syndrome（CARS）	16, 69
confluent	272
continuous hemodiafiltration（CHDF）	130, 142
copathway	430
crane method	360
CSCATTT	464
Curling 潰瘍	57, 139
Curreri 公式	143, 171

D

D ダイマー	148
DAMPs	21
de-escalation	195
deep venous thrombosis（DVT）	146
DIC（disseminated intravascular coagulation）	66, 230
DMAT（Disaster Medical Assistance Team）	466

E

E. coli	178
Early Goal-Directed Therapy（EGDT）	130

474

索引

ECMO（extracorporeal membrane oxygenation） 164
Emergency Medical Information System（EMIS） 465
empiric therapy 182, 192
energy expenditure（EE） 97
escharectomy 343
escharotomy 370
ESPEN 168
esthetic unit 350

F

face scale 205
fascial excision 237
FIM 454
FiO_2 170
Fournier 症候群 412
functional position 357

G

Galveston の式 171

H

H_2受容体拮抗薬 141
Hageman factor 25
Harris-Benedict の公式 125
HFPV（high-frequency percussive ventilation） 163
Hi-Scope® 316
HLA DR 抗原 268
HPV 53
hydrotherapy 177, 181
hypertonic lactated saline（HLS） 37

I

ice crystal 394
ICF 451
IL-6 67
IL-8 67
inhalation injury 13
insulin-like growth factor-1（IGF-1） 64, 174
intensive insulin therapy 98, 167
interventional radiology（IVR） 406
intra-abdominal hypertension（IAH） 36

intra-abdominal pressure（IAP） 36, 128
intrinsic plus position 357
invasive candidiasis 189

J

Jebsen 手機能検査 454
Joule 熱 388
JPEN 167

K

K. pneumoniae 178
keraunoparalysis 392

L

Landis-Starling 式 32
Langerhans 細胞 268
Lincoln's highway 417
LIP 54
loading dose 195
Lund and Browder の法則 11, 322

M

m-ECT 157
material safety data sheet（MSDS） 382
MDRP（multidrug resistant *Pseudomonas aeruginosa*） 183
mefenamide acetate 214
MFS 454
microvision system 316
modified Brooke 102
MODS 16, 54
MRSA 165, 296
multiple organ failure（MOF） 141

N

N-アセチルシステイン 164
NaSSA 157
necrotizing soft tissue infections 410
negative pressure wound therapy（NPWT） 247
NO 53, 376
NPPV 51
NSAIDs 203

numerical rating scale（NRS） 205

O

overfeeding 167
oxandrolone 64

P

P. aeruginosa 178
PAMPs 21
PaO_2/FiO_2比 95
Parkland の公式 104
PAV 137
PiCCO モニター 120
pin prick test 12, 290, 395
PK-PD 196
PMMA-CHDF 130
pre-emptive contact precautions 165
primary survey 10, 89
prognostic burn index（PBI） 4, 9
PTSD 158, 454
pulmonary thromboembolism（PTE） 146

R

rapid rewarming 396
rapid turnover protein 171
refilling 41, 134
refilling 期 95, 120
resting energy expenditure（REE） 169
RIFLE 分類 127

S

S. aureus 178
S. pneumoniae 178
S. pyogenes 177, 178
SAC 75
scaffold 262
SCU（Staging Care Unit） 467
secondary survey 10, 89
sepsis 129
septic shock 54
sequential excision 237, 343, 359
serial halves 法 86
skeletal suspension 363
small-wave incision 306

475

smoke inhalation injury	162	therapeutic drug monitoring		VDR（volumetric diffusive	
SNRI	157	（TDM）	132	respiration）	163
Society of Critical Care Medicine		thromboxane A_2	402	venous thromboembolism（VTE）	
（SCCM）	169	tie-over dressing	251		146
splash burn	335	TNF-α	67	ventilator-associated pneumonia	
squeeze 法	343	toxic shock syndrome	177, 295	（VAP）	54, 138, 177
SSRI	157	toxic shock-like syndrome		verbal rating scale（VRS）	205
STEF	454		177, 412	Virchow's triad	146
step-down therapy	195	TPN	120	virtual reality（VR）	204
Stone の基準	14	transpyloric feeding tube	142	visual analog scale（VAS）	205

T

stromal cell-derived factor-1	63	Treg 細胞	20		
superior mesenteric artery		two-hit response	16		
syndrome（SMAS）	144				
systemic inflammatory response					
syndrome（SIRS）					
16, 52, 66, 129, 141					

U

UIP	54	
underfeeding	167	

V

$\dot{V}_A/\dot{Q}$ の不均等	53
V. A. C. ATS 治療システム	248
Vancouver Scar Scale（VSS）	452

W

Weir の式	170
Wells スコア	148
wound bed	277
wound bed preparation	219

T

tangential excision	236, 358
％TBSA	4
Th1	63
Th2	63

Z

zone of coagulation	31, 236
zone of hyperemia	31, 236
zone of stasis	31, 71, 100, 236

熱傷治療マニュアル	ⓒ

発　行	2007年6月1日　1版1刷
	2013年6月10日　2版1刷

編著者　田中　裕

発行者　株式会社　中外医学社
　　　　代表取締役　青木　滋

〒162-0805　東京都新宿区矢来町62
電　話（03）3268—2701（代）
振替口座　00190-1-98814番

印刷・製本／三報社印刷（株）　　〈MM・HU〉
ISBN 978-4-498-06659-5　　Printed in Japan

JCOPY　＜(社)出版者著作権管理機構 委託出版物＞

本書の無断複写は著作権法上での例外を除き禁じられています．
複写される場合は，そのつど事前に，（社）出版者著作権管理機構
（電話 03-3513-6969，FAX 03-3513-6979，e-mail: info@jcopy.
or.jp）の許諾を得てください．